TRAITÉ ÉLÉMENTAIRE

D'HYGIÈNE PRIVÉE

ET PUBLIQUE.

TRAITÉ ÉLÉMENTAIRE

D'HYGIÈNE

PRIVÉE ET PUBLIQUE

PAR

A. BECQUEREL

PROFESSEUR AGRÉGÉ A LA FACULTÉ DE MÉDECINE,
MÉDECIN DES HOPITAUX DE PARIS.

TROISIÈME ÉDITION
avec additions et bibliographie

PAR LE Dr E. BEAUGRAND

SOUS-BIBLIOTHÉCAIRE A LA FACULTÉ DE MÉDECINE DE PARIS,
MEMBRE DU COMITÉ DE RÉDACTION DES ANNALES D'HYGIÈNE,
MÉDECIN DU BUREAU DE BIENFAISANCE ET SECRÉTAIRE DE LA COMMISSION
D'HYGIÈNE DU Xe ARRONDISSEMENT.

———<>———

PARIS

P. ASSELIN, GENDRE ET SUCCESSEUR DE LABÉ

LIBRAIRE DE LA FACULTÉ DE MÉDECINE DE PARIS
Place de l'École de Médecine

—

1864

PRÉFACE

DE LA DEUXIÈME ÉDITION

Il y a trois ans à peine, je livrais au public ce traité, qui n'était que la reproduction du cours complet d'hygiène que j'avais fait pendant deux années consécutives à l'École pratique. J'étais loin de m'attendre à ce qu'il serait accueilli avec autant de bienveillance, et que, dans ce court espace de temps, la première édition serait complétement épuisée. Il en a cependant été ainsi, et j'ai dû songer à en publier une seconde, à l'égard de laquelle je dois quelques explications aux lecteurs qui voudront bien en prendre connaissance.

Le livre publié en 1851 n'était pas une simple compilation: j'y avais donné place à quelques idées person-

*

nelles, à des recherches qui m'étaient propres, et à de nombreuses applications médicales nouvelles, qui m'avaient paru rentrer dans le cadre assez vaste que je m'étais tracé.

J'avais aussi emprunté aux bonnes sources, aux traités d'hygiène moderne, par exemple, et plus particulièrement aux ouvrages suivants :

Le *Traité de physique terrestre et météorologie*, de MM. Becquerel père et Edmond Becquerel ;

Les *Annales d'hygiène publique ;*

La *Collection des Thèses du concours d'hygiène de* 1836 ;

Le *Traité d'hygiène*, de M. Michel Lévy ;

Le *Traité d'hygiène générale*, de M. Motard ;

Le *Manuscrit du Cours d'hygiène*, professé avec éclat en 1836 à la Faculté de médecine, par M. Menière, mon beau-frère, manuscrit dans lequel l'amitié de l'auteur m'avait permis de puiser largement, et dont le lecteur a reconnu les emprunts dans plus d'un passage.

Depuis cette époque, l'hygiène a fait bien des progrès. Il n'était pas possible de réimprimer simplement la première édition, et j'ai dû lui faire subir des additions importantes et des modifications profondes.

Voici, en particulier, les sources auxquelles j'ai dû puiser pour mettre ce livre au niveau de la science :

Le *Dictionnaire d'hygiène publique*, de M. Ambroise Tardieu, ouvrage excellent et qui a conquis la renommée qu'il mérite ;

Le *Cours d'hygiène*, de M. Fleury, ouvrage où l'état de la science est présenté avec un grand soin ;

Les *Thèses du dernier concours d'hygiène* ;

Les nombreux travaux insérés dans les *Annales d'hygiène publique*.

J'ose donc espérer que cet ouvrage aura le succès de celui qui l'a devancé.

AVERTISSEMENT

Deux éditions successives, dont la seconde parut en 1854, ont consacré le mérite du traité élémentaire d'hygiène publique et privée. La seconde édition était déjà presque complétement épuisée, quand une mort cruelle et prématurée vint arracher M. Alf. Becquerel à la position éminente que lui avaient acquise tant de travaux; mais l'œuvre ne devait pas s'éteindre avec l'auteur, et le savant illustre qui, aujourd'hui, représente celui-ci dans ses droits, M. Becquerel père, ayant bien voulu autoriser l'éditeur à me confier le soin de revoir cette troisième édition, je compris tout d'abord la gravité de la tâche qui m'était imposée. Les progrès de la science depuis dix ans ne sont pas tellement considérables que les additions dussent être bien nombreuses ni bien étendues ; désespérant donc d'ajouter de mon propre fonds à la valeur du livre, je résolus d'utiliser au profit de tous, en les complétant, autant que possible, par de nouvelles recherches, les documents que j'avais rassemblés, pour mon propre usage, depuis quelques années. Telle est l'origine des notices bibliographiques qui ont été placées à la suite de chaque

***

article. On trouvera, peut-être, que le développement de quelques-unes de ces notices n'est pas en rapport avec les dimensions du chapitre auxquelles elles correspondent; nous passons volontiers condamnation sur ce point, persuadé que les personnes qui auront des recherches à faire, des sources à consulter, ne sauraient s'en plaindre. Nous nous sommes inspiré, à cet égard, de certains manuels allemands, dans lesquels, malgré les proportions restreintes de l'ouvrage, on trouve de très-nombreuses indications bibliographiques.

A part d'insignifiantes corrections de détail, nous avons respecté le texte si clair et si précis de M. Becquerel. Les additions que nous avons cru devoir faire, seront facilement reconnues, elles sont placées entre deux crochets [ ]. Quelques chapitres commandés par les progrès de la science ou omis par l'auteur ont été intercalés; tels sont les articles *saison, ozone, aliments nuisibles, ustensiles*, et la classe des *excreta*.

Et maintenant il ne nous reste plus qu'à souhaiter pour cette troisième édition l'accueil si bienveillant que le public médical a fait à ses ainées.

E. BEAUGRAND.

NOTICE BIOGRAPHIQUE

Le 12 mars 1862, un nombreux concours de savants, de médecins et d'élèves, auquel s'était joint M. Husson, directeur de l'assistance publique, conduisait à sa dernière demeure le médecin distingué et encore plein d'avenir, dont le nom figure en tête de ce livre. Parmi les discours qui furent prononcés sur sa tombe, il en est un que nous devons reproduire ici, parce que, sorti de la bouche et du cœur d'un ami, il fait connaître mieux qu'aucun autre l'homme dont la fin prématurée a excité de si universels regrets.

Voici le discours de M. H. Roger :

« Le collègue dont la *Société médicale des hôpitaux* déplore la perte, l'ami que nous pleurons ensemble aujourd'hui, compta ses années médicales par des succès ; tout ce que les concours peuvent donner, il l'avait obtenu : dans les hôpitaux, il avait glorieusement parcouru cette voie laborieuse qui commence à l'Internat pour finir au Bureau central : à la Faculté, il avait débuté par le grand prix de l'École pratique, pour être ensuite professeur-agrégé. Titres et honneurs qui sont permis à l'ambition du jeune médecin, Becquerel les avait tous conquis rapidement, et son existence, plus prolongée, eût été marquée sans doute par des honneurs plus grands encore et non moins mérités.

« Il avait eu tous les succès du médecin, de l'homme il eut presque tous les bonheurs : fils d'un père illustre, il s'était choisi une douce compagne de la vie dans une famille où tant de vertus s'associent à tant d'illustration scientifique (*pulchro veniens cum nomine virtus*).

« Ses travaux, qui resteront, vous sont connus, Messieurs ; ce qui les caractérise, c'est l'application des sciences physiques au progrès de la médecine : physicien, Becquerel demandait à l'électricité des moyens de curation dans les maladies ; chimiste, il s'efforçait de trouver, dans l'analyse des principaux liquides de l'économie, le secret de leurs altérations morbides.

« Ses livres, fruit d'un travail opiniâtre et ardent, comme s'il sentait qu'il dût se hâter, ses livres avaient de nombreux lecteurs; les élèves de nos Écoles aimaient ses leçons originales. Il prenait une large part aux travaux de notre Société, et toujours, dans nos discussions, il était très-écouté. Son caractère droit et excellent lui avait gagné l'affection de ses collègues; enfin, depuis quelques années, il avait trouvé dans la confiance publique la juste récompense de ses labeurs et de son talent.

« L'estime, la considération, la fortune, étaient venues : mais voici que la plus triste des maladies va changer tout cela.

« Chercheur infatigable et travailleur énergique, Becquerel courait avec une ardeur fiévreuse au-devant des exigences et des devoirs de la science et de la pratique médicales : veilles studieuses, publications multipliées, visites hospitalières prolongées et pénibles, enseignement clinique, clientèle étendue, il suffisait à tout par une extraordinaire activité : mais le ressort trop tendu devait se briser ; le flambeau de cette vive intelligence vacilla, puis s'éteignit : « Pourquoi (s'écrie le poëte), « pourquoi faut-il que la raison des jeunes soit mortelle comme « la vie des vieillards ? »

« La maladie, aussi impitoyable que la mort, arrache le médecin à ses clients, le savant à ses travaux ; il est isolé au milieu de ses amis, de ses proches; mais, près du pauvre malade, une épouse, l'ange du foyer, veille sans relâche, et, dans son dévouement, lui donne presque sa vie.

« Autour de cette tombe qui va nous séparer à jamais d'un collègue dont la mémoire nous sera toujours chère, unissons-nous, Messieurs, par l'esprit et le cœur à l'affliction de ces deux pères si durement éprouvés, qui transmettaient à celui dans lequel ils se voyaient revivre, l'héritage de leur science et de leurs vertus ; pleurons avec cette famille cruellement frappée, qui devait espérer la perpétuité de la gloire ; et, si une plainte sympathique et sincère peut apporter quelque adoucissement dans ces suprêmes adieux, disons-lui que nous aimions le fils de toute la force de nos respects et de notre vénération pour les pères ! »

TABLE DES MATIÈRES

PREMIÈRE PARTIE. — SUJET DE L'HYGIÈNE.

ÉTUDE DE L'HOMME A L'ÉTAT DE SANTÉ.

DIFFÉRENCES COLLECTIVES.

DEGRÉS DE LA SANTÉ.

DEUXIEME PARTIE. — Matière de l'hygiène.

Première classe. — Atmosphère.

Troisième classe. — GESTA.

Quatrième classe. — PERCEPTA.

FIN DE LA TABLE DES MATIÈRES.

TRAITÉ ÉLÉMENTAIRE

D'HYGIÈNE PRIVÉE

ET PUBLIQUE

DÉFINITION. — DIVISION

D'après l'étymologie généralement admise par la plupart des auteurs qui se sont occupés de ce sujet, on entend par hygiène l'art de conserver la santé.

Cette définition, très-simple, mais un peu vague, n'est pas la seule qui ait été proposée.

L'énumération et la discussion de ces définitions ne présentant aucun intérêt, je crois inutile d'y insister, et je propose la définition suivante de l'hygiène.

L'hygiène est la science qui traite de la santé dans le double but de sa conservation et de son perfectionnement. La santé est entendue ici dans son sens le plus général ; on doit y comprendre la santé individuelle et la santé collective. La partie de cette science qui traite de la santé individuelle a reçu généralement le nom d'*hygiène privée*; celle qui traite de la santé collective s'appelle *hygiène publique*.

L'hygiène, il faut en convenir, n'est pas, à proprement parler, une science, comme la physique et la chimie ; c'est une science composée et qui résulte de l'application de plusieurs sciences à un but unique : ce but c'est l'étude des causes capables de modifier la santé et celle des moyens capables d'annihiler, ou au moins de diminuer l'action plus ou moins nuisible de ces causes. L'hygiène n'est donc qu'une application de plusieurs sciences auxquelles on fait de larges emprunts et sans lesquelles elle n'existerait pas. Quelques détails relatifs à ces applications justifieront cette idée.

1

La physique est indispensable à bien connaître pour le médecin qui veut étudier l'hygiène avec fruit. C'est elle qui lui donne des notions positives sur les agents les plus importants de la nature, qui sont en même temps les plus capables de modifier l'organisme, tels que la pesanteur, la chaleur, l'électricité, la lumière. La météorologie, si utile à connaître pour l'hygiéniste, n'est qu'une branche de la physique. C'est enfin à cette dernière et à la mécanique qu'on emprunte la plupart des moyens destinés à combattre ou à annihiler l'influence de tous ces agents.

La chimie n'a pas moins d'importance, et ses applications ne sont pas moins nombreuses. N'est-ce pas elle qui fait connaître la composition de beaucoup d'agents, tels que l'air, l'eau, etc., qui enseigne quelles sont les parties constituantes des aliments, des boissons, des condiments? N'est-ce pas elle enfin qui dévoile les altérations qu'ils peuvent subir et qui fait connaître les moyens capables de s'opposer à ces altérations, de les modifier ou d'empêcher leur influence nuisible sur l'organisme?

L'histoire naturelle enseigne à l'hygiéniste l'origine des nombreux corps de la nature inorganique et organique, leur influence sur l'homme et la manière d'en faire l'usage le plus avantageux possible pour la conservation de la santé. L'étude des aliments, des condiments et des boissons est à peu près impossible, si l'on n'a pas des notions précises d'histoire naturelle.

L'anatomie et la physiologie fournissent à chaque instant des éléments précieux, en rappelant l'organisation et le jeu fonctionnel des appareils de l'homme, qui est le sujet de l'hygiène.

La pathologie, enfin, n'est pas moins indispensable à l'hygiéniste, en lui enseignant la nature des désordres qui résultent de l'influence nuisible de tel ou tel agent, les conséquences auxquelles ils peuvent conduire, ainsi que les moyens qu'il faut employer pour les éviter, les modifier ou les faire disparaître.

Historique et bibliographie générale. — On sait que les anciens législateurs (Moïse, Lycurgue, etc.) ont mêlé de sages préceptes d'hygiène aux lois qu'ils ont édictées. Les premiers philosophes, ou *scrutateurs de la nature*, s'en occupèrent également ; et d'ailleurs, on comprend le rôle que l'hygiène devait jouer chez les peuples de l'antiquité, où la beauté plastique des formes et la vigueur corporelle étaient en si grand honneur. Elle faisait partie du culte, et une divinité particulière, Hygie, fille d'Esculape, présidait aux soins de la santé. Plusieurs livres de la collection hippocratique sont relatifs à l'hygiène : nous les citerons à l'occasion des sujets dont ils traitent La plupart des écrivains anciens, et surtout les compilateurs, débutent, dans leurs

ouvrages, par des considérations hygiéniques. (CELSE, lib. I, cap. 1, 4.
— ORIBASE, les dix premiers livres de son vaste ouvrage. — ÆTIUS,
divers chapitres des quatre premiers livres. — PAUL, d'Égine, la plus
grande partie du premier livre; de même pour les Arabes, etc.\.
DIOCLÈS, de Caryste, dont nous possédons la *Lettre à Antigone*, laquelle
n'est guère qu'un abrégé de médecine domestique, et ASCLÉPIADE, de
Bithynie, avaient écrit sur l'art de conserver la santé (*De sanitate
tuenda*), des ouvrages qui ne sont point parvenus jusqu'à nous. Le traité
de GALIEN, en six livres, qui porte le même titre, est donc le plus ancien
que nous possédions et qui, pendant bien longtemps, a servi de modèle
aux auteurs qui ont succédé au médecin de Pergame. Dans l'ouvrage
dont nous parlons, Galien établit d'abord que l'art qui s'occupe du
corps de l'homme est *un*, mais qu'il comprend deux parties : l'une qui
a pour objet de conserver la santé; l'autre, de chasser la maladie. Qu'est-
ce donc que la santé? C'est l'harmonie des parties similaires et des par-
ties instrumentales. Celui qui les maintiendra en bon état sera dit un
bon gardien de la santé. Pour cela il faut connaître les choses qui peu-
vent la troubler. Elles sont de deux sortes : 1º les unes, auxquelles on
ne peut se soustraire, qui sont engendrées avec nous et sont les effets
mêmes des principes qui président à la génération; 2º les autres, que
l'on peut éviter, et qui ne sont point en nous, mais viennent du dehors.
(C'est ce qu'on a appelé depuis les *choses non naturelles*.) GALIEN, dans
ses six livres, examine l'hygiène selon les âges, et insiste particulière-
ment, comme l'avaient fait ses devanciers, sur les exercices et sur le
régime. Nous n'avons pas l'intention de passer ici en revue les auteurs
qui ont écrit sur l'hygiène depuis le moyen âge jusqu'à nous. Cepen-
dant, nous devons en citer quelques uns qui ont fait époque dans la
science. Tels sont JEAN, de Milan (vers 1100), qui, suivant une tradition,
aurait fait paraître la fameuse *Schola Salernitana*, poëme latin dont une
partie a été perdue, et qui a été tant de fois éditée et commentée; le
célèbre Vénitien CORNARO, auteur de la *Vita sobria* (1558), qui prouve
par son exemple les avantages d'une vie sobre et réglée. A mesure que
l'on se rapproche de notre époque, la méthode expérimentale se montre
de plus en plus appréciée. Mais c'est surtout à HALLÉ, et enfin à PARENT-
DUCHATELET, que l'on doit d'avoir posé les véritables bases sur lesquelles
doivent reposer les connaissances hygiéniques, l'observation directe et la
statistique. — Voy. MACKENSIE, *Histoire de la santé*, trad. française.
Lahaye, 1759. — HALLÉ, art. *Hygiène*, in *Encyclopédie méthodique*,
t. VII.

PLAN

Il est de toute nécessité de suivre, dans l'étude de l'hygiène,
un plan méthodique et rationnel, mais le choix et la composition
de ce plan présentent d'assez grandes difficultés. Jusqu'à pré-
sent la plupart des classifications qui ont été proposées peuvent

être rangées en deux catégories, qui toutes deux partent d'un point de vue très-différent.

Dans la première, on peut ranger les classifications basées sur la physiologie, et dans lesquelles, après des considérations générales plus ou moins étendues, on examine successivement l'hygiène de *chaque fonction*, la digestion, la respiration, la circulation, etc. Lorsqu'on adopte cette classification, on commence par étudier la physiologie de l'appareil ou de la fonction ; puis on examine les influences diverses provenant de l'extérieur, ou celles venant de l'organisme lui-même, qui sont capables de modifier cette fonction. Enfin, on trace l'histoire des agents propres à combattre ces influences quand elles sont nuisibles.

Moreau de la Sarthe, l'un des premiers, a suivi cette voie. M. Rochoux, dans son plan d'un cours d'hygiène, et M. Londe, ont adopté la même méthode.

Ce plan, malgré sa simplicité apparente, présente de grands inconvénients ; on peut lui adresser les reproches suivants :

1° Il morcelle l'étude des modificateurs qui agissent sur plusieurs organes à la fois ; ainsi, pour faire l'histoire complète de l'air, il faut y revenir en traitant de la respiration, de la circulation, des fonctions de la peau, et il en résulte de nombreuses répétitions ;

2° Par l'étude exclusive de l'organe, on perd complétement de vue l'organisme ; les idées générales, les vues d'ensemble, et de nombreuses et curieuses applications à l'hygiène publique sont mises de côté. Pour ne citer qu'un exemple à l'appui de ce que nous avançons, où placer l'étude des professions?

3° On est conduit à faire un traité de physiologie, dans lequel on introduit seulement quelques applications hygiéniques.

Dans la deuxième catégorie, on peut ranger les classifications d'une autre espèce, et qui partent d'un point de vue adopté, du reste, par beaucoup d'hygiénistes.

Dans ces classifications on distingue : le sujet, l'objet, et le rapport du sujet à l'objet.

Le sujet, c'est l'être considéré dans ses variétés individuelles d'âge, de sexe, de tempérament, de constitution, d'idiosyncrasie, d'habitudes, etc., et dans ses variétés collectives de races, de professions, etc.

L'objet, ou la matière de l'hygiène, est constitué par les influences nombreuses qui agissent sur la santé.

Le rapport du sujet à l'objet, c'est la série des divers effets produits sur la santé en raison du choix, de l'ordre, de la mesure, de la durée, etc., des diverses influences qui constituent la matière de l'hygiène.

Les règles indiquent le mode d'emploi de l'objet.

Tel est le principe de la classification adoptée par Hallé, et dont il serait trop long d'exposer ici tous les détails. C'est de ce plan que se sont inspirés beaucoup d'hygiénistes, et parmi les plus récents, MM. Foy et Lévy, dont les classifications ne diffèrent de celle de Hallé que sous des rapports secondaires.

Nous pouvons en dire autant de celle adoptée par Royer-Collard, dans le cours qu'il a professé si brillamment pendant plusieurs années à l'École de médecine. Voici les coupes générales de ce plan, qu'il n'a, du reste, jamais développé d'une manière complète et dans toutes ses conséquences, plan que j'adopterai.

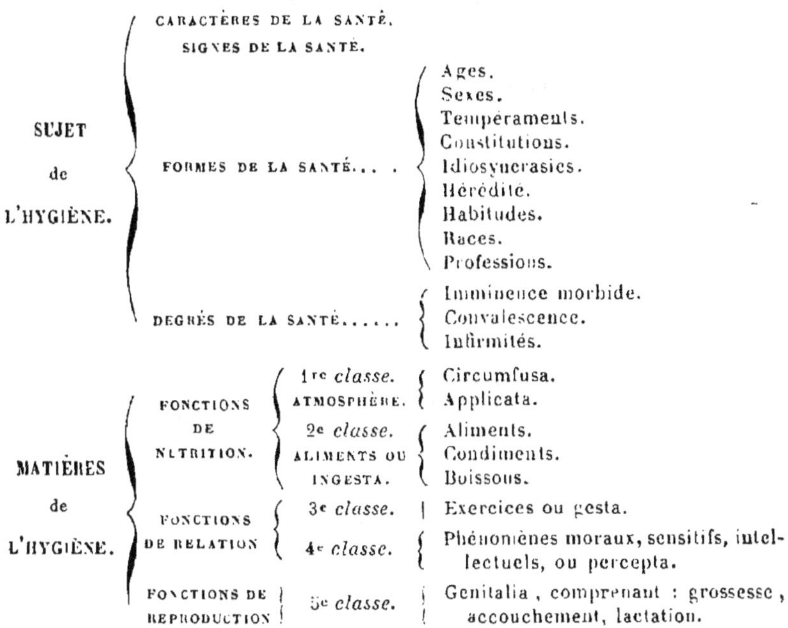

En s'occupant de la deuxième partie, c'est-à-dire des matières de l'hygiène, on étudie successivement pour chaque agent :

1° L'agent lui-même ;

2° L'influence de l'agent sur l'être ;

3° Les règles hygiéniques qui en découlent ;

4° Les applications à l'hygiène publique.

[Plusieurs hygiénistes qui, à l'exemple de Galien et de Hallé, ont pris les modificateurs pour point de départ unique ou partiel de leur plan, les ont partagés en deux groupes parfaitement naturels.

1° Modificateurs externes ou cosmiques, choses en dehors de nous ou non naturelles des auteurs anciens, comprenant les *circumfusa*, les *applicata* et les *ingesta* de Hallé ;

2° Modificateurs individuels, choses provenant de nous-mêmes (*gesta*, *excreta* et *percepta* de Hallé). M. Fleury a suivi cette méthode d'une manière exclusive dans son excellent cours d'hygiène.]

Bibliographie. — GALIEN, *De sanitate tuenda*, lib. I. — MOREAU (de la Sarthe), *Esquisse d'un cours d'hygiène*, etc. Paris, an VIII, in-8°. — LONDE, *Nouveaux Éléments d'hygiène*, 1re édit. en 1827. — GERDY, *Analyse détaillée de l'histoire de la santé*. Paris, 1827, in-8°. — ROCHOUX, *Plan d'un cours d'hygiène*, in Thèse de concours, 1838, in-8°. — PIORRY, *Plan d'un cours théorique et pratique d'hygiène*. Paris, in-8°. — ROYER-COLLARD, *Cours d'hygiène professé à la Faculté de médecine de Paris*, in Gaz. méd. de Paris, 1848. — MONNERET, *Mém. pour servir à l'étude de l'hygiène*, in Rev. méd., sept. 1839.

PREMIÈRE PARTIE

SUJET DE L'HYGIÈNE

ÉTUDE DE L'HOMME A L'ÉTAT DE SANTÉ

CHAPITRE PREMIER

Définition et caractère de la santé

On donne habituellement de la santé la définition suivante : la santé est l'état dans lequel il y a exercice régulier de toutes les fonctions de l'homme.

Cette définition est manifestement insuffisante ; aussi beaucoup d'autres ont-elles été proposées depuis Galien jusqu'à nos jours. Le peu d'utilité que présenteraient leur exposition et leur discussion dans un ouvrage élémentaire me dispense de les rappeler ici.

La santé, de même que la maladie, étant inconnues dans leur essence même, dans leur nature, c'est se livrer à un travail stérile que de chercher à donner une définition positive de ces états de l'organisme. Il me semble préférable de substituer à cette définition de la santé un exposé concis de ses caractères principaux. Avant de tracer ces caractères, il n'est peut-être pas inutile de rappeler la manière dont M. Royer-Collard a envisagé la santé. C'est une espèce de définition, un peu prolixe peut-être, mais exacte. Suivant cet auteur, la santé est « une propor- « tion définie dans la substance de notre corps ; un certain mode « de relation entre cette substance ainsi organisée et les agents « extérieurs qui sont nécessaires pour que la vie se produise et « se conserve, pour que les fonctions s'exécutent de manière à « l'entretenir. En dehors de cette limite, en deçà et au delà,

« leur excès ou leur défaut amèneront bientôt un changement
« dans l'acte vital, et tendront à produire la dissolution et la
« mort. »

1º CARACTÈRES DE LA SANTÉ

Il y en a quatre principaux, d'après M. Royer-Collard ;
Ce sont les suivants :

1º *La santé est un état général de l'économie* : c'est un caractère qu'on ne saurait contester ;

2º *Dans l'état de santé toutes les fonctions s'exécutent librement ;*

3º *Les fonctions s'exécutent, la vie s'exerce avec un sentiment général de bien-être ;*

4º Le quatrième caractère me semble moins important ; il est ainsi exprimé : *Il ne faut pas qu'un danger prochain menace d'interrompre le cours de la santé.*

Ce danger, étant la plupart du temps inconnu, ne peut, à notre sens, être présenté comme un des caractères de la santé ; nous n'admettons donc comme bons et vrais que les trois premiers.

2º SIGNES DE LA SANTÉ

Pour admettre qu'un homme est à l'état de santé, il est nécessaire de l'examiner dans toutes ses parties ; il faut analyser les appareils divers qui entrent dans son organisation, le jeu de ces appareils, et les effets qu'ils produisent. Les signes de la santé se tirent donc :

1º De l'intégrité anatomique des divers organes, en tant qu'ils peuvent être appréciés par la vue, l'ouïe, le toucher, l'odorat et le goût de l'observateur, ainsi que par les réponses de l'individu que l'on examine ;

2º De l'intégrité des produits matériels de ces mêmes organes. Tels sont les produits des sécrétions et des excrétions, qui peuvent être appréciés par l'observateur ;

3º De la manière régulière dont s'accomplit le jeu des organes ; de l'intégrité, en un mot, des fonctions organiques ;

4º De l'intégrité des manifestations intellectuelles et morales.

En somme, ces divers signes sont sous la dépendance de la disposition anatomique et physiologique de l'individu. C'est donc l'anatomie et la physiologie qui fournissent les éléments nécessaires pour apprécier la santé.

3° FORMES DE LA SANTÉ

Les formes de la santé embrassent l'étude des variétés individuelles ou collectives qui se rapportent aux neuf grandes coupes suivantes : l'âge, le sexe, le tempérament, la constitution, l'idiosyncrasie, l'hérédité, les habitudes, les races et les professions. Telle est la division que nous déroulerons dans autant de chapitres.

Bibliographie. — GALIEN, *De differentiis morborum.* — *De sanitate tuenda*, lib. I. — GERDY, *Analyse detaillée*, etc., p. 17-32. — ROYER COLLARD, *Cours d'hygiène*, etc., in *Gaz. méd.*, 1848, p. 667 et suiv.

CHAPITRE II

Des âges

On donne, en général, le nom d'*âges* aux diverses périodes de développement, d'état stationnaire et de décroissance, qui se succèdent dans l'évolution organique de l'homme, depuis sa naissance jusqu'à sa mort. Toute division des âges est nécessairement artificielle, car l'évolution complète d'un être humain se fait sans transition, d'une manière insensible, et sans qu'il y ait de temps d'arrêt déterminés. Néanmoins, on a toujours cherché à établir pour les âges une division qui rapprochât les époques entre lesquelles il y a une certaine similitude, sous le rapport des conditions anatomiques et physiologiques, et séparât celles entre lesquelles existe une dissemblance très-grande et très-marquée. Voici les divisions qui ont été admises successivement.

Il est presque inutile de rappeler la division vulgaire et antique qui admet les quatre âges : l'enfance, l'adolescence, l'âge viril et la vieillesse.

Une des premières divisions véritablement scientifiques est celle de Hallé; la voici :

1re ENFANCE (Infantia), de 1 à 7 ans.

2e ENFANCE (Pueritia), de 7 à 13 ou 15 ans.

3° PUBERTÉ ou adolescence (aptitude à la (Chez les hommes, de 15 à 25 ans, reproduction)............... (Chez les femmes, de 13 à 21 ans.

4° Virilité. { Pour les hommes, 25 à 60 ans. { Virilité croissante. { Pour les femmes, 21 à 50 ans. { Virilité confirmée. / Virilité décroissante.

5° Vieillesse { 1° Vieillesse, 60 à 70 ans. { 2° Vieillesse avancée (époque des infirmités). { 3° Décrépitude (transition de la vie à la mort).

Daubenton en avait présenté une plus simple, et qui n'est, en quelque sorte, que le développement, la régularisation de la division antique.

Voici cette classification :

1° ENFANCE, de la naissance à la puberté.
2° ADOLESCENCE, se prolongeant jusqu'à 20 ou 25 ans.
3° JEUNESSE, de 25 à 30 ou 35.
4° AGE VIRIL, allant jusqu'à 40 ou 45 ans.
5° AGE DE RETOUR, de 45 à 60 ou 65 ans.
6° AGE DE LA VIEILLESSE ou caducité.

La division que j'ai l'intention de suivre est plus simple encore.

1° ÉPOQUE DE LA NAISSANCE, enfant nouveau-né.
2° 1re ENFANCE, de la naissance à 2 ans.
3° 2e ENFANCE, de 2 à 12 ou 15 ans.
4° ADOLESCENCE, âge de la puberté, de 12 ou 15 ans à 18 ou 20 ans.
5° AGE ADULTE, de 20 à 60 ans.
6° VIEILLESSE, de 60 ans jusqu'à la mort.
7° ÉPOQUE DE LA MORT.

Ces divisions ne sont faites que pour faciliter l'étude, et l'on ne doit pas y attacher plus d'importance qu'elles n'en méritent.

Bibliographie. — GORDON (Bernard de), *De conservatione vitæ humanæ, a die nativitatis usque ad ultimam horam mortis* (vers. 1300). Lipsiæ, 1570, in-12. — BUFFON, *De l'homme, de l'enfance, de la puberté, de l'âge viril, de la vieillesse et de la mort*, in *Œuvres complètes*. — HALLÉ, *Encyclop. méth.*, art. AGES, t. I, p. 358. — DAUBENTON, *Leçons professées aux Écoles normales*, t. VIII, p. 314. — ESPARRON, *Essai sur les âges de l'homme*, thèse inaug. Paris, 1803, in-8°, n° 257. — GENDRIN, *De l'influence des âges sur les maladies*, thèse de concours. Paris, 1840. — ESTÈVE, *Considérations générales sur les âges étudiés*, etc., thèse inaug. Paris, 1859, in-4°, n° 69.

SECTION I. — ÉPOQUE DE LA NAISSANCE. — ENFANT NOUVEAU-NÉ

La période qui est comprise sous ce titre renferme la naissance, les six ou sept jours qui la suivent, et se termine à l'épo-

que de la chute du cordon ombilical. Cette période est marquée
par des caractères particuliers, qui sont la conséquence du chan-
gement de milieu que vient de subir le nouveau-né.

Sans entrer en aucune manière dans la description anatomi-
que et physiologique de l'enfant qui vient de naître, il est né-
cessaire de présenter quelques détails touchant les modifica-
tions que ce changement de milieu fait subir aux principales
fonctions :

1° La surface cutanée et les organes des sens, au lieu d'être
plongés dans les eaux de l'amnios, sont en contact avec un
nouvel agent, l'air atmosphérique, qui peut jouer à leur égard,
et dans certaines circonstances, le rôle d'agent irritant ;

2° A l'instant de la naissance, les poumons se déplissent, de-
viennent perméables à l'air, et la respiration commence à s'ef-
fectuer à la surface de la membrane muqueuse pulmonaire.
Cette muqueuse est donc en contact avec un nouvel agent, l'air
atmosphérique, et, par conséquent, avec les différents gaz et
les substances étrangères qu'il renferme.

3° A cet instant commence également une fonction nouvelle :
la calorification, laquelle est intimement liée à l'absorption de
l'oxygène par la surface pulmonaire, quelle que soit d'ailleurs
la théorie de la chaleur animale qu'on veuille admettre ;

4° Les voies digestives commencent à recevoir des substances
nouvelles dont elles n'avaient pas l'habitude : tel est surtout le
lait, introduit par l'enfant dans le tube digestif.

L'action des divers agents sur ces trois surfaces, la peau, la
muqueuse aérienne et la muqueuse digestive, explique les ac-
cidents et les maladies nombreuses et spéciales qui peuvent se
développer chez l'enfant nouveau-né :

1° Sur la surface cutanée, l'action de l'air, et surtout de l'air
froid et humide, est capable de déterminer deux affections
toutes spéciales, qui sont :

a. L'ictère, appelé ictère des nouveau-nés, qui n'est qu'une
exagération de la légère teinte jaune que présentent tous les en-
fants à l'instant de leur naissance et pendant les premiers jours
qui la suivent ; cette affection apparaît souvent en même temps
que la suivante ;

b. L'œdème, ou endurcissement du tissu cellulaire : cette
maladie avait toujours été regardée comme une affection idio-
pathique du tissu cellulaire, et comme la conséquence de l'ac-
tion d'un air froid et humide sur la peau. M. Charcelay, à l'aide
de faits bien observés, a démontré qu'il ne fallait pas admettre

cette opinion d'une manière exclusive; et que l'œdème qui se développait en pareille circonstance était souvent dû au développement de l'altération des reins, connue sous le nom de maladie de Bright, et caractérisée par la présence de l'albumine dans les urines. (*Rev. de la Soc. de méd. d'Indre-et-Loire*, 1841.)

c. Vers les yeux, l'action de l'air, surtout s'il est froid et humide, détermine fréquemment des ophthalmies, et en particulier l'ophthalmie purulente, qui présente un haut degré de gravité, et entraîne souvent la perte de la vue.

2° La muqueuse des voies aériennes, en contact avec l'air atmosphérique et encore peu habituée à ce contact, est vivement impressionnée par un air froid et humide, surtout si cet air est en même temps altéré par l'accumulation d'un grand nombre d'enfants dans un local étroit. Sous cette influence combinée, on voit des bronchites, des pneumonies, se développer avec une extrême facilité, et entraîner, chaque année, la perte d'un nombre considérable d'enfants.

3° La muqueuse des voies digestives, appelée à remplir une nouvelle fonction, à digérer le lait avalé par l'enfant, reçoit souvent de cette première impression une influence fâcheuse. Il n'est pas rare alors de voir se produire des maladies de cet appareil, et, en particulier, le muguet, les vomissements et la diarrhée.

Le muguet est manifestement le résultat du développement d'un végétal qui recouvre la muqueuse bucco-pharyngienne, atteinte d'une inflammation en quelque sorte spéciale, on pourrait même dire spécifique. Cette maladie est singulièrement favorisée par l'état général de débilité que présentent certains enfants, le défaut de soins hygiéniques et l'accumulation dans un même lieu d'un trop grand nombre de nouveau-nés.

4° La calorification, fonction nouvelle et encore peu énergique, ne donne pas à l'enfant une force assez grande pour résister à des abaissements de température un peu considérables. Il n'est pas rare de voir, sous cette influence, la chaleur naturelle de l'enfant diminuer et la vie s'éteindre, sans que l'autopsie révèle aucune lésion dans les organes.

Le froid est d'autant plus pernicieux chez les nouveau-nés, qu'ils sont d'une constitution plus débile, plus délicate, et surtout qu'ils sont nés avant terme. On sait, en effet, quelle chaleur artificielle il faut employer chez ces enfants, pour qu'ils puissent franchir heureusement les premiers temps de leur existence, et combien les refroidissements leur sont préjudiciables.

Voilà bien des circonstances propres à exercer une action fâcheuse sur les enfants qui viennent de naître. Ces influences n'agissent pas toujours de la même manière : la facilité du développement des maladies, leur gravité plus ou moins grande, et leur terminaison fâcheuse ou heureuse, sont subordonnées aux trois circonstances principales que voici :

1° L'accumulation des enfants dans un lieu relativement trop étroit, et, par exemple, dans des salles d'hôpital où la ventilation et le renouvellement de l'air ne sont pas suffisants ; l'altération de cet air par le produit de l'expiration, par les évacuations alvines et autres, par les miasmes qui s'exhalent des corps de ces petits êtres sains ou malades.

C'est, en effet, dans les hôpitaux destinés à recevoir les enfants pendant les premiers jours qui suivent leur naissance, que l'on rencontre le plus de maladies sporadiques et épidémiques. Combien n'a-t-on pas observé, à l'Hospice des enfants trouvés de Paris, d'épidémies de muguet, d'ophthalmies, et combien ne rencontre-t-on pas, chaque jour, à l'état sporadique, d'œdèmes, d'ictères, de bronchites, de pneumonies, de diarrhées, qui font mourir un grand nombre d'enfants !

2° L'abaissement de la température exerce également une influence très-fâcheuse sur les enfants nouveau-nés, en raison de son action directe sur la calorification, jusqu'au point d'entraîner une mort prompte. On peut ajouter encore que le froid détermine aussi, et beaucoup plus souvent même que toute autre cause, des bronchites, des pneumonies plus ou moins graves. Les relevés statistiques démontrent que c'est dans les saisons froides et dans les climats froids que la mortalité des enfants nouveau-nés est le plus considérable.

3° Le défaut de soins hygiéniques, résultant soit de la misère, soit de l'abandon ou de l'exposition des enfants, les livre bien plus facilement à l'influence de ces agents divers. Il en résulte une augmentation dans la fréquence et la gravité des maladies, ainsi qu'une mortalité plus considérable.

Les causes nombreuses que nous venons de passer en revue déterminent une grande mortalité parmi les enfants nouveau-nés. Voici les résultats précis que donne la statistique à cet égard, résultats toutefois qui comprennent la première année de l'existence.

D'après les tables anglaises, dressées en Angleterre par les Compagnies d'assurances pour la ville de Carlisle, sur 10,000 enfants, il n'en existe plus, à la fin de l'année, que 8,461. D'après

Duvillard, sur 10,000 enfants, il n'en existe plus, à la fin de l'année, que 7,675.

M. Quetelet a donné pour la Belgique des tables très-intéressantes à consulter. La mortalité, dans ces tables, se décompose ainsi sur 100,000 sujets.

Naissance.. 100,000	2 mois... 87,936	4 mois... 84,720	6 mois... 82,526
1 mois.... 90,396	3 mois... 86,175	5 mois... 83,571	1 an..... 77,528

Marc Despine a dressé une table de mortalité pour le canton de Genève, pendant les années 1838-1845, et il les a décomposées en semaines. D'après lui, il meurt 320 enfants dans la première semaine, 121 dans la deuxième, 95 dans la troisième, 49 dans la quatrième. Il a aussi décomposé la première semaine en jours. Ainsi, il meurt 141 enfants le premier jour, 47 le deuxième jour, 40 le troisième, 41 le quatrième, 22 le cinquième, 20 le sixième, 19 le septième.

D'après ce dernier auteur, la mortalité est plus forte dans l'enceinte des villes qu'à la campagne. D'après les recherches de Villermé, de Benoiston de Châteauneuf, de MM. Gosselet et Loizet, faites dans des lieux différents et dans des circonstances différentes, la mortalité est beaucoup plus considérable dans les quartiers malheureux des villes que dans les quartiers riches. Enfin, on doit à M. Quetelet d'avoir démontré que le mouvement le plus considérable de mortalité des enfants nouveau-nés a lieu dans la saison froide.

[Les recherches de M. Bertillon lui ont appris que dans la première année de la vie la mortalité pèse plus particulièrement sur le sexe masculin. Sur 100 enfants de chaque sexe, il meurt 20 garçons et 16 filles. Soit le cinquième des garçons et le sixième seulement des filles.]

RÈGLES HYGIÉNIQUES. — Elles découlent évidemment de l'étude qui vient d'être faite. On peut toutefois, à cet égard, établir les trois principes suivants :

1° *Prémunir l'enfant contre le froid.* — Voici les précautions qu'il convient de prendre : A. Un lit convenable et un emmaillottement suffisant pour s'opposer à l'action du froid, sans cependant que le lit ou les étoffes dans lesquels on place l'enfant soient trop épais et empêchent le renouvellement de l'air.

B. Un appartement bien chauffé et d'une capacité convenable, afin que l'air y soit pur. Il est un point important sur le-

quel il est utile d'insister : quand un appartement est trop
étroit, il ne faut pas laisser l'enfant qui vient de naître à côté
de la nouvelle accouchée, et, si cela est possible, ne pas le con-
server dans la même chambre; à plus forte raison doit-on éviter
de le placer dans le même lit. Ces précautions seront comprises
si l'on réfléchit à l'état puerpéral de la mère, aux exhalations
qu'elle fournit, à l'odeur qui résulte de l'écoulement lochial et
de la sécrétion lactée.

C. La chaleur suffisante de l'air ambiant, son renouvelle-
ment facile, sans courant d'air, sont également des soins hygié-
niques importants à observer.

2° *Éviter l'accumulation des enfants.* — L'accumulation des
enfants nouveau-nés dans un même lieu présente de nom-
breux inconvénients. Il est donc nécessaire de les éviter ou de
les faire disparaître s'ils existent.

A cet effet, on ne doit pas laisser plusieurs enfants dans une
chambre étroite et peu aérée. Il est surtout très-dangereux
d'accumuler ces jeunes êtres dans les salles d'hôpitaux où il
existe déjà tant d'autres influences nuisibles. Les nouveau-nés
malades devront être au plus tôt placés à part, soit parce qu'il
est possible de voir une maladie se propager chez eux d'une
manière épidémique, soit parce qu'il résulte de leur état mor-
bide même la production de miasmes abondants.

3° *Soumettre immédiatement l'enfant au genre de nourriture au-
quel il est destiné.* — Il ne peut y en avoir que deux : 1° allaite-
ment direct par la mère ou par une nourrice ; 2° allaitement
artificiel au biberon. On examinera dans un article spécial la
valeur relative de ces deux modes d'allaitement. Je me con-
tente d'établir, en principe, la nécessité de commencer la nour-
riture que l'on a choisie immédiatement après la naissance.

Bibliographie. — BALLEXSERD, *Diss. sur cette question : Quelles
sont les causes principales de la mort d'un aussi grand nombre
d'enfants.* Genève, 1775, in-8. — CASPER (J. L.), *Beiträge zur Medicin-
Statistik und Staatsarzneikunde* (3e mém.). Berlin, 1825, gr. in-8. —
GOSSELET, *Statistique des maladies épidémiques dans l'arrondissement
de Lille de 1832 à 1843.* Lille, 1844, in-8. — ESCHERICH, *Ueber die
Kindersterblichkeit in ihrem Zusammenhange mit topographischen und
meteorologischen Verhältnissen,* in *Intellig.-Blatt,* n° 40, 1860. —
STEHLER, *Ueber medicinal Polizei im Allgemeinen, und insbesondere
über das häufige Sterben der Kinder im ersten Lebensjahre,* in *Ann.
der Staatsarz.,* 8er jg. 2. hft., p. 258; 1843. — ZETTWACH, P. M.,
Ueber die fehlerhafte Ernährung der Kinder in Berlin, als eine Haupt-

ursache der ungünstigen Gesundheits- und Sterblichkeitsverhältnisse, etc. In Rust's *Mag*, t. LXIV, p. 241 ; 1845. — BERTILLON, *Études statistiques sur la première enfance*, Acad. de méd., séance du 9 févr. 1858. — BOUCHUT, *Des lois de la mortalité des enfants*, in *Gaz. des hôpit.*, 29 oct. 1861. — *Infantile mortality* (revue d'une série de mémoires sur ce sujet, par GAIRDNER, Ch. WILSON, ROUTH, J. FRAZER, CHADWICH, RUMSEY, etc., etc.), in *British and Foreign Rev.*, janv. 1862. — PLOSS., H., *Die Kindersterblichkeit und ihre Beziehung zur Elevation des Bodens*, etc. In *Arch. des Ver. F. Gemeinschaft. Arb.*, etc. Marburg, 1861. V. la bibliographie de l'article POPULATION, pour les statisticiens, BENOISTON DE CHATEAUNEUF, VILLERMÉ, QUETELET, Marc D'ESPINE, etc., et, ci-après, celle de l'article ENFANCE.

Des naissances sous le rapport de l'état civil.

Les enfants qui naissent sont légitimes s'ils proviennent de parents mariés suivant la loi, ou illégitimes s'ils sont nés hors mariage : les uns et les autres peuvent et doivent être inscrits sur les registres de l'état civil, d'après la déclaration des parents. Il arrive souvent aussi qu'ils sont abandonnés, soit dans les hospices destinés à les recevoir, soit sur la voie publique : dans l'un et l'autre cas, ils sont dits enfants *abandonnés* ou *trouvés*. Enfin, il y a une autre condition, c'est celle des enfants *mort-nés*.

Quelques résultats statistiques obtenus en France permettent d'établir les rapports de ces diverses espèces de naissances entre elles. Ces résultats, considérés sous le point de vue le plus général possible, sont les suivants :

1° Il naît un enfant illégitime sur 13,85 des naissances totales;

2° Il y a un enfant abandonné sur 28,96 des naissances totales ;

3° Il y a un enfant abandonné sur 2,09 des naissances illégitimes.

Ce qui prouve que le plus grand nombre d'enfants abandonnés se trouve parmi les enfants naturels.

Le peu de résultats statistiques que l'on possède sur le rapport des enfants mort-nés aux enfants nés vivants donne 1 enfant mort-né pour 15,02 nés vivants, rapport évidemment trop faible.

Inscription des enfants sur les registres de l'état civil. — La loi exige, pour qu'un enfant soit inscrit sur les registres de l'état civil : 1° dans le cas de naissance légitime, la déclaration du père assisté de deux témoins; 2° dans le cas d'illégitimité, la déclaration de l'accoucheur également assisté de deux témoins :

dans l'un et l'autre cas, il est nécessaire de transporter à la mairie l'enfant accompagné du père ou du médecin assisté des témoins. Dans ces derniers temps, ce transport des enfants nouveau-nés a été vivement attaqué, par M. le docteur Loir surtout, qui a cherché, dans plusieurs mémoires, à en démontrer les inconvénients, et qui a proposé d'y substituer la constatation des naissances à domicile, comme cela a lieu pour les décès.

Les inconvénients signalés dans le transport des nouveau-nés sont les suivants :

Le transport des enfants à la municipalité exige souvent un déplacement incommode, sinon nuisible. Dans les campagnes, surtout, c'est parfois un petit voyage de une à deux lieues ; ce voyage a lieu trop fréquemment par un temps froid, humide, par la pluie, le vent, la neige et d'autres intempéries des saisons. La nécessité de faire la déclaration de la naissance dans un temps déterminé par la loi ne permet pas toujours d'attendre la cessation du mauvais temps, et c'est sur l'enfant nouveau-né surtout que ces diverses influences agissent de la manière la plus fâcheuse. Il faut, en effet, transporter un petit être frêle, débile, à calorification incomplète, et on peut craindre qu'il ne succombe, soit au froid, soit au développement de bronchites et de pneumonies graves. Il peut se faire encore que l'enfant qu'il s'agit de transporter soit déjà malade, et que cette excursion, par l'influence des causes indiquées, ne rende plus grave et parfois mortelle une affection qui, sans cela, n'eût peut-être été que légère.

Ces inconvénients sont réels, et personne n'en conteste la réalité ; le remède semble donc facile à appliquer, puisqu'il est à côté du mal : il consisterait dans la création de médecins vérificateurs des naissances à domicile. — Sans entrer ici dans aucune question administrative ou légale, on peut dire que cette constatation présente un inconvénient très-grave, que la législation actuelle veut surtout éviter. En effet, elle viole le secret des familles, elle touche à cette question de recherche de la paternité précisément interdite par notre Code civil ; elle fait, enfin, connaître la mère, qui souvent a intérêt à ne pas être connue.

La constatation absolue des naissances à domicile offre donc des difficultés presque insurmontables. Ne pourrait-on, toutefois, adopter un moyen terme, et admettre la faculté pour les familles de faire constater la naissance à domicile ou de faire porter l'enfant à la mairie, suivant le désir qu'elles en exprimeraient?

On doit dire du reste que le texte de la loi est souvent éludé, et que la présentation des enfants à la mairie n'a pas toujours lieu. Cela est fréquent dans les campagnes, c'est-à-dire là où précisément il y aurait le plus de danger au transport de l'enfant. Le maire se contente de la déclaration des témoins.

Des enfants trouvés. — Les enfants trouvés ou abandonnés sont les enfants légitimes ou illégitimes déposés dans les hospices spéciaux dits *Hospices des enfants trouvés,* et abandonnés par leur famille avant l'inscription sur les registres de l'état civil, ou bien abandonnés criminellement dans un lieu public et déposés dans ces mêmes établissements par l'autorité. Le nombre des enfants trouvés est considérable en France, et il a suivi une marche croissante jusqu'en 1833, où il a atteint le maximum de 127,500 (1). A partir de cette époque il a décru, et est descendu, en 1840, à 99,775. Cette dernière diminution, qui n'a pas continué, car le nombre varie peu chaque année, est la conséquence de la suppression des tours dans un certain nombre de départements. Depuis 1833, sur cent quarante-quatre hospices d'enfants trouvés, il y a eu cinquante-quatre tours supprimés et quatre-vingt-dix seulement ont été conservés.

Quelle est la cause de cet accroissement du nombre d'enfants abandonnés qui s'est manifesté depuis 1815, et de ce maintien au chiffre considérable annuel de près de 100,000, malgré la suppression d'un grand nombre de tours? Les raisons suivantes peuvent en rendre compte : la misère, devenue plus grande par suite de l'augmentation de la population; l'extension de l'industrie et l'accroissement de la population industrielle dans des contrées où les deux sexes ont de fréquents rapports ensemble, et où les ouvriers, agglomérés et réunis, deviennent plus corrompus; la crainte du déshonneur pour les jeunes filles séduites ; enfin l'abus dans les expositions. Ces abus sont les suivants : les mères déposent dans les hospices à ce destinés leurs enfants, qu'elles viennent ensuite demander pour nourrissons, afin de joindre aux jouissances de la maternité le bénéfice du prix de nourriture, accordé par les départements aux nourrices des enfants trouvés.

(1) Nombre d'enfants trouvés en France :

1816	94,133
1821	112,197
1826	116,680
1831	126,410
1833 *maximum*	127,500
1836	99,775

On a constaté que dans les villes frontières il est souvent déposé des enfants nés en pays étranger.

Comment faire disparaître de tels abus, et diminuer en France le nombre considérable d'enfants trouvés qu'on y abandonne chaque année? Trois moyens ont été proposés ; ce sont :

1° La suppression du secret dans les admissions et la nécessité d'une déclaration quelconque, moyen impossible dans certains cas, et qui certainement augmenterait le nombre des infanticides ;

2° Le déplacement des enfants et leur envoi, pour être mis en nourrice, dans des départements autres que celui dans lequel on les présume être nés et dans lequel ils ont été déposés ;

3° La suppression des tours. C'est à cette mesure que tend maintenant l'autorité en France, appuyée à cet égard par l'esprit public, et par les heureux résultats d'une tentative déjà assez longuement éprouvée. En effet, depuis 1833, un tiers environ des tours a été supprimé, et le nombre des enfants trouvés a diminué chaque année de près d'un cinquième jusqu'en 1840, sans que l'humanité ait eu à déplorer un plus grand nombre d'infanticides. Quelques tableaux statistiques partiels déjà obtenus sur ce sujet le prouvent suffisamment. On doit avouer, toutefois, que cette dernière question n'est pas encore définitivement résolue, et qu'il faut attendre encore quelques années, afin de s'appuyer sur des relevés statistiques plus nombreux et plus généraux.

Un autre argument a été invoqué en faveur de la suppression des tours : c'est ce qui se passe dans les pays protestants, où il n'y a pas d'enfants trouvés, et où les infanticides ne sont pas plus fréquents. Cette comparaison a peu de justesse, attendu qu'il n'y a aucune similitude entre ce qui se passe dans les deux pays : 1° dans les pays protestants, il n'y a pas d'hospices d'enfants trouvés, il est vrai, mais il y a des hospices d'orphelins qui ont à peu près la même destination ; 2° les recherches de la paternité et de la maternité sont permises ; une fille mère, en déclarant sous serment la vérité de ce qu'elle affirme, peut désigner le père qu'elle assigne à son enfant, et sa parole est admise. L'autorité a, en conséquence, le droit de forcer le père désigné à subvenir aux frais de la nourriture et de l'éducation de l'enfant ; elle va même jusqu'à saisir ses revenus s'il refuse de le faire.

Il y a encore un autre ordre d'arguments qui peuvent éclairer cette question. Le plus grand nombre des enfants trouvés est illégitime ; or, il est prouvé que tandis qu'il meurt 10 enfants sur 100 légitimes, il en meurt 20 sur 100 illégitimes. Le fait seul de leur naissance place donc déjà les enfants trouvés dans des conditions très-désavantageuses. Ce n'est pas tout : l'accumulation des enfants dans l'enceinte d'un même hospice est une cause puissante de mortalité, l'encombrement étant, ainsi que nous l'avons démontré, une circonstance extrêmement désavantageuse pour les nouveau-nés. — Une fois envoyés en nourrice, ces enfants sont presque toujours placés dans des familles peu aisées ; ils n'y sont pas toujours bien soignés, et souvent on les nourrit par des procédés artificiels. Ces deux conditions augmentent considérablement la mortalité des enfants trouvés. Voici ce que dit M. Valdruche dans un rapport au Conseil général des hôpitaux : « D'après les états annexés à ce rapport, 112,625 enfants ont été apportés à l'hospice depuis 1816 jusqu'en 1837, c'est-à-dire pendant 22 ans. Sur ce nombre, 30,035 sont morts dans l'hospice, 55,631 sont morts à la campagne ; la conservation n'a donc été que de 26,939, et la mort a frappé plus des 3/4 des enfants (76 p. 100). Les tables de mortalité en France font connaître que sur 100 enfants, 46 succombent avant l'âge de 12 ans. La mortalité de nos enfants trouvés est donc plus forte de 30 p. 100 que celle des enfants de toute la France. »

M. de Watteville, dans un rapport adressé au ministre de l'intérieur (1849), signale les causes suivantes de cette mortalité : « Les administrations d'hospices, dépositaires d'enfants, exécutent fort mal le décret de 1811 relatif à la fourniture des vêtements et layettes. Plus de la moitié de ces administrations ne donnent aucun vêtement à leurs malheureux pupilles, et il n'y a guère qu'un seizième de la deuxième moitié qui pourvoie un peu convenablement aux besoins des enfants confiés à leurs soins. La tutelle des enfants trouvés, confiée aux commissaires administrateurs des hospices dépositaires, est généralement très-négligée. Elle est bien exercée dans 20 départements, à moitié exercée dans 5, et complétement abandonnée dans 61.

Il résulte de cette discussion que, bien que l'esprit public tende en France à la suppression des tours, ce n'est pas une question tout à fait jugée, attendu que les arguments pour et contre se balancent.

Reproduisons toutefois, pour terminer, les conclusions de M. Victor Lefranc, président de la Commission instituée par M. Dufaure, pour donner son avis sur la suppression des tours. « Le seul motif, la seule excuse des tours, c'est la conservation de la vie de l'enfant, mais le tour est loin d'assurer son existence. Le tour, en effet, fait espérer un secret complet, définitif; à ce titre, il inspire le besoin du secret dans la naissance, dans la gestation, et jusque dans le choix des confidents, choix qui va droit aux plus mauvais et aux plus dangereux. Or, dans l'accouchement, toutes ces précautions sont mortelles ; le tour mène à l'hospice ceux qui ont survécu à ces précautions, l'hospice est une étape meurtrière. La nourrice se fait attendre, l'enfant n'attend pas toujours ; puis vient un voyage, l'enfant n'arrive pas toujours là. »

[En 1856 la question n'était guère plus avancée. MM. Troplong et Portalis présentèrent au Sénat une proposition ayant pour but de continuer l'assistance au delà de la douzième année. M. le comte Siméon, rapporteur, étudia d'une manière complète la question des enfants trouvés, mais il se borna à constater les avantages et les inconvénients de l'existence des tours sans se prononcer. Cependant MM. Troplong et Portalis réclamaient la présence d'un tour au moins par département.]

Bibliographie. — L'abbé Toaldo, *Tavole di vitalità*. Padova, 1787, in-4°. — Trevisan, *Sulle cagioni della mortalità dei bambini*, in *Ann. univ. di med. Omodei*, t. XXXV, p. 356 et suiv., 1825. — Villermé et Milne Edwards, *De l'influence de la température sur la mortalité des enfants nouveau-nés*, in *Ann. d'hyg.*, 1re sér., t. II, p. 291, 1829. — Caffort, *Lettre sur l'influence de la température sur la mortalité des nouveau-nés à Narbonne*, in *Ann. d'hyg.*, 1re sér., t. III, p. 229, 1830. — Loir, 1° *Du service des actes de naissance en France et à l'étranger; nécessité*, etc., in *Comptes rend. de l'Acad. des sc. mor. et polit.*, 1845 ; — 2° *De l'exécution de l'article 55 du Code civil, relatif à la constatation des naissances*, in *Rev. du droit franç. et étrang.*, 1846 ; — 3° *De la statistique appliquée à la mortalité dans le premier mois de la vie*, in *Comptes rend. de l'Acad. des sc. mor. et polit.*, 1848 ; — 4° *Des conditions physiologiques et pathologiques des nouveau-nés*, in *Union méd.*, 1848 ; — 5° *Du baptême considéré dans ses rapports avec l'état civil et l'hygiène publique*. Paris, 1849. — Enfants trouvés, *Abrégé hist. de l'établissement de l'Hôpital des enfants trouvés*. Paris, 1753, in-4°. — *Consultation de la Faculté de médecine de Paris en faveur des enfants trouvés de l'hôpital d'Aix en Provence*. Paris, 1775, in-4°. — — *De la mortalité des enfants de l'État dans ses rapports avec la morale universelle et la santé publique*. Paris, 1778. — La Rochefoucault-Liancourt. *Rapp. à l'Ass. nat. sur les hôp. civils, les enfants trouvés*, etc. Paris, 1791. — Schlegel, *Tableau historique des établissements répandus dans l'Europe, consacrés à assurer des secours aux enfants abandonnés*. Strasbourg, 1801. — L'Enoiston de Chateauneuf, *Considérations sur les* *enfants trouvés dans les principaux États de l'Europe*, tabl. Paris, 1824, in 8. — DU MÊME, *Sur les enfants trouvés*, in *Ann. d'hyg.*, 1re sér., t. XXI, p. 88, 1839. — DE GÉRANDO, *Rapp. sur les enfants trouvés*. Paris, 1833. — BONDY, *Mém. sur la nécessité de reviser la législation actuelle concernant les enfants trouvés*. Auxerre, 1835, in-8°. — L'abbé GAILLARD, *Recherches administ., statist. et morales sur les enfants trouvés*, etc. Paris, 1837. — VILLERMÉ, *De la mortalité des enfants trouvés considérée dans ses rapports avec le mode d'allaitement*, in *Ann. d'hyg.*, 1re sér., t. XIX, p. 47. 1838. — VALDRUCHE, *Rapp. relatif aux enfants trouvés dans le départ. de la Seine*. Paris, 1838. — TERME et MONTFALCON, *Nouvelles Considérations sur les enfants trouvés*, etc. Lyon, 1838, in-8. — GOUROFF, *Recherches sur les enfants trouvés et les enfants illégitimes en Russie, dans le reste de l'Europe*, etc. Paris, 1839, t. I, in-8°. — REMACLE, *Des hospices d'enfants trouvés*, etc. Paris, 1838. — *Travaux de la Commission des enfants trouvés*. Paris, 1850, 2 vol. in-4°. — PIEPER, *Ueber die Schädlichkeit der Findelhaüser*, etc., in *Preuss Vereinzeit*, 1843. — WOLLHEIM, *Ueber Findelhäuser und die Unterbringung der unehelichen Kinder in einzelnen Familien* in Casper's *vierteljahrschr*, t. I, p. 204, 1852. — ROUTH, *On the mortality of infants in foundlings instit*, etc., in *British. Med. J.*, febr. 1858. — Pour les statistiques sur la mortalité de l'enfance, voy. la bibliographie de l'article POPULATION.

SECTION II. — ENFANCE

La période de l'évolution organique à laquelle on donnait autrefois le nom d'enfance, peut être subdivisée en deux époques ou périodes bien distinctes.

La première, à laquelle on peut donner le nom de première enfance, s'étend de la naissance, ou plutôt du sixième jour qui suit la naissance, à 18 mois ou 2 ans.

Le temps de la lactation, qui y est compris, et l'analogie des lois qui, pendant cette période, régissent cette évolution, justifient bien cette division.

La seconde enfance commence pour nous à 18 mois ou 2 ans, et s'étend jusqu'à 12 ou 15 ans, époque moyenne de la formation de la puberté dans les deux sexes. Ces deux époques seront examinées successivement.

§ 1. — PREMIÈRE ENFANCE.

De la naissance à 18 mois ou 2 ans, les lois qui président à l'évolution organique du jeune enfant peuvent être réduites à trois principales que voici, et qui donnent de cette évolution une explication complète et satisfaisante.

1° Il y a prédominance considérable du mouvement de composition et de nutrition interstitielles sur le mouvement de décomposition, d'où résultent le développement et l'accroissement des organes ;

2° Ce développement et cet accroissement déterminent l'apparition d'organes nouveaux qui n'existaient pas auparavant, ou du moins étaient cachés, et à l'état de germe et de rudiment ; telles sont les dents, etc.

3° L'organisme, encore faible et débile, est vivement impressionné par les agents extérieurs, et en même temps son degré de résistance est faible.

Quelques développements sont nécessaires pour bien saisir l'importance de ces trois lois.

1° *Il y a prédominance du mouvement de composition sur celui de décomposition des tissus.* — Pour accomplir ce travail, il est nécessaire que les différents organes de la vie de nutrition aient déjà une grande activité et concourent énergiquement à ce but, et cependant, ils sont encore faibles et délicats. La réunion et, pour ainsi dire, l'opposition de ces deux circonstances deviennent souvent la cause déterminante de maladies spéciales et d'accidents particuliers. Considéré sous ce rapport, l'appareil digestif se présente en première ligne, car c'est lui qui fournit les éléments de l'accroissement et du développement des tissus. Il faut donc qu'il travaille énergiquement, et cependant il est encore faible et débile ; c'est pour cette raison que la nature a préparé à l'enfant un aliment facile à digérer, essentiellement réparateur, dont la composition se rapproche de celle des éléments organiques eux-mêmes, et qui n'exige qu'une élaboration peu énergique de la part de l'appareil digestif.

Le lait résume toutes les qualités d'un aliment complet et préparé à l'avance. Sa composition le prouve : il contient de l'eau, une matière animale riche en azote, soluble et facilement assimilable, la caséine, qui est une des parties essentiellement nutritives et réparatrices des aliments. De plus, le lait contient deux matières : le sucre de lait et le beurre, qui sont des éléments respiratoires, c'est-à-dire destinés à être brûlés dans les poumons. Malgré son heureuse composition et ses excellentes propriétés, le lait peut devenir une source d'accidents pour le tube digestif, soit par la quantité qui en est introduite, soit par les modifications qui peuvent survenir dans sa composition ou sa constitution. Ces altérations diverses sont fréquemment, chez les enfants, la cause déterminante de vomissements ou de diarrhées rebelles, qui ne constituent souvent que des accidents passagers; mais parfois aussi le tube digestif, fatigué pendant un certain temps par le lait qui lui est donné en quantité trop considérable, ou qui est modifié dans sa composition trop riche ou trop pauvre, s'altère d'une manière plus fâcheuse. Un tel résultat n'est pas rare; telle est l'origine de beaucoup de gastrites et d'entéro-côlites qui se rencontrent fréquemment chez les enfants. On observe plus souvent peut-être encore, à la suite de la même cause, le ramollissement de la muqueuse de l'estomac et des intestins, affection qui fait périr un si grand nombre de jeunes sujets.

Ces simples troubles fonctionnels, ou ces altérations plus graves de la muqueuse gastro-intestinale chez les enfants, se développent bien plus souvent chez ceux qui sont nourris exclusivement au biberon et avec du lait de vache, que chez ceux qui prennent le sein d'une nourrice. Il est certain, en effet, que, dans le premier cas, le lait de la vache n'est ni digéré ni assimilé aussi facilement que le lait de la femme, dont la composition est manifestement mieux appropriée aux organes du jeune individu.

L'appareil respiratoire jouit d'une grande activité chez l'enfant, et la respiration se fait avec énergie. Le lait a introduit dans le sang des principes hydro carbonés, qui sont des aliments dits respiratoires destinés à être brûlés par l'oxygène dans les poumons, et à entretenir ainsi la chaleur animale. Cette action énergique des poumons, dont la structure est encore délicate, contribue à les rendre facilement impressionnables au froid ; c'est ce qui explique la fréquence des maladies de cet appareil dans le jeune âge. La laryngite, le croup, la coqueluche, la bronchite aiguë, la pneumonie sont des maladies communes à cette époque de la vie, et qui font périr un très-grand nombre de jeunes sujets.

Chez l'enfant, l'absorption étant très-active explique suffisamment la facilité avec laquelle il contracte les fièvres éruptives.

La rénovation des éléments organiques, l'accroissement et le développement rapide des tissus et des organes étant des phénomènes nécessaires chez l'enfant, il s'ensuit que, toutes les fois que ce grand acte est entravé par une cause quelconque, il en résulte une émaciation prompte, un affaiblissement rapide, une rénovation des tissus incomplète ou de mauvaise qualité. On voit alors se développer des modifications plus ou moins intenses, qui, si elles ne font périr l'enfant dans un âge plus ou moins avancé, impriment presque toujours à son organisation des modifications de nature à exercer une grande influence sur sa vie entière.

Parmi les circonstances qui entravent ainsi la rénovation complète et convenable des tissus, on peut citer : une alimentation insuffisante et due à un lait trop peu abondant ou trop peu riche en principes nutritifs ; la répétition fréquente des vomissements et de la diarrhée, quelle qu'en soit, du reste, la cause ; la respiration d'un air vicié par l'accumulation d'un nombre trop considérable d'êtres vivants dans un espace circonscrit, et dans lequel l'air n'est pas suffisamment renouvelé ; les bronchites fréquemment répétées ; enfin toute maladie longue, et qui est une cause de débilité ou d'épuisement pour les jeunes enfants.

Les affections générales que ces causes diverses peuvent déterminer consécutivement, et qui sont alors le résultat du développement d'une diathèse, c'est-à-dire d'une disposition générale de l'organisme, sont, en particulier, le rachitisme, les scrofules et les tubercules.

2° *Développement ou production d'organes qui n'existaient auparavant qu'en germe, ou à l'état rudimentaire.* — Depuis l'antiquité, la dentition a été considérée comme jouant chez les enfants un rôle très-important ; mais les anciens ont beaucoup exagéré cette influence. Après avoir fait connaître le phénomène en lui-même, il sera utile de chercher à dégager la vérité des erreurs nombreuses qui l'entourent.

Les dents qui sortent les premières chez l'enfant sont dites dents de lait. Elles tombent vers sept ans environ, pour être remplacées par les dents permanentes. La dentition commence vers le sixième ou septième mois de la naissance, et elle se termine, en général, du vingt-quatrième au trentième. Le nombre de ces dents est de vingt. Voici leur ordre de sortie : les premières sont les deux incisives de la mâchoire inférieure ; puis, quinze jours après, sortent les deux correspondantes de la mâchoire supérieure.

Après viennent les deux incisives latérales de la mâchoire inférieure, puis les deux de la supérieure ; ensuite paraissent les deux dents canines inférieures, bientôt suivies des deux supérieures. Quelque temps après, les deux premières molaires d'en bas commencent à paraître, une de chaque côté ; elles sont bientôt suivies par les deux premières molaires de la mâchoire supérieure. Enfin l'éruption se termine par les deux dernières molaires d'en bas, puis par celles d'en haut ; ce qui achève la sortie des vingt dents, dites *dents de lait.*

Quatre autres molaires arrivent vers l'âge de quatre, cinq ou six ans, mais elles sont permanentes.

L'éruption des dents qui constitue la première dentition se fait souvent sans aucun trouble de la santé, sans même que les enfants s'en aperçoivent. Mais il n'en est pas toujours ainsi, et l'on observe des accidents de diverses espèces qui consistent en dérangements légers de la santé, ou bien en phénomènes d'une certaine gravité : les uns et les autres se développent aussi bien chez des enfants d'une bonne et forte constitution que chez des sujets frêles et débiles. — Chez ces derniers, toutefois, les troubles qui accompagnent la dentition ont de plus faciles retentissements. Il semble, du reste, chez les uns et chez les autres, qu'il y ait une disposition particulière, indépendante de la constitution, et qui fait que tel enfant ressent plus que tel autre les troubles qui accompagnent la dentition.

Les troubles légers de la santé qui se produisent souvent pendant la première dentition sont les suivants : il y a un peu de salivation ; les enfants introduisent dans la bouche les objets qu'ils peuvent saisir, et les mâchonnent avec une certaine énergie. Ils sont maussades, crient pour la moindre cause, et ont moins d'appétit. Presque toujours leur sommeil est plus agité, et ils toussent un peu sans qu'il existe de bronchite. Enfin, il y a souvent de la fièvre.

Des accidents plus graves peuvent se développer ; ce sont d'abord les vomissements, ou bien la diarrhée. Il se développe aussi des convulsions, dont l'existence, en pareil cas, paraît liée, soit à la congestion sanguine générale qui se fait vers la tête chez les enfants en travail de dentition, soit à l'irritabilité nerveuse exagérée qui est mise en jeu à cette époque. En dehors de ces accidents, on peut établir que l'état général qui existe chez un enfant dont la dentition s'effectue le rend plus impressionnable aux causes morbifiques de toute espèce, et plus apte à contracter toute sorte de maladies.

3° *Les enfants, depuis leur naissance jusqu'à deux ans, sont en général plus facilement impressionnés par les agents extérieurs, en raison de leur résistance moins énergique.* — Cette loi n'a presque pas besoin de développement, elle explique pourquoi les enfants sont plus fréquemment malades que les adultes, et pourquoi un grand nombre de leurs affections se terminent par la mort. Développer ces deux conséquences, ce serait s'exposer à parcourir le cadre presque entier de la pathologie de l'enfance.

RÈGLES HYGIÉNIQUES. — La première règle à suivre est de soustraire l'enfant à toutes les causes perturbatrices qui ont été passées en revue. Il est cependant plusieurs circonstances à l'égard desquelles il est utile d'entrer dans quelques détails.

1° *Allaitement.*— L'allaitement naturel, c'est-à-dire celui dans lequel l'enfant puise sa nourriture au sein d'une femme, est-il préférable à l'allaitement artificiel, qui consiste à nourrir le jeune être avec du lait de vache ou de chèvre? La réponse à cette question ne saurait être douteuse. L'allaitement naturel est infiniment préférable, attendu qu'il donne à l'enfant un aliment créé en quelque sorte pour lui, et dont la composition doit s'adapter à ses organes digestifs beaucoup mieux que celle du lait provenant d'une espèce animale différente, comme celui de la vache. Sans aucun doute, cette dernière nourriture a souvent réussi, et beaucoup d'enfants d'une belle constitution ont été élevés de cette manière. Mais, à côté de ces faits, il en est d'autres, en beaucoup plus grand nombre, qui révèlent d'une manière certaine que ce genre de nourriture n'est pas convenable, et a déterminé, chez les sujets qui y étaient soumis, des diarrhées, des entéro-colites rebelles, et quelquefois, sans que ces deux maladies existent, un dépérissement progressif, dont l'état organique des divers appareils ne peut rendre compte.

L'allaitement naturel étant beaucoup plus favorable, et devant par cela même être préféré à l'allaitement artificiel, qui faut-il choisir, de la mère ou d'une nourrice mercenaire? Il y a des distinctions à établir : si la mère a une belle constitution, si les conditions antérieures de santé sont bonnes, si elle n'est pas livrée aux plaisirs du monde, ou si elle y renonce pour s'occuper entièrement de la nourriture de son enfant, *oui*, le sein de la mère est de beaucoup préférable à celui d'une mercenaire, mais *non* dans le cas contraire.

Si l'on est consulté sur le choix d'une nourrice, voici les conditions qu'on doit essayer de trouver réunies : une nourrice ne doit pas avoir plus de trente ans ; il est préférable de la choisir à l'époque la plus rapprochée que possible de son accouchement ; et, lorsque plus de six mois se sont écoulés depuis cette époque, il est plus prudent, à moins que toutes les autres conditions ne soient réunies, de ne pas l'accepter. Les glandes mammaires doivent être suffisamment développées, les mamelons saillants et fermes.

Le lait doit présenter les conditions suivantes : être sans

odeur, d'une saveur douce et légèrement sucrée, assez consistant pour se maintenir en gouttelettes sur une surface unie inclinée. Le microscope a été conseillé et employé pour donner des notions sur les qualités du lait d'une nourrice. La valeur des renseignements qu'il fournit a été très-exagérée, et il n'y a peut-être qu'une seule circonstance où il puisse être de quelque utilité, c'est lorsque le lait contient un peu de pus. Ce cas est réellement assez rare. Il existe dans ce dernier cas d'autres altérations palpables dans le tissu glandulaire des mamelles, qui annoncent tout aussi bien la présence du pus, et font prévoir qu'il en est passé une certaine quantité dans le lait. Quant aux autres conditions de ce liquide, aux modifications que peuvent subir dans leur quantité et leur qualité le caséum et le sucre, le microscope ne donne que des notions très-incomplètes ; bien plus, du lait évidemment mauvais pour un enfant présente au champ de cet instrument un aspect absolument identique à du lait de bonne qualité.

La connaissance de la composition chimique peut seule fournir des renseignements utiles à ce sujet.

Nous renvoyons le lecteur curieux de connaître les résultats que l'analyse chimique a fournis relativement à la composition du lait, et au choix d'une nourrice qui peut en être la conséquence, au mémoire que nous avons publié avec M. le docteur Vernois, dans les *Annales d'hygiène* (juillet 1853).

Il est encore d'autres conditions à exiger d'une nourrice : c'est ainsi qu'il faut qu'elle soit exempte de tout mal transmissible, syphilis, scrofules, etc. ; qu'elle soit bien constituée, d'une santé parfaite ; qu'elle soit intelligente, d'une humeur douce et égale ; enfin, qu'elle ait de bonnes dents, la peau brune, les yeux noirs ou de couleur foncée, les cheveux noirs ou bruns, conditions préférables à la peau blanche, aux yeux de couleur claire et aux cheveux blonds ou roux.

Dans le cas où un enfant est placé chez une nourrice, il est encore d'autres conditions à exiger. Ce sont toutes celles qui concernent l'hygiène des habitations, l'exposition des lieux, la nature du pays (qui ne doit pas être marécageux, par exemple) ; c'est encore la moralité et même l'aisance de la famille, conditions du reste bien difficiles à remplir, et qui sont cependant nécessaires pour inspirer aux parents une sécurité parfaite.

Il est rare de trouver toutes ces conditions réunies, car les femmes qui consentent à prendre des enfants en nourrice le font précisément pour gagner quelque argent et apporter par là un peu d'aisance dans leur ménage, qui, sans cela, serait atteint par la misère. Le placement d'un enfant chez une nourrice est toujours une chose à éviter, et à laquelle sont attachés de sérieux inconvénients dépendant des difficultés ci-dessus mentionnées, et du défaut de surveillance rigoureuse.

L'allaitement naturel ou artificiel étant commencé, on doit y ajouter progressivement quelques matières alimentaires, et en particulier des féculents et plus tard quelques potages.

[Dans l'allaitement artificiel le choix de l'instrument n'est pas indifférent. L'embout du biberon doit être en matière molle (tétine de vache, ivoire ramolli) et tenu avec beaucoup de propreté. On a signalé, depuis quelque temps, en Allemagne, les dangers des embouts ou bouts de sein en caoutchouc vulcanisé qui renferment souvent du zinc ou du plomb. Des ordonnances de police ont dû être promulguées à cet égard.]

L'époque du sevrage a été très-diversement établie par les médecins. Beaucoup la fixent à un an ; un certain nombre, et en particulier M. Trousseau, la limitent à deux ans, en raison de la terminaison de la dentition, qui a lieu à cette époque. Il est difficile d'établir quelque chose de positif à cet égard ; cela dépend, en effet, de l'accroissement plus ou moins rapide de l'enfant, de sa bonne santé, de la force de sa constitution, d'une part ; et de l'autre, de la force de la mère et de la manière don elle a supporté les fatigues de l'allaitement. En tout cas, le sevrage devra s'opérer autant que possible d'une manière graduelle.

Les accidents qui peuvent survenir à l'époque de l'éruption des dents doivent engager à redoubler de soins. A cette période de la vie, les enfants sont impressionnés très-vivement par toutes les causes morbifiques.

On doit épargner aux enfants les impressions trop vives de chaleur, de froid, de lumière, d'humidité, qui peuvent, à cet âge plus qu'à tout autre, être le point de départ de maladies graves dont les suites persistent une partie de la vie.

2° *Bureaux de nourrices.* — Dans les grandes villes, où chacun vit un peu isolément, la nécessité de se procurer des nourrices a conduit l'administration ou des spéculateurs à créer des bureaux spéciaux, dits *bureaux de nourrices*, destinés à mettre en rapport les particuliers qui cherchent des nourrices, et les nourrices qui cherchent des enfants. Voici en peu de mots leur organisation. Il y a à Paris un bureau dépendant de l'administration de l'assistance publique, et neuf bureaux appartenant à des entrepreneurs. L'administration de chaque bureau fait venir à Paris un certain nombre de nourrices, se charge de les garder, de les nourrir, de les loger et de leur procurer un nourrisson à l'aide d'une rétribution déterminée, ou, ce qui est le plus commun, moyennant l'abandon du prix du premier mois, une fois qu'elles sont placées. De plus, le même bureau se charge, moyennant une faible rétribution mensuelle, de recevoir et de leur faire passer le salaire convenu par les parents de l'enfant avec la nourrice à qui il est confié. Quant aux parents, ils n'ont absolument affaire qu'au bureau, qui est l'intermédiaire obligé et en quelque sorte responsable.

Ces bureaux favorisent certainement le placement des nourrices et le choix des particuliers, mais ils ont de graves inconvénients. D'abord tous n'offrent pas une garantie suffisante aux parents et aux nourrices ; ensuite ils détruisent les liens étroits qui devraient exister entre la famille et la femme à laquelle elle a confié son enfant ; enfin, et c'est surtout de ce côté qu'ils pèchent, le temps que passent quelquefois les nourrices à Paris avant d'être placées, et qui peut se prolonger souvent jusqu'à un mois, est pour elles une époque de privations, de mauvaise nourriture, de défaut de soins ; pendant ce temps, elles sont généralement entassées dans des locaux étroits, malsains et peu aérés. Les bureaux de nourrices existant à Paris auraient besoin d'être réorganisés d'une manière complète et uniforme, et d'être soumis à une surveillance plus active et plus persévérante de l'administration.

Nous devons, toutefois, exempter de ce blâme le bureau de l'Administration des hôpitaux, qui, n'ayant pas à chercher des bénéfices, ne marchande, par conséquent, aux nourrices ni l'espace ni la nourriture, ce qui fait que celles-ci se trouvent généralement dans des conditions hygiéniques plus satisfaisantes.

Le bureau municipal vient donc d'être encouragé ; il est pour l'administration une source de dépenses, mais de dépenses utiles. L'administration, en effet, n'exige pas, comme les bureaux particuliers, de retenues sur les premiers mois de salaire de la nourrice, ni sur les suivants. De plus, les nourrices qui ne se placent pas auprès des familles retournent chez elles avec l'enfant qu'elles sont venues chercher. Elles sont soumises à la surveillance des délégués de l'administration. Le service médical est confié à des médecins qui visitent fréquemment les enfants et leur donnent, ainsi qu'aux nourrices, les soins que leur santé réclame, sans aucune dépense pour les familles. Les ordonnances qui régissent les bureaux particuliers des nourrices sont celle du 9 août 1828, de M. de Belleyme, et celle du 26 juin 1842, de M. G. Delessert. (*Dict. d'hygiène publique* de M. Tardieu, 2ᵉ édit., t. III, p. 154.)

3° *Crèches*. — Une institution a pris naissance en France dans ces dernières années, c'est celle des crèches. L'extrait suivant du règlement de l'une d'elles en fera connaître le mécanisme :

« La crèche reçoit les enfants au-dessous de deux ans, dont les « mères sont pauvres, se conduisent bien, et travaillent hors de « leur domicile. La mère porte son enfant emmaillotté, vient « l'allaiter aux heures de repas et le reprendre chaque soir. Elle « donne pour les berceuses 20 centimes par jour, et 30 centimes « si elle a deux enfants à la crèche. »

Ajoutons à ces détails que quand l'enfant est sevré, la mère garnit un petit panier pour la journée ; elle reprend son enfant chaque soir, et le conserve près d'elle toutes les nuits, tous les jours fériés et toutes les fois qu'elle s'en retourne au logis.

Le local affecté à l'usage d'une crèche se compose, outre le logement de la première berceuse chargée de recevoir, chaque jour, les enfants à leur arrivée, d'une cuisine, d'un vestiaire où sont déposés les vêtements des enfants, d'un autre vestiaire qui sert de lieu de dépôt à ceux qu'ils quittent en entrant, d'un séchoir, d'un cabinet, d'une salle de jeux, d'une salle de berceaux, d'un balcon ou d'un jardin bien exposé.

Chaque crèche se compose : 1° d'un Conseil d'administration ; 2° d'un Comité de dames nommant et surveillant les inspectrices et les berceuses ; 3° d'un Comité médical, qui règle tout ce qui a rapport aux soins hygiéniques et médicaux des enfants.

La crèche est ouverte les jours ouvrables de cinq heures et demie du matin à huit heures du soir.

Cette institution semble, au premier coup d'œil, admirable et digne en tout point d'être encouragée. Cependant, il n'en est point ainsi. Les crèches sont restées le fait de la charité privée, et l'administration de la ville de Paris, entre autres, n'a pas encore consenti à reconnaître aux crèches le caractère d'établissements d'utilité publique.

On adresse, en effet, à ces établissements les reproches suivants : les crèches ne peuvent secourir qu'un très-petit nombre d'enfants ; l'entretien de 5 à 600 enfants a coûté plus de 60,000 francs, et pour venir en aide, par des crèches, aux enfants de 300,000 personnes indigentes ou malaisées de la capitale, on a calculé qu'il faudrait dépenser une quinzaine de millions.

Dans les crèches, 6 à 8 enfants sont confiés aux soins d'une seule femme, tandis qu'un seul enfant n'a pas trop de sa mère. — Les inconvénients de l'encombrement se font sentir au plus haut point dans les crèches. C'est ainsi que plusieurs d'entre elles, à Paris, ont déjà éprouvé des épidémies d'ophthalmie purulente. — L'allaitement artificiel, enfin, étant employé dans les crèches, on y trouve les inconvénients qui y sont attachés.

Les renseignements suivants, que nous empruntons au rapport de M. Ségalas, signalent les conséquences bien graves de l'institution des crèches.

« Sur les déclarations mêmes faites dans les crèches, 222 décès ont été notés parmi les 512 enfants qui fréquentent 14 crèches. C'est donc une mortalité de plus des 2/5, tandis que sur l'ensemble de la population, pour les enfants du même âge, elle aurait été à peu près du quart, c'est-à-dire de 128 au lieu de 222... »

En présence de ces résultats, on ne peut dire autre chose, si ce n'est que la question de l'utilité des crèches n'est pas encore résolue dans un sens ou dans l'autre (1).

---

(1) Un arrêté récent (janvier 1863) du Ministre de l'intérieur règle comme il suit l'admission des enfants dans les crèches :

Art. 1er. — Les enfants reçoivent à la crèche, jusqu'à ce qu'ils puissent entrer à la salle d'asile ou qu'ils aient accompli leur troisième année, les soins hygiéniques et moraux qu'exige le premier âge.

Ils ne peuvent y être gardés pendant la nuit.

Les enfants serrés seront séparés, autant que possible, de ceux qui ne le sont pas.

Art. 2. — La salle ou les salles doivent contenir, au moins, 8 mètres cubes d'air par chaque enfant.

Elles doivent être éclairées par des fenêtres qui se correspondent, à châssis mobile en tout ou en partie, ou offrir des renouvellements d'air artificiels.

Toute crèche doit être pourvue d'un promenoir à ciel découvert, ou, au moins, d'une cour, d'un balcon ou d'une terrasse.

Art. 3. — Nulle crèche ne peut être ouverte avant que le préfet du département ait fait constater qu'elle réunit les conditions de salubrité ci-dessus prescrites. L'arrêté préfectoral qui en autorisera l'ouverture, fixera le nombre d'enfants qui pourront y être réunis.

Art. 4. — Les crèches sont exclusivement tenues par des femmes.

Nulle ne peut tenir une crèche si elle n'a vingt-un ans accomplis, et si elle ne justifie d'un certificat d'aptitude signé par deux dames notables de la commune et visé par le maire et par le curé ou le pasteur. Les lettres d'obédience délivrées par les supérieures des communautés religieuses régulièrement reconnues tiennent lieu de certificat d'aptitude.

Nulle ne peut être gardienne des enfants si elle ne justifie d'un certificat de moralité et d'aptitude délivré par le maire sur l'attestation de deux dames notables.

Art. 5. — La crèche doit être visitée tous les jours par un médecin.

On ne doit y admettre que des enfants en état de santé et qui ont été vaccinés, ou dont les parents consentent à ce qu'ils le soient dans le plus bref délai.

[A l'époque où étaient écrites les lignes qu'on vient de lire, l'autorité vivement pressée de prendre une détermination, et d'après le désir exprimé par le Conseil d'État, pria M. le Préfet de police de demander l'avis du Conseil de salubrité sur l'utilité des crèches. Une commission de sept membres, après s'être livrée à une enquête rigoureuse, proclama hautement, par l'organe de son rapporteur, M. Vernois, l'importance et l'utilité des crèches qui complètent, pour les enfants de la classe pauvre, l'œuvre philanthropique commencée par la création des asiles et des écoles. En conséquence, la Commission formula le vœu que la société qui dirige les crèches, sans être reconnue établissement d'utilité publique et mise comme telle à la charge de l'administration, fût autorisée à puiser aux sources les plus fécondes de la charité privée, et pût obtenir une protection si honorablement méritée.

En même temps une polémique très-vive s'engageait dans les journaux spéciaux sur cette intéressante question. M. Siry a fait observer que la statistique de M. Ségalas est de nulle valeur, puisqu'elle suppose une population fixe de 512 enfants, tandis que ce chiffre ne représente que le nombre des enfants présents dans un moment donné ; qu'il s'agit ici d'une population flottante et que chaque enfant ne séjournant guère que deux mois en moyenne à la crèche, il faudrait multiplier par 6 le chiffre 512 sur lequel on a observé la mortalité de 222 sujets !...

La principale objection à faire aux crèches, c'est que l'enfant au-dessous d'un an, de 8 mois au moins, ne doit pas être séparé de sa mère dont la présence lui est incessamment nécessaire pour le calmer avec le sein dans les moments de crises si communes à cet âge, pour le couver en quelque sorte entre ses bras. La crèche n'est donc utile qu'à partir du sevrage.]

Bibliographie. — GALIEN, *De sanit. tuenda*, lib. I. — DESESSARTS, *Traité de l'éducation corporelle des enfants en bas âge.* Paris, 1760, in-8. — LEVRET, *Nouvelles Observat. sur l'allaitem. des enfants et sur les soins qu'exigent les nouveau-nés,* in *Journ. de méd., de chir.,* etc., 1772. — LEROY (Alph.), *Médecine maternelle, ou l'Art d'élever et de conserver les enfants.* Paris, 1803, in-8. — J. P. FRANK, *Traité sur la manière d'élever sainement les enfants,* etc., trad. de l'allemand, par M. BŒHRER. Paris, an VII, in-8. — RATIER, *Essai sur l'éducat. physique des enfants.* Paris, 1821, in-8. — DONNÉ, *Conseils aux mères sur la manière d'élever les enfants nouveau-nés.* Paris, 1842, in-18. —DELABARRE (fils), *Des accidents de la dentition chez les enfants en bas âge.* Paris, 1851. — BÉ-

CLARD (J.), *Hygiène de la première enfance*, thèse de concours. Paris, 1852, grand in-18. — BOUCHUT, *Hygiène de la première enfance*. Paris, 1862, in-8. — BARKER (T. H.), *The injurious effects of narcotics upon children*, in *J. of Publ. Health*, janv. 1857. — GUILLOT (Nat.), *De la nourrice et du nourrisson*, in *Union méd.*, 1852, p. 61, 65. — BOYS DE LOURY, *Mém. sur les modifications à apporter dans le service de l'administration des nourrices*, in *Ann. d'hyg*, 1re sér., t. XXVII, p. 5, 1842. — MOURIÈS (M.), *Du phosphate calcique dans ses rapports avec la nutrition*, etc. Paris, in-4°. — PARMENTIER et DEYEUX, *Précis d'expériences et d'observations sur les différentes espèces de lait*, etc. Paris, 1799, in-8. — DONNÉ, *Du lait, et en particulier de celui des nourrices*, etc., 1 pl. Paris, 1837, in-8. — CHEVALLIER et HENRY, *Mém. sur le lait*, etc., in *J. de chim. méd.*, 2e sér., t. III, p. 154, 1839. — QUEVENNE, *Mém. sur le lait*, in *Ann. d'hyg. publ.*, 1re sér., t. XXVI, 1841. — ROYER COLLARD, *Du lait et de l'allaitement*, in *Gaz. méd. de Paris*, 1848. — VERNOIS et BECQUEREL, *Du lait chez la femme dans l'état de santé et dans l'état de maladie*, etc., in *Ann. d'hyg.*, 1re sér., t. XLIX, p. 257 ; et t. L, p. 43, 1853. — TROUSSEAU, *De l'allaitement, de la première dentition et du sevrage*, in *Cliniq méd. de l'Hôtel-Dieu*, t. II, p. 455-470. Paris, 1862, in-8. — EULENBERG, *Ueber Zinkgehalt des vulkanisirten Kautschuks* in Papp's *Beiträge für exact. Forsch.* 2tes Heft, p. 2, Berlin, 1861. Du même, *die Kautschuk-Saughütchen betreffend*, et *Ueber Bleigehalt des vulkanisirten Kautschuks*. Ibid. 3tes Heft, 1862. — PATRUBAN und RAGSKI, *Ueber die Schädlichkeit* etc., in *Ztschr. f. Prakt. Heilk.* 1861. — DEPAUL, *De l'influence de la saignée et d'un régime débilitant sur le développement des enfants*, etc., in *Bullet. de thérap.*, t. XXXVII, p. 19-109, 1849. — ROGER (H.), *De la température chez les enfants*, in *Arch gén. de méd.*, 4e sér., t. V et VI, 1844. — Question des crèches. MARBEAU, *Des crèches ou moyen de diminuer la misère en augmentant la population*. Paris, 1845, in-18. — GRUN, *Des crèches en Angleterre*. Paris, 1850, in-12. (Extr. du *Monit. univ.*, 23 déc.) — CARIÉ, *Discours sur les effets sanitaires des crèches*. Paris, 1849, in-8. — SÉGALAS, *Rapport de la Commission chargée de l'examen de la demande formée par la Société des crèches*, etc., in *Un. méd.*, t. VII, p. 313-317, 1853. — SIRY, *De la crèche et de ses effets sous le rapport sanitaire*. Paris, 1853. — DU MÊME, *Réponse au Rapport de M. Ségalas*, in *Un. méd.*, t. VII, p. 557, 1853. — VERNOIS, *Rapp. sur l'utilité des crèches et sur une série de questions destinées à éclairer l'autorité*, in TRÉBUCHET, *Rapp. gén. sur les trav. du cons. d'hyg.* Paris, 1861, in-4°, p. 47 et suiv.

§ 2. — DEUXIÈME ENFANCE.

La seconde enfance commence à l'époque du sevrage et s'étend jusqu'à celle de la puberté, que l'on peut fixer, en moyenne, à douze ans pour les filles et quinze ans pour les garçons.

Pendant cette période, l'évolution organique continue : l'en-

fant croît, grandit ; ses organes se développent, se perfection-
nent, mais avec un peu plus de lenteur que pendant la durée
de la lactation.

On retrouve ici les trois lois établies pour la première en-
fance, seulement elles sont un peu moins précises. Quelques
mots de développement sont nécessaires pour chacune d'elles.

1° La prédominance du mouvement de composition sur celui
de décomposition des tissus continue toujours avec une certaine
énergie ? aussi l'enfant ne cesse-t-il de s'accroître, de se déve-
lopper, et ses organes de se perfectionner. En même temps ces
mêmes organes ont plus de force et supportent mieux les agents
avec lesquels ils sont mis en contact.

Le tube digestif reçoit toute espèce d'aliments, et la variété des
matières animales et végétales qui y sont introduites, conduite
toutefois avec discernement, est loin d'avoir les mêmes inconvé-
nients que dans le premier âge. D'un autre côté, la faim et le
besoin de réparation se font encore sentir chez l'enfant avec une
impérieuse nécessité, et il succomberait presque aussi vite à la
privation de nourriture dans cette période de la vie que dans le
premier âge. Ces faits s'expliquent très-bien par la prédomi-
nance du mouvement nutritif interstitiel et par la nécessité
d'y subvenir à l'aide d'éléments réparateurs. Toutefois, ces ali-
ments doivent être d'une digestion aisée et d'une assimilation
facile.

Les maladies du tube digestif, tout en étant plus rares que
dans le premier âge, le sont cependant moins que chez l'a-
dulte. Les indigestions dues à la surcharge des voies digestives
sont fréquentes ; la diarrhée se développe assez souvent. La
gastrite aiguë ou chronique est très-rare, tandis que les entéro-
côlites et les ramollissements de la muqueuse du côlon se ma-
nifestent encore avec une certaine fréquence. Une mauvaise
nourriture, l'usage de matières alimentaires contenant des prin-
cipes altérés ou d'une digestion difficile, une quantité insuffi-
sante d'aliments, sont les causes principales de la production
de ces maladies diverses. La fièvre typhoïde enfin commence à
se montrer dans la deuxième enfance et n'y est même pas très-
rare.

L'appareil respiratoire fonctionne avec une grande énergie,
et l'introduction dans les poumons d'un air suffisamment oxy-
géné et non altéré par le produit de l'expiration et des miasmes
est toujours d'une indispensable nécessité.

Les recherches de Baudelocque sur les causes de la maladie scrofuleuse l'ont conduit à des résultats bien curieux, relativement à la nécessité de l'inspiration d'un air pur. Cet auteur admet, d'après de nombreuses observations, que la cause principale de la maladie scrofuleuse se trouve dans l'inspiration habituelle d'un air vicié ne contenant qu'une quantité insuffisante d'oxygène, comme cela a lieu lorsque les enfants sont placés dans un endroit trop étroit et mal disposé pour le renouvellement de l'air qu'il renferme.

Baudelocque trouve toutes ces conditions défavorables réunies dans les professions des individus qui fournissent le plus de malades aux salles de scrofuleux de l'hôpital des enfants. Telle est celle des portiers qui occupent des loges étroites et mal aérées; telles sont encore toutes les professions exercées dans des réduits où l'air n'est pas convenablement renouvelé. Cet observateur distingue encore, comme cause de scrofules, l'habitude qu'ont beaucoup d'enfants de s'endormir la tête cachée sous les couvertures, et respirant, par conséquent, un air altéré par l'expiration et par les produits de la perspiration cutanée. Pour Baudelocque, en définitive, c'est dans les obstacles permanents et longtemps continués à la respiration d'un air pur qu'il faut rapporter presque exclusivement la cause des scrofules. (*Études sur les causes, la nature et le traitement des maladies scrofuleuses*. Paris, 1834, in-8°, p. 123 — 166.)

Les organes respiratoires devant fonctionner avec énergie pendant l'enfance, il n'est pas étonnant qu'ils soient le siége de maladies fréquentes. Aussi observe-t-on un grand nombre de laryngites, de bronchites, de croups, de coqueluches, de pneumonies; de plus, les pneumonies dites secondaires ou consécutives à d'autres maladies sont bien plus fréquentes dans l'enfance que dans l'âge adulte; ce qui signifie que les maladies générales, dans lesquelles ces phlegmasies peuvent se développer comme complication, affectent plus facilement les poumons qu'aux autres époques de la vie.

L'influence du froid et des courants d'air humide détermine également chez les enfants beaucoup de phlegmasies aiguës des bronches et des poumons.

L'absorption, toujours active dans le jeune âge, rend bien compte de la fréquence des maladies contagieuses et de la facilité avec laquelle les enfants les contractent. Nous citerons la variole, la rougeole, la scarlatine.

Une nouvelle fonction se développe, c'est l'intelligence, qui, jusqu'à deux ans, était obtuse et bornée à peu près aux instincts.

Ce développement des facultés intellectuelles, déjà frappant à l'âge de trois, quatre et cinq ans, et variable selon les sujets, se poursuit sans interruption jusqu'à douze ou quinze ans, et correspond à une grande activité organique et fonctionnelle du cerveau. Il résulte de la suractivité de cet appareil une prédisposition particulière aux diverses maladies de l'encéphale, et un retentissement facile et rapide des affections des autres organes sur le cerveau. La méningite aiguë et chronique, les convulsions, l'épilepsie, la chorée, la maladie à laquelle on a donné le nom de contracture des extrémités, sont toutes fréquentes chez les enfants, et sont la conséquence de cette suractivité organique et fonctionnelle du cerveau.

Tout obstacle apporté à l'accroissement des tissus, et destiné à l'entraver, peut, comme dans le premier âge, être la cause et le point de départ de certaines maladies générales. On peut avancer, et c'est précisément cette dernière circonstance qui en rend compte, qu'à durée et à intensité égales, toute maladie détermine bien plus rapidement chez les enfants que chez les adultes l'affaiblissement et l'émaciation ; en pareil cas, c'est la prédominance du mouvement interstitiel de composition qui est entravée, soit par la maladie elle-même, soit par l'absence de nourriture qu'entraînait cette maladie.

Les affections diathésiques ont également bien souvent pour point de départ, chez les enfants de deux à quinze ans d'autres affections qui, par le seul fait de leur existence, ont entravé la nutrition des tissus. C'est ainsi que le rachitisme, les tubercules, les scrofules ont été souvent précédés de maladies des voies digestives, qui ont agi en s'opposant à la digestion, et, par conséquent, à l'assimilation des aliments, et en altérant la nutrition interstitielle.

2° *Production ou développement d'organes nouveaux ou qui n'étaient encore qu'à l'état de germe ou de rudiment.* — L'influence exercée par ce phénomène est moins grande dans le deuxième âge que dans le premier, et cependant on observe de grandes modifications dans la dentition. Ainsi, à quatre, cinq ou six ans, on voit paraître quatre molaires, qui sont des dents permanentes, et qui portent le nombre des dents à vingt-quatre. On voit bientôt après s'effectuer la chute des dents de la première dentition, et ces dernières être remplacées par des dents permanentes. Enfin, vers douze ans, paraissent quatre nouvelles grosses molaires, qui complètent vingt-huit dents. Eh bien ! toute cette éruption dentaire s'effectue sans être accompagnée des mêmes orages que la première dentition, et rarement observe-t-on quelques troubles passagers ou quelques accidents de peu d'importance. On ne peut même signaler aucun phénomène particulier qui soit propre à la sortie des dents permanentes, ni à celle des huit dernières molaires.

3° *Impressionnabilité plus grande des enfants par les agents extérieurs, et résistance plus faible.* — Cette opposition, dont il a été longuement question précédemment, est encore fort remarquable dans le deuxième âge, et elle est la source de bien des maladies chez les enfants. On doit admettre toutefois que cette susceptibilité diminue à mesure que les enfants avancent en âge, qu'elle est en rapport avec la force de leur constitution, le bon état antérieur de leur santé, et avec la manière dont s'est accompli leur allaitement.

Si cette susceptibilité, considérée d'une manière générale, est diminuée, la résistance de ces jeunes êtres est aussi plus grande, et cette résistance est en raison directe de l'âge plus ou moins avancé, de la force, de la constitution, de la santé antérieure plus robuste, et enfin d'un bon allaitement. La conséquence à tirer est toute simple, c'est que, plus les enfants rempliront ces quatre conditions d'une manière complète, moins ils seront exposés aux chances de développement des maladies, et plus la terminaison de ces maladies sera favorable.

RÈGLES HYGIÉNIQUES. — *Alimentation.* 1° Il faut aux enfants une nourriture saine, de facile digestion, contenant, dans des proportions suffisantes, les éléments réparateurs azotés et les éléments respiratoires. Il faut en même temps que cette nourriture soit d'une facile assimilation, et qu'elle n'exige pas de la muqueuse digestive un travail trop énergique, qui pourrait ainsi devenir la cause de diverses maladies de cet appareil.

Cette nourriture doit être réglée, et être prise à des heures fixes et régulières, jamais trop abondante ; les indigestions répétées chez les enfants pouvant être l'origine de phlegmasies des voies digestives.

2° Les aliments doivent être cependant en suffisante quantité et suffisamment réparateurs. Ces deux conditions sont de la plus impérieuse nécessité, car leur absence est bien souvent, dans les classes malheureuses de la société, le point de départ de maladies qui portent sur l'ensemble de l'organisme. Ainsi, le rachitisme, les tubercules et les scrofules sont bien souvent la conséquence d'une alimentation insuffisante. Quant au choix des aliments et des boissons, ce n'est que plus tard qu'il en sera question.

3° L'appareil respiratoire exige une satisfaction complète : il faut à l'enfant un air suffisamment renouvelé ; il faut qu'il soit couché dans une chambre ventilée d'une manière convenable, et habitée par peu de personnes, à moins qu'elle ne soit très-spacieuse. On surveillera le sommeil de l'enfant, pour qu'il ne plonge pas la tête sous les couvertures. La température de l'air devra être maintenue à un degré convenable, tout en évitant de placer le lit des enfants sur le trajet de courants d'air.

4° Chez les enfants, il est nécessaire d'éviter avec soin toute fatigue intellectuelle trop grande, toute tension d'esprit trop considérable, toute émotion trop vive. Ces causes diverses peuvent déterminer des accidents immédiats, ou bien, lorsqu'elles viennent à se répéter et à persister, elles donnent au système nerveux une sensibilité excessive, qui pourrait dominer la vie entière ou bien amener des névroses de diverses natures.

5° Enfin une règle importante à observer chez les enfants, c'est d'éviter de leur laisser contracter des habitudes vicieuses ; car, dans le jeune âge, ces habitudes se prennent avec une grande facilité, et ne peuvent être déracinées qu'avec peine.

Salles d'asile. — Les salles d'asile sont une institution toute moderne, qui a déjà rendu de grands services et qui est appelée, par son développement, à en rendre de plus grands encore à la classe ouvrière.

Les salles d'asile sont destinées à recevoir les enfants de 2 à 5 ans, et à les garder toute la journée pendant le travail des parents, et cela, tantôt en percevant une légère rétribution, tantôt gratuitement. L'enfant y reçoit le commencement de l'éducation et de l'instruction. Ces établissements sont placés sous la surveillance d'une directrice. Les heures y sont partagées entre un travail simple, à la portée des jeunes enfants, des chants simples et des jeux. Un médecin est attaché à chaque salle d'asile ; le rôle qu'il est appelé à remplir est le suivant ; il doit s'opposer à la présence d'un nombre d'enfants trop considérable, c'est-à-dire à l'encombrement, et veiller à ce que les salles soient suffisamment grandes, que l'air y soit renouvelé d'une manière convenable. Il doit examiner les enfants malades, afin de les rendre à leur famille, et leur donner des soins s'il y a lieu. Enfin il faut qu'il s'oppose à l'introduction, dans la salle d'asile, d'enfants atteints de maladies contagieuses ou transmissibles, telles que la gale, la teigne, qui pourraient infecter une partie des jeunes sujets.

L'origine des salles d'asile n'est pas très-ancienne. — C'est à

Oberlin, pasteur du Ban de-la-Roche, qu'est due leur création. Mme la marquise de Pastoret les introduisit à Paris, et, en 1826, sous l'influence de M. Cochin et d'autres philanthropes, un grand nombre de salles d'asile ne tardèrent pas à s'ouvrir. Une ordonnance royale de 1837 a placé ces établissements sous le régime de l'instruction publique.

En 1837, on comptait en France 361 salles d'asile, existant dans 172 communes, et contenant 29,515 enfants. En 1840, il en existait 555 dans 332 communes, et contenant 51,000 enfants. Dans quelques salles d'asile, on nourrit les enfants les plus pauvres et on leur fournit quelques vêtements. C'est un usage qu'on devrait essayer d'adopter partout, mais que la charité privée peut seule propager. Cet usage rendrait beaucoup meilleures les conditions hygiéniques de ces enfants et des asiles qui les contiennent.

Externats. — Les devoirs et les fonctions des médecins qui y sont attachés sont de même nature que ceux qu'ils remplissent auprès des salles d'asile, et la surveillance de leur part n'est pas moins importante. Une autre question se présente ici, c'est celle de savoir à quel âge on doit placer les enfants dans un externat. Je crois la réponse facile : il faut attendre que les enfants aient au moins cinq ans, époque à laquelle on cesse de les recevoir dans les salles d'asile. La durée moyenne du temps qu'ils passent dans les externats est d'environ 4 ou 5 ans, c'est-à-dire qu'elle se prolonge jusqu'à 9 ou 10 ans. C'est à peu près à cet âge en effet que les enfants commencent à n'avoir plus besoin d'une surveillance aussi active, et qu'il n'est plus nécessaire de mettre autant de choix et de mesure dans leurs aliments.

Pensionnats, maisons d'éducation avec internes. — Ainsi qu'il vient d'être dit, c'est vers l'âge de 9 à 10 ans environ que la plupart des enfants sont placés comme internes dans les pensions ou les collèges. C'est l'âge où les jeunes sujets commencent à être impressionnés d'une manière moins énergique par les agents extérieurs, où la fréquence des maladies diminue ; c'est enfin l'époque où leur intelligence commence à prendre son essor et peut être appliquée au travail d'une manière plus suivie et avec plus de fruit. Le médecin est souvent appelé à donner des conseils pour le choix d'une maison d'éducation ; il est indispensable, en conséquence, d'entrer dans quelques détails relatifs à l'hygiène de ces maisons et aux conditions qu'elles doivent présenter. Ces conditions sont physiques ou matérielles, et morales.

Conditions physiques et matérielles. — La plupart de ces conditions étant développées dans les chapitres qui les concernent, on peut se borner à les énumérer sous forme de propositions.

1° Les pensionnats doivent être placés au milieu de cours ou de jardins suffisamment aérés.

2° Les salles d'étude doivent être vastes, bien chauffées en hiver, et les enfants ne doivent pas y être accumulés en trop grand nombre.

3° Ces deux conditions sont encore plus nécessaires pour les dortoirs.

Relativement aux salles d'étude et aux dortoirs des internats et des externats des grandes villes, et particulièrement de Paris, il est une observation que je crois devoir faire dans l'espoir qu'elle attirera peut-être l'attention de l'autorité. Dans un grand nombre de ces maisons, les locaux qui sont consacrés à ces deux objets sont beaucoup trop petits ; on y accumule un nombre d'enfants beaucoup trop considérable. Le résultat de cet encombrement est la viciation de l'air et toutes ses conséquences, telles que nous les exposerons en traitant de l'air confiné.

Il serait nécessaire que les inspecteurs de l'Université s'occupassent de la surveillance matérielle des établissements qu'ils sont chargés d'inspecter. Le font-ils ? Je l'ignore ; mais je pourrais désigner un certain nombre d'établissements, et même d'établissements en vogue, dans lesquels existent tous les inconvénients de cet encombrement.

4° Les enfants de différents âges doivent être séparés dans des cours spéciales, et tout contact entre les uns et les autres doit être formellement interdit.

Ces cours doivent, autant que possible, être larges, espacées, et l'air doit s'y renouveler facilement. Les observations que je viens de faire pour les salles d'étude et les dortoirs s'appliquent aux cours ou aux jardins. Beaucoup de maisons sont dans ce cas ; les cours et les jardins sont dans des conditions très-mauvaises de salubrité ; quelques-unes même en manquent complétement.

5° Enfin une nourriture saine, azotée en partie et facilement assimilable, est de rigueur.

Conditions morales et intellectuelles. — Celles que l'on doit rechercher sont les suivantes :

1° Capacité et moralité des chefs et des maîtres d'étude ;

2° Les heures de repas, de travail, de récréation, établies de manière à ce qu'elles se succèdent chaque jour avec régularité ;

3° Surveillance sévère des enfants, pour empêcher qu'ils ne contractent de mauvaises habitudes.

Hôpitaux destinés aux enfants.

La première question qui se présente est assez difficile à résoudre : faut-il, dans chaque hôpital, consacrer une ou deux salles aux enfants, ou bien établir pour eux des hôpitaux spéciaux ?

Cette question ne peut en être une pour les villes de population moyenne ou faible, et qui n'ont qu'un seul hôpital ou deux tout au plus. Évidemment on ne peut songer à y établir des maisons spéciales, et on doit encore s'estimer heureux quand une salle particulière est réservée aux jeunes sujets.

La question se présente donc seulement pour les grandes villes. A mon avis, on doit y établir des hôpitaux spéciaux pour les enfants, et même il est nécessaire d'avoir dans ces hôpitaux des sections particulières pour certaines maladies.

Voici, en pareille matière, quelques principes qu'il est important de ne pas perdre de vue.

1° Un hôpital d'enfants doit être placé, autant que possible, dans un vaste espace, au milieu de cours et de jardins séparant les divers corps de bâtiment qui le composent.

2° Il faut y établir des divisions particulières pour un certain nombre de maladies. L'hôpital des Enfants malades de Paris offre quelques-unes de ces divisions, mais elles sont insuffisantes. Voici celles qui nous paraîtraient nécessaires :

1° Maladies chirurgicales ;
2° Maladies aiguës, proprement dites, non contagieuses ;
3° Maladies aiguës, contagieuses (fièvres éruptives) ;
4° Maladies nerveuses (chorée, épilepsie) ;
5° Maladies de la peau ;
6° Ophthalmies ;
7° Scrofules et tubercules.

3° Il est indispensable que les salles soient multipliées, peu étendues, et ne contiennent chacune qu'un petit nombre d'enfants, dix ou douze tout au plus ; il faut encore qu'elles soient suffisamment aérées et chauffées.

4° Enfin on devrait y mettre des infirmiers en nombre beaucoup plus considérable qu'on ne le fait dans les hôpitaux destinés aux adultes.

L'hôpital des Enfants malades de Paris offre la réunion d'un certain nombre de ces conditions hygiéniques.

L'espace est vaste ; des locaux particuliers sont affectés aux maladies principales, scrofules, ophthalmies, maladies de la peau, teigne, maladies aiguës. Plusieurs salles sont belles, suffisamment aérées et saines. Mais, à côté de ces améliorations qui y ont été successivement introduites, il y a encore de sérieux inconvénients, parmi lesquels on peut signaler les suivants :

1° L'existence de quelques salles encore peu salubres, basses, dans lesquelles on place trop de malades ;

2° La présence d'un nombre de lits trop considérable dans les salles de maladies aiguës, surtout dans la division des filles ;

3° Le mélange des maladies éruptives dans les salles destinées aux autres maladies.

4° L'encombrement de certaines salles donne une physionomie particulière aux maladies que l'on y traite ; elles y prennent rapidement un caractère de gravité insolite ; les enfants tombent dans un affaissement extrême, et la mort les frappe en plus grand nombre que partout ailleurs.

Il y a quelques jours à peine, l'hôpital Sainte-Marguerite, de Paris, consacré aux adultes, a été transformé en hôpital d'enfants. Il est placé dans d'excellentes conditions hygiéniques, et l'avenir nous apprendra si la mortalité y est moins considérable qu'à l'Hôpital d'enfants de la rue de Sèvres (1).

Bibliographie. — COCHIN, *Manuel des salles d'asile* Paris, 1834, in-8, 5e édit., 1857. — JUBÉ DE LA PERRELLE, *Guide des salles d'asile contenant des instructions sur leur construction, leur chauffage, etc.*, fig., pl. Paris, 1849, in-8. — CERISE, *le Médecin des salles d'asile.* Paris, 1836, in-8, 2e édit., 1857. — RICHARD DE LAUDEC, *Établissement propre à l'éducation physique et morale des enfants depuis la fin de leur allaitement jusqu'à leur septième année.* Paris, 1772, in-8. — FRIEDLANDER,

(1) Pour répondre au vœu formulé par l'auteur, nous avons compulsé les comptes moraux et administratifs publiés annuellement par la direction de l'Assistance publique. Laissant de côté les services de chirurgie, dans lesquels une foule de circonstances extrinsèques difficiles à prévoir font varier la mortalité, nous avons relevé, pour les services de médecine, les rapports des décès au chiffre total des sortis guéris et morts et pour l'hôpital des Enfants malades et pour l'hôpital Sainte-Eugénie. Enfin, tirant la moyenne de ces chiffres pour la période de 1854 à 1860 que nous avions entre les mains, nous sommes arrivé au résultat suivant :

	RAPPORT des décès masculins.	RAPPORT des décès féminins.	RAPPORT moyen des deux sexes.
Enfants-Malades...sur	4,40	4,34	4,32
Sainte-Eugénie....sur	5,23	5,41	5,92

La différence assez notable en faveur de l'hôpital Sainte-Eugénie vient donc justifier les prévisions de M. Becquerel.   (E. BGD.)

De l'éducation physique de l'homme. Paris, 1815, in-8. — Simon (de Metz), *Traité d'hyg. appliquée à l'éducation de la jeunesse.* Paris, 1827, in-8. — Pavet de Courteille, *Hygiène des colléges et des maisons d'éducation.* Paris, 1827, in-8. — Pointe, *Hygiène des colléges comprenant,* etc. Paris, 1846, in-12. — Héreau, *Des écoles sous le rapport de l'éducation physique et de l'hygiène* Paris, 1840, in-8. — Schraube, *Vie Sorge für die Gesundheit in den Schulen,* in Henke's Ztschr. 1859-1860. — Schroeder, *Hygieine der Schullokale.* Berlin, Med. Zeit., nº 7, 1860. — Jadelot, *Topographie de l'hospice des Orphelins de Paris.* Paris, 1807, in-8. — Kohlschütter, Th. *Mittheilungen über Kinderheilanstalten unter Benützung,* etc., in ver. deutsch. Ztschr. f. d. St. VIII. Bd. 1. Hft., 1850. — Simon, *Wie verhalten sich die Vortheile und Nachtheile von Waisenhäusern zu der auf andere Weise,* etc., in *Henke's Ztschr. f. d. St.* 40 Erg. 1850.

§ 3. — ADOLESCENCE ; JEUNESSE.

Cet état commence à la puberté, c'est-à-dire vers l'âge de 12 à 15 ans. Chez la jeune fille, c'est l'instant où les menstrues s'établissent, et chez les garçons l'époque où les organes génitaux commencent à présenter une activité fonctionnelle. Cette période se prolonge jusqu'à vingt ans. Pendant tout ce temps, l'accroissement continue, le développement et le perfectionnement des divers appareils s'accomplissent, et le mouvement de composition l'emporte toujours sur le mouvement de décomposition. L'adolescent est devenu moins impressionnable aux agents extérieurs ; il est doué également d'un degré de résistance plus considérable. Toutes les questions qui concernent cet âge constituent, ainsi que celles de l'âge suivant, la matière de la plus grande partie de l'hygiène ; aussi n'en sera-t-il pas question ici.

Bibliographie. — Miller, *Diss. de pubertate* Edinb., 1781. — Lugol (G. J.), *De l'adolescence considérée comme cause de plusieurs maladies,* thèse inaug. Paris, 1812, nº 38.

§ 4. — VIRILITÉ.

La virilité comprend le laps de temps qui s'écoule de vingt et un à soixante ans. Dans cette longue période, les tissus et les organes ont acquis tout leur développement, et le mouvement de composition interstitielle balance le mouvement de décomposition, c'est-à-dire que l'homme perd à peu près ce qu'il acquiert. Le maintien de cet équilibre est un fait important qui constitue la santé, laquelle n'est elle-même que le résultat de l'équilibre des fonctions. C'est à cette époque, qui peut être, en quelque sorte, considérée comme la période d'état de la vie humaine, que s'applique presque toute l'hygiène ; il en sera donc question à chaque instant, et il n'y a ici aucune généralité à lui consacrer.

Il est cependant deux questions qui ne sont pas sans importance dans les applications d'hygiène publique. L'une de ces deux questions a trait à la taille de l'homme, l'autre à son poids.

Taille de l'homme. — M. Quetelet, par de scrupuleux examens et par le dépouillement d'observations nombreuses et déjà anciennes faites en Belgique, a cherché à déterminer la taille moyenne de l'homme.

Voici les résultats auxquels il a été conduit pour ce pays :

L'homme atteint toute sa hauteur à 30 ans seulement. Cette taille reste stationnaire de 30 à 50 ans; elle est alors de 1 m. 684 mil. (5 pieds 2 pouces 3 lig.). A 20 ans, la moyenne est de 1 m. 665 mil.; à 25 ans, de 1 m. 675. Enfin, de 50 à 80 ans, la taille est de 1 m. 674 à 1 m. 613.

A 20 ans, la taille des habitants des campagnes est un peu moins élevée que celle des habitants des villes. Au même âge, la taille des individus des classes aisées est plus élevée que celle des classes pauvres.

En France, Tenon, d'après quarante faits recueillis à Palaiseau, donne pour moyenne de la taille 1 m. 675 (5 pieds 1 pouce 6 lignes). Les documents statistiques de l'administration donnent pour résultats, pour les recrues de l'Empire, 1 m. 615 (4 pieds 11 pouces 8 lig.), et pour les recrues de la Restauration, 1 m. 683 (5 pieds 2 pouces 3 lig.).

M. Lélut, d'après deux mille faits recueillis dans les prisons du département de la Seine, est arrivé aux résultats suivants, relatifs à l'appréciation de la taille moyenne : de 16 à 17 ans, elle est de 1 m. 567; à 20 ans, de 1 m. 647; à 30 ans, de 1 m. 657; à 50 ans, de 1 m. 655; ensuite il y a une décroissance lente et graduée. En définitive, la taille moyenne en France est, suivant lui, de 1 m. 657.

Le même observateur, sur 733 hommes de la commune de Gy, a trouvé pour moyenne, de 30 à 50 ans, 1 m. 681, au lieu de 1 m. 657.

Tous ces documents sont utiles pour l'appréciation de la taille moyenne de l'homme, mais ils ne sont pas suffisants pour admettre que cette taille est en moyenne celle des habitants de toute la France.

Du poids de l'homme. — M. Quetelet a publié un mémoire très-intéressant relatif à la détermination du poids moyen de l'homme. Voici les principaux résultats auxquels il est arrivé : l'homme atteint le maximum de son poids vers quarante ans, et il commence à en perdre d'une manière assez sensible vers soixante. A quatre-vingts ans il a perdu environ 6 kilog. de son poids. Sa taille, en même temps, a subi une diminution ; elle est descendue d'à peu près 7 centimètres.

Le poids moyen, à dix-neuf ans, est à peu près celui du vieillard dans les deux sexes.

Quand l'homme et la femme ont pris leur développement complet, ils pèsent à peu près vingt fois autant qu'à l'instant de la naissance.

Immédiatement avant la puberté, l'homme et la femme pèsent la moitié du poids qu'ils auront après leur développement complet.

Le poids moyen de l'individu, en faisant abstraction de l'âge et du sexe, est de 44 kilogr. 7 gr., tandis que pour l'homme il est de 47 kilogr., et pour la femme de 42 kilogr. 5 gr.

Bibliographie. — HALBERSMA, E. H., *De vario pondere corporis humani in diverso ejus statu sano.* Lugduni Batav., 1818, in-4. — TENON, *Extr. de notes mss.* (*Ann. d'hyg.*, 1re sér., t. X, p. 27, 18\43). — VILLERMÉ, *Mém. sur la taille de l'homme en France*, in *Ann. d'hyg.*, 1re sér., t. I, p. 351, 1829. — LÉLUT, *Essai d'une détermination de la taille de l'homme en France*, in *Ann. d'hyg.*, 1re sér., t. XXXI, p. 297, 1844. — DEVOT, *Essai de statistique médicale sur les principales causes d'exemptions du service militaire* etc., thèses de Paris, 1855, in-4°, n° 265. — SISTACH, *Études statistiques sur les infirmités et le défaut de taille*, etc., in *Recueil de méd., de chir. milit.*, 3e sér., t. VI, p. 353, 1861. — BOUDIN, in *Traité de géogr. et de statistique*, etc., t. II, liv. IV, ch. I et II. — Voy. aussi pour Quetelet et autres, la bibl. de l'art. POPULATION.

§ 5. — VIEILLESSE.

On peut, en moyenne, fixer le commencement de la vieillesse à soixante ans. Toutefois, ce terme n'est pas absolu ; car tel individu, à cet âge, a plus de vigueur et de force que tel autre à cinquante-cinq ans. La durée de la vieillesse est variable, puisqu'elle se termine à l'époque de la mort, elle-même très-variable.

Les caractères qu'on peut assigner aux individus parvenus à la vieillesse consistent dans les modifications suivantes :

De cinquante à quatre-vingts ans, la taille de l'homme perd à peu près 7 centimètres. Son poids diminue également, et, dans cette même période, perd de 6 à 7 kilogr.

La peau durcit, se sèche, devient moins souple et se ride. Les cheveux blanchissent et tombent, les dents tombent également, et leur chute est successive. Il survient enfin une détérioration des diverses fonctions de l'organisme.

La cause de cette détérioration peut être très-bien formulée par la loi suivante :

Dans la vieillesse, il y a prédominance du mouvement de dé-composition sur le mouvement de composition des tissus. Cette prédominance est la conséquence de l'épuisement, de l'usure, pour ainsi dire, de la force vitale. C'est la fin du cercle qui constitue l'évolution organique et fonctionnelle de l'individu. En nous exprimant ainsi, nous ne prétendons en aucune manière expliquer la nature intime, la cause première de cette grande loi de décadence, pas plus que l'on n'explique celle du développement et de l'accroissement des divers appareils dans l'enfance et la jeunesse ; nous constatons seulement le fait en lui-même.

Une autre conséquence de la fin de cette évolution organique et fonctionnelle signale aussi cette dernière période ; elle peut être érigée en loi, et n'a pas moins d'importance que les précédentes. A mesure qu'un individu avance en âge, il y a une tendance manifeste à l'oblitération des vaisseaux capillaires, ce qui diminue considérablement la vascularité des tissus. Cette oblitération est tantôt simple, tantôt la conséquence de dépôts cartilagineux ou osseux qui se font dans l'épaisseur des parois des vaisseaux, au-dessous de leur membrane interne. Cette cartilaginification et cette ossification ont lieu aussi bien dans le cœur et les gros vaisseaux que dans les parties moyennes et dans les capillaires.

Ainsi, chez les vieillards, prédominance du mouvement de décomposition, ossification des artères, voilà l'expression résumée des divers phénomènes organiques de la vie arrivée à sa dernière période ; dernière-période dont la durée et la fin sont variables, et dont la cause première est inconnue aussi bien que la vie elle-même.

Ces deux grands phénomènes expliquent toutes les modifications organiques et fonctionnelles qui se produisent chez les vieillards, et rendent également compte de la nature des maladies.

qui les atteignent. On voit, en effet, les organes fatigués et même détruits en partie par un long usage, souvent par l'abus ou l'excès, redevenir plus impressionnables à l'action des agents extérieurs et leur offrir moins de résistance. Ce sont des résultats analogues à ceux qui se produisent chez les enfants, mais dus à une cause opposée. Dans le premier cas, ce sont des organes fatigués et usés, qui sont plus impressionnables ; dans le second, ce sont des appareils encore faibles, débiles, et dont l'organisation inachevée n'offre point de résistance aux agents extérieurs.

Appareil respiratoire. — Une conséquence des progrès de l'âge est l'atrophie, et par conséquent la raréfaction du tissu pulmonaire. Cette raréfaction amène une activité plus grande des cellules pulmonaires qui restent, les rend plus impressionnables et plus accessibles aux causes des maladies. C'est à cela qu'est due la fréquence des affections pulmonaires chez les vieillards. Les bronchites aiguës et chroniques, les pneumonies sont des maladies communes dans l'âge avancé ; il en est de même des emphysèmes. La raréfaction du tissu pulmonaire d'une part, et de l'autre les efforts de toux qui accompagnent les bronchites, expliquent suffisamment la production de cette maladie.

Appareil circulatoire. — L'ossification tendant à se produire dans le cœur et dans tout le système artériel, il n'est pas étonnant d'observer chez les vieillards un certain nombre de maladies qui sont la conséquence de cette altération, et qui se développent avec d'autant plus de facilité que les individus sont parvenus à un âge plus avancé. Les affections du cœur sont donc fréquentes chez les vieillards, et presque toujours la suite d'ossifications ; cette altération prédispose également aux ruptures du cœur, cause assez fréquente de mort subite. La gangrène sénile est encore une maladie propre aux vieillards, et qui est la conséquence d'oblitérations artérielles dues, soit à l'artérite, soit aux ossifications de l'artère principale d'un membre.

Encéphale. — L'encéphale, chez les vieillards, subit une détérioration analogue à celle des autres appareils ; l'intelligence s'affaiblit peu à peu, la mémoire se perd, la sensibilité s'émousse, la motilité diminue, et les facultés affectives disparaissent progressivement ; un degré de plus, et on arrive à cet état auquel on a donné le nom d'enfance, état qui peut conduire à la démence sénile.

L'ossification des artères du cerveau peut déterminer deux altérations organiques bien distinctes : l'une, qui est la conséquence de l'oblitération artérielle produite par les dépôts osseux, est le ramollissement blanc, lequel peut être comparé, dans cette circonstance, à une véritable gangrène sénile ; l'autre, qui est due à la rupture des parois artérielles, est l'hémorrhagie cérébrale. Nous ferons observer toutefois que l'hémorrhagie cérébrale et le ramollissement sont également fréquents chez les vieillards, sans qu'il y ait d'ossification.

La congestion cérébrale s'observe encore assez souvent chez les individus d'un âge avancé.

Organes génitaux.—Les organes génitaux cessent de fonctionner dans la vieillesse, et cependant ils sont une cause fréquente de maladies, et cela de plusieurs manières différentes.

Tantôt on observe des rétrécissements de l'urètre, des catarrhes de la vessie, des néphrites chroniques, qui sont le résultat d'abus antérieurs des fonctions génitales, ou simplement la répétition de maladies contractées à une époque plus ancienne.

D'autres fois, les accidents qui se développent sont dus aux tentatives faites pour réveiller l'action engourdie des fonctions génératrices, et aux abus qui résultent du succès de ces manœuvres. Il n'est pas rare, en pareil cas, d'observer, comme résultat, des congestions ou des hémorrhagies cérébrales. Dans d'autres circonstances, ce sont des ruptures du cœur survenues chez les vieillards pendant l'acte du coït, et qui ont déterminé une mort subite. Dans ces cas divers, la congestion, l'hémorrhagie, la rupture du cœur, sont les conséquences de l'excitation momentanée et violente de cet organe produite par l'acte même du coït. Son abus y prédispose encore davantage.

Tube digestif. — Le tube digestif, chez les vieillards, n'éprouve pas un affaiblissement aussi considérable que les autres appareils. Ses maladies sont même assez rares ; les indigestions, toutefois, sont assez fréquentes chez les gens âgés, et on a souvent signalé, comme conséquence de cet état, des congestions et des hémorrhagies cérébrales.

Telles sont les maladies principales qui s'observent chez les individus d'un âge avancé ; elles s'expliquent parfaitement par la détérioration des divers appareils organiques, par la loi de prédominance du mouvement de décomposition, ainsi que par l'envahissement du phosphate calcaire.

Il arrive enfin un moment où la vieillesse se termine, c'est l'époque de la mort. Ce terme est variable. Rarement, pourtant, la mort a lieu par les seuls progrès de l'âge et par l'affaiblissement progressif de tous les organes. La plupart du temps elle est due à des maladies accidentelles intercurrentes, qui viennent en hâter le moment. Ces affections sévissent avec d'autant plus d'intensité et elles ont d'autant plus de gravité que les individus sont plus âgés.

RÈGLES HYGIÉNIQUES. — 1° Chez les vieillards, il est une règle importante à observer rigoureusement, c'est d'éviter les diverses influences physiques ou morales trop énergiques.

Les organes, fatigués, épuisés par un long exercice, n'en supportent que difficilement l'action, et contractent aisément des maladies qui sont la conséquence de cette fatigue.

2° Les personnes âgées doivent éviter avec soin les variations brusques de température, l'action du froid ou celle d'une chaleur trop intense ; les deux premières causes déterminent des bronchites ou des pneumonies, la dernière produit des congestions cérébrales. Les appartements qui présentent des conditions de chaleur ou de froid exagérées doivent donc être proscrits. Dans l'âge avancé, les vêtements doivent être plus chauds qu'aux autres époques de la vie.

3° Les vieillards doivent éviter les émotions vives, les travaux intellectuels trop assidus, les contentions d'esprit trop prolongées ; elles ont pour effet de retentir sur le cerveau ou sur le cœur.

Le coït, pour les personnes ayant dépassé l'âge de soixante à soixante-cinq ans, est en général nuisible, en raison des accidents qu'il peut déterminer vers les principaux organes.

4° Les fonctions digestives doivent surtout être ménagées ; on surveillera le choix et la quantité des aliments, en raison des conséquences fâcheuses qui surviennent souvent à la suite d'indigestions.

Hôpitaux ou maisons de refuge destinés aux vieillards. — Les hospices ou maisons de refuge destinés aux vieillards des deux sexes ont été, dans ces derniers temps, l'objet d'attaques assez vives. On a prétendu que les secours donnés à domicile et équivalant pour chaque individu à la somme qu'il coûte à l'administration étaient bien préférables. On a même commencé l'essai de ce système. A mon avis, les raisons suivantes doivent le faire rejeter.

1° Un secours, ou plutôt une pension de 1 fr. par jour, car c'est à peu près la quotité, accordé à un individu, ne lui profite guère ; il est la plupart du temps employé aux besoins de sa famille ou des autres personnes qui l'entourent.

2° En supposant ce système adopté complétement et les hospices de vieillards supprimés, l'administration donnerait ainsi un certain nombre de pensions, de 300, 400, 500 francs ou plus à des vieillards; le fonds commun ainsi constitué ne tarderait pas à subir le sort de tous les fonds destinés à être partagés. Les recommandations, les instances de certains demandeurs, la misère des autres, inspireraient aux administrateurs le désir d'y faire participer un plus grand nombre d'individus, et par conséquent diminueraient ainsi progressivement la valeur de la pension accordée.

3° Enfin, on ne pourrait jamais supprimer complétement les hospices destinés aux individus totalement infirmes ou atteints d'affections incurables.

C'est donc prendre une mesure mauvaise et fausse que de supprimer les hospices destinés aux vieillards. En les conservant, il faut toutefois apporter une prompte réforme à l'organisation de ceux qui existent, à Paris surtout. Voilà de quelle manière une réforme utile et juste pourrait être opérée.

D'abord, le plus grand nombre des admissions à Bicêtre, à la Salpêtrière et aux deux hospices d'Incurables, sont accordées principalement à la faveur; les recommandations sont tout, et les infirmités réelles très-peu de chose. Il faudrait donc admettre la règle suivante pour base des droits d'entrée dans ces établissements :

1° Être atteint d'une maladie incurable ou d'une infirmité grave légalement et sérieusement constatée par un jury médical;

2° Être manifestement dans l'indigence ;

3° Admettre, sans infirmités même, les individus ayant atteint quatre-vingts ans et reconnus indigents;

4° Rejeter toute autre proposition d'admission.

Ces hospices ou maisons de refuge devraient être fondés par le département et non par l'État, ou bien encore au moyen de legs faits par des particuliers. Beaucoup de départements possèdent déjà de ces établissements dits hospices généraux; et il serait à désirer que tous en eussent un, institué sur les bases que je viens d'indiquer.

Quant aux conditions d'établissement, de construction, d'aération, etc., il en sera question plus tard.

Bibliographie. — GALIEN, *De sanit. tuenda*, lib. V. — La plupart des auteurs qui ont écrit sur l'hygiène depuis le moyen âge ont eu surtout en vue la prolongation de la vie. — Bernard de Gordon (vers 1300), *De conservatione vitæ humanæ a die nativitatis usque ad ultimam horam mortis*. Lipsiæ, 1570, in-12. — Cornaro, L., *Discorsi della vita sobria*. Padov. 1558, in-8, plus. trad. fr. — Stainer, *Gerocomicon sive diæteticum regimen de conservanda senum sanitate et vitæ eorumdem ad præfixum terminum productione*. Virceburgi, 1631, in-4°. — Floyer, *Med. Geronomica, or the Galenic art of preserving oldmen's Health*. London, 1724, in-8. Robert, *De la vieillesse*. Paris, 1777, in-12. — Tenon, *Offrande aux vieillards de quelques moyens pour prolonger la vie*. Paris, 1813, in-8, p. 14. — Carlisle, A., *An Essay on the disorders of age, and on the means for prolonging human life*. London, 1817, in-4. — Salgues, *Hygiène des vieillards*. Paris, 1817, in-12. — Naquard, *Essai de gérocomie ou Hygiène des vieillards*, thèse inaug. Strasbourg, 1830. Hufeland, C. W., *Makrobiotik oder die Kunst das menschliche Leben zu verlängern*. Trad. fr. par Jourdan, 2e édit. Paris, 1838, in-8. — Turck. L., *De la vieillesse étudiée comme maladie et des moyens de la combattre*. 2e édit. Paris, 1852, in-8. — Reveillé-Parise, *Traité de la vieillesse hygiénique, médical et philosophique*. Paris, 1853, 1 vol. in-8. — Flourens, P., *De la longévité humaine et de la quantité de vie sur le globe*. 3e édit. Paris, 1856, in-12. — Parent-Duchatelet, *Note sur quelques conditions que doivent présenter les hôpitaux destinés à des individus âgés de plus de 60 ans*, in *Ann. d'hyg. publ.*, 1re sér., t. IX. 1833.

§ 6. — DE LA MORT.

La mort est la cessation de la vie. Cette définition presque triviale est la seule, cependant, qu'on puisse en donner.

Elle peut avoir lieu aux divers âges, et par suite de l'action de causes fort différentes. Les influences externes et internes qui la déterminent agissent sur l'un ou l'autre des grands appareils de l'organisme ou sur l'organisme entier lui-même.

La mort peut arriver de quatre manières différentes. Ces quatre modes résument à peu près les divers genres de mort ; ce sont les suivants :

1° *La mort arrive par les poumons*. — Cette cause est fréquente et elle peut se traduire de deux manières différentes, qui ne sont que deux variétés de l'asphyxie : — a. L'asphyxie rapide ou aiguë, qui se produit lorsque l'entrée de l'air dans les poumons est subitement interrompue ou qu'un gaz non respirable est introduit dans les bronches. — b. L'asphyxie lente, qui se développe lorsqu'une cause telle qu'un épanchement pleurétique considérable, un emphysème avec sécrétion bronchique abondante, le développement de fausses membranes dans la trachée, etc., venant à agir d'une manière progressive, s'oppo-

sent à l'entrée de l'air dans les poumons et amènent ainsi len-
tement la cessation de la vie.

2° *La mort a lieu par le cœur.* — Deux modes particuliers se
présentent ici : le premier est la conséquence d'une suspension
des battements du cœur, c'est une syncope dont la durée est
plus ou moins longue. C'est ce qu'on observe dans les maladies
du cœur, dans les hémorrhagies, dans les affections qui s'ac-
compagnent d'une anhémie profonde et dans une foule d'au-
tres lésions très-diverses. Le second genre de mort par le cœur
consiste dans la rupture de cet organe, rupture qui ne se pro-
duit guère que lorsque le cœur est déjà altéré, malade, et qu'en
pareil cas il survient quelque cause accidentelle d'excitation de
cet organe.

3° *La mort arrive par le cerveau.* — Les fonctions cérébrales
sont loin d'être toujours intactes dans les deux genres de mort
précédents. Les maladies diverses dont le cerveau est le siége
peuvent se terminer par le cœur ou les poumons, et les maladies
de ces organes retentissent également sur l'encéphale. Indépen-
damment de ces cas, on peut admettre que le cerveau lésé en-
traîne la perte des individus malades de deux manières : ou
bien la mort arrive à la suite de la diminution et de la suspension
progressive de l'action cérébrale, diminution et suspension qui
constituent l'état comateux ; ou bien, au contraire, la vie s'é-
teint, le malade étant tourmenté par l'exaltation des facultés
cérébrales : c'est alors qu'on voit survenir le délire, les convul-
sions, et un état d'excitation générale considérable.

4° *La cessation de la vie a lieu par les seuls progrès de l'âge.* —
L'individu est arrivé à une sorte d'épuisement de la force vitale,
qui a pour conséquence l'affaiblissement ou l'abolition des di-
verses fonctions organiques.

Voilà des genres de mort assez différents, mais les causes qui
les déterminent sont plus différentes encore, et on les trouve
dans les nombreuses maladies qui affligent l'espèce humaine.
Il est curieux de rechercher quelles sont les affections qui inter-
rompent le cours de la vie avant l'âge, quelle est leur propor-
tion relative, quelles sont celles qui sont les plus fréquentes,
celles qui sont les plus rares. En France, aucune donnée sta-
tistique un peu exacte ne peut servir de base à une pareille
appréciation. En Angleterre, l'obligation que l'administration
impose aux médecins, depuis quelques années, de consigner
aussi exactement que possible le genre de mort auquel ont suc-
combé les malades, a déjà fourni d'utiles renseignements. Le

Register Office est destiné à résumer ces documents, que M. Boudin a reproduits en partie dans les *Annales d'hygiène*. Ces tableaux sont trop étendus pour pouvoir être rapportés ici en totalité. Quelques exemples choisis suffiront.

Les tableaux publiés donnent le résultat de la mortalité et du genre de mort pendant les cinq années 1838, 1839, 1840, 1841 et 1842. Pendant ce temps, il y a eu 1,734,435 décès (22,071 en moyenne annuelle sur 1,000 habitants).

Voici maintenant quelques résultats : phthisie pulmonaire, 297,300, ou un peu plus de 59,000 par année, ce qui dépasse un peu le cinquième de la totalité des décès. On peut encore représenter ces rapports par les comparaisons suivantes :

Phthisie............	297,300 ou 3,850	décès sur 1,000,000 d'habitants.
Variole	45,056 ou 493	— — —
Typhus............	82,665 ou 1,680	— — —
Mort violente.....	57,165 ou 746	— — —
Mort subite.......	18,021 ou 235	— — —

L'examen des tableaux, pour chaque année, montre que les proportions des diverses maladies qui peuvent être causes de mort sont annuellement à peu près les mêmes.

Dans un autre mémoire publié dans le même volume, M. Boudin a étudié, d'après le *Register Office*, l'influence de la densité des populations sur leur état sanitaire. Voici quelques-uns des résultats auxquels il est arrivé.

L'âge moyen, atteint au moment de la mort, est vingt-neuf ans pour toute l'Angleterre, vingt ans à Manchester, dix-sept ans à Liverpool.

Un million d'habitants des villes, pendant quatre années, a produit en moyenne 7,773 décès de plus que le même nombre d'habitants des campagnes.

La mortalité par suite de maladies du système nerveux est double à peu près, dans les villes, de ce qu'elle est dans les campagnes. Il en est de même pour les maladies aiguës des organes respiratoires, ce qui semblerait devoir être le contraire. Les décès par phthisie sont également plus fréquents dans les villes.

Les campagnes jouissent d'une espèce d'immunité pour les décès suite de hernies, de maladies de l'utérus, des suites des couches et d'affections rhumatismales.

En France, M. Trébuchet a essayé un travail analogue pour la ville de Paris. On ne saurait cependant accorder une confiance absolue aux résultats qu'il donne touchant la nature des maladies causes de la mort, lorsqu'on sait de quelle manière s'opère, dans les hôpitaux, l'inscription de la cause de mort sur les feuilles des sujets qui succombent, et lorsqu'on voit que ce sont ces mêmes inscriptions qui ont en partie servi de bases à ses relevés. Il serait à désirer que l'on parvînt à faire inscrire sur les pancartes des malades des hôpitaux la véritable affection à laquelle ils succombent, et que pour les individus de la ville qui meurent, les médecins vérificateurs de décès ne se contentassent pas de la simple déclaration des familles, et qu'ils exigeassent un bulletin signé du médecin qui a donné des soins pendant la vie, bulletin qui relaterait la vraie cause de la mort. Lorsqu'on aura rempli ces deux conditions, on pourra obtenir des résultats statistiques curieux à connaître.

Le Conseil de salubrité a fait paraître dernièrement un tableau destiné aux médecins appelés à constater ou à inspecter les décès de la ville de Paris, et qui contient l'énumération de toutes les maladies pouvant causer la mort. Ce tableau étant au courant de la science, il m'a semblé utile de le reproduire ici.

Tableau nosographique des maladies qui peuvent être cause de mort.

1re CLASSE. — PYREXIES OU FIÈVRES.

1° FIÈVRES CONTINUES. { Typhoïde. / Typhus. }   Fièvre jaune. / Peste .... } Choléra asiatique.

2° FIÈVRES INTERMITTENTES OU RÉMITTENTES .... { simples. / pernicieuses. }

3° FIÈVRES ÉRUPTIVES. { Variole. / Varioloïde. / Rougeole. / Scarlatine. / Suette miliaire. }

2e CLASSE. — INFLAMMATIONS.

1° DE L'APPAREIL SANGUIN .... { Angio-cardite ...... / Endocardite .... / Péricardite .... / Cardite .... / Artérite .... / Phlébite .... } aiguë ou chronique.

2° DE L'APPAREIL LYMPHATIQUE .... { Adénite .... / Lymphangite ...... } aiguë ou chronique.

3º DE L'APPAREIL NER-
VEUX . . . .
- Congestion cérébrale
- Méningite. . . . .
- Encéphalite. . . . .
- Myélite. . . . .
- Ramollissement des centres nerveux . .

} aiguë ou chronique.

4º DE LA PEAU ET DU
TISSU CUTANÉ . . . . .
- Érysipèle.
- Dartres.
- Phlegmon.

5º DE L'APPAREIL RES-
PIRATOIRE . . . .
- Laryngite simple, aiguë et chronique.
-    —   pseudo-membraneuse.
- Bronchite. . . . . { aiguë / chronique. / capillaire.
- Congestion pulmonaire.
- Pneumonie. . . . . }
- Pleurésie. . . . . } aiguë ou chronique.

6º DE L'APPAREIL DI-
GESTIF. . . . .
- Muguet.
- Angine . . . . { simple. / couenneuse.
- Glossite. . . . .
- Œsophagite. . . . .
- Gastrite . . . .
- Entérite . . . .
- Côlite . . . .
- Dyssenterie. . . . .
- Péritonite . . . . } aigu ou chronique.
- Hépatite. . . . .
- Ulcère chronique de l'estomac . . . .
- Ulcère chronique des intestins . . . .
- Choléra sporadique .

7º DE L'APPAREIL URI-
NAIRE (génito-uri-
naire). . . . .
- Métro - péritonite puerpérale. . . . . .
- Néphrite simple. . . .
-    —   albumineuse
- Cystite . . . .
- Ovarite. . . . .
- Métrite. . . . .

} aiguë ou chronique.

8º DES TISSUS MUSCU-
LAIRES FIBREUX ET
SYNOVIAL . . . .
- Rhumatisme . . . . . .
- Goutte. . . . .
- Arthrite. . . . .

} aigu ou chronique.

9º DES OS. . . . .
- Ostéite. . . . .
- Carie. . . . .
- Nécrose . . . .

} aiguë ou chronique

3e CLASSE. — HÉMORRHAGIES

1º HÉMORRHAGIE ARTÉRIELLE.
2º HÉMORRHAGIE VEINEUSE.

$$
3^o\ \text{HÉMORRHAGIES CA-PILLAIRES} \dots \left\{ \begin{array}{l} \text{Apoplexie} \dots \left\{ \begin{array}{l} \text{cérébrale.} \\ \text{cérébelleuse.} \\ \text{médullaire.} \\ \text{pulmonaire.} \end{array} \right. \\ \text{Epistaxis.} \\ \text{Hémoptysie.} \\ \text{Hématurie.} \\ \text{Hématémèse.} \\ \text{Métrorrhagie.} \end{array} \right.
$$

4e CLASSE. — NÉVROSES.

$$
\begin{array}{l}
1^o\ \text{DES FONCTIONS CÉRÉBRALES} \dots \left\{ \begin{array}{l} \text{Épilepsie.} \\ \text{Catalepsie.} \\ \text{Hystérie.} \\ \text{Aliénation mentale.} \\ \text{Hypocondrie.} \end{array} \right. \\[2em]
2^o\ \text{DE LA LOCOMOTION} \dots \left\{ \begin{array}{l} \text{Tétanos.} \\ \text{Convulsions.} \end{array} \right. \\[1.5em]
3^o\ \text{DE L'APPAREIL DIGESTIF} \dots \left\{ \begin{array}{l} \text{Gastralgie.} \\ \text{Entéralgie.} \end{array} \right. \\[1.5em]
4^o\ \text{DES APPAREILS RESPIRATOIRE ET CIRCULATOIRE} \dots \left\{ \begin{array}{l} \text{Coqueluche.} \\ \text{Asthme.} \\ \text{Angine de poitrine.} \\ \text{Syncope.} \end{array} \right.
\end{array}
$$

5e CLASSE. — LÉSIONS ORGANIQUES; ABERRATIONS DE NUTRITION; TISSUS ACCIDENTELS ET CORPS ÉTRANGERS.

(Indiquer l'organe.)

1º Scrofules.
2º Tubercules.
3º Squirrhe et cancer.
4º Hypertrophie.
5º Atrophie.
6º Anorexie.
7º Varices.
8º Hydropisie et œdème.
9º Emphysème et pneumatose.
10º Gangrène.

11º Rachitis.
12º Tumeurs.

$$
13^o\ \text{Concrétions} \left\{ \begin{array}{l} \text{biliaires.} \\ \text{urinaires.} \\ \text{fécales.} \end{array} \right.
$$

14º Entozoaires.
15º Cirrhose.
16º Scorbut.
17º Diabète.

6e CLASSE. — BLESSURES ET SOLUTIONS DE CONTINUITÉ.

(Indiquer l'organe.)

1º Contusions.
2º Commotions.
3º Plaies, déchirures, écrasements.
4º Brûlures par combustion spontanée.

5º Fractures.
6º Ruptures.
7º Ulcérations.

7e CLASSE. — DÉPLACEMENTS.

1° DES PARTIES MOLLES .... { Hernies { simples. / étranglées.
                                     Étranglement interne.
2° DES PARTIES DURES.............. { Luxations (*indiquer l'articulation*).

8e CLASSE. — EMPOISONNEMENTS ET MALADIES VIRULENTES.

1° PAR ALIMENTS NON ALTÉRÉS .... | Indigestion.
2° PAR ALIMENTS ALTÉRÉS........... { (*Indiquer l'aliment*). / Ergotisme.
3° PAR L'INTRODUCTION DE POISONS... { (*Indiquer le poison.*) / Maladies mercurielles. / — saturnines.
4° PAR L'INTRODUCTION D'UN VIRUS ... { Hydrophobie. / Morve aiguë ou chronique. / Charbon. / Pustule maligne. / Syphilis.

9e CLASSE. — ASPHYXIES.

1° Par submersion.   4° Par un gaz délétère (*indiquer le gaz*).
2° Par strangulation.   5° Par le froid.
3° Par suspension.   6° Par la chaleur.

10e CLASSE.

1° Monstruosités. Vices de conformation.
2° Enfant mort-né.
3° Mort subite sans lésion matérielle appréciable.

Des signes de la mort. — Les uns se montrent immédiatement après la mort, les autres plus tard. Les premiers sont au nombre de treize, et chacun d'eux est bien loin d'avoir le même degré de valeur. Les voici par ordre d'importance : 1° l'absence prolongée des battements du cœur, constatée par l'auscultation ; 2° la face cadavérique ; 3° la décoloration de la peau ; 4° la perte de la transparence de la main ; 5° l'absence d'aréole et de phlyctène dans la brûlure de la peau ; 6° l'immobilité complète des parois thoraciques ; 7° l'absence de souffle nasal et buccal ; 8° le défaut d'action des sens et des facultés intellectuelles ; 9° le relâchement simultané des sphincters ; 10° l'affaissement de l'œil et l'obscurcissement de la cornée par une toile glutineuse ; 11° l'immobilité du corps ; 12° l'abaissement de la mâchoire inférieure ; 13° la flexion du pouce dans le creux de la main.

Les signes de la mort qui se manifestent à une époque plus éloignée sont au nombre de cinq, qui sont : 1° le refroidissement du corps ; 2° la rigidité cadavérique ; 3° l'absence d'irritabilité musculaire sous l'influence des agents galvaniques ; 4° l'affaissement des parties molles ; 5° la putréfaction.

D'après M. Bouchut, qui a discuté avec soin tous ces signes dans son traité des *Signes de la mort*, il n'y a, en mettant de côté la putréfaction, qu'un seul signe positif de la mort, à savoir, la cessation des battements du cœur constatée par l'auscultation. Ce signe devient plus certain, si l'on peut y joindre le relâchement simultané des sphincters et l'aspect du globe de l'œil.

Quelle est l'utilité des maisons mortuaires qui ont été créées, depuis un certain nombre d'années, dans un grand nombre de villes d'Allemagne ? C'est une question à l'égard de laquelle les esprits sont très-partagés. Les maisons mortuaires, en Allemagne, sont des établissements publics où l'on place, pendant un certain temps, avant de procéder à leur inhumation, le corps des personnes décédées, afin de les soumettre, pendant cet intervalle, à un examen et à une surveillance qui permettent d'affirmer que la mort est bien réelle.

On a proposé d'établir en France des institutions analogues, et l'idée de cette création a été accueillie avec assez de faveur. Si l'on veut bien réfléchir à ce sujet, on ne tardera pas à s'apercevoir que de semblables établissements n'auraient qu'une utilité fort contestable et entraîneraient de grands frais. En effet, les inhumations précipitées sont impossibles en France, en présence de la loi qui exige vingt-quatre heures d'intervalle entre l'inhumation et la déclaration du décès. D'un autre côté, l'établissement du service de constatation des décès à domicile, organisé dans beaucoup de villes, est une nouvelle garantie donnée aux familles. A Paris, par exemple, il existe, dans chaque arrondissement, un service de constatation à domicile des décès parfaitement organisé ; et, en outre, on a créé à la Préfecture plusieurs places d'inspecteurs généraux, lesquels ont pour mission de soumettre à un contrôle sévère et inattendu le travail des médecins inspecteurs de chaque quartier.

M. Bouchut, qui s'est livré à l'examen des prétendus cas d'inhumations précipitées et ayant pour objet des individus non encore décédés, est arrivé à cette conclusion qu'il n'existe pas dans la science un seul fait de ce genre démontré d'une manière bien positive.

Il faut donc s'en tenir là, et organiser le service des constatations à domicile dans toute la France et même dans les plus petites localités, ce qui peut être fait à très-peu de frais.

Bibliographie. — *De la vérification des décès dans la ville de Paris*, in *Ann. d'hyg. publ.*, 1re sér., t. XXX, p. 118, 1843. — BERTILLON, *Statistique des causes de décès, et considérations sur la lettre*, etc., in *Un. méd.*, nov. 1856. — *Discussion acad. sur la statistique des causes de décès*, in *Bull. de l'Acad. de méd.*, t. XXIII, 1857. — GUÉRARD, *De la statistique nosologique des décès*, in *Ann. d'hyg. publ.*, 2e sér., t. IX, p. 111-136, 1858. — *Ueber mortalitäts und morbilitäts statistik. Gutachten*, etc., in *Casper's Ztschr.* Bd XIV, p. 338, 1858. Incertitude des signes de la mort, danger des inhumations précipitées. — WINSLOW (J. B.), *An mortis incerta signa minus incerta a chirurgicis quam ab aliis experimentis.* Propon. L. PEAGET. Parisiis, 12 aprilis 1740. (Thèses de Paris, in-4°.) — BRUHIER, *Dissert. sur l'incertitude des signes de la mort*, etc. (trad. avec commentaires très-étendus de la diss. de WINSLOW). Paris, 1742, in-12, 2e et 3e édit., 2 vol. — Du MÊME, *Mém. sur la nécessité d'un règlement général au sujet des enterrements*, etc. Paris, 1745, in-4°. — LOUIS, *Lettres sur la certitude des signes de la mort.* Paris, 1752, in-12. — NAVIER, *Réflexions sur les dangers des inhumations précipitées*, etc., Paris, 1775. — PINEAU, *Mém. sur le danger des inhumations précipitées et sur la nécessité*, etc. Niort, 1776, in-8. — THIÉRY, *La vie de l'homme respectée et défendue dans ses derniers moments; ou Instruction*, etc. Paris, 1787, in-8. — *Report of the royal humane Society with an Appendix of miscellaneous obs. on the subject of suspended animation*, for years 1787, 1788, 1789. London, in-8. — CURRY, *Observations sur les morts apparentes, produites par des causes accidentelles*, etc., trad. franç. par L. ODIER, Genève, an VIII, in-8. — THOMASSIN, *Considérations de police médicale sur la mort apparente et le danger des inhumations précipitées*, thèses de Strasbourg, an XIV, n° 172. — LÉVY (M.), *Essai de police médicale sur l'incertitude des signes de la mort et les dangers*, etc., thèses de Strasbourg, 1820. — VILLERMÉ, *Sur un nouveau signe de mort*, in *Ann. d'hyg*, 1re sér., t. X, p. 420, 1830. — KLOSE (K. L.), *Ueber die Gefahr lebendig begraben zu werden, und mehrere in Beziehung auf dieselbe, zum Theil erst kürzlich gemachte Vorschläge*, in *Henke's Ztschr.*, t. XIX, p. 143, 1830. — CHRISTISON, *Recherches expérimentales sur les différences que présentent les brûlures faites avant et après la mort*, in *Ann. d'hyg.*, 1re sér., t. VII, p. 148, 1832. — JULIA FONTENELLE, *Recherches médico-légales sur l'incertitude des signes de la mort, et les moyens les plus certains de constater les décès.* Paris, 1833, in-8. — MENESTREL, *Des signes de la mort considérés sous le rapport médico-légal*, thèses de Paris, 1838, in-4°, n° 283. — VIGNÉ (J. B.), *Traité de la mort apparente, des principales maladies qui peuvent donner lieu aux inhumations précipitées*, etc. Paris, 1841, in-8. — VILLENEUVE, *Du danger des inhumations précipitées et des moyens de les prévenir en concourant aux progrès de la science. Dijon, 1841, in-8. — LENORMAND, *Des inhumations précipitées*. Mâcon, 1844, in-8. — CHAMPOUILLON, *Sur la possibilité de reproduire après la mort quelques caractères des brûlures faites pendant la vie*, in *Ann. d'hyg. publ.*, 1re sér., t. XXXV, p. 142, 1846. — BOUCHUT, *Traité des signes de la mort et des moyens de prévenir les enterrements prématurés* (ouvr. couronné par l'Institut). Paris, 1849, in-18. — RAYER, *Rapport sur l'ouvrage précédent*, in *Ann. d'hyg. publ.*, 1re sér., t. XL, p. 78-110, 1848. — CRIMOTEL (de Tilloy), *Des inhumations précipitées; épreuve infaillible pour constater la mort*, etc. Paris, 1853, in-8. — JOSAT, *De la mort et de ses caractères : nécessité de reviser*, etc. Paris, 1854, in-8, fig. — LONDE (Ch.), *Lettre sur la mort apparente, les conséquences réelles des inhumations précipitées*, etc. Paris, 1854, in-8. — PARROT, *De la mort apparente*, thèse pour l'agrégation. Paris, 1860, in-8. — Maisons mortuaires. HUFELAND, *Ueber die Ungewissheit des Todes und das einzige untrügliche Mittel sich von seiner Wirklichkeit zu überzeugen und das Lebendigbegraben unmöglich zu machen ; nebst einer Nachricht von der Errichtung eines Leichenhauses in Weimar*. Weimar, 1791, in-8. — SPEYER, *Ueber die Möglichkeit des Lebendigbegrabens und die Errichtung von Leichenhäusern* in *Henke's Ztschr*, Erghfs., t. V, p. 1, 211, 326 ; 1826. — LESSING, *Ueber die Unsicherheit der Erkenntniss des erloschenen Lebens, nebst Vorschläge*, etc. Berlin, 1836, in-8. — HEDRICH, *Die Einführung einer Todtenschau und die Anlegung von Leichenhäusern und Leichen-Kammern*, etc., in *Siebenhaar's Mag. für Staatsarzn.*, 1843. — WITTMER, *Vorschlag einiger Mittel zur allgemeinen Einführung der Leichenhallen* in *Ver. Deutsch. Zeitschr. für die Staatsarzn.*, Bd. I, heft, 1847. — KEMPNER, *Denkschrift über die Nothwendigkeit einer gesetzlichen Einführung von Leichenhäusern*. Breslau, 1856, in-8. *Discussion* à la section d'hygiène publique de la Société Imp. et R. des médecins de Vienne. In *Ztsch. der K. K. Gesellsch. der Aerzte zu Wien* N. Folge, t. II, p. 176, 1859, et t. III, p. 255, 1860. Voy. in *Monit. des hôpit.*, t. II, 1854, la polémique entre MM. JOSAT et HUSSON sur ce sujet. — JOSAT, *Du délaissement des mourants en état de mort intermédiaire*. (Comptes rendus de l'Acad. des sciences, séance du 16 fév. 1863.)

De la population.

Les recherches statistiques relatives à la population ont pris, depuis le commencement de ce siècle, un développement considérable et une précision mathématique ; aussi en est-il résulté des matériaux utiles à connaître et qui trouvent une application directe dans l'hygiène publique.

1° *Densité de la population*. — La première question qui se présente à examiner est celle de la densité de la population, ou, si l'on veut, de la population spécifique d'un pays. On entend par cette expression le nombre d'habitants qui, en moyenne, se trouve occuper une limite de surface toujours la même. Dans l'appréciation générale de la population spécifique d'un pays, il est généralement admis que l'on prend la moyenne de toute la population, aussi bien de celle des villes que de celle des campagnes.

Les résultats fournis par la statistique démontrent que la population spécifique d'un pays est presque toujours en raison directe de sa richesse, de sa fertilité et de son industrie. En France, par exemple, la population spécifique est également en raison directe de la richesse, de la fertilité du sol et de l'industrie de la partie de la localité que l'on considère, des départements, par exemple ; c'est ce qui ressort des tableaux ci-joints :

1er TABLEAU.

PAYS.	HABITANTS par lieue carrée.	PAYS.	HABITANTS par lieue carrée.
Pays-Bas	1529	Suisse	783
Royaume Lombardo-Vénitien	1411	Hongrie	750
Wurtemberg	1302	Naples et Sicile	747
Angleterre proprem. dite	1457	Espagne	641
Saxe	1252	Danemark	616
Sardaigne	1122	Portugal	446
France	1062	Turquie	324
États de l'Église	1042	Russie	161
Bavière	968	Suède et Norvége	82
Prusse	792		

2e TABLEAU.

D'APRÈS M. DE HUMBOLDT.

PAYS.	HABITANTS par lieue carrée.	PAYS.	HABITANTS par lieue carrée.
Amérique septentrionale	32	Russie d'Asie	4
Amérique méridionale	21	Chine	1172
Brésil	15	Inde	925
République de Buénos-Ayres	18	Égypte cultivée	1767
États-Unis	58		

3e TABLEAU.

NOMBRE D'HABITANTS PAR KILOMÈTRE CARRÉ POUR LA FRANCE ENTIÈRE, D'APRÈS LE DERNIER RECENSEMENT, 67,088.

DÉPARTEMENTS.	HABITANTS par kilom. carré.	DÉPARTEMENTS.	HABITANTS par kilom. carré.
1 Seine	2870,64	50 Ariége	59,48
2 Nord	199,51	60 Meuse	52,40
10 Côtes-du-Nord	93,52	70 Côte-d'Or	46,30
20 Sarthe	76,39	80 Cher	40,86
30 Charente-Inférieure	71,50	86 Basses-Alpes	22,95
40 Jura	63,62		

Le premier donne le relevé de la population spécifique des divers États de l'Europe, d'après M. Balbi.

Le deuxième, celui de quelques États des autres parties du monde, d'après M. de Humboldt. Le troisième donne une sorte de spécimen de la population spécifique des départements les plus riches, de ceux qui le sont le moins et de ceux qui tiennent le milieu. Dans l'échelle des 86 départements envisagés sous ce rapport, j'ai choisi un département de 10 en 10.

2° *Mortalité*. — En France, la mort frappe annuellement 800,000 individus. C'est, pour 1845 et 1846, 1 décès sur 45 habitants. On en comptait, en 1772, 1 sur 25.

D'après M. Boudin, la mortalité a été en Russie : en 1842, 1 décès sur 28 habitants ; en Autriche, en 1840, 1 décès sur 33 habitants ; en Prusse, en 1840, 1 décès sur 38 habitants ; en Angleterre, en 1844, 1 décès sur 45 habitants.

3° *Accroissement de la population*. — Une question d'une haute importance à examiner est celle de l'accroissement de la population. S'il est, en effet, une chose bien prouvée, c'est qu'à l'époque actuelle et dans les pays civilisés, la population tend sans cesse à s'accroître ; les relevés statistiques le prouvent d'une manière irrécusable. Or, quelle est la cause de cet accroissement de population ?

Les recherches statistiques faites en France et dans d'autres pays démontrent qu'il faut l'attribuer à l'excès du nombre des naissances sur celui des décès.

En France, par exemple, la comparaison du nombre des naissances à celui des décès, dans une période de 30 années, de 1817 à 1846, a conduit à ce résultat général, qu'il y a 10 naissances pour 8 décès ; et qu'en partant de ce chiffre, il faudrait 138 années pour que la population de la France fût doublée.

Une autre manière d'exprimer ces faits est la suivante : il y a une naissance sur 33 habitants et 1 décès sur 40,4 habitants. Il suit de là que c'est par ces deux nombres qu'il faut multiplier, soit le chiffre des naissances (par le premier), soit le chiffre des décès (par le deuxième), pour avoir le total vrai de la population en France.

Ce même chiffre 33,63 est l'expression de la durée moyenne de la vie en France à l'époque actuelle (1).

Malthus, dans un ouvrage qui a fait beaucoup de bruit dans

---

(1) Les chiffres ci-dessus sont extraits de l'*Annuaire du bureau des longitudes* pour l'année 1850. — Dans un travail publié dans les *Annales d'hygiène*, M. Boudin

ces derniers temps, a émis sur l'accroissement de la population une doctrine dont il est utile de dire quelques mots ici. En voici le résumé très-court.

1° La population, si aucun obstacle ne s'y oppose, se développe incessamment, suivant une progression géométrique et sans limites assignables, 2, 4, 8.

2° Les moyens de subsistance, au contraire, ne peuvent jamais se développer que suivant une progression arithmétique, comme 2, 3, 4.

Il résulterait de là un accroissement illimité de la population, si un certain nombre de causes ne venaient s'y opposer et la faire rentrer dans des limites beaucoup plus restreintes. Ces obstacles au développement de la population sont de deux espèces : 1° les obstacles préventifs, qui empêchent les naissances; et 2° les obstacles répressifs, qui détruisent l'homme avant le terme habituel de son existence.

Les obstacles préventifs sont la débauche, la misère, et, comme conséquence de ces deux causes générales, l'incontinence, la promiscuité, la prostitution, la polygamie.

Les obstacles répressifs sont les lieux insalubres d'habitation, la malpropreté, la mauvaise nourriture, les vêtements insuffisants, l'abus des liqueurs, la débauche, la faim, les maladies nombreuses qui sévissent sur l'homme.

Cette loi est certainement juste, en tant qu'elle rend compte des faits et qu'elle est en rapport avec les résultats de la statistique. L'accroissement incessant, mais lent et sans limites, de la population est un fait incontestable. On doit, toutefois, observer qu'il est des pays où les obstacles qui s'opposent à l'accroissement extrêmement rapide et sans limites de la population n'existent pas, en raison de l'immense étendue du pays relati-

s'appuie sur l'excédant des naissances sur les décès, qui a été dans les années suivantes :

1841......................	172,167
1842......................	146,744
1843......................	171,672
1844......................	190,797
1845......................	237,332
Total	918,712
Moyenne........	183,743

D'où il conclut que l'accroissement annuel de la population n'est que de 1 sur 190, et que le doublement de la population exigerait 132 ans pour s'effectuer. — Quel est celui des deux résultats qu'il faut admettre? La différence, du reste, est bien faible.

vement au nombre des habitants qu'il renferme, de la fertilité du sol dans beaucoup de points de son étendue, enfin du génie des habitants qui l'occupent. C'est ce qui a lieu, par exemple, aux États-Unis, où la population a doublé en 25 ans, et quadruplé en 50. Quant aux moyens indiqués par Malthus pour équilibrer la population avec la production, ce n'est pas ici le lieu de s'en occuper.

D'après M. Boudin, il résulte des tableaux de recensement et de mouvement de la population des dernières années, que le doublement de la population s'opérerait ainsi qu'il suit dans les États de l'Europe : — Belgique en 41 ans, Hollande 42 ans, États sardes 42 ans, Norwége 50 ans, Irlande 50 ans, Autriche 52 ans, Pologne 52 ans, Espagne 57 ans, Écosse 57 ans, Suède 57 ans, Royaume-Uni 62 ans, Italie 66 ans, Prusse 70 ans, royaume de Naples 75 ans, Angleterre 78 ans, Allemagne 79 ans, Danemark 83 ans, Russie 95 ans, Suisse 97 ans, Portugal 97 ans.

Durée de la vie humaine.

Longévité. — Duvillard, en 1806, d'après des faits recueillis en France avant la révolution, a fixé la durée moyenne de la vie humaine à 28 ans 1/2. Les recherches statistiques plus modernes, dont les résultats ont été donnés plus haut, permettent de la fixer aujourd'hui à 33,63. Trois causes peuvent être invoquées pour expliquer ce progrès, ce sont : 1° l'extension de la vaccine ; 2° l'aisance ; 3° les progrès de l'hygiène publique.

On a donné des tables destinées à indiquer la mortalité correspondant à chaque âge, et le nombre successif d'individus qui disparaissaient à partir de la naissance. Ces tables de mortalité, qui ont joué un rôle si important dans la création des caisses de placement sur la vie et des associations mutuelles, ne sauraient trouver place ici. Voici seulement quelques-uns des résultats obtenus et dont il est important de se souvenir. Ils ont été recueillis en France.

TABLE

		SUR 1,000 NAISSANCES.	
à 10 ans, il ne reste plus que	534		578.6
à 20 — —	485		527
à 30 — —	424		463
à 40 — —	370.7		39
à 50 — —	307.5		332

1.

		SUR 1,000 NAISSANCES.	
à 60 ans, il ne reste plus que	229 9	255
à 70 — —	133 6	251.7
à 80 — —	44.7	53
à 100 — —	1.2	2.1

M. Benoiston de Châteauneuf a publié quelques résultats très-curieux relatifs à la durée de la vie humaine dans plusieurs des principaux États de l'Europe. Il a relevé l'âge de 15 millions d'individus à l'époque de la mort, et ces documents ont été recueillis en Angleterre, en Belgique, en Prusse, en Danemark, en France, en Savoie, en Piémont, dans les États de Gênes et en Islande. Voici ces résultats :

Sur ces 15 millions, 6,872,091, ou 44,4 pour 100, atteignent 30 ans ; de 30 à 60 ans la perte est un peu moins de la moitié, car 3,805,755, ou 55,3 pour 100, atteignent 60 ans. A 70 ans, sur les individus survivant à 30 ans, il n'en reste plus que 2,259,605, ou 32,7 pour 100. A 80 ans, il en survit un peu plus du dixième, ou 786,162, ou 11,4 pour 100. A 90 ans, 87,873, ou 1,37 sur 100. A 100 ans quelques rares exemples.

La longévité est-elle plus grande dans les pays froids que dans les pays chauds ? C'est une question que M. Benoiston de Châteauneuf a discutée avec beaucoup de soin, et à la suite de laquelle il a été conduit aux conclusions suivantes, qui embrassent la totalité de son travail :

1° Borner à 70 ans la carrière humaine, c'est trop peu ; à 100 ans, c'est trop.

2° Dans les pays froids, Danemark, Suède, Norwége, ce terme est atteint par un plus grand nombre des individus ayant atteint l'âge de 30 ans.

3° On observe des résultats analogues dans certaines provinces du Midi.

4° Tous les climats sont à peu près compatibles avec une longue durée de la vie.

5° En Europe, à toutes les époques de l'âge, la femme paraît vivre plus longtemps.

6° Sur les 15 millions de décès, 2/3 au moins sont recueillis sur des classes peu aisées. On reconnaîtra avec satisfaction qu'il n'y a pas lieu de déplorer les conditions d'existence de ces classes.

L'Espagne, le Portugal, les Deux-Siciles, la Grèce, l'Autriche, la Hollande, sont en dehors de ces résultats, et pourraient peut-être les modifier.

Bibliographie. — On sait avec quelle ardeur on s'est occupé, depuis le dernier siècle, du mouvement de la population, et combien d'ouvrages ont été publiés sur la statistique. Nous n'avons point l'intention d'en publier ici une bibliographie complète, nous mentionnerons seulement les principaux, ceux qui font époque, et ceux qui ont été consultés et cités dans l'article qu'on vient de lire. — *État général des baptêmes, mariages et morts à Paris, avec des observations générales sur les années 1670-1671.* Paris, 1671, in-f°. — Süssmilch, *Die göttliche Ordnung in den Veränderungen des menschlichen Geschlechts, aus der Geburt dem Tode,* etc., 1re édit. Berlin, 1740, 2 vol. in-8. — Buffon, *Histoire de l'homme (Probabilités de la durée de la vie, Essai d'arithmétique morale, Tables,* etc.), in Œuvres. — Deparcieux, *Essai sur les probabilités de la durée de la vie humaine.* Paris, 1746, in-4°. — Wallace, *Dissert. historique et politique sur la population des anciens temps comparée avec celle du nôtre, dans laquelle on prouve,* etc., trad. franç. Amsterdam, 1769, in-8.— Bernouilli (D.), *De usu medico tabularum baptismalium, matrimonialium,* etc. Basileæ, 1771, in-4°. — Morand fils, *Récapitulation des baptêmes, mariages, mortuaires et enfants trouvés de la ville et des faubourgs de Paris, de 1709 à 1770 inclusivement,* etc., in Mém. de l'Acad. des Sciences, 1771, p. 830. — Moheau, *Recherches et considérations sur la population en France,* 2e part. Paris, 1778, in-8. — Malthus, *An Essay on the principle of population, or a View of its past and present Effects on humane happiness,* etc. 1re édit. London, 1803, in-4°, trad. franç. par MM. Prevost père et fils. Paris, 1836, in-4°. — Duvillard, *Analyse et tableau de l'influence de la mortalité à chaque âge,* etc. Paris, 1806, in-4°. — Hargenvilliers, *Recherches et considérations sur la formation du recrutement en France.* Paris, 1817, in-8. — *Recherches statistiques sur la ville de Paris et le département de la Seine.* Paris, 1821, in-8, et 1823-1860, 5 vol. in-4°. — *Annuaire du bureau des longitudes,* la collection. — Legoyt, *Statistique de la France,* la collection in-4°. — Villermé, *De la mortalité dans les divers quartiers de la ville de Paris,* in Ann. d'hyg., 1re sér., t. III, p. 294, 1830. — Du même, *Rapport* sur l'ouvrage de MM. Quetelet et Edw. Smith : *Recherches sur la populat. de la Belgique,* etc , même recueil, t. VIII, p. 459, 1832. — Du même, *Sur la population de la Grande-Bretagne considérée principalement dans les districts agricoles et manufacturiers,* etc., ibid., t. XII, p. 217, 1834. — Du même, *Mém. sur la distribution de la population française par sexe et par état civil,* etc., ibid., t. XVII, p. 245, 1837. — Du même, *Rapport sur le recensement de la population sarde pour 1836, ibid.,* t. XXIV, p. 241, 1840. — Du même, *Considérations sur les tables de mortalité à l'occasion d'un travail de M. Quetelet sur le même sujet, ibid.,* 2e sér., t. I, p. 7, 1854. — Benoiston de Chateauneuf, *De la durée de la vie chez le riche et chez le pauvre,* in Ann. d'hyg., 1re sér., t. III, p. 5, 1830. — Du même, *Essai sur la mortalité dans l'infanterie française, ibid.,* t. X, p. 239, 1833. — Du même, *Mém. sur la durée des familles nobles en France, ibid,* t. XXXV, p. 27, 1846. — Du même, *De la durée de la vie* *humaine dans plusieurs des principaux États de l'Europe*, etc., *ibid.*, t. XXXVI, p. 241, 1846. — BALBO, *Saggi di aritmetica politica*. Turin, 1829, in-4°. — BISSET-HAWKINS, *Elements of medical statistic*. London, 1829, in-8. — QUETELET, *Série de mém. sur la loi de croissance, le poids de l'homme*, etc., réunis dans *Essai de physique sociale*. Paris, 1835, 2 vol. in-8 — CASPER, *De l'influence du mariage sur la durée de la vie humaine*, trad. franç., in *Ann. d'hyg.*, 1re sér., t. XIV, p. 227, 1835. — DU MÊME, *Denkwürdigkeiten zur medizinischen Statistik und Staatsarzneikunde*, Berlin, 1846, gd in-8. — BIENAYMÉ, *De la durée de la vie en France depuis le commencement du dix-neuvième siècle*, in *Ann. d'hyg.*, 1re sér., t. XVII, p. 177, 1837 — MALLET (E.), *Recherches historiques et statistiques sur la population de Genève*, etc., in *Ann. d'hyg.*, 1re sér., t. XVII, p. 5, 1837. — DESPINE (Marc), *Essai sur la mortal. gén. et nosol. du canton de Genève en 1838*, in *Ann. d'hyg.*, 1re sér., t. XXIII, p. 5, 1840. — DU MÊME, *Tableau gén. des décès du canton de Genève pour 1842*. Genève, 1843 ; *id.* pour 1843, Genève, 1844. — DU MÊME, *Annuaire de la mortalité genevoise, années 1844 et 1845, avec table*. Genève, 1847. — DU MÊME, *Influence de l'aisance et de la misère sur la mortalité*, in *Ann. d'hyg.*, 1re sér., t. XXXVII, p. 234, 1847. — DU MÊME, *Notice statistique sur les lois de mortalité et de survivance aux divers âges de la vie humaine*, etc., in *Ann. d'hyg.*, 1re sér., t. XXXVIII, p. 289, 1847. — DU MÊME, *Essai analytique et critique de statistique mortuaire comparée*, etc. Genève, 1858, avec tabl., — SCHNEIDER, *Ein Beitrag zur Lehre von der Wahrscheinlichen Lebensdauer der Stande* in *Casper's Ztschr*, t. IV, p. 53, 1853. — *Census of Great Britain population tables*. London, 1854, 2 vol. in-fol. — BERTILLON, *De quelques éléments d'hygiène dans leur rapport avec la durée de la vie*. Thèses de Paris, 1852, in-4°. — DU MÊME, *Conclusions statistiques contre les détracteurs de la vaccine*. Paris, 1857, in-12. — DU MÊME, *Études statistiques de géographie pathologique*, etc., in *Ann. d'hyg.*, 2e sér., t. XVIII, p. 102. 1862. — GUILLARD, *Éléments de statistique humaine*. Paris, 1855, in-8°. — TRÉBUCHET, *Statistique des décès dans la ville de Paris*, in *Ann. d'hyg.*, 1re sér., t. XLII, p. 350 ; XLIII, p. 5 ; XLIV, p. 71 ; XLV, p. 336 ; XLVI, p. 5, 295 ; XLVIII, p. 130 ; 2e sér., t. VII, p. 5 ; IX, p. 241. — BOUDIN, *Essai sur les lois pathologiques de la mortalité*, in *Ann. d'hyg.*, 1re sér., XXXIX, 77, 364, 1848. — DU MÊME, *Études statistiques sur les lois de la population, ibid*, 1re sér., XLIV, 241, 1850. — DU MÊME, *Statistique de la France et des colonies, d'après les derniers recensements, ibid.*, 1re sér., XLVIII, 251, 1852. — DU MÊME, *Statistique du sol et de la population de la France, id.*, 2e sér., IV, 183, 1855. — DU MÊME, *Coup d'œil sur les maladies qui ont été cause de décès à Londres, de 1842 à 1856 inclusiv., ibid.*, 2e sér., VII, 468, 1857. — DU MÊME, *Études sur le mouvement de la population en France et en Belgique d'après les documents officiels, ibid.*, 2e sér., VIII, 13, 1857. — DU MÊME, *Statistique des maladies qui ont été causes de décès dans le royaume de Belgique de 1851 à 1855 inclusivement, ibid.* 2e sér., IX, 203, 1858. — DU MÊME, *Mouvement de la population en France et en Algérie* en 1854, *ibid.*, IX, 286, 1858. — Du même, *Traité de géographie et de statistique médicales.* Paris, 1857, 2 vol. in-8°.— Mahlmann, *Statistique de la population en Suède depuis le milieu du dix-huitième siècle, et comparaison avec les autres pays de l'Europe*, in *Deutsche Klinik*, 1859. — Laveran, *Recherches statistiques sur les causes de la mortalité de l'armée servant à l'intérieur*, in *Ann. d'hyg.*, 2e sér., t. XIII, p. 241, 1860. — Fleming, *Medical Statistic of Life assurance; being an Inquiry*, etc. Glascow, 1862, in-8°.

CHAPITRE III

Des sexes

La considération du sexe a une grande importance en hygiène. Il est toutefois impossible de tracer l'histoire physiologique de l'homme et de la femme; on ne peut que signaler les différences principales qui les caractérisent, différences que peut expliquer l'action des agents sur leur organisme. Voici les plus saillantes.

1° La présence des organes génitaux chez l'homme et chez la femme est la première et la plus importante de ces différences. Chez l'homme, ce sont les organes génitaux mâles, dont on ne peut donner ici la description. Chez la femme, ce sont les organes femelles : utérus, ovaires, mamelles.

Sans entrer dans des détails bien circonstanciés touchant les fonctions de ces organes, il est indispensable de donner quelques explications relatives à leur action.

Les organes génitaux femelles, indépendamment de la fécondation et de la gestation, remplissent deux fonctions qui doivent nous arrêter quelques instants. La première est l'ovulation spontanée; la deuxième est la menstruation.

Ovulation spontanée. — D'après les travaux de Négrier, Gendrin, Pouchet, Coste, etc., on peut admettre la théorie suivante de l'ovulation spontanée, et la formuler dans ces quatre propositions.

1° Chez la femme, il y a une époque qui correspond au rut chez les animaux, c'est la maturation de l'ovule;

2° Cette maturation a lieu tous les mois;

3° Une fois à l'état de maturité, cet ovule, contenu dans une des vésicules dites de Graaf, en détermine le gonflement, puis la rupture. De là, l'ovule passe dans les trompes de Fallope, puis enfin dans l'utérus, où il meurt s'il n'est pas fécondé.

4° Cette rupture s'accompagne d'une congestion générale de l'utérus, et les deux causes réunies (rupture et congestion) déterminent l'écoulement du sang qui constitue les règles.

Menstruation. — Il est généralement admis que la menstruation commence chez les femmes à l'âge de 14 à 15 ans (Marc Despine, etc.) en moyenne, dans nos climats. Haller pensait que la puberté des femmes commençait beaucoup plus tôt dans les pays chauds, où elle se montrait, en général, vers l'âge de 8 à 9 ans, tandis qu'elle se faisait attendre beaucoup plus dans les climats froids. Un médecin anglais, M. Roberton, dans le but de résoudre cette question, a ouvert une correspondance avec les médecins anglais établis dans les diverses contrées du globe, et il a consigné les résultats de cette correspondance dans le journal d'Édimbourg. Voici les conclusions principales auxquelles il est arrivé.

1° L'opinion de Haller, que la puberté des femmes, dans les pays chauds de l'Asie, commence de 8 à 10 ans, est complétement dénuée de fondement.

2° L'âge auquel la menstruation commence au plus tôt, en Angleterre et au Bengale, est le même (9 ans).

3° Bien que le terme moyen de la puberté semble plus rapproché à Calcutta qu'en Angleterre, réellement elle ne se montre pas plus tôt dans un pays que dans l'autre.

4° La différence la plus remarquable que présentent les tables, c'est qu'un plus grand nombre de femmes indoustanes sont réglées à 12 ans, tandis qu'en Europe le développement de la menstruation est reporté entre la onzième et la seizième année.

5° Quand il serait prouvé que ces femmes arrivent plus tôt à la puberté que les autres, ce ne serait pas une preuve en faveur de l'influence du climat. Ainsi, à la Jamaïque, à Antigoa, aux Barbades, à la Nouvelle-Grenade, les règles ne se montrent pas plus tôt qu'en Angleterre, et il est juste d'attribuer cette différence, dans l'Indoustan, à la différence de race.

Dans le relevé d'un premier tableau recueilli dans les climats chauds, la première menstruation a eu lieu en moyenne à 12 ans 14/27, et la première grossesse à 14 ans 2/25. Dans les autres relevés, la première menstruation a eu lieu à 12 ans 83/107, et la première grossesse à 13 ans 64/66, toujours en moyenne.

Dans l'île de Madère, 228 femmes ont eu pour moyenne de

l'âge de l'établissement de la menstruation 15 ans 5 mois. (Voir l'ouvrage de M. Brierre de Boismont *Sur la menstruation.*)

Système nerveux. — La seconde cause de différence entre l'homme et la femme est dans le système nerveux ; voici en quoi elle consiste : le système nerveux chez la femme est plus excitable, plus facilement impressionnable ; il est, si l'on peut ainsi dire, doué de facultés plus exquises, plus délicates, et cet état fonctionnel est plutôt un indice de débilité que de force. La plupart du temps, les facultés intellectuelles mises en jeu, bien qu'elles puissent être aussi développées et aussi perfectionnées que chez l'homme, n'en sont pas moins affectées d'une débilité plus grande, d'une excitabilité plus facile et d'un épuisement plus prompt.

Les mouvements présentent les mêmes résultats ; ils ont moins de force, moins d'étendue ; le développement musculaire est moins considérable.

La sensibilité, surtout chez la femme, est délicate, exquise ; elle est mise en jeu avec une facilité extrême, s'exalte ou diminue avec une grande rapidité.

Peut-on expliquer cette grande et facile impressionnabilité des diverses facultés cérébrales par un état organique particulier du cerveau ? Plusieurs auteurs l'ont essayé.

D'après Sœmmering, la tête et le cerveau, considérés d'une manière absolue, sont plus petits chez la femme que chez l'homme. Mais si leur masse encéphalique est comparée au reste du corps, on trouve que le volume et le poids de cette dernière sont relativement plus considérables chez la femme que chez l'homme. (*De corporis humani fabrica,* t. IV, p. 39, *Traj. ad M.,* 1798, in-8°.)

D'après Ackermann, cité par Burdach, le cerveau de la femme est proportionnellement plus pesant que celui de l'homme dans ses rapports avec le poids total du corps chez l'un et l'autre. (*Ueber die körperliche Verschiedenheit des Mannes vom Weibe,* p. 142, in Burdach, *Traité de Physiol.,* trad. fr., t. I, p. 333.)

D'après M. Parchappe, le volume de la tête est, en moyenne, plus petit dans toutes les proportions chez la femme que chez l'homme ; il en est de même du poids qui, en moyenne, est plus faible chez la femme ; tandis que ce volume et ce poids, comparés à celui du reste du corps, sont relativement plus considérables. (*Recherches sur l'encéphale,* 1er *mém.,* p. 16 et suiv. Paris, 1836.)

Les trois auteurs qui viennent d'être cités s'accordent donc à tirer de leurs recherches anatomiques cette conclusion : que le volume et le poids de la masse nerveuse, comparés au poids et au volume de la masse du corps, sont plus considérables chez la femme que chez l'homme ; et il suit de là qu'on pourrait peut-être invoquer cette prédominance pour expliquer la susceptibilité et l'impressionnabilité plus grandes des diverses facultés cérébrales dans le sexe féminin.

Dépendances du système nerveux. — La peau est plus brune, plus résistante, plus épaisse chez l'homme que chez la femme. Le système pileux est généralement plus développé chez lui.

La *digestion* n'est signalée dans les deux sexes par aucune différence importante qui mérite d'être remarquée.

La *respiration*, au contraire, présente des variations remarquables dont on doit la connaissance à MM. Andral et Gavarret. Ces variations portent sur la quantité de carbone brûlé dans les poumons. Le terme de comparaison est la quantité de ce corps brûlée dans l'espace d'une heure, et que l'on déduit de la proportion d'acide carbonique exhalée pendant ce laps de temps.

De 8 à 15 ans, les enfants mâles brûlent, dans l'espace d'une heure et en moyenne, 7 gr. 4 de carbone, tandis que, dans les mêmes conditions, les enfants femelles ne brûlent que 6 gr. 4.

Après l'âge de puberté, les résultats sont variables chez l'homme, et chez la femme : 1° chez l'homme, la quantité d'acide carbonique brûlée augmente jusqu'à l'âge de 30 ans, ensuite elle décroît. De 15 à 20 ans, il y a 10 gr. 8. — De 20 à 30 ans, 12 gr. 2. — De 30 à 40 ans, 11 gr.—De 40 à 60 ans, 10 gr. — De 60 à 80 ans, 9 gr. 2. — Un cas à 102 ans, 9 gr.

2° Chez la femme, la quantité de carbone brûlée dans l'espace d'une heure est toujours moins forte que chez l'homme. Dès que la menstruation est établie, MM. Andral et Gavarret sont arrivés à cette singulière conclusion que, quels que soient l'âge et la force des femmes tant que dure cette période, de 15 à 50 ans, par exemple, la quantité de carbone brûlée dans l'espace d'une heure est toujours à peu près la même et s'éloigne peu de la moyenne, 6 gr. 9. Pendant la grossesse, la quantité de carbone brûlée en une heure atteint le chiffre maximum 8 gr., qu'elle conserve tant que dure cet état physiologique, pour retomber ensuite dans la moyenne, 6 gr. 9. (*Recherches sur la quantité d'acide carbonique exhalée par le poumon, dans l'espèce humaine,* Paris, 1843, in-8°.)

Circulation. — M. Bizot, dans des recherches intéressantes, a signalé des différences notables entre le volume du cœur, chez l'homme et chez la femme. Chez cette dernière, il est proportionnellement moins volumineux dans toutes ses dimensions. (*Recherches sur le cœur et le système artériel chez l'homme*, in *Mém. de la Soc. méd. d'obs.*, t. I, p. 262-411. Paris, 1837, in-8°.)

La composition du sang n'est pas exactement la même dans les deux sexes. Les analyses auxquelles je me suis livré avec M. Rodier ont conduit aux conséquences suivantes :

Le sang chez la femme est un peu plus riche en eau que chez l'homme.

La proportion de globules est beaucoup moindre chez la femme que chez l'homme. Il y a en moyenne 127 millièmes chez elle, tandis qu'il y en a 141 millièmes chez l'homme.

La proportion d'albumine contenue dans 1,000 grammes de sérum est également un peu moins forte chez la femme.

Le poids des matières grasses est un peu (mais bien peu à la vérité) plus considérable chez la femme que chez l'homme. Il y a chez elle un peu moins de sels.

En résumé : la densité, soit du sang considéré en masse, soit du sérum pris à part, est moindre dans le sexe féminin que dans le sexe masculin. (*Recherches sur la composition du sang dans l'état de santé et de maladie*. Paris, 1844, in-8°.)

Poids. — A égalité d'âge et à partir de douze ans, où il y a une égalité presque complète dans le poids des individus des deux sexes (Quetelet), l'homme est généralement plus pesant que la femme. Le poids moyen du premier, bien développé et bien conformé, peut être représenté par 47 kil., tandis que celui de la femme, dans les mêmes conditions, n'est que de 42,5 kil. Les limites extrêmes, pour les hommes, ont été 45 kil. et 98,5 kil., et pour les femmes 39,8 kil. et 93,8 kil.

Les femmes parviennent au maximum de leur poids plus tard que l'homme. C'est en effet vers l'âge de cinquante ans qu'elles pèsent le plus, tandis que l'homme se trouve dans la même condition à quarante ans.

Taille. — La taille (Quetelet) chez l'homme est en moyenne plus élevée que chez la femme. Chez un homme ayant atteint tout son développement, les limites extrêmes se trouvent comprises entre 1^m,467 et 1^m,890, et chez la femme entre 1^m,444 et 1^m,740.

Les différences qui viennent d'être signalées entre l'organisation de l'homme et celle de la femme modifient, chez cette dernière, l'influence des divers agents externes ou internes, et peuvent même déterminer des effets tout spéciaux.

On peut ranger en quatre ordres ces différences principales, qui résultent pour la femme de son organisation particulière.

1° La femme, en raison de sa constitution moins forte, de son organisation moins robuste, offre, d'une part, une moindre résistance à l'action des agents extérieurs et des modificateurs de cause interne, et d'une autre part, elle offre contre les maladies, une fois développées, une réaction moins considérable. Ces deux propositions se démontrent d'elles-mêmes, il est inutile d'y insister.

2° La diversité des organes génitaux dans les deux sexes est, pour chacun d'eux, la cause d'affections essentiellement différentes. Chez l'homme, les maladies des organes génitaux tendent plus à se localiser, et, chez la femme, elles tendent davantage à se généraliser. Il va sans dire que cette loi présente des exceptions, et qu'il n'y a d'exprimé ici que le fait général. Chez la femme, un acte nouveau et important, l'accouchement, ainsi que tous les phénomènes qui en sont la suite, est, pour elle, le point de départ de maladies nombreuses, toutes spéciales et exerçant une grande influence sur son état physiologique et pathologique.

3° L'ovulation spontanée et la menstruation, qui en est la conséquence, donnent naissance à des accidents nouveaux et tout particuliers qui sont liés à ces fonctions. Ces accidents peuvent se développer ou être rattachés à trois époques bien distinctes de la menstruation, qui sont les suivantes :

A. La menstruation, à l'époque de sa manifestation, peut trouver de grands obstacles à s'établir, et ces obstacles sont, la plupart du temps, liés à l'existence de la chlorose ou de l'hystérie. D'un autre côté, l'établissement de la menstruation peut changer la constitution de la jeune fille, l'améliorer, la consolider, et même faire disparaître certaines maladies qui existaient à une époque antérieure, telles que la chorée, l'épilepsie, les scrofules, des affections chroniques de la peau, etc., etc.; la menstruation peut encore en produire de nouvelles, et être quelquefois le point de départ de leucorrhées rebelles et même de phthisie pulmonaire.

B. Pendant sa durée, chaque époque menstruelle peut être la source d'accidents particuliers, qui sont : a, la quantité trop considérable de l'écoulement sanguin, qui détermine des anémies plus ou moins profondes ; *b*, la diminution de quantité ou encore la suppression des menstrues, qui est tantôt le symptôme d'une maladie générale (la chlorose), tantôt, au contraire, le point de départ d'accidents spéciaux, qui ne sont que la conséquence de la suppression ou de la diminution de ce flux. L'état pléthorique, la fièvre continue simple, la métrite, etc., etc., peuvent être rangés dans cette catégorie.

C. A l'instant de la suppression naturelle des menstrues, les modifications qui surviennent dans l'organisation de la femme, surtout dans les premières années qui suivent ce temps critique, peuvent être cause de diverses maladies. On ne peut examiner ici toutes celles que les auteurs ont mises sur le compte de cette suppression ; il est seulement utile de signaler le fait général.

4° La femme, en raison de l'état de son système nerveux et de la susceptibilité des fonctions de cet appareil si facilement mise en jeu, se trouve dans les deux conditions suivantes, que nous formulons seulement ici d'une manière générale.

A. Chez la femme, la plupart des maladies d'espèce et de nature différentes qui peuvent se développer se compliquent plus facilement d'accidents nerveux, soit du mouvement, soit de la sensibilité, soit même de l'intelligence.

B. Les affections nerveuses, les névroses sont plus fréquentes chez la femme que chez l'homme. Il y en a même qui lui sont toutes spéciales, telles que l'hystérie.

Résultats statistiques. — Les recherches statistiques faites sur le sexe féminin comparé au sexe masculin ont conduit à des données curieuses et assez intéressantes, sous le point de vue de l'hygiène, pour être reproduites ici.

1° *Naissances.* — Il naît plus de garçons que de filles ; c'est un fait positif et qui est vrai dans la plupart des pays. Voici quelques chiffres qui le prouvent, pour la France du moins.

En France, en 30 ans, de 1817 à 1846, il est né 14,990,142 garçons et 14,107,953 filles. Les premières naissances l'emportent donc sur les secondes de 1/16.

Les choses ne se passent pas de même pour les enfants légitimes ou pour les enfants illégitimes. En effet, pour les premiers il naît 17 garçons pour 16 filles, tandis que pour les seconds, il naît 26 garçons pour 25 filles.

M. Boudin a donné un tableau qui résume la proportion des

naissances masculines sur 1,000 naissances féminines dans divers États de l'Europe. Nous en extrayons quelques chiffres.

Prusse, 1820-1834	1,060	Grande-Bretagne	1,048
Prusse (population juive)	1,112	Suède, 1816-1825	1,046
Pays-Bas	1,064	Mecklembourg	1,071
Russie, 1812-1827	1,089	Corfou	1,116
Naples, 1821-1828	1,062	Belgique, 1816-1825	1,065
Autriche	1,061	Berlin, 1789-1810	1,069
Wurtemberg, 1820 1828	1,057	Vienne, 1789-1810	1,041
Bohême	1,034		

2° *Mortalité.* — La statistique prouve qu'il meurt, en général, un peu plus de garçons que de filles. Il y a environ 65 morts de garçons pour 64 filles. Si l'on met ces résultats en regard de ce fait que nous avons signalé, savoir, qu'il naît plus de garçons que de filles, on arrive à reconnaître que les deux sexes concourent d'une manière inégale et variable à l'accroissement de la population. Il résulte des recherches les plus récentes, consignées dans l'*Annuaire du bureau des longitudes*, que les garçons concourent à l'accroissement de la population pour 1/347, tandis que les filles n'y contribuent que pour 1/460.

En France, le mouvement moyen annuel de la population a été marqué par un accroissement de 164,774, ainsi distribués : 93,927 garçons, 70,847 filles.

Longévité. — Les résultats qui ont été présentés plus haut, et qui sont extraits du Mémoire de M. Benoiston de Châteauneuf, prouvent : 1° que la durée moyenne de la vie est un peu plus grande chez la femme que chez l'homme ; 2° que les exemples de longévité les plus nombreux se trouvent dans le sexe féminin.

Le *Register Office*, dont quelques extraits ont déjà été donnés plus haut, fournit encore ici des documents curieux touchant l'influence du sexe sur la mortalité et sur la nature des maladies qui sont cause des décès : sur 1,734,526 décès, il y a eu 881,006 hommes et 853,520 femmes.

Sur une population de 25 villes et 7 comtés dans lesquels l'influence du sexe a été notée (la population était de 1,743,280 hommes et 1,840,887 femmes), les résultats obtenus, relativement à quelques maladies, ont été les suivants :

Cancer, plus fréquent chez la femme que chez l'homme ; il y eut 519 femmes et 141 hommes. La *phthisie* a frappé plus de femmes, 7,973 contre 7,165 hommes. Les *maladies des organes génitaux*, beaucoup plus communes dans le sexe féminin, donnent 796 femmes contre 9 hommes seulement. Les *maladies du système nerveux* ont été à peu près également causes de mort dans les deux sexes.

Les règles hygiéniques applicables aux deux sexes seront exposées avec détail, en traitant de l'histoire de chacun des agents qui composent la matière de l'hygiène.

Bibliographie. — GENDRIN, *Ovulation*, in *Traité philos. de méd. prat.*, t. II, p. 28 et suiv. Paris, 1839. — NÉGRIER, *Recherches anat. et physiol. sur les ovaires*. Paris, 1840, in-8º. — BISCHOFF, *Traité du développement de l'homme et des mammifères*, in *Encycl. anat.*, trad. Jourdan. Paris, 1843, in-8º. — RACIBORSKI, *De la puberté et de l'âge critique chez la femme*. Paris, 1844, grand in-18. — COURTY, *De l'œuf et de son développem. dans l'espèce humaine*. Montpellier, 1845. — POUCHET, *Théorie positive de l'ovulation spontanée*, etc. Paris, 1847, 1 vol. in-8, atl.— COSTE, *Hist. générale et particulière du développem. des corps organisés*. Paris, 1848, in-4º (non terminé). — Menstruation. — HALLER, *Purgatio menstrua* in *Elem. physiol.*, t. VII, pars 2ª, l. XXVIII, sect. 3, p. 137-177. Berne, 1765. — ROBERTON, *Inquiry into natural History of the menstrual fonction*, in *Edinb. med. and surg. Journ.*, t. XXXVIII, 183?. — PÉTREQUIN, *Recherches sur la menstruation*. Thèse inaug., nº 311, Paris, 1835.— D'ESPINE (Marc), *Recherches sur quelques-unes des causes qui hâtent ou retardent la puberté* in *Archiv. gén. de méd.*, 2e sér., t. XX, 1835. — BRIERRE DE BOISMONT, *De la menstruation considérée dans ses rapports physiologiques et pathologiques*. Paris, 1842, in-8. — Des femmes en général. — ROUSSEL, *Système physique et moral de la femme*. 1re édit. Paris, 1775. — MOREAU (de la Sarthe), *Histoire naturelle de la femme*. Paris, 1803, 3 vol. in-8º. (Voy. pour les statistiques, la Bibliographie de l'article *Population*.)

<hr>

CHAPITRE IV

De la constitution et des tempéraments

§ 1. — Constitution.

On a souvent confondu la constitution et le tempérament, et cependant ce sont deux choses fort distinctes.

Définir la constitution est chose fort difficile, car c'est une manière d'être, un état général de l'individu, qui se conçoit, mais ne s'énonce pas. M. Royer-Collard donne une bonne idée de ce qu'on doit entendre par constitution dans les phrases sui-

vantes : « Tout homme est doué primitivement et originellement
« d'une constitution propre, distincte du tempérament propre-
« ment dit... La constitution est le fond de la nature indivi-
« duelle ; le tempérament en est la forme plus ou moins durable.»
« Enfin « la constitution est la formule générale de l'organi-
« sation particulière de chaque individu. » D'après M. Lévy,
les constitutions se jugent par le résultat sommaire de toutes
les causes individuelles, telles que le tempérament, l'idiosyn-
crasie, le degré de force physique, la régularité des diverses
fonctions, la somme de résistance aux diverses maladies, enfin,
la proportion de vitalité. Ce résultat sommaire s'exprime par les
mots *force* ou *faiblesse*. Conséquent avec son point de départ,
M. Lévy examine successivement les rapports de la force avec :
1° le tempérament, 2° l'idiosyncrasie, 3° l'âge, 4° le sexe, 5° l'hé-
rédité, 6° l'habitude, 7° la taille, 8° le poids du corps. Pour
moi, la constitution est une chose que l'on ne définit pas, c'est
la manière d'être de l'organisation de chaque individu ; c'est,
comme on l'a dit plus haut, la formule générale de l'organisa-
tion particulière de chacun, formule qui se traduit, je le répète,
par ces expressions *force* et *faiblesse* : constitution forte et con-
stitution faible. Sans entrer ici dans aucun développement à cet
égard, on peut dire que la force de la constitution de chaque
personne est en raison directe des cinq circonstances suivantes :
1° la solidité et la perfection de la structure anatomique des di-
vers organes, 2° la régularité du jeu physiologique des diverses
fonctions, 3° le degré de force physique, 4° la résistance aux
causes de maladie, 5° l'énergie de la vitalité.

La faiblesse de la constitution est en raison inverse des mêmes
circonstances. Il y a de nombreuses nuances intermédiaires.

Bibliographie. — FOUQUIER, *Avantages d'une constitution faible*.
Th. de Paris, 1802, in-8°. — MONTÈGRE, art *Constitution*, in *Dict. des
sc. méd*.

§ 2. — Des tempéraments.

Cette expression est loin d'être nouvelle. Elle est née de cette
idée des anciens, qui supposaient les corps organisés formés
d'éléments divers, associés pour les constituer, mais dans des
proportions telles qu'ils se tempéraient les uns les autres.

Cette organisation ainsi équilibrée, et à laquelle ils donnaient
le nom de tempérament (tempéré ou parfait) se rencontrait ra-
rement.

Le plus souvent ils admettaient qu'il y avait disproportion entre ces éléments, mais que ces disproportions étaient compatibles avec la santé. C'était là ce qu'ils appelaient les tempéraments proprement dits ou mixtes. La disproportion excessive était appelée intempérie.

Les quatre éléments des anciens étaient le chaud, le froid, le sec et l'humide, qu'ils supposaient pouvoir former les quatre combinaisons suivantes : 1° le chaud et le sec, dans lequel la bile était prédominante, et qui constituait le tempérament bilieux ou cholérique; 2° le chaud et l'humide, dans lequel prédominait l'atrabile, constituant le tempérament mélancolique ou atrabilaire; 3° le froid et le sec, dans lequel dominait le sang et qui formait le tempérament sanguin proprement dit; 4° le froid et l'humide, dans lequel prédominait la pituite, et qui constituait le tempérament pituiteux ou phlegmatique (1).

Sans tracer ici l'historique de toutes les opinion émises sur les tempéraments, nous signalons seulement les principales.

Hallé admettait qu'il fallait chercher la raison des tempéraments dans les actions vitales des organes et dans leurs divers degrés d'irritabilité.

Il plaça les fondements anatomiques des tempéraments : 1° dans les systèmes généraux qui sont répandus dans toutes les parties de l'organisme, tels que les systèmes vasculaire, nerveux et musculaire; 2° dans les principales régions du corps et les principaux organes : les premiers constituaient les tempéraments généraux, les deuxièmes les tempéraments partiels.

M. Rostan, s'attachant à des idées purement organiques, substitua le mot constitution à celui de tempérament, et en admit

---

(1) Les dogmatiques, successeurs d'Hippocrate, réunissant les doctrines déjà anciennes des quatre éléments, des quatre qualités, des quatre humeurs, etc., en formèrent un système que j'appellerai *quaternaire*, et dont la tradition transmise jusqu'à nous explique beaucoup d'opinions hypothétiques sur les affections climatériques, les constitutions médicales, etc. Le tableau suivant donne une idée de ces concordances tout à fait arbitraires.

1° L'air; — l'humide et le chaud; — les climats tempérés; — le printemps; — le sang; — l'enfance; — le tempérament sanguin; — les maladies sanguines.

2° Le feu; — le chaud et le sec; — les climats chauds et secs; — l'été; — la bile; — la jeunesse; — le tempérament bilieux; — les maladies bilieuses.

3° La terre; — le sec et le froid; — climats secs et froids; — l'automne; — l'atrabile; — l'âge viril; — le tempérament mélancolique; — les maladies cachectiques.

4° L'eau; — le froid et l'humide; — climats froids et humides; — l'hiver; — la pituite; — la vieillesse; — le tempérament pituiteux; — les maladies catarrhales.

E. Bgd.

six espèces qu'il fondait sur le degré de prédominance ou d'infériorité des divers appareils de l'économie : 1° prédominance de l'appareil digestif, de ses annexes et du foie ; 2° prédominance des appareils respiratoire et circulatoire ; 3° prédominance de l'encéphale ; 4° prédominance de l'appareil locomoteur ; 5° prédominance des organes génitaux ; 6° atonie de tous les appareils (lymphatique).

D'après M. Royer-Collard, on doit chercher la source des tempéraments dans les trois conditions essentielles suivantes de l'organisme : 1° dans la constitution du sang ; 2° dans l'action nerveuse ; 3° dans le rapport qui existe entre le sang et le système nerveux.

La définition de Hallé me paraissant bonne, je la conserve ; elle a de plus l'avantage de s'accorder parfaitement avec les progrès de la science moderne. D'après lui, les tempéraments sont des « différences entre les hommes, constantes, compati-
« bles avec la conservation de la santé et de la vie, dues à une
« diversité de proportion et d'activité entre les diverses parties
« du corps, et assez importantes pour modifier l'économie. »

Dans l'état actuel de la science, on peut admettre les quatre tempéraments suivants :

1° Sanguin, 2° nerveux, 3° lymphatique, 4° bilieux.

Ces tempéraments sont simples ou combinés, ils sont congéniaux ou acquis.

1. *Tempérament sanguin.*

Voici les traits principaux du tempérament sanguin : peau douce, blanche et légèrement rosée, face colorée, cheveux châtains, embonpoint modéré, col court, pouls fort et développé. Exercice régulier et avantageux des principales fonctions. Force musculaire développée, penchant à l'amour, sensations vives, intelligence et imagination étendues, passions violentes.

Parmi les hommes célèbres qui présentaient ce tempérament, on cite : Marc-Antoine, Platon, Henri IV, le duc de Richelieu, le maréchal de Saxe, Mirabeau.

Ce tempérament est dû à la prédominance du développement des appareils circulatoires et respiratoires, et à l'énergie d'action de ces mêmes appareils. Il s'accompagne à peu près constamment de pléthore.

Pour M. Andral, le véritable tempérament sanguin, c'est la pléthore, état plus souvent constitutionnel qu'acquis, et qui, d'après lui, semble dépendre « d'une constitution primordiale
« du sang qu'il ne nous est pas donné de produire aussi facile-

« ment que nous produisons l'anhémie ; ce qui veut dire, en
« d'autres termes, qu'il est beaucoup plus en notre pouvoir
« d'appauvrir le sang que d'en accroître la richesse. » (*Essai
d'hématologie pathologique*, p. 41. Paris, 1843, in-8°.)

M. Andral fait consister exclusivement la pléthore dans l'aug-
mentation de proportion ou la surabondance des globules. Les
recherches auxquelles je me suis livré avec M. Rodier nous au-
torisent à admettre que la pléthore est bien plutôt due à une
augmentation de la masse du sang qu'à celle d'un seul de ses
éléments.

Dans la pléthore, on trouve bien un chiffre élevé des globules,
mais ce chiffre est tout à fait dans les limites physiologiques,
dont il occupe, il est vrai, le degré le plus élevé.

L'augmentation de la masse du sang explique du reste bien
mieux que la simple élévation du chiffre des globules les divers
phénomènes congestifs de la pléthore constitutionnelle ou ac-
quise.

Le tempérament sanguin exerce une influence sur la mani-
festation de certains états morbides.

Chez les individus sanguins, la fièvre ou l'excitation du sys-
tème circulatoire se développe avec une facilité singulière. La
fièvre éphémère, la fièvre continue simple, la synoque propre-
ment dite, se manifestent soit spontanément, soit sous l'in-
fluence de diverses causes occasionnelles, souvent même lé-
gères, et sans qu'on trouve de raisons suffisantes de leur
existence dans l'état organique des divers appareils. Le déve-
loppement d'une plegmasie quelconque, toutes choses égales
d'ailleurs, donnera naissance à une réaction fébrile plus vio-
lente chez un individu sanguin que chez tout autre.

Il est généralement admis que le tempérament sanguin dispose
aux phlegmasies et aux hémorrhagies. Cette opinion, qui s'est
transmise depuis l'antiquité jusqu'à nos jours, ne repose cepen-
dant sur aucun fondement sérieux et est tout entière à prouver.
La constitution du sang est loin de venir à l'appui de cette idée :
car la proportion de fibrine n'est ni augmenté ni diminuée
dans la pléthore ; par conséquent, cet élément ne présente au-
cune des deux modifications qui, précisément, ont été consta-
tées, soit dans les inflammations, soit dans les hémorrhagies.

On admet en général que le tempérament sanguin prédispose
à l'hypertrophie du cœur et à l'hémorrhagie cérébrale. Cette
opinion doit être modifiée de la manière suivante ; car au fond
c'est une erreur.

5.

Les individus atteints d'hypertrophie du cœur sont souvent pléthoriques, cela est vrai; mais la pléthore, dans ce cas, est plutôt la conséquence de l'affection organique du cœur que sa cause. Quant à l'hémorrhagie cérébrale, elle est souvent la suite d'une hypertrophie du cœur, et par conséquent il n'est pas étonnant qu'il existe simultanémen' de la pléthore. Dans d'autres cas, l'influence directe du tempérament sanguin sur la production de l'apoplexie est un fait à démontrer, et que des recherches ultérieures éclairciront peut-être.

RÈGLES HYGIÉNIQUES. — 1° Chez les individus sanguins, on ne doit employer les émissions sanguines qu'avec sobriété, et quand cela est positivement nécessaire. Sans cela, l'habitude est contractée, il faut y revenir très souvent, car le sang se répare et se reforme avec une rapidité et une facilité extrêmes.

2° Il faut conseiller une alimentation saine, mais médiocrement abondante et peu excitante. Il faut éviter les boissons stimulantes, le café, les alcooliques.

3° On doit prescrire un exercice fréquent, afin de mettre en jeu l'activité du système musculaire et dépenser le plus possible de ce sang si riche et qui se répare avec tant de facilité.

4° La chaleur, les appartements étroits et peu aérés doivent être évités avec soin, afin de prévenir les congestions cérébrales et de ne pas rendre encore plus prononcés les caractères du tempérament sanguin.

II. *Tempérament nerveux.*

Le tempérament nerveux est souvent nié par les médecins, et l'on a dit qu'on désignait sous ce nom une simple susceptibilité nerveuse que mille causes différentes pouvaient développer. Je crois cependant qu'on ne peut méconnaître son existence, et voici les caractères qu'on peut lui assigner :

Complexion maigre et sèche, fibres grêles, muscles peu développés, figure maigre, pâle, mobile et expressive, œil vif, front haut, mouvements brusques et saccadés, impressions vives et fortes, alternative de grande énergie qui semble disproportionnée avec la force, et d'affaissement sans cause apparente. Absence d'antagonisme entre le système musculaire et le système nerveux.

En résumé, les signes distinctifs du tempérament nerveux sont : la mobilité des sensations, le développement de l'intelligence, l'activité anormale des sympathies, le surcroît d'activité des organes génitaux.

La raison de ce tempérament doit être placée dans la prédominance du système nerveux, prédominance qui, presque toujours, est simplement fonctionnelle. Le développement matériel de la tête, admis par M. Lévy, est une chose à démontrer. Il est évident que l'intelligence est en rapport avec le volume du cerveau ; il est positif également, d'après M. Parchappe, que ce volume est moins prononcé chez les idiots et les imbéciles de naissance que chez les individus à intelligence normalement développée ; mais il n'est, toutefois, nullement prouvé que le système nerveux soit matériellement plus développé chez les individus à tempérament nerveux que chez tous autres.

Ce tempérament s'observe bien plus souvent chez la femme que chez l'homme.

Il est encore d'autres caractères qu'on peut lui assigner.

1° Le tempérament nerveux est celui qui existe le plus souvent pur et sans mélange dans l'organisme.

2° Quand il existe en même temps qu'un autre tempérament, il l'absorbe presque toujours et prédomine.

3° Il s'exagère à mesure que les individus qui le présentent avancent en âge.

Parmi les hommes célèbres à divers titres que l'histoire présente comme ayant eu ce tempérament, on peut citer : Tibère, Louis XI, Pascal, J.-J. Rousseau, Zimmermann, Robespierre, etc.

L'influence du tempérament nerveux sur l'état pathologique peut être résumée de la manière suivante :

1° Lorsqu'une maladie quelconque vient à se développer, il n'est pas rare de voir se manifester des phénomènes nerveux insolites, des sympathies anormales et des accidents particuliers, qui quelquefois même peuvent marquer l'état morbide qui en a été le point de départ.

2° Chez les individus à tempérament nerveux, les névroses de toute espèce se développent beaucoup plus facilement et avec beaucoup plus de fréquence que chez les individus d'un autre tempérament.

RÈGLES HYGIÉNIQUES. — 1° Éviter toutes les causes capables de mettre en jeu la susceptibilité du système nerveux, et en particulier celles qui agissent sur les facultés intellectuelles.

2° Sous le rapport du régime, éviter aussi bien le régime débilitant que le régime excitant.

3° Insister fréquemment sur l'emploi des bains.

4° Se livrer à un exercice modéré, mais cependant assez énergique. Substituer l'activité physique et musculaire à l'activité cérébrale. Habiter, s'il se peut, la campagne et mener une vie active, laborieuse et peu intellectuelle.

III. *Tempérament lymphatique.*

Les caractères qu'on peut assigner aux individus qui présentent ce tempérament sont les suivants : cheveux rouges ou blonds, fins; yeux bleus; peau fine et blanche; système pileux peu développé, chairs molles; orifices muqueux peu colorés ; volume exagéré du nez, des lèvres, des oreilles; dents altérées; joues plaquées de rouge ; mains et pieds volumineux.

On a souvent décrit, à la place de ce tempérament, les trois états morbides suivants, qu'il faut cependant bien en distinguer :

1° L'atonie de tous les organes;

2° L'anhémie ;

3° La cachexie scrofuleuse.

M. Lévy assigne la cause suivante à ce tempérament : « Prédominance de développement, de vitalité et d'activité de tous « les tissus pénétrés par des liquides non sanguins, et de tous « les organes qui fournissent ces liquides. Les élaborations « blanches (mucus, sérum, lymphe, etc.) l'emportent ici sur « l'hématose. » Cette définition est une hypothèse, tout aussi bien que celle qui consistait à admettre la prédominance du système lymphatique.

D'après Royer-Collard, dont M. Lévy tend à admettre les idées sur ce point, il y aurait, chez les individus doués d'un tempérament lymphatique, une diminution dans le nombre des globules du sang, et, comme conséquence, une diminution de l'action de ce sang, ainsi appauvri, sur le système nerveux. Le sang étant d'une part moins excitant et de l'autre étant lancé avec moins de force, il en résulterait un alanguissement de toutes les fonctions. Les facultés intellectuelles seraient moins vives, le système musculaire moins énergique, la contractilité organique, en un mot, serait affaiblie. En émettant cette opinion, Royer-Collard a tout simplement confondu le tempérament lymphatique avec l'anhémie, de même qu'il avait confondu le tempérament sanguin avec la pléthore.

En supposant même qu'on admît une telle opinion, ce n'est que reculer la difficulté ; il faut donc se borner à reconnaître, sans chercher à remonter à la cause première, que, chez les individus présentant le tempérament lymphatique, la force vitale est moins active, moins énergique, moins puissante, en un mot, que chez ceux qui sont doués des autres tempéraments.

Le tempérament lymphatique est congénial ou acquis. Dans ce dernier cas, on suppose que l'individu, à un âge encore peu avancé, a été soumis, pendant un temps assez long, à des causes débilitantes un peu actives, qui ont influé d'une manière fâcheuse sur sa santé.

Les caractères de cette modification de l'état physiologique peuvent se résumer dans les proportions suivantes :

1° Les individus présentant le tempérament lymphatique ne possèdent qu'un faible degré de résistance à l'action des agents physiques et aux causes pathologiques de diverse nature. Il en résulte que les maladies ont plus de prise et sévissent de préférence sur eux.

2° Ces mêmes individus ont une prédisposition singulière aux inflammations aiguës et surtout chroniques des membranes muqueuses et de la peau. Ainsi, du côté des organes des sens, les ophthalmies, les coryzas, les otites ; du côté du tube digestif, les angines, les entéro-côlites ; du côté de l'appareil respiratoire, les bronchites aiguës ou chroniques, etc., etc.

La peau est très-souvent, chez les sujets lymphatiques, le siége d'affections cutanées à marche chronique et essentiellement rebelles. Le lupus survient chez eux de préférence.

Les flux muqueux se développant sans inflammation, ou succédant à des phlegmasies, sont encore fréquents en pareils cas. Telles sont, par exemple, l'otorrhée, la diarrhée et la leucorrhée.

3° Les individus lymphatiques sont, en raison même de leur tempérament, prédisposés aux affections scrofuleuses et tuberculeuses, qui ont été considérées comme une conséquence de leur organisation.

4° Enfin il est d'observation que, chez ces sujets, la plupart des maladies tendent à prendre le type chronique et à s'éterniser. Elles sont plus rebelles, plus difficiles à faire disparaître d'une manière radicale que chez d'autres.

RÈGLES HYGIÉNIQUES. — Les principes suivants ne doivent jamais être perdus de vue toutes les fois qu'on désire combattre un tempérament lymphatique, ainsi que les affections diverses auxquelles il prédispose :

1° Respiration d'un air pur suffisamment renouvelé. S'il se

peut, séjour à la campagne dans un lieu sec et élevé; habitation saine, aérée, sèche;

2° Exercice régulier, suffisant et en rapport avec les forces;

3° Alimentation saine, abondante, essentiellement azotée, et cependant mélangée à quelques végétaux frais;

4° Éviter avec soin l'influence de l'humidité et toutes les causes morbifiques quelconques;

5° Combattre rapidement les affections dès leur début, insister peu sur les moyens débilitants, tels qu'émissions sanguines, purgatifs; car ces maladies tendent à se perpétuer d'une manière indéfinie. Prescrire de bonne heure les toniques généraux et locaux.

IV. *Tempérament bilieux.*

Existe-t-il un tempérament bilieux? La plupart des hygiénistes actuels ne le pensent pas.

Pour M. Lévy, c'est un tempérament nerveux auquel est venue se joindre la prédominance de l'organe sécréteur de la bile, prédominance que ce médecin considère comme une idiosyncrasie.

Que cette explication soit ou non admise, il n'en existe pas moins un état général de l'organisme bien net, bien distinct, auquel on peut donner le nom de tempérament bilieux, et dont voici les caractères:

Teinte foncée et même un peu jaunâtre de la peau; cheveux noirs, roides; yeux foncés ou noirs; système bilieux abondant; physionomie prononcée, annonçant la fermeté et l'intelligence; muscles vigoureux; formes rudes sans embonpoint; charpente osseuse forte; viscères principaux développés et remplissant énergiquement leurs fonctions; foie développé; digestion facile; intelligence et capacité; passions intenses et durables; caractère ferme, décidé, persévérant; ambition et opiniâtreté. On cite comme ayant présenté les attributs de ce tempérament: Alexandre le Grand, Jules César, Brutus, Mahomet, Sixte-Quint, Cromwell, Pierre le Grand, Napoléon, etc.

Si l'existence même de ce tempérament est mise en question, on conçoit à plus forte raison que son influence sur l'état pathologique soit mise en doute. Malgré cela, on ne saurait nier que les trois états morbides suivants ne se développent de préférence chez les individus qui présentent les caractères qui viennent d'être appliqués au tempérament bilieux.

1° Prédisposition manifeste aux maladies de foie. Il y a une question préalable à décider, c'est celle de savoir si ce qu'on appelle chez ces individus tempérament bilieux n'est pas déjà le premier signe ou le prodrome encore éloigné de la future maladie de foie.

2° Fréquence plus grande des maladies diverses des voies digestives.

3° Affections hémorrhoïdaires assez communes.

Règles hygiéniques. — Les individus à tempérament bilieux doivent insister sur les préceptes suivants :

1° Sobriété habituelle. Éviter tout excès de table, toute nourriture excitante, tout abus des alcooliques ;

2° Prendre beaucoup d'exercice ;

3° Fuir les émotions morales trop vives ;

4° Éviter la constipation.

V. *Tempéraments composés.*

Les tempéraments qui viennent d'être décrits sont tantôt purs et sans mélange, tantôt associés. C'est ainsi que le tempérament lymphatique isolé et le tempérament nerveux également pur existent plutôt chez la femme, tandis que le tempérament sanguin et le tempérament bilieux se manifestent plutôt d'une manière isolée chez l'homme.

Souvent ils sont associés deux à deux. Quand cela se rencontre ainsi, c'est ordinairement par suite de l'adjonction d'un tempérament acquis. Voici les associations les plus fréquentes :

1° *Tempérament nervoso-sanguin.* — Il existe plutôt chez l'homme. On cite comme douées de ce tempérament certaines populations des montagnes, les Dauphinois, les Basques. C'est un tempérament sanguin primitif qui a été modifié par l'air libre des montagnes.

2° *Tempérament nervoso-lymphatique.* — C'est celui qu'on a le plus souvent occasion de rencontrer chez les femmes.

3° *Tempérament sanguin-lymphatique.* — Il existe surtout chez l'homme et caractérise même certaines populations; tels sont les Alsaciens, les Normands, les habitants du Nord, les Belges.

Ces tempéraments peuvent-ils être modifiés, changés, améliorés? Oui, certes; c'est même là un des buts principaux de l'hygiène, et à chaque instant il en sera question.

Bibliographie.— GALIEN, *De temperamentis,* lib. tres. — STAHL (G. E.) *Dissert. temperamenti Philos.-physiogn. pathol. mecanica enucleatio.* Halæ, 1697, in-4°; *De mutatione temperamentorum, ibid*, 1712, in-4°. — HOFFMANN (Fr.), *De temperamento fundamento morum et morborum in gentibus.* Halæ, 1705, in-4°. — SCHULZE (J.), *De temperamentorum exis-*

tentia eorumque usu in medicina, Halæ, 1734, in-4°.— Bordeu (Th. de),
An pro temperamentorum diversitate functionum diversitas? Resp. af-
firm. Paris, 1754, in-4°. — Husson, *Essai sur une nouvelle doctrine des
tempéraments.* Thèse inaug. Paris, 1798, n° 3. — Hallé, *Mém. sur les
observ. fondamentales d'après lesquelles peut être établie la distinction
des tempéraments,* in *Mém. de la Soc. méd. d'Émul.,* 3e année, an VIII,
p. 342. — Loussille-Chamseru, *Danturne tria vel quatuor tempera-
menta,* in *Mém. de la Soc. méd. d'émulat,* t. VII, p. 339, 1811. —
Thomas, *Division naturelle des tempéraments.* Paris, 1821. — Du même,
*Physiologie des tempéraments ou constitutions, nouvelle doctrine appli-
cable à la méd. pratiq., à l'hygiène,* etc. Paris, 1826, in 8°. — Royer-
Collard (Hip.), *Des tempéraments considérés dans leurs rapports avec
la santé,* in *Mém. de l'Acad. de méd.,* t. X, p. 145, 1843. V. aussi les
Traités de pathologie générale de Chomel, Béhier et Hardy (t. I, du
Traité de path. int.), Monneret, Becchut, etc.

CHAPITRE V

Des idiosyncrasies

On peut définir l'idiosyncrasie une disposition spéciale qui
résulte de la manière d'être individuelle, et qui détermine des
répugnances et des inclinations spéciales. Quelques mots d'ex-
plication sont nécessaires. Pour la plupart des êtres de la série
animale, les organes des sens établissent entre eux et les agents
externes des rapports très déterminés, et qui se traduisent par
des sensations, des inclinations et des répugnances. Ces rap-
ports sont tels que les mêmes agents déterminent en général
les mêmes effets chez la plupart des individus d'une même es-
pèce. Pour l'homme, il en est ainsi ordinairement. Mais il est
des personnes qui sortent de la règle, et chez lesquelles les
agents extérieurs déterminent des effets particuliers, d'où ré-
sultent des sensations ou des perceptions, des appétences ou
des répugnances insolites. Ce sont ces appétences et ces répu-
gnances insolites auxquelles on a donné le nom d'idiosyncrasie.

Portées à un certain degré, elles prennent plus particulière-
ment le nom d'idiosyncrasie ou d'idiosyncrasie spéciale; mais
faibles et bénignes, et il n'y a peut-être pas un seul individu
qui n'en présente, elles constituent la manière de sentir et la
manière de réagir de chaque individu. C'est une conséquence
de sa nature individuelle, conséquence dont on ne doit pas cher-

cher la raison dans l'organisation. C'est à l'hygiéniste et au médecin à étudier chez chaque sujet la manière de sentir, afin d'en tirer parti dans la direction de la santé ou dans la thérapeutique des maladies qu'il aura à combattre.

Les idiosyncrasies qu'on a appelées spéciales, et qui sont les plus saillantes, sont en général celles qui sont étudiées à part, et qu'on a cherché à expliquer. Elles sont innombrables, et il faudrait examiner un grand nombre de cas individuels pour en tracer l'histoire.

Les facultés cérébrales fournissent peut-être les plus nombreuses, et on doit les chercher, soit dans les facultés intellectuelles, soit dans la locomobilité, soit dans la sensibilité. Dans cette dernière, on doit distinguer la sensibilité générale des divers systèmes organiques de celle qui est propre à chacun des organes des sens. Les sensations spéciales de quelques appareils peuvent également en devenir le siége. Tels sont la faim, la soif, le besoin de la défécation, celui d'uriner, les sensations génitales, la voix.

Les excrétions et les sécrétions peuvent également être le siége de phénomènes spéciaux qui constituent autant d'idiosyncrasies.

Dans ces cas divers, aucune particularité d'organisation, aucune structure anatomique spéciale ne peut rendre compte de ces sensations, de ces inclinations ou de ces répugnances spéciales.

M. Lévy a essayé, après M. Bégin, de faire dépendre les idiosyncrasies de la prédominance d'un organe, d'un viscère important ou même d'un appareil entier, prédominance qui pourrait être congéniale ou acquise ; d'après lui, les idiosyncrasies se manifestent chez les individus en vertu de cette loi qui appelle sur les organes prépondérants de l'économie l'action des causes morbifiques. Il explique ainsi pourquoi, deux individus étant soumis au froid, l'un contracte une angine, l'autre une bronchite, etc. A mon avis, cet hygiéniste distingué, un peu trop organicien en ce qui concerne cette question, a confondu ici la prédisposition morbide avec l'idiosyncrasie, et je préfère adopter l'idée qu'on se faisait avant lui des idiosyncrasies, idée qui est encore admise par la plupart des médecins.

1° *Règles hygiéniques.* — L'idiosyncrasie doit toujours être prise en considération et respectée dans la direction de la santé d'une personne et dans la thérapeutique des maladies dont elle peut être affectée. Vouloir en faire abstraction ou lutter contre elle, ce serait s'exposer à transformer l'idiosyncrasie en sympathie morbide, ou même en complication spéciale plus ou moins grave.

2° Dans l'état de santé, ce n'est que progressivement, très-lentement, par des moyens détournés, et surtout en faisant contracter des habitudes nouvelles, qu'on peut faire disparaître ou atténuer une idiosyncrasie désagréable, incommode ou même nuisible à la santé.

Bibliographie. — SCHRADER, *Dissert. De idiosyncrasia*, Helmstadii, 1696, in-4°. — FISCHER, *De corrigenda idiosyncrasia in statum præternaturalem degenerante*, Erfordiæ, 1724, in-4°. — MANITIUS, *De idiosyncrasia ex diversa solidorum corporis humani irritabilitate optime dijudicanda*, Lugd. Batav., 1749, in-4°. — PICQUÉ, *Lettre sur les tempéraments en général et sur quelques idiosyncrasies en particulier*, in *J. de méd.*, t. XLV, p. 132, 1776. — GEIB, G. *Diss. sur les idiosyncrasies*, Th. de Strasbourg, 1809, in-4°, n° 251. — MARC, art. *Idiosyncrasie*, in *Dict. des sc. méd.*, t. XXIII, 1818. — MAME, *Quelques propositions d'étiologie et de thérapeutique sur les tempéraments et les idiosyncrasies*, Th. de Paris, 1823, in-4°, n° 87. — Voy. aussi les *Traités de pathologie générale*, cités plus haut, art. *Tempéraments*.

CHAPITRE VI

De l'hérédité

En médecine, *hérédité* signifie une disposition en vertu de laquelle certains états physiologiques ou pathologiques des parents se transmettent aux enfants par voie de génération.

Avant d'étudier les circonstances qui peuvent exercer quelque influence sur cette transmission, il est bien important d'établir quels sont les états physiologiques et pathologiques qui peuvent ainsi se transmettre. Nous les rangerons en plusieurs séries.

I. *Hérédité d'états physiologiques.*

1° Transmission de la forme extérieure et des traits de la face qui sont la conséquence, non de l'éducation, mais de la naissance. Relativement à cette transmission, on doit se rappeler que ce n'est pas toujours dans la première enfance, mais à une époque plus ou moins avancée que se manifeste la ressemblance des enfants aux parents.

2° Transmission de la stature, de la force physique et de la durée de la vie. Les exemples de longévité, par exemple, sont fréquents dans les mêmes familles.

3° Transmission des ressemblances morales. Elles sont, toutefois, plus difficiles à constater, en raison des changements qu'y apporte l'éducation.

4° Transmission des caractères de race, de nation.

5° Transmission des tempéraments, des constitutions et des idiosyncrasies.

II. *Hérédité d'états pathologiques.*

1° Transmission des vices de conformation des organes internes et externes.

2° Transmission de la prédisposition ou de l'aptitude organique aux maladies.

C'est bien plutôt, en effet, cette prédisposition que la maladie elle-même qui se transmet.

La prédisposition organique héréditaire transmise des parents aux enfants peut être reconnue par le médecin. Cinq sources différentes peuvent lui en fournir les moyens : 1° l'état actuel de l'individu ; 2° l'apparence de la conformation externe; 3° la considération de la force ou de la faiblesse ; 4° la constitution et le tempérament ; 5° la ressemblance avec les parents.

L'époque à laquelle agit la prédisposition héréditaire est variable et dépend de circonstances nombreuses et complexes.

On a cherché à préciser quelles étaient les maladies dont la prédisposition organique héréditaire était ainsi transmise des parents aux enfants; en voici l'énumération, d'après M. Piorry (Thèse de concours, *Sur l'Hérédité*) : La pléthore, le rhumatisme articulaire aigu, la goutte, le cancer, l'hypertrophie du cœur, la phthisie, le catarrhe, la pneumonie, l'emphysème, l'asthme, l'apoplexie, la paralysie, les hernies, la surdi-mutité, l'aliénation mentale, l'idiotie, l'épilepsie, l'hystérie.

III. *Des circonstances qui modifient l'hérédité.*

1° L'état physiologique ou pathologique des parents peut d'abord très-bien ne pas se transmettre aux enfants. Dans d'autres cas, il saute une génération.

2° La prédisposition organique à un état morbide étant transmise peut encore ne pas se traduire par la production de la maladie elle-même, et cela, dans deux circonstances spéciales: *a*, si aucune cause occasionnelle n'est venue contribuer à déterminer sa manifestation; *b*, si une hygiène bien entendue ou des précautions convenables ont fait disparaître, ou du moins ont atténué cette prédisposition.

3° Le sexe exerce une influence. Le père, aussi bien que la mère, transmettent une prédisposition organique morbide. Mais y concourent-ils de la même manière ? C'est une question qui n'est pas encore décidée bien positivement.

Ainsi, on a d'abord prétendu que les pères transmettaient la prédisposition morbide aux garçons et la mère aux filles. L'observation a prouvé que rien n'était moins exact. On a dit ensuite que les pères transmettaient aux filles et les mères aux garçons : c'est encore une erreur ; ce croisement, qui a lieu quelquefois, est loin d'être constant.

Un seul fait, et qui encore ne peut être démontré positivement par des résultats numériques, est resté acquis à la science ; c'est que la mère transmet par hérédité plus souvent, plus certainement et d'une manière plus caractéristique, la prédisposition morbide organique à ses enfants.

4° L'âge des parents. — Plus l'âge des parents est avancé, plus facilement ils transmettent aux enfants l'état dont il est question ; c'est un fait qu'on ne saurait mettre en doute.

5° Le régime et les soins hygiéniques auxquels ont été soumis les parents avant l'époque et à l'instant de la conception exercent une influence notable.

C'est ainsi que la prédisposition morbide est transmise moins facilement et moins énergiquement, si ce régime et ces soins ont été judicieux, convenables et de nature à combattre la maladie dont les parents sont affectés.

RÈGLES HYGIÉNIQUES. — Elles se rapportent : 1° à l'amélioration de la constitution ; 2° aux transmissions morbides héréditaires.

1° *Améliorations de la constitution.*

Les expériences tentées sur les animaux à l'aide du croisement ont éclairé cette question, et il est permis d'appliquer quelques-uns des résultats obtenus à l'espèce humaine.

Voici d'abord quelques faits importants, sans application immédiate, il est vrai, mais qui, peut-être, en trouveront plus tard.

Le croisement permet de réunir dans le même animal les qualités du père et de la mère. Ainsi, on sait qu'en France la race chevaline s'abâtardirait si l'espèce se reproduisait entre elle, et si l'on ne prenait le soin de l'entretenir et de l'améliorer sans cesse à l'aide du croisement opéré par les étalons arabes ou anglais. Tel est le principe suivant lequel est organisée en France l'administration des haras, qui a été tant critiquée, et qui, cependant, est la seule cause de l'amélioration et de la conservation de notre race chevaline.

Des effets analogues peuvent être produits sur les diverses espèces de bestiaux. On sait les beaux résultats obtenus par l'Anglais Bakewell, qui est parvenu, par le croisement, à produire des espèces où les masses charnues dominent et où les os sont réduits au minimum.

La production des mulets, qui est une source de fortune et d'exportation pour plusieurs provinces de France, et surtout pour le Poitou, est le résultat du croisement judicieux fait par les éleveurs de beaux étalons baudets avec les juments petites et rachitiques du Poitou.

M. Harvey a publié dernièrement des résultats curieux qui, peut-être, expliqueront des faits qui jusqu'à présent semblaient obscurs, et qui plus tard seront probablement susceptibles d'application. Le fait qui en est le point de départ a été observé sur les animaux. Voici ce dont il s'agit : une jument couverte par un guagga (âne sauvage), mit au jour un hybride ayant la tête et les bandes noires qui séparent le dos et les jambes du mâle qui l'avait couverte. Plus tard, cette jument fut couverte par un cheval étalon, et cependant le produit ressembla au premier. M. Harvey donne de ce fait l'explication suivante: « Lors- « qu'un animal de n'importe quelle race a été fécondé par un « animal d'une race différente, cet animal fécondé est croisé « pour toujours. La pureté de sang est à jamais perdue par le « seul fait de son croisement avec un animal étranger. »

Il se demande ensuite si « le fœtus, participant naturellement « de la nature du père, inocule cette nature dans le sang et en « général dans tout le système de la mère. »

Les croisements appliqués à l'espèce humaine peuvent également rendre de grands services, et, appliqués judicieusement, contribuer à son amélioration.

1° On sait que les familles qui s'unissent entre elles ne tardent pas à dégénérer et à s'abâtardir. Les mariages des proches parents entre eux ont également ce résultat. Il faut donc donner le conseil de les éviter autant que possible (1).

____

(1) La question des mariages entre parents a beaucoup occupé, et depuis bien des siècles, non-seulement les médecins, mais encore les législateurs et les théolo-

2° L'union de deux individus de mauvaise constitution et présentant un tempérament faible et lymphatique donne naissance à des enfants plus faibles, plus débiles, plus lymphatiques encore et qui sont prédisposés d'une manière singulière aux scrofules, aux tubercules, au rachitisme, etc.

De telles unions ne doivent donc pas être conseillées ; il faut, au contraire, renouveler la constitution et le tempérament par un croisement bien entendu. Ainsi, il convient d'unir un homme fort, vigoureux, à peau brune, à système musculaire développé, avec une femme à cheveux blonds, yeux bleus, peau blanche et fine, à tempérament lymphatique enfin, *et vice versá*.

3° L'union de deux individus à tempérament nerveux produira des enfants chez lesquels les conditions de ce tempérament seront exagérées. Il sera préférable de conseiller le mariage d'un individu du tempérament nerveux avec une personne à tempérament sanguin, afin de mélanger par ce croisement le produit et d'atténuer en même temps les conditions propres à ces deux tempéraments. Le croisement méthodique peut donc, dans l'espèce humaine, contribuer à améliorer les constitutions, les tempéraments et les prédispositions morbides des enfants qui naissent de ces unions.

Considéré dans les races et les espèces différentes, il produit des résultats bien connus et dont voici quelques exemples :

L'union d'un noir et d'une blanche, ou d'un blanc et d'une négresse, produit un mulâtre ; celle d'un mulâtre et d'une mulâtresse, est moins féconde que l'union de deux individus non métis, mais peut donner des rejetons capables eux-mêmes de se reproduire.

L'union du mulâtre avec une femme blanche produit un quarteron au teint basané, aux cheveux noirs et longs, au type déjà éloigné du mulâtre. Un quarteron et une blanche donnent naissance à un octavon moins basané et plus près de la

giens. En général on s'est prononcé pour l'interdiction. La question vient de nouveau d'être mise à l'ordre du jour. En Amérique une vaste enquête a été ouverte, et les faits ont démontré les dangers de ces unions. Sur notre continent les observations de Ménière, de M. Devay, de Rilliet, de MM. Chazarain, Liebreich, Howe, etc., etc., les recherches de M. Boudin, les nôtres, etc., bien que combattues par quelques personnes, et notamment par M. Bourgeois, semblent démontrer que les unions dites consanguines ont pour résultat d'amener d'une manière plus ou moins marquée, mais le plus souvent en rapport avec le degré de parenté : 1° du côté des parents, l'infécondité ou des avortements ; 2° du côté des enfants, soit dans la descendance immédiate, soit en sautant une génération, des altérations, des dégénérescences variées, telles que l'albinisme, quelques lésions de la vue (rétinite pigmentaire), la scrofule, mais surtout la surdi-mutité.   E. B_gd.

race blanche. Enfin, un octavon et une blanche produisent un rejeton tout à fait conforme au type caucasique.

Quatre générations en sens inverse feraient également redescendre le type blanc au type noir.

Les indigènes africains se reproduisent d'une manière indéfinie; mais leur croisement avec des étrangers donne comme résultat des individus dont le type nouveau finit assez rapidement par disparaître.

2° *Prédispositions organiques morbides héréditaires.*

Lorsque la prédisposition morbide héréditaire a été constatée chez un enfant, ou bien lorsqu'il existe chez les parents quelque maladie héréditaire dont on redoute le développement chez les enfants qui en sont issus, l'hygiène a souvent le pouvoir de combattre, de modifier ou d'atténuer ces prédispositions morbides, et quelquefois même de les neutraliser complétement.

L'hygiène, à cet égard, a cinq ordres de moyens à sa disposition.

1° Un allaitement convenable à l'aide d'une nourrice forte, robuste, bien musclée, à peau brune, et présentant des conditions tout opposées à celles des caractères physiques des parents.

2° Après la lactation, une alimentation convenable et propre à combattre la prédisposition morbide; s'il existe, par exemple, chez les parents des affections scrofuleuses ou tuberculeuses, et chez l'enfant un état lymphatique qui constitue précisément la prédisposition morbide que diverses causes occasionnelles pourraient faire aboutir plus tard, un régime et une alimentation convenables aideront puissamment à combattre et même à faire disparaître cette prédisposition.

3° Le choix d'un climat ou d'une localité autre que celle où les parents ont contracté la maladie héréditaire, et destiné précisément à détourner les effets de la prédisposition morbide qu'ils ont transmise à leurs enfants.

4° L'éducation physique et morale agissant en sens opposé à cette prédisposition morbide peut encore l'atténuer. Voici quelques exemples :

Qu'un enfant soit issu de parents scrofuleux ou tuberculeux, et présente dans son enfance les attributs du tempérament lymphatique, nul doute qu'il n'ait hérité de la prédisposition morbide aux affections dont étaient atteints ses ascendants. Eh bien ! l'éducation physique, les exercices judicieux et concourant au développement musculaire, n'aideront-ils pas, avec l'alimentation et le climat, à combattre cet état et à éloigner au moins l'instant où les maladies héréditaires se développent ? D'autres fois, un enfant né de parents atteints de maladies nerveuses, transmissibles par hérédité, peut ne présenter dans son enfance que les attributs d'un tempérament nerveux. Il est cependant sous l'influence héréditaire dont il est question. En pareil cas, l'éducation peut aussi intervenir pour combattre cette influence, en enseignant qu'il faut à l'enfant une vie toute physique et dans laquelle le système nerveux soit le moins possible mis en jeu, afin d'éviter de le fatiguer et surtout de le surexciter.

5° La profession qu'on donne à un enfant né de parents atteints de quelque maladie héréditaire peut contribuer aussi à combattre la prédisposition morbide. Il serait trop long d'entrer dans des détails à ce sujet : l'établissement du principe suffit.

Bibliographie. — Hérédité. — Louis (Ant.), *Dissertation sur les maladies héréditaires.* Paris, 1748, in-12. — Hildebrand (J. C.), *De secura morborum hæreditariorum præservatione.* Halæ Magdeburg., 1749, in-4°. — Pujol (Al.), *Essai sur les maladies héréditaires* (1790), in *Œuvres de méd. prat.*, t. II, p. 211. Paris, 1823. — Portal (Ant.), *Considérations sur la nature et le traitement des maladies de famille et des maladies héréditaires, et sur les moyens,* etc. Paris, 1808, in-4°, et 3° édit., 1814, in-8. — Adams, *A Treatise on the supposed hereditary properties of diseases.* London, 1814, in-8. — Piorry, *De l'hérédité dans les maladies,* thèse de concours. Paris, 1840, in-8. — Lordat, *Les lois de l'hérédité physiologique sont-elles les mêmes chez les bêtes et chez l'homme?* Montpellier, 1842. — Lugol (J. G. A.), *Recherches et observations sur les causes des maladies scrofuleuses.* Paris, 1844, in-8°. — Gintrac, *De l'influence de l'hérédité sur la production de la surexcitation nerveuse,* etc., in *Mém. de l'Acad. de méd.,* t. XI, p. 193-382, 1845, in-4°. — Escherich, *Ueber Vererbung älterlicher Eigenschaften auf die Kinder,* in *Henke's Ztsch.* et in *Canstatts's Ib.* 1847, t. VII, p. 24. — Lucas (P.), *Traité philosophique et physiologique de l'hérédité naturelle,* etc. Paris, 1847-50, 2 vol. in-8°. — Bailly, *Essais sur l'hérédité dans les maladies,* Th. de Strasb., 1858, in-4°, n° 425. — Luys, *Des maladies héréditaires.* Thèse de concours. Paris, 1862, in-8. — Mariages entre consanguins. — Menière, *Recherches sur l'origine de la surdi-mutité,* in *Gaz. méd. de Paris,* 3° sér., t. I, p. 223, 243, 1846. — Du même, *Du mariage entre parents considéré comme cause de la surdi-mutité congénitale,* même journ., 3° sér., t. I, p. 303, 1856. — Rilliet, *Note sur l'influence de la consanguinité sur les produits du mariage; Lettre,* etc., même journ., 3° sér., t. XI, p. 324, 1856. — Devay (Fr.), *Dangers des* *mariages consanguins sous le rapport sanitaire.* Paris, 1857, in-8, 2e édit., 1862, in-18, in *Hygiène des familles,* ch. IV et V. — DU MÊME, *Nouv. Observ. sur les dangers des mariages entre consanguins,* in *Gaz. hebd.,* 1860, p. 593. — DU MÊME, in *Gaz. méd. de Lyon,* 1862. — CHAZARAIN (L. T.), *Du mariage entre consanguins considéré comme cause de dégénérescences,* etc. Thèses de Montpellier, 1859, nº 63, in-4º. — BOURGEOIS (A.) *Quelle est l'influence des mariages consanguins sur les générations.* Thèses de Paris, 1859, nº 91, in-4º. — *Marriages of Consanguinity and their results,* in *North-Americ. med.-chir. Rev.,* et *Med. Times and Gaz.,* 1858, t. I, p. 481. — *On the pernicious Consequences of intermarriage between near relations,* in *Dublin hosp. Gaz.,* déc. 1858. — *On consanguineous marriages,* in *Americ. med. Times* 1861, et *Ranking's Abstr.* 1861. — LIEBREICH, in *Deutsch Klinik,* febr. 1861, et *Un. méd.,* mai 1861. — BEAUGRAND, *Des mariages consanguins, examen des trav. récents,* in *Ann. d'hyg.,* 2e sér., t. XVIII, p. 222. — BOUDIN, *Danger des unions consanguines et nécessité des croisements,* in *Ann. d'hyg.,* 2e sér., t. XVIII, p. 5. — Voy. aussi diverses communications dans les *Comptes rendus de l'Acad. des sciences* pour 1862.

CHAPITRE VII

Des habitudes

La périodicité peut être considérée comme une des lois inhérentes au système nerveux. Le cerveau, une fois impressionné, tend à reproduire les impressions qu'il a éprouvées par suite des actions sensoriales, ainsi que les mouvements qui en ont été la conséquence. Ces actes physiologiques, ces mouvements exécutés plusieurs fois sous l'influence de la volonté, le cerveau s'habitue à les diriger de nouveau, et il finit par les répéter presque à son insu, ou sous l'influence d'une impulsion très-légère. La répétition peut quelquefois même avoir lieu sans que l'individu en ait la conscience.

On peut donc considérer l'habitude comme étant la faculté acquise par l'organisme de répéter les mêmes actes par suite de la continuité des mêmes impressions, si bien que cette faculté finit par s'exercer spontanément, parfois même à l'insu de l'individu qui l'accomplit, et qu'elle devient pour lui une source de nouveaux besoins.

Mise à profit par des hommes intelligents, bien dirigée et appliquée méthodiquement à l'éducation et à la vie matérielle et morale de l'individu, l'habitude peut rendre de grands services. C'est elle qui accoutume l'homme à la vie commune, qui l'oblige à se ployer aux exigences des lois, des mœurs et des coutumes, à se soumettre aux entraves d'une profession, à vivre et s'acclimater enfin dans tous les lieux habitables du globe.

L'âge, le sexe, le tempérament, exercent une grande influence sur la facilité que possède l'homme de contracter des habitudes. Quelques mots sont nécessaires ici touchant ces trois conditions.

Age. — Les enfants contractent des habitudes avec une facilité beaucoup plus grande qu'à toute autre époque ; trois circonstances en rendent facilement compte :

1° L'ignorance dans laquelle sont les jeunes êtres de toutes les choses de la vie : ce qui fait qu'ils n'ont rien à oublier, rien à mettre de côté pour le remplacer par de nouvelles habitudes ;

2° L'avidité qu'ils ont d'apprendre, de connaître et d'exécuter des choses nouvelles ;

3° Enfin, l'impressionnabilité plus grande de leur cerveau, qui, d'une structure très-délicate, et n'ayant reçu jusque-là que peu d'impressions, les perçoit plus aisément, les laisse mieux se graver, et tend par conséquent à les répéter plus facilement.

Les habitudes méthodiques employées chez eux sont la base de leur éducation ; une fois contractées, elles se perdent plus difficilement.

Dans l'âge adulte, les habitudes se contractent moins aisément : il faut un laps de temps plus grand, une persévérance plus soutenue ; mais, d'un autre côté, les habitudes contractées dans l'enfance se consolident, se régularisent, s'harmonisent enfin davantage avec la vie commune et ses exigences.

Dans l'âge avancé, les habitudes qui existent depuis un temps assez long ne peuvent plus se perdre. Elles sont devenues chez les vieillards une seconde nature, et l'on ne peut plus espérer de les faire disparaître. Bien plus, ces tentatives ont presque toujours des inconvénients, quelquefois même des dangers. Elles peuvent déterminer des accidents, des maladies, et abréger la vie ; c'est surtout ce qui arrive si les habitudes qu'on veut faire disparaître existent depuis l'enfance.

Sexe. — Le sexe n'exerce pas une très-grande influence sur les habitudes. On a bien prétendu que les femmes les contractaient plus facilement, mais cela n'est pas parfaitement prouvé.

Tempérament. — Le tempérament modifie la facilité que peuvent avoir les individus à contracter des habitudes. Les sujets à tempérament sanguin sont plutôt disposés à prendre celles qui dépendent de la prédominance de l'appareil circulatoire. Tels sont, dans l'état physiologique, les besoins de respirer un air pur, agité, vif, de se livrer à des exercices particuliers qui deviennent plus tard une véritable nécessité, et, dans l'état pathologique, l'habitude des émissions sanguines.

Les individus à tempérament nerveux présentent cette double circonstance de contracter avec une grande facilité toutes sortes d'habitudes, mais aussi de les perdre et de les abandonner presque aussi rapidement qu'ils les ont prises.

Chez les individus lymphatiques, les habitudes, au contraire, se contractent avec lenteur et difficulté ; mais une fois qu'elles existent, elles persévèrent avec ténacité.

Le tempérament bilieux ne présente ici rien de particulier à signaler.

SOURCES ET ÉNUMÉRATION DES PRINCIPALES HABITUDES

1° *Habitudes physiologiques.* — Les habitudes ne peuvent guère exister que par des actes soumis, au moins en partie, à l'influence de la volonté, et qui sont destinés à se répéter un certain nombre de fois, tous les jours par exemple.

L'appareil digestif peut être la source d'un certain nombre d'habitudes, que voici : la faim et l'appétit, qu'on s'habitue à faire naître à certains instants plutôt qu'à tels autres, qu'on peut éloigner ou rapprocher à volonté. — La soif : l'habitude de boire peu ou beaucoup se contracte assez facilement ; cela se conçoit, si l'on réfléchit qu'une des plus importantes fonctions des reins consiste à débarrasser le sang, par les urines, de la quantité surabondante d'eau qu'il contient, et qui a été introduite par les boissons. L'habitude de manger chaque jour peu ou beaucoup se contracte encore aisément ; on peut affirmer, d'une manière générale, que les habitants des villes, et surtout ceux des classes aisées, sont presque tous habitués à manger trop, à prendre plus d'aliments que ne l'exigent les besoins de la respiration et de la réparation, et cela sans qu'il en résulte d'inconvénients sérieux, à moins toutefois qu'il n'y ait grand excès.

L'habitude de tel régime plutôt que de tel autre, s'il n'est pas contraire à la santé de l'individu qui l'adopte, se contracte sément, de même que l'usage de certains aliments qui so t digérés plus tôt que d'autres auxquels on n'est pas accoutumé. On peut dire la même chose des boissons, et en particulier de l'usage du vin, de la bière, du cidre ou de l'eau, aux repas.

Les phénomènes d'absorption, de circulation et de respiration, qui, dans leur essence même, ne sont pas soumis à l'empire de la volonté, n'offrent pas d'intérêt relativement à l'histoire des habitudes. Doit-on considérer toutefois comme tel le besoin d'air pur, vif et renouvelé que ressentent certains individus à tempérament sanguin, après le repas, par exemple?

Les sécrétions sont aussi une source d'habitudes : ainsi la sécrétion spermatique, répétée dans de certaines limites, devient une habitude, à laquelle on doit toutefois se livrer avec modération.

Le besoin de la défécation et celui d'uriner sont la source de nombreuses habitudes, qu'on prend en accomplissant à certaine heure plutôt qu'à telle autre ces fonctions naturelles, et en les répétant avec plus ou moins de fréquence.

Le mode suivant lequel s'exercent les fonctions cérébrales offre des sources et des occasions nombreuses d'habitudes. En premier lieu se présentent les organes des sens. La vue acquiert par l'exercice l'habitude de saisir des rapports de couleur, ou des détails minutieux, qui distingue les individus de certaines professions et leur est propre. Chez les peintres, les dessinateurs, c'est la perfection qu'acquiert, sous certains rapports, l'organe de la vue qui constitue le mérite des grands artistes.

L'ouïe s'habitue aux bruits particuliers qu'elle entend sans cesse, et qui, au bout d'un certain temps, la frappent sans l'impressionner et sans attirer son attention. L'habitude donne à certains musiciens le talent de distinguer la nature des sons divers qui se produisent au même instant dans un orchestre nombreux, et l'art de reconnaître leur plus ou moins de justesse. C'est elle encore qui rend les sauvages aptes à recevoir l'impression de bruits que l'homme civilisé ne peut reconnaître, et leur permet d'en saisir l'origine et la nature.

Le goût se perfectionne également par l'habitude. Un gourmet ressent plus facilement les sensations diverses des aliments et des boissons, et en distingue beaucoup plus sûrement les qualités et la saveur. On finit par s'habituer au goût désagréable que présentent certaines substances, lorsqu'on est obligé de s'en contenter pour nourriture.

Il en est de même de l'odorat que l'habitude perfectionne.

Le sauvage parvient à distinguer à distance l'odeur de certains animaux. Les ouvriers de certaines professions, les parfumeurs, par exemple, reconnaissent avec une grande facilité la nature et le degré de finesse des odeurs qu'ils travaillent.

On s'habitue également à l'impression de substances désagréables, que l'odorat finit par supporter avec indifférence.

Le toucher acquiert une grande perfection chez les aveugles; ils s'habituent à distinguer, par le tact et la sensation de l'aspérité des objets, leur forme, leur caractère et leur nature. Des habitudes spéciales de sensibilité du tact se contractent dans certaines professions.

L'examen de l'influence des habitudes sur les organes des sens permet d'établir quelques faits généraux. On ne peut méconnaître, en effet, que par suite de l'habitude, ces mêmes organes puissent, dans certains cas, devenir plus délicats, plus subtils, plus actifs, et que dans d'autres, au contraire, leur impressionnabilité s'émousse et soit rendue plus obtuse.

D'un autre côté, l'action ordinaire des agents sur les organes des sens se traduit, soit par l'indifférence, soit par les sensations de plaisir ou de douleur. Eh bien, l'habitude peut renverser ces sensations; elle peut rendre indifférentes les sensations ordinaires de plaisir ou de douleur, douloureuses les impressions de plaisir, *et vice versâ*. Un grand nombre de faits prouvent la réalité de ces transformations.

En fait de locomotion, les divers genres d'exercices peuvent s'acquérir par habitude, et passer ainsi dans la vie commune. Chaque individu s'habitue à un exercice déterminé, qu'il reproduit toujours à peu près dans les mêmes circonstances. On s'habitue à un exercice modéré, à un exercice immodéré, aussi bien qu'à l'inaction, et le changement de ces habitudes ne saurait avoir lieu souvent sans grands inconvénients. L'habitude d'exercices particuliers détermine le développement de la force musculaire, la dextérité et la vélocité des mouvements. Il résulte de ces mouvements spéciaux des gymnastiques spéciales, et l'art de la danse, de l'escrime, de la natation, celui des mimes et des saltimbanques sont fondés sur l'habitude régularisée de certains mouvements.

La voix est aussi sous l'empire de l'habitude, qui la perfectionne, ainsi que le chant; certains exercices particuliers peuvent modifier quelques vices de la parole.

Le sommeil et la veille sont essentiellement des phénomènes qu'on peut soumettre à l'habitude. On s'habitue à dormir peu ou beaucoup, à se coucher et à se lever à certaines heures, et on y est tellement soumis ensuite, qu'on ne peut s'y soustraire sans de graves inconvénients.

L'exercice des facultés intellectuelles est essentiellement sous l'influence de l'habitude, et nous ne pouvons entrer à cet égard dans des détails qui trouveront place ailleurs. L'exercice des professions libérales est fondé sur l'habitude. L'éducation est une suite d'habitudes que l'on fait contracter méthodiquement à l'enfant.

Toutes les considérations dans lesquelles nous sommes entrés prouvent que l'habitude est presque toujours en antagonisme avec la volonté, et qu'elle peut, soit l'améliorer, soit la vicier. Dans certains cas enfin, elle peut même l'annihiler plus ou moins complétement dans les actes de la vie de relation.

L'habitude, de concert avec la volonté, parvient presque toujours à subordonner à cette dernière les divers actes de la vie physique.

2° *Habitudes vicieuses.*

On donne le nom de vicieuses à des habitudes qui consistent dans des actes nouveaux, qui ne rentrent pas dans les actes physiologiques ordinaires, et qui exercent une influence fâcheuse sur la santé des individus. Les deux principales sont la masturbation et l'usage immodéré des liqueurs alcooliques, deux sujets qui seront traités plus tard.

3° *Habitudes morbides.*

On entend, en général, par habitude morbide ou pathologique, la répétition plus ou moins fréquente, chez certains individus, des mêmes affections.

Toutes les fois que chez ces individus une cause morbide vient à agir, c'est toujours la même affection qui se développe.

Il résulte de cette définition que l'expression *habitude morbide* est mauvaise, et que la plupart des auteurs ont confondu sous ce nom certains effets des prédispositions morbides, des idiosyncrasies, des prédominances d'organes, enfin les résultats mêmes de quelques affections chroniques.

Malgré cette confusion, et en admettant pour un instant cette expression d'habitudes morbides, voici celles qui sont considérées généralement comme telles, et qui, en définitive, n'ont de l'habitude que le fait même de leur répétition un certain nombre de fois.

On y place d'abord certaines phlegmasies, telles que les angines, les laryngites, les bronchites, la pneumonie, la pleurésie, l'érysipèle, les rhumatismes aigus et chroniques; des hémorrhagies, telles que des épistaxis, des hémoptysies, des hémorrhoïdes, etc.; des flux, et en particulier la leucorrhée et la diarrhée; enfin, des affections de nature spéciale, parmi lesquelles on peut ranger la goutte, la gravelle, l'asthme, l'hypocondrie, etc.

Nous ne saurions admettre qu'on puisse dire qu'un individu a l'habitude de ces maladies, parce qu'elles se reproduisent chez lui un certain nombre de fois dans le cours de son existence. Cette reproduction des mêmes affections doit bien plutôt être considérée, soit comme la conséquence de prédispositions morbides spéciales, de diathèses particulières, soit comme le résultat de maladies chroniques, dont le principe n'est pas déraciné d'une manière complète, et qui s'aggravent à certaines époques.

Les deux seules habitudes auxquelles on puisse, avec quelque raison, donner le nom de morbides, sont les vomissements que certains individus s'habituent à répéter à volonté, et la constipation.

INFLUENCE DES HABITUDES DANS LA PRODUCTION DES MALADIES

Certaines habitudes, par le seul fait de leur existence, d'autres par leurs excès ou leurs abus, peuvent déterminer le développement d'un certain nombre d'affections morbides.

Dans l'appareil digestif, l'habitude de trop manger, non-seulement fatigue l'estomac et détermine des maladies spéciales, mais encore agit sur l'ensemble de l'organisme, et produit, soit une pléthore sanguine accidentelle, soit un embonpoint exagéré, et toutes les conséquences de ces deux états.

L'habitude de prendre trop peu de nourriture a d'autres inconvénients; elle débilite l'économie, amène l'amaigrissement et favorise l'action des causes morbides.

L'habitude des aliments trop excitants favorise le développement de gastralgies, de gastrites chroniques, ou, s'il y a une prédisposition héréditaire, du cancer de l'estomac.

L'usage d'aliments trop peu nourrissants ou trop peu stimulants peut déterminer des dyspepsies et des gastralgies, avec productions gazeuses plus ou moins considérables.

L'habitude des alcooliques a de terribles conséquences, que je ne manquerai pas de décrire plus tard.

La constipation habituelle dispose à certaines maladies du

tube intestinal ; elle favorise la production d'hémorrhoïdes.

L'habitude de retenir les urines détermine souvent l'inertie de la vessie et des rétentions d'urine, ainsi que toutes leurs conséquences.

L'habitude de la masturbation a de graves conséquences, sur lesquelles j'insisterai plus tard. Rappelons seulement ici, pour mémoire, l'inertie précoce des fonctions génitales, l'affaiblissement général, les pertes séminales involontaires, les affections chroniques de la moelle épinière.

J'ai cité seulement les effets des habitudes les plus vulgaires. Ces exemples pourraient être beaucoup multipliés.

Règles hygiéniques. — Pour établir l'hygiène des habitudes, une première question se présente d'abord à décider : L'habitude exerce-t-elle une influence favorable sur la santé ? lui est-elle indifférente ? ou bien peut-elle avoir, par suite de son existence, de fâcheuses conséquences pour l'économie ? Il n'est pas difficile de répondre à ces questions.

Les habitudes qui exercent une influence favorable sur la santé, et qui sont la conséquence de l'éducation, de la vie commune et de la profession, sont, en général, le résultat d'une hygiène bien entendue, et reposent sur l'exercice modéré et régulier des principales fonctions de la vie matérielle et intellectuelle. Le médecin doit non-seulement les respecter, mais encore les favoriser et même les régler.

Un certain nombre d'autres habitudes sont indifférentes, et n'exercent aucune influence fâcheuse sur l'ensemble de la santé et sur la régularité des divers actes physiologiques qui la constituent. Elles peuvent être désagréables ou incommodes pour les individus qui les ont contractées, ou pour les personnes avec lesquelles ils se trouvent ; mais l'hygiène n'a rien à y voir et aucun conseil à donner.

Il est enfin des habitudes dangereuses et dont la persistance ne peut manquer de troubler, d'une manière plus ou moins fâcheuse, la santé générale et la régularité des divers appareils. Le devoir du médecin est de chercher à les faire disparaître, ce qui n'est pas toujours facile. Pour y parvenir, il sera d'abord nécessaire d'avoir égard aux circonstances d'âge, de sexe et de tempérament indiquées plus haut. On devra ensuite mettre en pratique quelques-uns des principes généraux suivants :

1° Si l'habitude est décidément vicieuse et funeste à l'individu, comme la masturbation, il faut de suite chercher à la supprimer.

2° Si cette habitude est vicieuse et fortement enracinée, comme l'abus des alcooliques, ce n'est que progressivement qu'on peut chercher à la faire disparaître ; car la soustraction immédiate des boissons fermentées ou distillées pourrait avoir de graves inconvénients.

3° Si l'habitude est fâcheuse par ses effets trop répétés sur l'organisme, et si en même temps elle est inhérente à l'exercice de la profession de l'individu, comme le chant, les travaux exigeant l'application de la vue, etc., on doit chercher à l'atténuer à la modifier, afin d'en diminuer les inconvénients. On ne doit, en effet, conseiller à un individu de renoncer à des habitudes qui font sa vie et sa fortune, que lorsque des expériences infructueuses, répétées plusieurs fois, et des accidents ou des maladies survenues en ont imposé l'obligation.

4° Dans le cas où les habitudes contractées n'ont que des inconvénients de peu d'importance et qui ne font redouter leurs conséquences que pour un avenir assez éloigné, comme l'habitude de la bonne chère et des aliments trop abondants, il faut engager les sujets à modifier lentement leur manière de vivre, afin d'arriver progressivement à la sobriété.

5° Lorsque les habitudes fâcheuses dépendent des fonctions des organes des sens ou de la vie de relation, il faut chercher à les remplacer par d'autres convenables et méthodiques.

Dans tous ces cas divers l'individualité domine ; et quand on a à donner un conseil pour la conservation ou la suppression d'une habitude, ce n'est qu'après avoir étudié avec soin l'âge, le sexe, le tempérament, les goûts, les instincts et les passions des personnes, qu'on pourra donner avec fruit le conseil de modifier d'une manière quelconque les habitudes en question.

Bibliographie. — Un très-grand nombre de dissertations ont été soutenues sur ce sujet à partir du siècle dernier, tant en France qu'à l'Étranger ; nous nous bornerons à mentionner les travaux suivants. — HAHN, *De consuetudine*, Traj. ad Rh., 1768, in-4°. — ALIBERT, *Du pouvoir de l'habitude dans l'état de santé et de maladie*, in *Mém. de la Soc. méd. d'émulat.*, t. I, p. 396-416, 1798. — ORDINAIRE, *Dissertation sur l'influence de l'habitude sur les facultés physiques et morales de l'homme*. Thèses de Strasbourg, 1808, n° 232. — DUTROCHET (H.), *Nouvelle Théorie de l'habitude et des sympathies*. Paris, 1810, in-8. — BERNARD, *Réflexions et observations sur les dangers de se soustraire à l'habitude bonne ou mauvaise*. Thèses de Strasb., 1812, n° 328, in-4°. — JACQUOT (F.), *Considérations physiologiques et médicales sur l'habitude*. Thèses de Strasbourg, 1813, n° 233, in-4°. — PARADIS (P. F. J.), *Influence*

de l'habitude sur l'homme. Thèses de Paris, 1816, n° 145, in-4°. — Par-
lier, *De l'influence de l'habitude sur les maladies*. Th. de conc. Mont-
pellier, 1844, in-4°.

DIFFÉRENCES COLLECTIVES

CHAPITRE VIII

Des races

Les nations diverses qui couvrent la surface du globe, consi-
dérées dans les individus qui les composent, sont loin de se
ressembler. Il y a des types ou des caractères de conformation
extérieures qui sont propres à certains peuples et qui n'existent
pas chez d'autres. Il en résulte ce qu'on est convenu d'appeler
les variétés ou les races différentes de l'espèce humaine.

Combien existe-t-il de ces races ou variétés? C'est une ques-
tion qui divise encore les anthropologistes, et il règne à cet
égard deux opinions principales : la première, qui a été admise
presque exclusivement jusqu'à ces derniers temps, est celle qui
se trouve conforme à la Genèse ; en voici le résumé :

Il n'a existé qu'un seul type primitif, qu'un seul berceau par
conséquent de l'espèce humaine. Les hommes, semblables les
uns aux autres dans les premiers temps, ne sont pas toujours
restés tels; et lorsqu'ils sont venus à se disperser dans les di-
verses régions du globe, ils y ont pris des caractères nouveaux
et différents, en rapport avec les conditions climatériques nou-
velles auxquelles ils étaient soumis. Une fois acquis, ces carac-
tères ont pu ensuite être transmis à leurs descendants par voie
d'hérédité. C'est ainsi que sont nés les types ou les races diffé-
rentes, constituées par les individus ayant une conformation,
des caractères physiques et un type physiologique adaptés aux
climats qu'ils habitent.

Les anthropologistes qui adoptent cette opinion reconnaissent
quatre races principales, dans chacune desquelles ils admettent
un certain nombre de variétés ou de rameaux que voici :

Première race. *Race blanche ou caucasique.*— Chez les hommes qui la constituent, l'angle facial est ouvert à peu près de 85°. L'ovale de la tête est régulier, le front large et haut, le nez souvent aquilin, les dents perpendiculaires à la mâchoire, les yeux droits, la peau blanche et rose ou un peu brune, les cheveux fins. Cette race renferme les peuples qui ont été et qui sont encore les plus civilisés.

Elle se divise en trois rameaux : le premier est celui dit araméen, comprenant les Assyriens, les Chaldéens, les Arabes et les Égyptiens. Le second, ou rameau indien, est divisé en quatre tribus, d'après la langue : 1° le sanscrit, comprenant les peuples de l'Hindoustan ; 2° les anciens Pélasges, d'où sont issus d'abord les Grecs et les Latins, et plus tard toutes les langues du midi de l'Europe ; 3° le gothique, comprenant les langues du nord de l'Europe, le danois, l'anglais, l'allemand, le hollandais ; 4° l'esclavon, comprenant le nord-est de l'Europe, le polonais, le russe et le bohème.

Le troisième rameau est le scythe ou tartare, comprenant les populations isolées et nomades des vastes déserts de l'Asie.

Deuxième race. — *Race jaune* ou *mongolique*. — Les sujets qu'elle renferme ont le visage large et plat, les pommettes saillantes, le nez épaté et les narines découvertes, les yeux longs et fendus obliquement, les cheveux noirs et aplatis, le teint plus ou moins olivâtre, l'angle facial de 75 à 80°. Son berceau serait la chaîne des monts Altaï, qui sépare la Sibérie du plateau du Thibet.

On distingue quatre rameaux : 1° le rameau mantchou ; 2° le rameau sinique (Chine, Japon, Corée) ; 3° le rameau hyperboréen (Lapons, Esquimaux, Samoïèdes) ; 4° le rameau carolin.

Troisième race. — *Race rouge* ou *américaine*. — Ses caractères sont les suivants : la peau de couleur rouge ou cuivrée, les cheveux noirs et plats, le visage large, les pommettes moins saillantes que dans la race mongolique, les yeux grands et souvent obliques. Elle renferme trois types qui sont : 1° le colombique (Florides, Antilles, Guyane) ; 2° l'américain proprement dit (bords de l'Amazone, Brésil, Paraguay, etc.) ; 3° le patagon.

Quatrième race. — *Race noire* ou *africaine*. — Elle se reconnaît aux caractères suivants : visage allongé et rétréci dans sa partie supérieure qui s'aplatit, mâchoires saillantes, dents obliques en avant et plus longues que dans les autres races, nez large et aplati, lèvres grosses, bouche large, cheveux courts et laineux ; l'angle facial a de 70 à 77°. Cette race n'a jamais pu se civiliser. Elle se divise en sept rameaux, qui sont : 1° Éthiopiens (type véritable); 2° Cafres; 3° Hottentots; 4° Papous; 5° Tasmaniens ou habitants de Van-Diémen; 6° Alfourous Indamènes (terres des Papous); 7° Alfourous Australiens (Nouvelle-Hollande).

Il existe dans la science une seconde opinion, qui est adoptée par un certain nombre d'anthropologistes contemporains. Elle consiste à admettre que le berceau de l'homme n'a pas été unique, et qu'il y a nécessairement plusieurs types primitifs produits simultanément dans divers endroits du globe, à l'instant de la création. Les auteurs qui la partagent n'admettent plus des races principales, des rameaux ou des variétés, mais un certain nombre de *types*, qui probablement ont eu chacun leur berceau. M. le professeur Bérard, qui a discuté avec soin cette question, admet aussi des types dont il établit vingt espèces.

1° T. hottentot; 2° T. éthiopien; 3° T. cafre; 4° divers types nègres, sur lesquels on n'est pas assez renseigné pour en faire des types spéciaux; 5° T. abyssinien pur; 6° T. berbère; 7° T. arabe; 8° T. celtique; 9° T. pélasge; 10° T. scythique; 11° T. caucasique; 12° T. indou; 13° T. mongolique; 14° T. kourilien; 15° T. mélanésien; 16° T. polynésien; 17° T. des Américains du Nord; 18° T. race ando-péruvienne; 19° T. race pampéenne; 20° T. race brasiléo-guaranienne.

La première de ces deux opinions, c'est-à-dire celle du berceau unique de l'homme, est celle que j'admets; je regarde, en effet, comme convaincantes les preuves nombreuses que le docteur Prichard a accumulées dans son intéressant ouvrage, auquel je renvoie le lecteur.

Les hommes, dont la réunion constitue les races diverses, présentent une similitude complète dans l'accomplissement des divers actes de la vie organique et de la vie de relation. L'examen le plus simple suffit pour le prouver. Il est curieux, cependant, de rechercher les résultats auxquels ont conduit un certain nombre de recherches statistiques. Les propositions suivantes, qui en sont l'expression, démontrent que, dans toutes les races humaines, il existe une uniformité remarquable, relativement aux principales lois de l'économie animale et au mode d'accomplissement des grandes fonctions physiologiques.

1° La durée moyenne de la vie humaine est à peu près la même dans les différentes races d'hommes. Cette durée varie uniquement parce que les causes extérieures qui amènent des catastrophes accidentelles et prématurées, ou bien celles qui nuisent à la santé et altèrent l'organisation, sont plus communes dans un climat que dans l'autre.

2° La température du corps est la même dans toutes les races d'hommes, ainsi que l'a démontré Davy (v. pl. bas l'article Température).

3° Il n'y a pas non plus entre les races de différence remarquable relativement à la fréquence du pouls.

4° L'époque de l'établissement de la puberté, celle de la révolution critique, sont, ainsi que l'a démontré Prichard, les mêmes dans les diverses races. Les relevés nombreux du docteur Roberton le prouvent également (v. p. 70).

5° Les caractères physiologiques sont les mêmes dans toutes les races humaines, et, chez toutes, l'observation des faits permet de reconnaître un seul et même mode d'intelligence.

Les ressemblances et les analogies entre les hommes des diverses races sont donc incontestables. Mais cette ressemblance et cette analogie ne sont pas absolues, et il survient, sous l'influence des climats, des modifications spéciales qui ont pour but d'adapter les types organiques particuliers aux conditions locales d'existence. Ces modifications influent sur la constitution et le tempérament de certaines races au point de leur permettre de supporter sans inconvénients les climats qui sont malsains, et même mortels pour d'autres.

Une observation attentive des faits démontre du reste que ce changement ne s'opère que graduellement, et n'est complet qu'après plusieurs générations, mais que, une fois produits, les nouveaux caractères deviennent héréditaires, et restent imprimés d'une manière permanente sur la race.

Il serait curieux de connaître quelles sont ces modifications de constitution, de tempérament, d'hérédité, d'habitudes propres à chacun de ces types ; de rechercher s'ils diffèrent peu ou beaucoup, ou s'ils sont semblables ; d'examiner si l'action des agents physiques s'exerce de la même manière, s'ils sont sujets aux mêmes maladies, et si ces dernières se présentent avec des caractères identiques. La connaissance de toutes ces circonstances permettrait d'établir l'hygiène comparée des diverses races, et enseignerait les modifications hygiéniques différentes qu'il faudrait imposer aux peuples de chacune des parties du globe pour arriver aux mêmes résultats. On pourrait alors étudier avec fruit toutes les questions qui se rapportent à l'acclimatement et en établir les bases d'une manière certaine (1).

Malheureusement, on possède peu de notions exactes sur toutes ces choses. La physiologie comparée des différentes races d'hommes est toute à faire, et l'hygiène comparée qui en serait le corollaire ne peut encore songer à naître. Si je me suis étendu sur cette question, c'est uniquement pour poser les bases des problèmes qu'on doit essayer de résoudre.

On peut admettre les propositions suivantes comme expression de la généralité des faits :

1° L'homme habitant indigène d'un pays est physiquement conformé de manière à pouvoir vivre convenablement dans ce pays.

2° Sa conformation extérieure est adaptée aux exigences du climat qu'il habite.

3° L'exercice de toutes ses fonctions est tout à fait conforme au milieu dans lequel il vit, et à l'influence spéciale des agents extérieurs avec lesquels il est en contact.

4° La constitution, le tempérament, les idiosyncrasies, les habitudes physiologiques sont également en harmonie avec le milieu dans lequel l'homme est placé.

5° Les maladies auxquelles il est sujet sont la conséquence des influences spéciales résultant du climat qu'il habite. Leurs ca-

---

(1) M. le docteur Broca, dans son remarquable mémoire sur l'*Hybridité*, a démontré par des faits nombreux, l'infécondité relative du croisement du nègre et de la blanche ; la stérilité relative de certains mulâtres de premier sang ; l'infériorité physique ou morale de certains métis ; la stérilité relative du croisement des Européens avec les Australiennes et les Tasmaniennes. D'un autre côté, suivant M. Boudin qui s'est beaucoup occupé de cette question, il y a une *pathologie ethnique*, c'est-à-dire que les différentes races présentent des aptitudes ou des incompatibilités pour les différentes causes de maladie. Ainsi, il est bien démontré que les hommes du Midi supportent beaucoup mieux que ceux du Nord les intempéries, le froid et les privations ; les Caffres ne sont point sujets aux affections catarrhales des voies respiratoires ; à Malte, les Anglais succombent aux affections de la poitrine et de l'intestin en bien plus forte proportion que les Maltais. Les nègres semblent jouir d'une véritable immunité à l'égard des influences paludéennes et de la fièvre jaune, tandis qu'éloignés de leur pays et surtout en s'approchant de nos climats ils succombent aux affections de poitrine en plus grand nombre que les Européens. On sait quelle effroyable mortalité pèse, dans l'Inde, sur les soldats anglais, surtout par le fait des maladies du foie auxquelles les Cipayes restent presque complétement étrangers. D'après M. Lévy, les Hindous seraient plus spécialement exposés à cette affection particulière qu'on nomme le *béribéri*. La maladie du sommeil est propre aux nègres de la côte occidentale d'Afrique, etc. Il résulterait de là que toutes les races ne seraient pas propres à l'acclimatement : nous y reviendrons à ce sujet.

F. Bgd.

ractères, leur gravité, leur traitement sont souvent modifiés par ces mêmes causes.

Ces cinq propositions ne doivent jamais être perdues de vue toutes les fois qu'il s'agira d'une question d'acclimatement. Il en est de même des suivantes :

1° Les individus des types différents peuvent s'unir entre eux et procréer. Les métis qui en proviennent peuvent également s'unir entre eux et produire de nouveau, mais ils sont moins féconds que les individus dont ils proviennent.

2° Le métis s'unissant ensuite avec des individus d'un type analogue, soit à celui du père, soit à celui de la mère qui l'ont engendré, les rejetons reviennent à l'un des types primitifs au bout d'un certain nombre de générations, ainsi que cela a été dit plus haut (v. p. 94).

Bibliographie. — Buffon, *Histoire naturelle de l'homme*, in *Œuvres.* — Blumenbach, *De generis humani varietate nativa.* Gœttingue, 1776, in 8; trad. franç , par Chardel. Paris, 1830, in-8. — Zimmermann, *Geographische Gesichte der Menschen und der allgemein verbreiteten vierfüssigen Thiere*, etc. Leipzig, 1778-83, 3 vol. in-8. — Virey, *Histoire naturelle du genre humain*, 1re édit., Paris, an IX, 2 vol.; 2e édit., Paris, 1825, 3 vol. — Bory de Saint-Vincent, *L'homme, essai zoologique sur le genre humain* (art. Homme, du *Dict. class. d'hist. nat.*), 3e édition. Paris, 1836, 2 vol. in-18. — Prichard, *Researches into the physical history of Mankind.* London, 1813, in-8. — Du même, *Natural History of Mankind.* London, 1842, in-8, trad. franç par Roulin. Paris, 1843, 2 vol. in-8, fig. — Desmoulins, *Histoire naturelle des races humaines du nord-est de l'Europe, du nord et de l'orient de l'Asie, et de l'Afrique australe.* Paris, 1826, in-8, fig. — Edwards (W.), *Des caractères physiques des races humaines considérées dans leurs rapports avec l'histoire.* Paris, 1829, in-8. — Du même, *Mém. sur les races humaine*, in *Mém. de l'Acad. des sc. mor. et polit. Hist.*, t. III, 1842. — Hollard, *De l'homme et des races humaines.* Paris, 1853, in-12. — Pouchet, *De la pluralité des races humaines, essai anthropologique.* Paris, 1858, in 8. — La question de l'unité d'origine des différentes races ayant été reprise et vivement débattue dans ces derniers temps, il en est résulté en France et à l'Etranger un grand nombre d'articles, de mémoires et d'ouvrages que nous laissons sciemment de côté. Notons cependant encore quelques travaux spéciaux. — Dazille, *Observations sur les maladies des nègres, leurs causes, leur traitement et les moyens de les prévenir.* Paris, 1776, in-8°. — Pendleton, *The comparative fecundity of the black and white races*, in *Charleston med. Journal*, et *Lond. med. Gaz.*, t. LXVIII, 336, 1861. — Vrolik, *Considérations sur la diversité des bassins de différentes races humaines.* Amsterdam, 1826, in-4°, et atl. — Weber, *Die Lehr. von der Ur-und Racenformen der Schädel und Becken des Menschen.*

Dusseldorf, 1830, in-8, fig. — BROCA (P.), *Recherches sur l'hybridité animale en général et sur l'hybridité humaine en particulier*, etc., in *J. de physiol. de M. Brown-Sequard*, t. I, II, III, 1858-60. — BOUDIN, *Essai de pathologie ethnique ; de l'influence de la race sur la fréquence, la forme et la gravité des maladies*, in *Ann. d'hyg.*, 2e sér., t. XIII et XVII, 1861-62, et in *Traité de géogr. et de statistiq.*, passim.

CHAPITRE IX

Des professions

Je n'ai pas l'intention de faire ici l'histoire des professions ; je veux seulement établir quelques propositions destinées à signaler brièvement les modifications qu'elles impriment aux individus qui les exercent.

Les professions, par les habitudes qu'elles impriment et par la répétition incessante des mêmes actes, déterminent des modifications importantes dans l'état organique et physiologique. Ces modifications portent plus particulièrement sur les points suivants :

1° La profession modifie souvent chez l'homme la conformation organique. C'est ce qui arrive en particulier chez celui qui se livre aux arts mécaniques.

2° Elle modifie aussi quelques-unes des fonctions et des actes physiologiques, surtout si ces fonctions et ces actes sont mis en jeu dans l'exercice de la profession.

3° La profession peut encore modifier les habitudes anciennes.

4° Elle produit les mêmes résultats sur la constitution, le tempérament et les idiosyncrasies.

Elle crée à l'homme une seconde nature, une individualité nouvelle qui changent sa sensibilité et son mode de réaction contre les causes diverses de maladie.

5° La profession développe enfin des prédispositions morbides spéciales, et détermine des maladies particulières en rapport avec sa nature.

Toutes ces propositions seront démontrées lorsqu'il sera question de l'histoire des professions en particulier. Voici seulement la division des différentes espèces de professions

propres à déterminer chez l'homme ces modifications di-
verses.

1o Professions intellectuelles (libérales, artistiques, administratives).
2o   —   agricoles.
3o   —   militaires.
4o   —   maritimes.
5o   —   des mineurs.
6o   —   mécaniques exigeant un grand déploiement de forces.
7o   —   sédentaires et manuelles des villes.
8o   —   à température élevée.
9o   —   hygrométriques.
10o   —   à matières animales.
11o   —   à matières végétales.
12o   —   à matières inorganiques.
13o   —   dans lesquelles les poumons, le larynx ou la vue sont mis en jeu.
14o   —   travail dans les manufactures.

[Pour les considérations générales et la bibliographie, voir
l'appendice placé à la fin de cet ouvrage.]

DEGRÉS DE LA SANTÉ

CHAPITRE X

De l'imminence morbide

On doit entendre par imminence morbide cet état de l'orga-
nisme dans lequel une maladie est à l'instant de se développer,
mais ne l'est pas encore. C'est un état encore physiologique,
bien qu'exagéré ; mais un degré de plus, et il deviendra patho-
logique.

L'imminence morbide doit être nettement distinguée des pro-
dromes. Dans ce dernier cas, la maladie existe déjà ; elle ne
s'est pas encore produite, il est vrai, avec tout son cortége ca-
ractéristique de lésions et de symptômes, mais elle annonce son
début, son invasion dans l'organisme par des phénomènes nou-
veaux, quelquefois peu dessinés, mais souvent aussi très-évi-
dents. Ces phénomènes nouveaux, tantôt vagues, tantôt pronon-
cés fortement, constituent alors les prodromes. Pour l'imminence

morbide, il n'en est pas ainsi et il n'y a qu'une simple exagération des actes et des types physiologiques; exagération voisine, il est vrai, de la maladie.

C'est donc dans ces types et ces actes physiologiques qu'on doit chercher les imminences morbides; on le comprendra facilement, si l'on veut bien se rappeler que la cause d'un certain nombre de maladies réside plutôt dans les conditions de l'organisation individuelle que dans les influences du dehors.

Les imminences morbides généralement admises peuvent être rattachées aux sections suivantes :

1° L'exagération de certains tempéraments;

2° L'existence des phénomènes particuliers liés à la présence de l'utérus chez la femme ;

3° La transmission de certaines prédispositions morbides par hérédité;

4° Certaines habitudes vicieuses ou non ;

5° La faiblesse de la constitution;

6° L'obésité ;

7° La maigreur.

On doit supposer dans tous ces cas que la santé existe encore et qu'aucun phénomène morbide ne s'est manifesté. Il y a encore état physiologique, mais il est sur le point de se transformer en état pathologique.

1° *Exagération de certains tempéraments.*

Les tempéraments portés accidentellement à un état d'exagération, qui n'a cependant rien de pathologique, constituent une imminence morbide, c'est-à-dire que si on ne prend des précautions, la maladie éclatera.

Tel est, par exemple, le tempérament sanguin, exagéré spontanément ou sous l'influence d'une cause accidentelle. Cette exagération peut être, par exemple, la suite d'une série de repas copieux et stimulants, aussi bien que d'une inaction physique et inaccoutumée : il survient, en pareil cas, tantôt une pléthore accidentelle, d'autres fois une congestion sanguine d'un organe quelconque, ou bien encore une fièvre continue simple. Si, à l'aide d'un régime approprié, ou, s'il y a urgence, en pratiquant une saignée, on ne parvient à modifier cet état de l'organisme, qui est une véritable imminence morbide, les prodromes d'une maladie ne tarderont pas à se manifester.

Le tempérament nerveux, également exagéré par suite d'émotions vives répétées, de travaux opiniâtres, constitue une imminence morbide, car l'individu est menacé de névroses plus ou moins graves, si l'on ne parvient à modifier les influences qui agissent sur lui. La substitution momentanée d'une vie mécanique à la vie intellectuelle, le repos moral, un régime convenable, des bains, etc., tels sont les moyens d'arriver à ce résultat.

L'exagération du tempérament lymphatique primitif, sous l'influence de mauvaises conditions hygiéniques, de l'habitation dans un lieu humide, d'une alimentation insuffisante, constitue une imminence morbide, et pour peu qu'une cause occasionnelle, même légère, vienne à agir, une des affections organiques propres à cette espèce de tempérament pourra se développer. Il est donc urgent de soustraire l'individu aux influences qui ont exagéré les mauvaises conditions du tempérament lymphatique, et de les combattre par un régime, une habitation, des exercices convenables, ainsi que par l'emploi de toniques appropriés.

L'exagération accidentelle du tempérament bilieux constitue également une imminence morbide; un degré de plus, et il conduit à l'embarras gastrique, à la fièvre bilieuse ou à l'ictère.

L'emploi des bains, des acidules, quelquefois des laxatifs légers, souvent aussi le seul usage d'un régime doux et convenable, détruit l'exagération de ce tempérament et le ramène à son type physiologique.

2° *Exagération des phénomènes dus à la présence de l'utérus.*

On doit signaler comme constituant de véritables imminences morbides : l'établissement pénible des menstrues ; les règles trop abondantes ou trop peu considérables, avec un certain degré d'irrégularité dans leur retour; la grossesse ; l'accouchement. Tous ces phénomènes, encore physiologiques, sont cependant tout à fait sur la limite de la maladie, que des causes très-légères peuvent faire éclater.

3° *Transmission de certaines prédispositions morbides héréditaires.*

Elles n'agissent qu'en produisant des constitutions, des idiosyncrasies ou des tempéraments exagérés ; il en a été question plus haut.

4° *Habitudes.*

Certaines habitudes contractées par des individus les placent sans cesse sous la menace de l'invasion d'une maladie plus ou moins grave, et constituent de véritables imminences morbides.

La masturbation, le coït trop fréquemment répété, l'usage des alcooliques, le régime trop excitant ou trop débilitant, une alimentation trop ou trop peu abondante, toutes les habitudes qui peuvent naître de l'abus des organes des sens, de ceux de la locomotion, mettent les individus sous l'imminence de l'invasion de maladies diverses. (Voyez *Habitudes*, page 97.)

5° *Constitution faible.*

On doit entendre par faiblesse de constitution la faiblesse primitive ou congéniale, et non pas la débilité momentanée et accidentelle qui se développe dans certaines circonstances, pendant la convalescence, par exemple.

Ainsi comprise, la faiblesse de constitution entraîne une imminence morbide, pour ainsi dire continuelle, et qui, à chaque instant, et sous l'influence de causes occasionnelles légères, peut se transformer en maladie. Cet état doit donc être modifié par l'emploi de tous les agents dont l'hygiène dispose : l'alimentation, le régime, l'exercice, etc., lesquels doivent être continués longtemps et sans interruption.

6° *Obésité.*

On admet généralement, comme une moyenne approximative, que le rapport du poids de la graisse au poids total du corps est comme 1 à 20.

Au delà de ces proportions, et dès qu'une quantité un peu considérable de graisse commence à se déposer dans les aréoles du tissu cellulaire, l'obésité commence. Il existe un grand nombre de degrés entre l'état physiologique normal et l'obésité extrême, et on passe de l'un à l'autre par degrés insensibles. Ce n'est toutefois que lorsque l'embonpoint devient considérable qu'il constitue une véritable imminence morbide.

Les causes qui déterminent l'obésité sont les suivantes :

En premier lieu se place l'état primordial de la constitution, qui favorise le dépôt de la graisse ou le produit même spontanément. Quelquefois cet état primordial est héréditaire.

L'âge exerce une grande influence sur l'époque de manifestation de l'obésité. C'est tout à fait dans l'enfance, ou bien dans la vieillesse, à l'âge du retour, que l'embonpoint se développe de préférence.

Le tempérament lymphatique paraît également favoriser l'obésité. Parmi les influences les plus positives, on place généralement une vie sédentaire, calme, tranquille, à l'abri des émotions morales et des préoccupations intellectuelles, le défaut d'exercice, l'inaction complète, une nourriture abondante, substantielle et par trop excitante.

L'équitation modérée a été considérée par beaucoup de médecins comme une cause d'embonpoint. Cela est douteux. Je pense, comme M. Lévy, que le fait, vrai en lui-même, dépend de ce que la plupart des personnes qui se livrent à l'équitation sont placées dans une position de fortune qui leur permet en même temps une vie sédentaire, inactive, à l'abri des préoccupations intellectuelles, ce qui constitue autant de causes d'obésité.

Les caractères anatomiques et physiques de l'obésité sont les suivants :

La graisse se dépose généralement dans les régions du corps où se trouve le tissu cellulaire. Sous la peau, elle forme une couche épaisse ; on en trouve également dans les interstices musculaires, dans les cavités abdominale et thoracique. Elle entoure la plupart des viscères importants et exerce sur eux une influence qui aboutit à une véritable atrophie.

Si l'on examine sous ce rapport le cœur, le pancréas, les reins, qui, au premier aspect, semblent augmenter de volume en raison de la masse énorme de graisse qui les enveloppe, sépare leurs fibres ou pénètre dans leurs interstices, on ne tarde pas à reconnaître que leur tissu propre est véritablement atrophié, et que le degré de cette atrophie est en raison inverse de l'accumulation de la graisse.

Le foie est volumineux, la capacité de l'estomac et des intestins est augmentée. La cavité thoracique, au contraire, est diminuée par suite de la présence de la graisse dans les médiastins.

Les conséquences de l'accumulation de la graisse sont les suivantes : les mouvements sont difficiles, pénibles et lents ; l'exercice détermine une transpiration facile et abondante. L'action de monter ou de marcher vite amène de l'essoufflement. Le sommeil est lourd, pesant, prolongé. Les digestions, au contraire, actives, énergiques, mais s'accompagnant souvent de somnolence pendant qu'elles s'accomplissent. La menstruation est en général peu abondante, les appétits vénériens très-faibles ; souvent, chez la femme, il y a stérilité.

Tous ces phénomènes constituent et caractérisent une véritable imminence morbide ; de leur existence, en effet, à un état pathologique, il n'y a qu'un degré, et des influences même légères peuvent à chaque instant le faire franchir.

L'obésité, quand elle s'accompagne du dépôt d'une grande quantité de graisse dans le cœur, détermine une imminence morbide d'un autre genre ; il n'est pas rare, en effet, d'observer,

7.

en pareil cas, des morts subites, qui sont la conséquence de l'état organique du cœur.

Les moyens qu'il faut employer pour combattre l'embonpoint ont beaucoup occupé les médecins, et à certains égards on n'est pas très-avancé sous ce rapport. Cependant l'hygiène offre souvent la méthode qu'il est nécessaire de suivre, sinon pour faire disparaître complétement, du moins pour atténuer beaucoup l'obésité.

On doit d'abord établir qu'il y a des obésités liées à la constitution primordiale, et dont on ne peut guère obtenir même la diminution. Dans un grand nombre d'autres cas, l'emploi de moyens rationnels est capable de diminuer l'embonpoint et de le ramener à un état convenable. Ces moyens sont les suivants :

1° Une vie active, tant sous le rapport du physique que du moral, et des occupations sérieuses et attachantes ;

2° Des exercices divers ayant pour résultat de développer le système musculaire et de déterminer une dépense notable et continuelle de force. les longues courses à pied, par exemple ;

3° Une alimentation peu abondante et un peu stimulante. Éviter les féculents, la bière, etc.;

4° Surveiller la constipation, qu'il faut combattre par les laxatifs légers, les clystères, etc. ;

5° Prendre peu de sommeil et se lever de bonne heure ;

6° Autant qu'on le pourra, habiter dans un lieu sec et élevé.

Tous ces moyens doivent être employés pendant un temps très-long et sans interruption ; ce n'est qu'à cette condition qu'on pourra dominer l'obésité. Il ne faut pas cependant qu'ils soient poussés jusqu'à la fatigue, et on doit se rappeler qu'il est des circonstances où la lutte est à peu près inutile, et où rien ne peut modérer l'appétit insatiable et la répugnance pour l'exercice des sujets très-gras.

Maigreur.

La maigreur constitue souvent un état primordial; elle fait partie de la constitution, et en est pour ainsi dire inséparable. Dans d'autres circonstances, elle est acquise, et un certain nombre de causes différentes peuvent la développer. On range ordinairement dans cette classe les influences suivantes :

Le chagrin, les passions contrariées, la surexcitation habituelle et prolongée de l'innervation, l'exercice musculaire forcé, les excès vénériens, la masturbation, une nourriture insuffisante, l'usage habituel de boissons acides. Dans ce dernier cas, ces boissons agissent presque toujours en déterminant une maladie de l'estomac.

Dans quelques circonstances, l'existence d'une maladie, suivie d'une longue convalescence, a souvent pour effet, après que la santé est rétablie, de laisser l'individu dans un état de maigreur assez grande.

Deux états doivent être distingués de la maigreur : c'est, d'une part, la débilité que présente pendant ses premières années l'enfant né avant terme, et, d'un autre côté, l'atrophie sénile. Ce sont deux effets à part.

Une maigreur modérée est une condition de bonne santé. C'est dans de telles conditions que se sont trouvés les individus qui ont présenté le plus de longévité.

La maigreur extrême accompagne en général les constitutions débiles, et constitue une imminence morbide que des causes assez nombreuses peuvent faire passer à l'état de maladie.

On s'est beaucoup occupé des moyens de faire disparaître la maigreur, et l'hygiène fournit à cet égard des renseignements utiles.

1° Le premier soin à prendre avant tout autre est la soustraction et l'éloignement des causes qui ont pu déterminer ou entretenir la maigreur.

2° Cela fait, si l'individu est moins maigre, et s'il est revenu sous ce rapport à un embonpoint modéré, il faut l'abandonner à lui-même et regarder le résultat obtenu comme heureux.

3° Dans le cas contraire, ce n'est qu'à l'aide du régime qu'on parvient à diminuer la maigreur. A cet effet, on conseillera une alimentation nourrissante, substantielle, mélangée de viandes rôties et de féculents, mais sans addition d'excitants.

4° Une vie calme et tranquille, sédentaire, peu d'exercice, un sommeil prolongé, la cessation des travaux intellectuels ou d'occupations sérieuses capables d'entretenir la maigreur.

5° Enfin, dans certains cas, quand il est bien prouvé que la maigreur est devenue une habitude de l'organisme, il ne faut plus s'en occuper.

Bibliographie. — BROUSSAIS (C.), *De l'imminence morbide*. Thèses de Strasbourg, 1826. — FOUQUIER, *Avantages d'une constitution faible*. Thèses de Paris, 1802, in-8. — Les *Traités de pathologie générale* (CHOMEL, HARDY et BÉHIER, BOUCHUT, MONNERET, etc.).

DE LA CONVALESCENCE

La convalescence est un état intermédiaire entre la maladie et la santé. Ce n'est plus la maladie, mais ce n'est pas encore la santé. Les fonctions sont bien équilibrées, mais en même temps elles sont faibles, débiles, et il suffit souvent de peu de chose pour déranger leur stabilité.

Le mode de production, les caractères, la durée de la convalescence sont subordonnés à ceux de la maladie à laquelle elle succède. C'est par l'examen des causes capables de modifier ainsi la convalescence que l'on doit commencer.

Causes de la convalescence et influences capables de la modifier.

La cause de la convalescence est la cessation de la maladie ; mais cette maladie n'est pas toujours la même, et, sous ce rapport, il y a une distinction à faire.

Considérées dans leurs rapports avant la convalescence, les maladies peuvent être divisées en trois classes :

1° Les maladies aiguës locales, qui sont en général suivies d'une convalescence de peu de durée et que l'on peut, à l'aide de quelques précautions, conduire rapidement à bien ;

2° Les maladies aiguës générales, comme les fièvres typhoïdes, le choléra, etc. ; elles laissent au contraire à leur suite des convalescences longues, rebelles et difficiles à faire complétement disparaître ;

3° Les maladies chroniques. Dans ce dernier cas, la transition de la maladie à la santé est insensible ; elle se fait progressivement, et il est parfois difficile de préciser l'arrivée de la convalescence et plus tard sa fin. Elle est également rebelle et de longue durée.

La gravité de la maladie exerce encore une influence ; bien qu'il y ait des exceptions à cette règle, on peut dire qu'une maladie plus grave détermine une convalescence plus longue.

La faiblesse de la constitution joue aussi un grand rôle dans la durée de la convalescence ; elle la prolonge et la rend plus pénible ; les conditions contraires agissent dans le sens opposé. L'âge en modifie également les phases. Dans l'enfance et la vieillesse, la convalescence est plus longue, plus pénible, et la réparation de l'organisme plus difficile.

Le tempérament peut modifier la convalescence ; ainsi, chez

les sujets lymphatiques, elle se prolonge davantage, est plus pénible et moins solide.

Le traitement employé pour combattre la maladie qui vient de disparaître influe également sur la durée de la convalescence, et on peut établir à cet égard les propositions suivantes :

1° La durée et la stabilité de la convalescence sont en raison inverse de l'énergie du traitement qu'il a fallu faire subir aux malades, et en particulier des émissions sanguines et des pertes quelconques qui en ont été la conséquence. Tel est, par exemple, l'affaiblissement qui résulte des soustractions de sang répétées, des purgatifs réitérés, ou des exutoires énergiques agissant sur de larges surfaces et longtemps conservés. En pareil cas, la convalescence est longue.

2° La durée et la stabilité de la convalescence sont également en raison inverse de la diète sévère et prolongée qu'il a fallu imposer aux malades.

3° Les évacuations abondantes, qui ont été une des suites naturelles de l'affection dont l'individu est atteint, exercent la même influence. Ainsi les selles abondantes, une diurèse prolongée, des sueurs copieuses, une suppuration longtemps continuée et intense, peuvent rendre la convalescence plus longue et moins stable.

Dans toutes les circonstances, on suppose la convalescence franche et bien établie ; mais il y a également de fausses convalescences : tels sont les cas dans lesquels il existe encore quelques traces de la maladie, ou ceux dans lesquels l'affection, bien que réduite à peu de chose, est passée à l'état chronique. La plupart des accidents ont disparu, et ceux qui persistent ont échappé, en raison de leur peu d'importance, à un observateur peu attentif. L'existence d'un mouvement fébrile le soir ou la nuit est, à cet égard, un signe infaillible que la convalescence n'est pas franche et qu'il faut se tenir sur ses gardes.

Caractère de la convalescence

Le caractère général de la convalescence est une énergie moins grande de l'organisme et des principaux actes physiologiques, ou, si l'on veut, une diminution de la force vitale qui, momentanément affaiblie par la maladie récente, n'est pas encore revenue à l'état normal. Les modifications qui existent dans les principaux appareils de l'économie concourent à prouver la justesse de cette proposition.

Un autre fait, que l'on peut également établir en principe général, c'est la modification presque constante que présente le sang dans la convalescence. Cette modification, résultant soit de la maladie elle-même, soit des moyens employés pour la combattre, soit du régime diététique imposé aux malades, consiste dans deux états différents, dont l'un est beaucoup plus fréquent que l'autre. Le premier, le plus commun, consiste dans une diminution de proportion des globules du sang. Cette altération presque constante existe dans le plus grand nombre des convalescences. Elle est loin, toutefois, d'être assez considérable pour déterminer toujours des bruits de souffle vasculaires et cardiaques, qu'elle produit cependant quelquefois ; elle est, au contraire, assez notable pour rendre compte de la pâleur des convalescents et de leur facile étouffement.

Le deuxième état, le plus rare, ne se rencontre guère que dans les convalescences longues, pénibles, qui suivent des maladies chroniques ou des affections aiguës, très-intenses et très-longues. Il consiste dans une diminution de proportion de l'albumine du sérum du sang, diminution qui se traduit symptomatiquement par la tendance aux hydropisies, ou, au moins, par un œdème léger aux malléoles et un peu de bouffissure de la face.

Il est important de rechercher quelle peut être l'influence de ces états généraux sur les principaux appareils de l'économie.

Appareil digestif. — Chez beaucoup de convalescents, la faim est vive, souvent excessive et presque intolérable. La langue devient nette et humide. Une alimentation légère et donnée en petite quantité est bien supportée, et procure une sensation de bien-être. Une alimentation trop substantielle ou trop abondante est au contraire nuisible, et détermine avec une facilité extrême de la pesanteur d'estomac, des borborygmes, des vomissements et de la diarrhée, une véritable indigestion enfin. Dans ce cas, un mouvement de fièvre vient presque toujours s'y joindre. Il est des maladies, telles que les fièvres typhoïdes, dans lesquelles une indigestion a des conséquences bien autrement graves et peut amener une récidive de la maladie, récidive trop souvent mortelle. La constipation est un des caractères habituels de la convalescence.

Absorption. — Elle est en général très-active, c'est ce qui explique la facilité avec laquelle les convalescents contractent les maladies miasmatiques.

Circulation. — Le pouls est en général faible et peu développé, peu résistant ; il s'accélère avec une grande facilité sous l'influence de la moindre émotion, des occupations sérieuses, et quelquefois même par les effets du travail de la digestion.

La peau est en général pâle, et souvent il y a un peu d'œdème sus-malléolaire le soir. La modification survenue dans le sang et dont nous avons parlé plus haut rend compte de ce phénomène.

Respiration. — Les convalescents ne peuvent, en général, exercer des mouvements un peu énergiques, monter un escalier un peu vivement, se livrer à un exercice quelconque sans être aussitôt essoufflés.

Sécrétions. — Les urines cessent en général de présenter les caractères qu'elles offraient pendant la maladie. Elles sont plus abondantes, moins denses, moins colorées et moins chargées d'acide urique.

Les productions inorganiques de la peau tombent quelquefois pour se renouveler. L'épiderme s'exfolie, les cheveux et les poils tombent à la suite de certaines maladies graves et longues.

Génération. — Les menstrues se rétablissent chez les femmes. Les désirs vénériens se réveillent chez l'homme. Parfois, dans la convalescence, il se manifeste des pollutions nocturnes involontaires qui sont, dans certains cas, assez fréquentes pour fatiguer les sujets et nuire à la rapidité et à la stabilité de la convalescence.

Fonctions de relation. — Les facultés cérébrales se réveillent et se régularisent, mais elles ont encore peu d'énergie. Les perceptions sensoriales sont régulières. La réflexion et l'expression sont plus justes que dans la maladie, mais aussi l'exercice de ces facultés fatigue rapidement le malade, qui ne peut s'y livrer impunément dans les premiers jours de la convalescence.

Dans celle qui suit les maladies aiguës graves, telles que la fièvre typhoïde, les facultés intellectuelles sont beaucoup plus lentes à reprendre leur activité normale, et il faut souvent plusieurs mois pour cela.

Le système musculaire a peu d'énergie ; il est faible, vacillant : les mouvements, d'abord incertains et lents, n'acquièrent que progressivement un peu plus de force et d'activité.

Les organes des sens supportent d'abord mal les impressions un peu vives, et ce n'est qu'après un certain temps qu'ils reprennent leur état normal et leur force habituelle de réaction.

Le sommeil, pendant la convalescence, perd les caractères

qu'il avait dans la maladie. Au lieu d'être inquiet, agité, il devient calme, tranquille, réparateur.

Tels sont les caractères généraux de la convalescence. Leur degré, leur intensité sont variables, et nous n'avons voulu tracer ici qu'un tableau général, dont on peut diminuer ou exagérer les teintes pour se faire une idée d'une convalescence légère ou pénible.

RÈGLES HYGIÉNIQUES. — L'hygiène exerce une influence puissante sur la convalescence, et c'est un des états où cette science montre le mieux son pouvoir. Voici les principes que le médecin ne doit jamais perdre de vue en pareil cas.

1° Le convalescent doit être soustrait avec le plus grand soin aux variations de température, à l'action de l'air froid, aux courants d'air, ainsi qu'à l'influence de l'humidité. Il est beaucoup plus capable en cet état d'être impressionné par tous ces agents, qui pourraient déterminer, soit une récidive, soit l'invasion de quelques complications plus ou moins fâcheuses.

2° L'emploi de vêtements chauds, plus chauds même que ne le comporte la saison dans laquelle on se trouve, est une chose indispensable pour le préserver des influences précédentes.

3° Les bains ne doivent être employés que vers la fin de la convalescence, encore faut-il qu'ils soient courts. On doit les préférer légèrement stimulants (bains savonneux, alcalins). A la suite du bain, il faut entourer le sujet de nombreuses précautions, destinées à le garantir du froid. Les bains doivent être absolument interdits dans la convalescence des maladies aiguës de l'appareil respiratoire.

4° Le régime alimentaire sera surveillé avec le plus grand soin, et, sous ce rapport, je ne puis mieux faire que de consigner ici les propositions suivantes de M. Réveillé-Parise.

a. Proportionner la nourriture, non à la faim des convalescents, mais à la faculté digestive de l'estomac ;

b. Manger peu et souvent ;

c. Soumettre longtemps les aliments à la mastication.

d. Choisir ceux qui sont le plus en rapport avec la tolérance gastrique et consulter pour ce choix les habitudes individuelles, en tant qu'elles ne sont pas nuisibles.

5° Les sécrétions et les excrétions doivent être surveillées avec grand soin, et il faut chercher à les modifier ou à les activer, selon les besoins qui se feront sentir.

Les sueurs trop copieuses seront diminuées ; l'usage d'un peu de quinquina conduit parfaitement à ce résultat. Les urines rares et concentrées devront être ramenées à leurs conditions normales à l'aide de boissons un peu plus abondantes. La constipation sera combattue par des lavements. Les pollutions nocturnes nécessitent rarement, en pareil cas, l'emploi de moyens spéciaux ; les bains simples et gélatineux aideront à les supprimer.

6° Les premières promenades doivent être prudemment dirigées et faites en voiture, s'il se peut. On prendra de grandes précautions, afin de mettre le convalescent à l'abri des influences atmosphériques pernicieuses.

7° Enfin il faut empêcher qu'aucune émotion vive ne vienne frapper le moral du malade. On lui interdira toute préoccupation fâcheuse, toute fatigue intellectuelle, tout travail au-dessus de ses forces.

Bibliographie. — ADOLPHI, *De statu convalescentiæ*. Lipsiæ, 1732. — HOFFMANN (Fr.), *De convalescentiæ statu ejusque impedimentis et præsidiis*. Halæ, 1734, in-4°. — CHARDON, *Remarques pratiques sur la convalescence et les rechutes*. Paris. 1824, in-8. — RÉVEILLÉ-PARISE, *Principe général et inductions pratiques relatives à la convalescence dans les maladies aiguës*, in *Gaz. méd. de Paris*, 2e série, t. I., p. 457, 1833. Plus une foule de dissertations françaises et étrangères ; les *Traités de pathologie générale*, etc.

Infirmités

Il est assez difficile de définir ce que l'on doit entendre par infirmité. On peut admettre que c'est un état de santé incertain, dans lequel un ou plusieurs organes éprouvent un dérangement dans leur structure ou un affaiblissement dans leurs fonctions, qui les met dans un état de débilité ou d'irrégularité voisin de la maladie, mais qui n'est pas la maladie elle-même.

Les infirmités sont congéniales ou acquises, relatives ou absolues.

Les infirmités amènent plutôt une gêne qu'un désordre morbide dans les fonctions ; elles obligent à contracter des habitudes nouvelles plutôt qu'à employer des médicaments ou des opérations particulières. Un certain nombre d'entre elles exercent une fâcheuse influence sur le moral, produisent de la tristesse, et peuvent même conduire à l'hypocondrie.

Les principales infirmités qui méritent véritablement ce nom, et qui ne constituent pas des maladies réelles, sont les suivantes :

1. La plupart des vices de conformation congénitaux compatibles avec la santé.

Dans cette classe très-nombreuse, et dont nous ne pouvons faire l'énumération, se trouvent en particulier, comme infirmités des plus désagréables, le pied bot, le bec-de-lièvre, l'adhérence des doigts, celle des membres, l'absence de cloison nasale, l'ankylose congéniale d'une ou de plusieurs articulations, l'atrophie également congéniale d'un membre, etc.

2. Un certain nombre de lésions, résultat de maladies qui ont disparu ou d'opérations chirurgicales, et qui, n'altérant plus la santé, sont néanmoins la cause d'une gêne plus ou moins grande dans le commerce de la vie commune ; telles sont en particulier la perte d'un œil ou la cécité complète, la surdité d'une ou de deux oreilles, la perte du goût ou de l'odorat, celle d'un ou plusieurs membres, celle d'un testicule.

On regarde souvent comme une infirmité la présence d'un exutoire, tel qu'un séton ou un cautère.

Telles sont les principales infirmités généralement admises. Chacune a son hygiène spéciale, qu'il serait peu intéressant de décrire.

[Suivant les résultats consignés dans la *Statistique générale de la France* (tome XV, 2e partie) et analysés par M. Boudin, il y aurait en France pour 100,000 habitants :

Aveugles	105	Bossus	125
Borgnes	210	Ayant perdu un ou deux bras.	25
Sourds-muets	82	Ayant perdu une ou deux	
Aliénés	125	jambes	32
Goîtreux	118	Pieds-bots	62

Il est bon de remarquer que ces différentes infirmités sont très-inégalement réparties dans les divers départements.]

Bibliographie. — DEVOT, *Essai de statistique médicale sur les principales causes d'exemption du service militaire*, etc. Thèses de Paris, 1855, in-4°, n° 265. — BOUDIN, *Traité de géographie et de statistique médicales et des maladies endémiques*, etc. Paris, 1857, t. II, p. 232. — SISTACH, *Études statistiques sur les infirmités et le défaut de taille*, etc., in *Recueil des mém. de méd. et de chir. milit.*, 3e sér., t. VI, p. 353, 1861.

DEUXIÈME PARTIE

MATIÈRE DE L'HYGIÈNE

La matière de l'hygiène comprend l'histoire des influences nombreuses qui agissent sur la santé. — La classification qui sera suivie dans leur exposé a été tracée à propos du plan général de l'ouvrage. Je rappellerai seulement qu'elle se divise en cinq classes. — La première comprend l'histoire de l'atmosphère (*circumfusa* et *applicata*); la seconde, les aliments, condiments et boissons (*ingesta*); la troisième, les exercices (*gesta*); la quatrième, les phénomènes moraux, sensitifs et intellectuels (*percepta*); la cinquième enfin, la grossesse, l'accouchement, etc., etc. (*genitalia*).

Première Classe. — ATMOSPHÈRE

L'étude de l'atmosphère comprend les deux classes appelées encore maintenant *circumfusa* et *applicata*. Elle peut être divisée en treize chapitres, qui sont les suivants :

1° Chaleur; — 2° Lumière; — 3° Électricité; — 4° Influences sidérales; — 5° Air atmosphérique; — 6° Sol; — 7° Eau; — 8° Climats; — 9° Habitations; — 10° Vêtements; — 11° Cosmétiques; — 12° Bains; — 13° Virus.

CHAPITRE PREMIER

De la Chaleur

La chaleur produite artificiellement par la combustion ou émanée du soleil, exerçant son influence à la surface de la terre, agit à chaque instant sur l'homme, et est indispensable à l'entretien de sa vie ainsi qu'au jeu normal de ses fonctions. Avant de tracer l'histoire de ces influences, il est utile d'entrer dans quelques détails relatifs aux propriétés de cet agent.

La chaleur peut être produite artificiellement, et des causes nombreuses sont capables de la développer ; c'est la combustion qui en est la source principale ; or, l'étude du mode de production de la combustion, et par conséquent de la chaleur, est du ressort de la physique. Une fois développée, la chaleur agit sur l'homme par rayonnement ; les rayons calorifiques émanés directement d'un foyer, réfractés à travers un cristal, ou réfléchis par une surface polie, exercent une action analogue. Dans d'autres cas, l'homme reçoit plus médiatement encore cette influence, et c'est alors par l'échauffement de l'air au sein duquel il vit, ou des substances avec lesquelles il se trouve en rapport, que l'action du calorique a lieu.

La chaleur, dont il est surtout important d'étudier la source et la distribution à la surface de la terre, en raison de son action incessante sur l'homme et de son indispensable nécessité pour l'entretien de la vie, est celle qui émane du soleil.

Sans nous occuper ici de savoir s'il faut admettre la théorie de l'émission ou celle des ondulations, nous nous bornerons à dire que la chaleur terrestre a sa source dans l'action du soleil, et que le calorique, qui la constitue, se distribue à la surface de la terre suivant certaines lois que nous allons examiner.

Il existe, au-dessous de la surface de la terre, une couche située à une certaine profondeur et dont la température n'est plus influencée par les variations qui ont lieu à la surface extérieure du globe. Cette couche, dont la température est sensiblement la même à toutes les époques de l'année, et dans chaque lieu, varie cependant dans les différents climats: elle a reçu le nom de couche invariable; elle est située à différentes profondeurs au-dessous du sol, suivant les localités dans lesquelles on la considère. Cette couche est, en général, d'autant plus profonde que l'on s'éloigne davantage de l'équateur.

D'après M. Boussingault, elle est entre les tropiques, à $0^m,33$ au-dessous du sol et à une température de $+26°$ à $+28°,50$. — Dans les latitudes moyennes, elle descend jusqu'à 24 mètres. (*Annales de chimie et de physique*, t. LIII, p. 228.)

Au-dessus de ces limites, les variations diurnes, mensuelles et annuelles, se font sentir suivant certaines lois que nous n'avons pas à exposer ici.

A la surface du sol, la température varie à l'infini dans les diverses localités du globe, et ces variations dépendent de la situation des lieux, des heures du jour et de la nuit (1) où on la considère.

Situation des lieux.

Rien de plus variable que la température dans les divers points du globe. Il y a des lieux chauds, d'autres modérément chauds, enfin d'autres froids. Il existe un certain nombre de conditions qui font que telle localité a telle température plutôt que telle autre. Ces conditions sont représentées par les influences suivantes, qui fixent et régissent la température moyenne d'un lieu. On peut les diviser en générales et locales.

Les causes générales sont la latitude d'un lieu, son élévation au-dessus du niveau de la mer, la position à latitude égale des continents et des mers, qui n'ont pas les mêmes pouvoirs absorbant, émissif et réflecteur.

Les causes particulières sont de trois espèces. Elles sont :

1° *Terrestres.* — Ce sont l'inégalité des terrains, la direction des chaînes de montagnes, l'état de la surface terrestre nue ou couverte de végétation, la forme et la masse des terres, leur prolongement vers les pôles, la quantité de neige tombée en hiver, les changements dus à la culture.

2° *Atmosphériques.* — L'humidité de l'air, les variations barométriques, l'agitation et la pureté de l'atmosphère.

3° *Maritimes.* — Dans les régions tempérées, la configuration des côtes, leur situation à l'est ou à l'ouest des continents, la présence plus ou moins prolongée des glaces polaires, les cou-

---

(1) On nomme moyenne diurne la température moyenne des différentes heures de la journée; moyenne mensuelle, celle des températures moyennes de chacun des jours d'un mois. On établit de même des moyennes hivernales et estivales. La température moyenne annuelle d'un lieu est la moyenne de toutes les moyennes mensuelles. On représente, en général, par des lignes qui réunissent les différents points du globe où la température moyenne annuelle est la même, la distribution de la chaleur terrestre. Ces lignes, qui réunissent les points de même température, ont reçu le nom d'isothermes; elles sont loin d'être parallèles à l'équateur, et des causes multiples, qui seront exposées plus loin, modifient beaucoup les localités situées aux mêmes latitudes.

On a réuni également, par des lignes que l'on a appelées isochimènes, les différents points du globe qui ont la même moyenne hivernale; et isothères, les lignes qui réunissent les points du globe ayant la même moyenne estivale. Elles sont également loin d'être parallèles à l'équateur. Les premières s'abaissent vers le sud lorsqu'on s'éloigne des côtes occidentales de l'Europe; ce qui montre qu'à latitude égale, les hivers sont plus rigoureux à mesure qu'on s'avance vers l'est. Les secondes ont une allure opposée : elles se relèvent vers le pôle en allant de l'ouest à l'est. Aussi les étés deviennent-ils plus chauds.

rants marins dirigés des basses vers les hautes latitudes, ou réciproquement.

Dans nos climats, les causes qui élèvent la température sont l'absence des glaces polaires, les chaînes de montagnes abritant ou garantissant des vents froids ; la rareté des marais, le déboisement d'un sol aride et sablonneux ; la proximité d'un courant marin ayant une température plus élevée que celle des mers voisines.

La température décroît de l'équateur aux pôles ; car, à hauteur égale au-dessus du niveau de la mer, le soleil agit d'autant plus obliquement qu'il s'éloigne de l'équateur ; ce décroissement, toutefois, suit une loi complexe en raison de l'action de toutes les causes précédentes.

On a calculé qu'en moyenne il existait pour chaque degré de latitude, en partant de l'équateur, une diminution de 1/2 degré de température. Du 71° au pôle, on ne connaît pas la loi de décroissement avec la latitude, ce qui se comprend bien, puisqu'on ne sait même pas si les terres vont jusqu'au pôle nord ou s'il est entouré d'eau. Dans le premier cas, d'après M. Arago, la température serait de —32°, et dans le second —18°. Les voyages récents ont donné pour température moyenne du pôle boréal —8°. Des observations tendent à démontrer que l'Océan austral, à latitude égale, a une température inférieure à celle de l'Océan boréal. On n'en connaît pas la raison ; peut-être est-elle due à la masse d'eau plus considérable qui existe autour de ce dernier.

Le tableau suivant donne une idée de la température moyenne annuelle de chaque saison dans un certain nombre de lieux du globe, pris dans différents points et à différentes latitudes.

LIEUX.	LATITUDE.	LONGITUDE DE PARIS.	HAUTEUR au-dessus du niveau DE LA MER.	TEMPÉRATURE MOYENNE.				
				ANNÉE.	HIVER.	PRINTEMPS.	ÉTÉ.	AUTOMNE.
Ile Melville....	74°,47 N	113°,80 O		-18°,7	-33°,5	-19°,5	2°,8	-18°,0
Fort-Franklin ..	65 ,12	125 ,33	68	- 8 ,2	-27 ,2	-10 ,0	10 ,2	- 6 ,0
Stockholm.....	59 ,21	15 ,43 E	41	5 ,6	- 3 ,6	3 ,5	16 ,1	6 ,5
Varsovie... ...	52 ,13	18 ,42 E	121	7 ,5	- 2 ,5	7 ,0	17 ,5	8 ,0
Copenhague....	55 ,41	10 ,14 E		8 ,2	- 0 ,4	6 ,5	17 ,2	9 ,3
Edimbourg.....	55 ,57	8 ,52 O	88	8 ,6	3 ,6	7 ,6	14 ,4	8 ,9
Genève'........	46 ,12	3 ,49 E	396	9 ,7	1 ,2	9 ,5	17 ,9	10 ,2
Bruxelles	50 ,51	2 ,90 E	58	10 ,2	2 ,5	10 ,1	18 ,2	10 ,2
Londres	51 ,31	2 ,26 O		10 ,4	4 ,2	9 ,5	17 ,1	10 ,7
Paris.........	48 ,50	0 ,00	64	10 ,8	3 ,3	10 ,3	18 ,1	11 ,2
Venise........	45 ,26	10 ,00		13 ,7	3 ,3	12 ,6	22 ,8	13 ,3
Marseille.......	43 ,18	3 ,20	45	14 ,1	6 ,9	12 ,9	21 ,4	14 ,7
Naples.........	40 ,51	11 ,55	55	16 ,7	9 ,9	15 ,6	23 ,9	17 ,3
Cap de Bonne-Espérance ...	33 ,35	16 ,80		19 ,4	14 ,8	18 ,6	23 ,4	19 ,4
Canton	23 ,80	110 ,56 E		21 ,0	12 ,7	21 ,0	27 ,8	22 ,7
Macao.........	22 ,11	111 ,14 E		22 ,5	16 ,4	21 ,1	28 ,3	24 ,1
St-Louis (Sénégal)	16 ,10	18 ,53 O		24 ,6	21 ,1	21 ,4	27 ,6	28 ,2
Calcutta	22 ,35	86 ,00	35	28 ,5	19 ,9	28 ,1	28 ,5	26 ,1
Batavia.	6 ,95 S	104 ,33 E		26 ,8	26 ,2	26 ,8	27 ,2	27 ,1
Madras.	13 ,50	77 ,57		27 ,8	24 ,8	28 ,6	30 ,2	27 ,5
Massaoua (Abyssynie).......	15 ,36	37 ,90 E		31 ,0	26 ,7	29 ,5		32 ,0

Ce second tableau donne quelques *maxima* et quelques *minima* de température observés dans divers lieux de la terre.

MAXIMA DE TEMPÉRATURE.			MINIMA DE TEMPÉRATURE.		
LIEUX.	LATITUDE NORD.	TEMPÉRATURE.	LIEUX.	LATITUDE NORD.	TEMPÉRATURE.
Esné (Égypte).......	25°,15	47°,4	Le Caire	30°,2	+ 9°,1
Le Caire...........	30 ,2	40 ,2	Rome.............	41 ,54	— 5 ,9
Bassora (Mésopotamie)	30 ,47	45 ,3	Moutpellier.........	43 ,36	— 16 ,1
Palerme	38 ,8	39 ,7	Paris	48 ,50	— 23 ,1
Rome.............	41 ,54	38 ,0	Londres...........	51 ,31	— 11 ,4
Paris.............	48 ,50	38 ,4	Moscou	55 ,45	— 38 ,8
Moscou	55 ,45	32 ,0	Pétersbourg........	59 ,56	— 34 ,0
Pétersbourg........	59 ,56	33 ,4	Fort-Entreprise.....	64 ,30	— 49 ,7
Port-Élisabeth	69 ,59	16 ,7	Fort-Reliance.......	62 ,46	— 56 ,7
Amérique du Nord...	65 ,30	20 ,0	Bosckop (Laponie)..	69 ,58	— 53 ,5
Ile Melville....... ..	74 ,47	15 ,6	Port-Élisabeth......	69 ,59	— 50 ,8

M. de Humboldt. près des cataractes de l'Orénoque, a vu un sable granitique à gros grains couvert d'une belle végétation de graminées qui avait une température de 63°,2, tandis que celle de l'air n'était que de 29°,6.

On a vu, en Égypte, la température du sol monter à 67°,5.

L'examen de ces tableaux donne une idée de la température moyenne d'un grand nombre de points du globe, situés à diverses latitudes ; ils prouvent encore un fait qui pourrait être appuyé sur un beaucoup plus grand nombre d'exemples, c'est qu'à latitude égale, les points situés dans le voisinage de la mer ont une température moyenne annuelle moins élevée.

Le tableau des maxima et des minima donne également une idée des extrêmes de température auxquels l'homme peut être soumis dans les lieux qu'il habite.

La plus haute température à laquelle il ait pu être exposé est celle d'Esné, indiquant + 47°,4, et la plus basse constatée au Fort-Reliance par le capitaine Bach, lorsqu'il allait rejoindre Ross, fut de — 56°,7. Il y a entre ces extrêmes 104 degrés de différence.

Il est un fait digne de remarque, c'est que dans les diverses localités du globe, les maxima de température diffèrent beaucoup moins entre eux que les minima. Il y a une grande analogie entre les premiers et beaucoup de différence entre les seconds.

A mesure qu'on s'élève dans l'atmosphère, l'air devenant de moins en moins dense, il y a moins de calorique rayonnant absorbé par ce fluide, et la température s'abaisse. Aux limites de l'atmosphère, le degré de chaleur doit peu différer de celui des espaces planétaires.

La température ne diminue pas régulièrement avec la hauteur : un certain nombre d'autres causes influent sur sa décroissance ; telles sont en particulier la saison, le vent régnant et l'heure de la journée où on fait l'observation. La diminution de température ne suit donc nulle part une loi parfaitement uniforme. M. de Humboldt a donné les résultats suivants pour la décroissance sous l'équateur.

Hauteur.	Température moyenne.	Différence.
0m	27°,5	0
1000	21 ,8	5°,7
2000	18 ,4	3 ,4
3000	14 ,3	4 ,1
4000	7 ,0	7 ,3
5000	1 ,5	5 ,5

Température de l'homme

La température de l'homme, prise avec grand soin à l'aide d'un thermomètre placé sous l'aisselle, peut être représentée par une moyenne de 37°,50. — Celle de la bouche est un peu inférieure ; elle est de 37° seu'ement. Les expériences beaucoup plus précises de MM. Becquerel et Breschet, faites à l'aide d'un appareil thermo-électrique, ont donné pour moyenne de la température intérieure des muscles 36°,75. — La température du tissu cellulaire sous-cutané voisin était de 1°,50 à 1°,25 en moyenne au-dessous de ce chiffre.

La température du biceps d'un homme, placé quelques minutes dans un bain à une température de +49°, s'est élevée seulement de 1/5 de degré.

Influence de la chaleur artificielle sur les animaux. — Avant d'exposer l'histoire de l'influence de la chaleur artificielle sur l'homme, il est utile de parler de quelques résultats curieux de physiologie comparée obtenus par M. Magendie.

Les animaux, soumis à une haute température, éprouvent : 1° une accélération notable de la circulation et de la respiration ; 2° une diminution très-sensible du poids total du corps, diminution qui est plutôt le résultat de l'abondante perspiration pulmonaire que de celle de la peau ; 3° si la chaleur est prolongée, ils ressentent d'abord de la lassitude, se couchent, sont dans un état de souffrance et d'angoisse, et finissent par succomber au bout d'un temps variable, et qui dépend de la durée de l'expérience, du degré de la température et de la force de réaction des animaux.

Un autre résultat bien curieux, c'est que les animaux vivants, placés dans une haute température, s'échauffent dans tous leurs tissus à la fois, il est vrai, mais dans des limites assez restreintes et qui ne dépassent jamais 5 à 6° sans danger pour leur existence, tandis que les êtres privés de vie s'échauffent à la manière des corps inertes, c'est-à-dire de proche en proche, et dans une limite indéfinie.

Dans quelque température qu'ils soient placés, les mammifères ne peuvent dépasser 45 à 46°, et ils meurent tous avec les mêmes symptômes et les mêmes lésions anatomiques.

Ces lésions consistent dans une altération particulière du sang ; ce fluide contenu dans les veines et les artères est devenu noir foncé, en partie incoagulable, plus liquide ; la fibrine qu'il renferme est moins consistante et moins tenace qu'à l'état normal. Le résultat de cette altération du sang est de permettre à ce liquide de s'infiltrer dans les divers tissus. On trouve, en effet, à l'autopsie, le sang suintant à la surface des intestins, ou infiltrant les poumons, le foie et les reins.

Tous ces effets, obtenus dans une étuve disposée convenablement, et sous l'influence de la chaleur sèche, sont beaucoup plus caractérisés lorsqu'on agit avec la chaleur humide.

Influence du froid sur les animaux. — Lorsque les animaux sont soumis à l'influence d'un froid considérable, leur température peut s'abaisser, et cet abaissement est même possible dans des limites beaucoup plus étendues que l'élévation de température chez les mêmes animaux. Les conclusions auxquelles M. Magendie a été conduit à cet égard sont les suivantes :

1° Un animal plongé dans un milieu dont la température est de 0 à 8°, pendant un temps qui ne peut excéder 5 minutes, subit un refroidissement qui peut descendre aux deux tiers de sa température normale.

2° Cet abaissement de température continue de s'opérer d'une manière spontanée, après que l'animal a été retiré d'un milieu réfrigérant.

3° Quand l'animal est abandonné à lui-même, sa température continue de s'abaisser jusqu'à ce qu'on atteigne à peu près la moitié de sa température normale, et il succombe ensuite ;

4° Que si, au contraire, il est réchauffé, il peut être ramené à sa température propre, pourvu que son refroidissement n'ait pas atteint tout à fait la moitié de sa température normale.

MM. Becquerel et Breschet ont prouvé, par une expérience curieuse, que la suppression absolue des fonctions de la peau détermine rapidement un abaissement de la température intérieure et la mort. Dans une expérience faite sur un chien dont la peau avait été couverte d'un enduit résineux, ils ont vu la mort survenir au bout de quelques heures, après un abaissement de température de 6° au-dessous du degré de chaleur normale.

Influence de la chaleur sur l'homme

Chaleur artificielle sèche. — Les phénomènes que détermine l'action de la chaleur sèche sur l'homme sont les suivants :

1° La circulation s'accélère, le pouls bat plus vite et plus fortement ; la peau, d'abord sèche, rugueuse et comme parcheminée, ne tarde pas à se couvrir d'une sueur abondante ;

2° La respiration devient plus fréquente et finit même quelquefois par être anxieuse ; il survient en même temps une augmentation notable de l'exhalation pulmonaire, qui proportionnellement est plus considérable que celle de la peau.

3° A ces phénomènes ne tarde pas à se joindre un certain degré d'excitation cérébrale, d'agitation, de malaise et de gêne.

L'équilibre de la température, rompu par l'action de la chaleur, est rétabli par la perspiration cutanée et pulmonaire, de telle sorte que la température intérieure de l'homme ne s'élève que dans une proportion très-restreinte. J. Davy, dans ses expériences, a trouvé que la température des Européens habitant l'île de Ceylan dépassait à peine de 1° celle de l'homme habitant dans les régions tempérées.

La température des matelots, prise après le passage de la ligne (12° latitude S.), s'est trouvée de 1°,1 au-dessus de ce qu'elle était chez les mêmes sujets à l'instant du départ.

Chaleur humide. — La présence d'une certaine quantité d'humidité dans un air chaud réduit au minimum ou anéantit même presque complétement la sécrétion de la peau et celle de la muqueuse pulmonaire. Aussi l'homme supporte-t-il la chaleur humide beaucoup moins bien que la chaleur sèche, et est-il obligé de s'y soustraire, s'il ne veut voir des accidents graves se développer. M. Delaroche n'a pu supporter que 10 minutes un bain de vapeur porté de 37° à 51°. M. Berger a pu rester 12 minutes dans un bain de vapeur élevé de 41° à 53°.

Plus loin la respiration devient pénible, l'hématose est incomplète et l'asphyxie commence.

Influence du froid sur l'homme. — Le froid sec, et il l'est presque toujours dès qu'il est un peu intense, est bien supporté par l'homme, pourvu que l'abaissement de température ne soit pas trop considérable. La perspiration cutanée est réduite au minimum ; mais la muqueuse pulmonaire, par son abondante sécrétion, vient rétablir l'équilibre. L'hématose devient très-active, et il en résulte la production d'une quantité supplémentaire de chaleur animale, destinée à permettre à l'individu exposé à une basse température de résister au froid qui l'entoure. Malgré la production abondante de calorique, le degré de la température extérieure de l'homme ne varie pas sensiblement ; l'excès est employé tout entier à neutraliser l'action du froid.

Influence de la température naturelle des diverses parties du globe

Température élevée. — Chaleur solaire directe. — L'exposition de l'homme à l'action des rayons solaires, surtout si cette exposition est prolongée, détermine presque toujours des accidents plus ou moins graves, tels que des congestions ou des hémorrhagies cérébrales, des méningites aiguës et chroniques. Dans certains cas, ces congestions sont assez violentes pour déterminer une mort subite. Franklin rapporte qu'en Pensylvanie il n'est pas rare de voir des moissonneurs mourir subitement par suite de leur exposition directe aux rayons solaires, la chaleur à l'ombre étant de 32°. A la surface de la peau, la chaleur solaire détermine un érythème qui, en pareil cas, n'est autre chose qu'une brûlure au premier degré, produite sous cette influence. L'action de la chaleur, combinée, il est vrai, à celle de la lumière, détermine quelquefois des ophthalmies graves.

Chaleur solaire indirecte. — L'exposition à une haute température à l'ombre peut être supportée par l'homme, quand cette température est dans de certaines limites, qu'elle ne dépasse pas 35 à 40°, et que son influence n'est pas trop prolongée.

En pareil cas, deux causes tendent à rétablir l'équilibre, et leur action explique toutes les modifications qui surviennent dans les divers actes organiques. C'est, d'un côté, l'abondance extrême des perspirations pulmonaire et cutanée, à laquelle l'organisme doit suffire, et, de l'autre, la nécessité pour l'homme de produire le moins possible de chaleur animale, en raison de la haute température dans laquelle il est placé.

La soif devient vive, intolérable; elle est due au besoin qu'éprouve l'économie de fournir à la déperdition aqueuse, qui se fait par les transpirations pulmonaire et cutanée.

Les sécrétions intestinales sont diminuées, ce qui rend l'appétit moins vif et met dans la nécessité de stimuler l'estomac et ses fonctions languissantes par des aliments et des liquides excitants. La bile, toutefois, est sécrétée avec abondance dans les pays chauds, et trois causes peuvent expliquer ce résultat; ce sont : 1° l'action de la chaleur elle-même; 2° l'usage des aliments et des liquides excitants introduits dans l'estomac; 3° les affections aiguës et chroniques du tube digestif, qui sont la conséquence du régime ou du climat.

La constipation est habituelle dans les pays chauds, et la diminution des sécrétions intestinales en rend compte. La sécrétion salivaire et celle des urines sont notablement diminuées.

La transpiration cutanée abondante est la cause de la faiblesse musculaire des individus qui habitent ce pays.

La respiration se ralentit, car il faut moins d'absorption d'oxygène et moins de production de chaleur animale, en raison de la chaleur de la localité.

Le calorique devenu latent, par suite des perspirations pulmonaire et cutanée, contribue encore à ce résultat, et permet à l'individu de résister à la haute température extérieure. L'hématose est peu active.

La sécrétion spermatique augmente sous l'influence de la chaleur. Cette augmentation rend compte de la grande activité des fonctions génitales. Les habitants des pays chauds s'y livrent avec passion, et la répétition fréquente de ces actes ne contribue pas peu à leur débilité musculaire. On a attribué à l'abus des plaisirs vénériens, dans les pays chauds, la procréation d'un nombre de filles plus considérable que celui des garçons, et on a ainsi cherché à se rendre compte de la polygamie qui y règne. Est-il vrai qu'il en soit ainsi ?

Des trois grandes fonctions du cerveau, deux sont exaltées : ce sont, d'une part, les facultés intellectuelles, qui sont actives, énergiques ; et, d'une autre, la sensibilité, qui est douée d'une facile et prompte excitabilité. Quant à la troisième, la locomobilité, elle est diminuée pour les raisons indiquées précédemment.

Lorsque des individus séjournent dans des pays chauds et parviennent à s'y acclimater, leur constitution se modifie suivant deux modes particuliers bien distincts :

1° Les individus dans une position aisée et au sein d'une civilisation avancée, comme dans plusieurs de nos colonies, s'habituent et se plient simplement à ces modifications organiques; aussi ne tardent-ils pas à voir leur constitution s'amollir; ils craignent l'exercice, qui les épuise facilement. Leur appétit faible et languissant a besoin d'être réveillé par des excitants énergiques; ils sont maigres, se livrent longtemps au sommeil, plusieurs fois même par jour. Chez eux, les fonctions génitales s'exécutent avec énergie, presque avec fureur, et contribuent encore à leur affaiblissement et à leur épuisement.

Tels sont les caractères de beaucoup d'individus habitant les pays chauds civilisés.

2° Dans une autre classe, les indigènes des pays à tempéra-

8.

ture élevée sont nomades, et obligés, comme les Arabes, par exemple, de mener une vie active. Ceux-là ne se prêtent pas aux modifications déterminées dans leurs actes organiques par le climat. Ils habituent au contraire leurs organes à lutter contre elles et à les dompter. Dans ce cas, leur constitution s'harmonise avec cette activité nécessaire de leur existence. Alors, toute trace d'embonpoint disparaît, leur peau devient sèche, parcheminée, et la transpiration cutanée moins facile est moins abondante; ils sont souvent d'une maigreur squelettique, leur activité est extrême, leur vivacité grande; ils se fatiguent difficilement, et ils se contentent pour vivre d'aliments peu abondants et peu nourrissants. On voit des Arabes du désert ne prendre par jour que sept à huit dattes et un peu de lait doux ou caillé, ce qui représente en tout 6 onces (180 grammes) de matières alimentaires. Leurs facultés intellectuelles sont vives, actives, pénétrantes; leurs fonctions génitales énergiques.

Les individus habitant des localités à température élevée sont disposés à contracter des maladies dont peuvent rendre compte les modifications déterminées dans leur organisation par la chaleur.

Ainsi, l'usage habituel et fréquent des aliments et des boissons stimulantes détermine souvent des gastrites aiguës, et surtout chroniques, des entéro-côlites et des diarrhées rebelles, des dyssenteries interminables. Le foie, stimulé par la chaleur, ou bien par les aliments et les liquides excitants, quelquefois aussi par des maladies antérieures des voies digestives, s'altère bien souvent : on sait combien les maladies aiguës et chroniques de cet organe sont fréquentes dans les pays chauds.

On peut en dire autant des affections de la peau, qui se présentent avec un haut degré de gravité dans ces pays. Telles sont les affections lépreuses (Candie, Chine, Archipel Indien), l'éléphantiasis des Arabes, le pian des nègres, et bien d'autres sur lesquelles nous ne possédons que des notions incomplètes ou inexactes; toutes ces affections sont endémiques dans ces contrées.

La chaleur détermine des modes particuliers de manifestation de la syphilis constitutionnelle. Cette maladie se traduit à la peau par des altérations plus intenses et plus caractérisées.

Dans un grand nombre de pays chauds, comme à la Jamaïque, par exemple, les Européens sont pris, dès leur arrivée, d'une éruption papuleuse de la peau, caractérisée par de petites élevures rouges, solides, accompagnées d'une démangeaison extrême ; elle diminue vers le soir, ou lorsque les Européens gagnent les montagnes et vont se soumettre à l'action d'une température moins élevée. Les indigènes estiment heureux les Européens qui sont atteints de cette éruption, qu'ils considèrent comme pouvant les préserver de la fièvre jaune et des autres maladies graves de ces contrées.

Les affections du système nerveux y sont également fréquentes, et sont la conséquence de la facilité avec laquelle les facultés cérébrales s'exaltent sous l'influence de la chaleur ; aussi voit-on se développer des maladies dans lesquelles les phénomènes de surexcitation nerveuse prédominent. Le béribéri, les crampes, les convulsions, le tétanos, sont plus communs que dans nos climats : on sait avec quelle facilité cette dernière affection se développe dans les pays chauds.

La folie, l'hypocondrie, la monomanie du suicide, sont-elles favorisées par la température élevée d'un climat ? Ce sont encore des questions qui ne sont pas résolues d'une manière définitive. Pour la folie, rien de moins prouvé, car sur 930 cas d'aliénation mentale relevés par Esquirol, 21 seulement sont attribués à la chaleur. — Sur 907 suicides relevés par Prevost, Casper et Esquirol, 534 ont eu lieu pendant les deuxième et troisième trimestres de l'année, et 373 seulement pendant les premier et quatrième. M. Fleury rapporte qu'en Russie, suivant Marshall, on observe un suicide sur 38,882 habitants entre le 42e et le 54e degré de latitude, et 1 suicide sur 56,777 habitants entre le 54e et le 64e (1).

La maladie singulière à laquelle on a donné le nom de calenture a encore été attribuée à la chaleur. On ne possède pas de relevés statistiques à cet égard.

La chaleur élevée favorise quelquefois le développement de l'érysipèle et de la pourriture d'hôpital, mais elle ne peut seule les produire.

Quant à l'influence de la chaleur sur la dyssenterie, les fièvres éruptives et le choléra, on prétend qu'elle est puissante ; mais cette opinion ne saurait être admise sans contestation, et il faut, à mon avis, que d'autres influences soient venues s'y joindre pour produire leur développement ou au moins le favoriser.

Si les fièvres typhoïdes n'avaient fait d'aussi grands ravages dans une partie de la France pendant l'année 1852-1853, nous aurions eu de la tendance à penser que la température élevée

____

(1) V. plus bas Saisons.

favorisait son développement. C'était en effet jusque-là, en été, qu'on observait son développement plus fréquent.

RÈGLES HYGIÉNIQUES. — 1° Éviter avec le plus grand soin l'exposition directe à l'influence de la chaleur solaire, en raison des effets souvent terribles qu'elle produit. Il est important de ne sortir de chez soi qu'aux heures où elle n'agit plus, et on doit surtout éviter de se mettre en voyage au milieu du jour : dans les cas exceptionnels où cela est d'une indispensable nécessité, il faut avoir recours à une coiffure qui réfléchisse les rayons solaires et s'oppose en même temps à l'échauffement rapide de la tête. Sous ce rapport, les turbans blancs des Arabes et des Turcs remplissent parfaitement ces conditions et s'opposent, en raison de leur difficile conductibilité pour la chaleur, à l'échauffement de la tête, et par conséquent aux accidents qui sont la suite de l'action directe de la chaleur solaire.

[Les grands chapeaux de paille, ou les chapeaux de feutre à larges bords recouverts d'une coiffe de toile blanche avec un couvre-nuque, que portent les Mexicains, sont très convenables.]

2° Conseiller le repos pendant la plus grande chaleur du soleil, et fuir, à cet instant, les occupations sérieuses : les promenades et les sorties doivent avoir lieu exclusivement le matin ou le soir. Deux sommeils, un la nuit, et un beaucoup plus court au milieu du jour, semblent une habitude excellente.

3° Il est indispensable, dans les pays chauds, de se contenter d'une alimentation peu abondante et légèrement stimulante. Un fait cité par M. Robertson montre combien il faut peu de nourriture à l'homme des pays chauds. Des troupes exercées, faisant la guerre dans l'Inde, vinrent à manquer de vivres, et officiers et soldats se virent réduits, pour toute nourriture, à 2 onces de riz par jour. Ce régime fut d'abord très-mal supporté. Officiers et soldats croyaient chaque jour qu'ils allaient succomber. Rien de semblable n'arriva, et l'habitude de ce régime fut contractée si rapidement que la santé de ce corps d'armée resta excellente, et que le nombre des malades fut très-peu considérable.

Les boissons doivent être peu abondantes, mais un peu stimulantes.

4° L'habitude de bains légèrement stimulants, comme des bains frais ou des affusions froides le matin, est d'un usage excellent dans les pays chauds. L'exercice doit toujours être modéré, doux, ne pas conduire à ces transpirations énormes qui amènent si facilement une déperdition des forces.

7° Les vêtements doivent être légers, peu colorés, amples, en laine finement tissée.

8° La sobriété dans l'exercice des organes génitaux est de toute nécessité, et il faut y insister d'autant plus que la température y invite, et que leur abus est presque toujours suivi d'un épuisement considérable.

Voici l'emploi de la journée dans les climats très-chauds ; ce sont des règles hygiéniques basées sur l'expérience de chacun, et que tout homme raisonnable devra adopter. — Se lever à 7 heures du matin. — Sortir pour affaires quelconques jusqu'à 10 heures. — Un premier repas à 10 heures, peu abondant, peu nourrissant. — A midi, repos jusqu'à 2 heures. — Deuxième repas, plus substantiel, c'est le dîner. — De 5 heures à minuit, sorties, visites, affaires, et un léger souper dans la soirée.

Bibliographie. — Chaleur animale. SPALLANZANI, *Mém. sur la respiration*, in *Rapports de l'air avec les corps organisés*, par SENNEBIER. Genève, 1807, t. III. — DAVY (J.), *Sur la température du corps humain dans divers climats*. (Extr. de l'ouv. intitulé : *An account*, etc.), trad. franç., in *Ann. de chimie et de phys*, t. XXII, p. 433, 1823. — DU MÊME, *Observ. sur la températ. de l'homme et des animaux de divers genre*, in même journ., t. XXXIII, p. 81, 1826. — DU MÊME, *Obs. diverses sur la chaleur animale*, in même journ., 3e sér., t. XIII, p. 174, 1845. — DULONG, *De la chaleur animale*, in *Journ. de physiologie de Magendie*, t. III, p. 45, 1823. — DESPRETS, *Recherches expérimentales sur les causes de la chaleur animale*, in *Ann. de chimie et de physique*, t. XXVI, p. 337, 1814. — BECQUEREL et BRESCHET, *Mémoires sur la chaleur animale*, in *Ann. des sc. nat.*, t. III, p. 267 ; t. IV, p. 243, 1835. — WURTZ, *De la production de la chaleur dans les êtres organisés*. Thèse de conc. pour la chaire de chimie. Paris, 1847, in-4°. — GAVARRET, *De la chaleur produite par les êtres vivants*. Paris, 1855, in-12. — ROGER, *De la température chez les enfants à l'état physiologique et pathologique* in *Archiv. gén. de méd.*, 4e série, t IV à IX, 1814-45 ; et Bibliographie de l'article *Chaleur* dans le *Traité de physiologie* de Béclard 4e édit., p. 448, 1862 : Effets physiologiques de la chaleur. — FAHRENHEIT et PROVOOST, *Exper.*, in *Boerhaave Elem. chemiæ.* Parisiis, 1733, in-4°, t. I, p. 148. — DUNTZE (Arn.), *Dissertatio physico-medica complectens experimenta varia calorem animalem spectantia*. Lugdundi-Batav., 13 junii 1754, in-4°, p. 37. — TILLET, *Mém. sur les degrés extraordinaires de chaleur auxquels les hommes et les animaux sont capables de résister*, in *Mém. de l'Acad. roy. des sc.*, 1764, p. 186-205. — BLAGDEN, *Experiments and Observations in a heated room*, et *Further Exper. and Observ.*, etc., in *Philosoph. Transact. of the Royal Society of London*, 1775, p. 11 et 434 ; édit. de 1809,

t. XIII, p. 601 et 695 ; le 2ᵉ Mém. (*Further Exp.*, etc.), trad. en français, in *Obs. sur la physique*, etc. *de l'abbé Rosier*, t. XIII, p. 122, 1778. — DOBSON, *Experiments in a heated room*, in *Liverpool Philosop. Transact.*, 1775, p. 463. — CHANGEUX, *Doutes sur la puissance attribuée au corps animal de résister à des degrés de chaleur supérieurs à sa température ; ou Réflexions*, etc., in *Obs. sur la physiq. de l'abbé Rosier*, t. VII, p. 57-63, 1776. — CHORTET, *Traité sur la propriété fortifiante de la chaleur et sur la vertu affaiblissante du froid.* Luxembourg, an XI, in-8. — DELAROCHE, *Expériences sur les effets qu'une forte chaleur produit sur l'économie animale.* Thèses de Paris, 1806, in-4°, n° 11. — DU MÊME, *Mém. sur les causes du refroidissement qu'on observe chez les animaux exposés à une forte chaleur*, in *Journ. de phys.*, t. LXXI, p. 289-302, 1810. — EDWARDS (W.), *De l'influence des agents physiques sur la vie.* Paris, 1824, in-8. — GUÉRARD, art. CHALEUR, in *Dict. de méd.*, en 30 vol. — LETELLIER, *Influence des températures extrêmes de l'atmosphère sur la production de l'acide carbonique dans la respiration des animaux à sang chaud*, in *Ann. de chim. et de phys.*, 3ᵉ sér., t. XIII, p. 478-501, 1845. — CREBESSAC-VERNET, *De l'influence de la température sur l'économie animale.* Thèses de Paris, 1846, in-4°, n° 24. — MAGENDIE, *Leçons faites au collége de France sur la chaleur animale*, rédig. par M. le docteur DURAND-FARDEL, in *Union méd.*, 1860, nᵒˢ 45, 46, 47. — Chaleur solaire. RICHTER, *Insolatio seu potestas solis in corpus humanum.* Gœttingæ, 1747, in-4°. — DAVY (J.), *On the effects of the sun rays on the humane body*, in *Edinb. med. chir. Transact.*, III, 256. — TRASTOUR, *Deux Obs. de Méningo-encéphalite chez des moissonneurs*, in *J. de méd. de la Soc. de la Loire-Inférieure*, t. XXX, p. 142, 1853. — GORDON, *On the prevalence of heat-apoplexy among Soldiers during the hot weather campaign in* 1858, in *Edinb. med. and surg. Joarn.*, t. V, p. 985, 1860. — Voy. les *Voyages dans les régions équatoriales*, les *Traités de physique et de météorologie* (KÆMTZ, part. I, 5-26, et IV, 146-232. — BECQUEREL et Edm. BECQUEREL, p. 26, 79. — FOISSAC, t. II, part. IV, chap. I, 9, etc.).

Influence prolongée d'une basse température dans les pays froids

Le froid extérieur, porté même à un degré assez considérable, n'exerce pas une influence très-grande sur la chaleur naturelle intérieure de l'homme ; sa production de calorique lui permet de résister aux causes incessantes de refroidissement qui environnent le corps.

Les effets du froid varient suivant qu'il est modéré ou violent.

Froid modéré. — Le premier effet du froid sur la peau est de diminuer la circulation capillaire cutanée. On explique ce résultat, soit par la contraction des parois vasculaires sous l'influence directe du froid, soit par la formation, à la surface interne des vaisseaux, d'une couche de liquide à demi concrété, qui en rétrécit le calibre et y modifie le cours du sang.

La sécrétion cutanée est également diminuée et presque anéantie.

Si les fonctions de la surface externe sont diminuées, les actes organiques internes, au contraire, prennent un grand développement et une grande activité. C'est qu'en effet, il est nécessaire, pour que la température animale se maintienne au même degré sous l'influence du froid, que la combustion animale soit augmentée, et par conséquent que la quantité de carbone brûlé pendant l'acte de l'hématose soit plus considérable. En effet, l'hématose est augmentée, la respiration se fait avec énergie ; la puissance digestive est devenue considérable et la digestion très-active ; l'estomac supporte facilement des aliments copieux et très-nourrissants.

L'influence du froid engage l'homme à faire usage d'aliments et de boissons stimulantes, mais pour une raison opposée à celle qui existe dans les pays chauds. La nécessité de ces substances est justifiée, en effet, par le besoin de fournir au sang des éléments qui puissent y être brûlés, et produire ainsi le supplément de chaleur naturelle destiné à permettre à l'habitant des pays froids de résister à l'influence de la basse température qui l'environne.

Les sécrétions biliaire et spermatique sont diminuées d'énergie, tandis que les sécrétions rénale et intestinale sont augmentées. Ces modifications des diverses sécrétions sont précisément l'inverse de ce qui existe dans les pays chauds. Les menstrues sont en général peu abondantes, les fonctions génitales peu énergiques.

La constitution et le tempérament des individus qui habitent les pays froids s'harmonisent avec les conditions dans lesquelles se trouvent leurs divers appareils. L'appétit devient énergique, quelquefois même vorace, et la capacité digestive permet l'assimilation facile d'aliments de toute espèce. L'embonpoint devient assez considérable, le système musculaire se développe, et acquiert une grande force ; mais aussi les fonctions génitales sont peu actives, les facultés cérébrales plus lentes à s'exercer, plus paresseuses, et leur excitation moins facile.

Considérée d'une manière générale, la santé des habitants des climats froids est meilleure, et leur constitution plus robuste et plus solide que celle des individus qui habitent les pays chauds ; leur vie moyenne est plus longue. Les exemples de longévité les plus remarquables se trouvent surtout parmi eux.

Froid considérable. — L'homme ne peut s'y exposer impunément que d'une manière passagère. Les observations faites dans la campagne de Russie et dans les voyages circumpolaires ont permis, toutefois, d'en étudier les effets. Ils sont généraux ou locaux.

Les effets généraux sont un sentiment de faiblesse, de lassitude, de courbature générale ; un désir et un besoin impérieux de repos et de sommeil. Bien souvent, ces phénomènes s'accompagnent d'hémorrhagies à la surface des diverses membranes muqueuses.

A un degré plus avancé, la faiblesse augmente, les organes respiratoires diminuent d'activité et finissent par se paralyser. Enfin, la mort arrive, précédée d'une sensation que l'on dit être presque du plaisir.

Les effets locaux consistent surtout dans la congélation due à la suspension complète de la circulation dans une partie quelconque du corps ; elle frappe soit les parties exposées à l'air, soit celles qui sont plus éloignées, et dans lesquelles la circulation est moins énergique, comme l'extrémité des pieds.

De nombreuses maladies se développent de préférence dans les pays froids, et les modifications survenues dans les principales fonctions de l'économie en expliquent suffisamment la fréquence. Ce sont les suivantes :

Les phlegmasies des membranes muqueuses sont fréquentes. Citons en particulier le coryza, les angines, les bronchites, les entéro-colites, le catarrhe utérin et vaginal, la cystite. Les flux sont également assez communs. Tels sont la leucorrhée, la diarrhée, etc. Ces dernières maladies se produisent plutôt dans les pays froids et humides que dans les localités sèches et froides.

C'est encore dans les climats froids et humides que l'on observe la tendance à la production de maladies générales, auxquelles on pourrait presque donner le nom d'atoniques. Le rachitisme, les scrofules, les tubercules y sont certainement plus fréquents que dans les pays chauds.

Les phlegmasies aiguës des organes respiratoires, et en particulier la pneumonie et la pleurésie, sont fréquentes dans ces contrées Il en est de même du rhumatisme aigu et chronique et de la goutte.

RÈGLES HYGIÉNIQUES. — 1° La première règle à suivre est de se soustraire à l'action générale et locale du froid On y parvient à l'aide d'une habitation convenable. d'un chauffage approprié et de vêtements en rapport avec cette nécessité.

2° L'alimentation doit être substantielle, assez abondante, et souvent un peu stimulante. Les boissons alcooliques prises avec modération sont utiles aux habitants de ces contrées, que leurs occupations obligent de rester exposés au froid. Ces boissons sont mieux supportées que dans les pays chauds. Un grand nombre d'individus en font abus et en prennent des quantités énormes. C'est certainement dans les pays froids que l'ivresse est le plus répandue (1).

3° On doit conseiller l'exercice et le mouvement aux individus exposés à l'action du froid. Ils contribuent à développer la chaleur animale et permettent de résister plus facilement au froid.

Nous venons d'étudier les effets des températures chaude et froide; entre ces deux degrés, c'est-à-dire des tropiques au cercle polaire, sont placés les pays les plus peuplés et les plus civilisés, et dont la température est dite tempérée. C'est à cette classe de contrées que s'applique spécialement toute notre hygiène; aussi, tout en nous réservant d'en dire quelques mots, en traitant de l'hygiène des divers climats, nous n'insisterons pas davantage sur ces particularités.

Variations de la température atmosphérique. — Les variations de la température atmosphérique doivent être étudiées à part, attendu qu'elles constituent une source féconde de maladies.

Leur influence varie suivant qu'il s'agit de variations lentes ou de variations brusques. Les premières concernent l'histoire des climats tempérés, aussi ne nous y arrêterons-nous pas ici. Nous dirons quelques mots seulement des secondes.

Dans les climats tropicaux, où l'on a souvent occasion de voir ces brusques variations se produire du jour à la nuit, la plupart des auteurs s'accordent à signaler la dyssenterie et la diarrhée comme en étant la conséquence. Suivant M. Audouard, les variations diverses de température favorisent la production des fièvres intermittentes, et, suivant M. Voillemier, elles contribuent à produire la fièvre puerpérale.

Lorsque les variations brusques de température agissent sur

(1) M. Hayes, dans la relation d'un voyage aux terres polaires, a présenté quelques remarques pleines d'intérêt sur le régime qu'il convient de suivre dans les zones glacées. Il a reconnu : 1° l'indispensable nécessité d'une alimentation animale très-abondante, mais surtout des matières grasses. Les Européens s'accoutument très-aisément à l'usage de la graisse et de l'huile de phoque et de baleine. C'est le seul moyen de lutter avec avantage contre les effets déprimants de l'action combinée d'un froid continu et des ténèbres; 2° les inconvénients des alcooliques dont l'action excitante passagère est bientôt suivie d'une réaction en sens inverse; 3° enfin la grande supériorité, comme stimulant, du thé et du café.   ·   E. Bgd.

un individu en sueur, et que le refroidissement se prolonge, on voit alors des phlegmasies se développer. La bronchite, la pneumonie, la pleurésie, le rhumatisme articulaire ou la maladie de Bright, se produisent suivant l'idiosyncrasie ou la prédisposition morbide du sujet qui s'est exposé au refroidissement.

Bibliographie. — XÉNOPHON, in *Anabase*, liv. IV, ch. v. — QUINTE-CURCE, in *De rebus gestis Alexandri magni*. lib. VII, § 10, 11. — FABRICE DE HILDEN, in *De gangræna*, cap. IV. — VOLTAIRE, in *Histoire de Charles XII*, liv. IV. — DESPERTHES, in *Hist. des naufrages*, 1re part. — BANKS et SOLANDER, in *Voyages de Cook*. — PREVOST, *Histoire gén. des voyages*. — LAHARPE, etc. — LARREY, in *Mém. de chir. milit.*, t. IV, 1817. — SÉGUR, in *Hist. de Napoléon et de la grande armée pendant l'année 1812*. — DESGENETTES, *Disc. de la Faculté*, 7 nov. 1814. — CULLEN (Arch.), *De frigore ejusque vi et effectibus in corpus humanum. Dissert.* Edinb., 1781, in-8. — MINOT, *De l'action du froid sur l'économie animale*. Thèses de Paris, an XIII, in-4°, n° 447. — LAURAIN, *Application de la méthode analytique à la recherche du froid sur l'homme*. Thèses de Paris, an XI, in-8, n° 317. — IBRELISLE, *Du froid et de son action sur l'économie animale*. Thèses de Strasbourg, 1810, n° 282. — MORICHEAU-BEAUPRÉ, *Des effets et des propriétés du froid, avec un aperçu historique et médical sur la campagne de Russie*. Montpellier, 1817, in-8. — BIGUEUR (E. P.), *De l'apoplexie occasionnée par le froid et de la gangrène par congélation*. Thèses de Paris, 1817, in-4°, n° 85. — MAURIAL-GRIFFOUL (J. B.), *Influence du froid sur l'économie animale*. Thèses de Paris, 1817, in-4°, n° 122. — JOUFFRET, *Essai sur le froid, et ses effets sur l'homme en particulier*. Thèses de Paris, 1821, in-4°, n° 8. — EDWARDS (W.), *ouvr. cit.* — GERDY, *Mém. sur l'influence du froid sur l'économie animale*, in *Journ. hebd.*, t. VIII, p. 129, 1830. — BEAU, J. H. S., *De l'influence des brusques alternatives de chaud et de froid dans la production de phlegmasies*. Th. de Conc. Paris, 1848, in-4°. — LACORBIÈRE, *Traité du froid, de son action et de son emploi intrà et extrà*, etc. Paris, 1839, in-8. — GUÉRARD (A.), art. FROID, in *Dict. de méd. en 30 vol.* — MARTINS (Ch.), *Du froid thermométrique et de ses relations avec le froid physiologique*, in *Mém. de l'Acad. des sc. de Montpellier*, t. IV, 1859. — Voir les *Traités d'hydrothérapie*; les *Traités de physique et de météorologie*.

CHAPITRE II

De la lumière

La lumière émanée du soleil agit sur l'homme de plusieurs manières différentes. Tantôt les rayons lumineux l'impressionnent directement et sans intermédiaire; d'autres fois, ce n'est qu'après avoir été réfléchis par une surface polie qu'ils lui parviennent. Les couleurs diverses des objets qui frappent ses yeux ne sont également que des phénomènes de réflexion. Elles sont dues à ce que la lumière qui frappe les corps est décomposée par chacun d'eux d'une manière spéciale, qui varie suivant leur nature et leur structure. Un certain nombre de rayons sont absorbés, les autres sont réfléchis et forment les couleurs simples ou combinées qui constituent les nuances diverses des objets et viennent frapper les yeux. La lumière n'agit sur l'homme que par réfraction, c'est-à-dire après avoir traversé un milieu transparent qui la laisse passer pure et blanche, ou décomposée de diverses manières.

La lumière, en outre, peut exercer une action sur l'homme, soit par ses seuls rayons lumineux, soit par les rayons calorifiques et chimiques qui l'accompagnent. Nous ne pouvons entrer ici dans aucun détail touchant ces propriétés différentes; leur étude est du ressort de la physique, et nous ne devons considérer ici que l'influence directe de la lumière solaire sur l'homme.

L'absence de la lumière ou son excès, tels sont les deux points de vue sous lesquels nous devons l'étudier.

I. *Absence ou privation de lumière.* — La privation ou l'absence de lumière longtemps prolongée détermine l'étiolement. C'est ce qui arrive aux individus retenus longtemps dans des prisons obscures, aux ouvriers mineurs, qui passent une partie de leur vie dans les entrailles de la terre, et à l'abri de la lumière solaire. Voilà tout ce qu'on trouve dans les auteurs; mais il est nécessaire d'aller plus loin et de préciser la valeur pathologique de ce qu'on est convenu d'appeler étiolement.

Établissons d'abord que l'influence de la privation de la lumière ne peut jamais être étudiée d'une manière parfaitement isolée. Presque toujours elle est liée, comme chez les mineurs, à des conditions d'humidité ou de froid, et, comme chez les prisonniers, à ces deux conditions réunies, auxquelles il faut joindre de plus le défaut d'exercice et l'influence morale. On ne saurait toutefois méconnaître qu'en l'absence même de toutes ces conditions, la privation de la lumière solaire ne soit capable d'exercer une certaine influence; elle agit surtout en décolorant des objets : la preuve en est dans la couleur blanche des êtres organisés qui habitent les régions polaires, et subissent une nuit de six mois. On n'a qu'à se rappeler également le teint blanc mat des hommes du Nord, la couleur blanche des animaux, tels que les ours, les rennes, etc., la perte de la vivacité des nuances dans les êtres organisés, végétaux, etc., qui sont le produit de cette longue obscurité.

Quoi qu'il en soit, l'influence de la privation de la lumière seule ou bien unie au froid, à l'humidité, quelquefois au défaut d'exercice, détermine l'étiolement.

L'étiolement a pour caractère une modification spéciale du sang, qui consiste dans la diminution simultanée de ses trois éléments principaux, la fibrine, l'albumine et les globules, et dans l'augmentation de l'eau. Cette quadruple modification du sang explique les phénomènes qui caractérisent l'étiolement.

1. La diminution de proportion des globules rend compte de la teinte anémique qui vient se joindre à la décoloration mate de la peau, et elle explique les bruits de souffle cardiaques et vasculaires qui se développent alors.

2. La diminution de proportion de l'albumine du sérum du sang rend compte de la tendance aux hydropisies générales, de l'œdème sus-malléolaire et de la bouffissure légère de la face, et plus tard, dans les cas où cette diminution devient plus considérable, elle explique la production des hydropisies elles-mêmes.

3. La diminution de proportion de la fibrine est plus rare en pareille circonstance; elle n'arrive guère que lorsque la privation de la lumière est complète et prolongée. La production d'hémorrhagies en est la conséquence.

Cette modification survenue dans les principaux éléments du sang vient-elle à se prolonger, et les causes qui l'ont produite persistent-elles, des maladies organiques plus graves peuvent alors se développer. Tels sont les scrofules, les tubercules et toutes leurs conséquences.

Une autre altération qu'on observe chez les individus soustraits longtemps à l'action de la lumière est celle qui survient dans l'organe de la vue. D'une part, cette soustraction rend les yeux plus subtils, plus fins, et leur permet quelquefois de distinguer les objets dans l'obscurité. D'autre part, elle met les individus qui ont éprouvé cette influence dans l'impossibilité de supporter l'impression d'une lumière un peu vive et quelquefois même d'une lumière ordinaire.

[La simple insuffisance de la lumière peut amener divers troubles dans l'organe de la vision : une grande fatigue d'abord, puis certaines affections telles que l'amaurose.]

RÈGLES HYGIÉNIQUES. — 1° La privation de lumière dans les prisons est un fait heureusement très-rare à l'époque actuelle, et les progrès de l'hygiène publique ont introduit dans la construction des maisons de détention nouvelles des conditions d'après lesquelles il n'y a plus d'obscurité dans les cellules. Le médecin doit favoriser cette disposition des autorités et signaler les inconvénients et les maladies qui peuvent résulter d'un tel état de choses là où il existe encore, c'est-à-dire dans les cachots.

2° Chez les ouvriers mineurs, les conseils du médecin doivent intervenir pour modifier les conditions qui viennent s'ajouter à celle de l'absence de la lumière. Il doit chercher à soustraire l'ouvrier à l'humidité, au froid. Sous ce rapport, on ne saurait trop recommander les dispositions déjà adoptées dans quelques mines, et d'après lesquelles les ouvriers, disposés par escouades, travaillent alternativement une semaine dans les mines, une semaine à l'air libre. Il serait bon que l'organisation des ouvriers dans ces établissements permît l'exécution de ces mesures importantes sous le point de vue hygiénique et humanitaire.

II. *Lumière directe en excès.* — L'impression vive de la lumière solaire ne peut être séparée de celle des rayons calorifiques qui l'accompagnent. Nous en avons précédemment étudié les effets, et nous avons signalé les congestions cérébrales, les hémorrhagies, les méningites, les morts subites, etc., qui en sont les conséquences.

[C'est à la *lumière* vive du soleil qu'il faut rapporter l'irritation érythémateuse de la peau connue sous le nom de coup de soleil.]

Son action, longtemps continuée et plus adoucie, détermine l'augmentation de quantité de la matière colorante de la peau et rend sa couleur plus foncée, de même que celle de tous les êtres organisés qui habitent dans les climats où s'exerce cette influence.

L'action habituelle d'une lumière trop vive sur les yeux peut déterminer des ophthalmies graves, des amauroses, et, médiatement, dans quelques cas, des accidents cérébraux plus graves, de la nature de ceux qui ont été signalés tout à l'heure.

[Il faut encore tenir compte de la *couleur*; le bleu, le vert fatiguent beaucoup moins les yeux que le jaune, l'orangé, le rouge, mais surtout que le blanc qui, de toutes les couleurs, est la plus nuisible. On connaît les effets fâcheux pour la vue de la réflexion de la lumière sur la neige et sur les maisons blanchies à la chaux.

Enfin M. Charcot a constaté qu'une lumière électrique intense, outre son action sur la vue, peut, elle aussi, faire naître un érythème cutané, véritable coup de soleil. Il attribue ces effets aux rayons chimiques.]

RÈGLES HYGIÉNIQUES. — 1° La première règle à suivre est d'éviter l'exposition directe aux rayons solaires.

2° Dans le cas où cette exposition serait nécessaire, la modérer à l'aide de verres colorés en bleu ou en vert plus ou moins foncé, suivant l'intensité de la lumière que les yeux ont à supporter. Des opticiens établissent maintenant des verres gris.

Bibliographie. — SÉNEBIER, *Recherches sur l'influence de la lumière solaire*. Genève, 1783, in 8. — BERTRAND (M.), *Essai touchant l'influence de la lumière sur les êtres organisés et sur les différents composés physiques*. Thèses de Paris, an VIII, in-8, n° 11. — GRAUX (P. J.), *De luminis actione in corpus humanum*, Lugd. Batav., 1816, in-4°. — EDWARDS (W.), *ouvr. cité*. — MORREN, *Essais pour déterminer l'influence qu'exerce la lumière sur la manifestation et le développement des êtres végétaux et animaux*, in *Ann. des sc. nat.*, t. III, p. 5, 174, 224; t. IV, p. 13, 142, 1835. — GUÉRARD (A.), art. LUMIÈRE, in *Dict. de méd.* en 30 vol. — SAPPEY (C.), *De l'influence de la lumière sur les êtres vivants*. Thèse pour l'agrégat. Paris, 1844, in-4°. — FOISSAC, *Météorologie*, t. I, part. I, cap. IV. — GUILLEMIN, *Composition de la radiation solaire, son influence sur les êtres vivants*. Thèse agrégat. Paris, 1857, in-4°. — BOUDIN, in *Traité de géogr.*, etc., t. II, liv. X, ch. I-IV. — BÉCLARD (J.), *Note relative à l'influence de la lumière sur les animaux*, lue à l'Académie des sciences, séance du 1er mars 1858. — CHARCOT, *Érythème produit par l'action de la lumière électrique*, in *Comptes rend. de la Soc. de biolome*, 2e sér., t. V, p. 63, 1859. — Voir les *Traités de météorologie et d'oculistique*.

CHAPITRE III

Électricité

L'homme vit en quelque sorte dans une atmosphère d'électricité, car cet agent se produit d'une manière incessante autour de lui. La végétation active à la surface du sol les décompositions chimiques qui s'y opèrent, l'inégalité de la température et les mouvements des diverses couches de l'air, sont autant de sources permanentes d'électricité. L'atmosphère, pénétrée de cet agent, en manifeste les traces à l'électroscope, même dans les temps les plus calmes ; cette électricité est positive, ainsi que celle qui existe en quantité considérable dans la vapeur condensée en nuages ; le sol, au contraire, est électrisé négativement.

En raison de la présence de ces électricités différentes, l'homme, qui vit à la surface du sol, et qui est en contact avec lui, est sans cesse traversé par des courants électriques dus à la recomposition de l'électricité positive de l'atmosphère avec l'électricité négative du sol, passage dont il n'a pas la conscience. Il est cependant deux instants de la journée dans lesquels la quantité d'électricité positive de l'atmosphère devient plus considérable et atteint son maximum. Ces instants sont ceux où l'air contient la plus grande quantité de vapeur d'eau. C'est, par conséquent, d'une part, de huit à neuf heures du matin, quand les couches d'air en contact avec le sol et le sol lui-même s'échauffant, l'humidité de ce dernier s'évapore et les sature, et, d'autre part, quelque temps après le coucher du soleil, à l'instant où l'air, saturé de vapeur, est sur le point de les laisser se précipiter sous l'influence du refroidissement.

Ces deux *maxima* d'électricité déterminent-ils quelques modifications spéciales chez l'homme sain ou malade ? Cela est possible, cela est même probable ; mais nous ne connaissons en aucune manière la nature de ces modifications.

Dans les temps dits orageux, l'atmosphère est chargée d'une quantité d'électricité plus considérable encore ; mais alors des phénomènes nouveaux apparaissent.

Les résultats de cette quantité anormale d'électricité sont les orages, que l'on distingue avec raison en orages d'été et en orages d'hiver, et dont les causes et le mode de production sont si différents.

Les premiers sont dus à des courants ascendants de vapeur qui viennent se condenser dans les régions supérieures de l'atmosphère plus froides ; ils sont la conséquence de ce fait, que toute précipitation de vapeur est une source de dégagement d'électricité.

Les seconds, ou orages d'hiver, sont dus à la rencontre, dans les régions supérieures de l'atmosphère, de deux courants d'air opposés, d'inégale température.

Les nuages orageux, qui sont chargés d'une quantité énorme d'électricité, ne sont pas tous électrisés positivement (nuages blancs ou noirs) ; il y en a un certain nombre qui le sont négativement (nuages gris plombé), et dont la physique explique assez facilement l'origine. Quoi qu'il en soit, l'atmosphère, dans ces cas divers, est chargée d'une quantité considérable d'électricité, et cette quantité est à son maximum à l'instant où la pluie commence à tomber.

Les effets des temps orageux sur l'organisme sont incontestables. Voici ce que l'on sait de positif à cet égard :

Les individus sains et bien portants ressentent un malaise, une agitation, un état de pesanteur difficile à exprimer. Leur système musculaire est plus paresseux.

D'autres fois, c'est un état de prostration tel qu'on ne peut se livrer au travail qu'avec difficulté. — On dit qu'il n'est pas rare de voir des accès de fièvre intermittente se manifester sous l'influence de la surcharge électrique de l'atmosphère. Les sujets nerveux, faibles, impressionnables, éprouvent souvent du malaise, de l'agitation, quelquefois même des frémissements nerveux, de la céphalalgie et des douleurs articulaires. — Toutes ces modifications sont-elles la conséquence de la surcharge électrique de l'atmosphère, ou bien sont-elles dues aux modifications de pesanteur de l'air, de température, de vents, d'humidité, qui surviennent à l'instant d'un orage et qui l'accompagnent ? C'est ce qui n'est pas encore décidé d'une manière positive.

[Quelques personnes ont attribué à un développement d'électricité les effets délétères que l'on rapporte généralement aux miasmes dans les contrées paludéennes ; nous y reviendrons en parlant des marais.]

Les individus atteints de rhumatisme chronique sentent, par les temps orageux, se renouveler leurs anciennes douleurs, ou celles qui existaient présentent une exacerbation notable. Sous cette même influence, les névralgies augmentent d'intensité ou leurs accès reparaissent.

La dyspnée, due à des maladies organiques du cœur ou à un emphysème du poumon, se développe souvent par les temps orageux. On voit encore quelquefois, sous cette influence, des accès de fièvre intermittente revenir prématurément.

Les individus scrofuleux et scorbutiques voient souvent les principaux accidents dont ils sont atteints s'exagérer par cet état atmosphérique.

Les malades atteints d'une affection aiguë ou chronique éprouvent à l'instant d'un orage, une aggravation des principaux accidents. Ils sont plus fatigués, plus agités, et leur état fébrile augmente.

Enfin, dans les maladies dont la terminaison doit être funeste, il n'est pas rare de voir la mort survenir par un temps d'orage, et devancer ainsi de quelques jours ou de quelques heures le moment de cette crise suprême.

Aucune règle hygiénique spéciale n'est applicable à ces cas divers, attendu qu'on ignore le moyen de diminuer la quantité d'électricité contenue dans l'atmosphère, aussi bien que celui de s'y soustraire.

[L'électricité artificiellement développée par nos appareils, portée à un certain degré à l'aide de puissantes machines, peut déterminer une secousse telle que la mort en résulte. A un degré modéré, elle produit sur le système nerveux une action assez énergique pour donner lieu à des accidents spasmodiques plus ou moins intenses. L'autorité a dû interdire par une ordonnance (oct. 1853) l'électrisation publique au moyen de la machine ordinaire.]

La *foudre* n'est autre chose que la recomposition instantanée de l'excès d'électricité positive ou négative d'un nuage avec l'électricité d'espèce contraire développée par influence à la surface de la terre. Cette réunion se fait avec bruit et lumière, absolument comme quand on met en contact, par un fil métallique, les deux surfaces d'une batterie électrique.

Lorsqu'un nuage se décharge, la foudre éclate et le foudroiement a lieu. — D'après les recherches d'Arago, le foudroiement n'est pas aussi fréquent qu'on le pense. A Gœttingen, cinq hommes ont été foudroyés dans l'espace de cinquante ans. A Halle, il n'y en a eu qu'un seul de 1609 à 1825. — A Paris, il n'y a pas eu de foudroiement mortel depuis un grand nombre d'années. Au contraire, dans d'autres localités, il y a eu un grand nombre de cas de foudroiement. En 1853, par exemple, ils ont été nombreux en France. — On doit noter qu'ils sont beaucoup plus rares dans l'enceinte des villes que dans les campagnes. — Les arbres élevés, les clochers, les habitations situées sur des montagnes ou des collines, et par conséquent les individus qui s'y trouvent, sont plus particulièrement frappés par la foudre.

Les effets de la foudre sont très-variables. Tantôt l'individu qui se trouve placé sur le trajet où se fait la réunion est foudroyé. La commotion est si violente, que la mort est instantanée et que l'autopsie révèle quelquefois des désordres généraux très-intenses.

Dans d'autres cas, les individus ne se trouvent pas sur le trajet de la foudre, ils sont seulement à côté, et cependant ils éprouvent des accidents plus ou moins graves, et quelquefois même la mort survient; lorsqu'il en est ainsi, elle arrive par asphyxie. Dans d'autres circonstances, la foudre produit des brûlures plus ou moins étendues. Dans d'autres cas, enfin, elle laisse à sa suite des paralysies quelquefois incurables, telles qu'une paraplégie, une hémiplégie, la paralysie isolée d'un membre, l'amaurose, la surdité.

D'autres fois, la foudre déchire les vêtements d'un individu, les brûle, détruit et renverse tout ce qui se trouve autour de lui, sans lui faire aucun mal. — Quelquefois elle le renverse, et détermine une syncope tantôt momentanée, d'autres fois mortelle. — Quelquefois l'individu est simplement renversé, et il se relève sans blessure. Ailleurs, le sujet est blessé ou même tué, sans qu'il y ait aucune trace sur ses vêtements ou autour de lui.

Les accidents produits par le foudroiement sont très-variables. Tantôt ce sont des brûlures plus ou moins étendues, superficielles ou profondes; tantôt des plaies, en général petites. La mort est due tantôt à une commotion cérébrale, d'autres fois à une asphyxie ou bien à une syncope. L'examen cadavérique ne fournit, la plupart du temps, aucune lésion caractéristique; tout au plus trouve-t-on, en général, une congestion sanguine du cœur, du cerveau ou des poumons.

RÈGLES HYGIÉNIQUES. — Dans les villes, ou sur les habitations rurales, la construction d'un paratonnerre est la meilleure règle hygiénique à suivre et le meilleur préservatif de la foudre. Quant aux personnes qui se trouvent en pleine campagne à l'instant où un orage éclate, c'est presque un conseil trivial que de leur dire de ne pas se réfugier sous un arbre élevé, surtout s'il est placé sur un mamelon de terre, et d'éviter encore avec plus de soin les clochers des villages, où l'on a la sotte habitude comme cela se pratique encore dans beaucoup de localités en France, de sonner les cloches pour chasser la foudre.

Cependant ce n'est pas le son des cloches qui rend les coups de foudre plus imminents et plus redoutables; mais c'est qu'il est dangereux d'être dans le lieu le plus élevé de la localité, c'est-à-dire le clocher, sur lequel la foudre éclate souvent, et qu'il peut se faire que le métal dont sont composées les cloches et la corde souvent humide qui y est attachée, servent de conducteurs à la foudre, qui vient alors atteindre le malheureux sonneur.

Nous trouvons dans la notice d'Arago sur les orages des faits curieux, qui ne sont pas sans applications hygiéniques. Ce sont les suivants.

Les accumulations d'hommes et d'animaux favorisent l'action de la foudre là où cette accumulation a lieu. Cela tient à ce que leur transpiration donne lieu à une colonne ascendante de vapeur, et que cette colonne ascendante de vapeur transmet mieux la foudre que l'air sec. Les granges remplies de grains et de fourrages, les meules de foin ou de paille agissent dans le même sens.

D'après Arago, lorsque la foudre tombe sur des hommes ou des animaux placés à la suite les uns des autres, c'est aux extrémités de la file que ses effets sont généralement les plus intenses et les plus fâcheux. Il est certaines circonstances que l'opinion populaire désigne comme favorisant l'action de la foudre, et qui ne sont rien moins que démontrées : telles sont l'action de courir à cheval ou à pied pendant un orage, de laisser les fenêtres ouvertes, etc.

Nous ne dirons pas la même chose des vêtements et des tissus qui entourent les individus. Personne ne conteste que les vêtements ou les tentures de soie ne préservent en quelque sorte assez bien de la foudre. Puis viennent les tissus de laine. Quant à ceux de lin ou de coton, ils sont en général, au contraire, bons conducteurs de l'électricité, et ils agissent dans le sens opposé.

Nous reproduisons, en terminant ces règles hygiéniques, les préceptes que Franklin donne aux personnes qui redoutent la foudre.

Il faut éviter le voisinage des cheminées, car la suie qui les tapisse partage avec les métaux la propriété d'attirer la foudre.

Il faut, pour la même raison, s'éloigner des métaux, des glaces, des dorures, des cloches et de leurs cordes; se dépouiller des objets métalliques que l'on a sur soi.

Il faut éviter de se placer au-dessous d'un lustre, d'une lampe, d'un ornement de métal, d'un arbre, d'un objet élevé quelconque.

Il est bon d'interposer entre soi et le sol un corps non conducteur, tel que du verre, par exemple.

Moins on touche les murs et le sol, moins on est exposé; le plus sûr moyen préservatif serait donc d'avoir un hamac suspendu à des cordes de soie au sein d'une vaste chambre.

Bibliographie. — LOUIS, *Observ. sur l'électricité, où l'on tâche d'expliquer son mécanisme, ses effets sur l'économie animale*, etc. Paris, 1747, in-12. — MARTEAU DE GRANVILLIERS, *Sur quelques effets du tonnerre*, in *Journ. de méd.*, t. XI, p. 30, 1759. — FRANKLIN, Benj., *Lettre à M. sur le tonnerre et sur la méthode que l'on emploie communément en Amérique pour garantir les hommes et les bâtiments de ses effets désastreux* (1767), in *Œuvr.*, trad. fr. par BARBEU-DUBOURG, Paris, 1773, in-4°, t. I, p. 250. — HUZARD, *Sur les effets de l'éclair et du tonnerre*, in *J. de méd.*, t. LXI, p. 606, 1784. — GONDINET, *Observ. sur les effets du tonnerre*, même Journ., t. LXIV, p. 484, 1785. — MAUDUYT, *Mém. sur les différentes manières d'administrer l'électricité*. Paris, 1784. — THILLAYE, *Emploi médical de l'électricité*. Thèses de Paris, an XI, in-8, n° 256. — GAY-LUSSAC, *Instruction sur les paratonnerres*, in *Ann. de chim.*, 2ᵉ sér., t. XXVI, p. 258, 1824. — CHAPSAL, *Mém. sur un cas de foudre*, in *Ann. de chim. et de phys.*, 3ᵉ sér., t. XIII, p. 269, 1845. — ARAGO, *Sur le tonnerre*, in *Ann. du bureau des longitudes pour 1838*, p. 221. — GUÉRARD, art. ÉLECTRICITÉ, Dict. en 30 vol. — PELTIER (A.), *Recherches sur la cause des phénomènes électriques de l'atmosphère, et sur les moyens d'en recueillir la manifestation*, in *Ann. de chimie*, 3ᵉ sér., t. IV, p. 335, 1842. — PALLAS, *De l'influence de l'électricité atmosphérique et terrestre sur l'organisme*. Paris, 1847, in-8. — HINGESTON, *The atmosphere in relation to disease*, in *J. of public Health*, déc. 1855. — BOUDIN, *Histoire médicale de la foudre et de ses effets*, 3 Mém. in *Ann. d'hyg.*, 2ᵉ sér., t. II, p. 395, 1854; t. III, p. 241, 1855; t. IV, p. 241, 1855. — SCHAUENBURG, *Tod durch einen Blitzschlag veranlasst*, in *Casper's Vjschr.* t. VII, p. 144, 1856. — BONNET, *Des effets de la foudre sur l'homme*. Thèses de Paris, 1859, in-4°, n° 149. — Voir les *Traités de physique* (NOLLET, BIOT, POUILLET, etc.), *de météorologie* (KÆMTZ, part. IV, p. 328-395; PELTIER, etc.), et les ouvrages spéciaux, BECQUEREL, *Traité expérimental de l'électricité et du magnétisme et de leur rapport avec les phénomènes na-*

turels. Paris, 1837-40, 7 vol. in-8, atl. — Du même, *Traité d'électricité et de magnétisme*, etc. Paris, 1855, 3 vol. in-8. — Du même, et Edm. BECQUEREL, *Météorologie*, ch. vi, sect. 1. — FOISSAC, *De la météorologie dans ses rapports*, etc., t. I, part. i, ch. viii-xi. — GAVARRET, *Traité de l'électricité*. Paris, 1857-58, 2 vol. in-18, etc.

CHAPITRE IV

Influences sidérales

Soleil. — L'action du soleil sur la terre détermine l'alternative du jour et de la nuit. Cette alternative est due à ce que notre globe, opérant une révolution complète sur lui-même dans l'espace de vingt-quatre heures, présente successivement toutes ses faces au soleil. Quand il est midi dans un endroit, c'est-à-dire quand le soleil est au zénith d'un lieu, il est certain qu'il est minuit au nadir du même lieu ; l'heure change donc à chaque longitude, et le midi se promène ainsi sur toute la surface de la terre.

L'inclinaison de l'axe de la terre et sa rotation autour du soleil dans cette position inclinée, et dans l'espace de 365 jours 6 heures 9 minutes 10 secondes, rend compte de l'inégalité des jours et des nuits ; et cette inégalité des jours et des nuits, combinée avec les différences de température qui sont la conséquence de l'action plus ou moins oblique des rayons solaires, explique les saisons. Sous l'équateur, les nuits sont égales aux jours, et dans l'espace de vingt-quatre heures, la terre se trouve, dans un point donné, éclairée pendant douze heures, et pendant douze autres heures plongée dans l'obscurité.

Les nuits et les jours sont d'autant plus inégaux que l'on approche plus des pôles, et, dans les régions polaires, il n'y a pour ainsi dire qu'une longue nuit de six mois et qu'un long jour également de six mois.

Dans un point donné des régions tempérées, il y a, aux différentes époques de l'année, une très-grande inégalité des jours et des nuits ; cette grande inégalité, qui rend compte des saisons, s'explique par la position de la terre dans les différents points de l'orbite qu'elle parcourt autour du soleil. Dans les diverses portions de son orbite, en effet, la terre a toujours son axe dirigé vers le même point du ciel. Or, cet axe s'incline plus ou moins vers le soleil, suivant que l'on est en été ou en hiver, c'est-à-dire suivant que la terre, dans le parcours de son orbite, est plus ou moins rapprochée du soleil, car cette orbite est une ellipse dont le soleil occupe un des foyers.

En hiver, la terre est plus rapprochée du soleil; mais aussi son axe est plus incliné vers cet astre; de là, des nuits plus longues que le jour. En été, la terre est plus éloignée du soleil; mais aussi son axe est moins incliné vers cet astre. Les jours sont donc plus longs que les nuits. Dans le premier cas, le soleil échauffe la terre moins longtemps; de là, la température plus basse de l'hiver. Dans le deuxième, le soleil l'échauffe plus longtemps; de là, la température plus élevée de l'été. L'automne et le printemps sont deux saisons intermédiaires.

Ce qui ressort de ces faits et ce qu'il importe seulement de retenir pour l'hygiéniste, c'est que, sous le rapport du jour et de la nuit, il y a sous l'équateur égalité constante de lumière et d'obscurité.

Partout, excepté pendant les équinoxes, la durée respective du jour et de la nuit varie suivant les saisons: les nuits sont plus longues que le jour en hiver, les jours plus longs en été, et leur durée intermédiaire dans le printemps et l'automne, de sorte que dans chacune de ces deux saisons, à l'instant de l'équinoxe, il y a égalité des jours et des nuits.

Enfin, dans les régions polaires, l'année peut être partagée en un jour de six mois et une nuit d'égale durée, cette dernière présentant toutefois six semaines de crépuscule et six semaines d'aurore.

La succession du jour et de la nuit détermine des modifications spéciales dans le jeu des principaux appareils.

C'est pendant la nuit que l'homme se livre au sommeil, non pas tant parce que la lumière n'éclaire plus notre globe, que parce qu'il y a nécessité pour lui de réparer ses forces et de donner un certain temps de repos aux différents organes.

Cela est tellement vrai, et la condition d'absence de la lumière n'a si bien qu'une influence secondaire, que l'habitude peut changer les heures de repos et les placer dans le jour. C'est ce qui a lieu, par exemple, pour certaines professions.

Voici, du reste, les modifications physiologiques qui surviennent pendant la nuit:

La digestion s'accomplit en général avec plus de lenteur, et chez certains individus, elle est fréquemment accompagnée d'une sensation de malaise qui trouble le sommeil; les urines sont sécrétées avec un peu moins d'abondance. D'après Keill, la quantité d'urine produite dans douze heures de nuit est à celle fournie pendant douze heures de jour comme 1 : 1,20.

La respiration se ralentit, les mouvements respiratoires sont moins énergiques.

D'après Proust, la quantité d'acide carbonique exhalée pendant la nuit est moins considérable que pendant le jour. C'est de dix heures du matin à deux heures du soir que cette quantité atteint son maximum.

La circulation se ralentit pendant la nuit. D'après Robinson, le maximum de fréquence du pouls (77 à 84 pulsations) est à quatre heures du soir, et le minimum (60 à 70) à huit heures du matin, avant le lever.

Dans un grand nombre d'expériences comparatives auxquelles je me suis livré à l'Hôpital des enfants, en 1837, 1840 et 1841, j'ai constamment trouvé le pouls moins fréquent et les inspirations moins répétées la nuit, pendant le sommeil des enfants, que pendant le jour.

La transpiration cutanée paraît être plus abondante le jour que la nuit (Reil, d'après Burdach).

Les fonctions cérébrales s'exécutent avec moins d'énergie et moins de précision le soir que le matin, et la fatigue de la journée rend suffisamment compte de ce résultat. L'intelligence est moins claire, moins lucide ; le système musculaire affaibli ne demande que du repos. La sensibilité est plus obtuse et les sens moins parfaits.

C'est en général dans la nuit que s'exercent les fonctions génitales, et c'est spécialement à deux instants déterminés que les érections se manifestent de préférence. 1° Le soir, à l'instant du coucher, et on les explique par la sensation de la chaleur du lit et par le premier contact de la femme avec laquelle on se trouve ; 2° le matin : la cause des érections qui se manifestent alors, et sur laquelle on a beaucoup discuté, paraît avoir pour point de départ la réplétion de la vessie par l'urine ; elle cesse souvent par son évacuation.

L'influence de la succession du jour et de la nuit n'est pas moins considérable sur les malades. C'est le soir que la plupart des exacerbations ont lieu dans les affections aiguës, que les accidents prennent une intensité nouvelle et que la fièvre devient plus forte ; il en est de même dans les maladies chroniques : l'apyrexie de la matinée est remplacée par un mouvement fébrile qui se prolonge, en général, une partie de la nuit.

Les fatigues de la journée, l'impression longtemps continuée de la lumière, la mise en jeu de l'organe de l'ouïe, l'attention occupée par les visites qui surviennent, sont les circonstances qui expliquent suffisamment cette exacerbation du soir.

La terminaison des maladies par la mort se fait en général plutôt la nuit que le jour, et ce résultat s'explique par la même raison que leur exacerbation.

La plupart des accouchements ont lieu la nuit. Est-ce parce que la conception a également eu lieu la nuit? est-ce pour une autre raison? Je l'ignore.

L'hygiéniste doit profiter de tous ces renseignements, soit pour régler d'une manière convenable les heures du sommeil relativement à celles du travail ou à celles des repas, soit pour diriger le traitement des maladies; il n'y a, du reste, aucune règle positive à établir à cet égard, ce sont seulement des données qui ne doivent pas être perdues de vue.

M. Boudin, dans son mémoire intitulé *De l'homme dans ses rapports avec le mouvement de la terre*, a relevé quelques-unes des recherches statistiques que l'on possède sur l'influence du jour et de la nuit. En voici le résumé:

Naissances.—Voici les chiffres de cinq auteurs, rapportés à 1,000

	Quetelet.	Bück.	Rantzen.	Casper.	Guiette.	Tot. moyen.
Minuit à 6 heures..	298	312	299	284	273	296
6 heures à midi ...	229	248	229	231	224	232
Midi à 6 heures ...	214	184	208	255	224	215
6 heures à minuit..	259	256	264	230	279	257

Ou, en comparant le jour et la nuit, on a, en ne prenant que les résultats moyens:

6 heures du soir à 6 heures du matin (nuit)....	553
6 heures du matin à 6 heures du soir (jour)....	447

La différence n'est donc pas aussi considérable qu'on aurait pu le penser.

Décès. — Les nombres obtenus par quatre observateurs ont donné les résultats suivants, rapportés à 1,000:

	Tirey.	Bück.	Quetelet.	Casper.	Tot. moyen.
Minuit à 6 heures....	237	306	266	252 .	265
6 heures à midi. ...	273	242	252	291	264
Midi à 6 heures	250	211	278	243	245
6 heures à minuit....	240	211	204	214	226

Ces résultats sont essentiellement variables suivant les observateurs, aussi on ne peut guère en tirer des résultats positifs. Notons toutefois que le minimum des décès est de six heures à minuit, ce qui est l'inverse de ce qu'on pensait. On croyait, en effet, que la fatigue de la journée rendait les décès plus fréquents le soir.

Suicides. — Le tableau suivant est extrait des recherches de M. Guerry.

Minuit à 6 heures du matin	180
6 heures du matin à midi	368
Midi à 6 heures du soir	220
6 heures à minuit	232

Cette prédilection du suicide de choisir le matin de préférence pour accomplir cette action est au moins un fait curieux.

Bibliographie. — *De l'influence de la nuit sur les maladies*, recueil de Mém. couronnés par la Soc. de méd. de Bruxelles (DELAPRADE, AYMONE, etc.). Bruxelles, 1806, in-8. — BALLY, *Influence de la nuit sur les maladies.* Thèses de Paris, 1807. in-4°, n° 6. — GUILLERMOD, *Influence de la nuit dans l'état de santé et de maladie.* Thèses de Paris, 1811, in-4°, n° 59. — V. aussi les thèses de REYDELLET (1819, n° 144); de TAILLEFER (1820, n° 124), etc. — QUETELET, *ouvr. cit.*, t. I, ch. II, p. 102, et ch. V, p. 201. — CASPER, *Denkwürdigkeiten des Einflusses der Tageszeiten auf Geburt und Tod des Menschen.* Berlin, 1847. — BOUDIN, *De l'homme physique et moral dans ses rapports avec le double mouvement de la terre*, in *Ann. d'hyg.*, 1re sér., t. XLVI, p. 268, 1851.

SAISONS.

[De même que le mouvement de rotation de la terre sur son axe engendre des alternatives de lumière et d'obscurité qui constituent le jour et la nuit; de même sa révolution autour du soleil engendre, d'après son degré d'inclinaison par rapport aux rayons solaires, des alternatives de température variables, suivant les latitudes, et qui constituent les *saisons.* Dans la zone tempérée que nous habitons, on en reconnaît quatre, savoir :

Le *printemps* de l'équinoxe de mars au solstice de juin ;

L'*été* du solstice de juin, à l'équinoxe de septembre ;

L'*automne* de l'équinoxe de septembre au solstice de décembre ;

L'*hiver* du solstice de décembre à l'équinoxe de mars.

La température est chaude pendant l'été, froide pendant l'hiver, tempérée pendant le printemps et l'automne. De là des influences sur la santé dont il faut tenir compte.

Influences sur la génération et les naissances. — La saison la plus efficace pour la conception est le printemps, avait dit un auteur hippocratique (*Des femmes stériles*, § 18). Cette assertion a été démontrée par les chiffres. M. Villermé, qui s'est livré à de nombreuses recherches à cet égard, a fait voir que le *maximum* de la conception a lieu au printemps et le *minimum* en automne. En effet, d'après les chiffres considérables qu'il a colligés, le plus grand nombre des naissances a lieu en hiver et le minimum en été. Les 7,651,437 naissances qui ont eu lieu en France de 1817 à 1824 sont ainsi réparties.

Janvier, février, mars	2.108.916
Avril, mai, juin	1,854,690
Juillet, août, septembre...........	1,793,534
Octobre, novembre, décembre......	1,894,297
TOTAL..........	7,651,437

Les conceptions les plus nombreuses sont de février à juillet dans la période qui est marquée par le retour du soleil dans notre hémisphère, l'allongement des jours, le réchauffement de l'atmosphère, le réveil de la végétation. Les différences de latitude amènent nécessairement des différences dans les résultats. Les époques du *maximum* et du *minimum* des conceptions avancent dans les pays chauds, retardent dans les pays froids, mais surtout l'époque du *minimum*. M. Boudin, analysant des documents recueillis à Florence depuis 1451 jusqu'à 1845, a constaté : 1° que la proportionnalité des naissances des deux sexes n'a point varié dans le cours de quatre siècles; 2° que les mois de juin, avril et mai, qui étaient vers le milieu du xv⁰ siècle les plus féconds, sont aujourd'hui encore les plus riches en conceptions : 3° que depuis la fin du xv⁰ siècle, le mois de septembre n'a pas cessé d'être un des mois les plus mal partagés sous le rapport des conceptions. M. Quetelet, qui a confirmé les observations de M. Villermé, fait voir que l'influence des saisons est plus marquée dans les campagnes que dans les villes.

Enfin dans l'hémisphère austral, le renversement des saisons amène le renversement dans l'époque des conceptions et des naissances.

Influence sur l'homme physiologique et moral. — Des expériences récentes faites par le docteur E. Smith lui ont démontré que la quantité de carbone brûlé varie suivant les saisons d'une manière régulière. La décroissance commence avec le mois de juin, fait de nouveaux progrès pendant juillet et août jusqu'aux premiers jours de septembre où elle atteint son point le plus bas : le mouvement ascensionnel commence en octobre, novembre et décembre, l'état reste stationnaire jusqu'à la fin de mars. En avril et mai, la quantité d'acide carbonique exhalé augmente jusqu'au commencement de juin où, comme nous l'avons dit, la diminution se fait sentir. La plus grande différence observée est de 3 grains d'acide carbonique en moins par heure, de juin à septembre (6 à 7 grains), le chiffre le plus élevé étant $10^{gr},26$ en mai. L'élimination de l'azote, qui a été aussi étudiée par M. Smith, est en sens inverse de celle de l'acide carbonique.

Considérant la combustion plus considérable du carbone comme une preuve de l'activité vitale plus grande, il en résulte que cette activité est à son *summum* au printemps et à son *minimum* au commencement de l'automne, ce qui coïncide parfaitement avec ce qui vient d'être dit pour les conceptions et les naissances. C'est ce qui est aussi parfaitement en rapport avec cette remarque de M. Villermé, que le plus grand nombre des cas de viol et autres attentats à la pudeur tombe précisément dans les mois de mai, juin et juillet.

M. Quetelet a donné le tableau suivant de la répartition des crimes contre les personnes et contre les propriétés suivant les saisons, sur un total de 24,841 cas.

	Contre les personnes.	Contre les propriétés
Hiver	1,465	5,077
Printemps	1,645	4,372
Été	1,818	4.311
Automne	1,547	4,606
TOTAUX	6,475	18,366

La misère plus grande qui règne en hiver, l'exaltation plus grande des passions pendant l'été, rendent très-bien compte de ces différences.

De 1836 à 1846, le nombre des suicides a monté, on peut le dire, avec le thermomètre. Il acquiert en juin un chiffre double de celui de janvier et de décembre.

Influence sur les maladies. — Comme le fait observer Richardson dans un travail spécial sur ce sujet, bien que l'on ait dit que chaque saison a ses maladies spéciales, cela n'est vrai que dans une certaine mesure ; les saisons d'une année ne ressemblent pas à celles d'une autre, et la division de l'année en saisons est elle-même fort arbitraire, la règle doit donc souffrir de nombreuses exceptions.

Cependant l'observation montre que certaines affections prédominent dans certaines périodes de l'année. Mais d'abord le nombre des maladies n'est pas le même dans tous les mois.

Sur 155,337 entrées à l'hôpital de la Charité de Berlin dans un intervalle de sept années (1833-39), Casper a trouvé que les admissions ont eu lieu comme il suit :

Été..............	40,700	Automne..........	37,865
Hiver............	39,024	Printemps........	37,748

Le printemps, à Berlin, est donc l'époque favorisée, et l'été celle qui donne le plus de malades. Il n'en est pas de même à Paris.

Si maintenant nous cherchons quelles sont les maladies qui dominent aux différentes époques de l'année, Richardson va nous répondre avec l'examen des causes de décès pour un certain nombre d'affections, d'après les registres des districts de Londres, de Devon et de Cornouailles. Il a reconnu que dans le premier trimestre on voit surtout régner les maladies des voies respiratoires ; pendant les trois mois d'été, les affections des voies digestives et du système abdominal ; et enfin, dans le quatrième, les fièvres éruptives et les maladies fébriles. On comprend que le climat doit jouer ici un grand rôle ; c'est ce qu'a fait ressortir M. Boudin.

Les relevés faits à Charenton, de 1826 à 1833, ont démontré que les admissions pour aliénation mentale ont suivi une marche parallèle à l'accroissement mensuel de la température, et que leur nombre, en juin et juillet, a été de 50 p. 100 plus élevé qu'en janvier.

Enfin, d'après des recherches qui nous sont propres, 4,465 entrées masculines pour dermatoses, à l'hôpital Saint-Louis (de 1843 à 1846), sont ainsi distribuées par trimestre :

1er trimestre.	2e trimestre.	3e trimestre.	4e trimestre.
923	1241	1222	1079

Ce qui montre que l'invasion ou la recrudescence des maladies cutanées a lieu surtout pendant les mois chauds de l'année.

Influence sur la mortalité. — Cette influence est incontestable, mais elle varie et doit nécessairement varier suivant les localités, suivant les vicissitudes atmosphériques particulières à certaines années, etc. Cependant nous devons faire connaître les résultats de quelques statistiques à cet égard.

En France, 837,083 décès qui ont eu lieu de 1831 à 1840, ont été ainsi partagés entre les quatre saisons :

Printemps.......	236,190	Automne.......	194,180
Hiver..........	222,823	Été...........	183,790

Le maximum s'est rencontré en mars (87,315), le minimum en novembre (57,326). En Belgique, suivant les calculs de M. Quételet, l'hiver prend la place qu'occupe chez nous le printemps. En effet, 1,770,259 décès qui ont été relevés en Belgique de 1815 à 1836, ont été fournis par les différentes saisons, de la manière suivante :

Hiver............	501.382	Automne.........	418,978
Printemps	470,227	Été.............	379,672

Casper a trouvé un résultat bien différent pour 55,699 décès à Berlin, de 1833 à 1839. Il en donne le tableau suivant (la mortalité totale étant ramenée à 100,000) :

Été.............	26,312	Printemps........	24,714
Hiver...........	24,821	Automne.........	24,102

Ici, c'est l'été qui prédomine. Casper a publié une statistique de Philadelphie, qui place également l'été en première ligne. Cependant, le même auteur, ayant rassemblé les chiffres de la mortalité pour 150 ans dans les principales villes de l'Europe, il a fourni un total de plus de 3 millions de cas, qui lui ont permis de formuler cette conclusion, savoir : *que le printemps est la saison la plus meurtrière et l'été la plus favorisée.*

Dans les localités où l'été et l'automne présentent un excès de mortalité, on peut soupçonner une influence particulière, le plus ordinairement la *malaria.*

Cette action du printemps se montre même pour la phthisie, contrairement à l'opinion vulgaire. Voici, d'après Benoiston de Châteauneuf, la répartition de 1,261 décès de phthisie :

Printemps..........	367	Hiver..............	302
Été................	357	Automne......... ...	235

L'automne est donc déchargé de l'influence fatale que les poëtes lui avaient prêtée.]

Bibliographie. — Les anciens s'étaient beaucoup occupés de l'influence des saisons, surtout au point de vue de la pathologie, Hippocrate, *Des épidémies; Des airs, des eaux et des lieux; Des humeurs,* etc. — Baillou, *Épidém. et éphém.,* libri II, in opp. edente Tronchin, t. I, Genève, 1762, in-4. — Sydenham, *Des épidémies et des constitutions médicales,* in Œuvres. — Stoll, *Des constitutions médicales et éphémérides,* in Œuvr. — Fuster, *Des maladies de la France dans leurs rapports avec les saisons,* etc. Paris, 1840, in-8, etc. Laissant de côté, les auteurs d'ouvrages ou dissertations sur l'influence des saisons, nous mentionnerons seulement ceux qui en ont fait dans ces derniers l'objet de recherches statistiques positives. — WILLERME, *De la distribution par mois des conceptions et des naissances de l'homme*, in *Ann. d'hyg. publ.*, 1re sér., t. V, p. 55, 1831. — LOMBARD, *De l'influence des saisons sur la mortalité à différents âges*, ibid., t. X, p. 93, 1843. — BOUVIER, *De l'influence des saisons sur le développement de la grippe*. ibid., t. XVII, p. 443, 1837. — QUÉTELET, in *Essai*, etc., t. I. p. 96, 188. — CASPER (L.), in *Denkwürdigkeiten zur medicinischen Statistik*, etc. Berlin, 1846, in-8. — RICHARDSON, *The seasons in relation with Diseases*, in *Journ. of public Health*, déc. 1855. — D'ESPINE (Marc), in *Essai analytique*, etc., p. 25. — BOUDIN, *Études sur l'homme physique et moral dans ses rapports avec le double mouvement de la terre*, in *Ann. d'hyg.*, 1re sér., t. XLVI, p. 268, 1851. — DU MÊME, *De l'influence des saisons sur les maladies de l'homme et sur divers genres de mort*, ibid., 2e sér., t. XIII, p. 59. 1860. — SMITH, *On influence of the seasons upon the humane Body*, in *British med. Journ.*, 7 sept. 1861. — V. aussi la bibliographie de l'art. POPULATION.

CHAPITRE V

De l'air atmosphérique

L'action de l'air atmosphérique sur l'homme est de tous les instants, et ce gaz est l'agent le plus indispensable à l'entretien de la vie. L'étude de ses propriétés et de ses altérations est vaste et peut être divisée en quatre parties.

1° Étude des propriétés physiques de l'air (pression atmosphérique, mouvement, etc.);

2° Modification de proportion des principes qui y sont normalement contenus;

3° Altération par la présence de nouveaux principes que la chimie permet d'y constater;

4° Altérations inconnues dans leur nature, mais appréciables par leurs effets sur l'homme.

1° Propriétés physiques de l'air

Pression atmosphérique. — L'air atmosphérique forme autour de la terre une couche gazeuse qui constitue l'atmosphère, et qui est retenue à la surface du globe par l'action de la pesanteur. L'étendue de l'atmosphère est probablement de 15 à 20 lieues, ou le 80° du rayon terrestre.

La couche d'air qui est étendue sur la surface de la terre est représentée en moyenne par une colonne de mercure de 76 centimètres de hauteur (28 pouces), d'où résulte la conséquence que le corps de l'homme supporte à peu près un poids de 15,000 kil., disséminé sur toute sa surface. A mesure qu'on s'élève dans l'atmosphère, cette pesanteur diminue de plus en plus, et la colonne barométrique s'abaisse.

Dans un endroit déterminé, à Paris, par exemple, comme dans tout autre lieu, la pression atmosphérique mesurée par la hauteur de la colonne barométrique éprouve chaque jour des variations auxquelles on a donné le nom de variations diurnes ; il y a chaque jour deux maxima et deux minima. Le minimum du soir est à 4 h.5′ ; le maximum du soir, à 10 h. 11′. Le minimum du matin à 3 h. 45′, et le maximum du matin à 9 h. 37′.

Les marées atmosphériques sont dues à l'attraction de la lune. Les dilatations et condensations de l'air sont d'un autre ordre. Ces variations exercent-elles une influence quelconque sur l'homme à l'instant où elles se manifestent ? C'est une chose que l'on ignore.

Il est d'autres variations qui sont dites irrégulières, et qui se manifestent sous l'influence de certaines perturbations atmosphériques, telles que les vents, les orages, etc., et que le baromètre accuse parfaitement. — Ces variations exercent manifestement une influence sur l'homme ; mais, comme on ne saurait en séparer l'étude de celle qui a déjà été faite de l'influence des temps orageux et de celle que nous allons faire de l'action des vents, nous y renvoyons le lecteur.

Diminution de la pression atmosphérique

Les modifications de la pression atmosphérique les plus importantes que nous ayons à étudier sont celles qui sont dues à sa diminution à mesure qu'on s'élève dans l'atmosphère. — Les ascensions aérostatiques, et celles qui se font au sommet des hautes montagnes, ont permis d'étudier ces phénomènes, et maintenant on est suffisamment renseigné à cet égard.

Nous établirons d'abord seulement que les effets de l'ascension sur les hautes montagnes, effets qui ont été ressentis et relatés avec soin par un certain nombre de voyageurs, tels que de Humboldt, de Saussure, M. Boussingault, M. Lepileur, sont des effets complexes, et dans lesquels intervient l'exercice musculaire forcé qu'exécutent nécessairement les voyageurs. Aussi ces effets ne doivent-ils pas être seulement attribués à la diminution de la pression atmosphérique, et ces relations ne peuvent servir que comme des documents propres à éclairer cette question sans la décider complétement.

Les effets que l'on observe sont tous la conséquence du fait général suivant :

L'air étant moins dense et plus raréfié contient, sous le même volume, une quantité moins considérable d'oxygène : un individu donné, pour respirer librement, est donc obligé, ou d'en introduire à chaque inspiration une quantité plus considérable, ce qui n'est guère possible, ou bien d'opérer la compensation en répétant un plus grand nombre de fois les inspirations : c'est ce dernier effet qui a eu lieu, et le phénomène général à l'aide duquel on explique toutes les autres modifications organiques et fonctionnelles, c'est la fréquence plus grande des mouvements respiratoires.

En voici les conséquences pour la respiration d'un air médiocrement raréfié. L'appétit devient plus vif, la digestion plus facile et plus prompte. La respiration s'accélère, le pouls également, et cette accélération est en raison inverse de la hauteur barométrique. Les mouvements s'exécutent avec plus de difficulté, l'anhélation et la fatigue se produisent plus facilement.

Si l'on s'élève à une hauteur plus considérable, comme dans le voyage aérostatique de M. Gay-Lussac (7,000 mètres), ou dans les ascensions faites au sommet des hautes montagnes, les accidents présentent plus de gravité : la soif se montre vive et ardente, la bouche sèche ; la respiration devient beaucoup plus fréquente, le pouls s'accélère également. La courbature, le brisement des membres ne tardent pas à survenir. On voit des hémorrhagies surgir par les membranes muqueuses, et en particulier par les fosses nasales, la bouche et les bronches. Le froid y vient aussi joindre son action, et ces deux causes réunies rendent souvent tout à fait impossible la continuation de l'ascension. On doit toutefois observer que les effets insurmontables de la fatigue musculaire ne se font sentir que dans l'ascension des montagnes, tandis qu'ils sont nuls dans les voyages aérostatiques. A tous ces accidents on peut encore ajouter la céphalalgie, les éblouissements, les vertiges et les tintements d'oreilles. En même temps, la voix se fait entendre avec quelque difficulté à quelques pas, l'impression du froid est plus vive et plus pénible.

Lorsque des individus habitent dans des lieux très-élevés au-dessus du niveau de la mer, il survient dans leur constitution, dans leur tempérament, dans leurs habitudes, des modifications physiologiques qui s'harmonisent avec le milieu raréfié au sein duquel ils vivent. — Ces modifications de constitution sont spécialement les suivantes : l'appétit devient vif, ardent, facile; les digestions, rapides. La respiration et la circulation s'exécutent avec une fréquence plus grande, qui finit par devenir habituelle et tout à fait normale. La respiration devient en même temps ample, puissante. L'ascension a lieu désormais sans dyspnée, la voix se fait entendre à de grandes distances et sans fatigue. L'exercice musculaire est bien supporté.

Les montagnards sont agiles, vifs et ardents. Leurs passions sont vives; ils cherchent à les satisfaire rapidement et avec ardeur. Les fonctions génitales s'exécutent avec énergie. Les facultés intellectuelles sont développées; leur sensibilité est vive et leurs sens sont actifs et subtils; enfin leur embonpoint est médiocre. — Chez l'habitant des montagnes, c'est, ainsi que cela a été dit plus haut, le tempérament nerveux et surtout le tempérament nervoso-sanguin qui tend à dominer (1).

[M. Jourdanet, qui a résidé pendant une vingtaine d'années au Mexique, a fait connaître récemment les résultats de ses nombreuses observations relativement aux effets de l'altitude, non-seulement sur l'individu, mais encore sur l'espèce. L'Européen n'a pu s'acclimater sur les plateaux élevés de l'Anahuac. Sa poitrine étroite manque d'air, les longues marches, les exercices violents lui sont interdits; il est en proie à une espèce d'*anémie* particulière. « Tout l'abat, dit M. Jourdanet, sous ce ciel dont les apparences séduisantes forment un contraste déplorable avec la triste réalité. L'enfance y est chétive, et l'on voit rarement sur son visage pâle et blême les couleurs fleuries qui, en Europe, donnent tant d'attrait au bas âge. Cette première époque de la vie est féconde en maladies mortelles. » L'adolescence ne manque ni d'ardeur ni d'élan; mais bientôt

(1) Voici le tableau indiquant les plus hautes localités habitées du globe.

Maison de poste d'Antomarca (habitée quelques mois)...	4.712
Tacora (village indien)...............................	4,344
Potosi (partie la plus élevée)........................	4,166
Ville de Calamarca...................................	4,161
Métairie d'Antisana..................................	4,101
Micuicampa (Pérou)..................................	3,618
Ville de Quito.......................................	2,908
Dans nos climats :	
Hospice du Saint-Bernard............................	2,491
Hospice du Saint-Gothard............................	2,073

cette activité s'endort, et c'est avec ce sommeil moral qu'on arrive à l'âge mûr. Alors une imagination vive fait bien concevoir des idées d'entreprises, mais l'apathie les fait avorter à peine conçues ; et c'est ainsi que, sans avoir rempli sa carrière, on franchit les barrières de la vie dans une vieillesse souvent sans fruits et presque toujours prématurée. — L'auteur oppose à ce portrait celui de l'Indien, qui possède une poitrine dont l'ampleur dépasse les proportions qu'on devrait attendre de sa taille peu élevée. Il marche rarement, la course paraît être son allure favorite, et, le dos chargé d'un fardeau, il entreprend des traites de douze à quinze lieues par jour ! Les observations de M. Jourdanet ne sont donc pas favorables à l'acclimatement de l'Européen sur les plateaux élevés des tropiques.]

Influences sur les maladies. — Les détails précédents peuvent faire prévoir la nature de ces influences. L'air vif et moins dense des montagnes est pernicieux pour les individus atteints de maladies des organes respiratoires ou circulatoires. La nécessité où sont les individus placés dans une telle atmosphère d'exercer plus énergiquement ces deux appareils augmente leur impressionnabilité, fait faire des progrès à la maladie qui existe, ou favorise son développement, s'il n'y a encore qu'une prédisposition morbide. — On explique ainsi le mauvais effet de l'air des localités élevées sur les individus atteints d'affections organiques du cœur, de tubercules ou d'emphysème des poumons, de bronchites aiguës ou chroniques, et l'influence fâcheuse que ces mêmes conditions atmosphériques exercent sur ceux qui sont prédisposés à ces affections ; il n'est pas rare alors de voir ces maladies se développer pour la première fois, sans même qu'une cause occasionnelle soit venue en faire éclater la prédisposition.

[L'opinion que l'air sec et raréfié des montagnes est nuisible aux tuberculeux est généralement admise par les médecins de l'Europe. Cependant de nouvelles observations ont démontré que la phthisie est excessivement rare et même inconnue sur les hauts plateaux des Cordillères du Mexique et du Pérou, à des hauteurs de 2,000 à 4,000 mètres au-dessus du niveau de la mer, tandis qu'elle règne avec une extrême violence dans les régions basses et chaudes des tropiques. C'est à ce point que les phthisiques du littoral, dans le Pérou, vont chercher le rétablissement de leur santé en Bolivie. Ces faits si curieux ont été mis hors de doute par les savantes recherches de M. Boudin, mais surtout par les observations directes de MM. Jourdanet pour le Mexique, Guilbert pour la Bolivie.]

RÈGLES HYGIÉNIQUES. — La première règle à observer, c'est précisément de soustraire les individus prédisposés aux affections des organes de la respiration et de la circulation, ou attaqués de ces mêmes maladies, à l'action de l'air vif et moins dense des montagnes.

Le séjour dans les lieux secs et élevés doit, au contraire, être conseillé comme moyen puissant d'hygiène, et comme pouvan réformer des constitutions et des tempéraments altérés d'une certaine manière.

Ainsi les individus mous, à constitution faible, à tempérament lymphatique, à fonctions digestives languissantes, mais cependant sans aucune prédisposition aux maladies des organes circulatoires et respiratoires, se trouveront parfaitement bien d'une telle exposition; si l'on y joint un régime alimentaire convenable et approprié, on pourra être presque certain de modifier leur constitution et souvent de la consolider pour toujours.

Augmentation de la pression atmosphérique. — L'air augmente de pesanteur et de pression à mesure qu'on s'enfonce dans les entrailles de la terre, ou, si l'on veut, au-dessous de la surface du niveau de la mer. Les effets de cette augmentation naturelle sont peu connus, attendu qu'on ne s'est jamais enfoncé très-profondément, qu'on pénètre même rarement à 500 ou 600 mètres, et qu'à cette profondeur les effets ne sont pas assez considérables pour exercer une action quelconque sur l'homme. Quelques expériences que nous avons faites dans une cloche à condenser l'air, imaginée il y a plusieurs années par M. Tabarié, peuvent donner une idée de ce qui arriverait sous une pression un peu considérable, et où probablement on n'atteindra jamais en s'enfonçant sous terre. — Sous une cloche contenant de l'air comprimé à une atmosphère et demie (12 pouces à peu près), les individus soumis à l'expérience n'ont éprouvé aucun malaise, et n'ont ressenti aucune sensation agréable ou désagréable. La respiration s'est ralentie, le pouls a diminué de quelques pulsations : tels ont été les seuls effets observés chez les personnes placées pendant une demi-heure sous une vaste cloche, dans laquelle l'air était condensé à l'aide d'une machine foulante, et renouvelé du reste d'une manière suffisante pour la respiration.

M. Triger a eu occasion d'expérimenter avec un appareil destiné au percement des puits. — Sous une pression de deux atmosphères, on éprouve des douleurs très-vives dans les oreilles, douleurs qui disparaissent quand la pression de l'air contenu dans l'oreille moyenne s'est mise en équilibre avec l'air extérieur. Sous trois atmosphères, la voix devient nasonnée, et on ne peut plus siffler. L'ascension d'une échelle produit moins d'essoufflement qu'à l'air libre, et l'on devient momentanément sourd.

D'après M. Pravaz, une augmentation de pression d'une demi-atmosphère rend la respiration plus large, plus aisée, moins fréquente. Le pouls baisse notablement et parfois des 2/5. (Je ne puis admettre un tel résultat, et tout au plus, ainsi que je l'ai dit plus haut, il est de 10 à 12 pulsations.) Les mouvements sont faciles et énergiques; la salive et l'urine deviennent plus abondantes; le cerveau est un peu excité; la faim se développe.

[Depuis les observations de MM. Tabarié, Triger et Pravaz, certains grands travaux, pour le percement de puits à houille (Pol et Watelle), pour le creusement des fondations des piles destinées à soutenir le pont du Rhin (François), l'emploi de la cloche à plongeur (Hamel), etc., ont fait connaître les dangers que peut occasionner l'air comprimé. Les phénomènes observés lors de l'entrée des ouvriers dans les caissons sont bien ceux dont il vient d'être question, mais la sortie est beaucoup plus pénible. La soupape d'entrée ne peut s'ouvrir qu'après avoir laissé échapper l'air comprimé; c'est ce qu'on nomme l'*éclusement*. Pendant cette opération, la douleur d'oreille reparaît par un mécanisme inverse de celui de l'entrée; la membrane du tympan est alors refoulée de dedans en dehors. Mais ce n'est pas tout : la raréfaction relative de l'air amène un refroidissement très-intense, et dont les ouvriers souffrent beaucoup. C'est après la sortie que se montrent les accidents suivants : les otalgies sont quelquefois suivies de dureté de l'ouïe et même de surdité temporaires ou permanentes; il survient des douleurs articulaires ou musculaires, parfois extrêmement intenses, d'une durée ordinaire de quelques jours, mais pouvant se prolonger plus longtemps et exigeant un traitement antiphlogistique assez énergique; des congestions cérébrales ou pulmonaires parfois fort graves, et même, dans certains cas, plus ou moins rapidement mortelles; enfin du prurit, des hémoptysies, des épistaxis, etc. Quant aux effets généraux sur l'économie, l'appétit, d'abord augmenté, ne tarde pas à diminuer, et il se manifeste un amaigrissement avec dépérissement très-appréciable. Ce n'est pas tout : pendant le séjour dans les caissons, les émanations charbonneuses des lampes ou bougies trop fortement activées dans leur combustion, produisent de graves inconvénients du côté des voies respiratoires.

Règles hygiéniques. — 1° Augmenter la capacité des caissons où travaillent les ouvriers, afin que l'accumulation de l'air soit moins rapide, et que le passage de l'air libre à l'air comprimé se fasse d'une manière progressive ;

2° Insister pour que l'éclusement ait lieu avec lenteur et dure au moins un quart d'heure, cette transition étant le moment le plus dangereux ;

3° Exiger qu'au moment de l'éclusement les ouvriers se couvrent de vêtements chauds, et leur faire connaître l'utilité, à ce moment, des ablutions d'eau froide suivies d'un exercice actif.

4° Employer de préférence des ouvriers âgés de 20 à 30 ans, de constitution lymphatique, exempts d'affections du cœur, etc.

5° Enfin, comme le propose M. Willemin, se servir, dans les caissons, de la lumière électrique plutôt que de celle des lampes ou chandelles.]

Bibliographie. — Diminut. de la press. atmosph. — Bouguer, in *Voyage au Pérou*, avant-propos de l'ouvrage intitulé *La figure de la terre*, etc. Paris, 1749, in-4°. — Lacondamine, in *Voyage à l'équateur*. Paris, 1751, in-4°. — Saussure, in *Voyage dans les Alpes*, t. II, § 557; IV, § 111. Neufchâtel, 1779. — Voy. les voyages de Humboldt, Moorcroft, Fraser, Jacquemont, d'Orbigny, etc. — Biot et Gay-Lussac, *Voyage aérostatique*, in *Monit. univ.*, 12 fructid. an XII. — Gay-Lussac, *Relat. d'un voyage aérostatique fait le 29 fructidor an XII*, lue à l'Institut, etc., in *Ann. de chimie*, t. LII, p. 75, an XIII. — Roulin, *Obs. sur la vitesse du pouls à différents degrés de pression atmosphérique*, in *Journ. de physiol. de Magendie*, t. VI, p. 1, 1826. — Rohrdorf, *Reise auf die Jungfrou*, etc. Bern, 1828, in-12. — Cunningham (P.), *Effects of mountain Elevations upon the human Body*, in *Lond. med. Gaz.*, XIV., 207; 520, 1834. — Junod, *Recherches sur les effets de la raréfaction et de la condensation de l'air sur toute l'habitude du corps ou sur les membres*, etc., in *Compt. rend. de l'Acad. des sc.*, t. I, p. 60, 1835. — Boussingault, *Ascension au Chimborazo exécutée le 16 déc. 1831*, in *Ann. de ch.*, 2e série, t. LVIII, p. 150; 1835. — Humboldt (Al. de), *Notice sur deux tentatives d'ascension au Chimborazo, ibid.*, t. LXIX, p. 405; 1837. — Fraenkel, *Wirkungen des verminderten Luftdruckes*, in *Berlin. med.*, *Ctrl. Ztg*, 1838, et Schmidt's *Jahrb.*, t. XIX, 70; 1838. — Fourcault, *Des effets de la raréfaction de l'air sur l'homme*, in *Compt. rend. de l'Acad. des sc.*, t. XIII, p. 147, 1841. — Spitaler, *Beobachtungen über den Einfluss der verdünnten Luft und des stärkern Sonnenlichtes auf hohen Gebirgen*, etc., in *Oesterr. med. Jahrb.* N° F. t. XXXII, p. 1; 1842. — Rey, *Influence sur le corps humain des ascensions sur les hautes montagnes*, in *Rev. méd.*, 1842, t. IV. — Brachet, *Notes sur les causes de la lassitude et de l'anhélation dans les ascensions sur les montagnes*, etc., in *Rev. méd.*, 1844, t. III, p. 356. — Lepileur, *Mém. sur les* phénomènes physiologiques que l'on observe en s'élevant à une certaine hauteur dans les Alpes, in *Rev. méd.*, 1845, t. II. — BARRAL et BIXIO, *Journ. d'un voyage aérostatique fait le 27 juillet 1850*, in *Compt. rend. de l'Acad. des sc.*, t. XXXI, p. 1 6, 1850. — SPEER, *On the nature and the causes of mountain sickness*, etc., in *Assoc. med Journ.*, 28 janv. 1853, et RANKING's, *Abstr.*, t. XVII p. 19, 1853. — LOMBARD, *Le climat de montagnes considéré au point de vue médical* Genève, 1858, in-8. — JOURDANET, *Les altitudes de l'Amérique tropicale comparées au niveau des mers, au point de vue de la constitution médicale.* Paris, 1861, in-8. — DU MÊME, *L'air raréfié dans ses rapports avec l'homme sain et avec l'homme malade.* Paris, 1862, in-8. — DU MÊME, *Note sur l'anémie dans ses rapports avec l'altitude*, in *Séances Acad. de méd.*, 10 mars 1863. — GUILBERT, *Phthisie dans ses rapports avec l'altitude et avec les races au Pérou et en Bolivie; du Soroche, ou mal des montagnes.* Thèses de Paris, 1862, in 4°, n° 162. — Augmentation de la pression atmosphérique. — ACHARD, *Prolongation de la vie des animaux dans l'air comprimé*, in *Ann de chimie*, t. XXXVII, p. 223, an IX. — JUNOD, *Mém cité.* — PRAVAZ, *Mém. sur l'application du bain d'air comprimé au traitement des affect. tuberculeuses*, etc., in *Bull. de l'Ac. de méd.*, t. II, p. 985, 1838. — DU MÊME, *Essai sur l'emploi médical de l'air comprimé.* Paris, 1830, in-8. — TABARIÉ, *Recherches sur les effets des variations dans la pression atmosphérique à la surface du corps*, in *Compt. rend. de l'Acad. des sc.*, t. VI p. 896 1828, et t. XI, p. 26, 1840. — TRIGER, *Mém. sur un appareil à air comprimé pour le percement des puits de mine*, etc., in *Compt rend de l'Acad. des sc.*, t. XIII, p. 884. 1841. et t. XXI p. 233 et 1072, 1845. — POL (B. et WATELLE T. J. J.), *Mém sur les effets de la compression de l'air appliquée au creusement des puits à houille*, in *Ann d'hyg.*, 2e sér., t. I, p. 241. — GUÉRARD, *Note sur les effets de l'air comprimé*, ibid p. 279, 1854. — MILLET, *De l'air comprimé comme agent thérapeutique.* Lyon, 1854, in-8. — BERTIN, *Étude clinique de l'emploi et des effets du bain d'air comprimé dans le traitement.* etc. Paris, 1855, in 8. — PRAVAZ fils, *Des effets physiologiques et des applications thérapeutiques de l'air comprimé.* Paris et Lyon, 1859, in-8. — FRANÇOIS, *Des effets de l'air comprimé sur les ouvriers travaillant dans les caissons servant de base aux piles du pont du grand Rhin*, in *Ann. d'hyg.*, 2e sér., t. XIV, p. 289. — WILLEMIN, *Remarques sur l'emploi de l'air comprimé dans les travaux d'art*, in *Gaz. méd. de Strasbourg*, t. XX, p. 179, 1860. — FOLEŸ (A. E.) *Du travail dans l'air comprimé. Étude médicale, hygiénique et biologique*, etc. Paris, 1863, gr. in-8.

Variations de la pression atmosphérique

L'homme supporte parfaitement des variations de la pression atmosphérique comprises dans des limites assez étendues, et il n'en éprouve aucun effet. Il vit aussi bien au sommet des montagnes d'une certaine élévation que dans des vallées profondes ou au sein des mines, sur le bord de la mer aussi bien que sur des plateaux élevés; il supporte bien les variations diurnes de la pression atmosphérique. Cela tient à ce que ces diverses variations se produisent lentement et d'une manière insensible. Aussi n'avons-nous rien à en dire ici.

Il en est autrement des variations brusques et instantanées. On possède toutefois peu de documents à cet égard. — D'après Duhamel, en décembre 1745, le baromètre baissa de 35 millimètres en deux jours, et on observa un grand nombre de morts subites. — D'après Retz, qui observait dans les Pays-Bas, la diminution de pression atmosphérique coïncide en général avec des apoplexies, des épilepsies et des morts subites nombreuses. Tout ceci est à vérifier.

[On admet généralement, depuis la découverte de Torricelli, que la *pression de l'air* exerce une influence notable sur la santé et sur la vie, et cependant, en dépit des nombreuses observations barométriques prises dans une foule de localités, on ne s'est point occupé d'appliquer l'examen des modifications que présente cette pression aux lois de la mortalité. Il faut en excepter Casper, qui, dans ses savantes recherches, a reconnu une relation très-remarquable et très-régulière entre l'augmentation ou la diminution de la pression barométrique et le chiffre des décès, et il pose ce principe que *dans presque toutes les saisons une haute pression augmente, et une basse pression diminue la mortalité.*

Ses recherches, reposant sur sept années d'observations à Berlin, lui ont montré que la mortalité, pendant les mois où le baromètre était au-dessous de la moyenne, fut à celle où le baromètre était au-dessus : : 100 : 101,2.

Mais cette fâcheuse influence est surtout remarquable pour les extrêmes de pression, la mortalité des journées où le baromètre était le plus bas étant à celles où il fut le plus haut : : 100 : 103,9.

Vérifiant la loi énoncée ci-dessus, suivant les saisons, Casper a reconnu qu'à Berlin elle demeurait vraie, sauf pour le printemps, et à Paris également, sauf pour l'automne. A cela près, la haute pression barométrique s'est toujours montrée défavorable.

Voici, du reste, les chiffres donnés par Casper, la mortalité dans les basses pressions étant ramenée à 100 :

	BAROMÈTRE plus bas QUE LA MOYENNE.	BAROMÈTRE PLUS HAUT QUE LA MOYENNE.	
		BERLIN.	PARIS.
Hiver	100	108,0	102,5
Printemps	100	86.0	106,4
Été	100	101,3	100,5
Automne	100	112,6	97,2

Ainsi les saisons exerceraient une influence sur les effets de la pression atmosphérique.]

Bibliographie. — Casper, *Denkwürdigkeiten zur med. Statistik*, etc. Berlin, 1846, in-8. — Foissac, *De la météorologie*, etc., t. I, p. 499 et suiv. Paris, 1854, in-8. — Vivenot, *Ueber den Einfluss des veränderten Luftdruckes auf den menschlichen Organismus* in *Virchow's Archiv für pathol. anat.*, t. XIX, 492 ; 1860.

De l'air en mouvement, ou des vents.

Les vents sont des courants d'air qui se produisent lorsque ce fluide, plus dense ou plus pressé dans un point de l'atmosphère, s'écoule vers une région où l'air est moins dense et moins comprimé. — Les causes des vents sont principalement les suivantes : l'action inégale de la chaleur sur les diverses couches d'air de l'atmosphère, la condensation ou la formation subite d'une masse de vapeurs, les changements que produit la rotation de la terre dans la vitesse relative des molécules d'air, lorsque ces molécules se déplacent dans le sens des méridiens ; enfin les répulsions et les attractions électriques. On distingue plusieurs espèces de vents :

1° Les vents alizés, qui soufflent dans les régions équatoriales, au large des côtes et dans des directions à peu près constantes pendant tout le cours de l'année. Ils existent de chaque côté de l'équateur, jusqu'au 30° de latitude à peu près. Leur direction est du N.-E. au S.-O. dans l'hémisphère nord, et du S.-E. au N.-O. dans l'hémisphère sud.

2° Les vents périodiques, appelés aussi moussons, brises de mer et de terre, pénètrent à une certaine distance dans l'intérieur des continents. Leur production s'explique par l'échauffement plus ou moins considérable des masses d'air atmosphérique, immédiatement en contact avec la surface de la mer ou celle des continents. Ils varient à l'infini suivant la latitude, la disposition réciproque et la configuration des mers et des continents, les chaînes de montagnes, etc.; ils règnent surtout sous les tropiques.

3° Les vents variables. Ce sont les vents régnant des tropiques aux pôles, et qui soufflent tantôt dans une direction, tantôt dans une autre, mais ayant dans chaque localité et dans chaque saison une tendance déterminée.

D'après M. Fournet, la France, sous ce rapport, doit être divisée en trois régions : 1° la région atlantique comprise entre N.-E. et S.-O. Le vent dominant est S.-O. — 2° le bassin du Rhône. Le vent dominant est N. — 3° La région méditerranéenne. Elle se divise en région occidentale, dans laquelle le vent souffle d'O. à E.; et région orientale, où les vents soufflent du N.-O.

4° Les vents accidentels, qui comprennent les déplacements d'air dus à une condensation subite de vapeurs, les ouragans et les tempêtes.

Les différents vents ont des températures variables. Ainsi un vent soufflant d'un pays dans un autre y transporte en quelque sorte la température de ce pays. — Les vents qui ont rasé la mer sont humides. — Ceux qui viennent des continents sont secs. Les saisons peuvent modifier leur température ou leur degré de sécheresse et d'humidité.

Il y a quelques vents spéciaux qu'il est important d'étudier.

1° Au sud des Alpes, des vents du nord très-froids qui viennent des montagnes.

2° Dans la vallée du Rhône, le vent S.-E., nommé mistral, très-froid et redoutable.

3° Le simoun (*chamsin* en Égypte), vent brûlant du désert, soufflant pendant cinquante jours, de la fin d'avril à juin. Il fait quelquefois monter le thermomètre à l'ombre jusqu'à 50°.

4° Le sirocco d'Italie, vent S.-E. qui vient d'Afrique après avoir traversé la Méditerranée. Il règne aussi en Sicile et à Malte; il est très-chaud et très-humide.

Action des vents sur l'homme. — Les vents agissent sur l'homme de trois manières: mécaniquement et en favorisant l'évaporation des liquides qui se trouvent à la surface de son corps; dans d'autres cas, par leur température ou bien par leur humidité; enfin ils peuvent encore agir en transportant au loin des principes morbides.

Action mécanique. — Un vent soufflant avec une certaine intensité, quelles que soient d'ailleurs ses autres qualités, peut favoriser l'évaporation des liquides qui se trouvent accidentellement sur le corps de l'homme, amener le refroidissement de sa surface extérieure, et être ainsi le point de départ d'affections plus ou moins graves.

C'est ce qui se présente surtout quand un individu a le corps couvert d'une transpiration abondante, ou bien encore quand ses vêtements imbibés d'eau de pluie viennent à subir le contact d'un vent qui renouvelle souvent la surface d'évaporation. — Dans ces deux cas, il n'est pas rare de voir se développer quelque phlegmasie aiguë plus ou moins grave. Tels sont un coryza, une angine, un rhumatisme, une bronchite aiguë, une pleurésie ou une pneumonie. Ce sont des faits que la pratique ordinaire présente chaque jour à l'observation du médecin.

TEMPÉRATURE DES VENTS. — 1° *Vents chauds.* — Les vents chauds dans nos climats modérés n'ont pas de très-grands inconvénients; ils font respirer un air moins dense et procurent en conséquence un peu de dyspnée et de malaise, que vient encore presque toujours augmenter l'existence simultanée d'une grande quantité d'électricité dans l'air.

Les vents chauds du midi ont plus d'inconvénients, et produisent plus de malaise et de dyspnée. Le simoun, ou vent brûlant du désert, entraîne avec lui une quantité considérable de poussière et de sable très-fin qui obscurcissent l'atmosphère. Quand il souffle, les individus qui sont exposés à son influence ont la peau sèche et rugueuse, leur soif est ardente et leur respiration accélérée. L'action de ce vent et de ce sable ainsi entraîné détermine souvent des ophthalmies très graves; quelquefois l'asphyxie en est la conséquence. Dans d'autres cas, lorsque ce vent est très-violent, on a vu des caravanes entières englouties sous les montagnes de sable qu'il avait soulevées. Les Arabes se couvrent la figure pour que le sable n'entre ni dans la bouche ni dans les yeux; les Perses s'enduisent le corps de boue humide, et les Africains, de graisse, afin d'empêcher l'évaporation d'être trop rapide.

Le sirocco d'Italie est très-chaud, et a pu tuer des animaux en une demi-heure. Quand il souffle, les habitants restent chez eux, les portes et les fenêtres calfeutrées.

2° *Vents froids.* — Ces vents, qui viennent du nord et qui ont traversé les mers septentrionales, peuvent être secs ou humides. Secs, ils amènent par leur action sur les organes respiratoires et sur la peau des pneumonies et des pleurésies. Humides, ils déterminent, outre ces deux maladies, des angines, des coryzas, des grippes, des bronchites catarrhales, des entéro-côlites, etc.

Les vents froids exercent une influence d'autant plus grande sur la production de ces maladies qu'ils succèdent plus immédiatement à une température ou à un vent chaud. Les emphysémateux, les catarrheux, les tuberculeux voient presque toujours leur état s'aggraver sous l'influence d'un vent en même temps froid et humide.

Les vents simplement humides à température modérée ont une influence fâcheuse sur la production des catarrhes et des flux ; ils peuvent aggraver les diverses maladies de l'appareil respiratoire.

Transmission des principes morbides par les vents. — Les vents peuvent transporter les principes morbifiques qu'ils trouvent sur leur trajet, et les semer en quelque sorte sur les différents points de leur passage.

Pour les effluves marécageuses, cela est incontestable, et la science fourmille de faits qui démontrent la possibilité du transport des effluves paludéennes par les vents.

Relativement au transport des miasmes inconnus dans leur nature, et qui constituent l'origine des affections épidémiques, il est généralement admis ; seulement, il n'y a pas encore beaucoup d'observations précises qui démontrent la manière dont il s'effectue. Ce n'est qu'à l'aide d'observations météorologiques très-nombreuses, et de descriptions multipliées des caractères et du mode de développement d'épidémies qu'on pourrait tracer cette histoire.

Quant au choléra-morbus, les études météorologiques n'ont rien appris à cet égard, et sa transmission est complétement indépendante de la direction dans laquelle soufflent les vents.

Dans la petite épidémie de choléra qui a régné à Paris, dans l'hiver et le printemps de 1854, on a cependant observé que les recrudescences ont toujours commencé avec le vent de nord-est.

Bibliographie. — HIPPOCRATE, *Des airs, des eaux et des lieux,* — *les Épidémies,* — *des Humeurs,* — *des Vents,* — *du Régime, en 3 livres,* liv. II, etc. — ANTILLUS, *De ventis,* in ORIBASE, liv. IX, ch. IX. — CARTEGNI (J. B.), *Trattato de' venti in quanto si appartengono al medico, e dal sito della città di Pisa.* Pisa, 1628, in-4°. — HOFFMANN (Fr.), *Diss. de potentia ventorum in corpus humanum.* Halæ, 1700, in-4°. — GUILLOTIN, *Ergo Eurus ventorum saluberrimus.* Thèses de Paris, 1778, in-4°. — SCHNEIDER, *De efficacia ventorum.* Duisburgi, 1790. — TONNELIER, *Essai sur les vents.* Thèses de Paris, an XII, in-8, n° 401. — FOURNET, *Des brises de jour et de nuit autour des montagnes,* in *Ann. de chim. et de phys.,* t. LXXIV, p. 337, 1840. — FOISSAC, in *De la météorologie,* etc.,

t. II, part. III, ch. VI. — BOUDIN, in *Traité de géographie*, etc., t. I, liv. IV, ch. III. — Voir aussi les *Traités de météorologie*. — KAEMTZ, *Météorol.*, part. II, p. 27-56. — BECQUEREL et Edm. BECQUEREL, *Éléments de physique terrestre*, etc., 1847, in-8, ch. IV, sect. II, etc. ; les relations d'épidémies, les topographies médicales, les voyages au pôle nord, et dans les contrées sablonneuses de l'Asie et de l'Afrique.

2º Altérations de composition de l'air par modification des principes constituant ce gaz

L'air atmosphérique contient de l'oxygène, de l'azote, des traces d'acide carbonique et de vapeur d'eau:

En volume, il y a 20,80 oxygène et 79,20 azote.

En poids, il y a 23,10 oxygène et 76,90 azote.

Il y a de 3 à 6 dix-millièmes d'acide carbonique, et de 6 à 9 millièmes de vapeur d'eau.

Les expériences de MM. Gay-Lussac, Brunner, Dumas et Boussingault ont toutes conduit à des résultats analogues. Les proportions de l'oxygène et de l'azote ont été les mêmes dans toutes les localités du globe, sur les plus hautes montagnes, comme à Paris, à Rome, à Genève, à Bruxelles, à Copenhague.

On a, toutefois, observé un fait qui pourrait bien se généraliser, c'est qu'à la surface de la mer du Nord, l'air atmosphérique contient 22,6 pour 100 d'oxygène au lieu de 23,1 ; ce que l'on explique par la solubilité plus grande de l'oxygène dans l'eau.

La quantité de vapeur d'eau est très-variable et nous occupera plus tard.

Les recherches de M. Théodore de Saussure ont fait connaître les résultats suivants, relatifs à l'acide carbonique. Après une pluie, il y a un peu moins d'acide carbonique dans l'air, ce qui s'explique par la solubilité de ce gaz dans l'eau. En hiver, les gelées et les froids augmentent par la même raison la proportion d'acide carbonique, et le dégel la diminue.

Au-dessus des grands lacs, il y a moins d'acide carbonique, la différence est de 0,5 à peu près sur 10,000 parties d'air. La quantité d'acide carbonique augmente dans les lieux habités. Il y en a plus également sur les montagnes élevées que dans les plaines, et on n'y observe pas les variations de quantité du jour et de la nuit qu'on constate dans ces dernières.

Dans les plaines, la quantité d'acide carbonique varie. La nuit, elle est plus forte que dans le jour de 0,34 sur 10,000 parties d'air.

D'après M. Boussingault, il y a plus d'acide carbonique dans les villes que dans les campagnes. A Paris, sur 10,000 parties d'air, il y a 3,190 parties d'acide carbonique; à Andilly, près Montmorency, il n'y en a que 2,989 dans la même quantité d'air.

Bibliographie. — Action de l'air sur l'homme d'une manière générale.— HIPPOCRATE, *De aere, aquis et locis.*— GALIEN, ANTILLUS, ATHÉNÉE, in ORIBASE, *Coll. med.*, lib. IX; une multitude de dissertations françaises et étrangères, aux dix-septième et dix-huitième siècles et au commencement de celui-ci. — RAULIN (J.), *Maladies occasionnées par les promptes et fréquentes variations de l'air considéré comme atmosphère terrestre.* Paris, 1752, in-12. — BOUFFEY, *Recherches sur l'influence de l'air dans le développement, le caractère et le traitement des maladies.* Paris, 1813, in-8. — HALLÉ et NYSTEN, art. AIR, du *Dict. des sc. méd.* — JŒGER, *Tractatus physico-medicus de atmosphæra et aere atmosphærico, nec non de variis gazis, vaporibus effluviisque*, etc. Colon. Agripp., 1816, in-8. — GAIRDNER (W. E.), *Public health in relation to air and water.* Edinburgh, 1862, in-8. — Composition de l'air, travaux anciens : LAVOISIER, SCHEELE, PRIESTLEY, CAVENDISH, etc. — Travaux récents : BRUNNER, *Description de quelques procédés pour l'analyse de l'atmosphère*, in *Ann. de chim. et de phys.*, 3e sér., III, 305, 1841. — DUMAS et BOUSSINGAULT, *Recherches sur la véritable composition de l'air atmosphérique, ibid.*, p. 257-315, 1841. — THOMSON, *Lettre sur la composition de l'air*, in *Compt. rend. de l'Acad. des sc.*, XII, 1048, 1841. — DU MÊME, *On the composition of pure and viliated atmosphere*, in *Proceedings of the Glascow Phil. soc.*, 1842. — MARIGNAC, *Composition de l'air, station de Genève*, in *Compt. rend. de l'Acad. des sc.*, t. XIV, p. 379, 1842. — LEWY, *Station de Copenhague, ibid.*, p. 380. — STAS, *Station de Bruxelles, ibid.*, p. 570. — DU MÊME, *Recherches sur la composit. de l'air atmosphérique, ibid.*, t. XVII, p. 235, 1843. — MORREN, *Sur les variations de composition de l'air dissous dans l'eau de mer*, etc., *ibid.*, t. XVII, p. 1359, 1843. — BOUSSINGAULT et LEWY, *Observat. simultanées faites à Paris et à Andilly, pour rechercher la proportion d'acide carbonique contenue dans l'air atmosphérique, ibid.*, t. XVIII, p. 473, 1844. — CHATIN, *Présence de l'iode dans l'air, et absorption de ce corps dans l'acte de la respiration*, in *Compt. rend. de l'Acad. des sc.*, t. XXXII, p. 669, 1851. — DU MÊME, *Existence de l'iode dans l'air, les eaux, le sol*, etc., in *Ann. de la Soc. météor. de France*, t. VII, p. 50. — FRESENIUS, *Sur la quantité d'ammoniaque contenue dans l'air atmosphérique*, in *Ann. de chim. et de phys.*, 3e sér., t. XXVI, p. 208, 1849. — BARRAL, *Mém. sur les eaux de pluie recueillies à l'Observatoire de Paris* (1852), in *Mém. des savants étrangers*, t. XII, p. 265, 1854. — DU MÊME, *Mém. sur la présence de matières phosphorées dans l'at-*

mosphère, in *Compt. rend. de l'Acad. des sc.*, t. LI, p. 769, 1860. — BOUSSINGAULT, *Sur la quantité d'ammoniaque contenue dans la pluie recueillie loin des villes*, *ibid.*, t. XXXVII, p. 207, 1853. — DU MÊME, *Sur la quantité d'ammoniaque contenue dans la pluie et dans l'eau déposée par les brouillards*, *ibid.*, p. 793. — CLOËZ, *Note sur la présence de l'acide nitrique libre et des composés nitreux oxygénés dans l'air atmosphérique*, in *Compt. rend. de l'Acad. des sc.*, LII, 527, 1861. — HOUZEAU, *Variabilité normale des propriétés de l'air atmosphérique*, *ibid.*, t. LII, p. 808, 1021; 1861. — SMITH (A.), *The estimation of the organic matter of the air*, in *Med. Times and Gaz.* 1859, t. I, p. 561.

De l'ozone

[Déjà, en 1785, Van Marum, faisant passer des étincelles électriques dans un tube rempli d'oxygène, s'aperçut d'une odeur particulière qu'il attribua à l'électricité. Plus d'un demi-siècle après cette découverte passée inaperçue, Schönbein, professeur de chimie à Bâle, décomposant de l'eau par la pile, remarque encore cette odeur et croit pouvoir la rapporter à un corps composé nouveau, mais dont il ne détermine pas nettement la nature. Un peu plus tard, MM. Marignac, de la Rive, Berzelius, etc. émettent l'opinion qu'il s'agit non d'un corps nouveau, mais d'un état particulier de l'oxygène dû à l'électricité. Enfin (1852), cette dernière hypothèse passe à l'état de fait démontré, à la suite des expériences variées et minutieusement instituées par MM. Frémy et Edm. Becquerel, qui proposent de remplacer le nom d'ozone par celui d'oxygène électrisé. M. Schönbein, avec l'universalité des savants, s'est rangé à l'opinion de MM. Frémy et Becquerel, mais le nom d'ozone est resté. Dans ces derniers temps, M. Schönbein, se fondant sur quelques expériences, a cru pouvoir admettre un autre état de l'oxygène électrisé qui serait l'*antozone*?.....

Quoi qu'il en soit, d'après de nombreuses recherches, l'ozone se produit non-seulement sous l'influence de l'électricité, mais encore au contact du phosphore, à l'état d'oxygène naissant isolé par des réactions chimiques: il se dégage naturellement des végétaux sous l'influence de la lumière, etc. La propriété qu'il présente de décomposer l'iodure de potassium en mettant l'iode à nu, a suggéré à M. Schönbein l'idée de son papier à l'iodure de potassium amidonné, qui révèle la présence de l'ozone en prenant une couleur bleue d'autant plus foncée que l'ozone est plus abondant. M. Houzeau a également donné la formule d'un papier très-sensible. On a pu tracer ainsi une échelle graduée de couleurs et qui constitue l'ozonomètre. Le peu d'accord qui règne entre les auteurs ne permet pas d'établir des lois générales sur les conditions qui accompagnent l'abondance ou la rareté de l'ozone dans l'atmosphère. Le corps dont nous parlons jouit de propriétés oxydantes très-énergiques, et exerce une action désinfectante incontestable sur les émanations produites par les matières animales en putréfaction. Les expériences de M. Schönbein et d'Hoffmann ne laissent aucun doute à cet égard. L'air contenant 1/6000 d'ozone peut désinfecter 540 fois son volume d'air chargé des émanations de chairs putréfiées.

On a dû se demander quelle était l'action de l'ozone sur l'organisme vivant. Pour s'en assurer, MM. Schwarzenbach (1850), Schönbein (1851), E. Böckel (1856), Desplats (1857), Ireland (1863) ont institué des expériences sur des animaux, tels que lapins, cabiais, pigeons, souris, moineaux, etc., auxquels ils ont fait respirer de l'air ozonisé, soit par le phosphore, soit par l'électricité, soit par l'oxygène naissant dégagé au moyen d'une réaction chimique. Voici les résultats observés : les animaux éprouvent d'abord une agitation extrême avec accélération de la respiration, puis il survient de la dyspnée, une sorte d'ivresse ; formation d'écume bronchique abondante, tremblement convulsif, convulsions et mort au bout d'un temps variable suivant le volume de l'animal et la quantité d'ozone respirée. A l'examen cadavérique, on trouve des congestions pulmonaires disséminées, de l'emphysème par places ; coagulation et couleur foncée du sang. Ainsi l'ozone agirait fortement sur le système respiratoire et sur le système nerveux.

Ces résultats, joints à l'observation faite par M. Schönbein sur lui-même, d'une violente irritation de poitrine, après avoir été exposé longtemps à l'action du corps qu'il avait découvert, la remarque due à quelques observateurs (Spengler, Heidenrich, Clemens, Böckel, etc.) que l'abondance de l'ozone dans l'air coïncidait avec la fréquence des affections catarrhales, ont fait établir un rapport de causalité entre ces deux phénomènes. Mais il faut observer que cette abondance de l'ozone avait lieu pendant les temps froids de l'hiver, et que l'abaissement considérable de la température est bien suffisant pour expliquer les phlegmasies des voies respiratoires sans l'intervention de l'oxygène électrisé : et en effet, à Alger, pays chaud, où ce corps se montre en très-forte proportion, les affections bronchiques sont rares et bénignes (P. de Pietra-Santa) ; de plus, Faber, à Schorndorf, a vu régner une grippe très-intense au commencement de mai 1848, alors que le papier à l'iodure de potassium amidonné offrait la teinte la plus pâle. On a voulu constituer aussi une sorte d'antagonisme entre les maladies des voies respiratoires rapportées à l'élévation de l'ozonomètre et les maladies des voies digestives qui dépendraient d'un abaissement dans la proportion de l'ozone. Ici, nouveau désaccord entre les faits observés. M. Speck a décrit une épidémie de dyssenterie qui régna à Strass-Ebersbach (duché de Nassau), pendant les mois d'août et de septembre 1859, sans que l'ozonomètre fût descendu au-dessous de la moyenne qu'il présente d'ordinaire à cette époque de l'année. Même chose pour le choléra. On avait dit (Hunt, Wolff, Böckel, etc.) que l'épidémie cholérique marchait en sens inverse de la proportion d'ozone contenue dans l'air : les observations de Peter en Amérique, de Schultz à Berlin, des membres de la Société de médecine à Vienne, de Wette à Bâle, etc., ont fait voir que la présence du choléra pouvait coïncider avec une proportion très-marquée d'ozone, et disparaître à mesure que celui-ci diminuait. Nous verrons plus bas, en parlant des marais, que l'ozone et la *malaria* n'ont point les rapports qu'on leur avait attribués. Faisons remarquer en terminant que le Dr Schiefferdecker, rapporteur d'une commission prise dans le sein de l'Académie des sciences de Königsberg pour étudier la question qui nous occupe, proclamait, après une année d'observations rigoureusement suivies, qu'il n'avait pas trouvé de rapport appréciable entre la proportion de l'ozone dans l'atmosphère et les maladies régnantes. En résumé, sans nier que l'ozone puisse exercer une action sur l'organisme vivant, on peut dire qu'il n'y a rien de démontré à cet égard.]

Bibliographie. — SCHÖNBEIN, un grand nombre de Mémoires, notes, etc. Nous en citons seulement quelques-uns : — *Recherches sur la nature de l'odeur qui se manifeste dans certaines actions chimiques,* in *Compt. rend. de l'Acad. des sc.,* t. X, p. 706 ; 1840. — DU MÊME, *Das Ozon vielleicht Ursache von Krankheiten. Beobachtungen von Schönbein mitgetheilt. v.* A. ECKER, in *Henle's und Pfeuffer's Ztschr.,* t. VI, p. 2 ; 1847. — DU MÊME, *Ueber einige mittelbäre physiol. Wirkungen der atmosphär. Electricität, ibid.* N. F., t. I, p. 3 ; 1851. — DU MÊME, *Action de l'ozone sur les miasmes,* in *Arch. des sc. de Genève,* t. XVIII, et *Ranking's Abstr.,* t. XVII, p. 5 ; 1853. — DU MÊME, *Ueber die chemische Polarität der Sauerstoffes,* in *Poggend. Annal.,* Bd CVIII, s. 471. — SPENGLER, *Influenza und Ozon,* in *Henle's und Pfeuffer's Ztschr.,* t. VII, p. 1 ; 1848. — HUNT, *The probable cause in operation to produce* *pestilential cholera,* in *Lond. med. Gaz.*, LXIV, 463 et 473 ; 1849. — PETER, *Remarks on Ozone and its supposed influence, in the production of epidemic diseases,* etc., in *Transylvania med. Journ.*, oct. 1849. — FABER, *Ueber das in Atmosphäre enthaltene Ozon,* in *Würtemb. corr. Bl.*, 1, 1849 ; et *Canstatt's Jahresb.*, 1850, t. II, p. 60. — CLEMENS (Th.), *Physiolog. Reflexionen und Untersuchungen über Miasma und Contagium,* in *Arch. f. Phys. Heilk.*, t. XII, p. 281, 471 ; 1853. — DU MÊME, *Wirkungen Ozon-Zerstörender Gase auf den menschl. Organismus,* etc., in *Henle's und Pfeuff's Ztschr.*, t. VII, p. 2 ; 1848. — DU MÊME, *Malaria und Ozon, oder Untersuchung der Frage,* etc., in *Henke's Ztschr. f. d. St.*, I, et *Canstatt's Jahresb.* 1853, t. VII, p. 48. — WILLIAMSON, *Sur l'ozone* in *Rev. scientif.*, t. XXX, p. 161 ; 1847. — BECQUEREL, *Communication relative aux expériences de M. Schönbein sur l'ozone,* in *Compt. rend. de l'Acad des sc.*, t. XXX, p. 13 ; 1850. — HEIDENREICH, *Ozon und Katarrh,* in *Med. Chir. Ztg.*, t. VII, p. 3, 1850. — OSANN, *Ueber Ozon Reaction in der atmosp. Luft und ihr Verhältniss zu Ozon,* in *Poggend. Ann.*, etc., et in *Canstatt's Jahresb.*, 1851, t. I, p. 18. — SCHWARZEN-BACH, *Ueber die Einwirkung des Ozons auf Thiere,* in *Verhandl. des phys.-med. Gesellsch. zu Würzburg,* t. I, p. 322, et *Canstatt's Jahresb.*, 1851, I, 128. — HELLER, *Salpeter Säure, ein constanter Bestandtheil der atmosphär. Luft,* etc., in *Wien. Ztschr.*, t. VII, p. 9, 1851. — FRÉMY et Ed. BECQUEREL, *Recherches électro-chimiques sur les propriétés des corps électrisés,* in *Ann. de ch. et de phys.*, 3ᵉ sér., t. XXXV, p. 62, 105 ; 1852. — HOFFMANN, *Einige Versuche mit atmosphär. Luft und Ozon als desinfection's Mittel,* in *Med. Ztschr. f. Heilk. in Preuss.*, nᵒ 47, 1854, et *Canstatt's Jahresb.*, 1855, t. II, p. 136. — SCHULTZ, *Ueber den Ozongehalt der Luft zu Berlin im Nov. 1853 und während der Cholera Epidemie,* etc., in *Preuss. ver. Ztg.* nᵒ 9., et *Canstatt's Jahresb.*, 1855, t. IV, p. 94. — SCHIEFFERDECKER, *Bericht über die angestellten Beobachtungen über den Ozongehalt der atmosphär. Luft,* etc., in *Sitzber. der Wien. Akad. Juli,* 1855, t. XVII, p. 191. — ANDREW'S, *Ueber die Beschaffenheit und die Eigenschaften des Ozons,* in *Poggend. Ann.*, t. XCVIII, p. 165 ; 1856. — SCOUTETTEN, *L'ozone, ou Recherches chimiques, météorologiques, physiologiques et médicales sur l'oxygène électrisé.* Metz, 1856, in-12. — HIRSCH, *Rückblick auf die Erfahrungen und Leistungen im Gebiete der Cholera,* etc., in *Schmidt's Jahresb.*, t. XCII, p. 263 ; 1856. — BÖCKEE., *De l'ozone.* Thèses de Strasbourg, 1856, in-4ᵒ, nᵒ 369. — DESPLATS, *De l'ozone.* Thèses de Paris, 1857, in-4ᵒ, nᵒ 175. — GORUP-BESANEZ, *Ueber die Einwirkung des Ozons auf organische Verbindungen,* in *Ann. der Chim. und Pharm.*, t. CX, p. 86, 107 ; 1859. — IRELAND, *Experiments on the influence of Ozonised air upon animals,* in *Edinburg med. Journ.*, febr. 1863. — De plus, une suite d'articles de BÖCKEL (Th.) à partir de 1854, in *Gaz. méd. de Strasbourg ;* communications de MM. MARIGNAC, WOLF, BÉRIGNY, HOUZEAU, CLOËZ, SCOUTETTEN, BINEAU, etc., in *Compt. rend. de l'Acad. des sc.*, à partir de 1845.

De l'air confiné

L'air s'altère surtout dans les endroits confinés ; et c'est cette altération qu'il importe d'étudier, car les modifications dont nous venons de rendre compte n'exercent aucune influence sur l'homme.

La respiration est une des causes principales d'altération de l'air ; elle agit de la manière suivante :

1° Une certaine quantité d'oxygène est absorbée et brûlée ; il ne reste dans l'air expiré que 18 à 19 d'oxygène.

2° L'azote reste en même quantité, et si une partie est absorbée, il faut qu'il y ait un dégagement proportionnel de ce même gaz.

3° L'acide carbonique, produit en grande quantité, sort avec l'air expiré. Il y en a, en général, de 3 à 4 pour 100 au lieu de quelques dix-millièmes. L'acide carbonique agit-il comme agent toxique, ou bien parce qu'il tient la place d'une certaine quantité d'oxygène, en un mot parce qu'il n'est pas un gaz respirable? Cette question est bien controversée. Orfila partage la première, et l'a défendue avec toute l'ardeur de ses convictions. La deuxième, admise par Bichat, Nysten, Malgaigne, Bérard, paraît compter le plus de partisans. Dans cette deuxième opinion, ce serait donc à la diminution de l'oxygène qu'il faudrait attribuer la plupart des accidents que l'on mettait autrefois sur le compte de l'action toxique de l'acide carbonique. C'est l'oxyde de carbone qui est un poison.

4° L'air expiré contient une proportion notable de vapeur d'eau, tenant en dissolution une matière animale qui la rend putrescible, lorsqu'on abandonne à elle-même cette vapeur condensée.

La science possède des documents assez nombreux relatifs aux altérations que subit l'air confiné. Nous allons en rapporter quelques-uns. Nous ne nous occuperons, dans ce moment, que des altérations de l'air confiné par le fait de l'homme lui-même, et nous renverrons le lecteur à l'étude du chauffage, de l'éclairage, etc., pour lui faire connaître les altérations nouvelles et nombreuses que produit dans l'air l'emploi de ces moyens artificiels.

Lavoisier avait annoncé qu'il existait de 1 1/2 à 2 0/0 d'acide carbonique dans les salles d'hôpitaux et de théâtres. Les recherches modernes sont loin d'avoir confirmé ces résultats. On doit à M. Leblanc les observations suivantes. Dans une salle d'asile,

il y avait 3/1000 d'acide carbonique ; dans une salle de la Salpê-
trière, 6 à 8/1000 ; dans une salle de la Pitié, 3/1000 ; dans une
salle de spectacle, 4/1000.— Dans l'amphithéâtre de la Sorbonne,
après un cours où 600 auditeurs assistaient, l'oxygène avait di-
minué de 1 0/0, malgré l'ouverture des portes. — On croyait
généralement que l'acide carbonique se rassemblait dans la
partie inférieure des salles qui étaient les plus froides. Les re-
cherches de M. Leblanc ont prouvé qu'il était loin d'en être tou-
jours ainsi. Après une représentation de l'Opéra-Comique, l'air
de la partie supérieure de la salle contenait 44/10000 d'acide
carbonique, et l'air de la partie inférieure seulement 23/10000.
M. Lassaigne a également publié quelques résultats curieux à
cet égard. Il recueillit dans son amphithéâtre, après une leçon,
de l'air à la partie inférieure et de l'air à la partie supérieure.
Il a trouvé sur 100 parties à + 19 et à 0,764 de pression atmo-
sphérique :

Air au niveau du plafond.......	Oxygène	19.80
	Azote..................	79,58
	Acide carbonique....	0,62
Air au niveau du plancher......	Oxygène	20,10
	Azote..................	79,35
	Acide carbonique..	0,55

La diminution de proportion de l'oxygène et l'augmentation
de celle de l'acide carbonique ne sont pas les seules altérations
que subisse l'air confiné. On observe de plus les deux modifica-
tions suivantes: 1° l'évaporation aqueuse qui s'effectue par la
muqueuse pulmonaire et par la peau accumule une certaine
quantité d'eau dans l'espace confiné ; cette accumulation va sou-
vent jusqu'à saturer le lieu, et l'on voit même quelquefois l'eau
ruisseler sur les murs ; 2° il y a en dissolution dans cette vapeur
aqueuse une matière organique qui est également le produit de
la sécrétion de ces deux membranes, et sur laquelle nous au-
rons plus loin l'occasion d'insister longuement.

Telles sont les altérations que l'accumulation d'un certain
nombre de sujets produit dans un espace confiné d'une certaine
étendue, ou si ce lieu est très-peu spacieux, qu'un seul indi-
vidu peut y déterminer.

Les effets déterminés par cet air vicié varient, et dépendent
d'abord d'un certain nombre de circonstances inhérentes à l'in-
dividu lui-même et qui sont: 1° la force du sujet: plus il sera
fort, plus il résistera ; 2° l'âge: plus le sujet sera jeune, moins
il résistera ; 3° le sexe : les femmes résistent moins ; 4° la dispo-

sition individuelle résultant probablement de l'idiosyncrasie, la résistance peut être moindre.

Pour apprécier les effets produits, il se présente une difficulté assez grande, c'est de séparer l'effet des miasmes de ceux produits par l'augmentation de l'acide carbonique et la diminution de l'oxygène. Malgré cette difficulté, voici ce qu'on peut dire :

L'air confiné vicié peut agir de deux manières : 1° il a une action lente, insensible, et qu'on pourrait appeler chronique. C'est ce qui arrive quand la viciation est peu considérable, et que l'individu, ou les individus qui respirent un air aussi vicié, sont soumis habituellement à son action. En pareil cas, c'est, pour ainsi dire, un empoisonnement lent qui a lieu. Les modifications organiques qui peuvent être considérées comme en étant la conséquence sont : l'anémie, la chlorose, le tempérament lymphatique, peut-être même les scrofules. — On prétend que la fièvre typhoïde peut aussi se développer sous cette influence. C'est une question qui est loin d'être jugée.

2° La viciation de l'air confiné peut agir d'une manière aiguë, et se traduire par une action rapide et énergique. On en admet deux degrés. Dans le premier, on observe : un malaise général, de la céphalalgie, des vertiges, une gêne de la respiration et de la circulation, des nausées, des syncopes, enfin les signes d'une asphyxie commençante. Au deuxième degré, les accidents sont plus graves. Voici quels ils ont été dans un cas rapporté par Percy : sueurs abondantes, soif inextinguible, douleurs thoraciques vives, dyspnée, suffocations, fièvre, stupeur léthargique ou délire violent, puis mort. Voici quelques faits dans lesquels les choses se sont ainsi passées :

Dans les Indes, 146 prisonniers anglais furent renfermés dans un cachot de 20 pieds carrés, où l'air n'arrivait que par deux petites fenêtres donnant sur une galerie étroite, et par lesquelles l'air ne se renouvelait que très-difficilement] et lentement. Bientôt, il y eut une chaleur insupportable, puis de la soif vive et de la suffocation. Ils se battirent entre eux pour s'approcher des soupiraux, où pouvaient seuls atteindre les plus robustes. Au bout de 8 heures, il n'y en avait plus que 23 vivants.

Un fait analogue s'est passé en France. Après la bataille d'Austerlitz, 300 prisonniers autrichiens furent enfermés dans une cave; 260 y succombèrent en un court espace de temps.

Qui ne connaît le fait des assises d'Oxford, dans lesquelles juges, auditeurs et accusés furent frappés d'asphyxie mortelle? Dans tous ces cas, c'est en même temps la diminution successive de la proportion d'oxygène, la quantité croissante d'acide carbonique exerçant une action toxique, enfin le défaut d'arrivée d'air pur, qui ont amené des accidents si terribles.

Si nous sortons maintenant des espaces confinés, nous trouvons que l'acide carbonique peut augmenter, et la quantité d'oxygène diminuer sous une foule d'autres influences que nous aurons l'occasion d'examiner chemin faisant. L'éclairage, la combustion, la fermentation des cuves, etc., sont autant de sujets que nous aurons occasion d'étudier à fond.

Bibliographie. — Viciation de l'air par l'acide carbonique. — PORTAL, *Observations sur les effets des vapeurs méphitiques.* Paris, 1775, in-8. — TROJA, *Mém. sur la mort des animaux suffoqués par la vapeur du charbon allumé et sur les moyens de les rappeler à la vie*, in *Obs. de Phys. de l'abbé Rosier*, t. XI, p. 173, 212, 297, 469; 1778. — BICHAT, in *Rech. physiol. sur la vie et la mort.* Paris, an VIII, in-8°. — VARIN, *Diss. physiologique et médicale sur les asphyxies et la respiration.* Thèses de Paris, an X, n° 81. — NYSTEN, in *Rech. de phys. et de chimie*, etc. Paris, 1811, in-8°, p. 63 et suiv. — ORFILA, *Toxicologie générale*, 5e édit., t. II, p. 736, 1852. — COLLARD (de Martigny), *De l'action du gaz acide carbonique sur l'économie animale*, in *Archiv. gén. de méd.*, t. XIV, p. 203; 1827. — MALGAIGNE, *Remarques et observations sur l'asphyxie par la vapeur du charbon*, in *Gaz. méd. de Paris*, 1835, p. 737. — OLLIVIER (d'Angers), *Observ. et expér. sur plusieurs points de l'histoire médico-légale de l'asphyxie par le charbon*, in *Ann. d'hyg.*, 1re sér., t. XX, p. 114; 1838. Voy. les *Traités de médecine légale et de toxicologie* (FODÉRÉ, DEVERGIE, ANGLADA, CHRISTISON, FLANDIN, etc.). — Air confiné : — GIRARD, *An propter miasmata in aere non renovato pereant animalia.* Cadomi, 1764, in-4°. — LAVOISIER, *Mém. sur les altérations qui arrivent à l'air dans plusieurs circonstances où se trouvent les hommes réunis en société*, in *Mém. de la Soc. roy. de méd.*, 1782-83, p. 569. — BUCHOLZ (W. H. S.), *Bemerkungen über die verdorbene Luft, in Gefängnissen, Zuchthäusern, u. s. w. und der Verbesserung*, etc., in *Acta Acad. Moguntinæ*, ann. 1794 et 1795, n° 7. — PERCY, *Exemples remarquables d'asphyxie*, in *J. de méd. de Corvisart*, t. XX, p. 378; 1810. — DAVY (H.), *Mém. sur l'air inflammable des mines de charbon*, trad. par CHAPTAL, in *Ann. de chim. et de phys.*, 2e sér., t. I, p. 136; 1816. — ELMORE, *On the injuries to Health occasioned by breathing impure air in close apartments*, in *The Lancet*, 1840-41, t. II, p. 436. — MOYLE, *Analyse de l'atmosphère de quelques mines du duché de Cornouailles*, trad. franç., in *Ann. de chim. et de phys.*, 3e sér., t. III, p. 318; 1841. — LEBLANC, *Recherches sur la composition de l'air confiné*, in *Ann. de chim. et de phys.*, 3e sér., t. V, p. 223; 1842. — DU MÊME, *Recherches sur la composition de l'air de quelques mines*, ibid., t. XV, p. 488; 1845. — DU MÊME, *Rapport à M. le ministre de la guerre relativement au volume d'air à assurer aux* hommes de troupes dans les chambres de casernes, ibid., t. XXVII, p. 373 ; 1849. — LASSAIGNE, *Recherches sur la composition que présente l'air recueilli à différentes hauteurs dans une salle close où ont respiré beaucoup de personnes*, in *Ann. d'hyg.*, 1re sér., t. XXXVI, p. 296 ; 1846. — DU MÊME, *Recherches sur la composition de l'air confiné où ont respiré un certain nombre de chevaux pendant un temps déterminé*, in *Compt. rend. de l'Acad. des sc.*, t. XXIII, p. 1108 ; 1846. — GUY, *On the production of pulmonary consumption in persons who work in a close and confined atmosphere*, in *Beale's Archiv of med.*, t. II, 1858. — LEGRAND DUSAULLE, *De l'insalubrité de l'atmosphère des cafés et de son influence sur le développement des maladies cérébrales*, in *Gaz. des hôpit.*, 1861. — Voy. aussi la Bibliographie des articles Habitations, Éclairage, Chauffage, etc.

3° Altérations de l'air par des principes nouveaux, appréciables par la chimie.

Ces principes nouveaux sont des gaz. Les uns se forment naturellement dans certaines circonstances données, les autres sont le produit de l'art ; il s'agit de les examiner successivement.

1° *Hydrogène carboné.* — Ce gaz se produit naturellement dans beaucoup de circonstances, et en particulier dans les suivantes : il se dégage dans les houillères et dans les endroits où existent des matières végétales en décomposition ; ainsi, dans la vase des marais, Volta en a recueilli suffisamment pour l'étudier : il en est de même dans les mines de bitume asphaltique, et toutes les fois que se produisent et se décomposent des huiles pyrogénées. Ce gaz peut asphyxier en sa qualité d'air non respirable, ou par son action toxique spéciale ; il peut encore arriver, comme cela est fréquent dans les mines, qu'il s'enflamme et détermine des explosions très-graves.

La lampe de Davy est un admirable instrument, qui a rendu très-rare la production de semblables explosions.

Souvent il se dégage des tuyaux de conduite du gaz de l'éclairage des vapeurs d'hydrogène carboné qui, lorsqu'elles se font jour à travers les fissures des tuyaux, peuvent déterminer des asphyxies ; dans d'autres cas, ce sont des combustions.

2° *Hydrogène phosphoré.* — L'hydrogène phosphoré est ordinairement un des produits de la décomposition des substances animales ; aussi le voit-on se dégager dans les cimetières, dans les églises où l'on a encore la coutume, comme en Italie, d'ensevelir les corps dans des caveaux placés sous le sol.

Le dégagement de ce gaz est beaucoup moins fréquent depuis

qu'on établit les cimetières à une certaine distance des villes, et surtout depuis qu'on cherche, pour servir de sépulture, des terrains calcaires, sablonneux ou séléniteux, qui jouisssent de la propriété d'absorber les liquides et de déterminer la décomposition sèche.

Pour qu'il n'y ait pas dégagement d'hydrogène phosphoré, il est utile que le cadavre soit placé à une profondeur suffisante au-dessous du sol; six pieds sont la mesure prescrite par les règlements. Dans certains caveaux, comme celui de Saint-Michel, à Bordeaux, et celui des Capucins, à Palerme, les corps morts ne dégagent aucun gaz; ils se dessèchent et deviennent inaltérables en quelques semaines.

3° *Hydrogène sulfuré.* — Ce gaz est le produit de la décomposition de certaines substances végétales isolées, ou mélangées à des matières animales. Le chou, la laitue, les crucifères en produisent une quantité notable. Il se dégage des fosses d'aisances; mais, dans ce dernier cas, il est presque toujours combiné avec l'ammoniaque, et à l'état d'hydrosulfate d'ammoniaque. Presque toujours aussi il est mélangé d'une certaine quantité de carbonate d'ammoniaque et d'acide carbonique. Ces gaz se dégagent, non-seulement dans le cas d'ouverture des fosses d'aisances, mais encore lorsque ces fosses sont mal construites et les conduits mal joints. Les temps chauds et humides paraissent favoriser la production de ce gaz et sa pénétration dans les appartements.

L'influence qu'il exerce sur l'homme est très-fâcheuse. En petite quantité, il produit de la céphalalgie, des étourdissements, des nausées, des vomissements. Un des effets généralement attribués à l'acide sulfhydrique est l'ophthalmie grave des vidangeurs; mais il est plus juste d'en assigner la cause aux gaz ammoniacaux qui se dégagent presque toujours simultanément. Lorsque ces derniers se forment en quantité plus considérable, ils peuvent occasionner l'asphyxie.

Les règles hygiéniques à suivre en pareil cas consistent dans la disposition convenable à donner aux fosses d'aisances, lors de la construction des habitations, et dans les précautions qu'il faut prendre lors de leur vidange. On aura recours à l'emploi des fourneaux et cheminées d'appel disposés d'une manière convenable, et qui, dans ces derniers temps, ont acquis un haut degré de perfection et seront décrits à l'article *Habitations*. Nous ne faisons également que signaler l'usage des chlorures, et en particulier du chlorure de chaux, du peroxyde de fer et du charbon animal, qui sont actuellement les moyens employés avec le plus d'avantages pour décomposer, pour annihiler ou pour absorber les émanations qui contiennent de l'acide sulfhydrique.

Quelques auteurs ont attribué à l'hydrogène sulfuré l'action nuisible exercée par les miasmes paludéens. C'est une question que nous examinerons plus tard.

4° *Ammoniaque.*— Rarement elle se dégage pure ; elle est presque toujours combinée avec les acides sulfhydrique, chlorhydrique, carbonique ou acétique. Dans ces divers états de combinaison, elle provient, soit des fosses d'aisances, soit des égouts, soit des endroits où il y a simultanément décomposition des matières végétales et animales.

Les accidents principaux que peuvent déterminer les gaz ammoniacaux sont des phénomènes d'irritation et même d'inflammation. Ainsi, sous cette influence, on voit se développer des ophthalmies graves, des coryzas intenses, des angines, des laryngites aiguës ou chroniques, des bronchites aiguës, souvent même des hémoptysies. C'est, en un mot, une action irritante locale, produite sur les muqueuses oculaire, nasale, buccale et laryngo-bronchique. L'asphyxie peut arriver lorsque les gaz contenant de l'ammoniaque sont en quantité considédérable.

Les moyens précédemment indiqués peuvent être employés, soit comme désinfectants directs, soit pour être mélangés avec les matières d'où se dégagent les gaz ammoniacaux : tels sont le chlorure de chaux, le peroxyde de fer ou le noir animal ; pour détruire le gaz une fois produit, on se sert du chlore et des chlorures.

Gaz qui sont le produit de l'industrie humaine. — Nous ne nous occuperons ici que des gaz produits dans les grandes industries, et non pas de ces gaz nombreux, intéressants, il est vrai, pour le chimiste, mais qui n'ont d'importance que dans les laboratoires scientifiques.

1° *Chlore.* — Les fabriques dans lesquelles s'opère la préparation du chlore et des chlorures peuvent laisser dégager ce gaz dans deux circonstances différentes. Ce dégagement a lieu, en effet, soit par suite de l'imperfection des appareils dans lesquels s'opère la combinaison du chlore avec l'eau, la chaux, la potasse ou la soude, soit par suite de la mauvaise disposition des longs tuyaux destinés à porter au dehors de la fabrique le gaz en excès et devenu inutile.

Le mélange du chlore à l'air atmosphérique détermine, dans l'un et l'autre cas, chez l'homme qui le respire, dès accidents analogues, caractérisés par une violente irritation des voies aériennes. Aussi, en pareille circonstance, voit-on survenir des ophthalmies intenses, des coryzas graves, des laryngo-bronchites suraiguës. Les toux convulsives, les hémoptysies accompagnent fréquemment ces irritations violentes. Les fabriques où du chlore est ainsi dégagé sont nombreuses, et on voit non pas seulement, en pareil cas, des accidents survenir chez les ouvriers et les employés des usines, exposés directement à son action, mais encore l'influence de ce gaz s'exercer sur tout ce qui se trouve dans les endroits où viennent aboutir les tuyaux de conduite destinés à perdre et à mélanger avec l'air le chlore en excès. Les végétaux s'altèrent, leurs feuilles blanchissent, ils dépérissent et ne tardent pas à se flétrir et à périr. Les habitants de ces localités, si toutes les précautions qu'indique l'hygiène publique n'ont pas été prises, peuvent contracter des laryngo-bronchites rebelles, des toux convulsives. Ces accidents ne peuvent être évités qu'à l'aide de lessives alcalines disposées d'une manière convenable et dans lesquelles on fait perdre le chlore qui s'échappe toujours, malgré toutes les précautions.

2° *Acide chlorhydrique.* — Il se dégage également de beaucoup d'usines, et en particulier de celles où se fabrique le sulfate de soude. Ses effets sur les ouvriers aussi bien que sur les habitants des localités qui environnent de telles fabriques sont tout à fait analogues à ceux du chlore, et les précautions hygiéniques à prendre sont exactement les mêmes.

3° *Acide nitrique et gaz nitreux.* — Dans les usines où se fabriquent l'acide sulfurique et l'acide nitrique, le dégagement du gaz nitreux a souvent lieu en grande abondance, et il exerce une fâcheuse influence sur les individus exposés à son action. Cette action du gaz nitreux est aussi irritante et aussi violente pour les voies aériennes que celle du chlore ; ses effets ont avec ceux de ce dernier une grande analogie : ce sont des toux convulsives, des hémoptysies, des laryngo-bronchites, des ophthalmies, des coryzas intenses. Lorsque le gaz nitreux est respiré en grande quantité, il peut tuer, et à l'autopsie, on trouve souvent sur la muqueuse buccale ou laryngo-bronchique, des plaques jaunâtres, véritables escarres tout à fait analogues à celles qu'eût déterminées l'action de l'acide nitrique. Son action s'exerce parfois aussi sur les voies digestives : des vomissements et des symptômes de gastrite aiguë en sont alors la conséquence.

C'est encore à l'aide de lessives alcalines, à travers lesquelles on fait passer le gaz nitreux en excès, et dans la bonne construction des appareils de manipulation que résident les précautions hygiéniques à prendre contre l'action du gaz nitreux.

4° *Acide sulfurique et acide sulfureux.* — L'acide sulfureux, produit naturel du voisinage des volcans, des solfatares et des éruptions volcaniques en activité, ou résultat artificiel d'opérations chimiques particulières, agit, dans l'un et l'autre cas, de la même manière sur l'homme. Parmi les usines dont il est un des produits, c'est surtout dans les blanchisseries et dans les fabriques d'acide sulfurique que les émanations d'acide sulfureux ont le plus d'activité. Son action sur l'homme a pour résultat de déterminer de la toux, de la dyspnée, une soif vive, de l'agitation et quelquefois aussi des phlegmasies bronchiques plus ou moins graves. Les eaux alcalines pourraient bien absorber l'acide sulfureux et s'opposer à ses effets fâcheux sur les voies aériennes ; mais la combustion directe du soufre dégage une quantité si considérable d'acide sulfureux, qu'une précaution semblable n'aurait aucune utilité, et que le meilleur conseil à donner est de ne pas s'exposer à de semblables émanations, surtout si la combustion du soufre a lieu en plein air.

Les vapeurs d'acide sulfurique ne sont que rarement en contact avec les voies aériennes ; ceci s'explique facilement si l'on réfléchit à la volatilisation difficile de cet acide et à la facilité avec laquelle il se transforme en acide sulfureux à la température où il entre en ébullition.

5° *Gaz phosphorés, phosphore en vapeur.* — L'homme est exposé à ces influences dans les fabriques de phosphore, et en particulier dans les usines qui se sont tant multipliées ces dernières années et où se fabriquent les allumettes chimiques.

Le grand développement que cette fabrication a pris depuis quelque temps a engagé à étudier les maladies dont pouvaient être atteints les ouvriers qui sont occupés à ce genre de travaux. On a ainsi été conduit à admettre que deux maladies sévissaient de préférence sur ces ouvriers, et qu'elles étaient probablement le résultat de l'action des émanations phosphorées. Ce sont : 1° une bronchite aiguë ou chronique dont l'existence est bien réelle, mais qui n'a rien de caractéristique, et qui est tout à fait analogue aux bronchites développées sous l'influence d'une action locale irritante sur la muqueuse des voies aériennes ; 2° une nécrose de la mâchoire inférieure. Un certain nombre de faits ont déjà été publiés ; mais les médecins ne sont pas encore d'accord sur l'étiologie positive de cette nécrose spéciale.

6° *Hydrogène arséniqué.* — Ce gaz, l'un des plus terribles que l'on connaisse, se produit souvent dans le grillage des minerais d'argent arsénifères. Les ouvriers qui respirent un tel gaz ne tardent pas à succomber à son action toxique.

[*Pour la bibliographie, voir les professions,* et PARENT-DUCHA-TELET, *Mém. sur un moyen mécanique nouvellement proposé pour respirer impunément les gaz délétères, et pénétrer avec facilité dans les lieux qui en sont remplis.* 1 pl. in *Ann. d'hyg.,* 1re série, t. I, p. 430, 1829.]

Poussières fines en suspension dans l'air et altérant ainsi l'atmosphère.

On distingue ces poussières en minérales, végétales et animales. Toutes trois exercent une action particulière sur l'homme.

1° *Poussières minérales.* — Les poussières en suspension dans l'atmosphère et capables d'exercer une influence fâcheuse sur l'homme, sont : 1° le plomb ; 2° le cuivre ; 3° le cobalt ; 4° l'antimoine ; 5° le mercure ; 6° le zinc ; 7° l'arsenic, qui peuvent déterminer des accidents ou des maladies spéciales dont il sera question plus tard.

La chaux, le plâtre, le silex sont doués tout au plus d'une action irritante. Le charbon de terre et le charbon de bois exercent une action particulière sur le poumon. Il n'est pas rare de trouver à l'autopsie les ganglions lymphatiques des bronches colorés par le carbone qui y a pénétré, et avec lequel leur tissu est combiné.

2° *Poussières végétales.* — L'action de ces poussières peut tout au plus déterminer sur l'homme de légères conjonctivites, des coryzas de peu d'importance, quelquefois de l'enrouement, une laryngite ou une bronchite légère. Il peut se faire encore que ces phlegmasies de peu d'importance, une fois développées, agissent comme causes occasionnelles et conduisent à des maladies organiques plus graves ; elles ne font alors que hâter la manifestation d'une prédisposition morbide spéciale. En dehors de ces cas, les poussières végétales ne peuvent déterminer que les légers accidents que j'ai mentionnés plus haut. Ces poussières sont les suivantes : 1° la poussière de rhubarbe et des autres purgatifs végétaux pulvérisés ; 2° la poussière de pyrèthre ; 3° le coton ; 4° le tabac en poudre ; 5° les pailles dont se servent les natteurs en paille.

3° *Poussières animales.* — 1° La poudrette en poudre très-fine étant absorbée détermine la céphalalgie.

La poussière des cantharides a été accusée de produire, lorsqu'elle est respirée, des accidents de violente irritation bronchique.

Les molécules de laine, suspendues dans l'atmosphère des ateliers où cette matière est manipulée et travaillée, le bleu de Prusse, la soie déterminent quelquefois une légère action irritante sur la muqueuse olfactive et sur celles des voies aériennes.

Je me borne à cette simple énumération des poussières qui, à l'état de suspension, peuvent déterminer sur l'homme une action plus ou moins fâcheuse; il en sera question plus longuement en traitant de l'histoire des professions.

[L'analyse microscopique de l'air à laquelle on s'est livré depuis quelques années, a permis de saisir dans ce fluide une foule de corps étrangers dont quelques-uns doivent exercer une influence manifeste sur la santé. L'air appelé par un aspirateur laisse déposer dans un corps poreux (coton, asbeste, etc.) ou dans un liquide approprié, les substances solides qu'il renferme. C'est ainsi qu'on y a trouvé des spores de parasites, des germes d'infusoires (Pouchet, Pasteur); que des détritus organiques ont été rencontrés par M. Gigot dans les émanations marécageuses (voy. plus bas); que M. Eiselt a reconnu dans l'air des salles où sont couchés des sujets atteints de blennorrhée conjonctivale, des corpuscules de pus, véritables véhicules de la contagion; que MM. Réveil, Chalvet ont démontré l'existence de particules organiques dans l'atmosphère des salles d'hôpitaux; que l'on a retrouvé de la poussière arsenicale dans l'air des appartements peints ou couverts de papiers au vert de Schweinfurt (Voy. *Habitations*).]

4° Altérations de l'air atmosphérique par des principes que la chimie ne peut faire découvrir, mais dont on admet l'existence d'après leurs effets.

L'étude de ces altérations peut être divisée en plusieurs sections, qui sont les suivantes:

I. Les *miasmes* ou émanations provenant de matières animales, et qui sont la cause de beaucoup de maladies;

II. Les effluves provenant des marécages;

I. — MIASMES

Nous diviserons l'étude des miasmes en deux parties :

1° Les miasmes proprement dits, provenant des corps vivants ;

2° Les miasmes, ou émanations putrides, provenant des matières animales en décomposition.

1. — Miasmes proprement dits.

Indépendamment des modifications que l'acte respiratoire a pu faire subir à l'oxygène, à l'azote et à l'acide carbonique, il y a deux autres exhalations qui sont unies au phénomène de la respiration et aux fonctions de la peau.

La première est la perspiration pulmonaire, qui consiste dans l'exhalation, à la surface de la muqueuse des voies aériennes, d'une certaine quantité de vapeur d'eau, tenant en dissolution, ainsi que je l'ai dit, une matière animale. La deuxième, très-analogue à la précédente, est la transpiration ou l'exhalation cutanée, également constituée par de la vapeur d'eau, et tenant aussi en dissolution une matière animale. La sueur est l'expression exagérée de cette dernière.

Ces deux exhalations, si analogues entre elles, ont pu être accumulées en certaine proportion par des moyens que nous ne pouvons exposer ici, et on a pu ainsi en colliger une quantité assez considérable, non pas pour les analyser, mais pour en étudier les principales propriétés. Ces deux exhalations contiennent une matière animale, de nature indéterminée, soluble dans l'eau, ayant une odeur particulière, et jouissant de la propriété de se décomposer avec une facilité singulière, et d'altérer ainsi la composition de l'air. C'est à cette matière animale qu'est due l'odeur que l'on rencontre dans tous les endroits où un grand nombre d'individus sont agglomérés, comme dans les dortoirs des pensionnats, des casernes et des prisons. Cette matière odorante, qui varie selon l'âge, le sexe, le tempérament, la constitution, peut être reconnue avec facilité par certains odorats. Son existence est donc réelle, incontestable, et c'est à elle que l'on doit rapporter en partie les fâcheux résultats de l'encombrement ou de l'accumulation d'un certain nombre d'individus, même en état de santé, dans des localités où l'oxygène est en quantité suffisante pour la respiration et où l'acide carbonique exhalé peut s'échapper au dehors.

Ces effets de l'encombrement sont dus aussi bien à l'augmentation de proportion de cette matière animale dans un espace déterminé, qu'à son altération et à sa décomposition par défaut de renouvellement de l'air. C'est là ce que l'on pourrait, en quelque sorte, appeler les miasmes physiologiques.

L'augmentation de proportion et l'altération de cette matière, constituant ainsi une espèce de miasme dont on reconnaît l'existence par l'odeur particulière qu'elle présente, déterminent quelquefois certains accidents, tels que des vomissements, de la céphalalgie, de la fièvre. Dans d'autres cas, où le séjour dans un lieu habituellement encombré, et dans lequel l'air n'est pas suffisamment renouvelé, se prolonge un peu plus longtemps, des accidents plus graves peuvent se développer, et il semble qu'il survienne alors une intoxication du sang, analogue à celle que produisent souvent les émanations putrides ; ces intoxications se traduisent par des maladies à forme typhoïde, ou même par des fièvres typhoïdes véritables.

Voici maintenant des faits d'un autre ordre, non moins concluants, et dans lesquels le nom de miasmes peut, à plus juste titre, être donné à cette exhalation de matière animale par les surfaces pulmonaire et cutanée.

Dans une salle de malades dans laquelle nous supposerons pour un instant qu'il n'y a ni maladies aiguës contagieuses, ni plaies en suppuration, l'odorat le moins délicat est frappé d'une odeur spéciale ; cette odeur est celle de la matière animale, produit des exhalations pulmonaire et cutanée. Elle est sécrétée en plus grande quantité et en même temps elle s'altère plus facilement ; c'est là le résultat de la maladie sur la production et les propriétés de cette matière. Mais, d'un autre côté, les individus atteints d'affections diverses sont, en raison même de l'existence de leur maladie, plus faibles, plus accessibles aux diverses causes morbifiques ; ils doivent donc ressentir avec une grande facilité les effets de cette matière altérée, qu'ils ne tardent pas à absorber.

C'est en vertu de cette influence, qui s'exerce surtout lorsqu'il y a encombrement des malades dans les salles d'hôpital, que l'on voit se développer des érysipèles de mauvaise nature, la pourriture d'hôpital, la gangrène, la fièvre nosocomiale.

L'encombrement joue ici un si grand rôle, qu'il suffit souvent de le faire disparaître pour faire cesser ces accidents divers et ces complications si fâcheuses.

Chez les femmes nouvellement accouchées, l'encombrement

a des résultats non moins funestes. C'est sous cette influence que l'on voit se développer, la plupart du temps, la fièvre puerpérale, dont les conséquences sont si terribles. Ce n'est qu'en faisant cesser l'encombrement, ou quelquefois même en évacuant la plus grande partie de l'hôpital dans lequel cette maladie s'est manifestée, qu'on peut espérer arrêter l'épidémie dans son essor.

Le produit des exhalations cutanée et pulmonaire accumulées et viciées a donc de plus fâcheux effets lorsqu'il provient d'individus malades, que lorsqu'il se dégage d'individus sains ; ou, si on le préfère, l'encombrement de sujets malades est plus grave, plus dangereux que l'accumulation de sujets sains ; d'où il suit que la matière animale qui produit de tels résultats mérite déjà beaucoup mieux, dans ce cas, le nom de miasmes.

Mais il est une troisième catégorie à laquelle cette dénomination est plus justement applicable encore, et qui comprend les miasmes proprement dits.

Si un individu sain ou malade exhale par les surfaces cutanée et pulmonaire une matière animale volatile, capable, par sa concentration et son altération, de déterminer une influence fâcheuse sur l'organisme, on peut tout aussi bien admettre qu'il est un certain nombre de maladies qui, venant à se développer chez des individus, modifient la nature de cette matière animale, lui impriment des caractères particuliers et lui donnent la propriété, lorsqu'elle est absorbée par un sujet convenablement disposé, de communiquer à celui-ci une maladie semblable. Ce qu'on peut supposer *à priori* est réel, incontestable, et c'est à cette matière animale, modifiée par la maladie dans le cours de laquelle elle s'est développée, de manière à pouvoir la communiquer à un autre individu, qu'on a donné le nom de miasme proprement dit.

A défaut d'analyses chimiques, qui, en pareil cas, ne sauraient avoir de résultats, il y a des faits d'observation et d'induction qui prouvent qu'il en est ainsi.

1° D'abord, le fait de l'exhalation de cette matière animale étant incontestable chez des individus sains, et sa production chez les sujets malades étant plus considérable, et capable d'exercer une influence plus fâcheuse, il ne peut en être autrement chez les sujets atteints des affections dont je veux parler : l'analogie l'indique.

2° Quant à ce dernier fait, il y a, au moins pour quelques-unes de ces maladies spéciales, une odeur particulière, qui, à défaut d'analyse chimique, ne peut manquer d'avoir de la valeur. Ainsi, dans la variole, les exhalations pulmonaire et cutanée ont bien souvent une odeur caractéristique, indépendante et distincte de celle de la suppuration. Dans la fièvre typhoïde, il en est également bien souvent ainsi. Cette odeur caractéristique, plus appréciable pour certains odorats que pour d'autres, a été signalée par beaucoup d'auteurs dans leur description. Il en a été de même pour la peste, pour le typhus des camps, pour certaines dyssenteries épidémiques. Il est probable que si, au lieu d'observer ces maladies pestilentielles ou contagieuses dans une salle d'hôpital où toutes les odeurs se confondent, on les étudiait à part et isolément, ou dans une réunion de malades de même nature, on parviendrait à quelque chose de plus précis, et on arriverait peut-être à distinguer l'odeur des exhalations pulmonaire et cutanée propres à chacune de ces maladies.

3° Il y a encore le mode de communication qui, pour quelques-unes de ces maladies, est une preuve bien convaincante :

Placez dans la même chambre, mais sans communication directe et immédiate, deux individus, l'un parfaitement sain, n'ayant pas été vacciné et n'ayant jamais eu la variole, l'autre précisément atteint de cette dernière maladie : nul doute, à moins qu'il n'ait une immunité spéciale pour cette maladie, ce qui peut arriver, nul doute, dis-je, que le premier des deux individus ne soit bientôt atteint de cette même affection. Mais comment aura-t-il fait pour la contracter ? Ce ne peut être évidemment que par suite de l'absorption des exhalations pulmonaire et cutanée de l'individu malade (varioleux) par l'individu sain. Il faut pour cela que les exhalations aient quelque chose de spécial. C'est en effet ce qui a lieu, et c'est pour cela qu'on leur donne plus particulièrement le nom de miasmes. Il faut donc assigner aux miasmes, comme propriété principale, cette faculté de transmettre à un individu sain la maladie, l'affection dont est atteint l'individu qui les a produits.

Il y a encore d'autres faits probants : ainsi, n'est-il pas arrivé bien souvent que l'entrée d'une personne malade dans un hôpital, dans une prison, dans une famille dont les membres étaient jusque-là en bonne santé, a été promptement suivie de l'apparition d'une maladie en tout semblable à celle de l'arrivant ? que bientôt d'autres individus, communiquant avec le premier malade, contractaient à leur tour une maladie de même nature, et qu'ainsi, tout à coup, une localité, jusqu'alors saine, se trouvait remplie de malheureux en proie à une affection qui évidemment y avait été importée ?

Caractères des miasmes. — 1° Il résulte de ce qui précède, que le corps humain peut, dans certaines circonstances, et par une disposition virtuelle, produire des miasmes, c'est-à-dire un corps de nature telle, qu'il soit capable de transmettre à un individu sain la même affection que celle qui existait chez le premier. C'est là le premier caractère : développement d'une maladie semblable, par suite de l'absorption du miasme par les surfaces pulmonaire et cutanée.

Ce caractère n'est pas le seul, et il est très-important d'établir et de bien fixer les autres.

2° Le miasme, une fois produit chez un individu malade, peut se transmettre et développer une maladie semblable chez un certain nombre d'autres, et souvent ce nombre est considérable. Une fois né, le miasme semble se reproduire et se propager en vertu d'une action inconnue dans sa nature, mais qui présente quelque analogie avec l'acte de la fermentation.

3° La transmission du miasme se fait de plusieurs manières, et cela sans que les effets qu'il produit éprouvent des modifications spéciales. Tantôt la transmission est immédiate, et elle a lieu chez un individu qui habite la même chambre, la même maison, la même ville, la même localité; ou, en d'autres termes, le miasme agit dans le lieu où il est développé.

Dans d'autres cas, la transmission a lieu à une certaine distance, et cette distance est parfois considérable. Ce sont alors les courants d'air, les vents, qui se chargent de transporter ainsi les miasmes. L'étude des épidémies présente de nombreux faits de ce genre, et montre des maladies transmises dans des localités placées sous la direction des vents. Si l'étude de la météorologie, appliquée à la propagation des épidémies, était faite avec plus de soin, nul doute que des faits semblables ne se multipliassent.

Il est un mode particulier de transmission des miasmes, qui s'opère par le moyen d'un individu qui cependant n'en subit pas l'influence. Ainsi, les vêtements, la peau elle-même d'un homme qui a été en contact avec un sujet atteint de maladie miasmatique, peuvent se charger des miasmes exhalés par ce dernier, et sans qu'il en soit affecté lui-même, il peut les transporter ainsi à un autre individu, soit dans la même localité, soit dans une localité plus ou moins éloignée.

4° Les miasmes, pour agir sur un individu, ont besoin de le trouver dans un état spécial, état qui constitue précisément la prédisposition particulière pour la maladie. Cette prédisposition, qu'on ne saurait rattacher à rien d'organique, et qui est complétement inconnue dans sa nature, est également indépendante de l'âge, du sexe, de la constitution, du tempérament et des idiosyncrasies, influences qui peuvent, il est vrai, la modifier. La prédisposition ne manifeste son existence que par la production de la maladie elle-même ; elle varie pour chaque affection miasmatique. Le jeune âge, le sexe féminin, la constitution faible et le tempérament lymphatique, favorisent, en général, la prédisposition spéciale, et facilitent l'absorption des miasmes.

5° La propagation des miasmes, l'intensité avec laquelle ils agissent sur des individus sains, sont fréquemment en rapport avec les conditions de température, d'humidité, d'exposition, et par conséquent avec la salubrité plus ou moins grande des localités, des pays ou des climats. Ainsi, la chaleur, et surtout la chaleur humide, favorisent le développement et la propagation des miasmes, et rendent leur action plus certaine et plus intense. Il est cependant des miasmes, tels que ceux du choléra, par exemple, sur lesquels ces conditions climatériques n'ont que bien peu d'influence ;

6° Si certaines influences atmosphériques ont quelque action sur les miasmes, et peuvent favoriser leur développement, il n'est pas moins certain que bien peu de ces influences sont capables de les détruire et de les anéantir. Ainsi, la chaleur porte leur action au maximum ; le froid la réduit au minimum ; mais ni l'un ni l'autre, avec quelque intensité qu'ils agissent, ne peuvent les anéantir complétement.

7° Les miasmes, une fois produits, ont la propriété de se conserver un temps très-long, de survivre à l'individu, enfin, de résister même à la putréfaction. Voici quelques exemples qui le prouvent.

« Le fossoyeur de Chelwood, dans le comté de Sommerset,
« ouvrit, le 30 septembre 1752, le tombeau d'un homme
« mort de la variole, et inhumé depuis trente ans ; la bière
« qui le renfermait était de chêne et bien conservée ; l'ou-
« vrier en perça la couverture avec sa bêche ; aussitôt il s'é-
« leva dans l'air une puanteur telle que le fossoyeur n'en
« avait jamais ressenti de pareille. Parmi les nombreux as-
« sistants, quatorze furent atteints de la variole au bout de

« quelques jours, et la maladie s'étendit dans toute la contrée.

« Une dame qui avait succombé à la variole fut inhumée « dans une église. Le monument qu'on lui érigea ne put être « terminé qu'à la fin de l'année du deuil ; pour le poser, il « fallut déplacer la pierre qui couvrait le cercueil ; celui-ci « était de plomb, et seulement à un pied de profondeur de la « surface du sol ; il fut entamé dans cette manœuvre, et il en « sortit aussitôt une vapeur fétide, qui fit périr sur le coup un « des ouvriers maçons : diverses personnes s'évanouirent, et « l'architecte Lory, qui était présent, et auquel on doit les dé- « tails de cet événement, fut atteint de la variole. »

(GUÉRARD, thèse de concours.)

M. Ozanam cite, d'après un auteur anglais qu'il ne nomme pas, l'exemple de deux fossoyeurs qui, ayant déterré le cadavre d'un varioleux, inhumé depuis dix ans, furent pris de la même maladie, qui se compliqua de malignité.

8° Il existe un miasme spécial pour chaque maladie dite miasmatique, et les miasmes divers ne peuvent se transformer les uns dans les autres. Le miasme varioleux, par exemple, ne produira jamais d'autres maladies que la variole.

Pour quelques-unes de ces affections, la cause de la maladie et sa transmission résident tout entières dans les miasmes. Pour d'autres, ce n'est qu'un de ses modes de production et de transmission, et il en existe simultanément d'autres : telles sont certaines maladies virulentes, la variole par exemple.

Bibliographie. — Des altérations de l'air en général. — MARTINI, *De morborum epidemicorum generatione ab aere vitiato.* Erfordiæ, 1761, in-4°. — LAVOISIER, *Mém. sur la combinaison de l'air nitreux avec les airs respirables, et sur les conséquences qu'on en peut tirer relativement à leur degré de salubrité,* in *Mém. de l'Acad. des sc.,* 1782, p. 486. — SÉGUIN (A.), *Mém. sur la salubrité et l'insalubrité de l'air atmosphérique dans ses divers degrés de pureté* (lu à l'Acad. des sciences, le 15 février 1792), in *Ann. de chim.,* t. LXXXIX, p. 251 ; 1813. — FORSTER, *Illustrations of the atmospherical origin of epidemic diseases, and of its relation to their predisponent constitutional causes,* 2e édit. Chelmsford, 1829, in-8. — CORMOY, *Les vices apparents de l'air sont-ils des causes aussi fréquentes des épidémies qu'on a coutume de l'affirmer,* in *Ann. de la Soc. de méd. de Montpellier,* t. V, p. 1, 65. — GRAINGER (R. D.), *On influence of noxious effluvia in the origin and propagation of epidemic Diseases,* in *Ranking's Abstr.,* XVII, 1 ; 1853. — HINGESTON, *The atmosphere in relation to Disease* in *Jour. of publ. Health,* déc. 1855. — Atmosphère des villes. — DALBERG, *Ueber Beschaffenheit der Luft in* *grossen und volkreichen Städten (aus Schwedisch. übers.)*, in *Repert. f. d. öffentl. u. gerichtl. Arzneiwissensch. v. Pyl.* 1 Bd., p. 1; 1789. — SMITH, *Composition de l'air dans les villes*, in *Quarterly Journ. of the chem. soc.*, t. XII et *Græwell's Notizen*, N^e F^e, t. III, p. 8, 1860. — BOURGUIGNON, *Quelques réflexions sur la* Malaria urbana, *ou sur les troubles*, etc., in *Un. méd.*, 1861. — LUNA (Don R. de), *Étude chimique sur l'air atmosphérique de Madrid*, trad. espag., par H. GAULTIER DE CLAUBRY, in *Ann. d'hyg.*, 2e sér., t. XV, p. 337; 1861.

1re CLASSE. — MALADIES PESTILENTIELLES (MIASMES PESTILENTIELS)

Le caractère général de ces affections est de ne pas avoir de détermination anatomique spéciale bien caractérisée. Cette classe comprend le choléra, la peste d'Orient, le typhus des camps et la fièvre jaune.

Choléra. — Le choléra reconnaît-il pour point de départ, pour origine, des effluves marécageux, modifiés d'une manière particulière par la chaleur du climat, et cette origine peut-elle être placée aux bords du Gange, dans la presqu'île de l'Inde? C'est une opinion fort controversée, et que nous ne pouvons discuter ici. Mais quelle que soit cette origine, il n'en est pas moins probable que le choléra est une maladie qui se propage par miasmes, et que ces miasmes paraissent se soustraire à quelques-unes des conditions précédemment établies. Les lois de sa propagation échappent à l'observation ; il résulte toutefois de la considération de l'ensemble de l'épidémie, que la chaleur semble favoriser son développement, tandis qu'une basse température paraît, sinon l'arrêter complétement, du moins l'atténuer beaucoup. La misère, les excès, les mauvaises conditions hygiéniques, paraissent également favoriser l'action des miasmes inconnus du choléra. Le choléra n'est pas une maladie inoculable ; la cause miasmatique est seule admissible.

Peste d'Orient. — D'après la discussion de l'Académie de médecine, les conditions qui déterminent et favorisent le développement de la peste sont, autant que l'observation permet de le constater, l'habitation sur des terrains d'alluvion ou sur des terrains marécageux, un air chaud et humide, des demeures basses, mal aérées, encombrées ; l'accumulation d'une grande quantité de matières animales et végétales en putréfaction, une alimentation insuffisante ou malsaine; une grande misère physique, un état habituel de souffrance morale, la négligence des lois de l'hygiène publique et privée.

Quelle que soit cette origine, la peste à l'état épidémique est

transmissible, soit dans les lieux où sévit l'épidémie, soit hors
de ces lieux, et elle se transmet à l'aide de miasmes, qui s'é-
chappent du corps des malades. Ces miasmes se répandent avec
une grande facilité, et les individus qui s'exposent au contact
immédiat des pestiférés ont de grandes chances pour les absor-
ber et être atteints par la maladie. Ces miasmes se conservent
très-longtemps, et peuvent, dans certaines circonstances, s'atta-
cher aux vêtements, aux tissus, aux objets d'usage habituel, être
transportés avec eux et communiquer la maladie. Ces faits tou-
tefois, pour la peste d'Orient, sont exceptionnels. Les miasmes
de la peste ne paraissent pas jouir de la propriété d'être trans-
portés à de grandes distances par les courants d'air atmosphé-
rique, il faut presque toujours des agents de transport plus ma-
tériels. C'est ainsi que non-seulement les vêtements, les tissus,
les objets divers, ont servi d'agents de transport aux miasmes,
mais encore les individus eux-mêmes. Ce transport ne suffit pas;
il faut encore que les miasmes trouvent, pour se développer,
des conditions climatériques favorables, et des individus pré-
sentant une prédisposition spéciale pour contracter la maladie.

Typhus des camps, typhus épidémique. — Le typhus est une
maladie miasmatique. Il est probable que cette affection n'est
autre chose que la fièvre typhoïde de nos contrées, avec une
marche extrêmement aiguë, et se développant d'une manière
épidémique, en raison de l'encombrement, des mauvaises
conditions hygiéniques, du découragement des armées, de la di-
sette, etc. Il est vraisemblable que, sous l'influence de ces con-
ditions diverses, une quantité considérable de miasmes se pro-
duisent simultanément. Quoi qu'il en soit, le typhus n'en est
pas moins une maladie essentiellement miasmatique, qui offre,
sous le rapport de son mode de transport, de sa communication
et de ses propriétés, la plus grande analogie avec les miasmes
de la peste d'Orient. La chaleur, l'humidité, l'accumulation d'un
grand nombre d'individus et d'autres causes encore, favorisent
leur manifestation et le caractère épidémique de la maladie. Ce
n'est qu'exceptionnellement que leur transport peut avoir lieu
au loin par des courants d'air atmosphérique; la plupart du
temps, il faut des agents de transport matériels, tels que les vê-
tements, les tissus, etc., ou les individus eux-mêmes. La fré-
quentation des sujets qui en sont atteints, les soins qu'on leur
prodigue, l'habitation dans la même salle, constituent, pour les
individus qui sont placés dans ces conditions, une chance de
plus pour absorber les miasmes et contracter la maladie.

Fièvre jaune. — L'origine de cette maladie, les causes sous l'influence desquelles elle se développe, sont encore entourées d'obscurité ; on convient cependant généralement d'en placer l'origine dans les effluves marécageux de certaines contrées tropicales. Une fois développée sous cette influence ou sous une autre, il n'en est pas moins certain que la fièvre jaune se propage presque toujours avec une grande facilité ; et que cette propagation se fait par des miasmes, qui, toutefois, ne sont pas doués de la propriété de se transporter au loin ; ils sévissent dans des zones parfaitement circonscrites ; la maladie reste quelquefois longtemps dans la localité où les miasmes se sont produits. La chaleur, l'humidité, les mauvaises conditions hygiéniques, favorisent le développement de ces miasmes et augmentent leur activité.

Les quatre maladies pestilentielles que nous venons de passer en revue ne sont pas inoculables, c'est-à-dire ne sont pas susceptibles d'être développées chez un individu sain par l'introduction, sous l'épiderme, du sang, du pus, ou d'un liquide quelconque fourni par l'organisme de l'individu atteint de l'affection.

2e CLASSE. — Maladies miasmatiques avec détermination anatomique spéciale et constante

Elle contient deux sous-divisions :
1° Avec détermination spéciale vers l'abdomen ;
2° Avec détermination spéciale vers la peau.

1° Maladies miasmatiques avec détermination spéciale vers l'abdomen.

Il n'y en a qu'une, la fièvre typhoïde.

Fièvre typhoïde. — La fièvre typhoïde n'est pas inoculable ; c'est une maladie miasmatique, et on ignore complétement les lois qui président au transport, à la communication et à l'absorption de ces miasmes. Ces lois, auxquelles il est difficile de remonter dans les grandes villes, ont été étudiées dans les campagnes. Là, l'étude du mode de propagation de la fièvre typhoïde dans les épidémies des petites localités a déjà conduit un grand nombre de praticiens à admettre les propriétés contagieuses de cette affection. Je crains qu'on ne soit allé un peu trop loin, et qu'on n'ait donné le nom de contagion à ce qui n'était que le résultat d'actions miasmatiques locales, et du transport des miasmes s'effectuant par l'intermédiaire d'un individu atteint de la maladie, qui les communiquait ainsi dans une localité jusque-là saine. La chaleur paraît favoriser son développement. Cette maladie sévit de préférence, ainsi qu'on le sait, sur les individus jeunes, récemment arrivés dans les grandes villes.

2º Maladies miasmatiques avec détermination spéciale vers la peau.

Quatre maladies peuvent être rangées dans cette classe. Une d'elles est très-certainement inoculable, c'est la variole; les trois autres sont la scarlatine, la rougeole et la suette miliaire. Pour la première, le sang d'une part, et de l'autre le pus des pustules, paraissent être le siége du virus variolique. Pour les trois autres maladies, le sang est probablement l'agent du virus. Des expériences déjà nombreuses, et que nous ne pouvons rapporter ici, tendent à démontrer qu'il en est ainsi, et que le sang d'individus atteints de scarlatine, de rougeole ou de suette miliaire, inoculé sous l'épiderme, peut transmettre à un individu sain une maladie analogue. La science toutefois n'est pas encore définitivement fixée à cet égard : la difficulté des expériences d'inoculation de cette espèce, et on pourrait presque dire l'immoralité qu'il y a à les tenter chez des individus sains, retarderont longtemps la solution de cette question.

Ces quatre maladies sont essentiellement miasmatiques dans le sens du mot : les miasmes qu'elles produisent agissent presque aussi énergiquement par le contact direct d'un individu malade avec un sujet qui ne l'est pas, que par le séjour dans le même lit, dans la même chambre, dans la même maison, et enfin dans la même localité. Ils jouissent également de la faculté d'être transmis aussi bien par les vêtements, les tissus, les objets usuels, la surface cutanée des individus, que par les courants d'air. La chaleur paraît aussi favoriser leur absorption par l'homme bien portant.

3e CLASSE. — Maladies accidentellement épidémiques, et par conséquent accidentellement miasmatiques.

Cette classe ne correspond à aucune maladie inoculable, et les causes qui transforment une affection habituellement sporadique en maladie accidentellement miasmatique et épidémique sont complétement inconnues dans leur nature. Les variations de température, la chaleur, les mauvaises conditions hygiéniques, exercent bien une influence sur leur facilité de transmission et sur leur intensité, une fois que la transformation de maladie sporadique en maladie miasmatique a eu lieu ; mais elles ne rendent pas compte de la transformation elle-même. On ignore complétement pourquoi telle affection, habituellement isolée, individuelle, acquiert, à une époque donnée, la faculté de produire des miasmes capables, par leur absorption, de développer chez des individus sains une maladie semblable.

Cette classe comprend surtout des phlegmasies et quelques maladies spéciales. On peut y faire rentrer : 1° la bronchite épidémique (grippe), 2° la méningite cérébro-spinale épidémique, 3° les érysipèles, 4° la dysenterie, 5° les affections pseudo-membraneuses (angine et croup), 6° certaines affections gangréneuses, 7° la coqueluche.

Ce sont là les maladies les plus communes ; car d'autres affections que celles-là peuvent également et accidentellement développer des miasmes capables de produire chez des individus sains des maladies analogues.

Règles hygiéniques. — Les règles hygiéniques relatives aux maladies miasmatiques sont de deux ordres. Les unes concernent les individus isolés pris à part, les autres regardent les populations, les individus pris collectivement.

1° Chez les individus considérés isolément et habitant une ville où règne une maladie miasmatique, les règles varient suivant l'espèce de maladie. Si elle est de la nature de celles dans lesquelles le contact, le voisinage immédiat de l'individu malade favorise l'action et l'absorption des miasmes par l'individu sain, comme la variole, la rougeole, la scarlatine, la suette miliaire, la peste, le typhus et la fièvre jaune, la première règle à suivre pour les individus qui n'ont aucun soin à donner aux malades, et qu'aucun lien d'amitié ou de famille n'y attache, est d'éviter le plus complétement possible leur contact, afin d'éloigner les chances d'absorption miasmatique.

Pour les affections qui ne sont pas dans cette classe, comme le choléra, la fièvre typhoïde, les maladies accidentellement miasmatiques, cette précaution est sinon inutile, au moins secondaire.

2° Les individus placés dans le centre d'action des miasmes doivent observer scrupuleusement les règles d'une hygiène sévère, tout en se rapprochant le plus possible, cependant, du genre de vie qui leur est habituel. Ainsi, on évitera les variations de température et le froid; on aura recours à une alimentation saine, médiocrement abondante, mais suffisante, légèrement tonique ; on évitera avec le plus grand soin les excès de table, les excès génitaux, et tout exercice trop violent, toute occupation trop assidue ; on tâchera d'éloigner enfin les préoccupations morales trop pénibles, la crainte trop vive de l'épidémie. Pour résumer, on sera modéré en tout, et on mènera une vie douce, calme et tranquille.

3° L'hygiène publique des villes doit être dirigée et surveillée avec soin. Aux époques d'épidémie, il faudra veiller à la ventilation, à l'éloignement de tous les foyers d'infection et à la police sanitaire des marchés, sous le rapport de la bonne qualité et du bon état des denrées. On procédera à l'arrosement des voies de communication dans les grandes chaleurs, et à l'enlèvement des boues dans l'hiver et les saisons pluvieuses. Les soins qui seront donnés à l'observation de toutes ces règles pourront diminuer au moins l'action des miasmes et l'intensité de la maladie qu'ils produisent. Enfin l'administration essayera de rassurer le moral des populations par des publications appropriées.

Arrivons maintenant à des questions d'hygiène publique plus précises et en même temps plus difficiles :

1° Existe-t-il des moyens d'annihiler ou de détruire complétement les miasmes?

C'est une opinion que partagent encore beaucoup de personnes, et en faveur de laquelle existent quelques arguments qu'on ne manque jamais de produire. Nous ne nous occuperons pas ici des feux qu'on a conseillé d'allumer sur les places des villes dans lesquelles existe une épidémie, non plus que du camphre, qui a joui d'une célébrité assez grande pendant l'épidémie de 1832, et nous arrivons immédiatement au chlore.

A l'époque de la première invasion du choléra, on partit de ce principe : que le chlore, en raison de sa grande affinité pour

12.

l'hydrogène, détruisait immédiatement les matières organiques avec lesquelles il se trouvait en contact ; et, s'appuyant sur cette hypothèse très-probable que le choléra était produit par des miasmes, inconnus, il est vrai, dans leur essence, mais de nature organique, on crut pouvoir détruire ces derniers en dégageant du chlore, soit directement, soit par la décomposition lente des chlorures alcalins à l'air libre.

L'expérience ne répondit pas aux prévisions de beaucoup de médecins, et, soit que les miasmes qui sont doués d'une force de résistance si considérable à toutes les vicissitudes atmosphériques, et même à la putréfaction et à la décomposition, soient inattaquables par le chlore, soit que ce gaz ne puisse être produit en quantité assez considérable pour détruire les miasmes répandus dans toute l'atmosphère et qui se reproduisent par une sorte de fermentation, l'action du chlore fut complétement nulle, et son emploi n'eut d'autre résultat que d'être extrêmement désagréable pour les personnes qui l'employèrent.

2° Pour empêcher la propagation d'une maladie miasmatique d'un pays dans un autre, on a eu recours, soit aux cordons sanitaires, soit aux quarantaines. Essayons d'apprécier quelle peut être leur influence. D'abord, pour certaines maladies miasmatiques se produisant sous forme de grandes épidémies, ces grands moyens d'hygiène publique sont parfaitement inutiles ; c'est, par exemple, ce qui a lieu pour le choléra, pour la fièvre typhoïde, pour les maladies accidentellement miasmatiques ; mais pour les autres, il y a une distinction à faire :

Pour les maladies dont les miasmes peuvent se transmettre non-seulement par des courants d'air, mais encore et même beaucoup mieux par l'intermédiaire des individus, de leurs vêtements, etc., il n'y a pas le moindre doute que l'on n'ait un grand intérêt à empêcher la communication d'un individu malade avec les individus sains, parce qu'il est probable que les miasmes développés par le premier pourront être absorbés par les seconds, et porter ainsi la maladie de proche en proche. Ce cas pouvant se présenter, il n'y a pas lieu, sous ce rapport, de supprimer complétement nos quarantaines. Mais ce n'est pas ainsi que la question est posée à l'égard des quarantaines pour les navires arrivant d'Orient et des localités où règne ordinairement la peste.

Il est de longues périodes pendant lesquelles il ne règne pas de peste en Orient, et dans la crainte chimérique de la communication d'une maladie qui n'existe pas alors, on apporte de grandes entraves à la liberté du commerce et aux communications des nations entre elles : c'est là, du moins, ce qu'on reproche à l'organisation actuelle des quarantaines. La réforme toutefois est commencée, et la création des médecins sanitaires français dans les principales villes du Levant, qui sont ordinairement le berceau de la peste, est déjà un progrès très-grand. Je ne puis entrer ici dans l'histoire complète des quarantaines ; je vais seulement parler brièvement de la manière dont elles sont maintenant organisées : leur organisation a pour bases la loi du 3 mars 1822, l'ordonnance royale du 18 avril 1847 et le décret du 21 décembre 1850.

Lorsqu'il n'existe aucun cas de peste ou de maladie suspecte dans les localités étrangères d'où proviennent les vaisseaux qui entrent dans les ports français, ces bâtiments sont munis d'une patente nette, et ils sont admis à la libre pratique sans quarantaine aucune, pourvu que huit jours se soient écoulés depuis l'instant du départ, et qu'aucun cas de maladie suspecte ne se soit développé pendant ces huit jours. — Pour jouir de ces avantages, il faut que ces bâtiments aient à leur bord, soit un médecin militaire, si c'est un vaisseau de la marine impériale, soit un médecin sanitaire. S'il n'en est pas ainsi, ces bâtiments sont soumis à une simple quarantaine d'observation de trois jours.

On voit, d'après cette organisation, combien a été amélioré l'ancien système des quarantaines, qui apportait une si grande entrave au commerce et aux voyages.

Lorsque les bâtiments proviennent de pays suspects et dans lesquels existe une maladie épidémique ou une épidémie pestilentielle, les choses ne se passent pas de la même manière. Ces bâtiments sont munis d'une patente brute déclarée la veille ou le jour même du départ. Ils sont alors soumis à une quarantaine de dix jours pleins, à partir de l'arrivée, sans distinction des bâtiments ayant ou n'ayant pas de médecin sanitaire à bord.

Lorsque, pendant la traversée ou durant la quarantaine, il survient des cas de peste ou de maladies suspectes, le bâtiment, les passagers et les marchandises sont soumis à une quarantaine spéciale, dont la durée est fixée par l'administration.

Les patentes brutes et nettes, dont il vient d'être question, sont délivrées par les consuls, les agents consulaires, après la visite des médecins sanitaires nommés par le gouvernement.

Bibliographie. — Des épidémies en général : — Voy. HIPPOCRATE, BAILLOU, SYDENHAM, STOLL, etc. — *Mém. de la Soc. de méd. de Paris,* *de* 1776 *à* 1789, 10 vol. in-4º. — *Journ. gén. de méd.* (la collection). — *Mém. de l'Acad. de méd.* (la collection). — Des épidémies au point de vue de l'origine contagieuse ou infectieuse. Voir d'anciennes relations : — THUCYDIDE, I, 51. — DENYS (d'Halicarnasse), IX, 421. — DIODORE (de Sicile), XIV, 71. — TITE-LIVE, III, XV, etc. — Les poëtes : LUCRÈCE, *De rer. nat.*, VI. — OVIDE, *Metam.*, VII. — VIRGILE, *Georg.*, III, etc. — Voy. aussi ARISTOTE, *Probl.*, VII, 8.ʳ— GALIEN, *De diff. febr.*, I, 2. — GUY (de Chauliac), *Magna chir.*, tract. I, doctr. II, c. 5. — BOCCACE, *Décam.*, 1ʳᵉ journ. — FRACASTOR, *De contagionibus et de contagiosis morbis libri III.* Venetiis, 1546, in-4º. — FACIO (S.), *Paradossi della pestilenza.* Genoa, 1584, in-4º, trad. franç. par BABALIS. Paris, 1620, in-8. — PALMARIUS (le Paulmier), *De morbis contagiosis libri VII.* Paris, 1578, in-4º. — PERLINUS, *Declamatio adversus morborum contagionem.* Hanov., 1613, in-4º ; puis une multitude d'écrits et de dissertations. Dans ces derniers temps : SCHNURRER, *Materialen zu einer Naturlehr der Epidemien und Contagien.* Tubingen, 1810, trad. franç. de GASC et BRESLAU. Paris, 1815, in-8. — DU MÊME, *Chronik der Seuchen in Verbindung mit,* etc. Tubingen, 1823-25, 2 vol. in-8. — TRANNOY, *Traité des maladies épidémiques.* Amiens, 1819, in-8. — LASSIS, *Recherches sur les véritables causes des malad. épidémiques appelées typhus.* Paris, 1819, in-8. — DU MÊME, *Causes des maladies épidémiques,* etc. Paris, 1822, in-8. — FODÉRÉ, *Leçons sur les épidémies,* etc. Paris, 1822-24, 4 vol. in-8. — OZANAM, *Histoire médicale, générale et particulière des maladies épidémiques contagieuses,* etc., 2ᵉ édit. Paris, 1835, 4 vol. in-8. — ROCHOUX, article *Contagion,* Dict. en 30 vol. — BAZIN, *Quels sont les caractères distinctifs de la contagion et de l'infection.* Thèse de concours. Paris, 1835, in-4º. — BOUCHUT, *Des maladies virulentes.* Thèse de concours. Paris, 1845, in-8º. — DU MÊME, *Mém. sur les maladies contagieuses,* in *Gaz. méd. de Paris,* 1848. — BEAU, *De la contagion dans les maladies.* Thèse de concours. Paris, 1851, in-8. — ANGLADA, *Traité de la contagion pour servir,* etc. Paris, 1853, 2 vol. in-8. — HAESER, *Lehrbuch der Geschichte der Medicin und der epidemischen Krankheiten,* Bd. II, 1 Abth. 1859, in-8. — DU MÊME, *Bibliotheca epidemiographica sive catalogus,* etc., 2ᵉ édit. Gryphisvaldiæ, 1862, in-8. — PETER (M.), *des maladies virulentes.* Thèse de conc. Paris, 1863, in-8. — Des épidémies en particulier : — leur nombre nous rend ici toute bibliographie impossible. Notons seulement : Pourritures d'hôpital.   DELPECH (1752), OLIVIER (1822). Fièvre nosocomiale et typhus. — PRINGLE (1752). — RASORI (1801), trad. fr. 1822). — HILDENBRAND, trad. franç. de GASC, 1815. — *Discussion sur le typhus observé dans les armées pendant la guerre d'Orient.* Constantinople, 1856, in-8. — CARMICHAEL-SMITH, *Obs. sur la fièvre des prisons,* trad. franç. par ODIER. Genève, 1801, in-8º. — Fièvre puerpérale. — DOUBLET (1791). — *Discussion académique sur la fièvre puerpérale.* Paris, 1858, in-8. — SEMMELWEIS, *Die Ætiologie, der Begriff und die Prophylaxis in der Kindbettfieber.* Wien, in-8. — Choléra : *Rapports administratifs,* publiés en France et à l'Étranger. — *Rapport sur la marche et les effets du choléra dans Paris et les communes rurales du département de la Seine en 1832.* Paris, 1834, in-4°. — BLONDEL, *Rapport*, etc. Paris, 1850-1855, in-4°. — *Report of General board of Health on the epidemic cholera of* 1848 *and* 1849, in 8. Appendix A by d^r SUTHERLAND ; Appendix B by d^r GRAINGER. — *Statistics of cholera with sanitary measures,* etc., oct. 1849. — GUÉRARD, *Sur l'épidémie de choléra,* in *Ann. d'hyg.,* 2e sér., t. I, p. 79 ; 1854. — MERKEL, *Rückblick auf die neuere choleraliteratur,* in *Schmidt's jahr.,* t. LXVI, LXVIII ; 1850. — HIRSCH, *Rückblick auf die Erfahrungen und Leistungen im Gebiete der Cholera,* etc., *Ib.,* t. XCII ; 1856. — Peste d'Orient. Au point de vue de l'hygiène, trois périodes : 1° Dans l'antiquité et surtout dans le moyen âge, croyance à la contagion, précautions locales, plus ou moins bizarres. 2° A partir du quinzième siècle, création des lazarets ; règne absolu du dogme de la contagion. 3° Époque moderne : négation de la contagion déjà formulée par Facio, renouvelée lors de la peste de Marseille ; mais surtout pendant la campagne d'Égypte et dans ces derniers temps. Pour la bibliographie, voy. plus bas *Mesures sanitaires,* dont l'histoire se rapporte plus spécialement à la peste. — Fièvre jaune, connue seulement depuis la découverte de l'Amérique vers la fin du siècle dernier, *Discussions sur la contagion et la non-contagion.* — MOREAU DE JONNÈS, *Monographie historique et médicale de la fièvre des Antilles, et recherches physiologiques sur les lois de développement et de propagation de cette maladie pestilentielle.* Paris, 1820, in-8°. A partir de 1822, époque de l'épidémie de Barcelone, renouvellement de la grande polémique sur le mode de propagation et de transmission de la maladie ; c'est alors que paraissent les travaux de Chervin. — BALLY, FRANÇOIS et PARISET. *Histoire de la fièvre jaune observée en Espagne et particulièrement en Catalogne dans l'année* 1821. Paris, 1823, in-8. — ROCHOUX, *Recherches sur la fièvre jaune et preuves de sa non-contagion dans les Antilles.* Paris, 1822, in-8. — DU MÊME, *Recherches sur différentes maladies qu'on appelle fièvre jaune.* Paris, 1828, in-8. — AUDOUARD, *Relation historique et médicale de la fièvre jaune qui a régné à Barcelone en 1822.* Paris, 1822. — CHERVIN, *Examen critique des prétendues preuves de contagion de la fièvre jaune en Espagne,* etc. Paris, 1827, in-8. — DU MÊME, *Examen des principes de l'administration en matière sanitaire.* Paris, 1827, in-8°. — DU MÊME, *Rapport lu à l'Académie de médecine au nom de la commission chargée d'examiner les documents de M. Chervin concernant la fièvre jaune, avec remarques,* par le docteur CHERVIN. Paris, 1828, in-8°. — DU MÊME, *Des opinions des médecins américains sur la contagion ou la non-contagion de la fièvre jaune.* Paris, 1829, in-8°. — DU MÊME, *De l'origine locale et de la non-contagion de la fièvre jaune qui a régné à Gibraltar en 1828.* Paris, 1832, in-8. — DU MÊME, *De l'identité de nature des fièvres d'origine paludéenne de différents types.* Paris, 1843, in-8°, etc... — LITTRÉ, art. *Fièvre jaune,* du *Dict. de méd.* en 30 vol.

Mesures sanitaires. — Ici nous serons plus explicite. — DOMINI (G.), *Raccolta di tutti li bandi, ordini e provisioni fatti per la città di Bologna in tempo di contagio imminente, e presente li anni 1628-1631.* Bologna, 1631, in-4°. — GASTALDI (H.), *Tractatus de avertenda et profliganda peste politico-legalis*, etc. Bononiæ, 1684, in-fol. — MURATORI (L. A), *Del governo della Peste e della manera di gardarsene. Trattato*, etc. Modena, 1714, in-8°. — MEAD (R.), *A short discourse concerning pestilential contagion and the method to be used to prevent it*. London, 1720. — SENAC (?), *Traité des causes des accidents et de la cure de la peste*. Paris, 1744, in-4°. — HOWARD (J.), *An account of the principal Lazarettos in Europa, with various papers relative to the plague*, etc. London, 1789, in-4°, trad. franç., par BERTIN. Paris, 1801, in-8. — *Mém. sur le bureau de santé de Marseille et sur les règles qu'on y observe*. Paris, 1791, in-8. — PARON (J. P.), *De la peste, époques mémorables de ce fléau et les moyens de s'en préserver*. Paris, an VIII, 2 vol. in-8. — *Pièces historiques sur la peste de Marseille et d'une partie de la Provence*. Marseille, 1820, 2 vol. in-8°. — MACLEAN, *Evils of quarantine, laws and non-existence of pestilential contagion, deduced from the phénomena*, etc. London, 1824, in-8°. — ROBERT (L. J.), *Guide sanitaire des gouvernements européens*. Paris, 1826, 2 vol. in-8. — CHERVIN, *Examen*, etc. Voy. plus haut *Fièvre jaune*. — SÉGUR-DUPERRON, *Rapport au ministre du commerce sur les divers régimes sanitaires, les quarantaines*, etc. Paris, 1833-46, in-8. — FRARI, *Della peste e della publica administrazione*. Venezia, 1840, in-8°. — HUEBENER (E. A. L.), *Die lehre von der Ansteckung mit besonderer Beziehung avf die sanitätspolizeiliche Seite derselben*. Leipzig, 1842, gr. in-8°. — AUBERT-ROCHE, *De la prophylaxie générale de la peste*, in *Rev. méd.*, 1843, t. I, p. 28, 165. — DU MÊME, *De la réforme des quarantaines et des lois sanitaires de la peste*, in *Rev. méd.*, 1843, t. III, p. 35, 168, 481. — DU MÊME, *Questions des quarantaines, projet d'une ordonnance sur le régime et sur l'administration sanitaire en France*. Paris, 1845, in-8. (In *Revue de l'Orient.*) — DU MÊME, *Enquête sur les quarantaines de la peste, sur leurs résultats et sur les obstacles*, etc., in *Ann. d'hyg.*, 1re sér., t. XXXIII, p. 241; 1845. — ROHATZSCH (R. H.), *Dürfen und können Europa's Regierungen der Quarantaine, nämentlich den Verschlägen der doctor Bowring in englischen Parlament, sie aufzuheben, Gehör schenken? Versuch*, etc., in *Allgem. Ztg. f. chir. inn. Heilk.* 1844, nos 2, 3, 4, 5. — PRUS, *Rapport à l'Acad. de méd. sur la peste et les quarantaines, accompagné de pièces et documents, et suivi de la discussion dans le sein de l'Académie*. Paris, 1846, in-8. — *Instructions pour les médecins sanitaires envoyés en Orient*, in *Bull. de l'Acad. de méd.*, t. XIII, p. 233; 1847. — *Convention sanitaire conclue entre la France, la Sardaigne, l'Autriche, l'Angleterre*, etc. Promulguée le 27 mai 1853.

2° Des émanations putrides provenant des matières en putréfaction ou en décomposition.

Lorsque la vie vient à abandonner le corps humain ou celui des animaux, les éléments divers qui les constituent, n'étant plus animés par le principe qui leur permettait de résister aux agents physiques, subissent alors, non-seulement l'influence de ces agents, mais encore réagissent les uns sur les autres, et les phénomènes de la putréfaction et de la décomposition putride ne tardent pas à se manifester. Les principes constituants des corps forment d'abord des composés intermédiaires et passagers qui, plus tard, se décomposent à leur tour avant de se convertir complétement en ses éléments inorganiques primitifs.

Les produits de la décomposition putride résultent donc de l'absorption de l'oxygène atmosphérique et de la réaction des divers éléments constitutifs des corps.

Les gaz qui se produisent sont constitués par de l'ammoniaque libre ou combinée avec les acides carbonique, hydrosulfurique, acétique, etc. A ce gaz sont joints presque toujours de l'oxyde de carbone, de l'hydrogène carboné et de l'hydrogène phosphoré, et bien souvent en même temps des effluves fétides constitués par une matière animale infecte, qui varie du reste aux diverses époques de la putréfaction. A mesure que ces produits se forment et se dégagent, les corps qui se décomposent perdent de leur cohésion, se ramollissent peu à peu, et finissent par se fluidifier en partie.

Parmi les composés intermédiaires qui se forment souvent aux dépens des matières animales placées dans la terre ou plongées dans l'eau, on doit citer la production du gras de cadavre ; cette substance n'est autre chose qu'un savon à base d'ammoniaque qui se forme par la combinaison des acides gras contenus dans les matières grasses des cadavres, avec l'ammoniaque produite par la putréfaction. C'est une décomposition putride, entravée et arrêtée, soit par le milieu dans lequel elle s'effectue, soit par un obstacle quelconque à l'action de l'oxygène, soit enfin parce que la terre est imprégnée de matières animales et ne peut plus en absorber de nouvelles. C'est, par exemple, ce qui arriva lors des exhumations du cimetière des Innocents. La terre, imprégnée de matières animales, résidus de la décomposition des milliers de cadavres entassés depuis trois siècles, ne favorisait plus la décomposition putride, dans l'impossibilité où elle était d'absorber les gaz qui en étaient le produit. Elle arrêtait ainsi la putréfaction et facilitait la combinaison de l'ammoniaque avec les acides gras.

Trois conditions sont indispensables pour que la décomposition putride ait lieu :

1° La présence de l'oxygène de l'air et la facilité plus ou moins grande de son renouvellement;

2° Une température suffisamment élevée;

3° Un certain degré d'humidité.

On décrit ordinairement dans la putréfaction quatre périodes:

La première est marquée par la tendance à la décomposition; il n'y a encore qu'une odeur particulière, l'odeur d'évent.

La deuxième est celle de la putréfaction commençante; il y a déjà un peu de ramollissement des tissus, et l'odeur est infecte.

La troisième est la putréfaction avancée; les tissus sont convertis en putrilage brunâtre, et il se dégage des miasmes, fétides, ammoniacaux.

La quatrième est la décomposition achevée; l'odeur est faible, toute forme organique a disparu, les tissus sont transformés en terreau animal brun noirâtre.

Les circonstances suivantes favorisent la décomposition putride :

1° La température. C'est seulement dans les limites comprises entre 0 et 60° centigr. que la décomposition putride s'opère; au-dessous, le corps ne s'altère pas; au-dessus, il se dessèche et se modifie.

2° L'état électrique. La décomposition est beaucoup plus rapide par les temps orageux.

3° La nature du milieu où la matière animale est déposée; ainsi la putréfaction peut avoir lieu à l'air libre, dans l'eau, ou dans le sein de la terre. C'est à l'air libre qu'elle est le plus rapide. L'eau vient ensuite; ce liquide toutefois ne retarde pas beaucoup la décomposition. Enfin vient la terre ; c'est dans ce milieu que les matières animales se conservent le plus longtemps.

4° L'humidité. Elle accélère en général beaucoup la décomposition putride.

5° Sexe. Il exerce une certaine influence; ainsi les individus du sexe féminin subissent plus parfaitement la décomposition.

6° Le tempérament et la constitution que présentaient les individus exercent une certaine influence sur la rapidité et la forme de la putréfaction : les individus charnus et gras éprouvent la transformation graisseuse, la saponification ; les sujets secs et maigres se dessèchent et se momifient; les individus à fibres lâches et humides éprouvent surtout les effets de la décomposition putride.

7° La nature de l'affection qui a causé la mort influe également. On sait, par exemple. que les corps foudroyés par le fluide électrique, ou bien asphyxiés par la vapeur du charbon, etc., se décomposent plus rapidement.

Effets des émanations putrides. — Les auteurs sont fort partagés à cet égard : les uns pensent que ces émanations n'exercent aucune influence sur la santé, ou du moins que cette influence est bien peu de chose ; d'autres, au contraire, lui font une large part. M. Guérard, qui a traité ce sujet dans son excellente thèse de concours, a exposé avec impartialité les opinions des uns et des autres. Nous le suivons dans son rapide résumé.

Beaucoup de médecins pensent que la décomposition des matières animales n'engendre pas de principes particuliers qui soient la cause spéciale d'accidents plus ou moins graves. Warren et Parent-Duchâtelet sont les auteurs qui ont le plus cherché à accréditer cette opinion, et qui ont accumulé le plus de faits en sa faveur.

D'après eux, toutes les professions qui exposent les individus à séjourner habituellement au milieu des exhalations animales ne les disposent à aucune maladie spéciale; loin de là, leur santé est florissante et leur constitution robuste : tels sont les bouchers, les savonniers, les chandeliers, les tanneurs, les corroyeurs, les boyaudiers, les fossoyeurs, les vidangeurs, et bien d'autres; ils citent encore les étudiants en médecine, qui passent une partie de l'année dans les salles de dissection et au milieu de corps en putréfaction, et qui ne sont point atteints pour cela d'accidents particuliers. S'il en est parmi eux quelques-uns qui sont pris de fièvre typhoïde, c'est dans un tout autre ordre de causes qu'il en faut chercher l'origine : l'arrivée récente à Paris, le changement de genre de vie, les conditions hygiéniques moins satisfaisantes, doivent jouer ici un grand rôle.

Puis, viennent des exemples particuliers rapportés par ces deux auteurs, et dans lesquels aucun accident n'a suivi l'exposition habituelle ou passagère aux émanations putrides.

En regard de ces faits, on en rapporte d'autres non moins nombreux, et dans lesquels des accidents plus ou moins graves ont pris naissance.

D'abord, quant à ce qui concerne les professions où les individus qui les exercent séjournent au milieu des exhalaisons animales, il n'y a aucune comparaison à faire avec les émanations putrides. Dans les premières, ces exhalaisons ne sont pas putréfiées, altérées ; ou, si elles présentent quelquefois ces conditions, ce n'est que passagèrement et exceptionnellement.

13

Pour les étudiants en médecine, la question n'est pas aussi évidente ni aussi claire que paraissent le penser les auteurs en question. Le séjour trop prolongé au milieu des corps en décomposition, dans les salles de dissection, n'a très-souvent, il est vrai, aucun inconvénient. Mais quelquefois aussi on observe certains accidents, et en particulier de la céphalalgie, des vomissements, des coliques, une diarrhée en général fétide, quelquefois enfin un peu de dysenterie. La fréquentation des salles de dissection prédispose-t-elle les étudiants en médecine à la fièvre typhoïde ? M. Guérard a discuté cette question avec soin, et il n'ose se prononcer à cet égard d'une manière définitive. Sa conclusion est que « les émanations de matières animales qui se « putréfient ne sont peut-être pas étrangères à la production « de certaines formes de fièvre typhoïde. »

On connaît les accidents graves qui surviennent à la suite des piqûres anatomiques ou après l'absorption des matières en décomposition. C'est surtout chez les étudiants en médecine que ces accidents arrivent et qu'ils déterminent des phlébites, des résorptions purulentes et toutes leurs conséquences. Le séjour habituel des étudiants dans les hôpitaux et les salles de dissection favorise probablement l'absorption des matières putrides par les blessures qu'ils peuvent se faire.

M. Guérard rapporte de nombreux exemples d'accidents arrivés à la suite de l'inspiration des émanations putrides ; ces exemples peuvent se résumer de la manière suivante :

Souvent, à la suite de l'ouverture de cercueils contenant des corps en décomposition complète, le dégagement immédiat d'une grande quantité d'émanations putrides a déterminé des morts subites. C'est surtout chez les fossoyeurs, chargés de ces exhumations, que de pareils accidents ont été observés. Dans d'autres cas, et lorsque les miasmes n'étaient pas accumulés en quantité aussi considérable, ni dégagés en un court espace de temps, on a observé d'autres accidents moins formidables, il est vrai, mais assez graves encore pour occasionner consécutivement la mort. Ces accidents sont en particulier des nausées, des coliques, des vomissements, des diarrhées, des dysenteries, présentant quelquefois des caractères de malignité ou de putridité.

Parmi les faits rapportés, le suivant me semble bien curieux. (Navier). « En 1773, le 20 avril, on creusa dans la nef de l'église « Saint-Saturnin, à Saulieu, une fosse, pour y déposer une « femme morte de fièvre putride. Les fossoyeurs découvrirent

« le cercueil d'un individu enterré le 3 mai précédent. Au mo-
« ment où ils descendirent le corps de la femme, la bière s'ou-
« vrit, ainsi que le cercueil dont il vient d'être question ; une
« odeur infecte se répandit aussitôt, et obligea les assistants de
« sortir. De 120 jeunes gens des deux sexes qu'on préparait dans
« l'église à la première communion, 114 tombèrent dangereu-
« sement malades, ainsi que le curé, le vicaire, les fossoyeurs,
« et plus de 70 autres personnes, dont 18 succombèrent ; dans
« ce nombre, on compta les deux ecclésiastiques, qui périrent
« les premiers. »

Comment concilier les opinions si contradictoires que nous avons passées en revue ? Innocuité complète des émanations putrides pour les uns ; accidents graves et même mortels pour les autres ! Nous pensons, avec M. Guérard, que la différence des résultats observés s'explique par la différence de nature des émanations dans le plus grand nombre des cas (professions où sont maniées les substances animales), et pour les autres, par la différence de quantité. Ainsi, le dégagement spontané d'une quantité excessive d'émanations putrides, exerçant une action immédiate sur un ou plusieurs individus, peut déterminer la mort subite. Un dégagement moins considérable, mais encore assez fort, amènera une dysenterie, la diarrhée, etc. Enfin, un dégagement de matière putride que des courants d'air, une ventilation convenable et énergique dissémineront dans l'atmosphère, pourra n'être suivi d'aucun accident.

[En effet, il faut observer que, dans la plupart des cas invoqués par les adversaires de la nocuité, l'exposition aux miasmes avait eu lieu à l'air libre, tandis que, dans les cas opposés, elle avait eu lieu dans des espaces clos.]

D'après Pariset, la cause de la peste d'Orient réside exclusivement dans la production d'une grande quantité de matières putrides dans les villes, qui en sont le point de départ ; ce serait, pour me servir de l'expression ancienne, une maladie infectieuse. Cette opinion est peut-être vraie, mais elle est encore à démontrer.

[Suivant Parent Duchâtelet, les émanations provenant des matières animales en putréfaction se disséminent et se fondent plus facilement dans l'air que celles des matières fécales qui, ayant pour véhicule l'ammoniaque, se répandent beaucoup plus loin. M. Lévy (4e édit., t. II, p. 453) attribue à l'influence des matières fécales la dysenterie, si commune dans les camps où, en général, les latrines sont dans de très-mauvaises conditions :

d'un autre côté, le même auteur a vu en Crimée, en 1855, une ambulance située dans le voisinage de cadavres mal enterrés être envahie par le typhus : elle fut éloignée et le typhus cessa de s'y développer sur place.]

Bibliographie. — COTTE (le P.), *Lettre sur les effets d'un miasme*, in *Ob. sur la phys.*, par l'abbé ROSIER, t. I, p. 109; 1773. — LASSONE (de), *De divers accidents graves occasionnés par les miasmes d'animaux en putréfaction*, etc., in *Mém. de la Soc. royale de méd.*, 1776, p. 97. — BUCQUET, *Mém. sur la manière dont les animaux sont affectés par les différents fluides aériformes méphitiques*, etc. Paris, 1778, in-8. — RŒBER, *Aer mephiticus noxiusne in morbis putridis an salutaris?* Lipsiæ, 1800, in-4°. — *Discussion à l'Académie de médecine de Paris à l'occasion d'un rapport de M. Villermé sur l'insalubrité de la ville de Narbonne*, in *Arch. gén. de méd.*, 1re sér., t. XVIII, p. 459; 1828. — WARREN, *Examen des faits relatifs à l'influence qu'exercent comme cause de fièvre les matières animales en putréfaction*, trad. franc., in *Jour. des Progrès*, 2e sér., t. I, p. 66; 1830. — PARISET, *Mém. sur les causes de la peste et sur les moyens de la détruire*, in *Ann. d'hyg.*, 1re sér., t. VI, p. 243; 1831. — PARENT-DUCHATELET, *Recherches pour découvrir la cause et la nature d'accidents très-graves développés en mer à bord d'un bâtiment chargé de poudrette.* Paris, 1821, in-8. — DU MÊME, *Recherches pour déterminer jusqu'à quel point les émanations putrides, provenant de la décomposition des matières animales, peuvent contribuer à l'altération des substances alimentaires*, in *Ann. d'hyg.*, 1re sér., t. V, p. 239; 1831. — DU MÊME ET D'ARCET, *De l'influence et de l'assainissement des salles de dissection*, in *Ann. d'hyg.*, 1re sér., V, 243; 1831. — CHEVALLIER (A.), *Lettre sur l'accident arrivé à M. Ollivier dans un magasin de chiffons*, in *Ann. d'hyg.*, 1re sér., t. VII, p. 216; 1832. — REQUIN, *Hygiène de l'étudiant en médecine et du médecin.* Thèse de concours. Paris, 1837, in-4°. — GUÉRARD, *Asphyxie pendant une exhumation*, in *Ann. d'hyg.*, 1re sér., t. XXIII, p. 131; 1840. — GRAINGER, *On influence of noxious effluvia in the origin and propagation of epidemic Diseases*, in *Ranking's Abstr.*, t. XVII, p. 1; 1853. — ROUTH, *Fœcal Fermentation as a cause of disease*, in *The Lancet*, 1856, t. I, p. 343, 628. — DEVILLE, *Mortalité produite par les émanations putrides s'exhalant d'un dépôt de paniers à poisson*, in *Gaz. des hôp.*, 4 oct. 1860. — BOISDON, *Des effets produits sur l'organisme par les miasmes animaux non contagieux.* Thèses de Paris, 1861, in-4°, n° 68. — VULPIAN, *Obs. de grenouilles empoisonnées par des émanations animales*, in *Compt. rend. des séances de la Société de biologie*, 2e sér., t. V, p. 65; 1859. — BEAUGRAND, *Des miasmes provenant des matières animales en putréfaction. — Idées très-avancées, à cet égard, de quelques médecins de la renaissance*, etc., in *Ann. d'hyg.*, 2e sér., t. XVII, p. 457; 1862.

Voiries.

M. Tardieu, dans son excellente thèse de concours, a tracé l'histoire complète des voiries et des cimetières, qui sont les deux grandes circonstances dans lesquelles il se dégage des émanations animales capables d'agir sur l'homme. Nous lui emprunterons la plus grande partie de ce que nous avons à dire sur ce sujet.

On entend, en général, par voirie, une voie ou une place publique située dans le voisinage des grands chemins publics, où l'on porte les boues, les charognes, et les autres immondices des villes.

On peut diviser les voiries, d'après M. Tardieu, en trois classes : 1° les voiries d'immondices, dans lesquelles on jette les débris des halles, des marchés, les boues, etc.; 2° les voiries de matières fécales ; 3° les voiries d'animaux morts, dans lesquelles peuvent rentrer les cimetières.

Dans l'établissement des voiries, on a pour but, non-seulement d'éloigner des endroits habités les produits animaux et végétaux en décomposition, c'est-à-dire de soustraire l'homme à leur action, mais encore de constituer des dépôts où l'industrie et l'agriculture viennent chercher un grand nombre de matières premières, qui leur sont indispensables. Les voiries disparaîtraient complétement le jour où le commerce et l'industrie pourraient employer immédiatement ces matières premières, sans qu'il y eût besoin d'aller les prendre dans ces dépôts intermédiaires, et ce but est déjà atteint en partie à Paris.

Voiries d'immondices.

On porte dans ces voiries des ossements d'animaux, des débris de charognes, des débris de végétaux, des cendres, des débris minéraux de dernière espèce et des boues.

A Paris, où l'on enlève chaque jour 4 à 500 mètres cubes d'immondices, il y avait, il y a une vingtaine d'années, trois dépôts d'immondices : à l'entrée de Vincennes, à Montrouge et à Clichy. Les réclamations énergiques des habitants du voisinage les ont fait supprimer, et actuellement il n'y en a plus. On transporte les dépôts de gadoue dans des endroits privés, où ils attendent l'instant d'être employés comme engrais.

Il est cependant beaucoup de villes où ces voiries d'immondices existent encore. Elles sont à ciel ouvert, disposées en amas, entourées de flaques d'eau croupissante, le tout dégageant, surtout pendant les chaleurs, une odeur infecte.

Cette odeur, ces émanations peuvent amener de graves accidents. M. Tardieu rapporte à cet égard le cas de M. Ollivier d'Angers, que nous pouvons offrir comme spécimen des accidents qui peuvent en résulter.

Dans les villes où l'on est encore obligé de conserver les voiries comme dépôts intermédiaires publics, on peut en faire disparaître la plupart des inconvénients par une construction convenable. Les dispositions que l'on doit chercher à obtenir sont les suivantes : 1º un triage convenable des matières à leur arrivée, triage qui a pour but de séparer les matières les plus azotées de celles qui le sont moins ; 2º un écoulement facile des eaux qui sortent du dépôt, écoulement qui ne doit pas, autant que possible, avoir lieu à l'air libre, mais dans des canaux fermés ; 3º l'enfouissement des matières les plus azotées et les plus infectes pour les convertir en terreau.

M. Chevallier a proposé de renfermer les immondices dans de grands bâtiments fermés, munis de cheminées d'aérage. Ce moyen, certainement excellent, serait inapplicable dans beaucoup de localités, à cause de leur prix de construction et d'installation.

Relativement aux dépôts privés de gadoues, on ne peut les supprimer complétement, attendu qu'il est nécessaire que les immondices subissent une fermentation putride suffisante avant d'être bons à employer comme engrais ; il faudra leur appliquer, autant que possible, les règles que nous avons tracées plus haut. Nous ajouterons seulement, en terminant, que l'ordonnance de 1839 a réglé quelques unes des conditions à observer. Cette ordonnance classe les voiries dans les établissements insalubres de première classe, elle oblige de les établir à 200 mètres au moins de toute habitation ; à 100 mètres des grandes routes ou des routes départementales. Les matières doivent être étendues sur le sol, dans les vingt-quatre heures qui suivent leur apport aux champs.

Les fumiers ordinaires, qui proviennent des chevaux, des vaches et des moutons, ne sont pas compris dans cette classe d'immondices.

Voiries de matières fécales.

Les voiries de matières fécales constituent un mal nécessaire.

et on ne pourra probablement jamais les supprimer complète-
ment. Ces matières doivent en effet être enlevées du sein des
villes, et conduites dans un endroit spécial, dans le but de cons-
tituer un dépôt où l'industrie et l'agriculture viennent prendre
des matières premières destinées à être utilisées.

Les matières fécales destinées à constituer ces voiries, ces
dépôts temporaires, sont celles de l'homme et des animaux car-
nivores, car celles qui proviennent des animaux herbivores sont
loin de donner les mêmes produits infects de décomposition, et,
par conséquent, elles peuvent être conservées dans le voisinage
des habitations, jusqu'à ce qu'elles aient éprouvé la fermentation
qu'il est nécessaire de leur laisser subir avant de les employer
comme engrais.

L'étude des voiries de matières fécales, à Paris, éclairera beau-
coup la question hygiénique qui s'y rapporte. Nous suivrons
donc encore ici M. Tardieu, dans l'exposé qu'il en a fait. De 1726
à 1781, il y avait à Paris trois voiries de matières fécales : une
dans le faubourg Saint-Germain, une dans le faubourg Saint-
Marceau, une à Montfaucon. En 1781, cette dernière fut seule
conservée ; des réclamations nombreuses, fondées sur son insa-
lubrité reconnue, conduisirent enfin l'administration munici-
pale à la supprimer, et à la remplacer par l'état de choses ac-
tuel, qui nous semble devoir être donné comme modèle à toutes
les grandes villes.

A Paris, la voirie de matières fécales est composée de deux
parties : 1° un dépotoir situé au port d'embarquement, à La Vil-
lette, et qui sert au déversement et au départ des matières ex-
traites par la vidange des fosses.

2° Une voirie dans la forêt de Bondy, et où sont entraînées,
d'une part, les matières liquides par un conduit souterrain, et
d'autre part, les matières solides par des bateaux naviguant sur
le canal.

Pour bien comprendre le mécanisme ingénieux de la voirie
nouvelle, il faut savoir qu'une ordonnance de police du 8 no-
vembre 1851 exige deux conditions, qu'il est indispensable de
remplir pour que la vidange et le départ des fosses se fassent
avec le plus de salubrité possible. D'après cette ordonnance, la
séparation des matières solides et des matières liquides doit
avoir lieu dans la fosse même, et de plus, les matières conte-
nues dans cette fosse doivent être désinfectées, avant d'en avoir
été extraites.

Le dépotoir est formé d'un bâtiment central contenant neuf

galeries parallèles de citernes placées au-dessous et de conduits destinés, soit à amener l'eau du canal de l'Ourcq, soit à transmettre les parties liquides à Bondy par un canal souterrain. Il y a deux machines à vapeur, destinées à refouler dans ce dernier les matières liquides versées dans les galeries, et de là, dans les citernes, pour les conduire jusqu'à Bondy ; elles ont de plus pour but de puiser l'eau dans le canal, pour aider au refoulement et à l'expulsion des produits liquides.

Ces diverses opérations se font la nuit. La vidange se fait dans le bâtiment où sont situées les galeries, et toutes les précautions sont tellement bien prises, qu'aucune odeur ne peut sortir au dehors.

La voirie de Bondy est située sur les bords du canal, au-dessus du village de Bondy. Elle est encadrée de tous côtés par la forêt, qui forme une sorte d'abri naturel contre les émanations. Cette voirie a un kilomètre de long ; tous les liquides qui arrivent par les conduits souterrains sont immédiatement conduits dans une fabrique de sels ammoniacaux établie au nord de la voirie, et ce n'est qu'après avoir été épuisés que ces liquides sont repris par une conduite de retour qui les ramène dans la Seine, où elles se perdent à la hauteur de Labriche, près Saint-Denis.

Quant aux parties solides, elles sont soumises à la dessiccation, et converties en poudrette.

Cette dernière opération se fait même dans des voiries particulières. Aux environs de Paris, il y en a plusieurs, parmi lesquelles les principales sont celles de Bercy et de La Chapelle.

Dans le nord de la France et dans quelques pays étrangers, il y a une disposition particulière, qu'on peut en quelque sorte considérer comme de petites voiries, et que constituent ce qu'on appelle des citernes à engrais. Les matières extraites des latrines sont directement transportées dans des fosses bien closes, où on les laisse séjourner plus ou moins longtemps, pour ensuite, sans aucune préparation, être directement enlevées et répandues dans le sol.

Ces citernes ne donnent aucune odeur. Le seul inconvénient qu'elles présentent résulte des émanations fétides qui s'échappent lors du chargement et du déchargement de l'engrais. Ces établissements ne sont donc ni insalubres ni dangereux, comme on l'a prétendu. Cette question est maintenant jugée ainsi par les autorités compétentes.

Conditions d'insalubrité des voiries. — Nous suivrons encore

M. Tardieu dans l'étude de ces conditions, dont il fait cinq classes :

1° *L'emplacement* sur lequel la voirie est établie. — C'est ainsi que le rapprochement plus ou moins grand des habitations, les vents régnant habituellement et pouvant porter les émanations fétides dans la direction de ces dernières, sont autant de conditions désavantageuses que l'on doit prendre en considération et éviter dans l'établissement d'une voirie.

2° *Le sol.* — Le sol peut être sec ou humide, il peut être perméable ou imperméable. La perméabilité est surtout une des conditions les plus désavantageuses. C'est ainsi qu'autrefois la voirie de Montfaucon était établie sur un sol perméable et gypseux. Les liquides fétides filtraient et allaient infecter une partie des puits et même des caves du faubourg du Temple.

3° *La nature des matières.* — M. Tardieu cite à cet égard des faits bien curieux et d'après lesquels les matières présentent des qualités différentes, suivant qu'elles viennent de quartiers pauvres ou de quartiers riches, d'habitations isolées ou de casernes, etc. Il ressort en particulier, de ces faits, que les matières sont d'autant plus fétides qu'elles proviennent de quartiers plus pauvres.

4° *Le système de vidange.* — La séparation préalable dans la fosse des matières solides et des matières liquides, l'arrivage isolé des unes et des autres à la voirie, enfin la désinfection préalable dans la fosse même, sont les conditions les plus avantageuses pour que l'insalubrité soit la moins grande possible.

5° *Le mode d'exploitation des voiries.* — C'est ainsi qu'il est incontestable que l'insalubrité sera d'autant moins grande qu'elle se rapprochera davantage de la voirie construite à Paris.

Les dépôts des matières fécales ne peuvent être organisés partout comme dans les grandes cités, ou au moins dans les villes d'une certaine importance. Il y a une foule de localités où le système ancien des voiries de matières fécales est nécessairement en vigueur. Il y a donc lieu de s'occuper de leurs conditions d'insalubrité et des moyens d'y remédier.

Dans le système ancien, ainsi que nous avons déjà eu occasion de le dire, les matières sont déposées dans des fosses plus ou moins vastes, plus ou moins profondes, et elles y dégagent des ferments de vapeur putride. Pour y remédier, on doit chercher, soit à conduire les matières liquides dans des puisards

13.

absorbants, soit à les diriger par des conduits souterrains, et, autant que possible, dans des cours d'eau qui ne traversent pas ensuite les cités d'où proviennent ces matières.

Il arrive souvent qu'on y jette du terreau usé, de la tourbe, des cendres de tourbe et d'autres matières inertes, capables d'augmenter ainsi la quantité d'engrais.

Quant aux matières solides qu'on trouve au fond, après l'ablation ou l'épuisement des matières liquides, elles doivent nécessairement être étalées sur les terrains voisins des voiries, puis divisées au moyen de la herse. Une fois desséchées, elles doivent être passées au crible, puis mises en monceaux plus ou moins volumineux, jusqu'à ce qu'elles soient bonnes pour l'agriculture.

Pendant ces dernières opérations, les matières dégagent nécessairement des vapeurs fétides, qui se répandent surtout dans la direction où soufflent les vents régnants. C'est principalement ce qui arrive quand ces amas, venant à s'échauffer considérablement, éprouvent une fermentation active et se décomposent rapidement.

Dans ces cas divers, le dégagement des vapeurs fétides des matières fécales est-il nuisible à la santé? C'est une question, ainsi que nous avons déjà eu occasion de le dire, qui n'est pas résolue complétement. Il paraît cependant que l'opinion de Parent-Duchâtelet, bien qu'un peu exagérée, est au fond vraie, et que ces vapeurs, disséminées dans l'espace, n'ont aucune influence nuisible sur la santé.

Pour terminer ce qui est relatif à l'assainissement des matières fécales, il nous reste à dire quelques mots de la désinfection des matières dans les fosses, avant la vidange. — Les agents désinfectants peuvent, d'après M. Tardieu, être rangés en deux classes : 1° ceux qui agissent physiquement en absorbant les gaz putrides ; 2° les substances qui décomposent chimiquement quelques-unes des matières dissoutes, et forment des composés insolubles et fixes, et alors inodores, et par conséquent d'aucune utilité pour l'agriculture, tandis que l'ammoniaque, étant engagée dans les combinaisons solubles, est susceptible d'être employée comme engrais. — Nous emprunterons à M. Tardieu les deux listes suivantes des principaux agents désinfectants. (Voy. plus bas : de la désinfection et des désinfectants, à la fin de l'article habitations.)

Substances désinfectantes ne remplissant probablement qu'un rôle purement physique en absorbant les gaz.

Charbon pulvérisé. — Cendres de houille, de bois, et mâchefer. — Sable. — Noir animal. — Charbon animal et végétal décolorant et désinfectant. — Tourbe. — Cendres de tourbe. — Matières charbonneuses et noir animalisé. — Lignite en poudre.

Substances désinfectantes agissant chimiquement.

Acétate de plomb et dissolution du fer dans les acides minéraux. — Chlore. — Protosulfate de fer impur. — Chlorure de manganèse. — Résidu de la fabrication du chlore. — Chlorure de soude. — Sulfate de chaux. — Alun et sulfate d'alumine impur. — Sels et oxydes métalliques. — Sulfate de zinc. — Sulfate de peroxyde de fer. — Protochlorure de fer, perchlorure de fer, chlorure de zinc et pyrolignite de zinc.

Voiries d'animaux morts.

Les voiries d'animaux morts sont destinées à servir de dépôts aux cadavres des animaux domestiques qui ne servent pas à l'alimentation, ou à ceux des animaux comestibles qui, par suite d'une circonstance quelconque, et en particulier de leurs altérations, ne sont plus propres à cet usage.

Autrefois ces voiries, et en particulier à Paris, étaient placées à côté des voiries des matières fécales. On y laissait les chairs dépouillées exposées à l'air, elles s'y décomposaient et laissaient dégager une masse énorme de vapeurs fétides. C'est en 1812 que les progrès de la chimie industrielle commencèrent à faire changer un tel état de choses, et à Paris il n'existe plus de voiries d'animaux morts, il n'y a plus que des chantiers d'équarrissage. Ce qui a lieu dans cette ville peut être offert comme modèle. Maintenant il en résulte que les meilleurs conseils hygiéniques que nous puissions donner à cet égard consisteront à exposer brièvement l'organisation de ces chantiers d'équarrissage. C'est encore M. Tardieu que nous suivrons dans cet exposé.

Les chevaux destinés à être abattus ou ceux qui sont morts sont partagés en deux classes : 1° ceux qui sont gras sont conduits au chantier d'équarrissage, de la ville de Paris, établi dans la plaine des Vertus ; 2° ceux qui sont maigres sont livrés à des abatteurs particuliers.

L'établissement de la ville de Paris est situé dans la plaine des Vertus et isolé de toute habitation. Il est divisé en trois parties : l'une reçoit les animaux vivants, la deuxième contient les étables d'abatage ; la troisième est destinée à l'élaboration des produits de l'abatage.

Les animaux vivants sont tués. Le sang est recueilli, porté dans des chaudières, desséché, et le produit inodore est livré à des fabriques de produits chimiques.

Les animaux tués et ceux apportés morts sont dépecés. Les peaux sont desséchées, puis livrées aux tanneurs. On enlève les pieds et les torses, qui sont desséchés, pour être livrés ensuite à des fabriques de matières gélatineuses.

On fend les intestins pour enlever les crottins.

Les chairs sont coupées par quartiers et portées dans de grandes chaudières construites d'une manière spéciale ; elles y sont soumises à une cuisson de sept à huit heures. Le bouillon qui en résulte laisse déposer dans des bassins d'attente, disposés d'une manière particulière, la graisse, et, une fois débarrassé de cette dernière, il est conduit à la rivière ou employé à la nourriture des cochons. — La graisse est expédiée aux ouvriers qui travaillent les matières grasses.

La viande cuite est d'abord détachée des os, puis soumise à la presse, qui en extrait encore une certaine quantité de graisse, puis desséchée. Ces chairs ainsi desséchées, et contenant des fragments d'os trop petits pour être isolés, sont mêlées au crottin et constituent un engrais puissant.

Les os sont expédiés aux fabriques de noir animal.

On voit que tous les produits sont utilisés. Ajoutons cependant trois autres sources d'emploi pour ces matières :

1° Les viandes les meilleures, et spécialement certaines parties des chevaux sains abattus servent de comestibles ;

2° Une certaine quantité de viande est achetée pour la ménagerie du Jardin-des-Plantes ;

3° Les intestins sont laissés à leur décomposition spontanée, pour qu'ils donnent lieu à la formation d'asticots achetés par les pêcheurs, ce qui constitue une source de revenu.

Les chantiers d'équarrissage ainsi exploités offrent bien peu de conditions d'insalubrité. Dans ces dernières opérations, il y en a deux cependant qui peuvent laisser dégager des vapeurs fétides : la première, c'est lors de la formation de l'engrais avec le résidu de la viande cuite et le crottin ; la deuxième est la formation des asticots, que l'autorité devrait prohiber complétement. Il y a enfin lieu d'observer qu'on ne doit pas attendre trop longtemps pour le dépeçage des animaux morts, car en cela surtout cette attente trop longue permet à la décomposition de commencer, et alors à des émanations fétides de se dégager.

Les chantiers d'équarrissage, de même que les anciennes voiries, ont un autre inconvénient pour lequel on ne peut que recommander aux ouvriers de très-grandes précautions. Cet inconvénient consiste dans les maladies contagieuses qu'ils peuvent gagner pendant cette série de travaux : la pustule maligne, les maladies charbonneuses, et surtout la morve et le farcin, n'ont déjà fait, en pareille circonstance, que trop de victimes.

Les conditions à remplir pour la salubrité des chantiers d'équarrissage sont parfaitement établies par Parent-Duchâtelet. Nous ne pouvons qu'y renvoyer le lecteur.

Il nous reste à dire un mot de l'emploi des chevaux trop maigres, pour être manipulés comme il a été dit précédemment. Les animaux tués et le sang recueilli, ils sont dépouillés de leur peau, privés des pieds et des torses, qui sont travaillés comme il a été dit précédemment ; puis, le reste est placé dans des fosses où on le laisse se putréfier. Il fournit ainsi un excellent terreau d'où l'on sépare les os pour les employer à la fabrique de noir animal.

Bibliographie. — Voiries en général. — DELAMARE, in *Traité de la police*, liv. IV, tit. I, II, 3ᵉ édit. Amsterdam, 1729, in-fol., t. II. — TARDIEU, *Voiries et cimetières*. Thèse de concours. Paris, 1852, in-8. — Voir les *Rapports généraux des conseils d'hygiène* des divers départements. Ceux du conseil de Paris publiés par MOLÉON, 1802-1843. 2 vol. in-8°. — TRÉBUCHET, in *Ann. d'hyg.*, 1ʳᵉ sér., t. XXV, p. 61, 1841, et t. XXXVIII, p. 79, et *Rapp. général*. Paris, 1861. in-4°. — *Collect. officielle des ordonnances de police ;* une foule d'Ordonnances (*Amtliche Verfügungen*) dans *Henke's Ztschr.*, *Casper's Vierteljahrschr.*, etc. — Voiries d'immondices. — BERTHOLON, *Mém. sur la manière de procurer la salubrité aux villes par le pavement et le nettoyement des rues*, in *Mém. de Lausanne*, t. I, *Hist.*, p. 15, et id. *Mém.*, part. I, p. 277. — FORTIN (J. L.), *Projet d'un établissement de salubrité pour délivrer Paris des dangers de la voirie de Montfaucon, de l'infection de l'équarrissage*, etc. Paris, 1812, in-4°. — HUZARD fils, *De l'enlèvement des boues et immondices de Paris considéré sous le double rapport de la salubrité et* *de l'économie dans les dépenses.* Paris, 1826. — CHEVALLIER (A.), *Notice historique sur le nettoiement de la ville de Paris depuis 1184 jusqu'à l'époque actuelle,* etc., in *Ann. d'hyg ,* 1re sér., t. XLII, p. 262; 1849. — DELAVIGNE, *Projet d'association pour l'enlèvement des immondices de Paris.* Paris, 1849, in-4º. — BOUDIN, *Études sur le pavage, le macadamisage et le drainage,* in *Ann. d'hyg.,* 1re sér., t. XLV, p. 263; 1851. — INNHAUSER, *Die Stadtreinigung in Wien,* in *Zschr. der K. K. Gesellsch. der Aerzte zu Wien.* 1859, p. 175. — Voiries de matières fécales. — DEHORNE, HALLÉ, DE FOURCROY, THOURET, *Rapport sur la voirie de Montfaucon,* in *Mém. de la Soc. roy. de méd.,* 1786, p. 198. — GIRARD, *Du déplacement de la voirie de Montfaucon,* in *Ann. d'hyg.,* 1re sér., t. IX, p. 59; 1833. — GARNIER (J), *Une visite à la voirie de Montfaucon, considérée sous le point de vue de la santé publique.* Paris, 1844, in-12. — GAULTIER DE CLAUBRY, *De la suppression de la voirie de Monfaucon comme conséquence des procédés perfectionnés de désinfection des fosses d'aisances,* in *Ann. d'hyg.,* t. XL, p. 305; 1848. — DU MÊME, *De l'application des procédés de vidanges inodores, comme moyen de suppression de la voirie de Bondy, ibid.,* t. XLIII, p. 77; 1850. — CHEVALLIER, *Sur la possibilité de recueillir les matières fécales, les eaux vannes, les urines de Paris, avec utilité pour la salubrité, et avantage,* etc. in *Ann. d'hyg.,* 2e sér., t. XII, p. 97; 1860. — Voy. aussi la *Bibl. des fosses d'aisances, des égouts,* etc. — Voiries d'animaux morts. — PARENT-DUCHATELET, *Recherches et considérations sur l'enlèvement et l'emploi des chevaux morts, et sur la nécessité d'établir à Paris un clos central d'équarrissage,* etc. Paris, 1827, in-4º, 5 pl. — DU MÊME, *Les chantiers d'équarrissage de la ville de Paris envisagés sous le rapport de l'hygiène publique,* in *Ann. d'hy.,* 1re sér., t. VIII, p. 5, pl. 5; 1832. — DU MÊME, *Peut-on laisser tomber en désuétude l'art. 6 de l'arrêt du conseil d'État du 16 juillet 1724 relatif à l'enfouissement des animaux morts de maladies contagieuses, ibid.,* t. IX, p. 109; 1833. — DU MÊME, *Rapport sur les nouveaux procédés de MM. Salmon-Payen et Cie, pour la dessiccation des chevaux morts,* etc., *ibid.,* t. X, p. 35; 1833. — DU MÊME, *Des obstacles que les préjugés médicaux apportent dans quelques circonstances à l'assainissement des villes et à l'établissement de certaines manufactures, ibid.,* t. XIII, p. 243; 1835. — KRUEGELSTEIN, *Ueber die gesundheitspolizeiliche Aufsicht auf die Wasenmeisterien,* in *Henke's Ztschr.,* nº 39, et *Canstatt's Jahresb.* 1849, VII, 58. — RAYNAL, *De l'équarrissage sous le rapport de l'hygiène publique et de la police vétérinaire,* in *Dict. pratiq. de médecine vétérinaire.*

Des cimetières.

M. Tardieu a étudié les cimetières avec soin dans son excellente thèse. Nous le suivrons encore dans l'examen de cette question, où nous essayerons de résumer son travail.

Les anciens ont, en général, placé les demeures des morts à

côté de celles des vivants, mais cependant à une certaine dis-
tance. C'est ce que démontre l'exposé historique tracé par
M. Tardieu.

Chez les Romains, les inhumations, dans le principe, avaient
lieu dans la ville et dans les maisons. Plus tard, la loi des dé-
cemvirs défendit de brûler et d'inhumer les cadavres dans l'en-
ceinte des murs de la ville. Cette prescription fut maintenue par
les empereurs et rigoureusement observée jusqu'à la fin de l'em-
pire. C'est là ce qui explique cette longue suite de tombeaux
qui bordaient les routes, en s'étendant jusqu'à 15 ou 16 milles
de Rome. Les premiers conciles chrétiens et les derniers sy-
nodes maintiennent des prescriptions analogues, et cependant
elles ne peuvent triompher de la ferveur des fidèles, convain-
cus qu'après la mort ils reposaient plus paisiblement lorsqu'ils
étaient enterrés auprès des reliques des martyrs, sous les autels
et dans leurs églises. Cette croyance erronée faisait acheter fort
cher le droit d'être inhumé dans les temples chrétiens ; aussi
cette coutume finit-elle par prendre un grand développement
et elle arriva à l'état d'abus dangereux.

Le moyen âge vit donc reparaître les inhumations dans les
églises et les cimetières dans l'intérieur des villes. En 1760, il
y avait, indépendamment des inhumations dans les églises et
du charnier des Innocents, une vingtaine de cimetières inté-
rieurs.

En 1765, une ordonnance royale et un arrêté du Parlement
de Paris prescrivirent qu'à l'avenir les sépultures seraient pla-
cées au dehors des villes. — Plusieurs accidents étant surve-
nus en 1776, dans une rue voisine du cimetière des Innocents,
on s'occupa définitivement de supprimer ce cimetière et de le
transformer en marché. Cette opération put enfin avoir lieu
sans beaucoup d'accidents, et les ossements qui en provenaient
furent placés dans les vastes carrières de la plaine de Mont-
rouge.

*Les cimetières peuvent-ils donner lieu à un dégagement de gaz
nuisibles à la santé?* — Cette question a soulevé bien des dis-
cussions, et maintenant on peut la résoudre d'une manière
positive. Il est, en effet, parfaitement démontré que l'inhuma-
tion d'un corps dans une fosse où il est recouvert de plusieurs
pieds de terre n'empêche pas les gaz engendrés par la décom-
position de ces matières putrides de pénétrer le sol ambiant, et
de s'échapper dans l'air qui est au-dessus ou de se répandre
dans l'eau qui est au-dessous. Ces gaz sont : l'acide carbonique,

l'oxyde de carbone, l'hydrogène carboné, l'hydrogène phosphoré, le sulfhydrate d'ammoniaque, etc. ; l'abondance de leur dégagement dépend de la nature du sol, de l'état d'isolement ou d'accumulation des cadavres, etc., toutes conditions sur lesquelles nous reviendrons ; ce dégagement dure, en général, quinze mois en moyenne.

On doit à un chimiste, M. Pellieux, un travail intéressant sur la nature des gaz qui se dégagent dans les cimetières, dans les caveaux de famille et dans les sépultures privées. D'après lui, ces gaz sont de la même nature que ceux répandus dans l'air libre des cimetières ; ils sont seulement plus concentrés, et assez abondants pour produire des accidents. Le plus commun est l'acide carbonique, et la quantité de ce gaz est d'autant plus considérable qu'on le recueille plus profondément ; il a également trouvé dans ces caveaux du carbonate et du sulfhydrate d'ammoniaque. M. Pellieux a attribué la présence de ces gaz à trois causes : 1° l'émanation du corps ou des corps contenus dans les cercueils ; 2° l'acide libre de l'air du cimetière, qui, dans les temps froids, gagne les parties inférieures ; 3° la construction des caveaux dans des lieux où avaient existé antérieurement des fosses communes, et où la décomposition des terreaux se faisait tardivement. Quelle que soit la valeur de ces explications, le fait n'en est pas moins constant.

Installation générale des cimetières. — Dans l'installation des cimetières, le premier but à atteindre est de faire en sorte que le produit de la décomposition du corps ne se répande dans l'atmosphère qu'à un état de division extrême, de manière à ne pas incommoder les vivants.

Pour remplir cette indication, il faut donc éloigner les cimetières, autant que possible, des habitations, et, quand on le peut, les placer sur des montagnes. Nous ne parlerons pas ici du Campo-Santo de Pise. C'est un cas particulier, et qui, probablement, avec nos mœurs actuelles, n'aura pas d'imitateurs.

Les divers modes d'inhumation maintenant en usage se réduisent à trois :

1° Dans des caveaux ; 2° dans des fosses ; 3° dans des monuments d'une construction spéciale.

L'inhumation en fosses est généralement adoptée en France. Beaucoup de familles aisées font construire cependant des monuments destinés à leur servir de sépulture, et on appelle caveau la partie de ces monuments qui doit recueillir les cercueils. Chaque bière y occupe un emplacement particulier. Des monuments funéraires existent dans plusieurs villes importantes. A Pise, par exemple (Campo-Santo), c'est une rangée d'arcades et d'édifices en briques. Dans chaque chambre on a pratiqué, dans l'épaisseur des murs, des cavités en forme de fours, régulièrement disposées les unes par rapport aux autres. Les bières sont reçues dans ces fours, que l'on scelle par-dessus. Les pauvres sont enterrés dans les fosses communes placées au milieu des carrés qui séparent les édifices.

Topographie des cimetières. — Exposition. — Les vents portant au loin les exhalaisons des cimetières, il faut s'arranger de manière à arrêter ce transport ou au moins à en diminuer les effets. On devra donc chercher à placer un cimetière au nord et à faire en sorte qu'il y ait entre lui et la cité, soit une montagne, une colline, soit une forêt, un rideau d'arbres. — Les vents chauds et humides augmentent et activent la putréfaction. Dès lors les cimetières doivent non-seulement être placés le plus loin possible des villes, mais encore des ruisseaux ou des rivières qui vont traverser ces villes, car ils y transporteraient les matières fétides que le voisinage du cimetière aurait pu faire pénétrer dans leurs eaux par infiltration. — En France, actuellement, l'administration exige une distance de 100 mètres au moins de tout endroit habité ; constatons cependant que, dans un grand nombre, le plus grand nombre peut-être des villages, les cimetières sont encore auprès des églises.

Nature du sol. — Dans un sol humide, la décomposition des corps marche beaucoup plus activement ; il y aura donc lieu d'éviter que le cimetière ne reçoive les eaux des parties voisines qui peuvent le dominer ; il faut aussi éviter que l'eau qui provient du cimetière ne puisse pénétrer par infiltration et aller infecter les lieux voisins. Dans les terrains secs, la décomposition des corps marche beaucoup plus lentement. Cette remarque a de l'importance, car il faut en conclure qu'on pourra renouveler plus souvent un cimetière humide, tandis que dans un cimetière sec la lenteur de la décomposition retardera longtemps, très-longtemps peut-être, la possibilité du renouvellement de ce cimetière.

Nature chimique des terrains. — Les terrains argileux ont une action moins énergique que les terrains calcaires ; ils forment avec les cadavres une masse compacte, de laquelle les gaz se dégagent difficilement ; leur décomposition est donc très-lente. Orfila a fait, à cet égard, de nombreuses et curieuses expériences, desquelles il résulte que la décomposition est plus lente dans le sable et plus rapide dans le terreau, ce qui tient à la formation du gras de cadavre. Ainsi les cadavres se putréfient d'autant plus facilement et d'autant plus rapidement qu'il n'y a pas eu saponification. C'est par cette raison que le terreau, qui favorise la formation du gras de cadavre, ralentit la décomposition. C'est encore ce qui a lieu quand le corps est placé dans un terrain saturé de matières animales en décomposition, comme cela a lieu dans les cimetières encombrés.

Lorsque le sous-sol est un rocher, et que ce rocher est situé assez superficiellement pour qu'on ne puisse donner aux fosses une profondeur de 1^m,50 il faut éviter d'y placer un cimetière.

Le voisinage des torrents, des cours d'eau et des ruisseaux, est une circonstance qui doit être prise en considération, en raison des inondations et des infiltrations d'eau qu'ils peuvent amener.

Mode d'inhumation. — En France, l'administration exige des fosses profondes de 1^m,50 à 2 mètres, sur 8 décimètres de largeur, et distantes de 304 décimètres au moins de la fosse voisine. Cette fosse est pour un seul corps.

Les fosses communes étaient autrefois des fosses variables en profondeur, suivant la nature du sol, et où l'on établissait une couche de cercueils les uns à côté des autres, puis on les recouvrait d'une couche de chaux vive, puis une nouvelle rangée de cercueils était placée au-dessus. Actuellement c'est une longue tranchée de 1^m,50 de profondeur, sur 2 à 3^m,50 de largeur, dans laquelle on place une couche de cercueils et qu'on recouvre d'un mètre de terre bien foulée.

Nature des cercueils. — La décomposition est d'autant plus rapide que les cadavres sont plus immédiatement en rapport avec la terre. Orfila s'est livré, à ce sujet, à des recherches intéressantes, desquelles il résulte que la décomposition des corps est d'autant plus rapide qu'ils se trouvent dans certaines conditions.

Voici l'ordre de fréquence des conditions qui favorisent ce développement : corps immédiatement en contact avec la terre; corps recouverts d'un suaire; corps dans une boîte de sapin, dans un cercueil de chêne, dans un cercueil de plomb. Dans ces derniers surtout la décomposition est très-lente; cependant elle s'opère, et les gaz trouvent moyen de passer à travers les fissures des soudures, après avoir, toutefois, préalablement distendu, soufflé, comme on dit, le cercueil métallique.

L'état du cadavre à l'instant de l'ensevelissement. — Il est évident que si la putréfaction est commencée, si des mouches ont déjà déposé leurs larves, si enfin la nature de la maladie prédispose à la putréfaction, cette dernière s'opérera beaucoup plus vite une fois l'enterrement opéré.

Plantation d'arbres dans les cimetières. — Deux opinions règnent à cet égard. — Pour les uns, c'est une mauvaise chose, et voici les arguments qu'ils invoquent. Les racines des arbres diminuent l'espace consacré aux sépulcres. Dans leur voisinage, la décomposition s'opère plus rapidement, le feuillage empêche la dissémination des gaz dégagés et maintient un certain degré d'humidité à la surface de la terre. — Ces inconvénients sont réels, mais on peut les atténuer par la plantation régulière d'allées et d'arbres élevés et élancés, tels que des cyprès, des pins, des peupliers, qui ne maintiendraient pas l'humidité du sol, si redoutée pour les cimetières.

Pour les autres, les plantations d'arbres sont avantageuses, les racines absorbent une certaine partie des gaz qui proviennent de la décomposition à mesure qu'ils se forment, et leur dégagement à la surface de la terre des cimetières est beaucoup moins abondant. Les arbres élevés et en rideau s'opposent à ce que les miasmes et les gaz soient portés par les vents vers des lieux habités.

Durée des concessions de terrains. — On est obligé d'inhumer les corps dans les mêmes terrains et dans des espaces assez circonscrits, sous peine de voir la demeure des morts envahir, avec les siècles, celle des vivants. — Cinq ans sont jugés nécessaires pour la destruction d'un cadavre. On a cherché, en établissant un rapport entre la mortalité moyenne d'une localité et la reprise quinquennale des terrains, l'espace qu'il fallait donner à un cimetière. C'est ainsi que M. Tardieu a estimé à 30,000 mètres de terrain l'étendue qu'il fallait donner à un cimetière d'une ville de 100,000 habitants. On n'y comprenait pas, toutefois, les allées et les plantations. Tous les auteurs n'ont pas admis la même durée de temps pour la destruction complète d'un cadavre. Pour Gmelin, 30 à 40 ans; pour Frank, 24 à 25 ans; pour Walker, 7 ans; pour Pyler, 14 ans; pour Morel, 3 ans; pour Orfila, de 15 à 18 mois. En France, ainsi que nous l'avons dit, la moyenne admise est 5 ans.

Abandon des cimetières. — On abandonne les cimetières, ou parce qu'ils sont devenus insuffisants par leur encombrement, ou par des motif de concessions, ou par la saturation du sol.

On appelle saturation du sol cet état de la terre des cimetières dans lesquels de nouveaux cadavres étant apportés, ils ne se détruisent pas complétement et se saponifient. Cette saturation arrive dans deux cas : ou parce qu'il y a un nombre trop considérable de cadavres accumulés dans un espace déterminé, ou parce qu'on a été obligé de devancer le temps nécessaire pour la destruction des corps qui y étaient précédemment. C'est, par exemple, ce qui a souvent lieu dans le voisinage des fosses communes. Dans ces cas divers, la saponification qui a lieu retarde la destruction des corps, ou au moins la ralentit beaucoup. Il en résulte que quand on veut mettre à nu des corps dans un tel état, dès qu'ils sont à l'air, la décomposition reprend avec une grande rapidité, et des accidents peuvent en être la conséquence.

En présence de ces faits, toutes les fois qu'un cimetière est abandonné, les ordonnances en vigueur exigent qu'il soit complétement fermé pendant dix ans. Au bout de ce temps, il peut être affermé, mais pendant cinq ans encore on ne peut faire de fouilles, ni pour des plantations, ni pour des constructions ; on peut seulement l'ensemencer.

Pour ce qui est relatif aux exhumations, il nous reste à dire un mot des moyens d'action propres à conserver les corps, c'est-à-dire des embaumements.

Embaumements. — Les embaumements par la méthode ancienne, qui se composaient d'incisions, de poudres absorbantes et odoriférantes placées dans ces incisions et dans les cavités naturelles, enfin de bandelettes extérieures, sont à peu près abandonnés pour les méthodes par injection dans les artères. Ces dernières varient ; voici les plus généralement employées.

1° L'injection, dans les artères, d'alcool chargé de bichlorure de mercure à l'aide du chlorhydrate d'ammoniaque ; excellent moyen, qui peut conserver les corps indéfiniment.

2° L'injection d'une solution d'acide arsénieux dans l'eau ou l'alcool, moyen aussi bon que le précédent, mais que les médecins légistes repoussent comme pouvant être employé à la suite des crimes et empêcher ainsi de les découvrir.

3° L'injection de chlorure de zinc en solution étendue.

Cette méthode paraît être celle qui prévaut actuellement. Elle est excellente, simple et peu dispendieuse.

4° L'injection d'une solution aqueuse d'acétate d'alumine.

Les cadavres embaumés, pour être conservés avec plus de certitude, doivent être placés dans un cercueil de plomb, doublé en dedans et en dehors de cercueils de bois.

Bibliographie. — *De funere singulari in quo Græci et Romani ritus*, etc. Hagæ comitis, 1604, in-8. — HAGUENOT, *Mém. sur les dangers des inhumations dans les églises*. Montpellier, 1747, in-4°. — HABBERMANN, *De optimo sepeliendi usu*. Vindob., 1772, in-4°. — MARET, *Mém. sur l'usage où l'on est d'enterrer les morts dans les églises et dans l'enceinte des villes*. Dijon, 1773, in-8. — DU MÊME, *Avis sur les précautions à prendre dans le cas où les circonstances obligeraient à faire des exhumations de cadavres*. Dijon, 1775, in-4°.— PIATTOLI, *Saggio intorno al luogo del sepelire*. Modena, 1774, in-8, trad. franç., par VICQ-D'AZYR, avec un Disc. prélim. Paris, 1783, in-12. — *Recueil de pièces concernant les exhumations faites dans l'église Saint-Éloi de la ville de Dunkerque*. Paris, 1783, in-8. — DURANDE, *Mém. sur l'usage d'ensevelir les morts*, in *Nouv. Mém. de l'Acad. de Dijon*, 1785, t. I, p. 184. — THOURET, *Rapport sur les exhumations du cimetière et de l'église des Saints-Innocents*. Paris, 1789, in-4°. — FOURCROY, *Mém. sur différents états des cadavres trouvés dans les fouilles du cimetière des Saints-Innocents*. Paris, 1786, et in Rapp. précédent. — BRUNNWIESER, *Von den Kirchhofen in den Städten*, in *Abhand. einer Privat-Gesellsch. in Ober Deutschland*, t. I, p. 170. — *Rapport du conseil de santé sur la fouille des ci-devant églises*. Paris, an III, in-8. — ROBERT, *Sur les cimetières de la ville de Langres*, in *Journ. de Corvisart*, t. XVII, p. 338; 1809. — PARENT-DUCHATELET, *Note sur les inhumations et les exhumations qui ont eu lieu à Paris à la suite des événements du mois de juillet 1830*, in *Ann. d'hyg.*, 1re sér., t. IV, p. 63; 1830. — BOURÉE, *Consid. sur l'insalubrité des lieux de sépulture dans les communes rurales en général, particulièrement*, etc. — Châtillon-sur-Seine, 1832, in-8. — BAYARD (H.), *Sur la police des cimetières*, in *Ann. d'hyg.*, 1re sér., t. XVII, p. 296; 1837. — GUÉRARD (A.), *Des inhumations et des exhumations sous le rapport de l'hygiène*. Th. de conc. Paris, 1838, in-8. — WALTHER, *Gatherings from Grave-Yards, particularly those of London; with a Concise History of the modes of interment*, etc. Lond., 1839, in-8. — RIECKE (V. A.), *Ueber den Einfluss der Verwesungsdünste auf die menschliche Gesundheit und über die Begrabnissplätze in medicinisch-polizeilicher Beziehung*. Stuttgard, 1840, in-8. — MACKINSON, COOPER and BECKETT, *A Bill for the improvement of the dead from their Precinct*. London, 1842. — *Report on the effect of interments of Bodies on the health of towns. Ordered by the House of commons to be printed*. Lond., 1842. — MILLER (J.), *Gutachten über die Lage und Beschaffenheit eines Begräbnissplatzes, mit Bestimmungen*, etc., in *Henke's Ztschr.* 1843, et *Canstatt's Jahresb.*, 1844, VII, 65. — PELLIEUX (A.), *Observations sur les gaz méphitiques des cavaux mortuaires des cimetières de Paris*, in *Ann. d'hyg.*, 1re sér., t. XLI, p. 127, 1849. — GANNAL, *Sur l'état particulier où se trouve placée la ville de Paris par rapport à ses cimetières*. Paris, 1849, in-8. — LEWIS (W.), *On the Chemical and general effects of the practice of interments in Vaults and catacombs*, in *The Lancet*, 1851, t. II, p. 125. — ASHLEY, CHADWICK, and SMITH. *Report on a general scheme of extra-mural sepulture for country Towns*, in *Gen. Board of health*, 1851. — KUITLINGER, *Ermahnung zur*

Abschaffung der Grüfte auf den Friedhöfen, etc. Erlangen, 1854, in-8. — BORDES (J. B.); *Établissement d'un cimetière*, in *Ann. d'hyg.*, 2e sér., t. V, p. 460; 1856. — DUCHESNE, *Consultation médico-légale sur le cimetière de Sotteville-lez-Rouen*, in *Ann. d'hyg.*, 2e sér., t. XII, p. 388; 1859. — LETHEBY, *On the Evils of intra-mural Burials*, in *Sanit. Rep. of the city of Lond.* Jan. 1860. — Voyez aussi ORFILA et LESUEUR, *Traité des exhumations juridiques*. Paris, 1831, 2 vol. in-8. — Embaumements. — PÉNI-CHER (L.), *Traité des embaumements selon les anciens et les modernes*, Paris, 1699, in-12. — SEGATO (G.), *Della artificiale riduzione a solidità lapidea ed inalterabilità degli animali*. Firenze, 1835, in-8. — GANNAL, *Histoire des embaumements et des préparations des pièces d'anatomie normale*, etc., 2e édit. Paris, 1841, in-8. — DU MÊME, Diverses brochures, lettres et notices. — POISEUILLE, *Rapp. à l'Acad. de méd. sur les divers modes d'embaumement présentés par MM. Dupré, Gannal et Sucquet*, in *Bull. de l'Acad. de méd.*, t. XII, p. 463; 1847. — FALCONI, *Quelques mots sur la conservation des pièces anatomiques et sur les embaumements (Presse méd.)*. Paris, 1853. — MASSÉ, *Petit traité pratique des embaumements par injection*. Paris, 1853. — SCOUTETTEN, *Rapp. sur des momies d'Égypte et sur la pratique des embaumements*, etc., in *Mém. de l'Acad. imp. de Metz*, 1858-1859.

II. — ÉMANATIONS DE VÉGÉTAUX DÉCOMPOSÉS OU EFFLUVES MARÉCAGEUX

Pour étudier les effluves marécageux et leur funeste influence, il est indispensable de commencer par l'histoire des eaux stagnantes et des marais. C'est ce que nous allons essayer de faire.

Les pluies qui tombent à la surface du sol dans les diverses contrées, ainsi que les eaux qui jaillissent du sein de la terre, n'y restent pas dans cet état, et elles tendent à disparaître suivant un des trois modes que voici :

1° Par écoulement naturel,

2° Par évaporation,

3° Par infiltration dans le sol.

La perméabilité du sol, sa déclivité, son état de culture, sa surface plus ou moins boisée, l'inégalité ou la direction des pentes, influent sur ces trois modes.

1° Ainsi, le sol disposé en bassin, avec un terrain imperméable et une surface d'évaporation peu considérable, favorise la stagnation. De là, la formation des lacs, des étangs. L'excédant d'eau qui s'écoule et une autre partie qui s'évapore spontanément dans la saison chaude, expliquent leur transformation en marécages.

2° Les torrents inondant des pays, et le débordement des fleuves couvrant les champs voisins de leur lit, laissent, lorsqu'ils se retirent, des parties alternativement couvertes d'eau et desséchées ; tandis que dans d'autres points, ce sont des flaques d'eau permanentes. De là, encore, l'origine de nouveaux marécages.

3° Les torrents qui sillonnent les montagnes et entraînent les terres (les défrichements favorisent ces effets), déposent à l'embouchure des fleuves le limon qu'ils ont charrié ; de là, des atterrissements qui envahissent la mer, en exhaussent le fond et apparaissent sous forme d'îles. L'embouchure de beaucoup de fleuves présente ainsi un delta composé de terres alternativement sèches, humides et infectées d'eaux croupissantes.

4° Le flux et le reflux, l'agitation des vagues, inondent souvent les rivages ; de là, production d'eaux stagnantes sur beaucoup de côtes.

5° Le retrait des eaux de la mer, qui abandonnent certains rivages pour en inonder d'autres, l'abaissement du niveau de plusieurs lacs, sont la cause de la formation de plaines marécageuses.

6° Les bassins naturels ou artificiels où l'homme est parvenu à contenir des eaux, de même que les canaux, sont des causes fréquentes de stagnation.

7° Sur les côtes de l'Océan, l'introduction des eaux douces dans les marais salants abandonnés agit de la même manière.

Telles sont les causes principales de la formation des eaux stagnantes.

A la surface du globe, les marais sont nombreux : voici quelques-uns des plus redoutables et des plus étendus.

En Asie : le lac Elton, à l'est du Volga ; le lac Aral ; le lac d'Urmia, en Perse, près de Tauris ; la mer Caspienne, entourée de marais. Toute cette partie du monde semble avoir été couverte par une vaste mer intérieure, remplacée aujourd'hui par des lacs et des marais. Le lac Asphaltique, en Tartarie, entouré de beaucoup de marais ; dans les Indes, les bords de l'embouchure du Gange ; presque tout le Bengale est couvert de rizières ; les rives du golfe Persique ; le Tanaïs, prolongeant vers la mer de Crimée les Palus-Méotides, si célèbres dans l'histoire ; toute la Crimée, la Mésopotamie.

En Afrique : toutes les côtes inondées par les pluies tropicales sont marécageuses ; les lacs de l'intérieur, où tant de rivières vont se perdre sont dans le même cas ; du Sénégal à la

Cafrerie, et de l'Abyssinie au Cap, existe une ligne de marais. Dans la Basse-Égypte, ce sont les rizières, le delta du Nil.

En Amérique : les bords des grands lacs des États-Unis, qui semblent chaque jour diminuer de volume, et dont les rives, ainsi que celles de l'Ohio et du Mohawk, sont couvertes de plages marécageuses ; l'embouchure du Mississipi, tous les grands cours d'eau de l'Amérique du Sud, la Guyane, la Colombie, contiennent de vastes marécages.

En Europe : l'Écosse, la Norwége, l'Irlande, renferment beaucoup de marais : de Saint-Pétersbourg jusqu'au fond de la mer Noire sont de vastes plages marécageuses. Toute l'Europe occidentale jusqu'au fond de la Baltique et comprenant la Hollande, le Hanovre, le Danemark, les Poméranies. Plus au centre, la Hongrie et la Pologne ; la Suisse et ses vastes lacs. Au midi existent les marais de la Sardaigne. En Italie, ceux de Sienne, de Toscane, de l'Arno, de Mantoue, les lagunes de Venise et surtout les Marais Pontins, qui, de Cisterna à Terracine, ont 42,000 mètres de long sur 18,000 mètres de large.

La France présente, tout le long de ses rivages, une ceinture de marécages sur l'Océan et la Méditerranée. Le delta du Rhône, dont la surface a 72 lieues carrées ; le département de l'Ain, dont 30 lieues carrées sont couvertes d'étangs et de marais ; le département de l'Indre, qui contient plus de 400 étangs (Brenne) ;

La Sologne, qui, sur une étendue de 250 lieues carrées, présente un sol alumineux, couvert de ruisseaux, parsemé d'étangs et de marais. Les marais de France, les plus importants pour leur étendue, sont : celui des Echets, dans l'Ain, 1,150 hect. ; celui de la Courche dans l'Aisne, 5,500 hect. ; celui de Leucate, dans l'Aude, 1,881 hect. ; celui de Berre, dans les Bouches-du-Rhône, 13,517 hect. ; celui de Marans, dans la Charente-Inférieure, 4,900 hect. ; celui de Mariano, en Corse, 3,000 hect. ; ceux de Blaye, dans la Gironde, 4,600 ; celui de Sanguinet dans les Landes, 5,000 ; celui de Saint-Joachim, dans la Loire-Inférieure, 7,700 (1).

(1) Superficie du sol couvert d'étangs et de marécages en France. (Motard, *Thèse de Concours.*)

	hectares.		hectares.
Bouches-du-Rhône	53,700	Loire-Inférieure	29,500
Vendée	49,600	Ain	19,500
Charente-Inférieure	44,800	Landes	19,000
Gironde	37,000	Gard	18,000

État physique des marais. — Les eaux stagnantes contiennent, dans leur limon, des débris végétaux et animaux. Leur niveau et leur étendue sont variables : les marais qu'elles produisent sont secs ou mouillés; ils se forment de la manière suivante.

La végétation qui existe au fond de l'eau est composée de plantes annuelles à feuilles charnues et chargées de parties vertes. Ces plantes, qui sont en particulier les joncs, les scirpes, les roseaux, les ménianthes, meurent tous les ans, s'altèrent, se putréfient et forment un détritus qui augmente chaque année, et diminue la profondeur de l'eau stagnante. Ce fond finit par atteindre presque la surface ; alors paraissent d'autres plantes, annuelles encore, mais qui ne veulent que peu ou point d'inondation. Telles sont les ombellifères, les lysimachiées, les salicaires, les laiches, les renoncules, les alismacées, qui, mourant également chaque année, augmentent ainsi le dépôt limoneux. Puis enfin paraissent les arbustes à racines submergées, les myricas, les airelles, les lédons.

A tous ces débris végétaux viennent en même temps se joindre des myriades d'animaux de toute espèce, des infusoires, des vers, etc., qui meurent également chaque année et dont les débris vont encore se mêler au limon. L'hiver arrive, le froid congèle l'eau et tous les débris qu'elle renferme, l'altération s'arrête, mais pour recommencer plus forte et plus intense quand le dégel arrive et que les premières chaleurs commencent à se faire sentir.

La couleur verte des eaux stagnantes est due aux lentilles d'eaux, aux conferves, au milieu desquelles nagent des myriades

	hectares.		hectares.
Morbihau	15,000	Allier..	
Cher	13,700	Ardèche	
Aisne	13,500	Ardennes	
Mauche	12,800	Ariége	
Corse	12,500	Aveyron	
Somme.	8,000	Côtes-du-Nord	
Deux-Sèvres	7,000	Creuse	
Oise	7,000	Haute-Garonne	Très-
Hérault	6,500	Gers	petite
Isère	6,500	Mayenne	
Marne	5,500	Puy-de-Dôme	surface.
Maine-et-Loire	5,100	Marne	
Aude	15,000	Sarthe	
Loiret	3,5.0	Tarn	
Calvados	3,500	Haute-Vienne	
Eure	2,500	Vosges	
Finistère	2,500	Yonne	

d'animaux infusoires (*monas pulvisculus*). La vase des marais, agitée avec un bâton, laisse dégager des gaz constitués presque exclusivement par de l'hydrogène carboné.

Il est une variété des eaux stagnantes qui, au lieu de constituer des marais, sont plutôt une source féconde d'oxygène.

Morren a démontré que la matière verte qui couvre beaucoup d'eaux tranquilles est formée par un nombre infini d'animalcules microscopiques. Sous l'influence de la lumière solaire, les animalcules morts décomposent l'acide carbonique de l'air, absorbent le carbone, et l'oxygène, à l'état de gaz naissant, devenant libre, est dissous dans l'eau, et, de là, dégagé dans l'atmosphère ; une eau limpide contient, en maximum, 34 p. 100 d'oxygène ; d'après Morren, les eaux vertes en contiennent 25 p. 100 le matin, 48 p. 100 à midi, et 61 p. 100 à cinq heures du soir.

Effluves marécageux.

Air des marais. — Quelle est la nature et la composition des effluves marécageux ? Bien des hypothèses ont été proposées à cet égard. Il y a cependant des faits positifs ; nous allons passer en revue les uns et les autres.

1° Beaucoup d'auteurs ont cru ces effluves constitués par des insectes. C'était l'opinion de Varron (*De Re rustica*), de Columelle, de Vitruve, de Kirker, de Lange Lancisi, etc. Ce n'est qu'une hypothèse.

2° D'autres ont regardé comme tels des gaz connus et bien déterminés, qui se dégagent des eaux stagnantes. Ces gaz, recueillis, ont été analysés par Wollaston, qui les a trouvés constitués par de l'hydrogène protocarboné mêlé à 14 ou 15 centièmes d'azote ; plus, une quantité variable, mais peu considérable d'acide carbonique et d'acide sulfhydrique, et des traces seulement d'hydrogène phosphoré.

M. Paul Savi a fait des recherches desquelles il résulte qu'il existe dans l'atmosphère des marais une certaine quantité d'hydrogène carboné et d'hydrogène sulfuré. Ce dernier, en particulier, serait le résultat de la décomposition des sulfates contenus dans les eaux par les matières organiques. Voici, du reste, les conclusions de son mémoire. Il paraît prouvé que les lieux exposés à éprouver les effets de l'air insalubre sont :

1° Les terrains renfermant des amas d'eaux stagnantes et salées, ou les terrains non noyés, mais qui renferment des matières salines et des substances organiques, lorsque les pluies d'été viennent à les humecter;

2° Les terrains recevant des eaux minérales contenant des sulfates et des chlorures, lesquelles séjournent sur des matières organiques en décomposition ;

3° Les plages où s'accumulent des amas d'algues, qui sont ensuite baignés par les eaux douces ou par un mélange d'eaux douces et d'eaux salées.

Comme une hypothèse résultant des faits observés, l'auteur signale les gaz hydrogènes sulfuré et carboné, sinon comme les agents directs des influences délétères, au moins comme jouant un rôle dans le développement de la malaria. En un mot, l'origine de l'air insalubre serait liée à la production de ces gaz hydrogénés.

Ces résultats sont incontestables, mais ce ne sont pas ces gaz qui produisent les funestes effets des marécages ; il y a autre chose : il y a dans l'atmosphère des marais (*aria cattiva*) une matière organique particulière, qui constitue précisément ce qu'on appelle *effluves*.

L'existence de cette matière organique n'est pas une hypothèse, mais un fait bien démontré.

La condensation de l'humidité contenue dans l'atmosphère des marais, opérée à l'aide d'appareils réfrigérants convenablement disposés, a permis de recueillir ainsi une certaine quantité de cette rosée; on l'a trouvée facilement putrescible, et on a dû placer la cause de cette facile altération dans l'existence d'une matière de nature organique, soluble dans l'eau.

M. de Gasparin, à qui on doit des expériences de ce genre, après avoir recueilli une certaine quantité de cette vapeur condensée, en frictionna des moutons et leur en fit boire ; il vit se développer chez eux la maladie à laquelle on donne le nom d'hydrohémie.

Rigaud de Lisle, ayant placé dans les Marais Pontins des cadres en bois garnis de plusieurs carreaux de verre disposés en toit, la rosée s'y condensa; il en recueillit ainsi deux bouteilles qui, malheureusement, ne furent analysées que six mois après par Vauquelin. Ce liquide contenait des flocons légers d'odeur ammoniacale à réaction alcaline. Cette analyse ne pouvait rien prouver et ne prouva rien.

Moscati, de Milan, condensa les émanations des rizières en suspendant, à trois pieds du sol, des globes de verre remplis de glace. L'eau condensée donna une matière floconneuse, putrescible, d'odeur cadavérique. Boussingault trouva dans l'air des plaines marécageuses et si pernicieuses de l'Amérique, des matières organiques que l'acide sulfurique carbonisa.

Ces expériences, qui laissent toutefois à désirer, prouvent cependant l'existence dans l'air d'une matière végétale putrescible, qui constitue les effluves marécageux, et qui est la cause des accidents fâcheux déterminés par les eaux stagnantes.

[M. le docteur L. Gigot (de Levroux) ayant fait passer, à l'aide d'un aspirateur, de grandes quantités d'air marécageux à travers de l'acide sulfurique parfaitement pur, et ayant examiné celui-ci au microscope, y a reconnu des fragments de végétaux (feuilles, fibres, cellules, etc.), des gains de pollen, des débris d'insectes, des infusoires entiers et surtout des débris de ces animalcules. Est-ce là la *matière du miasme paludéen?* M. Gigot croit pouvoir l'affirmer sinon d'après une expérimentation directe, du moins par induction.

D'un autre côté, quelques personnes rejettent absolument le miasme putride et voient là un phénomène physique ou météorologique; suivant Fourcault, c'est un défaut d'équilibre entre le magnétisme terrestre et l'électricité atmosphérique. Écoutons maintenant M. Pallas : « Les marais, par leur constitution géographique et les effets qu'ils produisent sur l'économie animale, offrent la plus grande analogie avec la pile galvanique. Leur action nuisible est d'autant plus redoutable que l'eau dont ils sont formés tient en dissolution des matières organiques ou salines : ce qui explique pourquoi les marais salants et ceux qui avoisinent les rives maritimes sont particulièrement nuisibles à la santé. » M. Burdel adopte la même théorie, pour lui la véritable cause de l'impaludation gît tout entière dans une perturbation spéciale du fluide électrique, née de l'action de la chaleur solaire sur un terrain contenant des principes particuliers. Aussi, contrairement à l'opinion universelle, M. Burdel admet-il que l'homme subit l'influence du miasme paludéen pendant la chaleur du jour.]

Deux influences spéciales peuvent être rapprochées de l'action des marais. L'une est celle des rizières, qui doivent avoir une partie de l'année le pied dans l'eau, et qui produisent, dans les pays où elles sont en usage, des effluves marécageux non moins fâcheux que ceux des marais proprement dits, et déterminent des accidents paludéens tout à fait analogues; l'autre est celle des routoirs, c'est-à-dire des eaux dans lesquelles s'opère le rouissage du chanvre. Ces derniers sont considérés dans beaucoup de pays comme produisant des fièvres intermittentes tout à fait analogues à celles des marais. Parent-Duchâtelet, s'appuyant sur des expériences entreprises par lui, a regardé les émanations du rouissage du chanvre comme parfaitement innocentes. Je ne puis admettre l'analogie des expériences tentées par Parent-Duchâtelet, dans un appartement, avec ce qui se passe dans les localités où s'opère en grand le rouissage du chanvre, et, tout en pensant que l'influence de cette opération a peut-être été exagérée, je n'hésite pas cependant à reconnaître, en raison des faits dont j'ai été témoin, qu'elle détermine des effets analogues, quoique moins énergiques, à ceux des effluves marécageux.

Causes qui favorisent l'action des marais. — Ces causes sont externes ou bien internes, c'est-à-dire dépendant des individus.

Les causes externes sont la température, l'altitude, les vents, l'instant de la journée, la situation géographique.

Les causes internes sont l'âge, le sexe, la constitution, le tempérament et les maladies antérieures. Un mot sur chacune de ces influences.

Causes externes. 1° *Température.* — En général, plus la température est élevée, plus l'action des effluves marécageux est énergique, et plus facilement ils produisent leurs effets.

La température peut être étudiée dans trois circonstances différentes : la température du jour, celle de la saison, et celle de la localité.

Température du jour. — Les effluves marécageux agissent surtout avec énergie depuis le coucher du soleil jusqu'à son lever, c'est-à-dire à l'instant où la température est moins élevée. Cela tient à ce que, le soir, la nuit et le matin, quand le refroidissement de l'atmosphère laisse précipiter des brouillards ou que la rosée se produit, l'homme reçoit avec une très-grande facilité l'influence des effluves marécageux ; car ils ont été précipités avec cette rosée et sont en dissolution dans l'eau qui la constitue. Dans le milieu du jour, quand, par suite de la chaleur, l'air est complétement sec et a dissous totalement les vapeurs, les effluves marécageux exercent au contraire leur minimum d'action. L'influence du soir, immédiatement après le coucher du soleil, est, du reste, beaucoup plus énergique que celle du matin ; ce qui tient à ce que la chaleur de la journée a opéré de nouvelles décompositions végétales, les a volatilisées en même temps que l'eau, et qu'à l'instant de la chute de la rosée l'air en est imprégné et saturé.

Température de la saison. — Plus la saison est chaude, plus le décomposition végétale est au maximum, et, par conséquent, plus l'action des effluves marécageux est énergique. C'est, toutefois, en automne que cette action a le plus de force, et voici pourquoi : la chaleur règne depuis longtemps, les marais contiennent moins d'eau, le limon est plus à découvert et le dégagement des effluves plus facile. Si l'on joint à cela la plus grande quantité de matières végétales décomposées, la mort d'un certain nombre de plantes aquatiques annuelles arrivées au terme de leur existence, on aura l'explication de la grande fréquence des fièvres intermittentes automnales.

Température de la localité. — Plus la contrée où existent les marécages se rapproche de l'équateur, plus active est l'action des effluves. On explique ce résultat, 1° par la végétation luxuriante de ces climats, qui produit des plantes aquatiques larges, épaisses, succulentes et plus riches en sucs végétaux que partout ailleurs ; 2° par la chaleur plus ardente, qui non-seulement dessèche plus rapidement les marais et favorise l'expansion dans l'atmosphère des effluves marécageux, mais encore active la décomposition de ces mêmes substances végétales, qui trouvent réunies les conditions les plus favorables pour cela : chaleur considérable, humidité modérée et eau peu profonde.

L'immobilité de l'air favorise l'action des miasmes là où ils se sont développés : c'est, par exemple, ce qui arrive dans des marais entourés de collines et enclavés dans une espèce de bassin.

Une autre influence à considérer pour se rendre compte de l'action des marais, c'est l'altitude des lieux par rapport au marais lui-même. Il est, en effet, d'observation que les miasmes ne s'élèvent en général qu'à une certaine hauteur dans l'atmosphère. Cette hauteur, qui peut être estimée de quarante à cinquante pieds dans nos climats tempérés, est quelquefois plus élevée dans des contrées plus chaudes.

3° En dehors même de l'altitude, des obstacles matériels, des écrans, physiques en quelque sorte, peuvent s'opposer à l'expansion des miasmes et à leur influence sur une localité. C'est ainsi qu'on a vu des bouquets d'arbres, un mur élevé, etc., empêcher l'action des effluves marécageux, et leur disparition faire développer des fièvres intermittentes là où il n'en existait pas auparavant. Dans les contrées tropicales. on se met à l'abri des terribles effets des émanations paludéennes en gagnant l'intérieur des terres et en s'élevant à une certaine hauteur dans les montagnes. Sezze, élevé de 306 mètres au-dessus de la mer, n'éprouve pas l'effet pernicieux de la proximité des Marais Pontins.

4° Les courants d'air, les vents peuvent exercer une influence sur la production des accidents dus aux marécages, en transportant les effluves à des distances plus ou moins considérables. C'est ainsi qu'on voit dans des localités situées à une certaine distance des marais, mais dans la direction des vents habituels qui passent sur ces derniers avant d'arriver à la localité, des fièvres intermittentes survenir d'une manière presque épidémique à l'instant où ces vents commencent à souffler.

5° Le mélange accidentel des eaux salines et des eaux douces, toutes deux à l'état d'eaux stagnantes et marécageuses, détermine un développement considérable d'effluves, et occasionne des accidents plus graves que n'en produirait chacune de ces deux espèces d'eaux, agissant isolément. M. Gaëtano-Giorgini a publié, en 1825, plusieurs faits de ce genre.

Ainsi, d'après cet auteur, la plaine marécageuse formée, dans l'État de Massa, par l'Arno et le Perchio, recevait constamment l'eau salée que les marées lui envoyaient, et la ville de Viareggio ainsi que les environs offraient jusqu'en 1741 l'aspect d'une dépopulation due à l'influence de ces marais. A cette époque, une écluse de séparation des eaux douces et des eaux salées fut construite; dès l'année suivante, les fièvres ne reparurent plus dans le voisinage, et la population s'accrut; mais, en 1768 et 1769, les écluses endommagées laissèrent pénétrer l'eau de la mer, et pendant ces deux années, Viareggio et les bords des lacs de Massacuccioli furent de nouveau ravagés par la maladie; le rétablissement de l'écluse la fit cesser; un oubli pareil, en 1784, amena les mêmes résultats. Les habitants de Montignoso, placés dans des conditions pareilles, sollicitèrent les mêmes secours: une semblable écluse améliora leur sort. Deux autres furent construites à Montrone, en 1818, et à Tonfalo, en 1820; le même succès couronna ces travaux.

Quelle est la cause de semblables effets? On l'ignore; il est cependant probable que c'est la densité différente des deux liquides mélangés qui détermine une fermentation soudaine et rapide. Le mélange des eaux de deux étangs différents peut produire des phénomènes semblables.

Suivant M. Savi, ainsi que nous l'avons dit plus haut, le mélange des eaux douces et des eaux salées produirait une quantité notable d'hydrogène sulfuré, et ce serait alors à ce gaz qu'il faudrait attribuer les effets plus pernicieux de ces marais.

Les eaux d'une féculerie, mêlées à des eaux marécageuses,

sont probablement capables de produire une action analogue et une infection soudaine.

[Aux conditions précédentes qui font varier l'influence du miasme paludéen, il convient, depuis les belles et savantes recherches de M. Boudin, d'ajouter la *situation géographique*. Dans l'hémisphère nord le domaine des fièvres paludéennes s'étend de l'équateur à une limite boréale qui, au moins sur l'ancien continent, correspondrait assez bien à la ligne isotherme de 5° centigrades, mais qui, dans l'Océan, exclut les îles du nord de l'Écosse. Dans l'hémisphère sud ce domaine est beaucoup plus restreint et sa limite australe n'atteint même pas l'isotherme de 15°. Les fièvres sont très-rares dans l'Amérique du Sud en dehors du tropique.]

Causes internes. *Age*. — Plus un individu est jeune, plus, toutes circonstances égales d'ailleurs, il subit facilement l'influence des effluves marécageux.

Sexe. — Il est généralement admis que les femmes résistent mieux aux émanations pa'udéennes : cela tient uniquement à ce que, par suite de leurs occupations habituelles, elles s'exposent moins à leur action.

Les sujets à tempérament lymphatique, ceux qui sont mous, débiles, d'une faible constitution, subissent bien plus facilement l'action des marais.

Il en est de même des individus convalescents d'une maladie quelconque.

Les personnes qui ont déjà eu des fièvres intermittentes sont également bien plus aptes à subir l'influence de la malaria.

Action des effluves marécageux sur l'homme. — Cette action est complexe et assez difficile à analyser ; nous adopterons, toutefois, l'opinion qui consiste à admettre que l'action des marécages détermine des endémies et des épidémies.

Endémies. — Les unes sont aiguës, les autres chroniques; elles résultent toutes de l'action des effluves marécageux sur l'homme, après qu'ils ont été absorbés par lui. Les voies d'absorption sont probablement, comme toujours, les surfaces cutanée, pulmonaire et digestive.

Les effluves, une fois absorbés, peuvent agir immédiatement, au bout de quelques jours, ou longtemps après. C'est ainsi qu'on a vu des individus n'être pris de fièvres d'accès que sept ou huit mois après avoir subi l'influence marécageuse.

Endémies aiguës. — 1° Dans les climats tempérés, qui comprennent une partie du centre de l'Europe, l'influence dont nous parlons se traduit par la production de fièvres intermittentes simples et de toutes leurs variétés, fièvres quotidienne, tierce, quarte, etc.; par le développement de fièvres rémittentes simples ou bilieuses; enfin par les fièvres larvées. Ces affections diverses sont d'autant plus intenses que la saison est plus chaude, et la contrée plus méridionale.

Dans les climats tempérés, les fièvres pernicieuses se développent quelquefois; elles y sont rares.

Dans les climats chauds du Midi, comme l'Italie, la Grèce, le nord de l'Afrique, les accidents qui sont la conséquence de l'influence paludéenne sont plus à redouter. Les fièvres intermittentes sont beaucoup plus graves, plus souvent pernicieuses et fréquemment mortelles. La dysenterie y est également commune. On voit, de plus, un certain nombre de maladies aiguës, ordinairement continues, prendre le type intermittent.

Dans les climats très-chauds, dans les régions équatoriales, aux Antilles, à la Guyane, etc., l'influence paludéenne est plus terrible encore.

Il y a d'abord des exemples d'intoxication rapide et produite en quelques heures par l'atmosphère marécageuse. On a vu ainsi la mort survenir à la suite de l'exposition passagère à l'air d'un marais, après une journée très-chaude. Les fièvres intermittentes y sont rarement simples et presque toujours pernicieuses et mortelles. On observe assez souvent des dysenteries graves.

La plupart des auteurs qui ont écrit sur les maladies des pays chauds placent dans les effluves marécageux la cause et le point de départ de trois grandes maladies pestilentielles. Un mot sur chacune d'elles :

1° *Le choléra.* — C'est, en effet, dans les émanations marécageuses des bords et de l'embouchure du Gange que l'on place l'origine de cette maladie, qui y est endémique ; une fois développée, elle se répand au loin par des miasmes capables de reproduire une maladie semblable. Une observation curieuse de Johnson éclaircit la question étiologique de cette influence. Sur vingt-huit soldats exposés à la fois aux émanations d'un marais, seize furent pris de fièvres intermittentes, quatre du choléra, quatre de dysenterie, et le reste de fièvre jaune. N'est-ce pas là la preuve la plus évidente de l'influence pathogénique des eaux stagnantes sur ces quatre maladies : fièvre intermittente, choléra, dysenterie, fièvre jaune?

2° *Fièvre jaune.* — La fièvre jaune est très-probablement due, lorsqu'elle commence à se manifester dans une localité, aux effluves marécageux ; voici les preuves sur lesquelles on peut appuyer cette opinion :

La fièvre jaune est plus commune au voisinage des plaines inondées et de l'embouchure des fleuves, spécialement à Pensacola, à la Vera-Cruz, à la Havane, sur les rives du Rio-Morto, à Carthagène, à Saint-Pierre de la Martinique, et dans toutes les localités infectées d'eaux stagnantes.

La fièvre jaune se montre aux mêmes époques et dans les mêmes conditions que les fièvres intermittentes de nos climats. Elle est presque toujours précédée et accompagnée par celles-ci, dans les lieux où elle existe.

La fièvre jaune décime les Européens transplantés, tandis que, dans le même temps et dans le même lieu, la fièvre intermittente sévit sur les indigènes mieux acclimatés.

D'après M. de Humboldt, il suffit de traverser pendant quelques heures les environs de la Vera-Cruz, pour contracter les germes de la fièvre jaune.

Pour cette dernière comme pour les fièvres intermittentes, tous les effluves marécageux paraissent n'agir que jusqu'à une certaine hauteur. D'après M. de Humboldt, la ferme de l'Encerro, située à 928 mètres au-dessus de la Vera-Cruz, est la limite de la fièvre jaune dans ces contrées.

3° *Peste d'Orient.* — Parmi les causes qui exercent une grande influence sur le développement de la peste d'Orient, on a coutume de citer l'influence marécageuse. Cela peut être vrai, mais le fait est beaucoup moins bien démontré que pour les deux maladies précédentes.

[Enfin quelques auteurs (Ancelon, Ott, etc.), ont noté la coexistence ou l'alternance des fièvres intermittentes avec des *fièvres typhoïdes* et des *épidémies charbonneuses* dans les pays de marais.]

Endémie chronique. — J'entends exprimer par là l'état général des habitants qui vivent au milieu des marécages, état qui résulte de l'influence habituelle des effluves marécageux, et qui est souvent interrompu par le développement de fièvres intermittentes nouvelles, intercurrentes.

Cet état endémique, pour lequel on peut accepter la dénomination de cachexie paludéenne, ne se manifeste pas de la même manière dans tous les pays de marais. Ainsi, on l'observe fréquemment chez les habitants des marécages des bords de la mer du Nord et de la Baltique. Dans ces localités, malgré l'existence des effluves, les fièvres intermittentes ne sont pas très-communes ; elles n'y présentent ni la gravité, ni l'intensité qu'elles ont dans des contrées plus chaudes; tandis que c'est l'état endémique, au contraire, qui domine.

Dans les contrées du centre, les fièvres intermittentes sont très-fréquentes, mais ce n'est encore que rarement qu'elles y sont pernicieuses.

L'état endémique s'y montre avec une fréquence à peu près aussi grande, et il s'y présente indifféremment comme état primitif chez les indigènes des localités marécageuses, ou comme état consécutif à la suite de fièvres intermittentes fréquemment répétées. .

Dans les climats chauds, l'endémie n'a souvent pas le temps de se manifester, et ce sont des accidents aigus qui surviennent presque toujours chez les habitants et chez les étrangers. Chez les indigènes des Marais Pontins la cachexie paludéenne est à peu près générale; en Afrique, aux Antilles, l'endémie chronique est plus rare, et les accidents aigus sont beaucoup plus fréquents.

Cette endémie ou cette cachexie paludéenne consiste dans la diminution simultanée de la proportion des globules et de la proportion de l'albumine du sérum du sang. Quelquefois l'abaissement du chiffre de la fibrine vient s'y joindre.

L'abaissement du chiffre des globules se traduit par la décoloration avec teinte jaunâtre de la peau, la dyspnée, les palpitations, les bruits de souffle vasculaire. La diminution de l'albumine se manifeste par la tendance à la production des hydropisies générales et la faiblesse des sujets.

Quand il y a diminution de proportion de la fibrine, on observe en même temps des hémorrhagies de la peau et des membranes muqueuses.

En même temps que cet état général, on constate bien souvent l'existence de fièvres intermittentes intercurrentes très-rebelles, à la suite desquelles on observe fréquemment des congestions chroniques, également rebelles, du foie et de la rate.

Cette cachexie paludéenne peut-elle conduire aux scrofules, à la phthisie pulmonaire, au rachitisme? L'examen de cette question a quelque importance.

Relativement aux individus cachectiques, je ne pense pas que la cachexie seule puisse les conduire à l'une des trois maladies que je viens de nommer, à moins qu'ils n'aient une prédisposition morbide spéciale pour l'une d'elles. — Mais quant à leurs enfants, c'est autre chose, et personne n'hésite à admettre que les sujets nés de parents atteints de cachexie paludéenne ne deviennent fréquemment rachitiques, scrofuleux ou tuberculeux.

Une autre question qui, dans ces dernières années, a soulevé de vives discussions, est celle de l'antagonisme des influences marécageuses avec deux autres maladies : la fièvre typhoïde et la phthisie pulmonaire.

Voici les conclusions du travail intéressant de M. Boudin, un des premiers qui aient produit cette opinion.

1° Les *localités* dans lesquelles la cause productrice des fièvres intermittentes endémiques imprime à l'homme une modification profonde se distinguent par la rareté relative de la phthisie pulmonaire et de la fièvre typhoïde.

2° Les *localités* dans lesquelles la fièvre typhoïde et la phthisie pulmonaire sont fortement dessinées se font remarquer par la rareté et le peu de gravité des fièvres intermittentes contractées sur place.

3° Le desséchement d'un sol marécageux ou sa conversion en étang, en produisant la disparition ou la diminution des maladies paludéennes, semble disposer l'organisme à une pathologie nouvelle, dans laquelle la phthisie pulmonaire, et, suivant la position géographique du lieu, la fièvre typhoïde se font particulièrement remarquer.

Après avoir séjourné dans un pays à caractère marécageux prononcé, l'homme présente contre la fièvre typhoïde une immunité dont le degré et la durée sont en raison directe composée : 1° de la durée du séjour antérieur; 2° de l'intensité d'expression à laquelle y atteignent les fièvres de marais considérées sous le double rapport de la forme et du type. Ce qui, en d'autres termes, signifie que le séjour dans un pays à fièvres rémittentes et continues, tel que certains points du littoral de l'Algérie et le centre des pays d'étangs de la Bresse, est plus préservateur contre les maladies dont il s'agit que ne le serait, par exemple, le séjour à l'embouchure fangeuse de la Bièvre, à Paris.

5° Les conditions de latitude et de longitude géographiques et d'élévation qui posent une limite à la manifestation des fièvres de marais établissent également une limite à l'influence médicatrice de l'élément marécageux.

6° Enfin, certaines conditions de race et peut-être de sexe, en diminuant l'impressionnabilité de l'organisme pour la cause productrice des fièvres de marais, amoindrissent en même temps l'efficacité médicatrice de cette cause.

Ces conclusions de M. Boudin ont trouvé beaucoup d'incrédules et soulevé de vives critiques. Des arguments et des chiffres ont été produits pour les appuyer aussi bien que pour les combattre, et la question est encore indécise. Je resterai également dans le doute, et j'admettrai que M. Boudin a exagéré un fait qui présente cependant un côté vrai, je pense qu'il y a peu de fièvres typhoïdes et de phthisies pulmonaires là où règne l'influence marécageuse : il y a loin de là à l'antagonisme à peu près absolu que ce médecin a voulu admettre, et que de nombreuses recherches ultérieures pourront seules démontrer.

L'influence marécageuse exerce une action fatale sur la population, et le résultat le plus habituel de sa persistance, dans une localité déterminée, est la dépopulation de cette localité. — Les villes de Brindes, Aquilée, Acerra en Italie, se sont éteintes. — En Bresse, la petite ville de Villars a été réduite à un petit groupe d'habitations. — Vic, au lieu de 8 à 900 maisons qu'il avait dans le dix-huitième siècle, en compte tout au plus 30. — Frontignan et d'autres villes des environs de Cette ne sont plus maintenant que des villages.

En général, dans les contrées marécageuses, comme dans la Sologne, la Brenne, la Bresse, le nombre des décès l'emporte sur celui des naissances, et l'immigration seule entretient la population. Une extrême dépopulation a toujours été remarquée dans les Marais Pontins.

De 1801 à 1811, le pape Pie VI fit exécuter dans les Marais Pontins des travaux d'amélioration qui amenèrent les résultats suivants (DE PRONY) :

LOCALITÉS.	VELLETRI.	SERRE.	PIPERINO.	SORINO.	TOTAUX.
Décès..........	2,313	3,181	1,717	961	8.112
Naissances.....	1,786	3,338	1,601	885	7.610

Ainsi, malgré les travaux d'amélioration, les décès l'emportent encore sur les naissances de plus de 1/16e.

La vie moyenne, d'après Fodéré, est, en Suisse, dans les terrains marécageux, de 26 ans, et dans les montagnes, de 46. — En Bresse, il y a des localités où la vie moyenne n'est que de 22 ou même de 19 ans.

Les résultats suivants, obtenus pour la seule année 1846 par l'examen du mouvement de la population dans les dix départements les plus marécageux de la France et les dix qui le sont le moins, prouvent que ces derniers présentent un notable excédant dans la fécondité et une proportion considérable dans la mortalité. Le résultat en est, pour les premiers, un accroissement moins considérable de la population.

	10 DÉPARTEMENTS	
	les moins marécageux.	les plus marécageux.
Naissances....................	1 sur 34,09	1 sur 34,40
Décès	1 sur 46,61	1 sur 41,08
Augmentation de la population..	1/146	1/194

Les différences ne sont pas très-considérables, mais aussi dans nos climats les fièvres intermittentes sont loin d'avoir la gravité de celles des climats chauds.

Épidémies paludéennes. — On considère comme épidémiques toutes les maladies produites sous l'influence de la malaria et qui sévissent à une certaine époque, dans une localité donnée, avec une fréquence beaucoup plus grande que dans tout autre temps ; ou bien qui se produisent tout d'un coup dans des localités où avant il n'y avait rien de semblable. Plusieurs causes peuvent rendre compte de ces épidémies ; ce sont en particulier les suivantes :

Le développement subit d'une quantité anormale d'émanations, quelles que soient, du reste, les causes physiques qui les aient produites (chaleur anormale et passagère, orages fréquents et accumulés, mélange d'eaux salées et d'eaux douces, défrichements, mouvements de terrains, etc.).

Le transport par des vents qui, après avoir passé au-dessus de la surface d'un marais, vont porter les effluves marécageux dans une localité souvent très-éloignée. Ces deux circonstances sont les plus fréquentes.

Un autre mode de développement des épidémies est le suivant : les effluves déterminent dans une localité des accidents paludéens, ici une dyssenterie, là un choléra, autre part une fièvre jaune, et la maladie, une fois produite, se propage par des exhalaisons miasmatiques fournies par les individus atteints, et capables de développer sur d'autres sujets une maladie semblable.

Dans ces cas divers, la gravité de ces épidémies est en général en raison directe de l'activité des causes qui les ont produites. C'est ainsi que les effluves des pays chauds déterminent des effets beaucoup plus graves que ceux de nos climats tempérés. — Ceux des pays froids n'ont, sous ce rapport, aucune action et n'engendrent pas d'épidémies. Les épidémies produites à leur origine par des causes paludéennes et propagées consécutivement par des miasmes, sont en général plus graves que lorsque cette dernière circonstance ne se présente pas. C'est ce qui arrive, par exemple, pour les dyssenteries épidémiques, le choléra, la fièvre jaune. Presque toujours en même temps que les effluves paludéens produisent sur l'homme des épidémies, ils déterminent sur les animaux des épizooties. M. Dupuy a vu périr, avec des accidents tout à fait analogues aux phénomènes de la fièvre intermittente, un troupeau de bœufs qui avaient pâturé dans un marais. En 1826, après le débordement de la rivière de la Mause, une épidémie intermittente vint se déclarer chez les chevaux, qui moururent en grand nombre. — La campagne de Rome a vu également de nombreuses épizooties. Lancisi rapporte qu'en 1712, pendant le règne des fièvres intermittentes, une épizootie enleva trente mille bœufs.

Les marécages déterminent, du reste, chez beaucoup d'animaux, une endémie chronique tout à fait analogue à celle qui se produit chez l'homme. — Le séjour et le pacage des moutons dans les endroits marécageux déterminent chez eux l'hydrohémie, maladie qui consiste dans la diminution de proportion des globules du sang et dans celle du sérum, et par conséquent analogue à la cachexie paludéenne de l'homme. — M. de Gasparin a reproduit la même maladie chez les moutons en leur faisant boire de l'eau provenant de la rosée condensée d'une atmosphère marécageuse, et en les frottant avec cette eau.

RÈGLES HYGIÉNIQUES. — Les unes sont relatives à l'habitation des contrées marécageuses, les autres aux améliorations qui ont pour but de faire disparaître ou d'atténuer le plus possible les foyers d'infection.

Habitation des marais. — Pour les marais des contrées tropicales, leur action est telle que l'homme qui voudrait lutter contre elle succomberait nécessairement dans la lutte et en subirait les terribles effets. On ne peut donc que l'engager à en fuir non-seulement le séjour, mais le passage seul. Dans des climats moins chauds, mais à température encore très-élevée, comme au nord de l'Afrique, la présence des marécages est un des plus grands obstacles à l'acclimatement des Européens, et il n'y a qu'une seule circonstance qui puisse le permettre, c'est la construction des villes, des villages, des habitations isolées sur des lieux élevés. On aura toujours à craindre, cependant, les travaux exécutés pendant le jour dans les localités infectées.

Dans nos contrées tempérées, voici les précautions principales que doit prendre l'habitant des marais : — les habitations, les fermes, les villages devront être placés sur des hauteurs et à une élévation assez grande pour être, autant que possible, à l'abri des effluves marécageux. On consultera à cet égard la direction des vents habituellement régnants, afin de ne pas y exposer la façade des maisons et d'y placer le moins possible de portes et de fenêtres. — La maison elle-même, si on le peut, sera soustraite à la direction de ces vents qui auront traversé des marais avant d'arriver jusqu'à elle. — Les fenêtres et les portes seront fermées le soir de bonne heure, et on maintiendra, autant que possible, à l'intérieur, la sécheresse et la propreté. Si l'on ne peut soustraire les habitations à l'action des vents qui viennent de traverser des marécages, on tâchera de les préserver de leur influence par des plantations d'arbres, des rideaux de peupliers qui, à mesure qu'ils grandissent, s'opposent avec efficacité à l'action des effluves. Les vêtements devront être assez chauds, surtout le soir, et les tissus qui les constituent ne seront pas hygrométriques. Les vêtements en laine grossièrement tissée sont excellents sous ce rapport.

L'habitant des lieux marécageux doit fuir avec soin l'humidité, la rosée du soir et celle du matin, la première pluie qui tombe après un certain temps de sécheresse, les ondées qui accompagnent les orages.

Les émotions violentes et prolongées, les diverses causes d'épuisement, favorisant l'action paludéenne, devront, autant que possible, être remplacées par des conditions tout opposées.

Pour l'individu occupé dans des lieux marécageux à des travaux physiques, ces travaux ne devront commencer qu'après le lever du soleil, pour être terminés immédiatement avant son coucher.

Les soins habituels de propreté, les bains répétés, sont utiles et peuvent s'opposer à l'action des effluves. Les anciens faisaient habituellement, pour s'opposer à l'action paludéenne, des onctions huileuses sur toute la surface du corps; peut-être avaient-ils raison. Je crois qu'à une époque où on s'occupe beaucoup du desséchement des marais, on devrait faire quelques expérimentations dans ce sens, car ces onctions, si elles ne diminuent pas l'activité de l'absorption pulmonaire, diminuent ou font même disparaître presque complétement celle de la peau; c'est une cause d'absorption de moins.

Les aliments suffisants, sains et substantiels, sont recommandés ; ils devront en même temps être toniques et légèrement stimulants. L'usage très-modéré du vin, des liqueurs et du café a une grande utilité dans les localités marécageuses, surtout si on ne le porte pas jusqu'à l'abus. On devra éviter d'employer, comme boisson aqueuse, l'eau qui provient des eaux stagnantes, celle des citernes, quelquefois même celle des puits, avant de les avoir soumises préalablement à l'ébullition et à l'aération, ou mieux encore à la filtration sur le charbon animal.

Le sommeil doit être suffisant ; jamais il n'aura lieu en plein air.

Il est des cas dans lesquels on voit certains individus être repris à chaque instant, et en vertu d'une prédisposition en quelque sorte spéciale, d'accidents paludéens : il sera bien de les engager à changer de localité et à quitter un climat qui leur a été si funeste.

Toutes ces conditions hygiéniques se résument en disant qu'il faut introduire le plus d'aisance possible parmi les habitants des contrées marécageuses.

Amélioration et destruction des marais. — Il est des cas où l'influence marécageuse s'exerce d'une manière si fâcheuse et si incessante sur les habitants d'un pays, qu'il est nécessaire de se débarrasser des marais pour assainir la contrée. La loi autorise même, en pareil cas, et après des enquêtes suffisantes, les conseils municipaux à obliger les propriétaires à opérer le desséchement des marais, ou leur conversion en eaux vives, et à recourir même à la voie de l'expropriation. Ces deux moyens, c'est-à-dire le desséchement ou la conversion en eaux vives, sont les seuls, en effet, à l'aide desquels on puisse assainir une contrée marécageuse et faire disparaître les effluves qui l'infectent.

Examinons successivement ces deux ordres de moyens :

1° *Desséchement des marais.* — M. de Prony, dans son travail relatif aux moyens à employer pour améliorer les Marais Pontins, a bien précisé les conditions nécessaires à accomplir pour dessécher un marais. Cette question étant tout hygiénique doit nous occuper.

Pour dessécher un marais, il y a trois conditions à remplir :

1° Empêcher l'introduction des eaux affluentes ;

2° Évacuer celles qui y séjournent ;

3° Concentrer sur le plus petit espace possible les eaux dont on ne peut se débarrasser.

1° On reçoit les eaux affluentes dans un canal de ceinture ou dans un canal central qui va les porter, soit dans des réservoirs établis dans les localités les plus basses du marais, soit dans une rivière, ou un cours d'eau situé en dehors du marécage et dans une position également plus déclive que lui. Les terres provenant du creusement de ce canal central ou de ceinture contribueront à lui servir de digue.

2° On se débarrassera des eaux stagnantes par un des trois moyens suivants :

A l'écoulement ; B, l'atterrissement ; C, l'épuisement.

A. L'écoulement consiste à diriger les eaux dans le canal de ceinture ou le canal central, ou, dans d'autres cas, à percer un obstacle qui s'oppose à leur libre écoulement, pour les amener, dans l'un et l'autre cas, vers une partie plus déclive que celle dans laquelle elles séjournent. Quelquefois le curage des cours d'eau existant dans une localité marécageuse, mais obstrués par des atterrissements spontanés, conduit à ce résultat (Sologne).

On dirige toutes ces eaux vers la partie la plus déclive, à l'aide d'un système de rigoles et de fossés parallèles qui les conduisent de là dans des canaux secondaires ou dans le canal central ou de ceinture, ou enfin dans des réservoirs spéciaux.

La plupart du temps, les rigoles n'ont pas besoin d'être glaisées, attendu que, dans le plus grand nombre des marécages, le sous-sol est argileux et imperméable à l'eau.

Les fossés, les rigoles et les canaux creusés pour dessécher et assainir les marécages devront, en général, être plantés d'arbres sur leurs bords. Les arbres que l'on choisira pour cet objet seront des osiers, des frênes, des saules, des aunes, qui jouissent de la propriété de s'opposer à l'expansion, dans l'atmosphère, des effluves marécageux subsistant encore, et d'empêcher les canaux et les rigoles de se combler par la chute de leurs bords. Les aunes atteignent surtout parfaitement ce dernier but, en retenant les terres encore peu consistantes et peu solides par l'intrication et la multiplicité de leurs racines.

Souvent, lorsque la couche imperméable du sous-sol n'a pas une épaisseur trop considérable, on peut la percer et creuser ainsi des puisards, qui constituent un moyen accessoire de desséchement.

B. L'atterrissement est un moyen que l'art emploie à l'imitation de ce qui se produit naturellement à l'embouchure des fleuves. Voici en quoi il consiste : quand on peut disposer d'un torrent bourbeux ou d'un courant d'eau de même qualité, on le dirige sur le terrain marécageux, on l'inonde. Puis quand, par le repos, il a déposé son limon, on s'en débarrasse par l'écoulement, et on recommence ainsi plusieurs fois jusqu'à ce que le sol du marais ait été suffisamment élevé et que, par des atterrissements successifs, on soit ainsi parvenu à constituer un sol nouveau. On a ainsi assaini une partie de l'île de la Camargue, au moyen des eaux limoneuses du Rhône convenablement employées.

C. L'épuisement s'opère à l'aide de machines hydrauliques que les perfectionnements modernes de la mécanique mettent à la disposition des ingénieurs. On peut employer dans ce but les norias, les turbines, les siphons, les machines à vapeur.

Quel que soit celui de ces trois ordres de moyens qu'on emploie, il faut ensuite irriguer convenablement le sol desséché, si l'on veut entretenir sa fertilité nouvelle.

3° Lorsque le desséchement d'un marais ne peut avoir lieu, et il en est souvent ainsi à cause de la disposition en bassin du sol marécageux, il faut essayer de le convertir en étang rempli d'eau, ce que l'on peut opérer en pratiquant des curages appropriés et établissant des berges et des systèmes d'empellement convenables.

Ces moyens divers, qui permettent, en général, d'atteindre le but qu'on se propose, ne sont cependant pas toujours praticables, et voici pourquoi : pour entreprendre ces travaux, il faut des ouvriers ; or, ces ouvriers doivent travailler au milieu des marécages, et sont exposés, par conséquent, à toutes les influences que nous avons décrites.

Dans les climats très-chauds, ces influences paludéennes sont terribles et fréquemment mortelles ; il faut donc renoncer à y employer l'homme, et on ne peut songer à dessécher ou même à améliorer de tels marais.

Dans les climats un peu moins chauds, comme au nord de l'Afrique, ces émanations marécageuses, tout en étant moins terribles, n'en sont pas moins cependant très-graves, et dans certaines saisons il faut de toute nécessité que l'homme renonce à travailler.

Dans nos climats tempérés mêmes, les travaux tout récemment commencés en Sologne ont démontré les terribles effets de ces émanations paludéennes sur les ouvriers qui les ont effectués : fièvres intermittentes simples et quelquefois pernicieuses, récidives fréquentes, cachexies paludéennes profondes et rebelles, foie et rate tuméfiés ; voici le portrait des individus que nous avons eu à traiter dans les hôpitaux et qui revenaient tous à Paris avec une constitution détériorée et épuisée. Il y a donc de grandes précautions à prendre pour l'ouvrier qui entreprend de semblables travaux. Ainsi, en premier lieu, il faut choisir la saison. L'hiver, on ne peut rien faire, à cause de la quantité d'eau trop considérable qui existe dans les marécages.

C'est au printemps et au commencement de l'été qu'il faut entreprendre les travaux de desséchement ou de conversion en étang. A une époque plus avancée de la saison, l'influence des effluves, ainsi que nous l'avons déjà dit, est beaucoup plus fâcheuse.

Les conseils à donner aux ouvriers consistent à les engager à travailler seulement depuis le lever du soleil jusqu'à son coucher ; à observer la sobriété ; à faire usage d'un peu plus de vin qu'à l'ordinaire ; à se couvrir de vêtements suffisants ; enfin à observer toutes les règles que nous avons posées plus haut.

Bibliographie. — HIPPOCRATE, *Des airs, des eaux et des lieux.* — DONIUS (J.-B.), *De restituenda salubritate agri Romani.* Florent., 1667, in-4°. — LANCISI, *De noxiis paludum effluviis*, libri II. Romæ, 1717, in-4°. — PLATNER, *De pestiferis aquarum putrescentium expirationibus.* Lipsiæ, 1747, in-4°. — VOLTA (Al.), *Lettre sur l'air inflammable des marais*, in *Obs. de phys.*, de l'abbé Rosier, t. XI, p. 152, 219 ; 1778. — ORLANDI, *De exsiccandarum paludum utilitate, deque infirmitatibus quæ ab aquis stagnantibus oriuntur.* Romæ, 1783, in-4°. — CHAPTAL (J.-B.), *Mém. sur les causes de l'insalubrité des lieux voisins de nos étangs et sur les moyens d'y remédier.* Th. de Montp., 1783, in-4°. — HALLÉ, FOURCROY, etc., *Rapp. sur le projet de Boncerf relativement au desséchement des marais*, in *Mém. de la Soc. roy. de méd.*, 1780. — *De l'influence des marais et des étangs sur la santé et de la nécessité des desséchements*, 3e édit., Paris, 1791, in-8°. — BALMES (J. B.), *Déterminer par l'observation quelles sont les maladies qui résultent des eaux stagnantes et des pays marécageux, soit pour ceux*, etc. Mém. cour. par la Soc. de méd. de Paris. Nimes, 1789, in-8. — RAMEL, *De l'influence des marais et des étangs sur la santé des hommes.* Paris, 1802, in-8. — FILGRAND-POUZIN, *De l'insalubrité des étangs et des moyens d'y remédier.* Mém. cour. par la Soc. des sc., etc., de Montpellier. Montpellier, 1813, in-8. — CAILLARD, *Mém. sur le danger des émanations marécageuses.* Paris, 1816, in-8. — POTERLET, *Code des desséchements, ou Recueil des règlements*, etc. Paris, 1817, in-8. — RIGAUD DE L'ISLE, *Recherches chimico médicales sur les causes du mauvais air*, in *Bibl. univ. de Genève*, t. II, p. 25 ; 1816 ; et t. V, p. 13, 112 ; 1817. — FOURNIER-PESCAY et BEGIN, art. *Marais*, in *Dict. des sc. méd.*, t. XXX ; 1818. — P. CADET (de Metz), *De l'air insalubre.* Paris, 1822, in-8. — PRONY (de), *Description hydrographique des marais Pontins, relief du* sol, etc., atl. Paris, 1823, in-4º. — Julia (J.-S.-E.), *Recherches historiques, chimiques et médicales sur l'air marécageux*. Mém. cour. par l'Ac. des sc. de Lyon. Paris, 1823. in-8. — Montfalcon, *Histoire médicale des marais et traité des fièvres intermittentes*, etc., 1re édit.. 1824; 2e édit , Paris et Lyon, 1827, in-8. — Giorgini (Gaet.). *Sur les causes de l'insalubrité de l'air dans le voisinage des marais en communication avec la mer*, in *Ann. de chim.*, 1re sér., t. XXIX, p. 225; 1825. — Boussingault, *Mém. sur la possibilité de constater l'existence des miasmes et sur la présence d'un principe hydrogéné dans l'air*, in *Ann. de chim. et de phys.*, 1re sér., t. LVII, p. 148; 1834. — Villermé, *Influence des marais sur la vie*, in *Ann. d'hyg.*, 1re sér., t. XI, p. 251. — Du même, *Influence des marais sur la vie des enfants*, ibid., t. XII, p. 31; 1834. — Motard. *Des eaux stagnantes, et en particulier des marais et des desséchements*. Thèse de concours. Paris, 1838, in-8. — Daniell, *Du dégagement spontané de l'hydrogène sulfuré dans les eaux de la côte occidentale d'Afrique*, in *Ann. de chim.*, 3e sér., t. III, p. 331; 1841. — Savi (P.), *Alcune considerazioni sulla mal'aria delle maremme Toscane*. Pisa, 1839, et trad. de l'italien, par F. Leblanc, in *Ann. de chim.*, 3e sér., t. III, p. 344; 1841. — Morren (A.), *Mém. sur les gaz tenus en dissolution par les eaux*, in *Mém. de la Soc. d'agriculture d'Angers*, t. II, p. 125. — Hopkins, *Observ. sur la nature et les effets de la malaria*, trad. franç., par M. Guérard, in *Ann. d'hyg.*, 1re sér., t. XXV, p. 33; 1841. — Searle, *On the poisonous influence of malaria, and the Diseases it gives rise*, etc., in *The Lancet*, 1842-43, t. II, p. 229. — Pallas, *De l'influence de l'électricité atmosphérique et terrestre sur l'organisme*. Paris, 1847, in-8. — Mélier, *Rapport sur les marais salants du midi et de l'ouest de la France*, pl., in *Ann. d'hyg.*, 1re sér., t. XXXIV, p. 87, 241; 1848. — Becquerel, *Études sur la Sologne, et rapports présentés au Conseil général du département du Loiret*. Paris, 1849, 1853, in-8º. — Ancelon (E.-A), *Mém. sur les fièvres typhoïdes périodiquement développées par les émanations de l'étang de Lindre-Basse*. Nancy, 1847, in-8. — Puvis, *Des causes et des effets de l'insalubrité des étangs, de la nécessité et des moyens d'arriver à leur desséchement*. Bourg, 1851, in-8. — Decondé, *Hygiène des polders et des marécages*, in *Ann. de la Soc. de méd. d'Anvers*, 1852. — Jacquot (F.), *De l'origine miasmatique des fièvres endémo-épidémiques, dites intermittentes, palustres ou à quinquina*, in *Ann. d'hyg.*, 2e sér., t. II, p. 33, 241; 1854; et t. III, p. 5; 1855. — Du même, *Étude nouvelle de l'endémo-épidémie annuelle des pays chauds, basée*, etc., ibid., t. VIII, p. 241; 1857; et t. IX. p. 5; 1858. — Burdel, *Recherches sur les fièvres paludéennes, suivies d'études physiologiques et médicales sur la Sologne*. Paris, 1858, in-12. — Gigot (L.), *Recherches expérimentales sur la nature des émanations marécageuses, et sur les moyens d'empêcher leur formation et leur expansion dans l'air*, pl. 5. Paris, 1849, in-8. — Ott (Fr.), *Epidemische pustula maligna zu Ischof*, in *Unger Ztschr.*, XI, 2; 1860; et *Schmidt's Jahresb.*, t. CVIII, p. 39; 1860. — Gaudon, *De la Brenne et de ses étangs. Compatibilité de la salubrité avec l'existence d'un certain nombre* d'étangs. Le Blanc, 1861, in-8. — BIERBAUM, *Das Malaria Siechthum vorzugweise in sanitätspolizeilicher Beziehung*. Wesel, 1853, in-8. — REINHART (H.), *Statistiche Studien über den Einfluss der Sumpfgegenden auf die mittlere Lebensdauer*, in *Pappenheim's Beiträge zur exact. Forsch.* 3 s., t. IV, p. 10 ; et *Ann. d'hyg.*, 2ᵉ sér., t. XVIII, p. 225 ; 1862. — ROLLET J.), *Étangs de la Dombes : leur influence sur la population, sur la durée de la vie, etc.*, in *Gaz. méd. de Lyon* fév. 1862, et *Ann. d'hyg.*, 2ᵉ sér., t. XVIII, p. 225 ; 1862. — Voir aussi les auteurs qui ont traité des fièvres intermittentes : TORTI (1712), SENAC (1759), ALIBERT (1804), BAILLY (1825), NEPPLE (1828), MAILLOT (1836), BOUDIN (1842), etc., etc. ; plus une multitude de Mémoires sur des épidémies particulières, et de Dissertations inaugurales tant en France qu'à l'Étranger. — Question de l'antagonisme. — BOUDIN, in *Essai de géogr. méd.*, ch. VIII p. 32 ; 1843. — Du MÊME, *Lettre sur la loi de l'antagonisme*, in *Gaz. méd.*, 1843, p. 470. — Du MÊME, *ibid.*, p. 611 ; et réponses à différentes objections, *ibid.*, passim.; *Ann. d'hyg.*, 1ʳᵉ sér., t. XXXIII, p. 53 ; 1845. — *Ibid.*, t. XXXVI, p. 304, 1846. — *Ibid*, t. XXXVIII, p. 244 ; 1848. — *Traité de géogr. et de phys.*, t. II, etc. — RAYER, *Rapport sur une mission à donner à M. Boudet pour étudier la phthisie en Algérie*, in *Bullet. de l'Acad. de méd.*, t. VIII, p. 931 ; 1843. Voir in *Gaz. méd.*, 1843 : Observ. affirmatives ou négatives présentées par MM. FORGET, p. 422 ; LÉVY, p. 369 ; HAHN, p. 562 ; GENEST, p. 573, 650 ; GINTRAC, p. 489 ; NEPPLE, p. 729 ; *Ibid.*, p. 185 ; SCHEDEL, p. 497 ; LEFEBVRE, p. 575 ; CHARCELLAY, p. 819, etc. — Voir aussi les opuscules et articles suivants. — TRIBES. *De l'heureuse influence de l'atmosphère des pays marécageux sur la tuberculisation pulmonaire, et, en général, sur les maladies de poitrine*, etc. Thèse de Montpellier, 1843, in-8, nº 98. — CROZANT, *Mém. sur quatre cas de guérison de la phthisie pulmonaire et sur l'antagonisme*, in *Journ. de méd.*, t. II, p. 138 ; 1844. — BRUNACHE, *Recherches sur la phth sie pulmonaire et la fièvre typhoïde considérées dans leurs rapports avec les localités marécageuses*. Th. de Paris, 1844, in-4º. — SALVAGNOLI, *Sull' antagonismo fra le cause delle febbri intermittenti e quelle della tisichezza p lmonare*, in *Ann. univ. Omodei*, t. CVIII, p. 519 ; 1843. — Du MÊME, *ibid.*, t. CXX, p. 286 ; 1846. — LEFÈVRE (A.), *De l'influence des lieux marécageux sur le développement de la phthisie et de la fièvre typhoïde à Rochefort*. Bordeaux, 1845, in-8. — GOUZÉE, *Objections à la théorie de l'antagonisme pathologique*, in *Ann. de la Soc. de méd. d'Anvers*, 1846, p. 605. — LE PILEUR, *Quelques objections à la théorie de l'antagonisme appliquée à la France*, in *Ann. d'hyg.*, 1ʳᵉ sér., t. XXXVI, p. 5 ; 1846. — Du MÊME, *ibid.*, t. XXXVIII, p. 227 ; 1848. — HELFFT, *De l'antagonisme de la phthisie et des fièvres de marais*, in *Ztschr. f. Gesammte méd.*, et trad. franç., in *Arch. gén. de méd.*, 4ᵉ ser., t. XVII, p. 19 ; 1848, etc., etc. — ROUISSAGE, *Lancisi*, in *De noxiis paludum effluviis*, lib. I, part. 1, cap. VIII ; épid. II, cap. V. — MARC *Consultat. sur des questions de salubrité relatives au rouissage, près de Gatteville*, in *Ann. d'hyg.*, 1ʳᵉ sér., t. I, p. 335. — ROBIQUET, *Rapp. fait à l'Acad. roy. de méd. sur les inconvénients que pourrait avoir le rouissage du chanvre dans l'eau qui alimente les fontaines de la ville du Mans; ibid., p. 343, et BARRUEL, Obs. sur le rapport précédent, ibid., p. 348; 1829. — PARENT DUCHATELET, Le rouissage du chanvre sous le rapport de l'hygiène publique, in Ann. d'hyg. publ., 1re sér., t. VII, p. 237; 1832. — GIRAUDET, Recherches sur l'influence que peut avoir le rouissage du chanvre, ibid., p. 331, 1832. — KRÜGELSTEIN, Ueber die Zulässigkeit der Flachs-und Hanfrösten in Wasser, nebst den über Gegenstand, etc.; in Henke's Ztschr. f. d. Staatsarzn., n° 39, Erg et Canstatt's Jahresb., 1849, VII, 58. — PAYEN Rapport à M. le ministre de l'agric. et du comm. sur un procédé de rouissage employé en Irlande. Paris, 1850, in-8. — MOORES. Das Flachsrösten in sanitätspolizei icher Beziehung, in Casper's Vjschr. l. XX p. 265; 1861. — Rapports des divers conseils d'hyg. départementaux; Dictionnaires de l'industrie, etc. — Rizières PUCCINOTTI, Delle risaie in Italia, e della loro introduzione in Toscana. Livorno, 1843. — SORGONI, De l'influence de la culture du riz sur la fréquence des fièvres intermittentes, in Boll. delle sc. med., 1843, et Gaz. méd. de Paris, 1843, p. 712. — DU MÊME, Les rizières examinées dans leurs rapports avec la santé publique, in Il Raccoglit. med., 1848, et Gaz. méd., 1849, p. 483. — CIVARELLI, Observat. sur le travail de M. Sorgoni, in Il Raccoglit. med., 1849, et Gaz. méd, 1849, p. 813. — BOILEAU DE CASTELNAU, De l'insalubrité des rizières, in Ann. d'hyg., 1re sér., t. XLIII, p. 327; 1850. — UGHI, Le risaie Parmensi considerate nel rapporto sanitario morale ed economico, in Gaz. med. ital. prov. sarde, nos 21-23; 1861. — Féculeries. — PARENT-DUCHATELET et ORFILA, Rapport sur l'influence des émanations des eaux des féculeries et des marais, in Ann. d'hyg., 1re sér., t. XI, p. 251; 1834. — GAULTIER DE CLAUBRY. Quelques observ. sur l'influence des marais en réponse au rapport précédent, in Ann. d'hyg., 1re sér., t. XII, p. 37; 1834 — CHEVALLIER. Sur les inconvénients que présentent les fabriques de fécule sous le rapport de l'hygiène publique, in Ann. d'hyg., 2e sér., t. XVIII, p. 32; 1862.

CHAPITRE VI

Du sol

L'état du sol exerce une grande influence sur les climats, sur les saisons, et par conséquent sur les habitants qui se trouvent à sa surface; l'hygiène doit donc se préoccuper des diverses qualités qu'il présente et de la nature des influences qu'il peut exercer.

J'examinerai successivement :

1° La température du sol;

2° La configuration du sol ;

3° L'exposition du sol ;

4° Les rapports de la surface du sol avec les eaux ;

5° L'état de la surface du sol ;

6° La composition du sol et la nature des divers terrains qui le constituent.

1° Température du sol.

La terre, formée primitivement par un amas de vapeur, débris de l'atmosphère solaire, soumise à un refroidissement graduel, suite du rayonnement dans les espaces célestes, est passée de l'état gazeux à l'état liquide, après quoi sa surface s'est recouverte d'une couche solide dont l'épaisseur s'est augmentée avec le temps.

Le centre de la terre est probablement en incandescence et à un degré de température excessivement élevé. Cette température diminue à mesure qu'on s'approche de la surface extérieure de la terre, et elle cesse à peu près complétement de se faire sentir à une certaine profondeur au-dessous de cette même surface.

La partie où la chaleur centrale cesse de se faire sentir forme une couche dont la température est toujours la même dans la localité que l'on considère (couche invariable), et dont la profondeur au-dessous de la surface du sol varie selon la latitude. Cette couche invariable est en général située d'autant plus profondément qu'on s'éloigne davantage de l'équateur. A l'équateur, elle est, d'après M. de Humboldt, à 0^m,33, et sa température est de 27°,50. D'après M. Boussingault, sa température, dans les régions équatoriales, varierait entre 26° et 28°,50.

Dans nos climats, elle est en général située à une profondeur de 24 à 26 mètres.

A partir de ce point et à mesure qu'on s'enfonce dans les entrailles de la terre, la chaleur va en augmentant.

D'après les travaux les plus récents, la moyenne de l'augmentation de la température, variant dans chaque localité d'après la nature du sol, peut être fixée à 1° par 30 mètres environ.

Au-dessus de cette couche invariable, c'est-à-dire à mesure qu'on s'approche de la surface externe de la terre, la chaleur centrale n'exerce plus aucune influence, et c'est à l'insolation seule qu'est due toute la chaleur de cette croûte terrestre la plus superficielle. C'est donc la chaleur solaire qui, en pénétrant à une certaine profondeur dans la terre, contribue à maintenir l'inégalité des climats et les alternatives des saisons.

Il est incontestable, en effet, que plus le soleil agit perpendiculairement à la surface d'une région terrestre, plus la terre acquiert une température élevée. Le contraire a lieu également.

Le degré de température des eaux thermales est dû à la chaleur centrale de la terre, et son degré mesure celui de la couche terrestre d'où elle provient.

L'influence exercée sur l'homme par la température du sol se confond avec celle de la chaleur de la localité; il en a déjà été question, et nous n'y reviendrons pas.

[Ajoutons, pour compléter ces observations sur l'état physique du sol, que celui-ci est constamment imprégné d'électricité résineuse (celle des nuages étant vitrée), mais à des degrés différents, suivant la température et l'état hygrométrique de l'air; et, enfin, que du sol se dégage incessamment de l'acide carbonique promptement dissipé dans les couches d'air ambiant.]

2º Configuration du sol.

La surface terrestre présente de nombreuses inégalités. Ce sont d'abord des montagnes plus ou moins escarpées et plus ou moins élevées qui agissent en modifiant complétement une localité par l'exposition nouvelle qu'elles lui créent, par les abris qu'elles lui forment, par les climats particuliers qu'elles lui constituent au sein d'un autre climat, et enfin par l'action spéciale et souvent constante de certains vents.

Les montagnes elles-mêmes constituent également, suivant la hauteur à laquelle on les considère, autant de climats particuliers. Au sommet, c'est la température et le climat des régions polaires; au milieu, les conditions des régions tempérées; à la base, celles des climats chauds. C'est ainsi que Tournefort a trouvé, au sommet du mont Ararat, les plantes de la Laponie, puis successivement, et en descendant, celles de l'Allemagne, de la France et de l'Italie. Enfin, à la base, les plantes indigènes, c'est-à-dire celles de l'Arménie.

D'après M. de Humboldt, les Cordillères, naturellement divisées en plusieurs étages de plateaux, offrent à l'étage supérieur, qui correspond aux régions polaires, des maladies inflammatoires; l'étage immédiatement au-dessous, représenté par Quito, Santa-Fé-de-Bogota, et remarquable par les vicissitudes continuelles de sa température, produit, à l'exemple de la zone tempérée, des affections catarrhales; enfin l'étage inférieur, véritable zone équatoriale, offre aussi la pathologie réelle des régions des tropiques, c'est-à-dire des affections bilieuses, tantôt franches tantôt plus ou moins unies avec l'intoxication des marais, suivant la nature sèche ou paludéenne du sol.

L'élévation du sol exerce une influence sur le développement des maladies dues aux effluves marécageux. La fièvre jaune a pour limites, ainsi que nous l'avons vu, dans les environs de Vera-Cruz, une hauteur de 928 mètres; cette limite est moindre dans d'autres points.

La peste n'atteint pas les hauteurs, et la citadelle du Caire, qui est très-élevée, en a toujours été exempte. Le choléra, dans l'Inde, ne frappe pas les localités élevées.

Le sommet des montagnes expose l'homme aux influences combinées de la diminution de densité de l'air et du froid.

Voici, à cet égard, d'après M. Boudin, quelques mesures approximatives. Un exhaussement de terrain de 100 mètres détermine, en général, le même abaissement de température que provoquerait le rapprochement vers les pôles de un à deux degrés. Un degré de froid correspond, sous la ligne, à une élévation de 219 mètres; dans les régions tempérées, à moins de 190 mètres, et en hiver à 70 mètres de moins qu'en été. Ainsi, par 46° de latitude, une élévation de 2,000 mètres détermine la température de la Laponie.

Des plateaux élevés par étages successifs, et provenant d'une superposition de montagnes élevées et inclinées en pente douce, produisent des effets analogues.

Les volcans, déterminés par les éruptions provenant du foyer central de la terre qui a perforé la croûte terrestre, modifient une contrée par l'apparition des nouveaux éléments qu'ils y introduisent : telles sont les cendres, les laves, les scories, les émanations sulfureuses, qui, répandues à la surface du sol, modifient plus ou moins profondément la végétation et ne sont pas sans exercer une influence sur l'homme.

Les vallées, les bassins, les gorges des montagnes qui, chacune, ont des caractères particuliers dont l'homme ressent l'influence, peuvent encore modifier sa constitution, son tempérament, et créer, en quelque sorte, autant de spécialités morbides (crétinisme, goître).

La configuration du sol est donc importante à considérer pour l'établissement du caractère des climats, et, en même temps, pour le choix que l'homme doit faire de son habitation et du séjour habituel de son travail.

3° Exposition du sol.

Quelle que soit l'inégalité de la surface du sol, son exposition varie nécessairement, et elle est dans la direction de l'un des quatre points cardinaux ; il en résulte, pour un pays ainsi exposé, et pour les habitants qui occupent ce pays, des caractères tout particuliers, qui sont en partie la conséquence de l'espèce de vents qui y soufflent.

L'exposition au nord donne à une localité quelques-uns des caractères des pays septentrionaux, et imprime, par conséquent, aux individus qui l'habitent, les caractères physiologiques et pathologiques des habitants de ces contrées. Les effets sont d'autant plus caractérisés, que la localité ainsi exposée au nord est plus éloignée de l'équateur.

Le froid plus grand que l'on éprouve dans une localité exposée au nord tient à ce que les vents soufflant dans cette direction, et ne trouvant aucun obstacle, agissent en toute liberté sur un sol ainsi exposé ; ils y épuisent, en quelque sorte, toute leur action, en raison même de l'existence de l'obstacle qui constitue précisément l'exposition et arrête leur marche ultérieure.

L'exposition au midi présente des conditions opposées ; elle ne met aucun obstacle à l'action des vents chauds du sud ; il en résulte une chaleur habituellement plus grande, des orages plus fréquents, en un mot, des conditions analogues à celles que présentent les climats chauds. Dans les cas où l'exposition au midi est telle, que les vents qui y soufflent ont traversé, avant d'y arriver, la surface d'une mer ou celle d'un grand lac, leur action est notablement atténuée, et, à moins de vents accidentels extrêmement chauds, qui apporteraient à ces localités une chaleur forte et humide, fâcheuse pour la santé, cette condition atténue plutôt le résultat de l'exposition au midi. Cette exposition rapproche d'autant plus une localité des conditions des climats chauds que l'on considère un pays plus méridional.

L'exposition à l'ouest se rapproche en général de celle du midi. Ses conséquences sont complétement différentes, suivant que l'on considère un sol voisin de la mer ou une localité située dans l'intérieur d'un continent. C'est surtout dans ce dernier cas que l'exposition à l'ouest a quelque analogie avec celle du midi, tandis que, dans le premier, le voisinage de la mer amène une grande variété dans les conditions climatériques, et produit des variations continuelles de température, des brouillards et des pluies fréquentes. Ce résultat est dû à l'action des vents qui, avant d'arriver à un sol ainsi exposé, ont dû traverser la surface de la mer.

L'exposition à l'est se rapproche de celle du nord ; elle détermine des effets qui varient suivant que le sol que l'on considère est voisin de la mer située dans l'intérieur des continents, suivant, enfin, qu'il est à une latitude plus ou moins élevée.

Les expositions intermédiaires, comme N.-E., S.-E., N.-O., S.-O., participent des influences des deux directions combinées. L'exposition N.-E. rapproche surtout le sol de l'exposition franche au nord, et celle du S.-O., de l'exposition franche du midi. Ces diverses expositions doivent être consultées et étudiées avec le plus grand soin, tant pour les causes de maladies qu'elles peuvent engendrer, et les miasmes et effluves auxquels elles permettent d'agir, que pour guider dans le choix d'une habitation et dans la fixation d'un séjour destiné à améliorer une constitution, à modifier un tempérament, ou à rétablir un malade en convalescence.

C'est ainsi, pour ne citer qu'un petit nombre d'exemples, que l'exposition au nord et au N.-E. ne sera pas conseillée aux rhumatisants ; le nord et surtout le N.-O., aux individus atteints de bronchite ou même de phthisie pulmonaire ; l'ouest, aux rhumatisants et aux catarrheux, etc.

4° Rapports du sol avec une surface liquide.

Le sol des terrains situés dans l'intérieur des continents est seulement modifié par les conditions de latitude, d'inégalité de la surface et d'exposition que nous venons d'examiner ; mais lorsque ce même sol est situé dans le voisinage de la mer, d'un fleuve un peu considérable, ou d'un vaste lac, il en résulte les modifications suivantes dans la température du lieu.

Les localités constamment baignées par les vapeurs d'eau qui s'en élèvent acquièrent un état hygrométrique supérieur à celui que comporte leur latitude ; la chaleur des étés y devient moins forte en raison des vents frais qui viennent de la mer et de l'évaporation des eaux, qui rend latent une grande quantité de calorique, et tend ainsi à abaisser leur température.

En hiver, la basse température des vents froids est diminuée par la présence même de la vapeur d'eau, qui, en se condensant en brouillards ou en se congelant, restitue à l'air une certaine quantité de calorique latent.

Le voisinage des mers et des eaux rend donc un climat plus tempéré, préserve les côtes des extrêmes de température, et maintient un état habituel d'humidité de l'air. Cette condition est essentiellement défavorable aux rhumatisants, qui doivent fuir de semblables localités. Il en est de même des catarrheux et des emphysémateux, surtout si cette localité est en même temps exposée à l'ouest.

5° État de la surface du sol.

La surface du sol peut être complétement nue, couverte d'une végétation spontanée, ou bien d'une culture plus ou moins riche.

1° *Sol dénudé*. — Cet état est dû à l'absence de végétation, et il en est ainsi dans beaucoup de points du globe, et en particulier dans les régions équatoriales. La conséquence de ce fait est d'augmenter la température du sol, et, par conséquent, celle de la contrée où il en est ainsi. La dénudation du sol peut être la conséquence de la composition même des terrains, de son état sablonneux, ou des rochers qui le constituent, et surtout de l'absence de cours d'eau. Dans les régions les plus chaudes de l'Afrique, là où une source jaillit de terre et suffit pour établir un ruisseau même peu considérable, il y a des oasis où la végétation est luxuriante et où l'homme s'empresse d'habiter. L'action directe de rayons solaires dans les contrées tropicales contribue encore à l'absence d'eau et à la nudité du sol; l'influence qui en résulte pour l'homme est celle que nous avons exposée en nous occupant de la chaleur des climats.

Végétation spontanée. — Un grand nombre de localités du globe sont couvertes de végétaux plus ou moins nombreux et qui occupent d'immenses étendues de pays.

Les uns sont des plantes herbacées (légumineuses et composées) qui couvrent les vastes terrains appelés savanes, et plus particulièrement *prairies*, entre le Missouri et le Mississipi; pampas, dans l'Amérique du Sud; steppes, dans la Russie méridionale et la Tartarie; makis, en Corse, etc.

La plupart de ces immenses plaines n'ont pas été défrichées, et ne sont pas habitées par l'homme; il n'y a donc rien de particulier à dire touchant leur influence.

Dans une grande partie du globe, il existe une végétation spontanée, et les travaux des botanistes ont conduit à admettre que le nombre des espèces végétales allait en augmentant des pôles à l'équateur. Parmi ces végétaux, il en est qui doivent nous occuper quelques instants ; ce sont ceux qui, par leur nature et leur accroissement, constituent les forêts et les grands bois.

Le résultat de la présence des bois et des grands végétaux dans une localité est d'empêcher la terre de s'échauffer et d'abaisser la température moyenne du lieu. Il en résulte en même temps la conservation, à la surface du sol, d'une certaine quantité d'humidité.

Trois raisons rendent compte de l'obstacle que les grands végétaux mettent à l'échauffement du sol :

1° Les rayons solaires ne peuvent pénétrer à la surface du sol.

2° Il se fait, par la surface des feuilles, une évaporation continuelle de vapeur aqueuse.

3° Les feuilles présentent une grande surface au refroidissement, qui s'opère par le rayonnement vers les espaces célestes.

La présence des forêts et des bois maintient donc la fraîcheur d'un pays ; lorsqu'ils sont placés au sommet des montagnes, ils y conservent les eaux et empêchent la formation des torrents dévastateurs qui inonderaient les plaines situées au-dessous.

[Des expériences récentes de M. Becquerel père, faites dans des conditions nouvelles et avec un thermomètre électrique, ont démontré que les arbres s'échauffant sous l'action solaire et se refroidissant sous celle du rayonnement nocturne, comme tous les corps qui se trouvent à la surface du sol, et plus même que la plupart de ces corps en raison de leurs grands pouvoirs absorbants et exhalants, échauffent ou refroidissent tour à tour l'air ambiant. Il en résulte, en premier lieu, un courant d'air chaud ascendant, qui se manifeste également dans le massif des arbres ; en second lieu, un courant d'air froid descendant, qui tend à refroidir le sol la nuit et le matin. Ce résultat montre comment il se fait que le voisinage des bois a pour effet d'abaisser la température d'une contrée ; en effet, les couches inférieures qui proviennent de l'air refroidi à la périphérie des arbres sous l'influence du rayonnement nocturne, abaissent la température de l'air dans le voisinage du sol. Il s'ensuivrait que le déboisement aurait pour effet de rendre les étés plus chauds et les hivers moins froids, en faisant disparaître cette cause de refroidissement qui agit également dans ces deux saisons.]

L'existence des forêts a encore l'avantage de purifier l'air par le dégagement d'oxygène et la destruction de l'acide carbonique ; de s'opposer souvent à la pénétration, dans une localité, des émanations miasmatiques, ou des effluves marécageux, et quelquefois même de s'opposer à l'extension des épidémies.

La présence d'une certaine quantité de grands végétaux et de bois est donc une circonstance favorable et utile pour l'homme. L'habitation dans leur voisinage constitue un des principaux bienfaits du séjour à la campagne ; elle contribue souvent à modifier la constitution ou le tempérament, ou bien à accélérer une convalescence.

[On savait depuis Priestley et Ingenhousz, mais surtout depuis les belles recherches de Th. de Saussure, que les parties vertes des végétaux, sous l'influence de la lumière solaire, absorbent l'acide carbonique de l'air, fixent le carbone et émettent de l'oxygène, tandis que la nuit elles absorbent l'oxygène et rejettent de l'acide carbonique. De là, cette idée de la salubrité de la grande végétation pendant le jour. Tout récemment, M. Boussingault a fait voir que, soumises à la lumière solaire, les plantes submergées dégagent de l'oxyde de carbone et un peu d'hydrogène protocarboné. Ainsi, à la purification par l'oxygène se joindrait pour tous les végétaux probablement, mais, à coup sûr, pour les végétaux aquatiques, la viciation par l'un des gaz les plus délétères que l'on connaisse, l'oxyde de carbone. N'est-il pas permis, dit M. Boussingault, d'entrevoir dans l'élimination de ce gaz pernicieux l'une des causes de l'insalubrité des contrées marécageuses ?]

Une autre espèce de végétation spontanée est celle des marécages : il en a été question précédemment, et il est inutile d'y revenir ici.

Culture, défrichement, reboisement. — La culture change considérablement la surface du sol et modifie les conditions physiques qui agissent sur l'homme.

Les défrichements d'une terre neuve et vierge constituent la première influence à étudier, influence qui joue un grand rôle dans la production des maladies, et, en particulier, dans le développement des fièvres intermittentes. Toutes les fois, en effet, qu'un défrichement de terres vierges a lieu, on peut être à peu près certain de voir ces maladies se développer souvent avec une grande fréquence. La raison en est facile à saisir. Les défrichements ne portent en général que sur des terres qui contiennent une certaine quantité d'humus, formé par la mort successive des végétaux qui couvrent chaque année ce sol vierge. Cette couche d'humus, presque toujours assez considérable, est constituée par des matières végétales en décomposition, accompagnées d'un certain degré d'humidité. Pour peu donc que la température du climat ou celle de la saison soit élevée, on trouve réunies toutes les conditions sous l'influence desquelles se produisent des effluves marécageux, et, par conséquent, des fièvres intermittentes.

Le déboisement ou la disparition des grands végétaux arborescents exerce un autre ordre d'influence. Quand il est modéré, il assainit une contrée, diminue la proportion des eaux qui s'y trouvent, et atténue l'humidité de l'atmosphère ; mais qu'on l'exagère et qu'on le pousse jusqu'à la disparition complète des forêts, le sol est alors trop desséché.

Le déboisement des hauteurs a d'autres inconvénients : les forêts qui couvrent les montagnes n'y retenant plus les eaux, elles se précipitent en courants torrentiels, vont grossir d'une manière démesurée les rivières et les fleuves, inondent les vallées et causent ainsi de terribles ravages. Telles sont les causes, en France, des récents débordements de la Loire, du Rhône, de l'Allier, etc., etc. (1).

La culture bien entendue d'un pays, la disposition des eaux qui s'y trouvent, de manière à ce qu'elles soient distribuées con-

---

(1) Voici les conclusions intéressantes d'un travail de M. Boussingault, touchant l'influence du défrichement et du déboisement.

1° Les grands défrichements diminuent la quantité des eaux vives qui coulent dans un pays.

2° Il n'est pas possible de décider si cette diminution doit être attribuée à une moindre quantité annuelle de pluie, ou à une plus grande évaporation des eaux, ou à ces deux causes combinées.

3° Dans les contrées qui n'ont éprouvé aucun changement dans la culture, la quantité d'eaux vives ne paraît pas avoir changé.

4° Les forêts, tout en ménageant les eaux vives, ménagent aussi et régularisent leur écoulement.

5° La culture établie dans un pays aride et découvert dissipe une partie des eaux courantes.

6° Des sources peuvent disparaître par suite des déboisements, sans qu'on puisse en conclure que la quantité annuelle de pluie ait diminué.

7° Les faits météorologiques recueillis dans les contrées équinoxiales tendent à démontrer que les grands défrichements diminuent la quantité de pluie qui tombe annuellement.

venablement et qu'elles irriguent d'une manière avantageuse pour la culture, font, en général, disparaître les causes d'insalubrité d'une contrée, et réduisent au minimum, si même elles ne détruisent complétement les effluves marécageux. La diminution des maladies dans un pays cultivé tient aussi, du reste, à l'aisance que la culture procure aux habitants, et ne doit pas être attribuée au seul fait du changement d'état de la surface du sol.

Si la culture, considérée d'une manière générale, assainit un pays, améliore la condition de ses habitants et en diminue les maladies, il est cependant certaines cultures exceptionnelles qui ont quelques inconvénients.

La culture du riz exigeant que les pieds de cette plante soient une partie de l'année dans l'eau, détermine la formation d'une quantité considérable d'effluves marécageux, et produit des fièvres intermittentes souvent graves.

On attribue à la culture du chanvre, et surtout à l'odeur pénétrante et vireuse qu'elle exhale à l'époque de la floraison, des accidents nerveux, tels que céphalalgie, vertiges et vomissements.

Enfin, dans les pays où on cultive le maïs et où en même temps on en fait usage, on a souvent accusé cette céréale de déterminer la maladie à laquelle on a donné le nom de pellagre. Telle est surtout l'opinion que M. Théophile Roussel a développée dans un travail récent, opinion qui, du reste, a trouvé beaucoup de contradicteurs et n'est pas encore éclaircie. Nous y reviendrons en traitant de l'usage interne du maïs.

6° Nature, composition du sol.

La nature du sol et la composition des terrains qui le constituent rendent un compte suffisant des propriétés qu'il présente. On explique ainsi le pouvoir qu'il a d'absorber, de réfléchir ou d'émettre une quantité plus ou moins considérable de calorique, son humidité, la faculté qu'il a d'être couvert de végétation, la nature des plantes qui s'y développent, enfin la possibilité où il est d'être livré à la culture.

Nous ne pouvons entrer dans tous les détails géologiques que comporte cette question, nous présenterons seulement le tableau des diverses espèces de terrains qui constituent le sol.

TABLEAU DES TERRAINS.

	Alluvions modernes.
	Alluvions anciennes.
Dépôts de la Bresse. Collines subapennines. Gypse....................................	Terrain subapennin.
Faluns, molasse et nagelfue. Gypse d'Aix...	Terrain de molasse.
Gypse parisien. Calcaire grossier. Argile plastique...........................	Terrain parisien.
Craie blanche. Craie marneuse..............	Terrain crétacé supérieur.
Craie tuffeau. Craie verte. Grès vert. Dépôts néocomiens......................	Terrain crétacé inférieur.
Groupe portlandien. Groupe corallien. Groupe oxfordien. Grande oolithe. Lias...........	Dépôts jurassiques.
Marnes irisées. Calcaires conchiliens. Grès bigarré........................	Terrain de trias.
Grès vosgien. Calcaire pénéen. Grès rouge..	Terrain pénéen.
Grès houiller. Calcaire carbonifère........	Terrain houiller.
Vieux grès rouge. Grès divers. Schiste anthraciteux..........................	Terrain silurien et cambrien.
Schistes micacés. Calcaires gneiss..........	Terrain stratifié et cristallin.
Terrains anciens inconnus.	

Pour que la végétation puisse se produire, ces terrains divers ont besoin d'être couverts d'une couche de terre végétale dite humus, et qui est une combinaison de matières organiques avec un ou plusieurs de ces terrains, car tous ne sont pas aptes à être fertilisés.

La division la plus simple qu'on puisse admettre pour les terres arables et susceptibles de produire une végétation, est la suivante :

1o Sols argileux (1).....
- Sols d'argile pure.
- Argilo-ferrugineux.
- Argilo-calcaires.
- Argilo-sableux.

2o Sols sableux.. .....
- Sols de sable pur.
- Sols sablo-argileux.
- Sols quartzeux, graveleux et granitiques.
- Sols volcaniques.
- Sols sablo argilo-ferrugineux.
- Sols sablo-humifères (terre de bruyère).

3o Sols calcaires.......
- Sables calcaires.
- Sols crayeux.
- Sols tuffeux.
- Sols marneux.

(1) Éléments principaux des sols :
    1o Sable. Souvent c'est de la silice pure.
    2o Argile. C'est un silicate d'alumine.
    3o Calcaire. Carbonate de chaux.
    4o Humus. Matière végétale décomposée, et surtout acide ulmique.

4° Sols magnésiens.

5° Sols humifères...... { Terrains tourbeux.
                        { Terrains marécageux.

L'humus, ou produit de la décomposition des végétaux, se forme continuellement à la surface de la terre ; il se mélange aux matières terreuses qui constituent le sol, et il est la cause principale de leur fertilité. Le sol des forêts est celui qui en contient le plus.

Telle est la composition du sol ; nous aurons plus d'une fois occasion de l'invoquer dans l'étude de l'hygiène et dans celle des règles hygiéniques. Un mot toutefois sur l'influence que cette composition peut exercer sur le développement de certaines maladies.

Les contrées dans lesquelles règnent endémiquement les fièvres intermittentes se font distinguer par la nature argileuse de leur sol. C'est, du reste, cette nature argileuse qui contribue à déterminer la stagnation des eaux. La superposition de l'argile à un terrain volcanique semble renfermer encore les conditions les plus favorables à la production des fièvres intermittentes. (Brocchi, etc.)

Dans les terrains calcaires, on ne remarque pas en général des maladies d'origine paludéenne. Ne jouent-ils pas ici un rôle autre que celui de s'opposer à la stagnation des eaux ? L'Égypte est un vaste bloc calcaire, sur quelques points duquel les inondations du Nil viennent déposer des marnes argileuses. Or, d'après M. Boudin, c'est précisément dans les points où sont déposées par le fleuve ces marnes argileuses que sévissent les fièvres intermittentes simples, pernicieuses, et la peste.

D'après le même auteur, c'est encore dans les localités dont le sol est argileux que se montre la fièvre jaune. Dans tous ces exemples, ce sont des maladies dues aux effluves marécageux des divers climats, et on est toujours en droit de se demander si ces masses argileuses n'agissent pas en favorisant la stagnation des eaux et en s'opposant à leur écoulement ou à leur filtration dans le sol.

[Suivant Fourcault, la même chose aurait lieu pour le choléra, qui épargnerait les terrains sablonneux et siliceux, mais surtout ceux où dominent les roches primitives.]

D'après le docteur John M'Clellan, la fréquence du goître dans l'Inde coïncide avec une constitution géologique spéciale du sol. Selon cet auteur, les lieux qui en sont affectés avoisinent les roches de calcaire disposées parallèlement le long des chaînes de schiste argileux. Les habitants de ces chaînes ne deviennent goîtreux qu'autant que l'eau dont ils font usage provient des rochers calcaires.

M. Grange, dans le travail intéressant qu'il a publié sur le développement du goître et du crétinisme, rattache ces maladies à la puissance des roches magnésiennes. Le fait de coïncidence est au moins positif.

[Il résulte des nombreuses recherches de M. Boudin que l'on rencontre le goître endémique : dans les Pyrénées, sur les calcaires du lias et sur les calcaires magnésiens qui se trouvent dans la zone d'éruption des ophites ; sur le trias, dans les Vosges ; sur le lias, dans le Jura, les Hautes-Alpes et les Basses-Alpes ; sur les calcaires dolomitiques de l'époque carbonifère, en Angleterre, en France et en Belgique ; sur le trias, dans le Wurtemberg, la Saxe ; sur les dolomies, dans le Tyrol, dans l'Inde et en Amérique, etc.]

Bibliographie. — Température. — Humboldt, *Des lignes isothermes et de la distribution de la chaleur sur le globe.* Paris, 1817, in-8°. — Du même, *De la température des différentes parties de la zone torride au niveau de la mer*, in *Ann. de chim.*, 1re sér., t. XXXIII, p. 29 ; 1826. Voy. *Asie centrale*, t. III, p. 190 ; *Cosmos*, t. I, etc. — Boussingault, *Mém. sur la profondeur à laquelle se trouve la couche de température invariable entre les tropiques ; détermination. etc.*, in *Ann. de chim.*, 1re sér., t. LIII, p. 225 ; 1833. — Arago, *Sur l'état thermométrique du globe terrestre*, in *Ann. du bur. des long* ; 1844. — Du même, *Obs. thermométriques faites au fond du puits de l'abattoir de Grenelle*, in *Compt. rend. de l'Acad. des sc.*, t. I, p. 502 ; 1835 ; et t. IV, p. 783 ; 1837. — Différentes communications faites par MM. Saigey, Walferdin, Duhamel, Quetelet, Innes, Forbes, Ermen, etc., in *Compt. rend.*, t. II, III, VI, VIII, XIX, etc. — Walferdin, *Sur un puits foré à Saint-André (Eure), à 263 mètres*, in *Ann. de chim.*, 1re sér., t. LXIX, p. 35 ; 1838. — Peltier, *Recherches sur les causes des phénomènes électriques de l'atmosphère et sur les moyens d'en recueillir les manifestations*, in *Même rec.*, 3e sér., t. IV, p. 385 ; 1842. — Boussingault et Lewy, *Mém. sur la composition de l'air confiné dans la terre végétale*, in *Compt. rend. de l'Acad. des sciences*, t. XXXV, p. 765 ; 1852. — Corenwinder, *Mém. sur la production du gaz acide carbonique par le sol, les matières organiques*, etc., *ibid.*, t. XLI, p. 149 ; 1855. — Voy. les Traités de géologie. (Becquerel et Ed. Becquerel, ch. i, sect. iv. — Boudin, *Géogr. méd.*, t. I, 1re part., l. II, c. i-iii.) — Configuration du sol. Voy. la *Bibliogr. des altitudes.* — Exposition. — Hippocrate, *De Aere ; aquis et locis.* — Les *Topographies particulières.* — État de la surface ; végétaux. — Ingenhousz, *Experi-*

ments upon vegetables, discovering their great power of purifying the
sunshine, and of injuring it in the Shade and at night. London, 1779,
in-8. — PALLONI, Sulle cause più generali che diminuiscono o distrug-
gono la respirabilità dell' aria atmosferica e dei mezzi che impiega la
natura per restituirgliela mediante la vegetazione, in Atti della Soc.
econ. di Firenze, t. III, p. 237. — SAUSSURE (Th. de), Recherches chimi-
ques sur la végétation. Paris, 1804, in-8. — BOUSSINGAULT, Recherches
chimiques sur la végétation entreprises dans le but d'examiner si les
plantes prennent de l'azote à l'atmosphère, in Ann. de chim., 1re sér.,
t. LXVII, p. 5; 1838; et t. LXIX, p. 353; 1838. — DU MÊME, Sur la na-
ture des gaz produits pendant la décomposition de l'acide carbonique
par les feuilles exposées à la lumière, in Compt. rend. de l'Acad. des
sc., t. LII, p. 862; 1861. — CALVERT et FERRAND, Mém. sur la végéta-
tion considérée au point de vue chimique, in Ann. de chim., 3e sér.,
t. VIII, p. 477, 1844. — JEANNEL, Mém. sur les plantations d'arbres
dans l'intérieur des villes, in Ann. d'hyg., t. XLIII, p. 49; 1850. —
CORENWINDER, Recherches sur l'assimilation du carbone par les feuilles
des végétaux, in Ann. de chim., 3e sér., t. LIV, p. 321; 1858. — Déboi-
sements. — HÉRICART DE THURY, Potamographie du département des
Hautes-Alpes, ou Description de ses bassins, vallées sous le rapport de
la nature de leur sol, etc., in Journ. des mines, t. XVII, 1804. — DUGIED,
Projet de boisement des Basses-Alpes présenté, etc. Paris, 1819, in-4º. —
Analyse de ce travail, par l'abbé TESSIER, in Journ. des savants, 1820,
p. 118. — Tableau des faits physiques arrivés dans la diminution des
eaux dans les climatures et la nature végétale, à la suite des déboise-
ments qui ont eu lieu tant en France qu'en d'autres pays, in Ann. euro-
péennes de phys. végét. et d'écon. publ., juin 1821. — MOREAU DE JONNÈS,
Mém. sur le déboisement des forêts, in Mém. de l'Acad. de Bruxelles,
t. V. — BOSSON, même sujet, ibid. — RIVIÈRE, Changements survenus
dans le climat de plusieurs parties de la France à la suite de grands
défrichements, in Compt. rend. de l'Acad. des sciences, t. II, p. 214;
1836. — BOUSSINGAULT, Mém. sur l'influence des défrichements dans la
diminution des cours d'eau, in Ann. de chim., 1re sér., t. LXIV, p. 113;
1837; et in Économie rurale, t. II, p. 701. Paris, 1844, in-8. — MAURY
(A.), Des grandes forêts de la Gaule et de l'ancienne France, in Mém.
sur les antiq. nat., etc., nouv. sére, t. IX; 1849. — BECQUEREL père,
Des climats et de l'influence qu'exercent les sols boisés et non boisés,
2 pl. Paris, 1853, in-8. — DU MÊME, Rapp. sur un ouvrage manuscrit
de M. Tchihatchef intitulé : Études climatologiques sur l'Asie Mi-
neure, in Compt. rend. de l'Acad. des sciences, t. LXII, p. 777; 1856. —
BARUDEL, Note sur l'influence du déboisement sur les constitutions médi-
cales dans le département des Hautes-Alpes, in Gaz. méd. de Paris,
2e sér., t. XXI, p. 386, 403; 1853. — Goitre et crétinisme. — MICHAELIS,
Ueber die Cretinen im Salzburgischen, in Blumenbach's Bibl., t. III,
p. 640; 1795. — RAMOND DE CARBONNIÈRES, Observ. faites dans les Pyré-
nées, pour servir de suite à des observations sur les Alpes, etc. Paris,
1789, 2 vol. in-8. — ITHOSEN (A.-E.), Dissertat. de cretinismo, Vitebergæ,

1804. in-4°, et *Des Kretenismus philosophisch und medicinisch Unter-sucht* Dresden, 1817, 2 vol. in-8. — FODÉRÉ, *Traité du goître et du crétinisme.* Paris, an VIII, in-8. — BOUSSINGAULT, *Recherches sur la cause qui produit le goître dans les Cordillères de la Nouvelle-Espagne,* in *Ann. de chimie,* 1re sér., t. XLVIII, p. 41; 1831. — MAC-CLELLAN, *Geology of Kemaon* Calcutta, 1832. — PASCAL, *Note sur les influences locales qui déterminent le développement du goître.* in *Compt. rend. de l'Acad. des sc.,* t. XV, p. 225; 1842. — FALK, *De thyreophymate endemico per Nassaviam atque Hessiam electoralem.* Marburgi, 1843. — *Rapport de la commission créée par le roi de Sardaigne pour étudier le crétinisme* Turin, 1848, in-4°. pl., fig. - GRANGE (J), *Différentes communications,* in *Compt. rend. de l'Acad. des sc.* t. XXVII, p. 358; 1848; t. XXIX, p. 695; 1849; t. XXX, p. 618; 1850; t. XXXI, p 58; 1850, in *Archiv. des miss. scient.,* t. J, p. 657; 18 0, etc.   FERRUS, *Mém. sur le goître et le crétinisme,* in *Bull. de l'Acad. de méd.,* t. XVI, p. 700; 1851, et *Discussion sur ce travail* (BOUCHARDAT), *ibid.* — NIEPCE, *Traité du goître et du crétinisme, suivi,* etc. Paris, 1851-52, 2 vol. in-8. — GUGGENBUEHL, *Die Heilung und Verhütung des Cretinismus und im neuesten Fort-schritte.* Bern und S. Ga len, 1853, in 4°. — DU MÊME, *Raccolta di relazioni diverse concernenti lo stabilimento dell' Abendberg.* Genova, 1854, in-8. — GOSSE, *De l'étiologie du goître et du crétinisme.* Genève, 1853, in-4°. — CHATIN. *Différentes communications* (*Compt. rend. de l'Acad. des sc.,* t. XXXIII, p. 588; 1851; t. XXXIV p. 14, 51; 1853, etc.). — DU MÊME, *Rapport sur une mission relative à la recherche de l'iode dans l'air, les eaux, le sol et les produits alimentaires des Alpes de la France et du Piémont,* in *Archiv des miss scient,* t III; 1854; et t. IV; 1856. — TOURDES, *Du goître à Strasbourg et dans le département du Bas-Rhin.* Strasbourg, 1854, in 8. — SCHNEPF (B. , *Études psycho-physiques, sur le crétinisme* (analyse des travaux allemands), in *Monit. des hôpit.,* t. III. — FABRE, *Traité du goître et du crétinisme, et des rapports qui existent entre ces deux affections* 4 pl. Paris, 1857, in-8. — BOUDIN, *Études géographiques et statistiques sur le crétinisme, le goître et la surdi mutité,* in *Ann. d'hyg.,* 2e sér., t. VI , p. 46; 1857. — Plus une multitude de monographies, dissertations, etc., publiées tant en France qu'à l'Étranger. — Nature du sol. — FOURCAULT. *Conditions géologiques et hydrographiques qui favorisent le développement et la marche du choléra asiatique.* in *Gaz. méd. de Paris,* 2e ser., t. XVII; 1849.   Distribution géographique des maladies; traités de géographie médicale : — HIPPOCRATE, *Des airs, des eaux et des lieux.* — CARTHEUSER, *De morbis endemicis libellus.* Francof , 1771, in-°. — FINKE, *Versuch einer allgemeinen medizinisch-praktischen Geographie.* Leipzig, 1792-95, 3 vol. in-8. — SCHNURRER, *Geographische Nosologie* Stuttgard, 1813, in-8. — MARSHALL (H.), *Sketch of a geographical distribution of diseases,* in *Edinb. med. Journ.,* t. XXXVIII, p. 330; 1832. — ISENSÉE, *Elementa nova geographiæ et statistices medicinalis.* Berolini, 1833, in-8. — BOUDIN, *Essai de géographie médicale, ou études,* etc. Paris, 1843, in-8. — DU MÊME, *Traité de géographie et de statistique médi-*

cales et des maladies endémiques. Paris, 1857, 2 vol. in-8. — FUCHS (C.-F.), *Medicinische Geographie.* Berlin, 1853, in-8. — MUHRY (A.), *Die geographischen Verhältnisse der Krankheiten, oder Grundzüge der Noso-Geographie in ihrer Gesammtheit und Ordnung und mit einer Sammlung der Thatsachen dargelegt*, 1 pl. Leipzig und Heidelberg. 1856, 2 vol. — HELFFT, *Die geographische Verbreitung der Krankheiten in Nord America*, in *Monat. Bl. für med. Stat.* n° 3, 19 mars 1859. — HIRSCH, *Handbuch der historisch-geographischen Pathologie.* Erlangen, 1859-62, 2 vol. gr. in-8. — Voy. les *Traités de géologie* (BECQUEREL et Edm. BECQUEREL, etc.).

CHAPITRE VII

Des Eaux

L'eau est un des corps les plus répandus de la nature. Elle existe à profusion à l'état liquide et constitue la masse des mers, des lacs, des fleuves, des rivières et ruisseaux. Il en existe également une quantité considérable répandue dans l'atmosphère à l'état de vapeur, ou bien condensée dans un état particulier (état vésiculeux) qui constitue les nuages. Nous examinerons successivement l'eau sous ces diverses formes.

Eau liquide. — La composition de l'eau est partout la même, de quelque endroit qu'elle provienne. Elle est formée d'oxygène et d'hydrogène, dont les proportions sont toujours les mêmes; c'est-à-dire, ainsi qu'on le sait, 2 volumes d'hydrogène et 1 volume d'oxygène.

Les eaux naturelles, considérées dans les divers pays, tiennent en dissolution ou en suspension quelques-uns des éléments chimiques qui constituent le sol des terres que traversent ces eaux, et qu'elles lui ont enlevés. Ces matières sont en général de nature inorganique et terreuse; il y existe presque toujours en même temps une petite quantité de matières organiques de nature végétale.

Les matières inorganiques dissoutes ou suspendues sont infiniment variées, et ne peuvent être même énumérées, car leur nature dépend des terrains d'où elles proviennent ou du sol que les eaux ont traversé. On peut toutefois admettre que les matières que l'on y trouve le plus souvent sont le carbonate de chaux, le sulfate de chaux, le chlorure de sodium, un peu de silice. Quant aux matières en dissolution dans l'eau de mer, nous y reviendrons.

Eaux douces

L'eau douce à l'état liquide existe sous deux états : celui d'eaux vives ou d'eaux courantes, et celui d'eaux stagnantes. Nous nous sommes occupés de ces dernières, et il est inutile d'y revenir ici.

Les *eaux courantes* prennent leur origine dans les pluies qui tombent à la surface du sol, dans les sources qui sortent du sein de la terre, dans les torrents descendus des flancs des montagnes, etc.; on les nomme fleuves, rivières, ruisseaux, suivant leur volume et leur mode d'abouchement.

Sans parler du transport des miasmes épidémiques, les eaux courantes qui traversent un pays peuvent influer d'une manière différente sur les maladies qui s'y développent.

Tantôt, en effet, ce sont des eaux vives, qui présentent une grande inégalité dans leur quantité, et, par conséquent, dans leur niveau, aux diverses époques de l'année. Semblables à un torrent et tout à fait courantes dans la saison des pluies, elles diminuent et sont presque à sec en été, et elles laissent sur leurs bords des plaines à demi couvertes d'eau, à demi desséchées, et qui sont autant de foyers d'effluves marécageux. Pour soustraire une contrée à de telles influences, il faut ou creuser le lit du fleuve ou du torrent, ce qui est la plupart du temps impossible, ou l'endiguer. C'est ce dernier moyen, employé sur une large échelle, qui a permis par exemple d'assainir les localités riveraines de la Loire, jadis si marécageuses, et qui actuellement le sont infiniment moins. A l'embouchure des grands fleuves, tels que ceux des Indes, de l'Amérique, etc., on ne peut éviter ces plaines marécageuses ; il faudrait des travaux surhumains, et sacrifier des milliers d'ouvriers pour aboutir à bien peu de chose, et ces plaines seront bien longtemps encore l'origine d'accidents paludéens variés et très-graves.

D'autres fois, ce sont des courants d'eaux vives, endigués ou contenus dans un lit naturel, avec des bords plus ou moins escarpés et s'opposant aux débordements annuels : ces eaux sont, en général, très-favorables à la salubrité d'un pays ; elles y entretiennent une fraîcheur convenable, favorisent la végétation, permettent les progrès de la culture et contribuent à son aisance. C'est, en général, sur les bords des fleuves, des rivières, des ruisseaux que sont placées les grandes et les petites villes, les villages et toute espèce d'habitations agglomérées; les habitants y trouvent un climat plus constant, des moyens de transport plus faciles, de l'eau à profusion pour les besoins de la vie. Il n'y a qu'une seule chose sur laquelle le médecin puisse être appelé à donner son avis : c'est de savoir si les habitations placées tout à fait dans le voisinage de l'eau ou sur l'eau même sont beaucoup plus humides que celles situées à une certaine distance. L'influence de cette humidité est incontestable sur le développement et les récidives des affections rhumatismales, et, en pareil cas, elle doit engager à éviter la trop grande proximité des eaux.

[Les grands cours d'eau exposés par le fait de leurs affluents à des crues soudaines, ceux qui sont mal encaissés, débordent souvent : de là des *inondations* plus ou moins étendues et durables. Après le retrait des eaux il faut prendre certaines précautions hygiéniques que nous devons faire connaître. 1° Provoquer le plus promptement possible l'assèchement des terrains inondés (rigoles, atterrissements, etc.); 2° enfouir et recouvrir de chaux vive les cadavres des animaux morts, mais surtout des poissons; 3° brûler ou employer comme engrais les récoltes trop altérées pour être utilisées autrement; 4° pendant ces travaux mettre en usage les moyens conseillés aux habitants des contrées marécageuses (p. 255); 5° pour les habitations, différer le séjour jusqu'à parfait assainissement ; ventilation, chauffage, grattage des murs et blanchiment à la chaux ; répandre sur le sol des matières absorbantes, poudre de charbon, de mâchefer, sable sec, pratiquer à l'entour des maisons des rigoles d'écoulement, etc.

Les *canaux* sont des cours d'eau créés par l'homme et destinés à mettre en communication des lacs ou des rivières, des fleuves, pour faciliter les transports des marchandises. Les canaux sont ordinairement fermés de distance en distance par des écluses. L'eau y est donc tantôt immobile, tantôt en mouvement, et leurs influences participent de celles des marais et des rivières. Leur trajet a lieu à ciel ouvert ou sous une voûte (Paris, Anvers, etc.); ils sont sujets aux *envasements* produits par le dépôt naturel des eaux qu'ils reçoivent, mais surtout par les débris de toutes sortes que, malgré les ordonnances, on ne cesse d'y jeter. La vase qui s'y accumule donne parfois à l'eau une couleur noirâtre et une odeur fétide. Le fond des canaux doit être étanche, bétonné et couvert d'une couche de sable ou de gravier ; le renouvellement de l'eau dans les biefs et, suivant les cas, de grandes *chasses* auront lieu le plus souvent possible. On procédera au curage à des intervalles déterminés par la rapidité plus ou moins grande de l'envasement. Les canaux voûtés exigent les mêmes soins, et, de plus, ils seront munis de cheminées d'aérage aussi rapprochées que possible.]

Les eaux peuvent s'accumuler dans des réservoirs plus ou moins vastes, et former des lacs ou des étangs. La plupart du temps, ces lacs, ces étangs sont entourés de marécages, et il a déjà été longuement question de leur influence ; il ne reste donc plus que peu de chose à dire de ces réservoirs plus ou moins considérables, lorsqu'ils ne sont pas entourés de marais, ce qui, du reste, est le cas le moins fréquent.

Lorsque ces réservoirs sont profonds et sans marécages à l'entour, la conséquence pour une localité est une humidité et une fraîcheur habituelles ; les étés sont moins chauds, les hivers moins rudes ; il n'y a pas des extrêmes de température aussi caractérisés. L'influence est donc bonne sur la santé générale de l'homme ; elle favorise toutefois la production des rhumatismes.

Eaux de mer

A l'époque actuelle, il existe à la surface du globe deux grands continents et de nombreuses îles. Les terres en forment à peu près le quart, les mers et les lacs intérieurs les trois quarts. Il existe une beaucoup plus grande quantité de terres au nord qu'au midi ; pour les mers, c'est l'inverse [1].

Profondeur des mers. — La profondeur des mers est très-variable. On donne, en général, à l'océan Atlantique une profondeur moyenne de 1,000 mètres, et à l'océan Pacifique de 4,000 mètres. Ces mesures sont approximatives, car le fond de la mer présente autant d'inégalités que la surface de la terre. La profondeur des mers intérieures est beaucoup moindre.

La masse totale des eaux, à la surface de la terre, n'excède pas en moyenne une couche liquide qui aurait 1,000 mètres d'épaisseur et qui couvrirait tout le globe. C'est tout au plus 1/10 de l'écorce consolidée, ou bien le 1/6000 du rayon terrestre.

Température des mers. — La température de la mer est loin

(1) La superficie de la terre est évaluée à 5,100,000 myriamètres carrés.
Celle des mers et des lacs,   —   à 3,700,000   —
Celle des terres et des îles,   —   à 1,400,000   —

d'être toujours semblable, et il existe à sa surface une cause incessante de refroidissement, qui est due à l'évaporation continuelle qui s'y opère. En comparant la température de l'air à celle de la mer, à sa surface, on trouve qu'entre les tropiques la température de l'air est, en général, moins élevée que celle de la mer. Dans les régions tempérées, l'air est rarement plus chaud que la surface de l'eau. Dans les régions polaires, enfin, on n'a pas d'exemple que l'air soit plus chaud que la mer; il est toujours plus froid.

La température de l'eau de la mer diminue à mesure que la sonde qui porte le thermomètre à *minima* pénètre à une plus grande profondeur. Cette loi, que l'on n'avait pas crue jusqu'à ces derniers temps applicable aux régions polaires, est reconnue maintenant comme sans exception.

On peut attribuer cet abaissement de température du fond de la mer dans les régions tropicales à des courants sous-marins, qui portent l'eau froide des pôles vers l'équateur, et égalisent ainsi en quelque sorte la température des couches marines les plus profondes. Dans les régions polaires, la mer descend à 0° et au-dessous.

La température de la surface de la mer diminue de l'équateur aux pôles ; il en résulte que dans les régions polaires, où les rayons solaires sont obliques et où règne une longue nuit de six mois, il existe une température inférieure à celle de la congélation de l'eau, et qu'il y règne un froid intense, qui s'étend à une certaine distance autour des pôles. — Dans l'hémisphère nord, la limite des glaces permet d'avancer vers le 79° ou 80° degré de latitude. Il n'en est pas de même dans l'hémisphère sud, et on a estimé approximativement que l'étendue des glaces australes était à peu près de six fois plus considérable que celle des glaces du Nord. On ne peut, toutefois, donner ici un rapport parfaitement exact.

Composition de l'eau de mer. — L'eau de mer, qui est colorée de diverses manières lorsqu'elle est en masse considérable, a une saveur salée, âcre et saumâtre, due à des sels de différentes natures qu'elle tient en dissolution, et à la présence des matières organiques.

A sa surface, l'eau de mer contient, sur 4 litres 45 cent. en moyenne, à peu près 92 centilitres cubes de gaz à la pression de 76 degrés. Ce gaz est, en moyenne, un mélange de 14 centil. cubes d'acide carbonique, 26 d'oxygène et 52 d'azote, plus un peu d'hydrogène sulfuré.

Les sels sont le chlorure de sodium, le chlorure de magné-
sium, qui rend l'eau amère, des sulfates de soude et de magné-
sie, et une petite quantité de carbonate de chaux et de magné-
sie. Parmi des analyses nombreuses que l'on possède, nous choi-
sirons la suivante, due à Marcel, et faite sur de l'eau de mer
recueillie au milieu de l'océan Atlantique du Nord.

EAU, 1 KILOGR.		SELS DISSOUS.
Chlorure de sodium	26,600	26,60
— de magnésium	5.134	9,91
— de calcium	1,232	1,95
Sulfate de soude	4,660	4,65

Marcel y reconnut, en outre, du sel ammoniac, des iodures
et des bromures de sodium et de magnésium, et une petite
quantité de matières organiques.

La salure de la mer n'est pas, du reste, la même dans toutes
les contrées. Ainsi, l'océan Atlantique est plus salé que l'Océan
Pacifique. Elle varie aussi dans les divers points de l'étendue
de ces vastes mers.

La salure diminue à mesure qu'on s'approche des régions po-
laires. Les glaces polaires sont de deux espèces : les unes ne
contiennent pas sensiblement de sels, les autres sont salées.

Marées. — Dans toute l'étendue des côtes de l'Océan, en Eu-
rope, en Asie, en Afrique et en Amérique, la mer s'élève et
s'abaisse au-dessus et au-dessous de son niveau moyen deux fois
par jour. Ce même effet se renouvelle dans la mer des Indes,
dans l'océan Pacifique, dans l'océan Austral, et il constitue le
flux et le reflux de la mer, qui s'effectue dans la courte période
de douze heures, en général. Ce grand phénomène physique est
une des conséquences de la gravitation universelle, et provient
de l'attraction de la lune et du soleil sur la masse des eaux qui
recouvrent notre globe. Cette attraction change en quelques
heures la figure de la mer et donne lieu aux mouvements ré-
guliers et périodiques des flux et des reflux.

Atmosphère maritime. — L'atmosphère maritime se présente
dans des conditions particulières. La pression barométrique qui
existe à la surface de la mer varie, il est vrai, mais dans des li-
mites moins considérables qu'à la surface de la terre ; la pesan-
teur de l'air y est un peu plus grande, et la raison en est que la
plupart des localités habitées du globe sont à une hauteur plus
grande que celle de la surface des eaux. La température de l'at-
mosphère maritime est, en général, beaucoup plus constante

que celle des continents, et les saisons tendent bien davantage à s'égaliser; il y règne habituellement une certaine humidité, provenant de l'évaporation de l'eau, et qui sature presque constamment l'air. C'est l'existence de cette évaporation incessante et de cette humidité habituelle qui fait qu'à la surface de la mer les étés sont moins chauds et les hivers moins froids, effets qui s'observent surtout dans les climats tempérés.

La composition de l'air est sensiblement la même qu'à la surface de la terre; il existe toutefois quelques analyses, desquelles il résulterait que l'air, au-dessus de la mer, contiendrait un peu moins d'oxygène. Ce résultat s'explique par la solubilité de l'oxygène dans l'eau. Cette légère diminution, si elle est constante, est bien largement compensée par la pression plus considérable de l'air, et par son renouvellement facile et incessant, qui fait que l'atmosphère de la mer est, en général, d'une pureté parfaite, et qu'elle n'y est jamais altérée par les causes nombreuses qui la modifient à la surface de la terre.

L'atmosphère maritime est continuellement imprégnée d'une certaine quantité d'humidité, chargée elle-même de particules salines. On s'explique facilement ce double résultat par le mouvement incessant des vagues, les courants d'air continuels qui agitent la surface de la mer; enfin, par le mouvement des vaisseaux sur lesquels sont placés les observateurs, mouvement qui contribue encore à augmenter cette salure de l'atmosphère maritime qui existe alors surtout autour du bâtiment.

Effets de l'atmosphère maritime. — Sur mer, la respiration s'effectue avec facilité et liberté. La pression assez considérable de l'atmosphère, la présence de courants d'air, qui déterminent un renouvellement plus facile et plus rapide de l'air, et par conséquent de l'oxygène, concourent à ce résultat. De plus, l'inspiration continuelle d'une humidité saline, qui est absorbée sans déterminer aucune action irritante sur les surfaces cutanée, pulmonaire et digestive et sans qu'on en ait la conscience, peut modifier certaines constitutions, et contribuer, sinon à guérir, du moins à améliorer un certain nombre de maladies.

L'atmosphère maritime convient parfaitement aux individus à constitution faible, à chairs molles, à peau blanche et fine, à tempérament lymphatique; souvent on voit, sous son influence, surtout si elle est longtemps prolongée, ces constitutions, ces tempéraments s'améliorer, se modifier et finir quelquefois par présenter des conditions opposées. L'atmosphère maritime convient également très-bien aux tuberculeux et aux scrofuleux. Il y a plus d'un siècle, un auteur anglais, Gilchrist, publia un petit ouvrage dans lequel il recommandait les voyages sur mer comme moyen curatif de la phthisie; il y rapportait plusieurs cas incontestables de guérison. Je possède plusieurs exemples analogues, et je ne saurais trop conseiller aux individus atteints de phthisie pulmonaire, parvenue même à un degré assez avancé, les voyages un peu prolongés sur mer, dans une saison convenable, et, si la position de fortune le permet, avec toutes les aisances qu'elle comporte (1).

Dans un pays infesté par une épidémie, il n'est pas rare de voir les bâtiments placés à une certaine distance des côtes, et au large, être complétement épargnés et ne pas subir l'influence épidémique.

Lorsqu'une contrée maritime est en proie aux nombreux accidents qui sont la conséquence des effluves marécageux, les bâtiments en mer sont, la plupart du temps, exemptés. Bien mieux, souvent il suffit de l'embarquement et du départ pour obtenir, chez les individus atteints, la disparition des maladies développées sous l'influence de la localité.

Combien de fois n'a-t-on pas vu, dans notre colonie d'Alger, si souvent décimée par des fièvres intermittentes et des dyssenteries rebelles, les sujets qui en étaient atteints, et qui étaient traités depuis longtemps sans succès, être débarrassés comme par enchantement de leurs affections, lorsqu'ils cherchaient à quitter l'Afrique! Il est vrai qu'en touchant le rivage de France on observait quelquefois des récidives, mais elles étaient moins intenses; c'est surtout ce qui avait lieu pour la fièvre intermittente.

---

(1) Dans ces derniers temps, des doutes très-sérieux se sont élevés sur la réalité de l'influence favorable que l'air de la mer exercerait sur la marche de la phthisie pulmonaire. M. Rochard, auteur d'un mémoire couronné par l'Académie de médecine en 1855, a établi, par des faits habilement groupés, que la phthisie marche à bord des navires avec plus de rapidité qu'à terre; les hôpitaux des ports, des stations navales, les infirmeries des escadres sont encombrés de phthisiques qui viennent expirer là misérablement. Ainsi tout ce que les auteurs ont écrit sur la vertu tonique de l'atmosphère maritime, sur la vivifiante salubrité des vents du large, tout cela ne serait qu'illusion!... Cependant, quelques auteurs, M. Garnier entre autres, se sont inscrits en faux contre les assertions de M. Rochard. M. Boudin, dans son bel ouvrage de *Géographie médicale*, a réuni une masse imposante de faits empruntés surtout aux auteurs anglais si compétents en pareille matière, faits qui démontrent l'influence favorable de l'atmosphère maritime sur la tuberculisation pulmonaire. Il est donc permis d'espérer que le dernier mot n'a pas été dit sur cette importante question et que M. Rochard s'est trop hâté de conclure.   (E. Bgd.)

L'atmosphère maritime ne saurait être considérée comme pouvant déterminer la production de quelques maladies particulières. Celles qu'on a signalées sur les bâtiments, et en particulier le scorbut, si rare aujourd'hui, sont la conséquence, non de l'atmosphère maritime, mais de la mauvaise hygiène du bâtiment où se développe cette maladie.

Quant au mal de mer, il est plutôt dû aux mouvements du vaisseau et à leur action sur le système nerveux qu'à l'atmosphère maritime.

Humidité de l'air. — Pluies.

L'eau à l'état de vapeur existe dans l'atmosphère; elle est un de ses éléments constituants les plus variables, et qui dépend le plus de la température, des vents, et des causes locales. A la surface de la mer, l'air est saturé d'humidité, mais la quantité de vapeur diminue à mesure qu'on s'élève à une certaine hauteur.

Quant aux brouillards, aux nuages, aux divers météores aqueux, ils sont dus à divers états de condensation de l'eau.

Humidité de l'air. — Le matin, avant le lever du soleil, la quantité de vapeur d'eau atteint le minimum; mais en même temps, et en raison de l'abaissement de température, l'air en est saturé. A mesure que le soleil s'élève, au contraire, et que la température monte, la tension de la vapeur augmente, cette augmentation a lieu jusqu'au moment où la température atteint son maximum; alors la tension est également à son maximum. C'est ce qui a lieu à une heure ou deux de l'après-midi, et à cet instant le degré d'humidité est au minimum. La hauteur des lieux, les courants d'air qui existent dans une localité, peuvent modifier ces résultats,

A l'approche de l'hiver, la vapeur qui est employée à former la pluie, la rosée, la gelée, est plus considérable que celle qui se répand dans l'atmosphère; la quantité qui s'y trouve va donc en diminuant, et cependant l'humidité augmente dans l'atmosphère; c'est là ce qui explique les froids humides de novembre et de décembre.

En pleine mer, l'air est saturé de vapeur. Sur les côtes, l'humidité, à latitude égale, est plus grande que dans l'intérieur des continents. En France, le vent d'est, qui vient du continent, est plus sec que celui de l'ouest qui a traversé l'Océan. La température influe également sur ces conditions; ainsi le vent du nord est plus humide, bien qu'il soit continental et contienne moins d'eau que le vent du sud.

La rosée est due au rayonnement nocturne : la terre, ne recevant plus pendant la nuit l'influence solaire, rayonne vers les espaces célestes et se refroidit. C'est ce qui arrive également à tous les corps qui ne sont pas abrités, et qui deviennent plus froids que l'air ambiant. Lorsqu'il en est ainsi, la couche d'air qui est en rapport avec eux se refroidit, et à mesure que ce refroidissement se produit, la vapeur d'eau, ayant une tension plus forte que celle qui est nécessaire pour saturer l'espace à cette température, se précipite sous forme de gouttelettes. La gelée blanche ne diffère de la rosée qu'en ce qu'il se produit de l'eau congelée au lieu d'eau liquide.

Brouillards. Nuages. — Ils se forment à la surface de la terre ou à une certaine hauteur, lorsqu'il y a plus d'eau en vapeur qu'il n'en faut pour saturer l'espace. Les brouillards et les vapeurs sont donc dus à une précipitation de vapeur.

Relativement à la nature et à la constitution de cette vapeur ainsi condensée, il y a diverses opinions. Les uns prétendent qu'à l'instant de la condensation elle forme immédiatement de petites gouttelettes d'eau sphériques, qui augmentent peu à peu de volume et, par leur réunion mutuelle, donnent lieu aux sphères liquides de la pluie.

Les autres admettent que la vapeur d'eau, en se condensant, forme de petites sphères creuses, pleines d'air, et constituant les vésicules de brouillard ou de vapeur.

Pluie. — La pluie est due à ce que les sphérules des brouillards venant à augmenter en vertu d'une condensation plus rapide, ou par l'agglomération d'une nouvelle quantité de vapeur, se précipitent alors à l'état liquide.

La proximité de la mer, les vents régnants, la latitude et la saison influent sur la quantité de pluie qui tombe dans une contrée. Les pluies sont beaucoup plus abondantes dans les pays chauds; plus il y a de vapeurs qui s'y accumulent, plus il y pleut. Toutes choses égales d'ailleurs, la quantité de pluie qui tombe à la surface du globe diminue de l'équateur aux pôles.

Sous les tropiques, en mer, et dans les instants de calme, il pleut souvent. Sur terre, il y a une saison sèche et une saison humide, qui varient un peu, du reste, selon les pays. Ainsi, dans l'Amérique méridionale, l'hiver est sec, le printemps devient humide, et en mars commencent des orages continuels; les pluies durent tout l'été. En Afrique, sous l'équateur, les pluies commencent en avril. Entre le 10e degré de latitude nord et le tropique, les pluies durent de juin à octobre. Dans les lieux qui avoisinent l'équateur, il y a deux saisons sèches et deux saisons humides. A mesure qu'on s'éloigne de l'équateur, on trouve des pluies dont le maximum est bien en été; mais elles deviennent plus fréquentes dans les autres saisons. Dans les régions polaires, il y a une zone où existent les pluies d'hiver.

Les pluies sont moins abondantes dans l'intérieur des continents; c'est ainsi qu'en Russie il pleut très-peu. Les vents exercent également une influence; ceux qui ont traversé les mers sont chargés de pluie. A Paris, le vent de sud-ouest, qui est le vent de la pluie, réunit les deux conditions qui la favorisent le plus, il vient d'un pays chaud, et il a traversé la mer.

Humidité. — On doit l'étudier à part, suivant qu'elle est chaude, tempérée ou froide.

Influence de l'humidité et de la pluie sur l'homme.

1° *Humidité chaude.* — La chaleur, en dilatant l'air, rend déjà la respiration plus fréquente; lorsque l'humidité vient s'y joindre, elle est plus pénible encore; car l'air introduit dans les voies aériennes, étant déjà saturé d'humidité, ne peut débarrasser le poumon de la vapeur d'eau contenue dans l'exhalation pulmonaire. Ces conditions rendent l'air chaud et humide fâcheux pour les individus atteints de maladies du cœur, de phthisie pulmonaire, de bronchite et d'emphysème.

[De même, la peau ne peut exhaler par la sueur les liquides qui s'accumulent dans les vaisseaux périphériques et qu'y retient un air gorgé de vapeur. De là une sensation de chaleur très-pénible.

L'atmosphère humide et chaude habituelle amène, dit-on, et l'obésité du corps, et l'obtusion de l'intelligence.]

Elle rend l'appétit faible, languissant, et débilite le système musculaire.

On doit toutefois observer que, dans les climats chauds, si souvent conseillés aux phthisiques, il ne faut pas non plus un trop grand état de sécheresse de l'air; car la toux augmente, et l'irritation bronchique devient parfois violente. Ce sont surtout les individus atteints de laryngite, et en particulier de laryngite chronique, qui se trouvent mal de cette influence.

17

[L'air humide et chaud, dit M. Lévy, agit encore sur l'organisme par les principes délétères, dont il favorise la production en donnant lieu à la fermentation putride au sein des matières organiques, et en les dispersant dans l'atmosphère où la vapeur d'eau leur sert de véhicule.]

2° *Humidité tempérée.* — C'est un état intermédiaire entre l'humidité chaude et l'humidité froide, et elle participe des effets de l'une et de l'autre ; elle ne convient pas aux individus atteints de rhumatismes et d'affections chroniques de poitrine.

3° *Humidité froide.* — Elle exerce une influence différente, suivant qu'elle est habituelle ou passagère.

Influence habituelle. — Une des circonstances qui influent le plus notablement sur la santé de l'homme, qui le refroidit en quelque sorte le plus, et qui, par conséquent, exige la production d'une quantité plus considérable de chaleur animale, et, pour amener cette dernière, une chaleur artificielle suffisante, cette circonstance, dis-je, c'est l'humidité froide.—Son influence habituelle peut déterminer les conséquences suivantes :

D'abord ce sont des phlegmasies aiguës locales, — et plus tard des phlegmasies chroniques ; les premières ont une grande tendance à revêtir la seconde forme.

Ce sont en particulier des angines, des laryngites, des bronchites, des pneumonies et des pleurésies. On se rend facilement compte de ces effets, en observant que c'est précisément sur les muqueuses aériennes que l'humidité froide agit.

Il est encore d'autres maladies plus graves que ces dernières, et dans la production desquelles on a fait jouer le principal rôle à l'humidité froide : telles sont les affections rhumatismales et goutteuses ; telle est la maladie de Bright.

[Il faut y ajouter encore différents états cachectiques, l'anémie et surtout le scorbut, comme l'ont prouvé les médecins militaires au siége de Sébastopol (Lévy), et comme l'avaient déjà noté Lind et tant d'autres.]

L'influence d'une atmosphère saturée d'humidité froide et surtout l'habitation constante et le séjour de tous les instants dans une chambre basse et humide, où le renouvellement de l'air ne s'opère pas très-facilement, favorisent le développement des scrofules et des tubercules. Cet effet se produit plus facilement s'il y a prédisposition chez l'individu soumis à cette influence. Si elle n'existe pas, l'influence de l'humidité commence par créer cette prédisposition, qu'une autre cause occasionnelle fera peut-être éclater plus tard.

Influence passagère et de courte durée de l'humidité froide. — Un individu sain, exposé à cette influence portée à un point assez élevé, pourra n'éprouver aucun accident fâcheux, si des précautions convenables sont prises immédiatement pour la combattre. Dans le cas contraire, comme dans celui où l'humidité froide agit sur un individu en sueur, on observera les résultats de ce qu'on appelle communément un refroidissement, et alors différentes affections pourront se développer ; leur nature dépendra du tempérament, de l'idiosyncrasie, de la prédominance d'organes, de la prédisposition spéciale enfin des individus qui l'auront subie. Ainsi ce sera une fièvre continue simple, une angine, une laryngite, une bronchite, peut-être même une pneumonie ou une pleurésie. Quelquefois, chez les femmes, c'est une suppression de menstrues. Si cette influence est portée au maximum, et si, tout en étant passagère, elle dure un certain temps, on pourra voir éclater soit une maladie de Bright aiguë, soit un rhumatisme articulaire.

On peut rapprocher de cette influence celle de la pluie qui tombe sur un individu qui n'est pas abrité. S'il change immédiatement de vêtements, il pourra n'en résulter aucun inconvénient ; dans le cas contraire, l'évaporation de l'eau qui imbibe les vêtements amène la soustraction d'une grande quantité de calorique à l'organisme, ce calorique devient latent, et l'individu se trouve soumis aux deux influences combinées et portées au maximum de l'humidité et du froid. — Ces deux causes détermineront des effets d'autant plus énergiques que l'individu aura une température plus élevée à l'instant où ses vêtements s'imbiberont de pluie. Dans ces cas divers, ce sera encore des fièvres continues simples, des angines, des bronchites, des pneumonies, des pleurésies qu'on observera, de même qu'on pourra voir éclater des maladies de Bright aiguës ou des affections rhumatismales.

L'expérience de Fourcault (enduit imperméable appliqué sur la peau) a fourni à un jeune médecin (M. Berne), le sujet d'une thèse intéressante dans laquelle il a essayé d'expliquer, par un effet analogue à celui de cet enduit, l'influence du froid et de l'humidité sur l'homme. Ces agents déterminant une suppression ou une diminution des fonctions de la surface cutanée, il doit en résulter des congestions, des phlegmasies, des flux des organes internes, absolument comme cela a lieu lorsqu'on expérimente sur des animaux, en appliquant sur leur peau un enduit imperméable. Cette explication, que je ne puis développer ici, me semble rationnelle.

[Les brouillards exercent souvent une action irritante sur les voies bronchiques soit en raison des fuliginosités qu'ils renferment, soit à cause de l'ammoniaque qui s'y trouve parfois en quantité assez considérable, surtout dans les villes, ainsi que l'a démontré M. Boussingault.

Telles sont les données générales de la science relativement à l'influence de l'humidité chaude ou froide sur l'organisme ; mais il faut noter que fréquemment il s'y joint d'autres circonstances, telles que l'obscurité, comme dans certains logements, les privations, les fatigues, une mauvaise alimentation, comme dans les armées, sur les vaisseaux, etc.

Dans les conditions ordinaires, cette influence peut bien agir d'une manière fâcheuse sur la santé sans créer pour cela une aggravation dans le chiffre des décès. Casper a même établi que l'humidité de l'atmosphère coïncide avec une moindre mortalité. Ces observations, qui me paraissent peu connues en France, méritent quelques développements. Les tables de Paris et de Berlin qui lui ont servi à démontrer l'influence de la pression atmosphérique (voy. p. 131) ont été employées à faire voir l'action de l'état hygrométrique. Pour 100 décès il a trouvé :

	Décès à Berlin.	Décès à Paris.
Pendant les mois de sécheresse......	52	50,5
Pendant les mois d'humidité.........	48	49,5

Mais comme dans le centre de l'Europe les étés véritablement humides sont-très rares, Casper a séparé, pour Berlin et pour Paris, les rapports par saisons, et il a obtenu, pour Berlin surtout, des résultats analogues. Puis comparant la mortalité dans les différents mois, suivant leur sécheresse et leur humidité *exceptionnelles*, avec la moyenne de la mortalité ordinaire dans les mêmes mois, il est arrivé au tableau suivant :

MORTALITÉ DANS LES MOIS :		MORTALITÉ MOYENNE des mêmes mois.	RAPPORT.
Humides et chauds........	1853	1842	100.6 : 100
Secs et chauds........ ...	1863	1829	101,8 : 100
Humides et froids.......	1882	1923	97,8 : 100
Secs et froids.......... ...	2029	1936	102,1 : 100

d'où il conclut que l'état humide de l'atmosphère est plutôt favorable que nuisible sinon à la santé, du moins à la vie de l'homme.]

Bibliographie. — Eaux courantes. — HIPPOCRATE, *Des airs, des eaux et des lieux*. — HALLÉ, *Rapport sur l'état actuel du cours de la rivière de Bièvre*, 1 pl., in *Hist. de la Soc. roy. de méd.*, t. X, an VI, p. LXXI. — Du MÊME, *Procès-verbal de la visite faite le long des deux rives de la rivière de Seine, depuis le Pont-Neuf jusqu'à la Râpée et à la gare, le 14 févr. 1790*; ibid., p. LXXXVI. — PARENT-DUCHATELET et PAVET DE COURTEILLE, *Recherches et considérations sur la rivière de Bièvre ou des Gobelins, et sur les moyens d'améliorer son cours*, etc., 1 pl. Paris, 1822, in-8. — PARENT-DUCHATELET, *Mém. sur les débardeurs de la ville de Paris*, in *Ann. d'hyg.*, 1re sér., t. III, p. 26; 1830. — DOWLER, *Psychological and hygienic observations on Rivers*, in *New Orleans med. and Surg. J.*, jan. 1861. — DAGREVE (E.), *Quelques mots sur l'hydrographie des fleuves dans ses rapports avec l'hygiène*. Thèses de Paris, 1862, in-4°, n° 135. — Inondations. — CADET DE VAUX, *Avis sur les moyens de diminuer l'insalubrité des habitations qui ont été exposées aux inondations*. Paris, 1784, in-8. — Diverses ordonnances rendues sur le même sujet en Allemagne, in *Henke's Ztschr. Erghft.*, t. VI, p. 190; 1826. — *Casper's Vjschr.*, t. VI, p. 177; 1854; et t. VII, p. 169; 1855. — SAINTE-MARIE, *Inondations*, in *Lectures relatives à la police médicale*. Lyon, 1829, in-8. — *De l'influence de la dernière inondation de Lyon sur la santé publique*, in *J. de méd. de Lyon*, t. I, p. 78; 1841. — LION, *Wie können Ueberschwemmungen der menschlichen Gesundheit nachtheilig werden, und wie lässt sich Sanitätspolizeiliche gegen dieselben einschreiten*, in *Henke's Ztschr.*, 3 hft. 1850, et *Canstatt's Iahresb.*, 1852, t. VII, p. 13. — Du MÊME, *Wie können Ueberschwemmungen*, etc., in ibid., 4 hft. 1860, et *Canstatt's Ib.*, 1861, t. VII, p. 79. — Communications à l'Académie des sciences de MM. ROZET, VALLÉE, DAUSSE, DARLU, MORIDE, MALLET, FOURNET, BOBIERRE, etc., in *Compt. rend.*, t. LXII, LXIII, 1856; LXV, 1857. — TARDIEU, au nom d'une commission, *Instruction sur les mesures hygiéniques à prendre dans les localités atteintes par les inondations*, in *Dict. d'hyg. publ.*, 2e édit., t. II, p. 498. — CHAMPION (M.), *Les inondations en France depuis le sixième siècle jusqu'à nos jours*. Paris, 1859-61, 3 vol. in-8. — Canaux. — CHEVALLIER (A.), *Rapport à M. le préfet de police sur l'envasement du canal Saint-Martin*, in *Ann. d'hyg. publ.*, 1re sér., t. VII, p. 59; 1832. — GAULTIER DE CLAUBRY, *Rapport sur l'état et la nature des envasements du canal Saint-Martin, et sur les moyens de curage à employer*, in *Ann. d'hyg.*, 1re sér., t. XXI, p. 295; 1839. — VAN HOLSENDONCK, *Rapp. sur l'état des canaux souterrains de la ville d'Anvers, et sur les moyens de les assainir*; HOEFNAGEL, *Rapp. sur le travail précédent*, et *Discussion* à la Soc. méd. d'Anvers, in *Ann. de la Soc. de méd. d'Anvers*, 1848, p. 477. — VUIGNER, *Causes des inondations souterraines qui se manifestent dans les quartiers nord de Paris*, etc., in *Mém. de la Soc. des ing. civils*, 1850. — FOURNEYRON, *Rapport sur les inondations des caves des maisons de quelques parties du deuxième arrondissement de Paris en 1857*. Paris, 1857, in-4°. — Sur ces différentes questions, voy. les *Compt. rend. des trav. des diff. conseils d'hyg. des départements*. — Eau de mer. — MARCET (Al.),

On the specific gravity and temperature of sea water in different parts of the Ocean, and in particular seas; with some account of their saline contents, in *Philos. Transact.*, t. CIX, 2e part., p. 161 ; 1819, trad. par extr., in *Ann. de chim.*, 1re sér., t. XII, p. 295 ; 1819. — Morren, *Recherches sur les gaz que l'eau de mer peut dissoudre en différents moments de la journée et dans les saisons diverses de l'année*, in *Compt. rend. de l'Acad. des sc.*, t. XIX, p. 86 ; 1844. — Lewy, *Recherches sur la composition des gaz que l'eau de mer tient en dissolution dans les différents moments de la journée*, et Rapp. par M. Dumas, *ibid.*, t. XXIII, p. 620 ; 1846. — Usiglio (J.), *Analyse de l'eau de la Méditerranée sur les côtes de France*, *ibid.*, t. XXVII, p. 429 ; 1848. — Carrière, *Recherches expérimentales sur l'atmosphère maritime*, in *Un. méd.*, 1858, p. 289, 301, 313. — Gilchrist, *The use of sea voyages in medicine*, 2e edit., with a Suppl. London, 1757, in-8. — Rochard, *De l'influence de la navigation et des pays chauds sur la marche de la phthisie pulmonaire, en réponse*, etc., in *Mém. de l'Acad. de méd.*, t. XX, p. 75 ; 1856. — Garnier, *De l'influence de l'air marin sur la phthisie pulmonaire d'après la statistique officielle*, etc. — Rapport sur ce Mém., par M. Blache, in *Bull. de l'Acad. de méd.*, t. XXVI, p. 1284 ; et t. XXVII, p. 9 ; 1861. — Mal de mer. — Une multitude de Dissertations et de Mémoires parmi lesquels : Ludwig (C.-G.), *De vomitu navigantium*. Leipzig, 1738, in-4o. — Hey, *Diss. de morbo ex navigatione oriundo*. Erlangæ, 1748, in-4o. — Kéraudren, *Essai sur les phénomènes, les causes et la terminaison du mal de mer*, in *J. de méd. de Corvisart*, t. XXII, p. 352 ; 1812 ; et *Dict. des sc. méd.*, t. XXX. — Audibert, *Essai sur le mal de mer*. Th. de Montpellier, 1831, in-8. — Andreux, *De la nautiésie ou mal de mer*. Th. de Strasbourg, 1843, in-4o, no 110. — Guépratte, *Monographie du mal de mer ou gastro-entéralgie nautique*. Montpellier, 1844, in-8. — Pellarin, *Mém. sur le mal de mer*, in *Compt. rend. de l'Acad. des sc.*, t. XXIV, p. 110 ; 1847. — Semanas, *Du mal de mer ; recherches théoriques et pratiques, sur ses causes, sa nature*, etc. Paris, 1850, in-8. — Guillabert (G.-H.), *Essai sur le mal de mer*. Thèse de Paris, 1859, in-4o, no 198. — Aronssohn, *Mém. sur la cause et la prophylaxie du mal de mer*, in *Un. méd.*, 2e sér., t. VII, p. 210 ; 1860. — Humidité. — Fodéré, *Discours sur l'influence de l'air humide sur l'entendement humain*, in *Traité du goître*, etc. Paris, an VIII, in-8. — Chanteux, *De l'humidité et de son influence sur l'économie vivante*. Th. de Paris, 1819, in-4o, no 116. — Pihorel, *Considérations sur l'humidité*. Rouen, 1826, in-8. — Gourdin, *Essai sur l'influence du froid humide*. Th. de Paris, 1827, in-4o, no 280. — Fourcault, *Influence de l'air stagnant et humide sur le développement de quelques maladies*, etc., in *Compt. rend. de l'Acad. des sc.*, t. XII, p. 890 ; 1841. — Casper (L.), in *Denkwurdigkeiten zur medicinischen Statistik*, etc. Berlin, 1846, in-8. — Fleury, *Considérations sur l'influence de l'humidité à l'hôtel-Dieu de Clermont*, etc., in *Gaz. méd. de Paris*, 1857, p. 190. — Voy. les journaux et traités de météorologie : Becquerel et Edm. Becquerel, Boudin, W. Edwards, Foissac, etc.

CHAPITRE VIII

Des climats

Un climat est caractérisé par trois éléments principaux : 1° la température moyenne de l'année ; 2° les variations qu'éprouve la température des jours, des mois et des saisons ; 3° les températures estivale et hivernale.

En se fondant sur les lignes ou zones isothermes, on peut admettre sept espèces de climats.

```
1° Climat brûlant, dans la zone torride, de 27°,5, température moyenne à 25°
2°    —    chaud,        —            25            —        à 20
3°    —    doux,         —            20            —        à 15
4°    —    tempéré,      —            15            —        à 10
5°    —    froid,        —            10            —        à  5
6°    —    très-froid,   —             5            —        à  0
7°    —    glacé,        —        au-dessous de 0.
```

Les divers climats peuvent être divisés en climats constants, climats variables, et climats excessifs. Les premiers présentent dans le cours de 'année peu de différence entre le maximum et le minimum de chaleur et de froid ; les seconds en offrent d'assez notables ; les troisièmes, enfin, en présentent de très-grandes.

Les mers, ainsi que je l'ai dit, interviennent dans la constitution des climats, les rendent plus constants et plus réguliers. Dans l'intérieur des continents, c'est le contraire, et, les conditions locales exerçant une grande influence, la différence ntre les températures hivernale et estivale devient plus considérable.

Sous le rapport des applications hygiéniques, nous admettrons trois grandes classes de climats : les climats chauds qui comprennent les deux premiers du tableau précédent, les climats tempérés, et les climats froids.

Climats chauds

Les pays chauds s'étendent de l'équateur aux tropiques, et des tropiques au 30° ou 35° degré de latitude australe et boréale. Ils comprennent la plus grande partie de l'Afrique et les îles qui l'avoisinent : Madagascar, les Séchelles, Bourbon, Maurice, etc.; le midi de l'Asie et en particulier la Syrie, l'Arabie, la Perse, l'Inde, la Cochinchine, le sud de la Chine; — les îles de Ceylan, les Maldives, etc.; presque toute la Nouvelle-Hollande et les îles nombreuses de l'Océanie ; la partie de l'Amérique septentrionale comprise entre le golfe de Californie et l'isthme de Panama ; et dans l'Amérique du Sud, la Colombie, les Guyanes, le Paraguay, le nord de la Plata, les Antilles.

Les régions tropicales de l'ancien monde paraissent s'échauffer plus que celles du nouveau. — Pourquoi? On l'ignore. La température du jour aux diverses époques de l'année varie peu. A peine si elle atteint 8 à 9° dans l'ancien continent. — Elle varie moins encore dans le nouveau et près des côtes que dans l'intérieur des continents. La chaleur moyenne de l'année varie en général de + 18 à 20°.

La différence entre la température du jour et celle de la nuit est en général très-marquée, ce qui est dû à la pureté de l'atmosphère, qui permet un rayonnement considérable vers les espaces célestes; cette différence va quelquefois jusqu'à 20°.

L'évaporation considérable de l'eau sous l'influence de la chaleur est la cause des pluies abondantes qui règnent à certaines époques de l'année. On distingue en général deux saisons : la saison d'été et la saison d'hiver. Cette dernière est remplacée par des pluies abondantes. M. Levacher et d'autres auteurs ont admis quatre saisons dans les pays chauds; ce sont les suivantes :

Novembre à février (hiver tropical), analogue aux deux derniers mois du printemps en Europe ;

Février à mai (saison sèche) ;

Mai à juillet (saison intermédiaire), brusques variations de température mêlées d'orages :

Juillet à novembre (saison des pluies), averses continuelles et coups de vent. Chaleur considérable.

Les vents qui règnent dans ces climats sont : 1° les brises, qu'on distingue en brise du soir et en brise du matin ; 2° les moussons, qui soufflent dans l'hémisphère le plus échauffé, et, par conséquent, changent de direction avec le soleil; 3° les vents alizés, régnant en mer au large des côtes ; 4° le simoun d'Afrique (chamsin d'Égypte), vent brûlant du désert.

On observe, de plus, des vents accidentels violents nommés typhons dans la mer des Indes, et ouragans dans l'archipel des

Antilles, qui existent surtout dans la saison intermédiaire entre l'hiver et l'été, c'est-à-dire en mai et juin.

Ajoutons, pour terminer ce qui est relatif aux conditions climatériques des pays chauds, les nombreux marécages, origine d'effluves pernicieux et qui sont la source de tant de fléaux. C'est surtout à l'embouchure des fleuves qu'ils se trouvent, et, sous ce rapport, les trois grands deltas du Nil, du Gange et du Mississipi, en présentent le type le plus caractéristique.

Influence des climats chauds sur l'homme

L'étude de l'action des climats chauds sur l'homme doit comprendre l'examen :

1° Des modifications que les pays chauds impriment aux principales fonctions organiques des individus qui les habitent ;

2° Des influences spéciales qui résultent de l'action des principaux agents physiques qui entourent l'homme, et en particulier des suivants :

a. La température élevée ;

b. Les pluies torrentielles qui alternent avec les chaleurs ;

c. Les variations de température du jour et de la nuit ;

d. L'influence des effluves marécageux.

1° *Modifications imprimées à l'organisme*. — Cette question ayant déjà été traitée à l'article *Chaleur*, je me bornerai à en présenter ici le résumé.

Chez l'habitant des pays chauds, le phénomène saillant et capital consiste dans l'activité extrême des exhalations pulmonaire et cutanée, activité sous l'influence de laquelle se produisent les modifications suivantes :

1° Le ralentissement de l'activité respiratoire et la production d'une moindre quantité de chaleur animale, et par conséquent d'une moindre proportion d'acide carbonique ; le carbone fourni par les aliments dits respiratoires, et qui est destiné à être brûlé dans les poumons, ne l'étant plus qu'en partie, doit être éliminé par une autre voie. Cette autre voie, c'est le foie. De là l'activité fonctionnelle de cet appareil. 2° Une activité plus grande de la sécrétion spermatique.

Il y a donc, chez l'habitant des pays chauds, accroissement des exhalations pulmonaire et cutanée ; augmentation des sécrétions biliaire et spermatique ; d'où résulte un allanguissement de la vie organique considérée d'une manière générale. On observe également une diminution des autres sécrétions, et, en particulier, de la salive, du suc pancréatique, des liquides intestinaux, des urines. Il y a de plus une débilité musculaire, une tendance à l'atonie génitale, favorisée par les abus fréquents du coït ; enfin une facile excitabilité du système nerveux, qu'un rien est capable de mettre en jeu. — Les constitutions débiles, les tempéraments lymphatiques ou nerveux, tendent à prédominer ; il en est de même des tempéraments bilieux et lymphatico-bilieux. — Enfin, signalons encore, comme phénomène physiologique important, le désir d'une alimentation substantielle et excitante, désir qui résulte des causes nombreuses d'affaiblissement, dues à la chaleur du climat.

Mortalité. — La mortalité est manifestement plus considérable dans les pays chauds. Ainsi, dans la présidence de Bombay, il y a un mort sur vingt habitants, plus de la moitié de plus qu'en France. Il est d'observation, du reste, que la mortalité va en croissant du simple au double, des pôles à l'équateur.

En France, la comparaison de dix départements très-chauds et de dix départements froids a donné :

1 décès sur 37,95 habitants dans les 10 départ. les plus chauds ;
1   —   sur 41,44   —   dans les 10 départ. septentrionaux.

(MOTARD.)

On peut bien trouver, par exception, dans les climats chauds quelques centenaires, mais ils y sont très-rares : la population y meurt plus jeune, et elle s'abâtardit plus vite que partout ailleurs.

En Italie, la durée moyenne de la vie est de trente ans. C'est le même chiffre qu'autrefois. En effet Domitius Ulpianus, d'après des calculs basés sur les registres tenus à Rome par les censeurs, depuis Sextus Tullius jusqu'à Justinien, a fixé la durée moyenne de la vie humaine à trente ans. C'est à peu près comme à l'époque actuelle.

La *fécondité* paraît beaucoup plus considérable dans les climats chauds que partout ailleurs, et c'est là seulement ce qui permet aux habitants de lutter contre les causes incessantes de dépopulation, qui résultent des conditions du climat. M. Motard rapporte que, sur la côte de Guinée, des voyageurs trouvèrent un individu père de deux cents enfants. — Dans l'antiquité, en Perse, à Rome, à Sparte, en Phénicie, à Carthage, l'infanticide était, sinon permis, du moins toléré sous forme de sacrifices particuliers aux dieux. — En Chine, on sacrifie les enfants nouveau-nés par milliers.

La *taille*, dans les climats chauds et humides, se développe et s'accroît. Les Caraïbes, les Patagons en sont la preuve. On trouve également cette grande stature dans les squelettes consacrés des anciens Guanches. — Sous l'influence de la chaleur sèche, la taille tend, au contraire, à diminuer ; c'est ce qui arrive en Arabie.

La coloration de la peau, la teinte brune des cheveux, des yeux, sont des attributs des habitants des climats chauds. Les Maures, les Arabes, les Espagnols, les Italiens, sont remarquables par la teinte basanée de leur peau.

Le tissu musculaire est peu développé, la force physique peu considérable.

Caractères. — Les peuples du Midi sont remarquables par leur mollesse, leur inertie, leur paresse. La débilité de leur système musculaire les pousse au repos et à la nonchalance. Les exercices physiques violents leur déplaisent, à moins que l'état nomade ne les ait habitués, comme cela arrive aux Arabes, à maîtriser et à annuler ces dispositions.

Les Méridionaux sont, en général, peu belliqueux, et parfois même peu courageux ; ils ont peu de disposition à secouer le joug d'un maître, qu'il soit indigène ou étranger ; aussi le gouvernement despotique a-t-il souvent trouvé, sinon faveur, du moins soumission et indifférence parmi eux. L'Asie, depuis les temps historiques connus, a été conquise treize fois, et chaque fois les conquérants, amollis par le climat et par les habitudes des peuples qu'ils avaient vaincus, n'ont pu résister à de nouveaux envahisseurs, et ont été soumis à leur tour.

L'imagination vive, mobile et impressionnable des Méridionaux les pousse à la contemplation et à l'amour du merveilleux, de la fiction. C'est là que la doctrine du fatalisme a pris naissance, et règne encore dans toute sa vigueur : leur amour du repos et de l'inaction les pousse, du reste, à recevoir avec soumission tout ce qui leur arrive d'heureux comme de malheureux, sans chercher à y résister (1).

(1) Cette doctrine de l'influence du climat sur le caractère, les mœurs et le gouvernement des peuples, déjà énoncée par Hippocrate, avait été acceptée et développée par le savant Bodin (*Methodus ad facilem historiarum cognitionem*, Paris, 1566, in-4° et *De la République*, Paris, 1576, in-fol.), mais Montesquieu en a fait en quelque sorte sa propriété par l'importance qu'il a su lui donner (*De l'Esprit des lois*, liv. XIV). Cette opinion a cependant été vivement combattue dès le siècle dernier et notamment par Voltaire (*Dict. philos.*, art. CLIMAT). et Volney (*Voyage en Syrie*). On a fait voir qu'un même peuple a passé par des phases diverses et des alternatives d'activité et d'indolence ; que, dans une même zone, à côté les unes des autres.

C'est dans le Midi que se sont formulées la plupart des religions. En Perse, Zoroastre ; Confucius, en Chine ; Bouddha, dans l'Inde ; le paganisme, en Grèce ; le christianisme, en Syrie ; le mahométisme, en Arabie.

L'amour physique est porté au suprême degré, et il conduit à la polygamie. La jalousie, aussi bien que la corruption des femmes, qui se produirait sans cela, conduit à leur séquestration ; c'est également à ces deux circonstances qu'on attribue le grand nombre d'eunuques que l'on fait dans ces contrées.

Maladies des pays chauds.

Les maladies qui sévissent sur les habitants des pays chauds sont la conséquence :

1° Des modifications organiques que les principaux appareils ont éprouvées ;

2° Des habitudes et des usages auxquels ils ont été assujettis, pour y satisfaire ou y résister ;

3° Des conditions physiques et météorologiques du climat. L'Européen non acclimaté est exposé à ces conditions diverses, en subit l'influence avec plus d'énergie, et contracte beaucoup plus facilement les causes diverses de maladies.

on trouve des nations pleines d'énergie et de courage, et des nations végétant au sein de la mollesse et de la lâcheté. « Étaient-ce des peuples indolents, s'écrie Volney, que ces Assyriens qui, pendant cinq cents ans, troublèrent l'Asie par leur ambition et leurs guerres ; que ces Mèdes qui rejetèrent leur joug et les dépossédèrent ; que ces Perses de Cyrus qui, dans un espace de trente ans, conquirent depuis l'Indus jusqu'à la Méditerranée ? Étaient-ce des peuples sans activité que ces Phéniciens qui pendant tant de siècles embrassèrent le commerce de tout l'ancien monde ?... Si les hommes de ces États furent des hommes inertes, qu'est-ce que l'activité ?... s'ils furent actifs, où est l'influence de climat ?... si l'indolence est propre aux zones méridionales, pourquoi a-t-on vu Carthage en Afrique, Rome en Italie, les flibustiers à Saint-Domingue ?... Pourquoi, dans un même temps, sous un même ciel, Sybaris près de Crotone, Capoue auprès de Rome, Sardes près de Milet ? » (*Voy. en Égypte et en Syrie. — État polit. de la Syrie*, chap. XIX.) C'est particulièrement sur les accusations des Grecs et des Romains que ce jugement s'est établi ; mais que sont devenus eux-mêmes ces Grecs et ces Romains depuis plus de vingt siècles ? Et quant au despotisme, pourquoi, ainsi que le fait judicieusement observer Volney, les tyrans auraient-ils, dans les climats méridionaux, plus d'énergie pour opprimer que les peuples pour se défendre ? Pour notre part nous ne voyons pas que les Persans ou les Indiens aient beaucoup à envier le sort des Russes. Concluons donc avec Voltaire (*Dict. philos.*, art. CLIMAT) : « Le climat a quelque puissance, le gouvernement cent fois plus ; la religion, jointe au gouvernement, encore davantage. » Ajoutons-y l'influence de la race, et nous verrons qu'il y a là une question complexe dans laquelle le climat joue un rôle beaucoup moindre qu'on ne l'avait pensé d'après Montesquieu.   E. BGD.

1° *Maladies résultant des modifications que les principaux appareils ont subies.* — Ce sont les affections de la peau, qui sont presque toutes communes et graves dans les climats chauds (lichen, lèpre, éléphantiasis des Arabes, pian, — formes diverses et graves de la syphilis) ; les maladies du foie (hépatites, abcès, dégénérescences diverses); les maladies du système nerveux (convulsions, tétanos, etc.). Devons-nous citer comme maladie la vieillesse prématurée des principaux peuples de ces contrées ?

2° *Maladies résultant des habitudes des individus qui séjournent dans les pays chauds.* — Ce sont les maladies du tube digestif, dues aux abus des aliments stimulants et excitants (gastrites chroniques, entérocôlites, dysenteries, etc.) ; les maladies dues à l'abus des alcooliques, l'atonie prématurée des organes génitaux, due aux excès vénériens.

3° *Maladies résultant des conditions physiques et météorologiques de la contrée* (1).

A. La *haute température* détermine des maladies cérébrales (congestions, hémorrhagies, méningites aiguës et chroniques, etc.); certaines maladies de la peau (érythèmes, brûlures, etc.).

B. Les *variations du jour et de la nuit*, telles que les refroi-

---

(1) Faut-il ranger la *colique sèche* ou *végétale*, dite *des pays chauds*, parmi les affections tropicales? Les auteurs qui ont traité cette question et qui, presque tous, appartiennent à la *marine française*, sont très-partagés d'opinions à cet égard. Les uns, en plus grand nombre il faut le dire, voient là une maladie spéciale, les autres, une simple intoxication saturnine, dont, à part quelques différences peu notables, elle offre, en effet, tous les caractères, y compris même souvent le liséré gengival. Ces coliques se montrent surtout à bord des navires et plus spécialement des navires à vapeur. On la rencontre à peu près exclusivement entre les tropiques et de préférence sur la côte occidentale d'Afrique (Sénégal, Guinée), aux Antilles, à Cayenne; on l'a vue aussi dans les mers de l'Indo-Chine, à Madagascar. Quelques médecins (M. Lefèvre entre autres) ont accusé le plomb qui peut se trouver dans divers ustensiles employés à bord des navires, les appareils distillatoires, par exemple. Mais a-t-on répondu (Rochard, Dutrouleau, Fonssagrives) pourquoi cette préférence pour les pays chauds, et pour certaines localités? Comment se fait-il que là on l'observe aussi à terre ? Pourquoi la maladie se montre-t-elle sur certains individus et non sur d'autres, sur certains vaisseaux et non sur d'autres placés en apparence dans des conditions d'aménagement tout à fait pareilles? Les partisans de la *non-identité* regardent la colique sèche comme le résultat d'un empoisonnement miasmatique, dont la nature est inconnue et qui aurait son retentissement sur le système nerveux abdominal, nerfs cérébro-rachidiens et grand sympathique; d'où une névralgie intestinale analogue à celle de l'intoxication saturnine, avec les mêmes conséquences, et n'en différant que par un début plus brusque et une gravité plus grande.   E. Bgd.

dissements, les brusques changements de température, amènent des tétanos, des convulsions, des phlegmasies aiguës (pneumonie, et surtout dysenterie).

C. La *saison des pluies* rend plus fréquent le développement de la plupart des maladies propres aux climats chauds.

D. Les *effluves marécageux* déterminent les fièvres intermittentes, simples et pernicieuses, les dysenteries, la fièvre jaune, le choléra, etc., etc. Il y a, sous ce rapport, du reste, une observation bien curieuse à faire ; c'est que le Delta de trois grands fleuves est le berceau des trois grandes maladies pestilentielles. Le Delta du Nil est le berceau de la peste, celui du Gange fait naître le choléra, et le Delta du Mississipi est la source de la fièvre jaune.

Une question importante à discuter est celle de savoir si la phthisie est fréquente dans les climats chauds, et quelle est l'influence exercée par ces contrées sur les individus atteints de cette maladie. Cette question en comporte trois autres, que nous allons successivement examiner.

1° La phthisie existe-t-elle dans les pays chauds ? — Cela est incontestable, et mille exemples le prouvent. La tendance générale des habitants à la débilité, les excès auxquels un grand nombre d'entre eux se livrent, expliquent suffisamment ce résultat.

2° La phthisie pulmonaire est-elle fréquente dans les pays chauds ? C'est ce qu'il est d'abord important de décider, les opinions étant très-partagées à cet égard. Les uns la considèrent comme aussi fréquente que dans nos contrées tempérées et variables ; les autres, au contraire, la considèrent comme plus rare.

On a invoqué, en faveur de la première opinion, des documents nombreux, dont voici l'esprit et les conclusions :

La phthisie pulmonaire sévit à peu près avec la même intensité sur les troupes européennes placées dans les pays chauds, et sur les troupes indigènes composées d'habitants du pays. Parmi une foule de documents analogues, je me bornerai à citer les résultats qui peuvent se déduire des faits colligés par M. Genest (*Gaz. méd.*, 1843). Aux Antilles, la phthisie pulmonaire atteint le même nombre de soldats européens et africains, 1 sur 82 ; elle tue 1 sur 155 des premiers, 1 sur 111 des seconds. — Il semblerait ressortir de ces résultats, la plupart obtenus à l'aide de documents anglais, que la phthisie frappe plus d'individus qu'elle n'en tue, et, partant de là, qu'il meurt moins d'individus phthisiques. — Un autre résultat peut être déduit des documents également calculés par M. Genest, c'est que les officiers sont proportionnellement beaucoup moins atteints que les soldats.

M. Lévy (*Traité d'hygiène*) a donné un tableau relatif à la fréquence de la phthisie dans les différents climats du globe; il semble qu'on peut en déduire que la phthisie est à peu près aussi fréquente dans tous les points où l'homme vit en société (1).

Tous ces documents n'ont pas, je crois, une grande valeur.

Il s'agit, en effet, d'une maladie qui sévit sur les troupes composées de soldats appartenant à une classe peu éclairée, qui se livrent sans réflexion à tous les excès, qui s'abandonnent, en particulier, à ceux auxquels les conduit naturellement l'habitation dans les pays chauds, et qui, en outre, n'observent aucune des règles de l'hygiène. Il y a cependant un fait important, c'est la rareté comparative de la phthisie chez les officiers des mêmes troupes.

Il résulte, toutefois, de cette discussion : 1° que la phthisie existe dans les pays chauds ; 2° qu'elle y sévit avec un certain degré de fréquence, qui ne saurait cependant être comparé avec celle qu'elle a dans les pays tempérés ; 3° enfin, qu'elle paraît y faire succomber moins facilement les individus qui en sont atteints.

3° *Question.* — Les climats chauds exercent-ils une influence favorable sur les individus phthisiques qui viennent s'y établir et essayer d'y restaurer leur santé ?

Si on voulait s'appuyer sur les statistiques publiées, et dont je n'ai donné qu'un bien court résumé, on répondrait de suite par la négative ; mais ces documents ne pouvant servir en rien à élucider la question, en raison de la qualité des individus qui ont servi de base à ces calculs (soldats), il faudrait, pour décider complétement la question, suivre le développement de la phthisie chez les indigènes des pays chauds qui en sont atteints ; étudier ses causes, sa durée, son degré de mortalité ; en exa-

---

(1) Sur 1,000 individus, la phthisie atteint :

Angleterre	6,5	Nouvelle-Écosse		7
Gibraltar	6,6	Jamaïque	Européens	13
Iles Ioniennes	5		Noirs	10,3
Malte	6	Cap		5,5
Canada	6,5	Sainte-Hélène	Européens	4
Bermudes	8,8		Noirs	2
Antilles	Noirs 9,6	Ile Maurice	Européens	7,7
	Européens 9,5		Noirs	8,5

miner la marche dans les diverses classes de la société, afin de pouvoir apprécier l'influence des conditions professionnelles ou de l'aisance sur la production de cette maladie ; il faudrait encore suivre le développement et la marche des tubercules chez un certain nombre d'individus de toutes les classes de la société, et qui vont demander leur guérison aux contrées chaudes (1).

En l'absence regrettable de tous ces documents, il faut s'en rapporter à l'observation directe et aux faits particuliers ; or, tous deux conduisent à admettre sans hésitation le contraire, et à regarder comme heureuse l'influence des climats chauds sur la phthisie. Il faut cependant qu'il y ait pour cela certaines conditions, qui sont les suivantes : — aisance chez l'individu phthisique qui essaye de se rétablir dans les pays chauds ; stricte observation des règles les plus sévères de l'hygiène ; sobriété ; continence ; peu d'occupations ; peu d'exercice ; soustraction à toutes les causes physiques capables d'exercer une fâcheuse influence sur les organes respiratoires, telles, par exemple, que les brusques variations de température.

Malgré ces conditions strictement remplies, la maladie pourra continuer de marcher ; mais ce ne sera pas le cas le plus commun, car l'amélioration des accidents est la règle.

(1) D'après M. E. Carrière (*Climat de l'Italie*), les conditions de climat les plus favorables au traitement de la phthisie consistent dans une atmosphère chaude, tempérée par une humidité modérée. L'élévation très-forte de la température et la sécheresse de l'air sont, au contraire, des conditions défavorables. Aussi place-t-il les stations que le médecin doit recommander dans la lisière occidentale de l'Italie, mieux protégée contre les vents du nord et plus ouverte à ceux du sud et du sud-ouest que la lisière baignée par l'Adriatique. Ces stations s'étendent depuis le golfe de Salerne jusqu'à celui de Gênes, et comprennent Salerne d'abord, puis une partie de la campagne de Naples, et successivement, en remontant vers le nord, Gaëte, Rome, une partie des Maremmes, Pise, et enfin quelques-uns des points du littoral formé par le golfe de Gênes jusqu'aux frontières de France. Malgré la position du pays lombard, qui est orienté en sens inverse de la lisière méditerranéenne de la Péninsule, M. E. Carrière indique quelques bassins, formés par les lacs les plus importants de cette partie de l'Italie, comme de bonnes stations d'été ; il considère même Venise, qui occupe la région supérieure de l'Adriatique, comme une excellente station d'hiver, préférable, dans bien des cas, aux stations de la lisière occidentale. Ces opinions sur le caractère climatérique de ces différentes stations, et sur leur influence thérapeutique dans le traitement de la phthisie et d'autres maladies non moins importantes, sont basées sur des démonstrations et des preuves qui leur donnent un rare caractère de précision et de vérité.

Nul doute que si de pareilles recherches étaient continuées dans les régions méridionales de la France, elles n'y montrassent des stations très-dignes de figurer à côté des stations les plus justement célèbres de ces régions occidentales de l'Italie. Hyères et Pau ne seraient plus alors considérées comme les seules stations de la bande de territoire qui s'étend depuis les bords du Var jusqu'au golfe de Gascogne, favorables au traitement de la phthisie.

[Dans un mémoire couronné par l'Académie de médecine qui en avait donné le sujet, M. Rochard a démontré, d'après une foule de documents français et étrangers et d'après ses observations personnelles, que, chez les sujets déjà prédisposés, la maladie se développe et marche avec beaucoup plus de violence et de rapidité dans les régions équatoriales que dans les climats tempérés. Rien de plus commun dans les pays chauds que la forme galopante ; la durée totale de la maladie n'est, en général, que de quelques mois. Ce qui paraît encore bien établi par les recherches les plus récentes, c'est que la phthisie cause d'affreux ravages dans des localités salubres en apparence, et où règne un climat délicieux, l'Océanie, le Pérou, etc. Les altitudes et l'extrême Nord seraient, au contraire, les contrées exemptes de cette terrible affection.]

De l'acclimatement

L'homme né et élevé dans des pays plus tempérés ou plus froids peut-il s'habituer aux modifications que les climats chauds impriment à ses organes, et peut-il résister aux maladies que ces climats sont susceptibles de développer chez lui ? C'est en ces termes que doit être posée la question, tant controversée de nos jours, de l'acclimatement.

Parmi les médecins qui ont traité cette question, les uns nient cette possibilité ; les autres, au contraire, l'admettent dans des limites plus ou moins étendues. Ce sont ces deux opinions qu'il s'agit de discuter et d'examiner.

I. L'homme ne peut s'acclimater dans les pays chauds, et son acclimatement n'est que l'exception.

Pour prouver cette proposition, les auteurs qui ont traité cette question, et en particulier, M. Boudin, qui a présenté le travail le plus considérable et le plus consciencieux sur ce sujet, se sont appuyés sur la statistique. Voici quelques-unes des conclusions auxquelles le dépouillement des nombreux documents les a conduits.

1° Les troupes européennes envoyées dans les contrées tropicales, les Indes, les Antilles, etc., présentent une proportion de malades et de décès beaucoup plus considérable que dans la mère-patrie ; quelquefois même ce nombre est si considérable que ces troupes ont en partie disparu, décimées qu'elles étaient par les maladies propres à ces climats.

D'après les documents anglais relatifs à la mortalité des troupes dans les colonies tropicales, à Ceylan, la mortalité des hommes ayant moins d'un an de séjour est de 44 sur 1,000 ; ayant de un an à deux ans de séjour, de 48,7 ; ayant plus de deux ans, de 49,2. A la Guyane et aux Antilles, la mortalité des troupes stationnaires donne, pendant onze ans, 77, 87, 89, 63, 71, 79, 83, 73, 120, 106, 140 sur 1,000 hommes. La moyenne des onze années est de 85 ; les trois dernières présentent un chiffre de beaucoup supérieur à la moyenne ; les six années intermédiaires sont, au contraire, inférieures. A la Jamaïque, la mortalité des hommes ayant moins d'un an de séjour est de 77 sur 1,000 ; ayant d'un an à deux ans de séjour, de 87 ; deux ans, de 81 ; plus de deux ans, 93. Au Cap, où ne sévissent pas les maladies paludéennes, la mortalité de trois régiments a suivi, pendant trois ans, une marche progressive et croissante. — D'après M. Thévenot, parmi les soldats français de la garnison du Sénégal, la mortalité a augmenté avec la durée du séjour. — Sur plusieurs stations militaires de la Méditerranée, à Gibraltar, à Malte, aux îles Ioniennes, sous une latitude moindre que celle de l'Algérie, on observe cette résistance à l'acclimatement. Dans une période de sept ans (1830-1836), la moyenne de la mortalité a été, à Gibraltar, de 23,3 sur 1,000. A Malte, mêmes résultats ; aux îles Ioniennes, 19,3.

Dans notre colonie algérienne, d'après M. Boudin, voici quelle a été la mortalité de l'armée française pendant les années suivantes (tableaux officiels), de 1837 à 1846 :

1837	101,0		1842	79,0
1838	45,1		1843	74,0
1839	64,3		1844	54,0
1840	140,6		1845	50,0
1841	108,0		1846	62,5

Moyenne de dix années, 77,8 sur 1,000. — Mortalité dépassant plus de quatre fois celle de l'armée en France.

2° La population civile des colons fournit un nombre plus considérable de malades et de décès parmi les nouveaux arrivants que parmi les indigènes. Ici, les documents statistiques un peu exacts manquent d'une manière presque complète ; les Anglais n'en fournissent aucun. M. Boudin a présenté quelques résultats pour l'Algérie, mais ils ont été presque tous, ou contestés, ou interprétés d'une tout autre manière par MM. Martin et Foley, auteurs d'un bon travail sur la possibilité de l'acclimatement en Algérie. Quoi qu'il en soit, voici quelques-uns des chiffres donnés par M. Boudin.

D'après divers documents officiels, la mortalité de la population algérienne, en 1844 et 1845, a été, sur 1,000 habitants, la suivante :

	1844	1845
Musulmans	32,4	40,8
Juifs	21,6	36.1
Européens	49,0	45,6

En France, la mortalité n'atteint pas même 24 décès sur 1,000. Elle s'est élevée, en Algérie, en 1845, au chiffre de 36,4 à Alger ; de 37 à Mostaganem ; de 40,4 à Bouffarik ; de 41,5 à Oran ; de 55,3 à Philippeville ; de 60,9 à Cherchell ; de 65 à Fondouk ; de 66,2 à Blidah ; enfin, de 141 à El-Arouch.

3° La mortalité des enfants présente, dans les pays chauds, un chiffre énorme et beaucoup plus considérable relativement à la totalité des décès que partout ailleurs. Ici, les documents statistiques sont peu nombreux, et nous sommes obligés de nous contenter de ceux donnés par M. Boudin ; ils sont relatifs à quelques résultats obtenus en Algérie.

En 1844, la mortalité des Européens s'éleva, pour toute l'Algérie, à 3,236 décès, sur lesquels 1,640 enfants. Dans la même année, les quatre villes de l'Est comptaient 321 décès d'enfants sur 430.

La plupart des auteurs opposés à l'acclimatement ont avancé que, dans les pays chauds, le nombre des décès l'emportait sur celui des naissances, et que la population ne tarderait pas à disparaître, si l'immigration ne venait l'entretenir et la renouveler.

Malgré cette affirmation, on ne trouve pas de documents statistiques pour prouver cette opinion, que je regarde encore comme à prouver.

4° Il est certains pays où des colonies spéciales d'ouvriers, établies dans des climats chauds, et qu'on a pu suivre, ont fini par disparaître complétement, détruites par les maladies.

Cet argument n'a pas une valeur très-grande, attendu que la plupart du temps, comme à Staoueli et aux autres lieux en Algérie, c'est l'influence paludéenne qui a agi pour déterminer, soit des fièvres pernicieuses, soit des dysenteries graves ; et dans d'autres pays, ce sont des causes analogues qui ont produit la fièvre jaune, le choléra, les dysenteries, etc., etc.

5° Il n'est aucun peuple issu des pays tempérés et venant con-

quérir un pays chaud et s'y établir qui ait pu s'y fixer d'une ma-
nière définitive, y prospérer et remplacer complétement les
peuples indigènes. M. Boudin, qui est un des médecins qui ont
soutenu avec le plus d'énergie cette opinion, s'appuie sur les
faits historiques suivants.

Dans tous les pays compris entre les deux lignes isothermes
de 18° de température, la culture du sol ne devient possible à
l'Européen que sur les points dont l'altitude annihile en quelque
sorte la latitude géographique ; c'est ce que l'on voit au Mexi-
que, au Pérou, à la Nouvelle-Grenade, etc... En dehors de ces
conditions, c'est une autre race qui travaille : aux Antilles, à la
Guyane, au Brésil, dans le sud des États-Unis, à Bourbon, à
Maurice, ce sont les nègres qui cultivent le sol ; à Java, aux Phi-
lippines, dans l'Inde, ce sont les indigènes ; en Égypte, ce sont
les fellahs ; les dominations perse, grecque, romaine, arabe,
mamelouke, turque et française s'y sont succédé sans se livrer
à la culture du sol. Ce que l'histoire nous montre pour le nord
de l'Afrique ne fait point exception. Les premiers dominateurs
du pays, les Carthaginois, qui d'ailleurs ne provenaient pas
d'Europe, n'ont pas cultivé ; il en a été de même des Romains,
des Vandales, des Turcs et des Espagnols. Le Romain habitait
le sol africain non en cultivateur, mais en dominateur ; il res-
semblait à l'Anglais de l'Inde et non à l'Anglais des États-Unis.
Quant aux Arabes, leur origine asiatique ne comporte aucune
assimilation avec la race européenne, et, du reste, ce qu'on ap-
pelle Arabes en Algérie ne sont que les descendants des anciens
indigènes.

Si l'on devait admettre aveuglément le résultat brut de toutes
ces statistiques, nul doute que l'on ne dût se prononcer contre
l'acclimatement des Européens dans les pays chauds. Tel n'est
cependant pas mon avis.

Je crois que la plupart de ces statistiques portent sur des clas-
ses de la société dans lesquelles les soins hygiéniques ne sont
pas observés rigoureusement, et qui ont plutôt une grande ten-
dance à les enfreindre. Tels sont, par exemple, les soldats, qui,
à l'inobservation des principes hygiéniques, joignent presque
toujours les excès alcooliques, l'abus des stimulants, les plaisirs
vénériens, l'exposition inconsidérée à toutes les influences phy-
siques du climat, et enfin réunissent à tout cela la vie des camps,
les marches, les gardes, les combats : ces circonstances diverses
contribuent à leur épuisement, et favorisent chez eux l'invasion
des maladies des pays tropicaux.

Chez les habitants des villes, il n'y a pas de statistique positive, destinée à prouver la fréquence si grande des maladies et des décès chez les immigrants, fréquence si souvent alléguée et jamais définitivement prouvée chez les colons proprement dits, livrés aux travaux agricoles. Les effluves marécageux, et, en l'absence de l'influence paludéenne, les défrichements ainsi que les travaux de terrassement expliquent presque toujours les maladies qui les déciment.

Un travail qui, pour la solution de ces questions diverses, aurait une grande valeur, consisterait à suivre dans les pays chauds les immigrants aisés, à étudier chez eux les effets des localités à température élevée, les habitudes nouvelles que contractent leurs organes, leur degré de résistance aux agents physiques, enfin les maladies qui les atteignent ; on arriverait ainsi à une statistique bornée, il est vrai, mais beaucoup plus utile que tous les chiffres en bloc qu'on accumule et qui prouvent peu de chose. N'avons-nous pas déjà vu, dans un de ces résumés où l'on avait isolé la mortalité des officiers, celle-ci être relativement beaucoup moins considérable que celle des soldats ? Il est vrai qu'il ne s'agissait ici que d'une maladie, la phthisie ; mais n'en serait-il pas de même pour d'autres ?

Il faudrait encore tenir compte des influences paludéennes, qui jouent un si grand rôle dans les maladies des pays chauds, et peuvent, à elles seules, s'opposer à l'acclimatement. Cette question ne domine-t-elle pas toutes celles qui touchent à la possibilité de l'acclimatement des Français en Algérie ? et n'est-ce pas pour s'être appuyé sur la grande mortalité des militaires et des habitants des villes, les uns et les autres exposés ou non aux effluves marécageux, que M. Boudin a été conduit à nier cette possibilité ? Si l'on avait pu opérer le départ de l'influence paludéenne, et malheureusement une statistique portant sur l'armée le permet difficilement, ne serait-on pas arrivé à de tout autres résultats ? C'est là mon opinion.

On ne saurait donc méconnaître la possibilité de l'acclimatement de l'Européen dans les pays chauds. Pour y arriver, il est nécessaire, toutefois, de tenir compte d'un certain nombre de circonstances dont il va être question maintenant, et d'observer rigoureusement les règles hygiéniques qui seront établies plus bas.

Ces circonstances sont :

1° La nature du pays ou de la localité qui va être occupée par les immigrants. C'est là qu'il faut tenir compte de l'élévation du sol au-dessus du niveau de la mer, de la présence ou de l'absence de marécages, et enfin de toutes les causes de salubrité ou d'insalubrité d'un pays.

2° L'origine des individus qui veulent immigrer dans les pays chauds. Ainsi, plus un individu habite un climat septentrional, plus l'acclimatement sera difficile. C'est pour cela que les Anglais et les Hollandais s'acclimatent plus difficilement que des peuples plus méridionaux ; il est vrai que chez ces deux peuples en particulier, il vient se joindre une autre circonstance, celle de l'habitude des excitants, et d'une alimentation riche, substantielle, azotée, habitude qu'ils conservent dans les nouveaux pays qu'ils vont habiter, et qui est pour eux une source de maladies.

L'acclimatement sera d'autant plus facile que l'individu viendra d'un climat plus méridional. C'est ce qui arrive aux Français du Midi, aux Italiens, aux Espagnols, aux Portugais, etc. Les Français du Nord et du Centre tiennent le milieu entre ces derniers et les Anglais et les Hollandais.

3° Toutes choses égales d'ailleurs, les individus à tempérament sanguin, à constitution forte, robuste, s'acclimatent plus difficilement que d'autres ; cela tient à leurs habitudes, à l'alimentation riche et azotée dont ils font usage, et dont ils ne peuvent guère se passer. Les tempéraments débiles, observant rigoureusement les préceptes de l'hygiène, s'acclimatent facilement, à moins qu'ils ne soient atteints de quelque maladie spéciale, ou qu'ils ne présentent quelques prédispositions morbides antérieures plus ou moins fâcheuses.

4° Les femmes, en raison de leur sobriété habituelle, de leurs occupations ordinairement douces et sédentaires, de la possibilité qu'elles ont de prendre beaucoup de repos, sont considérées comme s'acclimatant plus facilement que l'homme.

5° Les enfants, au contraire, à moins qu'ils ne soient forts, robustes et bien constitués, s'acclimatent plus difficilement et sont plus facilement atteints par les diverses causes morbifiques de ces contrées.

6° L'influence du moral n'est pas toujours sans efficacité. Ainsi le chagrin d'avoir quitté le pays natal, quelquefois un certain degré de nostalgie, l'influence d'une société nouvelle, l'absence de parents, d'amis, la nécessité de changer ses habitudes hygiéniques, enfin souvent la crainte d'être atteint par quelqu'une des maladies que l'on voit si fréquentes et quelquefois si terribles dans les pays chauds, sont autant de circonstances qui favorisent précisément le développement de ces mêmes maladies et peuvent ainsi s'opposer à l'acclimatement.

Règles hygiéniques. — Les indications qu'il s'agit de remplir sont les suivantes :

1° Ne s'exposer que peu à peu et progressivement, si cela est possible, à l'influence des climats chauds.

2° Réduire au minimum l'action digestive, tout en évitant de trop débiliter les individus.

3° Se soustraire aux causes diverses d'épuisement.

4° Éviter de s'exposer aux influences morbides propres à la contrée.

Je vais seulement développer celles de ces indications dont il n'a pas été question à l'article *Hygiène de la chaleur*.

1° Les individus qui veulent s'acclimater doivent, autant que possible, ne s'exposer que progressivement à l'action des pays chauds. On ne peut arriver à ce résultat qu'en habitant passagèrement un climat moins chaud que celui dans lequel on va se fixer. Lorsqu'on est en position de remplir cette indication, les stations intermédiaires d'une certaine durée permettent facilement d'atteindre ce but. Les gouvernements ont si bien compris l'importance du stationnement intermédiaire dans des climats d'une température moins élevée, qu'en Angleterre et en France on y soumet les régiments : Malte, Gibraltar, les îles Ioniennes, sont pour les Anglais les stations intermédiaires des troupes. En France, on fait en général résider quelque temps dans le Midi les régiments qui sont envoyés en Algérie; on a reconnu l'utilité de cette mesure pour l'acclimatement des troupes.

2° L'arrivée des Européens dans les pays chauds doit, autant que possible, ne pas avoir lieu dans la saison des pluies; car c'est à cette époque, surtout dans les contrées paludéennes, que les maladies dues aux effluves marécageux sévissent avec le plus d'intensité.

3° Une fois arrivé au lieu de sa destination, le point le plus important pour l'immigrant et auquel il doit sacrifier tous les autres, c'est le choix du lieu de son séjour. Si ce choix est possible, il n'y a aucune hésitation à avoir, il doit se placer dans des localités situées à une certaine élévation au-dessus du niveau de la mer.

La nécessité de compenser la latitude d'un pays chaud par son altitude est en effet la seule solution possible de la question de l'acclimatement.

Le choix de villes ou d'établissements placés dans des lieux élevés, ou, s'il n'en existe pas, leur création, telle doit être la seule préoccupation d'un peuple (gouvernement ou individus) qui désire s'acclimater dans une localité chaude. C'est seulement de cette manière que nous pourrons obtenir la réussite de l'acclimatement en Algérie.

Cette situation à une hauteur notable au-dessus du niveau de la mer met à l'abri des effluves marécageux, et en même temps diminue la haute température que les individus ont à supporter ; elle les rapproche en quelque sorte des climats tempérés.

Lorsqu'on ne peut placer le lieu de son séjour dans une localité suffisamment élevée, il faut au moins s'éloigner le plus possible des eaux stagnantes, et choisir l'exposition du nord ou celle du nord-est, si toutefois des marécages ne se trouvent pas dans cette direction.

Ce qui reste à dire des préceptes hygiéniques que doivent suivre les habitants des climats chauds a déjà été exposé plus haut avec détails ; je me bornerai donc ici à le résumer.

1° Le régime doit être doux, peu substantiel et peu excitant ; il doit être composé de parties égales de végétaux et de viandes. On doit faire peu usage des alcooliques, du café et surtout de stimulants énergiques ; il faut toutefois établir une distinction en faveur de ces derniers, entre les individus qui sont acclimatés et ceux qui ne le sont pas. Ainsi, les premiers supporteront sans aucun inconvénient un régime que les seconds ne pourraient endurer.

[Il faut dire la même chose pour les hommes livrés aux travaux pénibles des défrichements, les militaires en campagne, etc., pour eux, l'usage du vin pris modérément, mais surtout du café, est indispensable et s'oppose à la débilitation, à l'anémie qui favorisent l'action des causes pathogéniques.]

2° Les fruits acides, que les contrées chaudes semblent présenter en si grande abondance à l'homme pour étancher sa soif, ne lui sont pas toujours favorables ; ils déterminent fréquemment des dysenteries extrêmement rebelles.

3° Les vêtements doivent être larges et amples, de manière à ce que l'air puisse y pénétrer. La tête doit également être pourvue d'une coiffure qui la mette à l'abri de l'influence d'un soleil brûlant.

[Les vêtements de laine ou de coton mauvais conducteur du

calorique permettent de supporter les brusques alternatives de températures si communes dans les pays chauds. On a constaté dans ces pays, l'utilité de l'ample ceinture de laine appliquée immédiatement sur la peau et qui protége le ventre contre ces changements].

4° Les variations de la température du jour et de la nuit sont bien souvent pernicieuses ; aussi doit-on éviter avec soin de s'y exposer, et ne jamais rester trop longtemps dehors après le coucher du soleil.

[On doit, en général, se coucher de bonne heure ; « les lits, composés de matelas de crin, dit M. Lévy, seront exhaussés au-dessus du sol ; on les remplacera utilement par l'invention anglaise des cadres suspendus en forme de hamacs ; une gaze les défendra contre les insectes ».]

5° L'exercice doit être modéré et peu fatigant.

[On conseille les bains de baignoire assez fréquemment répétés, pris d'abord tièdes, puis frais pendant dix à quinze minutes seulement ; on arrive ainsi aux bains de rivière ou de mer dans lesquels on ne doit rester que quatre à cinq minutes : des lotions tièdes ou fraîches pourront remplacer le bain. (Dutroulau.)]

6° Les excès vénériens doivent être proscrits avec sévérité.

L'acclimatement n'a pas toujours lieu subitement ; il faut quelquefois plusieurs mois et même plusieurs années, pour que la transformation organique puisse se faire. La durée de cette transformation marque précisément celle de l'acclimatement.

L'acclimatement peut avoir lieu en s'accompagnant de quelques maladies, ou bien naturellement. La seconde de ces conditions est tout aussi favorable que la première, malgré l'opinion de ceux qui persistent à croire qu'une maladie contractée dans un pays chaud contribue beaucoup à l'acclimatement de la personne qui en est atteinte.

L'acclimatement, une fois obtenu, peut se perdre par l'absence prolongée des climats chauds, et si on veut l'obtenir de nouveau, il faut s'exposer une seconde fois à toutes ses chances.

[Wilson, imité depuis par presque tous les médecins des marines anglaise et française, a donné le conseil de ramener en Europe, les individus atteints de phthisie dans les pays chauds, l'observation et la statistique ayant démontré que cette mesure offrait l'unique chance de ralentir ou d'arrêter la marche de la tuberculisation ; aussi, les médecins de nos colonies renvoient-ils en France les marins et les soldats atteints de phthisie sous ces latitudes. (Lévy.)]

18

Climats tempérés.

Les climats tempérés s'étendent du 30e ou 35e degré, à peu près, au 50e ou 55e degré de latitude australe et boréale. Ils correspondent aux trois climats, doux, tempéré et froid, dont nous avons parlé, et comprennent les pays suivants : l'Europe presque entière et ses îles ; l'Asie, depuis la Méditerranée et la mer Noire à l'ouest, jusqu'au Japon et à l'océan Pacifique à l'est ; en Amérique, la Californie, une partie du Mexique, le Canada, les États-Unis, le Chili, la Patagonie.

Les climats tempérés, considérés d'une manière générale, présentent quatre ordres de caractères bien nets.

1° Les saisons y sont tranchées ; il y a un été, un hiver, séparés l'un de l'autre par des saisons intermédiaires, le printemps et l'automne.

2° Les saisons sont surtout caractérisées par une grande variabilité de conditions météorologiques, et cela souvent dans la même localité.

3° Il existe souvent des oscillations de température assez considérables d'un jour à l'autre, ou dans la même journée.

4° Les saisons intermédiaires sont en général caractérisées par les variations nombreuses qu'on y observe dans les vents, la pression de l'air, et les *maxima* et *minima* de température.

Les climats tempérés présentent à considérer trois zones bien distinctes :

La première comprise à peu près entre le 30e et le 40e degré de latitude australe et boréale, correspond au climat doux ; elle peut être appelée, en quelque sorte, l'extrémité tropicale des climats tempérés. Les saisons s'y présentent avec les caractères suivants : étés très-chauds, ardents ; printemps et automnes chauds, et sous la domination pour ainsi dire de l'été ; hivers modérés : dans cette zone, la température est à la fois plus élevée et plus égale. M. Fuster, d'après les données de température de M. de Humboldt, assigne pour moyenne à l'été + 27° centigr., et à l'hiver + 8°. Nous avons vu que la température moyenne annuelle oscillait entre + 20° et + 15°.

La seconde, comprise entre 40 et 50° de latitude australe et boréale, concerne les climats tempérés proprement dits (Angleterre, France, Allemagne). Son caractère principal est de présenter des saisons équilibrées par la combinaison et la fusion des influences polaires. L'hiver, le printemps, l'été et l'automne sont trimestriels et bien tranchés. Les circonstances suivantes, qui agissent également dans les deux autres zones, ont ici une influence bien plus considérable pour constituer des localités bien dessinées; ces circonstances sont l'élévation du sol, l'état de sa surface, son exposition, sa nature, sa situation continentale ou sur le bord de la mer.

La troisième zone, qu'on peut appeler extrémité polaire des climats tempérés, et qui correspond à notre cinquième climat ou climat froid, est comprise entre 50 et 60° de latitude. Ses caractères sont de présenter des hivers longs et rudes, des étés courts et peu chauds, un automne et un printemps tenant beaucoup plus de l'hiver que de l'été. Les froids y sont beaucoup plus rigoureux que dans le reste des climats tempérés, et en même temps les vicissitudes atmosphériques beaucoup plus considérables. D'après les calculs de M. Fuster, la moyenne des étés y serait de + 15°, et celle des hivers de — 6°.

En comparant ces résultats avec ceux de l'extrémité tropicale des climats tempérés, on voit que dans ces derniers, la moyenne des hivers est plus élevée de 14°, et la moyenne des étés plus élevée de 12°; en un mot, l'extrémité tropicale ressemble beaucoup aux climats chauds, et l'extrémité polaire aux climats froids.

Influence sur l'homme. — Parmi les habitants des diverses régions des climats tempérés, il est difficile de saisir quelques caractères généraux et d'ensemble; il n'y a rien de particulier dans le jeu et la disposition de leurs principaux appareils, et les différences individuelles sont subordonnées à la partie des climats modérés qu'ils occupent, à l'influence spéciale de la localité, au régime des habitants, ainsi qu'à leur degré de civilisation. Les zones extrêmes rapprochent les individus qui les occupent de ceux des climats qu'ils avoisinent. C'est ainsi que les caractères des habitants de l'extrémité tropicale se rapprochent considérablement de ceux des contrées équatoriales; de même, pour le type des habitants de l'extrémité septentrionale des climats modérés.

Dans la partie moyenne de notre zone, les appareils organiques s'équilibrent plus complétement, et se placent en quelque sorte sous l'influence des saisons. En été, l'homme de ces contrées tend à se rapprocher du type des habitants des climats chauds. En hiver, les appareils organiques s'adaptent également à la basse température, et rapprochent pour quelque temps l'homme de l'habitant des pays froids. Dans les saisons intermédiaires, le changement s'opère peu à peu et progressivement, et on passe ainsi chaque année deux fois, et sans en avoir la conscience, d'un type à un autre : il y a ainsi de fréquentes et rapides successions dans les prédominances d'appareils, dont la conséquence est la variété des types, des constitutions, des tempéraments, des actes organiques, du caractère individuel ; et finalement l'équilibre des fonctions en est le résultat.

Formes pathologiques. — Elles varient selon la zone et la saison.

Selon la zone : l'habitant de l'extrémité tropicale des climats tempérés est sujet à peu près aux mêmes prédispositions organiques et aux mêmes maladies que celui des pays chauds. L'habitant de l'extrémité polaire de ces mêmes climats est également exposé aux mêmes maladies que l'homme des pays froids.

Selon la saison : en hiver, tendance aux maladies inflammatoires, aux phlegmasies, etc. ; au printemps, persistance des phlegmasies, bronchites, catarrhes pulmonaires, etc. ; en été, entérites, entérocolites, dysenteries, hépatites, choléra sporadique, maladies cérébrales, etc. ; en automne, fièvres paludéennes, fièvres typhoïdes, etc. ; en un mot, chaque saison tranchée tend à faire développer les maladies des climats extrêmes avec lesquels elles ont le plus d'analogie.

Un exposé rapide des maladies principales qui règnent en France peut donner une idée des principales formes pathologiques qui règnent dans les climats tempérés proprement dits, dont ce pays occupe la zone moyenne. C'est ce que je vais essayer de faire, en prenant pour base de la division que j'adopte celle de Sydenham, en constitution médicale stationnaire générale, constitution stationnaire locale, et constitution annuelle (1).

Constitution médicale stationnaire générale. — En France, deux constitutions stationnaires générales paraissent dominer, l'une, à laquelle on donne le nom de catarrhale, et l'autre d'inflammatoire. — L'expression catarrhale n'indique autre chose que la fréquence des maladies des membranes muqueuses, et la tendance générale de leurs phlegmasies à s'accompagner de sécrétions morbides. Quant à la constitution inflammatoire, elle exprime l'idée des phlegmasies, et par conséquent celle de l'altération du sang, caractérisée par l'augmentation de proportion de fibrine.

____

(1) On trouvera beaucoup de documents sur ce sujet dans le travail de M. le docteur Lepileur, imprimé dans *Patria*, sous le titre de géographie médicale.

A ces deux constitutions viennent s'en joindre deux autres qui en font des constitutions mixtes : ce sont la constitution dite bilieuse, caractérisée par l'augmentation de la sécrétion biliaire (sud), et la constitution nerveuse, c'est-à-dire accompagnée d'accidents ou de symptômes nerveux de diverses espèces.

La constitution catarrhale peut s'expliquer par l'état météorologique de la France, balayée une partie de l'année par les vents humides et souvent chauds de l'ouest et du sud-ouest.

La chaleur seule explique la constitution bilieuse ; les variations de température, la constitution nerveuse ; et le froid sec ou humide, la constitution inflammatoire.

Constitution stationnaire locale. — La France, sous ce rapport, doit être divisée en climat de côtes et climat continental.

La France des côtes présente comme caractéristique la fréquence des rhumatismes et des phlegmasies rhumatismales.

La France continentale se divise en trois régions, qui peuvent recevoir les noms de :

1° Région des plaines ; 2° région paludéenne ; 3° région alpestre ou des montagnes.

La région des plaines ne présente rien de particulier, et j'y reviendrai en m'occupant des endémies ; la région paludéenne, qui se trouve occuper une partie de la région des plaines, est caractérisée par la fréquence très-grande des accidents dus à l'action des effluves marécageux.

Dans la région des plaines non marécageuses, c'est la latitude du lieu, son altitude, l'état de sa surface, son exposition, les vents qui y règnent, la nature de ses eaux, qui règlent le caractère des formes pathologiques qui s'y développent.

La région alpestre ou des montagnes est surtout caractérisée par la production des phlegmasies aiguës. M. Benoiston de Châteauneuf, dans un travail basé sur la mortalité de l'infanterie, a établi ainsi qu'il suit les causes générales de décès dans les diverses parties de la France. Au nord, maladies de poitrine ; au sud, affections du ventre ; à l'ouest, apoplexie. Les documents dont ce savant a pu disposer lui permettent-ils cette conclusion ? Il est permis d'en douter.

Constitution annuelle (saisons). — Dans la saison chaude, en été, les maladies qui se développent ont de l'analogie avec les affections qui règnent habituellement dans les pays chauds. Ce sont les maladies de l'appareil digestif et de l'appareil biliaire.

Dans la saison froide et sèche, les maladies se rapprochent de ce que l'on observe dans les climats froids ; ce sont les phlegmasies, et en particulier celles des organes respiratoires.

Dans les saisons intermédiaires, la variété est plus grande et les maladies se rapprochent tantôt d'un type, tantôt de l'autre. On peut dire, d'une manière générale, que plus une saison est tranchée, plus sa constitution médicale se dessine franchement et nettement.

M. Benoiston de Châteauneuf, dans ce même travail sur la mortalité dans l'infanterie, a signalé les maladies des soldats comme plus nombreuses en automne et en été, et plus rares en hiver et au printemps. Le maximum de mortalité, dans le premier cas, est dû à ce que c'est dans cette saison que les troupes se livrent aux fatigues, aux marches, aux exercices, tandis que, dans le second cas, le minimum est dû à ce que c'est dans l'hiver et le printemps que les soldats ont précisément le plus de repos. C'est en automne que sévissent les influences paludéennes.

Voici, du reste, comment on peut classer approximativement les maladies selon les diverses saisons qui existent en France.

Au printemps, les affections catarrhales, et surtout celles des voies aériennes; les angines, les ophthalmies, les érysipèles, les rhumatismes, les névralgies, souvent les pleurésies, les fièvres éruptives, les affections cérébrales, la manie aiguë.

En été, les affections gastro-intestinales, les fièvres éruptives, les exanthèmes, les maladies de la peau, les angines, les ophthalmies, les affections cérébrales, l'apoplexie due à l'insolation : les fièvres intermittentes commencent à se montrer ; les fièvres typhoïdes se montrent avec une certaine fréquence.

En automne, les affections catarrhales viennent à reparaître, les fièvres intermittentes deviennent beaucoup plus nombreuses.

En hiver, les phlegmasies, les pneumonies, les pleurésies, les rhumatismes articulaires aigus.

Il résulte de ce tableau que, dans ces quatre saisons, la France voit successivement se dérouler toutes les maladies.

Des endémies qui règnent en France.

Trois grandes endémies règnent en France. Ce sont les scrofules, parmi lesquelles on peut placer l'affection tuberculeuse et la phthisie pulmonaire, la fièvre intermittente et la fièvre typhoïde. Je me suis suffisamment expliqué plus haut sur la question de l'antagonisme, pour qu'il soit inutile d'y revenir ici. Autrefois, les endémies étaient plus nombreuses, mais les progrès de la civilisation et de l'hygiène en ont successivement fait disparaître plusieurs; telles sont la peste, le mal des ardents (ergotisme gangréneux), le scorbut et la variole, qui régnaient autrefois endémiquement.

Des épidémies qui ont régné en France.

1° La peste ou typhus d'Orient parut pour la première fois, en France, en 540, et s'y montra un grand nombre de fois. Parmi les plus terribles épidémies de peste à bubons qui ravagèrent la France, on peut citer celle qui régna de 1347 à 1349 ; ce fut la même qui sévit à Florence et qui fut décrite par Boccace. Cette peste est celle qui fut appelée peste noire, et qui paraît s'être fréquemment accompagnée de gangrène des poumons.

Ses ravages furent considérables. D'après le rapport adressé à Clément VI, et relatif à la mortalité qu'elle occasionna en Europe, on trouve, pour la France, les chiffres suivants de décès : Marseille, 16,000 ; Paris, 80,000 ; Saint-Denis, 1,400 ; Avignon, 30,000 ; Strasbourg, 26,000 ; Lyon, 45,000 ; la Bourgogne, 80,000 ; la Provence, 120,000. La dernière épidémie de peste à bubons fut celle de Marseille, en 1720 ; elle enleva en Provence 84,719 individus.

2° Le feu sacré ou mal des ardents, qui paraît être une espèce d'ergotisme gangréneux, parut souvent en France, aux dixième, onzième et douzième siècles.

3° La variole parut en France à peu près à la même époque que la peste. Elle y fit, à diverses reprises, de nombreux ravages.

4° La lèpre, introduite en France par les Sarrasins, et plus tard rapportée de nouveau par les croisés, à leur retour de Palestine, commença à disparaître complétement en 1624. Selon Sprengel, il en existe encore des cas assez nombreux en Provence.

5° Le typhus ou peste de Hongrie. Il y en eut plusieurs épidémies dans le dix-septième siècle. Au dix-huitième siècle, le grand typhus commença, en 1792, par décimer, sur les bords du Rhin, les armées française et prussienne. C'est lui qui, en 1814, s'étendit des bords du Rhin à une partie de la France.

6° Le trousse-galant, ou peste de 1545, paraît avoir eu une

grande analogie avec le choléra. L'identité n'est cependant pas complétement démontrée.

7° Le choléra envahit la France en 1832 et 1849, en même temps que la plus grande partie de l'Europe.

[Il a reparu depuis, en 1853-1854.]

8° La dysenterie. Elle sévit, en 1792, en Champagne, sur les armées française et prussienne.

9° L'ophthalmie. En 1772, il y en eut une épidémie qui envahit une partie de la France, d'octobre à janvier.

10° Les affections catarrhales, sous le nom de grippe, ravagèrent la France un grand nombre de fois. Parmi les plus intenses, on cite celle de 1239 et celle de 1837 ; c'est une des maladies épidémiques les plus fréquentes.

11° La pneumonie, en 1756 et 1758, et plus tard en 1780. Il y eut en France d'assez graves épidémies de pneumonies.

Climats de la France.

D'après M. Martins, la France peut être divisée en cinq climats, qui ont chacun leur physionomie particulière, leurs caractères spéciaux et leurs maladies. Ce sont :

1° Le *climat vosgien*, dans lequel un grand nombre d'habitants vivent, une partie de l'année, chez eux et confinés dans leurs habitations, sous l'influence d'une chaleur factice. Le tempérament des habitants est, en général, lymphatico-sanguin. Les maladies sont celles du climat alpestre : il y a des phlegmasies nombreuses et graves, des fièvres éruptives fréquentes. Le goître est endémique dans certaines localités. L'Alsace et la Lorraine le composent en partie.

2° Le *climat séquanien*, comprenant l'île de France, la Normandie, une partie de la Champagne et les départements voisins et intermédiaires. Paris s'y trouve compris. C'est le climat caractérisé par les conditions atmosphériques les plus variables. Les maladies de la capitale n'en peuvent donner une idée, attendu qu'on y trouve réunis des peuples de toutes les contrées du monde ; on y voit les maladies résultant de la civilisation portée à son apogée, et celles résultant de l'encombrement. Les affections les plus fréquentes dans ce climat sont cependant les suivantes : les rhumatismes, les pleuro-pneumonies, les bronchites, la fièvre typhoïde, la phthisie pulmonaire, les fièvres intermittentes dans les campagnes, la suette dans plusieurs points de la Picardie.

3° Le *climat rhodanien*, qui comprend le Lyonnais, la Franche-Comté, la Bourgogne; est constitué par un mélange de régions alpestres et de régions paludéennes. Il y a peu de plaines. Les maladies qui y règnent sont surtout les affections inflammatoires, les rhumatismes, les bronchites, les fièvres intermittentes, la fièvre typhoïde, et dans certaines localités, le goître, le crétinisme.

4° Le *climat girondin*, composé d'immenses plaines, en grande partie marécageuses. Ce climat comprend la Guyenne, la Gascogne et l'Auvergne. Les maladies qui y règnent sont les fièvres intermittentes; on y trouve des pellagreux. En Auvergne, quelques goîtreux; dans le Limousin, malgré le climat alpestre et l'altitude élevée, ce sont surtout les fièvres intermittentes.

5° Le *climat méditerranéen* comprend le Languedoc et la Provence. Il est composé d'immenses plaines marécageuses qui couvrent les côtes de la Méditerranée : les maladies les plus fréquentes sont des fièvres intermittentes simples ou pernicieuses, les fièvres rémittentes simples ou bilieuses ; il paraît qu'il y existe encore beaucoup de lèpres.

Climats froids.

Les climats froids sont compris entre le 55° et le 60° de latitude boréale et australe jusqu'aux pôles; ils correspondent aux sixième et septième climats, que nous avons appelés très-froids et glacés; ils comprennent le nord de l'Écosse, la Suède, la Norwége, la Finlande, la Russie, la Sibérie, la Laponie, l'Islande, le Groënland, le Kamtschatka, la Nouvelle-Zemble, le pays des Samoïèdes, celui des Esquimaux, le Spitzberg.

Le point le plus froid du globe qui ait été déterminé est situé à peu près à 10° latitude du pôle nord ; sa température est de —23°. La moyenne du pôle nord est probablement, ainsi que nous l'avons dit, de — 8°.

D'après les calculs faits par M. Fuster, d'après Ross, Parry, Franklin et Back, les températures moyennes entre 65 et 75° de latitude sont, au printemps, — 16°, en automne, — 12°, en hiver, — 30°, en été + 2°,2.

La température est d'autant plus basse qu'on remonte davantage vers le pôle. Il y aurait peu d'utilité à multiplier les citations des moyennes des saisons. Nous constaterons seulement que l'Islande, placée au milieu de la mer, jouit d'une température égale et plus douce : elle est, en moyenne, +0°,38 en hiver, de 4° au printemps, de 14° en été et et de 5° en automne. La température moyenne de l'année est de 5°,5.

Voici quelle est, en général, la marche des saisons dans les pays froids.

Au *printemps*, chute des neiges, pluies abondantes, vents d'ouest et du sud, puis fonte des glaces et débâcle.

En *été* (mai, juin et juillet), rares orages, température moyenne de 2°,2 ; chaleur extrême + 15°,6 ; il existe déjà en juillet des vents froids.

En *automne*, dès le mois d'août, il y a quelques neiges, et la température s'abaisse. Dès le mois de novembre, la mer est prise et les glaces s'accumulent.

L'*hiver* polaire est à son maximum en janvier et février ; la terre et les glaces marines sont couvertes de neige ; le froid atteint son maximum, que Scoresby a vu aller jusqu'à — 57°. En même temps, il règne une nuit complète dont la durée est de six mois, dont les six premières semaines sont éclairées par un crépuscule de plus en plus faible, et les six dernières semaines par une aurore de plus en plus intense. Cette longue nuit d'hiver est éclairée par de fréquentes aurores boréales.

Il y a peu de variations diurnes de température, qui, dans chaque saison, présente une constance assez grande. Les orages sont rares ; c'est à une cause électrique qu'il faut évidemment attribuer les aurores boréales. Les vents dominants sont ceux du nord-est et du sud-ouest ; les vents d'est et du nord sont très-froid ; les uns et les autres sont soumis à de brusques variations. L'eau, à mesure qu'on approche des pôles, cesse de tomber à l'état liquide ; elle se présente sous forme d'une neige compacte et comme cristallisée, que colore quelquefois en rouge l'*uredo nivalis*. La vapeur d'eau à l'état vésiculeux produit les brumes de l'atmosphère de ces régions.

A mesure qu'on s'avance vers les pôles, la végétation diminue de puissance ; l'orge et l'avoine sont les seules graminées que l'on rencontre à 70° de latitude ; plus loin, ce ne sont que de rares cryptogames, et, en particulier, des fougères et des éricinées.

Influence sur l'homme. — Les climats froids, par leur action prolongée modifient l'organisation de l'homme et ses principales fonctions.

Ces modifications, qui ont déjà été étudiées en traitant de l'influence du froid sur l'homme, peuvent se résumer de la manière suivante :

Les fonctions de la peau sont réduites à leur minimum, et l'exhalation cutanée devient presque nulle.

Les fonctions du foie sont moins énergiques et la sécrétion biliaire est diminuée, ce que l'on concevra facilement si l'on réfléchit que le foie, dans les pays froids, n'a pas besoin de suppléer en quelque sorte à l'activité pulmonaire pour débarrasser l'économie des éléments hydrocarbonés qui n'ont pas été brûlés dans les poumons.

La sécrétion spermatique est également faible et peu active. Cette diminution rend compte de la propension moins grande des peuples du Nord à l'acte vénérien.

Il existe une tendance du corps à se mettre en équilibre de température avec le milieu au sein duquel il vit, c'est-à-dire à se refroidir. Cette dernière modification explique l'augmentation ou l'exaltation d'un certain nombre d'autres fonctions.

L'observation démontre, en effet, les changements suivants, survenus dans l'organisme :

1° Il existe une grande activité des fonctions respiratoires. Cette activité a pour but de créer une grande quantité de chaleur animale, afin de permettre à l'homme de résister à la tendance qu'il a à se mettre en équilibre de température avec le milieu ambiant. Cette production de chaleur animale est en rapport avec la quantité du carbone brûlé par l'oxygène absorbé dans les voies respiratoires.

2° Le sang est riche en globules, en raison précisément de l'élément combustible qu'il doit fournir à l'oxygène, élément dont il trouve la source dans l'alimentation.

3° La digestion est active, énergique, puissante. Elle est destinée à fournir au sang une grande quantité de principes alibiles, riches en carbone et destinés à être brûlés par l'oxygène. Aussi voit-on les peuples du Nord manger beaucoup, faire un fréquent usage des huiles animales de diverse nature et de poissons salés, qui sont riches en éléments hydrocarbonés, de fromages fermentés, qui sont dans le même état ; enfin d'alcooliques, qu'ils supportent infiniment mieux que les habitants des climats tempérés et des pays chauds. (Voy. la note de la page 145).

4° Le système musculaire est développé, ce qui est la conséquence physiologique de l'activité physique indispensable aux habitants des climats froids. L'exercice a pour résultat d'accroître la production de chaleur animale, en augmentant la quantité de carbone brûlé par l'oxygène dans l'acte respiratoire.

5° La sécrétion urinaire est augmentée d'activité. Elle est destinée à remplacer l'exhalation cutanée diminuée, et à évacuer les éléments azotés qui n'ont pas été assimilés, et qui résultent de la quantité considérable d'aliments que prennent, en général, les habitants du Nord.

Telles sont les principales modifications organiques produites sous l'influence du froid; les caractères suivants n'en sont que l aconséquence.

Les habitants du Nord sont, en général, forts, robustes; ils supportent bien la fatigue, le froid et les exercices corporels énergiques; le tempérament sanguin paraît être celui qui prédomine. Les climats du Nord sont habités par deux races d'hommes distinctes : les uns sont des individus de la race caucasique; ils occupent surtout le nord de l'Europe, et sont caractérisés par leur force et leur bonne constitution; ils ont le tempérament sanguin, les cheveux blonds, la peau blanche et fine, une grande stature, des muscles bien développés : tels sont les Suédois, les Danois, les Norwégiens; les autres, de race mongolique, ont la taille petite, la tête volumineuse, les pommettes et les yeux saillants, la bouche large, le nez épaté, la barbe et les cheveux noirs : tels sont les Lapons, les Esquimaux, les Groënlandais; leur constitution est assez robuste, malgré leur petite taille.

Le caractère des habitants du Nord est tranché : leur intelligence lente, un peu paresseuse, ne saisit pas rapidement les rapports des objets. Ils sont loin de la vivacité méridionale, et présentent tous les caractères moraux opposés.

Dans les climats froids, d'après les tableaux que M. Villermé a dressés, et qui sont relatifs à la mortalité dans certains climats, la mortalité est relativement moins élevée que dans les pays du Midi; mais aussi la fécondité est moins considérable, ce qui fait que la population ne s'accroît pas dans des limites aussi étendues qu'on pourrait le penser. C'est également dans les pays froids que se rencontrent les cas les plus nombreux de longévité : des milliers d'exemples l'attestent. Ainsi, en Écosse, James Laurence, mort à 140 ans. En Irlande, la comtesse de Desmond, morte à 140; la comtesse Electon, morte à 143 ans; Thomas Winslow, à 146. En Angleterre, Jean Effingham, âgé de 144 ans; Francis Consist, de 150; Thomas Parre, de 152. En Norwége, Joseph Surrington, mort à l'âge de 160 ans. En 1763, dans le district d'Aggherus, il y avait 150 couples qui avaient vécu ensemble 80 ans. En 1761, sur 6,929 décès, on trouva 394 sujets âgés de plus de 90 ans, et 63 centenaires. En Russie, on trouva, en 1804, sur 1,358,287, — 1,504 de 90 à 95 ans, 1,501 de 100 à 105 ans; 71 de 100 à 110; 22 de 110 à 115; 22 de 115 à 120; 3 de 120 à 123 ans. (Motard.) En France, au contraire, 904,692 décès ont fourni, en 1802, 5,134 de 90 à 100; mais au delà, seulement 39 de 100 à 105; 14 de 105 à 110, et 2 de 110 à 118.

Influence sur le développement des maladies. — 1° Les maladies les plus fréquentes sont incontestablement les phlegmasies. On observe, surtout dans les parties humides des climats froids, les bronchites simples et catarrhales, les pneumonies, les pleurésies, les rhumatismes aigus et chroniques, etc.

2° Certaines maladies se développent de préférence chez les habitants des pays froids, et sont dues à des causes spéciales. Telles sont les ophthalmies accompagnées de tuméfaction et d'éraillures de paupières, qui s'observent si fréquemment chez les Lapons. Telles sont encore les gerçures de la peau, accompagnées d'exsudation sanguinolente, et qui existent surtout aux mains. La syphilis se traduit chez les habitants du Nord par des symptômes beaucoup plus graves, et qui portent surtout sur les parties internes. Les scrofules, le rachitisme, sont des maladies extrêmement fréquentes dans les climats du Nord, et qui se développent sous l'influence combinée du froid et de l'humidité. La phthisie pulmonaire est également fréquente. [On observe chez les habitants des côtes maritimes de la Suède et de la Norwége une lèpre tuberculeuse qui cause des ravages et des déformations tout à fait pareils à ceux de l'éléphantiasis des Grecs, c'est la *spedalsked*, si bien décrite par MM. Daniellsen et Boëck.]

L'influence marécageuse ne se traduit pas toujours par la production de fièvres intermittentes bien caractérisées, mais plutôt par la manifestation de la cachexie dite paludéenne.

Le scorbut et les affections vermineuses sont également des maladies fréquentes dans les climats froids.

La fièvre typhoïde y paraît rare; on manque toutefois de documents suffisants pour prouver ce fait d'une manière positive.

Acclimatement. — Aucun médecin n'a jamais mis en doute la possibilité de l'acclimatement dans les climats froids; il est même beaucoup plus simple et plus facile que dans les pays chauds. L'organisme s'accommode aisément à l'action du froid. Le tube digestif s'habitue à une nourriture plus abondante et plus stimulante, et la digestion s'en opère facilement. La différence de température est compensée par des vêtements plus chauds que ceux des indigènes ; enfin, des appartements disposés d'une manière convenable, et un chauffage artificiel suffisant, permettent aux habitants des contrées méridionales un acclimatement rapide.

Le passage des pays chauds dans les pays froids peut déterminer la guérison de certaines maladies, pourvu toutefois que ces affections ne soient pas trop anciennes et ne soient pas déjà caractérisées par des désordres organiques trop graves. Telles sont les dysenteries des pays chauds et les maladies du foie, qui peuvent s'amender et souvent guérir sous l'influence de l'acclimatement dans les pays du Nord.

Les habitants du Midi prédisposés aux tubercules ne doivent pas chercher à s'acclimater dans les pays froids, surtout si ces pays sont en même temps humides ; ils ne tarderaient pas à être atteints de phthisie pulmonaire.

Bibliographie. — La question des climats a produit, surtout dans ces derniers temps, en France et en Angleterre, une multitude infinie de Traités, de Mémoires, de Dissertations. L'extension des colonies européennes, la facilité plus grande des voyages ; mais, en particulier, pour la France, la possession de l'Algérie, ont donné un nouvel intérêt à la recherche de l'influence des climats et amené de sérieuses discussions, relativement à la possibilité de l'acclimatement des Européens dans les pays chauds et à la guérison de certaines maladies chroniques, la phthisie particulièrement. Nous indiquerons seulement ici les principales sources. — Climats en général. — MUELLER (W.-G.), *De differentiis naturarum respectu climatum.* Hal. Magdeb., 1746, in-4°. — MAYR (J.-A.), *De diversitate corporum humanorum secundum diversitatem regionum.* Basileæ, 1752, in-4°. — HOFFMANN (Fr.), *De medendi methodo varia pro climatis diversitate.* Genevæ, 1753. — WILSON (Al.), *Some observations relative to the influence of Climate on vegetable and animal Bodies.* London, 1780, in-8. — FALCONER (W.), *Remarks on the influence of Climate, Situation,* etc., *on Mankind.* London, 1781, in-8. — ARBEL (J.-F.), *Essai sur l'influence du climat sur l'homme.* Th. de Strasbourg. 1811, in-4°, n° 315. — PITTA (N.-C.), *A treatise on the influence of Climate on the humane species.* London, 1812, in-8. — *Sur la prétendue détérioration du climat de l'Europe,* in *Ann. de chim.,* 2e sér., t. IX, p. 292 ; 1818 — DAVY, *Sur la température du corps humain dans les divers climats, ibid.,* t. XXII, p. 433 ; 1823. — CLARK (J.), *The influence of climate in the prevention and cure of chronic diseases and particularly of the chest and digestive organs : comprising,* etc., 2e édit. London, 1830, in-8. — DU MÊME, *The sanative influence of climate.* London, 1841, in-8. — ARAGO (Fr., *Différence de température des deux hémisphères : différence qui se montre dans les latitudes faibles aussi bien que dans les hautes latitudes,* in *Compt. rend. de l'Acad. des sc.,* t. I,

p. 283; 1835. — Guérard (A.), art. *Climat*, in *Dict. de méd. en 30 vol.*, t. VII, p. 117; 1834. — Armstrong, *The influence of climate and other agents on the human constitution*. London, 1843, in-8. — Fuster, *Des changements dans le climat de la France; histoire des révolutions météorologiques*. Paris, 1845. in-8°. — Gasparin (de), *Rapport sur un mémoire de M. Fuster intitulé : Recherches sur le climat de la France*, in *Compt. rend. de l'Acad. des sc*, t. XVI I, p. 1087; 1844. — Dureau de la Malle, Divers Mém. *Sur les changements du climat de la France* (polémique avec M. Fuster), in *Compt. rend. de l'Acad. des sc*, t. XXII, p. 865, 925, 1002, 1080; 1846. — Du même, *Sur la climatologie comparée de l'Italie ancienne et moderne, ibid.*, t. XXVII, p. 334, 349; 1848. — Becquerel père, *Des climats et de l'influence qu'exercent les sols boisés*, 2 pl. Paris, 1843, in-8. — Gigot-Suard, *Des climats sous le rapport hygiénique et médical; guide pratique dans les régions*, etc. Paris, 1862, t. Ier, in-8. — *Traités de météorologie et de géographie médicale*. — La collection des *Statistical Reports*. In-fol.

Des climats tropicaux. — Lind (J.), *An Essay on Diseases incidental to Europeans in hot climates, with the method*, etc. London, 1768, in-8, trad. fr. par Thion de la Chaume. Paris, 1785, 2 vol. in-12. — Crawford, *Essay on the nature, cause, and cure of a disease incidens to the liver in hot climates*. London, 1772, in-8. — Dazille, *Obs. sur les maladies des nègres, leurs causes, leur traitement*, etc. Paris, 1776, in-8. — Du même, *Observ. générales sur les maladies des climats chauds, leurs causes*, etc. Paris, 1785, in-8. — Gardanne (J.-J. de), *Des maladies des créoles en Europe, avec la manière de les traiter, et des observations sur celles des gens de mer, et sur quelques autres plus fréquemment observées dans les pays chauds*. Paris, 1784, in-8. — Thomas (R.), *Medical advice to the inhabitants of warm climates*. London, 1790, in-8. — Rowley, *Le conservateur de la santé des défenseurs de la patrie, ou Description abrégée des maladies qui règnent dans les pays chauds*, trad. de l'anglais, par Marcassus-Puymaurin. Toulouse, an II. in-12. — Campet, *Traité pratique des maladies graves dans les pays chauds*. Paris, 1802, in-8. — Winterbottom (Th.), *Medical directions for navigator and settlers in hot climates*. London, 1803, in-12. — Leblond (J.-B.), *Obs. sur la fièvre jaune et sur les malad.es des tropiques*. Paris, 1805, in-8. — Fontana (N.), *Des maladies qui attaquent les Européens dans les pays chauds et dans les longues navigations*, trad. de l'italien par Venissat, et publié par Keraudren. Paris, 1818, in-8. — Chisholm (C.), *A manual of the climates and diseases of tropical countries*. London, 1822, in-8. — Macabe (J.), *Military medical reports, containing pathological and practical observ., illustrating the Diseases of warm climates*. Cheltenham. 1825, in-8. — Gœdorp, *Essai sur les climats équatoriaux, leur influence sur les Européens et les moyens hygiéniques les plus propres à en préserver nos troupes*. Th. de Strasb., 1826, n° 789. — Johnson (J.), *The influence of tropical climates on european constitutions; to which*, etc., 4e édit. London, 1826, in-8. — Hasper (M.), *Ueber die Natur and Behandlung der Krankheiten der Tropenländer*. Leipzig,

1831, 2 vol. in-8. — BELL (G.-H.), *A treatise on the Diseases of the liver and on bilious complaints, with observ.*, etc. Edinburgh, 1833, in-8. — CELLE (E.), *Hygiène pratique des pays chauds, ou Recherches*, etc. Paris, 1845, in-8. — DUTROULEAU, *Topographie médicale des climats intertropicaux*, in *Ann. d'hyg*, 2ᵉ sér., t. X, p. 241; 1858. — DU MÊME, *Traité des maladies des Européens dans les pays chauds* (régions tropicales); *climatologie*, etc. Paris, 1861, in-8. — MARTIN (J.-R), *Influence of tropical climates in producing*, etc. 2ᵉ édit. London, 1861, in-8. — Asie, Indes. — BONTIUS (J.), *De medicina Indorum*. Lugd. Batav., 1642, in-12. — FURSTENAU et PAXMANN, *Spicilegium observationum de Indorum morbis et medicina*, in *Haller. disput. ad morb.*, t. VI, p. 744. — COURTIS (C.), *An Account of the Diseases of India*, etc. Edinb., 1807. — ANNESLEY, *Researches into the causes, nature and treatment of the more prevalent India diseases.* Lond., 1828, 2 vol. gr. in-4°. — TWINING (W), *Clinical illustrations of the more important diseases of Bengal, with the result*, etc. Calcutta, 1832, in-8. — BRETT (F.-H.), *Practical Essay on the surgical diseases of India.* Calcutta, 1840, in-8. — Collect. des *Med. and physic. Transactions of Calcutta* (1825-37), *id. de Bombay*, 1838. — WEBB (A), *Pathologia indica, or the Anatomy*, etc., 2ᵉ éd. Calcutta, 1848, in-8°. — LEROY DE MÉRICOURT, *Histoire méd. de la campagne de la corvette à vapeur* l'Archimède (Stat. de l'océan Indien). Th. de Paris, 1853, in-4°, n° 141. — GODINEAU (L.), *Études sur l'établissement de Karikal (côte de Coromandel); topographie, climat*, etc., 3 pl. Paris, 1858, gr. in-8. — MOREHEAD (C.), *Clinical researches on diseases in India*, 2ᵉ édit. London, 1860, in-8. — Afrique. — ALPINO P.), *De medicina Ægyptiorum, libri* IV. Venetiis, 1591, in-4°. — DESGENETTES, ASSALINI, LARREY, etc., sur les *Maladies de l'Égypte.* — STORMONT, *Essai sur la topographie médicale de la côte occidentale d'Afrique, et particulièrement sur celle de la colonie de Sierra-Leone.* Paris, 1822, in-8. — THEVENOT (J.-P.-F.), *Traité des maladies des Européens dans les pays chauds et spécialement au Sénégal, ou Essai statistique, médical et hygiénique*, etc. Paris, 1840, in-8°. — HERVÉ, *Topographie médicale du Sénégal.* Th. de Paris, 1845, in-4°, n° 95. — BRYSON (A.), *Report of the climate and principal diseases of the African station, compiled*, etc. London, 1847, in-8. — FONSSAGRIVES (J.-B.), *Hist. méd. de la campagne de la frégate à vapeur* l'Eldorado (Stat. des côtes occidentales d'Afrique). Th. de Paris, 1852, in-4°, n° 136. — ACKERMANN, *Observations sur les climats et les fièvres intermittentes de Madagascar.* Th. de Strasb., 1833, n° 1008. — MOUNIER, *De la fièvre intermittente à Nossi-Bé de Madagascar.* Th. de Paris, 1849, in-4°, n° 56. — RAOUL, *Guide hygiénique et médical pour les bâtiments de commerce qui fréquentent la côte occidentale d'Afrique*, in *Nouv. Ann. de la mar. et des colon.*, fév. 1851. — DAULLÉ (D.-J.), *Cinq années d'observations médicales dans les établissements français de Madagascar* (côte Ouest). Th. de Paris, 1857, in-4°. — LUMBROSO, *Lettres médico-statistiques sur la régence de Tunis.* Marseille, 1860, in 8. — (Pour l'Algérie, voy. plus bas.) — Amérique. — HILLARY (W.), *Observ. on the changes of air, and concomitant epidemical diseases in the island of Barbadoes, with a treatise*, etc. London, 1759, in-8. — MONCHI (S. de), *An essay on the causes and cure of the usual diseases in voyages to the West-Indies.* Antverp, 1762, in-8. — FERMIN, *Traité des maladies les plus fréqnentes à Surinam, et des remèdes les plus propres à les guérir.* Amsterdam, 1765, in-12. — POUPPÉ-DESPORTES, *Histoire des maladies de Saint-Domingue.* Paris, 1770, 3 vol. in-12. — BAJON, *Mém. pour servir à l'histoire de Cayenne et de la Guyane française*, fig. Paris, 1777-1778, 2 vol. in-8. — POISSONNIER-DESPERRIÈRES, *Traité des fièvres de l'île de Saint-Domingue.* Paris, 1780, in-8. — DANCER (TH.), *A brief history of the late expedition against fort Don-Juan. so far as relates to the diseases of the Troops*, etc. Kingston, 1781, in-4°. — BERTIN, *Moyen de conserver la santé des blancs et des nègres dans les Antilles*, etc. Paris, 1786, in-8. — CASSAN (J.), *Mém. sur le climat des Antilles et sur les maladies qui sont particulières à la zone torride*, 4 part., in *Mém. de la Soc. méd. d'émulat.*, t. V, p. 25 ; 1803. — MOSELEY, *A treatise on tropical diseases, on military operations, and on the climate of the West-Indies*, 5e édit. London, 1806, in-8. — PINCKARD G) *Notes on the West-Indies written during the expedition under sir B Abercrombie.* Londres, 1808, 3 vol. in-8°. — DESCOURTILZ, *Guide sanitaire des voyageurs aux colonies, ou Conseils hygiéniques*, etc. Paris, 1816, in-8. — MOREAU DE JONNÈS, *Tableau du climat des Antilles.* Paris, 1817, in-8. — DU MÊME, *Histoire physique des Antilles françaises.* Paris, 1828, t. 1 (seul paru), in-8. — LEVACHER, *Guide médical des Antilles et des régions intertropicales*, etc., 2e édit. Paris, 1840, in-8. — SIGAUD (J.-F.-X.), *Du climat et des maladies du Brésil, ou Statistique médicale de cet empire.* Paris, 1844, in-8. — RENDU (A.), *Études topographiques médicales et agronomiques sur le Brésil.* Paris, 1848, in-8. — SAUREL, *Essai d'une climatologie médicale de Montevideo et de la république orientale de l'Uruguay.* Th. de Montpellier, 1851, in-4°, n° 16. — DELACOUX, *Aperçu sur les thermogénoses intertropicales du nouveau continent*, in *J. de conn. méd. et pharm.*, t. XXVI, 1859. — MICHAUX, *La Guyane et les établissements pénitentiaires*, Th. de Paris, 1860, in 4°, n° 8. — JOURDANET (D.), *Les altitudes de l'Amérique tropicale comparées au niveau des mers au point de vue*, etc. Paris, 1861, in-8. — Voyez aussi les *Voyages*, surtout ceux de HUMBOLDT, BOUSSINGAULT, etc., et un grand nombre de thèses des trois facultés.

Algérie. — FOUCQUERON (J.), *Essai topographique et médical sur la province d'Alger.* Paris, 1833, in-8. — DUCOUX, *Esquisse des maladies épidémiques du nord de l'Afrique ; examen des causes*, etc. Paris, 1837, in-8. — WORMS, *Exposé des conditions d'hygiène et de traitement propres à prévenir les maladies et à diminuer la mortalité dans l'armée d'Afrique*, etc. Paris, 1838, in-8. — TROLLIET (L.-F.), *Statistique médicale de la province d'Alger, mêlée*, etc. Lyon, 1844, in-8. — PÉRIER (J.-A.-N.), *De l'hygiène en Algérie*, suivi d'un *Mém. sur la peste d'Alger*, par BERBRUGGER fait partie de l'ouvr. intitulé : *Explorat. scientifique de l'Algérie*. Paris, 1847, 2 vol. in-8. — JACQUOT (F.), *Lettres d'Afrique ; quelques mots sur les maladies de l'Algérie.* Paris, 1847, in-8. — HASPEL, *Maladies de l'Algérie, des causes, de la symptomatologie*, etc., des ma-

ladies endémo-épidémiques de la province d'Oran. Paris, 1850-1852, 2 vol. in-8°. — ARMAND, *l'Algérie médicale, topographie et climatologie, pathogénie et pathologie,* etc. Paris, 1854, in-8°. — LECLERC (L.), *Les oasis de la province d'Oran, ou les Ouled-Sidi-Cheikh.* Alger, 1858, in-8. — MABIT (J.-J.), *Hygiène de l'Algérie; exposé des moyens de conserver la santé,* etc. Paris, 1862, in-8, une foule de dissertations par les chirurgiens militaires.

Question de l'acclimatement. — TENNANT (J.), *Physical enquiries, discovering the mode of translation in the constitutions of northern inhabitants on going to southern climates,* etc. London, 1742, in-8. — AUBERT-ROCHE, *Essai sur l'acclimatement des Européens dans les pays chauds,* in *Ann. d'hyg.,* 1re sér., t. XXXI, p. 5, 317; t. XXXII, p. 86, 1844. — PERRIN, *De l'acclimatement, des modifications diverses qu'il peut imprimer à la santé,* etc. Th. de Paris, 1845, in-4°, n° 198. — BOUDIN, *Études sur la mortalité et l'acclimatement de la population française en Algérie.* in *Ann. d'hyg.,* 1re sér., t. XXXVII, p. 358; 1847. — DU MÊME, *Colonisation française en Algérie, ibid.,* t. XXXIX, p. 321; 1848. — DU MÊME, *Histoire statistique de la population en Algérie d'après les documents officiels les plus récents, ibid.,* t. L. p. 281; 1853. — DU MÊME, *Recherches sur l'acclimatement des races humaines sur différents points du globe, ibid.,* 2e sér., t. XIII. p. 310; 1860. — DESJOBERT, *État sanitaire de l'armée* (Discours à la Chambre des députés, juillet 1847. Paris, 1848, in-8. — DU MÊME, *Mesures à prendre pour l'amélioration de l'état sanitaire de l'armée.* in *Ann. d'hyg.,* 1re série, t. XXXIX, p. 3 6; 1848. — JACQUOT et TOPIN, *De la colonisation et de l'acclimatement en Algérie.* Paris, 1849, in-8. — CLEMENS, *Ueber Akklimatisirungs process und Akklimatisirungs krankheiten,* in *Henke's Ztschr.,* 1 Hft., 1854. — MARTIN et FOLEY, *Histoire statistique de la colonisation algérienne au point de vue de peuplement et de l'hygiène.* Paris et Alger, 1851, in 8. — VITAL, *Propagation et perpétuité de la race européenne en Algérie,* in *Gaz. méd. de Paris,* 1852, p. 679, 701.

Question de la colique sèche. — MOUSON-SMITH, *De colica apud insulas caribæenses endemica.* Leyde, 1717. — SEGOND, *Essai sur la névralgie du grand sympathique, maladie connue sous le nom,* etc. Paris, 1837, in-8. — MAUGUEN (V.), *De la colique végétale.* Th. de Paris, 1847, in-4°, n° 50. — MAUDUYT, *Des coliques sèches dans les pays chauds.* Th. de Paris, 1848, in-4°, n° 109. — FOUSSAL (F.-J.-X.), *Des coliques nerveuses observées dans les pays chauds; ce qu'elles sont en réalité.* Th. de Paris, 1849, in-4°, n° 230. — FONSSAGRIVES, *Mém. pour servir à l'histoire de la colique nerveuse endémique des pays chauds,* in *Arch. gén. de méd.,* 4e sér., t. XXIX et XXX, 1852; et sa thèse citée plus haut, même année. DU MÊME, *De la nature et du traitement de la colique nerveuse endémique des pays chauds,* in *Gaz. hebd.,* 1857. — PETIT (P.-D.-M.), *Considérations hygiéniques sur la colique sèche des pays chauds.* Th. de Paris, 1855, in-4°, n° 96. — LECOQ (J.), *Quelques considérations pratiques sur la colique nerveuse.* Th. de Paris, 1855, in-4°, n° 163. — LETERSEC, *Obs. sur la colique nerveuse à bord de la corvette* la Capricieuse. Th. de

Montpellier, 1855, in-4°. — DUTROULEAU, *Un mot sur la colique végétale, colique sèche*, etc., in *Arch. gén. de méd.*, 5ᵉ sér., t. VI, p. 668 ; 1855. — *Discussion* à la Société médicale des hôpitaux de Paris, séance du 10 et 24 oct. et 14 nov. 1855. — ROCHARD, *De la non-identité de la colique de plomb et de la colique sèche des pays chauds*, in *Un. méd.*, 1856, p. 13, 17. — LEFÈVRE (A.), *Recherches sur les causes de la colique sèche, observée sur les navires de guerre français, particulièrement dans les régions équatoriales*, etc. Paris, 1859, in-8. — REPIN (P.-Cl.), *De la colique nerveuse endémique des pays chauds, et, en particulier, du diagnostic différentiel de cette affection et de la colique de plomb*. Th. de Paris, 1859, in-4°, n° 234. — LUZET (E.-A.), *Considérations sur les causes et le traitement de la colique sèche*. Th. de Strasbourg, 1861, in-4°, n° 573. — CRAS (Ch.), *Remarques sur la colique sèche*. Th. de Paris, 1863, in-4°, n° 33.

Question de la phthisie. — HONNORATY (A.), *Lettre à un médecin de Paris sur Hyères, son climat et son influence sur les maladies de poitrine*. Toulon, 1834, in-8. — BARTH, *Notice topographique et médicale sur la ville d'Hyères*, in *Arch. gén. de méd.*, 3ᵉ sér., t. XII, p. 161 ; 1841. — NAUDOT, *Influence du climat de Nice sur la marche des maladies chroniques et particulièrement de la phthisie pulmonaire*. Paris, 1842, in-8. — CARRIÈRE (E.), *Le climat de l'Italie sous le rapport hygiénique et médical*. Paris, 1849, in-8. — ROCHARD, *De l'influence de la navigation et des pays chauds sur la marche de la phthisie pulmonaire*, in *Mém. de l'Acad. de méd.*, t. XX, in-4°, 1856. — CHAMPOUILLON, Suite d'articles *sur l'influence des différentes stations du midi de l'Europe relativement à la phthisie*, in *Gaz. des hôp.*, 1857. — PIÉTRA-SANTA (P. de), *Influence des pays chauds sur la marche de la phthisie pulmonaire*. Paris, 1857, in-8. — DU MÊME, *Influence du climat d'Alger sur les affections chroniques de la poitrine. Rapport*, etc., in *Ann. d'hyg.*, 2ᵉ sér., t. XIV, p. 46, 241 ; t. XV, p. 42 ; 1861. — MITCHELL, *Alger, son climat et sa valeur curative, principalement*, etc. trad. de l'anglais par MM. L. DONOP et A. BERTHERAND. Paris, 1857, in-8. — BARRAL, *Le climat de Madère et son influence thérapeutique sur la phthisie pulmonaire*, trad. du portugais et annoté par P. GARNIER. Paris, 1858, in-8. — CHASSANIOL, *De l'influence des climats chauds et de la navigation sur la phthisie pulmonaire*. Th. de Strasbourg, 1858, in-4°, n° 426. — PITTA (C.-A.-M.), *Du climat de Madère et de son influence thérapeutique sur le traitement des maladies chroniques en général et en particulier*, etc. Montpellier, 1859, in-8. — SCHEPP, *Du climat de l'Égypte et de sa valeur dans les affect. de poitrine*, etc. Paris, 1862, in-8. — LEE (Edw.), *Nice et son climat*, 2ᵉ édit., Paris, 1863, in-8. — Pour les maladies spéciales aux différents climats, voy. BOUDIN, in *Traité de géographie*, etc., 2ᵉ part., liv. V, p. 293, 729. — Pour le climat des différentes parties de l'*Europe*, une multitude de topographies, de dissertations et d'articles publiés dans les différents journaux de médecine.

CHAPITRE IX

Des habitations

DES HABITATIONS PRIVÉES

L'homme, dès les premiers temps de la création, a dû songer à s'abriter contre les intempéries de l'air; et s'il a d'abord choisi pour demeure les troncs d'arbre, les cavernes, les excavations naturelles, il n'a pas tardé à en reconnaître l'insuffisance, et il a cherché à se créer artificiellement des abris plus commodes et plus sûrs. Il en est résulté les premières habitations privées, qui ont beaucoup varié suivant le climat et le degré de civilisation auquel l'homme est successivement parvenu.

Dans les climats chauds, il est encore certaines peuplades (en Abyssinie) qui prennent pour habitation des troncs d'arbre. Les peuples nomades ont des demeures essentiellement mobiles. Les Arabes logent sous des tentes portées sur cinq ou six piquets plantés en terre et faites en poil de chèvre ou de chameau : leur famille entière y est logée, et un rideau placé dans l'intérieur sépare les deux sexes.

Les Tartares ont des huttes faites de bois ou d'osier, recouvertes d'un feutre épais et souvent de mortier. En haut est un trou rond destiné à laisser passer la fumée. Ces huttes se transportent sur les chariots traînés par des bœufs, que les Tartares suivent à cheval.

Dans la plupart des contrées occupées par les peuples sédentaires, les premières habitations ont consisté dans des cabanes formées avec des arbres ou des poutres enfoncées en terre et alignées au plafond ; les intervalles étaient remplis de branches et d'un mortier épais formé de terre argileuse imperméable.

Les sauvages de l'Amérique et les nègres de l'Afrique logent dans des huttes de formes diverses, percées d'un trou à la partie supérieure, destiné au passage de la fumée ; leur réunion forme des villages, qu'ils entourent de palissades en bois.

Les Groënlandais occupent des maisons cimentées de terre ou de gazon, recouvertes de solives, de broussailles et de matière tourbeuse, le tout souvent mélangé de blocs de glace.

Les Égyptiens, dans leur antique civilisation, construisaient dans leurs villes des habitations mêlées de jardins, où l'on trouvait toutes les commodités de la vie et tous les raffinements du luxe.

D'après Vitruve, les Grecs et les Romains étaient parvenus à donner à leurs habitations des caractères de luxe et de commodité que les modernes pourraient envier. Chez ces deux peuples, les habitations comprenaient de grandes cours intérieures, entourées de portiques couverts, destinés à abriter les habitants contre les intempéries de l'air et les ardeurs du soleil, en même temps qu'à leur servir de promenades. Les chambres d'habitation étaient placées le long des portiques et des passages, et y puisaient l'air et la lumière. Ces chambres étaient, du reste, petites et resserrées.

Dans les pays chauds, on retrouve, à l'époque actuelle, à peu près la même disposition des habitations. Dans les maisons riches, les cours sont pavées de marbre ; au centre, des fontaines d'eaux vives ; des quatre côtés de la cour sont rangés les bâtiments, couverts habituellement de toits plats. Au rez-de-chaussée sont les écuries, les magasins, les chambres de domestiques. Au premier étage, règne une galerie avec des rangées de colonnes ou de piliers, sur lesquels les appartements intérieurs prennent le jour et l'air.

Ce qu'il importe surtout d'étudier, ce sont les habitations privées de nos climats, à l'égard desquelles de nombreux détails sont indispensables (1).

§ 1. — Emplacement des habitations privées.

La première question qui se présente est celle des lieux ou de l'emplacement sur lequel les habitations privées sont placées, et des règles hygiéniques les plus importantes à suivre à cet égard. — Sous ce rapport, on peut adopter la division suivante :

1° *Habitations souterraines.*

Elles sont creusées dans le tuf, comme on en voit encore un certain nombre sur quelques points du littoral de la Loire et de la Vienne, ou bien elles sont le résultat de la construction particulière des maisons, et elles consistent dans l'établissement d'un étage souterrain.

(1) Un grand nombre de détails relatifs aux habitations privées sont empruntés à l'excellente thèse de M. Piorry.

Dans ces deux cas, de telles habitations sont en général mauvaises pour la santé : il y règne une humidité continuelle ; la difficulté du renouvellement de l'air est considérable ; et l'oxygène brûlé par les lampes ou le chauffage est difficilement remplacé : la conséquence de cette aération insuffisante est souvent le développement des scrofules, des tubercules ou du rachitisme.

Les habitations des bords de la Loire et de la Vienne sont des espèces de cavernes creusées dans le tuf et à l'abri de l'humidité, en raison même de la qualité du sol ; on ne cite aucune maladie spéciale propre aux habitants qui les occupent.

2° *Habitations dans les plaines.*

Les habitations dans les plaines ne présentent rien de particulier à signaler ; leur salubrité dépend de l'élévation des plaines, de leur exposition, de leur sol marécageux ou desséché, toutes circonstances qu'il faut apprécier. On doit observer toutefois que c'est dans les plaines cultivées et arrosées de grands cours d'eaux vives que sont situées les cités les plus florissantes, les villes les plus riches.

3° *Habitations sur les lieux élevés* (collines ou montagnes).

A une élévation modérée, et qui n'est pas sans cesse battue par les vents, les habitations sont en général salubres. A une hauteur plus considérable, des causes diverses peuvent influer sur la santé ; ainsi, la diminution de pression de l'air, l'abaissement de température, les courants d'air violents, rendent ces demeures dangereuses pour les individus atteints de maladies chroniques du cœur ou des poumons ; dans d'autres circonstances, elles déterminent leur développement chez ceux qui y sont prédisposés. Au mont Saint-Bernard, par exemple, les religieux de l'hospice succombent jeunes, et l'emphysème pulmonaire paraît être la maladie dont ils sont atteints avec le plus de facilité. [Nous avons vu plus haut (p. 170) qu'il n'en est pas de même dans les *altitudes tropicales*.]

On choisit quelquefois, pour placer des habitations, des vallées plus ou moins larges, placées entre des collines ou des montagnes. Ce choix est, en général, peu heureux ; car, ou ces vallées sont larges, ouvertes et parcourues sans cesse par des courants d'air violents, et alors elles exercent sur les appareils circulatoire et respiratoire une action analogue à la précédente ; ou bien elles sont étroites, enfermées, sans renouvellement facile de l'air, humides, et alors on voit se développer d'une manière endémique le goitre et le crétinisme ; c'est ce qui a lieu dans plusieurs points des Alpes, des Vosges, du Jura, etc.

4° *Sol sur lequel reposent les habitations.*

L'humidité du sol exerce une influence sur les habitations qui y sont établies. On ne peut en éviter les inconvénients sérieux qu'en établissant au-dessous du rez-de-chaussée des voûtes au-dessous desquelles on fait circuler librement l'air. On doit également éviter de placer les habitations sur un sol d'où se dégagent habituellement des gaz qui peuvent exercer une action nuisible sur la santé, comme, par exemple, cela a lieu dans les cimetières ou dans leur voisinage. C'est pour cette raison que les lieux d'inhumation doivent être éloignés du centre des villages, où on les place encore dans une grande partie de la France.

5° *Exposition des habitations.*

S'il ne s'agissait que d'habitations placées dans les plaines, et qu'on pût varier à volonté leur exposition, il serait convenable de choisir celle du sud pour l'hiver, et celle du nord-est pour l'été. Dans l'impossibilité de placer en même temps une maison à ces deux expositions, on y supplée en disposant les faces diverses de l'habitation, les croisées et les portes, de manière à changer de chambre, et par conséquent d'habitation, avec les différentes saisons de l'année. Dans nos climats, on doit, autant que possible, éviter l'exposition de l'ouest; car c'est dans cette direction que soufflent les vents prédominants. Dans les grandes villes, on ne peut, en général, tenir compte de l'exposition des maisons, à moins que ce ne soit pour les grandes habitations privées ou pour les édifices publics.

L'instinct des peuples les a conduits, dans le Nord, à choisir l'exposition du midi, et, dans le Midi, à préférer l'exposition du nord.

6° *Habitations dans le voisinage des forêts et des bois.*

De telles habitations sont, en général, salubres, à la condition toutefois que ce voisinage ne soit pas trop immédiat, car alors elles seraient placées dans une atmosphère habituellement saturée d'humidité. On n'a pas remarqué cependant que les demeures des gardes-chasse, ordinairement placées au milieu même des grands bois, fussent insalubres, et produisissent chez eux et dans leur famille des maladies. Les habitations placées dans le voisinage des bois y trouvent pour avantages un certain degré d'humidité, un air pur et un abri contre les maladies miasmatiques et marécageuses.

Quoi qu'on en ait dit, et bien que l'opinion contraire ait des partisans, on doit admettre que la présence, dans le voisinage d'une habitation, d'une certaine quantité de grands arbres est une chose utile, avantageuse, et capable de purifier l'air; il est indispensable toutefois que cette quantité ne soit pas trop considérable, ne puisse intercepter les rayons du soleil, et déterminer ainsi trop d'humidité. Dans les grandes villes, les plantations d'arbres le long des larges voies de communication, des quais, des boulevards, des places, sont très-utiles, et destinées autant à absorber et à décomposer l'acide carbonique de l'air qu'à flatter les yeux et à servir de promenades agréables.

7° *Habitations à proximité des cours d'eau et des ruisseaux.*

Elles sont situées dans des conditions favorables de salubrité, pourvu toutefois qu'elles soient à une certaine distance, et un peu au-dessus du niveau du cours d'eau, afin de ne pas être continuellement dans une atmosphère saturée d'humidité. Cet inconvénient est moins à redouter si les bords sont escarpés.

Les rives des cours d'eau, surtout s'ils sont navigables, ont toujours été choisies par les peuples pour y fonder des villes. Indépendamment de la salubrité et de la fertilité que les eaux vives procurent à un pays, elles sont pour les habitants un moyen de transport facile, et elles leur donnent, en abondance, les eaux nécessaires pour tous les besoins de la vie. L'accumulation trop grande des habitations et des habitants dans les grandes villes situées le long des fleuves atténue, la plupart du temps, ces bons effets, en altérant l'air et en produisant les maladies qui sont la conséquence ordinaire de l'encombrement.

8° *Habitations dans le voisinage de la mer.*

Ces habitations ne sont salubres qu'à la condition de ne pas être trop près du rivage, afin de ne pas subir les inconvénients de l'humidité; elles ne doivent pas non plus être trop élevées au-dessus de son niveau, pour ne pas ressentir les effets des violents courants d'air qui ont passé à la surface de la mer, et se sont imprégnés d'humidité.

9° *Habitations dans le voisinage des marais et des usines.*

Les habitations placées dans le voisinage des marais, des étangs et des eaux stagnantes, éviteront difficilement l'action des effluves marécageux. Si l'on est obligé de séjourner dans de telles demeures, on ne luttera contre la pernicieuse influence de ces émanations qu'en disposant, entre l'habitation et le marais, un obstacle, tel que des plantations, par exemple, destinées à les arrêter, et qu'en faisant établir les ouvertures et les croisées de la maison dans la direction précisément opposée.

Les habitations situées dans le voisinage des fabriques et des usines ressentent souvent les influences insalubres ou dangereuses de ces dernières. Cette insalubrité et ce danger dépendent des gaz plus ou moins délétères, ou des émanations métalliques qui s'en dégagent, ou encore des exhalaisons animales ou végétales qui en proviennent.

L'administration reconnaît, du reste, des établissements insalubres et dangereux. Elle a divisé les uns et les autres en plusieurs catégories, et fixé des zones que ces fabriques ne peuvent franchir pour s'approcher des habitations privées.

10° *Habitations agglomérées.*

L'homme n'était pas destiné à demeurer toujours dans des habitations privées ; aussi est-il arrivé un instant où ses besoins physiques et intellectuels lui ont fait sentir la nécessité de la société de ses semblables, et où les habitations se sont agglomérées les unes à côté des autres ; il en est résulté, selon leur importance, des villages, des villes et de grandes cités.

S'il s'agissait, pour le médecin, de donner des conseils pour le choix d'un emplacement destiné à établir une de ces trois espèces d'agrégations d'habitations, il ne devrait éprouver aucun embarras ; et, en tenant compte de toutes les causes de salubrité et d'insalubrité qui ont été passées en revue, il lui serait facile de formuler son opinion. Ce rôle est toutefois celui que l'homme de l'art est le moins souvent appelé à remplir ; et, la plupart du temps, ces réunions d'habitations existent déjà, et le médecin est tout au plus consulté sur les moyens propres à améliorer leurs conditions hygiéniques. Quelques détails, relatifs à ces conditions, sont donc utiles ici.

Villages. — Toutes les influences physiques résultant de l'altitude, du voisinage de l'eau, de la présence des marécages, etc., s'exercent ici en toute liberté, et se traduisent par la production de maladies diverses. L'absence de plancher, dont le sol même tient lieu dans un grand nombre d'habitations rurales, les rend très-humides. Pour les assainir, il serait utile d'obtenir au moins un dallage en carreaux ou en briques.

Une autre circonstance, qu'on rencontre également dans un grand nombre de villages, est la présence d'une masse de fumiers en travail de fermentation, et qui est la source de miasmes de nature animale et d'effluves végétaux, tous deux en décomposition. — La question de la nocuité ou de l'innocuité du fumier, relativement à la santé de l'homme, n'est point encore décidée ; il est assez difficile cependant de croire que le fumier en travail de fermentation n'exerce aucune influence sur la production des fièvres intermittentes qui se montrent avec une assez grande fréquence dans beaucoup de localités où il n'y a pas de marécages. Telle est, en particulier, la plus grande partie du Limousin.

L'habitation des campagnes est-elle plus salubre que celle des villes? *A priori*, on devrait le penser; car, dans les premières, on n'a pas à tenir compte de l'intervention de l'encombrement, de la corruption, des vices et du luxe d'une grande ville; aussi cette opinion est-elle généralement admise. On manque de documents statistiques positifs pour le prouver. Il résulterait toutefois de quelques documents recueillis par M. Quételet, que le chiffre de la mortalité, relativement à la population, est à peu près le même dans les villes et les campagnes, et que les circonstances qui la font varier sont tout individuelles. Les résultats donnés par cet auteur sont appuyés sur des chiffres trop peu nombreux pour être admis d'une manière définitive.

Villes. — Dans les villes, si l'on veut faire abstraction des causes nombreuses de maladies qui y existent, et qui sont indépendantes des habitations, on peut rattacher aux divisions suivantes les conditions qui constituent la salubrité d'une demeure.

1° La situation plus ou moins élevée. Ainsi, la partie haute, dans une ville bâtie sur le penchant d'une colline, est plus salubre que la partie basse.

2° L'exposition convenable, qui varie selon les climats.

3° La situation de l'habitation dans la partie de la ville où l'agglomération de la population est la plus considérable constitue, pour elle, une condition de moindre salubrité, et *vice versâ*.

4° La situation de la maison sur une place, dans le voisinage des promenades et des arbres, est une condition de salubrité.

5° La position dans une rue large, bien exposée, rend une maison plus salubre. — Autrefois, dans nos climats, et maintenant encore, dans beaucoup de pays chauds, il n'y avait et il n'y a que des rues étroites, où ne pénètrent ni la chaleur ni le soleil, et où règne une humidité constante. On pense ainsi se prémunir contre la chaleur trop grande en été et le froid trop vif en hiver. Cela peut être vrai; mais par combien d'inconvénients et de maladies ne rachète-t-on pas ce léger avantage! Le défaut d'air, de lumière et de chaleur, uni à l'humidité, détermine, dans la population agglomérée de ces ruelles étroites, les scrofules, les tubercules et des maladies chroniques de toute espèce. On peut également se demander si ce n'est pas à la disparition du sein de nos cités de ces cloaques infects que l'on doit la cessation de ces terribles épidémies qui, au moyen âge, décimaient si souvent les populations agglomérées. Maintenant encore, la ville du Caire, presque entièrement composée de ruelles étroites, obscures et infectes, remplies presque toujours de boue et d'humidité, ne doit-elle pas à ces circonstances d'être si souvent le berceau de la peste ?

Les conditions de salubrité qu'on doit rechercher dans une ville sont les suivantes :

1° Rues très-larges, droites et bien aérées ;

2° Rues pavées et munies de trottoirs latéraux, le long desquels ou mieux encore, sous lesquels coulent les ruisseaux. Les promenades larges, aérées, plantées d'arbres, peuvent seules se passer de pavés ; ils sont remplacés par un mélange de silex et de terre, qui donne une solidité égale à celle du pavé.

3° Multiplier les promenades, les places et les plantations d'arbres, qui doivent, autant que possible, garnir toutes les grandes voies de communication.

4° Insister sur l'enlèvement des boues et des immondices en hiver, et sur l'arrosage en été.

5° Éloigner des villes les établissements insalubres ou dangereux.

6° Tendre toujours à disséminer les maisons le plus possible, et à obtenir un nombre d'étages moins considérable.

L'hygiène doit toujours chercher à obtenir tous ces résultats, et c'est à la persistance des magistrats intelligents qui ont été à la tête de la ville de Paris qu'on doit les nombreuses améliorations hygiéniques qu'a obtenues cette capitale. Dans les villes d'une moindre importance, elles seraient peut-être plus faciles encore à réaliser, et la création de conseils locaux d'hygiène, développée et bien entendue, permettrait, dans un grand nombre de localités, d'arriver à ce résultat.

§ 2. — Des différentes parties qui entrent dans la composition d'une maison.

Fondations. — Les matières qui les constituent sont à peu près indifférentes pour l'hygiéniste, s'il s'agit de les établir dans un sol sec ; l'architecte est le seul que ce choix concerne. Dans un sol humide, ou dans l'eau elle-même, comme cela peut se rencontrer dans la construction des moulins, il faut une disposition particulière, qui, si elle n'enlève pas d'une manière complète l'humidité, en atténue au moins beaucoup les effets. L'usage des pilotis, c'est-à-dire de poutres enfoncées profondément dans le sol humide, et parallèlement les unes aux autres, permet de baser sur elles les fondations qu'on veut élever et de leur donner la solidité désirable. Si, de plus, on a recours dans ces fondations à l'emploi de la chaux hydraulique, du ciment romain que l'eau consolide et durcit, on aura, autant que possible, garanti de l'humidité les parties inférieures de l'habitation, et prémuni les étages supérieurs, que cette humidité atteint quelquefois, en vertu d'une sorte d'action capillaire. Depuis quelques années, on commence à employer pour pilotis des bois imprégnés de sels et d'oxydes métalliques, qu'on y a fait pénétrer à l'aide du procédé de M. Boucherie. Ces imbibitions métalliques donnent au bois des conditions de solidité et de conservation qu'on ne peut obtenir par aucun autre procédé.

Matériaux. — Le choix des matériaux qu'on emploie pour la construction d'une maison n'est pas indifférent sous le rapport de l'hygiène. Les pierres de taille, combinées avec l'emploi judicieux de moellons, de bonnes charpentes et du plâtre constituent les matériaux qui donnent le plus de salubrité, en même temps que le plus de solidité à une habitation. Les constructions en briques, mais surtout en briques creuses, viennent après, puis celles en moellons. — Les habitations faites avec des charpentes, dont les intervalles sont remplis de pierres et de mortier, sont plus froides, plus sèches peut-être, mais moins solides et exposées aux incendies. Quant aux maisons construites avec de petites charpentes, dont les intervalles sont remplis avec du torchis (mélange de terre grasse, de paille et de mortier — chaux, silex et eau), elles peuvent être saines, mais elles sont l'indice de l'enfance de la civilisation. Les pluies abondantes les détrempent quelquefois et leur enlèvent toute solidité.

L'emploi du plâtre (sulfate de chaux) doit être proscrit dans les localités humides, car il favorise le salpêtrage, c'est-à-dire qu'il se transforme plus ou moins complétement en nitrate de chaux, et augmente encore l'humidité primitive.

La question de l'habitation des appartements récemment construits est une de celles qui occupent le plus les habitants d'une ville. Les inconvénients qui en résultent, et qui certes ont été exagérés (1), consistent : 1° dans les affections rhumatismales qui peuvent se développer sous l'influence de l'humidité due au dépôt récent des plâtres ; 2° dans la céphalalgie, les vertiges et plus rarement la colique saturnine, qui peuvent être dus aux peintures récentes. — L'humidité est combattue par la ventilation dans la saison chaude, ou par le chauffage artificiel dans la mauvaise saison. — L'odeur des peintures, et souvent on donne ce nom à celle de l'essence de térébenthine employée, disparaît sous l'influence de la ventilation, ou, si l'on est plus pressé, par l'emploi des chlorures.

[En dépit des dénégations d'un certain nombre d'hygiénistes, nous pensons que l'on doit admettre l'existence d'accidents développés par suite de l'habitation et surtout du séjour pendant la nuit, dans des chambres closes, récemment peintes. Seulement, on peut dire que, dans certains cas, cette influence a été exagérée ; des expériences directes sur les animaux ont d'ailleurs prouvé l'action nuisible de l'essence de térébenthine.]

Étages des maisons. — Voici quelles sont les conditions de salubrité des divers étages.

Étage souterrain. — Quand il existe, il présente le maximum d'insalubrité, ce qui est dû à l'humidité et au défaut de renouvellement d'air. Les affections rhumatismales chroniques, les scrofules peuvent en être la conséquence. Les cuisines souterraines des grandes maisons rachètent les inconvénients de leur position par une ventilation bien disposée, et une chaleur artificielle constante assez considérable.

2° *Rez-de-chaussée.* — Dans les grandes habitations privées, cet étage, placé au-dessus de cuisines bien assainies, ou bien

---

(1) On s'est beaucoup occupé, il y a quelques années (V. la *Bibliographie*), des moyens de constater le degré d'humidité des appartements afin de déterminer l'époque à laquelle ils peuvent être habités sans danger. Marc d'Espine, de regrettable mémoire, a conseillé de placer pendant vingt-quatre heures dans les pièces humides, hermétiquement fermées, des vases contenant une quantité déterminée de chaux vive broyée ; la différence de poids indique la quantité de vapeur d'eau absorbée ; répétant cette expérience à différentes époques, on voit quand l'air a cessé d'être sursaturé de vapeur d'eau. Une augmentation de poids de 3 à 4 grammes pour 500 grammes de chaux indique un appartement habitable. Il y a vingt ans, M. Batillat, pharmacien à Mâcon et savant distingué, proposa de constater directement le degré d'humidité des murs en en retirant à l'aide d'une tarière une certaine quantité de plâtre. On pèse immédiatement ce plâtre, on en soumet 10 grammes à la dessiccation par la chaleur. Si la perte n'est que de 15 p. 100, les murs peuvent être considérés comme suffisamment secs, au-dessus il faut sécher l'appartement. Ce procédé a été reproduit dans ces derniers temps par Lassaigne qui se contente de 20 à 22 p. 100.   E. Bgd.

de vastes caves voûtées, et élevé de plusieurs marches, est en général sain. — Mais dans les villes, les rez-de-chaussée, situés dans des rues étroites et humides, dans des cours petites et privées d'air, et dans des quartiers encombrés de population, sont essentiellement insalubres. Cette insalubrité est la conséquence du défaut de renouvellement d'air et de pénétration de la chaleur et du soleil; dans de telles circonstances, on voit souvent se développer l'affection scrofuleuse. C'est surtout ce qui a lieu chez les enfants nourris, élevés et séjournant continuellement dans ces demeures.

Les arrière-boutiques, les loges de portiers se trouvent dans le même cas. D'après les relevés que j'ai faits à l'Hôpital des enfants, j'ai trouvé que la classe des portiers est celle qui fournit le plus d'enfants scrofuleux, rachitiques et tuberculeux.

3° *Les entre-sol* ne sont pas toujours salubres, et le peu d'élévation de leurs plafonds l'explique suffisamment. Le défaut de chaleur et de lumière naturelle exerce ici la principale influence. Les entre-sol conviennent peu aux individus atteints de maladies chroniques du cœur et des poumons, en raison de la viciation facile de l'air, de la difficulté de la ventilation et de la gêne que les malades éprouvent en respirant cet air.

4° *Étages supérieurs.* — A mesure qu'on monte à des étages plus élevés, l'humidité diminue, l'air est plus sec, plus pur, la chaleur et la lumière solaire pénètrent avec plus de facilité. Sous le rapport de la salubrité, la compensation s'établit entre les 1er et 2e étages d'une part, et les 3e, 4e et 5e de l'autre. Dans les premiers, la salubrité dépend de l'élévation des plafonds, de l'étendue plus grande des pièces, des ouvertures, du confortable que la fortune plus grande des personnes qui les habitent y a introduit. Dans les seconds, l'élévation plus considérable et la pénétration plus facile de la chaleur et de la lumière solaire compensent la situation plus basse des plafonds et l'étendue moins grande des pièces. L'ascension des escaliers est souvent impossible aux personnes atteintes d'affections chroniques du cœur et des poumons; aussi doit-on leur défendre les étages élevés.

Planchers. — Les planchers les plus salubres doivent être en bois; ils jouissent alors de la propriété de mieux préserver de l'humidité et de mieux conserver la chaleur. S'ils sont en briques ou en carreaux, il faut, dans les maisons riches, des tapis, dans les demeures moins aisées, des nattes, comme cela se pratique dans la plupart des pays chauds.

Murs. — Les murs épais et placés dans les parties inférieures de l'habitation sont en général humides, et, par suite, ils peuvent exercer une influence fâcheuse sur la santé. Cet inconvénient est plus grand encore lorsque c'est un lit qui doit être placé auprès d'eux. Plusieurs moyens sont employés pour prémunir contre cette cause d'humidité. Ils consistent dans la doublure des murs avec des planches, des boiseries, des plaques de plomb, de zinc, ou enfin, avec des enduits de bitume ou d'huiles grasses siccatives. C'est sur ces doublures qu'on applique les peintures et le papier. Le moyen regardé comme le meilleur, et dont on commence à faire beaucoup usage, consiste dans l'emploi de larges plaques de zinc, qui préservent très-bien de l'humidité.

[Le plus ordinairement l'humidité provient du sol et elle a lieu, dans les murs, par un fait de capillarité. Pour s'opposer à l'ascension de l'eau on peut placer entre les assises horizontales, un peu au-dessus du sol, soit une couche imperméable, soit des lames de plomb ou de zinc.]

Tentures, papiers. — Les tentures et les papiers reflètent, en général, l'humidité des murailles sur lesquelles ils sont appliqués. Presque toujours, en même temps, ils se décollent et leurs couleurs s'altèrent. Ces inconvénients ne peuvent être évités qu'en les séparant de la portion humide du mur, à l'aide d'un des procédés dont il vient d'être question tout à l'heure. On donne habituellement le conseil de ne pas faire usage de papiers ou de tentures dont les couleurs renferment de l'orpiment, du vermillon, du minium, de la céruse ou du vert de Scheele. Le nom de ces substances a plutôt effrayé que les accidents dont elles ont pu être cause, car il n'y en a pas, à cet égard, de consignés dans les annales de la science (1).

(1) A l'époque où ont été écrites ces lignes, il y avait bien déjà quelques faits mentionnés par divers auteurs allemands, mais il n'en avait rien transpiré chez nous, et c'est seulement en 1859 que nous avons fait connaître ces faits et quelques autres observés depuis peu de temps en Angleterre. Aujourd'hui on ne les compte plus. Les accidents revêtent habituellement la forme chronique ; irritations très-vives des yeux, de la gorge, des bronches, toux sèche, douleurs erratiques, affaiblissement, paralysies incomplètes amaigrissement, etc. Cependant il y a eu des cas d'empoisonnement aigu et même mortel. Quant à la cause de ces accidents, quelques observateurs l'ont rapportée à des émanations gazeuses (*hydrogène arsénié, cacodyle*), etc. ; mais le plus grand nombre s'accorde, avec raison je crois, à admettre qu'il s'agit tout simplement de poussières détachées des peintures faites le plus souvent à la colle, ou des papiers mats ou veloutés. Ces faits, aujourd'hui incontestables, ont forcé en Allemagne divers gouvernements à proscrire l'usage du vert arsenical employé à la décoration des appartements.   **E. Bgd.**

Toits. — Les chambres placées immédiatement sous les toits sont exposées à l'influence des vicissitudes atmosphériques ; elles sont trop chaudes en été et trop froides en hiver. Ces inconvénients sont en partie évités si l'on prend soin de les séparer du toit par un plafond d'une certaine épaisseur. La forme du toit varie suivant les climats : dans les pays chauds, ils sont en général plats et en terrasse, et destinés aux réunions du soir ; ils permettent aux habitants des maisons d'y respirer facilement un air un peu plus frais et plus pur. Dans les contrées où il règne des pluies la plus grande partie de l'année, on préfère donner aux toits une certaine inclinaison, de manière à permettre l'écoulement facile des eaux. La nature des substances qui servent à former le toit n'est pas indifférente. Les ardoises et les tuiles sont ce qu'il y a de mieux pour cet objet, à la condition que les chambres placées immédiatement sous les combles seront plafonnées d'une manière suffisante. Les toitures métalliques, et en particulier les plaques de zinc, n'ont d'autre inconvénient que de s'échauffer beaucoup et de communiquer leur calorique aux appartements qu'elles recouvrent immédiatement.

Les toits en chaume existent encore malheureusement dans une partie de la France. D'une part, ils exposent à de graves incendies, et, d'un autre côté, il n'est pas démontré qu'ils n'exercent aucune influence sur la production des fièvres intermittentes, en raison de la décomposition des substances végétales qui servent à les former.

§ 3. — Dimensions de l'habitation.

Les dimensions de la chambre destinée à l'habitation ordinaire, et surtout au coucher, sont de la plus haute importance à régler. Les effets fâcheux qui peuvent en résulter augmentent encore, si, à l'espace trop étroit, vient s'ajouter la privation de la lumière solaire directe, et si, dans ce même espace, sont accumulés des meubles, qui diminuent d'autant la quantité d'air respirable contenue dans la chambre.

D'après M. Piorry, l'habitation d'un seul homme dans une chambre trop étroite vicie l'air, par l'accumulation du produit de l'exhalation pulmonaire, et elle peut être ainsi l'occasion du développement de la fièvre typhoïde. Telle est, selon ce professeur, la cause presque exclusive de cette maladie.

Dans d'autres circonstances, et surtout lorsqu'il s'agit de

jeunes sujets dont le travail de formation n'est pas achevé, l'habitation, et surtout le coucher dans un espace trop étroit, vicient l'air et déterminent la production de la maladie scrofuleuse avec toutes ses conséquences (tuberculisation des divers organes, maladie des os, etc.). Telle est la conclusion rigoureuse des recherches de Baudelocque sur cette affection.

L'habitation dans un lieu trop étroit exerce encore l'influence suivante : elle favorise le développement des maladies épidémiques chez les individus qui l'occupent, et lorsque ces maladies sont une fois produites, elle en augmente la gravité. Enfin, les chambres étroites sont pernicieuses pour les sujets atteints de maladies chroniques du poumon et du cœur : ils ne peuvent y respirer librement.

Quelle est la limite en deçà de laquelle une habitation doit être réputée trop étroite? C'est une question assez difficile à résoudre, car la dimension trop peu considérable d'une chambre peut être compensée par le renouvellement plus facile et plus actif de l'air respirable. Ainsi, sous ce rapport, telle chambre, qui est étroite en raison de son peu d'étendue ou des meubles qui l'encombrent, est plus salubre qu'une autre beaucoup plus grande, mais dans laquelle l'air ne se renouvelle pas aussi facilement. Il est donc difficile d'établir à cet égard des limites absolues.

D'après M. Péclet, qui s'appuie exclusivement sur la quantité d'air atmosphérique nécessaire pour dissoudre la vapeur d'eau produite par l'exhalation pulmonaire, l'homme a besoin de 6 mètres cubes d'air par heure.

D'après M. Leblanc, qui ajoute à cette opération celle de la quantité d'air nécessaire pour dissoudre et atténuer l'influence nuisible de l'acide carbonique exhalé, il faut 8 mètres cubes. — D'après M. Dumas, de 8 à 10 mètres. — Enfin, d'après M. Poumet, qui a fait entrer beaucoup plus d'éléments dans la solution de ce problème, et dont nous exposerons les résultats en parlant des hôpitaux, il en faut 20 mètres cubes par heure. On peut prendre, pour moyenne de ces appréciations différentes, le chiffre de 10 mètres cubes par heure.

Cette quantité peut être fournie dans une chambre petite, par une ventilation bien entendue, ou dans une chambre plus vaste, par la grande étendue de la pièce elle-même. Pour les dimensions de cette dernière, en supposant qu'il s'agisse d'une chambre à coucher, dans laquelle il est, en général, difficile d'établir une ventilation régulière, et en admettant la nécessité d'un sommeil de huit heures de la part de l'individu qui l'occupe, il faudrait donner à cette pièce une dimension de 80 à 90 mètres cubes, déduction faite des meubles qui peuvent la remplir. En général, les dimensions convenables à donner à une chambre d'habitation sont 3 mètres à 3^m,50 d'élévation, et 4 mètres de longueur et de largeur. Il sera question tout à l'heure des moyens de ventilation.

Portes. — Les portes doivent être assez grandes, et situées en face des fenêtres, ou bien vis-à-vis de la cheminée. Cette disposition favorise le courant d'air qu'il est indispensable d'établir dans certaines circonstances. — Une porte trop bien jointe s'oppose souvent à l'établissement de la prise d'air nécessaire pour l'alimentation d'un poêle ou d'une cheminée. Cette clôture parfaite est assez rare, et il n'y a guère que les doubles portes qui remplissent cette condition. — Les doubles portes doivent être rejetées toutes les fois qu'il n'existe pas, dans un autre point de la chambre, une prise d'air suffisante pour le renouvellement de son atmosphère.

Croisées. — Les croisées ne doivent être ni trop petites, ni trop basses, ni situées à une distance trop éloignée du plancher ou du plafond. — Les proportions convenables à donner à une fenêtre dépendent de la grandeur d'un appartement et du nombre d'ouvertures existant dans la pièce. On peut considérer comme avantageuse l'élévation de la croisée à un pied au-dessus du sol, et sa terminaison à un pied du plafond. Ces dimensions suffisent pour laisser pénétrer la chaleur et la lumière solaires, à moins toutefois que la croisée ne prenne jour sur une rue ou sur une cour étroites. — Les fenêtres dites en tabatière, et celles disposées en coulissse, sont destinées à disparaître sous l'influence des progrès de la civilisation et de l'hygiène, pour céder partout la place aux croisées qui s'ouvrent latéralement.

L'exposition des fenêtres, lorsqu'on est libre de l'établir où l'on veut, doit être, dans nos contrées, celle de l'est. L'exposition au nord est trop froide en hiver, et celle du midi trop chaude en été.

Bibliographie. — Habitations en général. — VITRUVE, *De architectura*, libri X. Trad. franç., par PERRAULT. Paris, 1678, in-fol. — ANTHYLLUS, *De domo*, in ORIBASE, *Collect. medic.*, lib. IX, cap. XIII. — PLINE (C.), *Hist. nat.*, lib. XXXVI. — AVICENNE, *Canon.* lib. I, fen. II, doctr. II, cap. XI et suiv. — PLAZ, *Dissert. de salubritate et insalubritate habitationum.* Leipzig, 1781. — OTTO, *Dissert. de momentoso domicilii culi-*

bet proprii in morborum causis et præsidiis loco. Francof., 1805. — Piorry, *Dissert. sur les habitations privées*. Th. de concours. Paris, 1837, in-8°. — *Améliorations qui ont été proposées pour l'hygiène des ateliers de travail et des établissements d'institution*, in *Ann. de la Soc. méd.-chir. de Bruges*, 1842, part. III, liv. I. — *First report of the commissionners for inquiring into the state of large towns and populous districts*. London, 1844. — Braun, *Das heutige Bauwesen*, in *Henke's Ztschr. f. d. St. Hft.* 3, 1848. — Villermé, *Rapport sur les cités ouvrières*, in *Ann. d'hyg.*, 1re sér., t. XLIII, p. 241 ; 1850. — Roberts (H.), *Des habitations des classes ouvrières*, trad. franç., pl. 16. Paris, 1850, in-4°. Driollet (H.), *Améliorations des logements d'ouvriers. Étude pratique*, etc. Nantes, 1850. in-8. — Grainger, *Report of the general board of health, on the present state of certain parts of the Metropolis, and of the model Lodging houses of London*. London, 1851, in-8. — Joire, *Logements du pauvre et de l'ouvrier considérés sous le rapport de l'hygiène publique et privée*, in *Ann. d'hyg.*, 1re sér., t. XLV, p. 290 ; 1851. — Laqueriere (de), *De l'hygiène de l'habitation*. Paris et Rouen, 1851, in-8. — Du même, *Remarques sur l'hygiène de l'habitation et quelques mots de la reconstruction*, etc. Paris, 1863, in-8. — Curtillet (P.), *De la manière de disposer les habitations à l'usage des hommes et des animaux*. Marseille, 1853, in-8. — Gourlier (Ch.), *Des voies publiques et des habitations particulières à Paris. Essai sur les améliorations*, etc. Paris, 1853, in-8. — Hecker, *Die Wohnungen der Armen*, in *Casper's Vjtschr.*, t. V, p. 43 ; 1851. — Muller et Clavel, *Habitations ouvrières et agricoles, cités, bains, lavoirs, sociétés alimentaires*, etc., atl., 45 pl. Paris, 1856, in-8. — Chevallier (A.), *De la nécessité de bâtir des maisons pour loger les classes moyennes (les ouvriers) ; de la possibilité*, etc., in *Ann. d'hyg.*, 2e sér., t. VIII, p. 160 ; 1857. — Rumsey H.-W.), *Density of population and localisation of Dwellings*, in *British med. Journ.*, 1857. — Hartshorne (C.), *Houses for workingmen ; their arrangement, drainage and ventilation*, ibid. — Bouchard (L.), *Traité des constructions rurales*, 1re part., fig. Paris, 1858, gr. in-8. — Desmartis (T.-P.), *Logement des classes pauvres*. Bordeaux, 1861, in-8. — Voir les journaux et traités d'architecture.

Insalubrité. — Assainissement. — *Natürliche Ursachen von der Gefährlichkeit der Wohnungen auf dem Erdboden*. Leipzig, 1768. — Cadet de Vaux, *Avis sur les moyens de diminuer l'insalubrité des habitations qui ont été exposées aux inondations*. Paris, 1784, in-8. — Du même, *Moyens de prévenir et de détruire le méphitisme des murs*. Paris, an IX, in-8. — D'Arcet et Thénard, *De l'emploi des corps gras comme hydrofuge dans la peinture sur pierre et sur plâtre, et dans l'assainissement des lieux bas et humides*, in *Ann. de chim.*, 1re sér., t. XXXII, p. 24 ; 1826. — Jahn (G.-A.), *Wirkungen einer Luftvergiftung durch den Holz-Schwamm* (merulus destruens) ; *Nebst.*, etc., in *Hufeland's Journ. f. Pract.*, t. LXII, p. 3 ; et t. LXIII, p. 45 ; 1826. — Rohault, Petit et Trébuchet, *Rapport sur la salubrité des habitations*. Paris, 1832, in-8. — Fourcault, *Note sur l'influence* fâcheuse que peuvent exercer sur la santé les arbres trop rapprochés des habitations, in *Compt. rend. de l'Acad. des sc.*, t. XIII, p. 28; 1841. — DARCET, *De la conservation des meubles, des gravures, des livres, etc., dans les maisons de campagne qui ne sont pas habitées pendant l'hiver,* in *Ann. d'hyg.*, 1re sér., t. XXX, p. 43; 1843. — DU MÊME, *Des rapports de distance qu'il est utile de maintenir entre les fabriques insalubres et les habitations qui les entourent*, ibid., p. 321. — KOLB-BERNARD, *Rapport sur l'assainissement des habitations des classes pauvres de la ville de Lille,* in *Rapp. sur les trav. du Cons. central de salubrité du dép. du Nord,* 1843. — BOUTIGNY, *Sur un moyen de remédier à l'humidité des maisons amenée par l'emploi du sable de mer,* in *Bull. de thérap.,* t. XXVIII, p. 50; 1845. — RIANCEY (de), *Rapp. fait au nom de la commission d'assistance et de prévoyance sur la proposition de M. de Melun (du Nord) relative à l'assainissement des logements insalubres.* Paris, 1850. — LANCE (A.), *Rapp. fait au nom d'une commission à la Société centrale des architectes pour étudier les moyens propres à assurer l'assainissement des habitations insalubres,* 3 tabl., in *Bull. de la Soc. centr. des architectes.* Paris, 1850. — PASSOT, *Des logements insalubres, de leur influence et de leur assainissement,* in *Gaz. méd. de Lyon,* 1851. — TRÉBUCHET, *Rapport des travaux de la commission des logements insalubres pendant l'année* 1851. Paris, 1852, in-4°. — DU MÊME, *Id. pendant les années* 1857-59. Paris, 1860, in-4°. — DU MÊME, *Id. pendant les années* 1860-1861. Paris, 1863, in-4°. — BRESSLER, *Die Kellerwohnungen und ihre Bewohner in sanitäts-polizeilichen Beziehung,* in *Casper's Vjschr.,* t. VI, p. 294; 1851. — *Ordonnances de police concernant la salubrité des habitations,* in *Ann. d'hyg.,* 2e sér., t. I, p. 445; 1854. — DEBOURGE, *Un mot sur les habitations insalubres, sur les dangers que présentent de telles demeures, et sur les principaux moyens à mettre en usage pour leur assainissement.* Mirecourt. 1860, in-18. — MAIER, *Ueber den Hauschwamm, boletus destruens, und merulus vastator,* in *Bayer. aerztl. intell. Bl.,* n° 41, et *Canstatt's Jahresb.,* VII, 62; 1862.

Habitations récentes. GOCKEL (E.), *Ab inhabitatione conclavis nuperrime extructi et concomerati ac calce noviter illiti, mala et periculosa symptomata excitata,* in *Miscell. Acad. nat. cur.,* d. III, an IX et X, p. 139; 1700-1705. — MARQUART (H.-J.), *Ergò domos nuper extructas habitare noxium.* Th. de Paris, 1763, in-4°. — BORN (K.-F.), *Ueber das frühe Bewohnen neuer Steinhäuser mit Zusätzen von Georgi zu Petersburg,* in *Scherf's Beiträge zum archiv der med. Poliz.,* t. VIII, p. 1; 1798. — KLAPROTH, *Noxæ ædium recentium,* in *Knape's krit. Annal. der St.* t. I, n° 1; 1804. — DAGOUMER, *Du danger d'habiter trop tôt des maisons nouvellement bâties.* Paris, 1825, in-8. — KRUEGELSTEIN, *Von den Gefahren, welche für die Gesundheit durch das Bewohnen neuerbauter Häuser entstehen und von den mitteln, etc.,* in *Henke's Ztschr. f. d. St.,* t. II, p. 381; 1837. — BATILLAT, *Moyen de déterminer promptement le degré d'humidité des plâtrages dans les habitations,* in *Journ. de chim. méd.,* 2e sér., t. IX, p. 198; 1843. — RIEDEL, *Von den Nachtheilen welche das Bewohnen neuerbauter Häuser auf die Gesundheit und das Leben der Bewohner derselben ausübt, etc., in *Hufeland's Journ. f. prakt.*, etc., t. CXVII; VI st., p. 34; 1844. — MILLER (J.), *Ueber die Nothwendigkeit der sanitäts polizeilicher Ansicht auf Wohnungen und Neubauten*, in *Med. corresp. Bl. Bayer. Aerzte*, 1845, et *Canstatt's Jahresb.*, 1846, t. VII, p. 48. — ZIMMERMANN, *Ueber das rasche Beziehen neugebauten Wohnungen*, in *Hamburg's Klima, Witterung u. s. w.*, 1846, 8. — *Discussion über die Hygiene in Bezug auf Bewohnung neugebauter Häuser*, in *Zwei Sectionssitzungen*, etc., in *Vjschr. f. d. prakt. Heilk. in Prag.*, t. XIII. Analekt, s. 140; 1847. — FISCHER, *Die neugebauten Wohnungen und deren Gefahren für ihre Bewohner*. Göttingen, 1855, in-8. — D'ESPINE (Marc), *Moyen de juger jusqu'à quel point une maison récemment bâtie est assez sèche pour être habitée impunément*, in *Ann. d'hyg.*, 2e sér., t. III, p. 291; 1855. — LASSAIGNE (J.-J.), *Constatation directe du degré d'humidité des murs plâtrés dans les habitations récemment bâties*, ibid., t. IV, p. 89; 1855. — SCHAUENSTEIN, *Die Bauordnung und die Neubauten Wiens vom hygienischen Standpunkte*, in *Wochenbl. der Ztschr. der KK. Gesellsch. der Aerzte in Wien*, 1861, p. 165. — HOLST, *Ueber die Bewohnbarkeit neugebauter Häuser*, in *Bayer. intell. Bl.*, no 46, et *Canstatt's Jahresb.*, 1862, t. VII, p. 62.

Villes; assainissement. — DEHORNE, *Mém. sur quelques objets qui intéressent plus particulièrement la ville de Paris*. Paris, 1788, in-8. — BERTHOLON, *Mém. sur la manière de procurer la salubrité aux villes par le pavement et le nettoiement des rues*, in *Mém. de Lausanne*, t. I, Hist., p. 15, et *Mém.*, p. 277. — OBERKAMP, *Quibus ex causis urbium salubritas aut insalubritas potissimum derivanda sit*. Heidelberg, 1789. — ALISON, *Observ. on the management of the poor in Scotland and its effects on the health of the great Towns*. Edinburgh, 1840, in-8. — MONFALCON et DE POLINIÈRE, *Traité de la salubrité dans les grandes villes, suivi de l'hygiène de Lyon*. Paris, 1846, in-8. — OSTROWSKI (A.), *Études d'hygiène publique sur l'Angleterre*, in *Ann. d'hyg.*, 1re sér., t. XXXVII, p. 5; 1847. — *Ordonnances concernant le balayage, le nettoiement, le transport des matières insalubres, l'assolement*, ibid., t. XL, p. 429; 1848. — CHEVALLIER (A.), *Notice historique sur le nettoiement de la ville de Paris depuis 1184 jusqu'à l'époque actuelle, pour servir à l'histoire de la salubrité dans les grandes villes*, ibid., t. XLII, p. 262; 1849. — DU MÊME, *Consultation sur l'assainissement d'une petite ville; sur les améliorations*, etc., ibid., 2e sér., t. XI, p. 336; 1859. — CHEVREUL, *Mém. sur plusieurs réactions chimiques qui intéressent l'hygiène des cités populeuses*, in *Ann. d'hyg.*, 1re sér., t. L, p. 5; 1853. — INNHAUSER, *Die Stadtreinigung in Wien*, in *Ztschr. der KK. Gesellsch. der Aerzte zu Wien*, 1859, p. 175. — SONNENKALB, *Der Strassenstaub in Leipzig. Eine medicinal-polizeiliche Skizze*. Leipzig, 1861, in-8o, et *Canstatt's Jahresb.*, 1862, t. VII, p. 63. — WIEBE, *Ueber die Reinigung und Entwässerung der Stadt Berlin*. Berlin, 1861, avec pl. in-fol. — CEULENAER VAN BOUWEL, *De l'hygiène dans ses rapports avec l'industrie moderne*, in *Ann. de la Soc. de méd. d'Anvers*, 1861. — PILAT et TANCREZ, *Hygiène de la ville de Lille; réponse*, etc. Lille, 1862, in-8. — ROCHE (L.-Ch.), *Pavage* de Paris, in *Rev. municip.*, 1849. — BOUDIN, *Études sur le pavage, le macadamisage et le drainage*, in *Ann. d'hyg.*, 1re sér., t. XLV. p. 253; 1851.

Particularités des habitations. — Vert arsenical. — BASEDOW, *Arsenikdunst in Wohnzimmern*, in *Preuss. ver. Ztg.*, no 46, 1846, et *Schmidt's Jahrbb.*, t. LII, p. 89, 1846. — DU MÊME, *Fernere Beobachtungen über die gesundheitnachtheiligen Ausdünstungen der zimmerfarben arseniksauren kupferoxyd*, in *Casper's Wochenschr.*, nos 27, 28; 1848. — DU MÊME, *Entgegnung auf Krahner's Wort, gegen die Furcht von den arsenikhaltigen Malerfarben*, in *Deutsch. Klinik.* t. V, p. 49; 1853. — CARLSON, *Nachtheilige von mit arsenikhaltigen Farben angestrichenen Tapeten*, in *Hygica*, t. XI et XII, et *Schmidt's Jahrbb.*, t. LXXII, p. 144. — KRAHMER (L.), *Ein Wort gegen die Furcht von den arsenikhaltigen Malerfarben*, in *Deutsch. Klinik*; 1852, p. 481. — KLEIST (F.-W.), *Betrachtungen über die schädlichen Wirkungen arsenikhaltiger Farben auf den menschlichen Organismus*, etc., in *Canstatt's Jahresb.*, 1855, t. VII, p. 59. — HINDS (W.), *Arsenical poisoning by a wall-paper*, in *Med. Times and Gaz.*, 1857, t. I, p. 177. — DU MÊME, *Another case of arsenical poisoning by a decorative wall-paper*, ibid., p. 520. — ABEL, *Arsenic in paper-hangings*, in *Pharm. Journ.*, 1 may 1858, et *British and for. rev.*, 2e sér., t. XXII, p. 521. — *Observations et discussions*, in *Med. Times and Gaz*, 1858, t. I, p. 64, 76; t. II, p. 275, 300; 1859; t. I, p. 14, 191. — Obs. de TAYLOR, *ibid.*, 1859, t. I, p. 5; — de KESTEVEN, *ibid.*, p. 43; — de GAY, *ibid.*, p. 94; — de ROOKE, *ibid.*, p. 120; — de WRIGHT, *ibid.*, p. 169; — de HASALL, in *The Lancet*, 1859, t. I, p. 70; et t. II, p. 95. — WOHL, *Ueber einen bedeutenden Arsengehalt des grauen Lösch-Papier*, in *Casper's Vjschr.*, Bd. XV, p. 172; 1859. — LORINSER, *Empoisonnements chroniques par l'arsenic et par le cuivre à la suite d'un séjour prolongé dans des chambres peintes avec le vert de Scheele*, in *J. de chim. méd.*, 4e sér., t. VI, p. 718; 1860; et t. VII, p. 29; 1861 (Extrait et trad. de la *Wien. med. Wochenschr*, nos 43 et 44; 1859). — FABIAN, *Chemische Beiträge zur Geschichte der chronischen Arsenvergiftungen veranlasst durch Bewohnen von Lokale mit arsenhaltiger Wandbekleidung*, in *Schmidt's Jahrbb*, t. CX, p. 91; 1861. — FLAMENT, *Des accidents produits par les papiers peints au vert arsenical*. Th. de Strasbourg, 1861, no 576. — Térébenthine. — *Accidents causés par le vernis d'un appartement*, in *J. de chim. méd.*, 2e sér., t. IX, p. 347, 1843. — SCHULZ, *Ueber den Einfluss des äussern OElanstrich der Häuser auf die Gesundheit der darin Wohnenden*, in *Verhandl. d. Ver. f. St.*, 1855, et *Schmidt's Jahrb.*, t. CX, p. 135; 1856. — MARCHAL, *Mém. sur l'empoisonnement par la vapeur d'essence de térébenthine*, in *Union méd.*, 1856. — LECLAIRE, *Recherches concernant l'influence que peut avoir l'essence de térébenthine sur la santé des ouvriers*, etc. Paris, 1861, in-8. — CHEVALLIER (A.), *Rapp. sur un procédé de peinture sans essence*, etc., in *Bull. de la Société d'encouragement*, mars 1861. — LIERSCH (W.), *Zur Vergiftung durch Terpentin dunst (Terpentinanstrich)*, in *Casper's Vjschr.*, t. XXII, p. 232; 1862. Traduit par E. BEAUGRAND, in *Ann. d'hyg.*, 2e sér., t. XX, 106, 1863. — Autres causes d'insalubrité. — DARCET et BRA-

CONNOT, *Obs. d'asphyxie lente due à l'insalubrité des habitations et à des émanations métalliques*, in *Ann. d'hyg.*, 1re sér., t. XVI, p. 24 ; 1836. — DEVERGIE (A.), *Consult. méd. lég. à l'occasion d'un cas remarquable d'asphyxie par la carbonisation des poutres*, ibid., t. XIII, p. 442 ; 1835. — BAYARD et TARDIEU, *Rapp. sur une double asphyxie par la carbonisation des poutres*, ibid., t. XXXIV, p. 369 ; 1845. — Voy. aussi la bibliographie de l'article *Air confiné et vicié*.

Ventilation

La ventilation ou le renouvellement de l'air dans une chambre, dans un appartement, est plus importante même que ses dimensions, car elle peut en corriger tous les mauvais effets.

Les moyens de ventilation que l'on met ordinairement en usage sont variables. Les plus simples consistent dans l'ouverture des fenêtres, ou bien encore dans l'établissement momentané d'un courant déterminé par l'ouverture de deux croisées, ou d'une fenêtre et d'une porte situées l'une vis-à-vis de l'autre. L'emploi de vasistas peut remplir cette condition, il a de plus l'avantage de ne pas déterminer, dans la saison froide et humide, des courants d'air capables d'agir d'une manière fâcheuse sur les personnes qui se trouvent dans la pièce ; la place la plus convenable pour les vasistas est la partie supérieure de là chambre, près du plafond.

S'il existe dans la pièce une cheminée ou un poêle munis d'un bon tirage, c'est le meilleur moyen de ventilation qu'on puisse employer, car la prise d'air supérieure introduit un air froid, qui ne tarde pas à ceder la place à l'air chaud et vicié des parties plus basses qu'il va remplacer. Il en résulte que l'air de la chambre est constamment renouvelé et remplacé par un air pur.

Dans les grands établissements, dans les édifices publics, la ventilation s'effectue à l'aide de fourneaux ou de cheminées d'appel, dont la construction assez simple ne doit pas nous occuper ici.

Des moyens de ventilation aussi simples sont insuffisants pour les salles des hôpitaux, des assemblées délibérantes, des théâtres, etc. Aussi a-t-on dû, depuis déjà assez longtemps, s'occuper des moyens qu'il faut employer pour ventiler en grand.

En 1829, le Conseil de salubrité, par l'organe de Darcet, proposa de ventiler les salles de spectacle à l'aide de deux cheminées d'appel : l'une placée au-dessus du lustre, l'autre au-dessus de la scène, et chargées de rejeter l'air vicié au dehors. D'une autre part, l'air pur des corridors, percés de larges fenêtres, s'introduit dans la salle par des ouvertures pratiquées dans les cloisons et les planchers des loges.

M. Guérard fit connaître en 1843 un système très-ingénieux de ventilation, mis en usage à la filature de coton de Saint-Wandrille. Il consiste en un tambour muni d'une ouverture centrale de 0^m,60 de hauteur sur 0^m,40 de largeur. Un axe y met en mouvement quatre ailes en bois, qui font 360 à 380 tours par minute. Ce tambour est mis en communication avec l'intérieur, au moyen d'un large conduit en bois; la machine aspire de 40 à 50 mètres cubes d'air par minute. Il ne faut, pour la mettre en mouvement, que la force de 1/10e de cheval, et son prix est de 100 francs.

M. Poumet a publié un travail des plus intéressants sur la ventilation dans les hôpitaux. Il s'est posé un grand nombre de questions préalables, qui l'ont conduit à se demander combien il fallait de mètres cubes d'air atmosphérique par sujet et par heure, pour alimenter la respiration et la combustion dans les poêles, les cheminées, et les appareils d'éclairage.

Après une étude approfondie, de toutes les questions préalables qu'il s'était posées, M. Poumet arrive à conclure que, dans les hôpitaux, la ventilation doit donner par malade et par heure, 20 mètres cubes d'air à + 16° centig. Partant de cette base, il entre dans des détails très-intéressants qui lui permettent d'affirmer qu'aucune salle des hôpitaux ne contient la quantité d'air nécessaire pour remplir toutes ces indications.

M. Poumet propose, pour remédier à un tel état de choses, l'établissement de calorifères spéciaux, pour la description desquels je ne puis que renvoyer à son mémoire.

M. Guérard, dans un travail intéressant, a démontré que les chiffres de M. Poumet étaient encore trop faibles.

M. Boudin s'est assuré avec l'anémomètre de M. Combes, que certaines salles de l'hôpital Beaujon, qui reçoivent 47 mètres cubes d'air par malade et par heure, ont encore de l'odeur, et qu'il faut 67 mètres cubes d'air pour que cette odeur disparaisse.

D'après M. Fleury, les systèmes de ventilation peuvent être ramenés à deux. Dans l'un on aspire l'air qu'il s'agit de renouveler, dans l'autre on le refoule.

A. L'aspiration de l'air vicié se fait au moyen d'une cheminée d'appel, d'un tarare ou du tirage d'un foyer de calorifère. L'air pur est attiré par l'appel, et vient se substituer à l'air vicié, à mesure que celui-ci est évacué ; il entre par les bouches et les ventouses disposées à cet effet.

On reproche aux appareils de cette classe de dépenser beaucoup de combustible, de ventiler d'une manière inégale, et, enfin, d'imposer l'obligation de prendre l'air dans les points où il n'est pas toujours pur.

Aux ventilateurs à force centrifuge, ou tarares, on objecte la nécessité d'une force motrice constante ; à l'action d'un calorifère, on reproche de réunir la ventilation avec le chauffage, d'exposer aux fuites d'eau, aux explosions, etc.

M. Léon Duvoir a associé la ventilation à son calorifère à circulation d'eau chaude. Voici ce qui se rapporte à la ventilation : le réservoir de la partie supérieure est placé dans une chambre chaude, à laquelle aboutissent des tubes verticaux, communiquant eux-mêmes à des tubes horizontaux. Il y a de plus dans chaque pièce, au niveau du sol, une ouverture qui opère en hiver l'extraction de l'air froid, et une autre, au niveau du plafond, qui extrait en été l'air chaud.

L'extraction de l'air effectuée, il faut introduire l'air nouveau au degré de température voulu. Il y a, à cet effet, des prises d'air extérieur, lesquelles constituent l'orifice extérieur de gaînes qui enveloppent des tuyaux remplis d'eau chaude en hiver et d'eau froide en été. Ce sont ces gaînes qui introduisent dans l'intérieur l'air nouveau.

L'appareil de M. Duvoir agit donc d'une manière différente, suivant les saisons ; il échauffe l'air dans le premier cas, il le rafraîchit dans le second.

B. Dans le deuxième ordre de ventilation, ainsi que nous l'avons dit, on refoule l'air nouveau ; il entre, et chasse l'air vicié. Inventé en 1740, par Triewald, modifié par Pertins, et plus récemment par MM. Laurens et Thomas, il paraît avoir de grands avantages sur lesquels a insisté M. Guérard. Voici en quoi consiste ce système. Une machine d'un volume peu considérable, formée d'un cylindre soufflant, mû par un cylindre à vapeur, et puisant l'air loin du lieu où est établie la machine, refoule l'air dans un réservoir régulateur, d'où il s'écoule par des tuyaux qui le reportent dans chaque salle et dans chaque partie de l'établissement public qu'on veut ventiler. La distribution est uniforme ; elle peut être augmentée ou diminuée à volonté. L'air neuf arrive à chaque instant ; l'air vicié s'écoule, soit par les ouvertures naturelles, soit par des orifices aboutissant à des canaux spéciaux qui le portent au dehors. Il faut une force de 7 à 8 chevaux, pour un hôpital de 500 lits. La vapeur peut être employée pour chauffer les salles, la buanderie, les bains, etc.

Au nouvel hôpital Lariboisière, on a établi, dans le pavillon de gauche, le système Duvoir, et, dans le pavillon de droite, le système de refoulement de l'air modifié par MM. Laurens, Thomas, Grouvelle et Farcotel. L'expérience se fera en grand et l'on pourra comparer les deux systèmes.

[Cette comparaison a eu lieu en effet, et M. Grassi s'en est fait l'historien dans son excellente dissertation inaugurale, où il se prononce en faveur du système de MM. Grouvelle et Laurens. Depuis lors, une foule d'inventions ont été produites ; des discussions animées et dans le détail desquelles nous ne pouvons entrer ont eu lieu, et le problème reste toujours avec ses grandes difficultés d'application, suivant les différentes catégories d'édifices publics. Comme le fait judicieusement observe M. M. Lévy, « on ne ventile pas une prison comme une salle de spectacle, un hôpital comme une caserne. L'appareil par pression qui réussit plus ou moins à l'hôpital Lariboisière, procurerait-il dans les 1224 cellules de la prison Mazas la répartition égale de la ventilation que l'on y obtient par les procédés de l'aspiration centrale? L'étendue et la division des espaces à ventiler, peuvent contrarier la sécurité et la régularité du fonctionnement des appareils et entraîner une forte élévation de dépense... Le choix parmi les divers systèmes de ventilation et de chauffage artificiels, est d'autant plus embarrassant qu'aucun d'eux n'a réalisé jusqu'à présent les avantages hygiéniques que l'on était en droit d'en espérer ; l'hôpital Lariboisière qui les présente presque tous appliqués en concurrence dans les pavillons figure en première ligne et l'hôpital Beaujon (également ventilé) en troisième ligne dans les statistiques mortuaires des hôpitaux de Paris, pour les services de médecine qui sont plus comparables entre eux que ceux de chirurgie, le dernier compte rendu publié par l'assistance publique fournit les proportions suivantes.

		Malades.			Malades.
Lariboisière	1 décès sur	5.83	Charité	1 décès sur	7,90
Pitié	—	6.97	Hôtel-Dieu	—	8,14
Beaujon	—	7.10	Necker	—	8,29
Cochin	—	7,16	Saint-Antoine	—	8,41

Dans les hôpitaux de Londres, dont la mortalité est moindre, on préfère le chauffage direct au charbon de terre dans de grandes cheminées ouvertes; chaque salle en possède au moins une, quelquefois trois ou quatre; il y a des cheminées allumées jusque dans les corridors, les escaliers, les vestibules d'entrées : en été comme en hiver, on y fait du feu, au moins dans les cheminées de l'office, et toujours les fenêtres sont largement ouvertes. En Angleterre point d'appareil ventilateur mécanique ou autre : l'air appelé par le puissant tirage des cheminées, entre par les jointures des portes et fenêtres..... La chimie ni la physique ne dénotent aucun changement dans l'air chauffé par les divers appareils que préconise l'industrie des calorifères : *mais qui peut affirmer que cet air n'a subi aucune altération qui modifie ses propriétés vivifiantes?* Qu'on se place auprès des bouches qui déversent l'air chaud dans les salles, on est affecté d'une manière désagréable; on respire mal dans les locaux chauffés par les calorifères (*Traité d'hyg.*, 4ᵉ édit., t. II, p. 599, 1862). » Aussi semble-t-on aujourd'hui, revenir à la ventilation naturelle, sollicitée par un appel puissant. Les travaux récents de M. le général Morin, qui reposent sur une observation rigoureuse des systèmes expérimentés depuis plusieurs années, et sur des essais variés de toutes les manières, conduisent à cette conclusion que l'appel produit par une cheminée d'évacuation à l'aide de la chaleur convenablement appliquée suffit amplement aux besoins de la ventilation la plus énergique.]

Bibliographie. — DESAGULIERS (J. Th.). *An account of an instrument or machine for changing the air of the room of sick people in a little time, by either drawing out foul air, or forcing in fresh air; or doing both successively, without opening doors or windows*, in *Philos. Transact.*, 1735, p. 41. — HALES (L.), *A description of ventilators; whereby a great quantity of fresh air may with ease be conveyed into mines, goals. hospitals*, etc , in *exchange for their noxious air*, 2 pl. London, 1743, in-8. — DUHAMEL H. L..), *Différents moyens pour renouveler l'air des infirmeries et généralement de tous les endroits où le mauvais air peut incommoder la respiration*, in *Mém. de l'Acad. des sciences de Paris*, 1748, *Hist.*, p. 24; *Mém.*, p. 1. — POMMIER, *Observation sur un nouveau ventilateur*, in *Mém. de l'Acad. des sciences*, 1852, *Hist.*, p. 147, 216. — Et *Machines approuvées par l'Académie*, t. VII, 413, 1 pl. — *Soufflet ou Ventilateur pour renouveler l'air des salles des malades*, in *Mém. app. par l'Acad*, t. VII, p. 359. — SUTTON, *Nouvelle Méthode pour pomper le mauvais air des vaisseaux.* Paris, 1749, in-12. — PELLOUTIER, *Diss. de aeris renovatione ad præcavendos curandosque morbos efficaci.* Halæ, 1755, in-4º. — GENNETÉ, *Purification de l'air croupissant dans les hôpitaux, les prisons et les vaisseaux de mer, par le renouvellement continuel d'un air pur et frais*, etc.

Nancy, 1767, in-8. — PAUL (sir G. O), *Description of his method, invented by him, and used under his direction, for the ventilation of hospitals*, in *Transact of the Soc. for the encourag. of arts*, t. XIX, p. 299. — WOLTMANN (R.), *Theory and description of a ventilator, for airing vessel, vaults, mines*, etc. Hambourg, 1805, in-8. — MEYLER (A.), *Observations on the ventilation and on the dependences of heat on the purity of the air which we respire.* London, 1818. — TREDGOLD (Th.), *The principles of warming and ventilating public buildings, dwelling houses*, etc., 3e édit. London, 1836, in-8. — COMBES, *Mém. sur les mouv. de l'air dans les conduites et sur la ventilation des mines*, in *Compt. rend. de l'Acad. des sc.*, t. IV, p. 945; 1837. — DU MÊME, *Théorie du ventilateur*, ibid., t. VI, p. 492; 1838; et *Note sur le ventilateur à force centrifuge*, ibid., p. 893. — DARCET, *Considérations générales relatives au rapport de M. Bourdon (magnaneries) sur les diverses applications des procédés de ventilation.* Paris, 1838, in-8. — DU MÊME, *Sur l'application du système de ventilation des magnaneries à l'assainissement des hôpitaux*, in *Ann. d'hyg.*, 1re sér., t. XXVII, p. 318; 1842. — DU MÊME, *Note sur la nécessité d'augmenter le diamètre des prises d'air et des bouches de chaleur des poêles et calorifères, afin que ces appareils*, etc., ibid., t. XXIX, p. 332; 1843. — HAEBERL u. MARTIN, *System einer vollständigen Lufterneuerung in Kranken-und Versorgungshäusern, Irrenanstalten, u. s. w. für den Winter und Sommer; mit 1 lith. Abbild.* München, 1840, grand in-8. — MEISSNER (P. T.), *Zur Berichtigung der widersprechenden Ansichten über die Heizung mit erwärmter Luft, in hygienischer und œkonomischer Beziehung*, in *Œsterr. Woch.*, 1842. — DU MÊME, *Die Ventilation und Erwärmung der Kinderstube und des Krankenzimmers, mit Berücksichtigung der Feuerwirthschaft kleiner Wohnungen und des Sparherdes*, mit. 30 illustr. Wien, 1852. — PÉCLET, *Instruction sur l'assainissement des écoles primaires et des salles d'asile*, 2 pl. Paris, 1842, in-8. — DU MÊME, *Rapport présenté au conseil municipal du dép. de la Seine sur les procédés de chauffage et de ventilation de la nouvelle Force à Paris, proposés par MM. Grouvelle et L. Duvoir.* (Coll. des proc. verb. du conseil général de la Seine). Paris, 1845, in-8. — GUÉRARD (A.), *Sur la ventilation des filatures*, in *Ann. d'hyg.*, 1re sér., t. XXX, p. 112; 1843. — DU MÊME, *Note sur la ventilation des édifices publics et en particulier des hôpitaux*, ibid., t. XXXVIII, p. 348; 1847. — DU MÊME, *De la ventilation et du chauffage des édifices publics et en particulier des hôpitaux*, ibid., t. XXXII, p. 52; 1844. — DU MÊME, *Sur les explosions des appareils à eau, employés pour chauffer et ventiler les édifices publics ou particuliers*, ibid., 2e sér., t. IX, p. 380; 1858. — POUMET, *Mém. sur la ventilation dans les hôpitaux*, ibid., 1re sér., t. XXXII, p. 5; 1844. — REID (D. B.), *Illustrations of the theory and practice of ventilation, with remarks on warming, exclusive lighting and the communication of sound.* London, 1844, in-8. — ROBINET, *Sur un essai de ventilation dans les hôpitaux*, in *Bull. de l'Acad. de méd.*, t. XII, p. 575 (1846-47). — DU MÊME, *De la ventilation dans les hôpitaux*, in *Monit. des hôpitaux*, t. I, p. 27, 241; 1853. — POISEUILLE,

Note sur la ventilation des navires, in *Compt. rend. de l'Acad. des sc.*, t. XXI, p. 1427; 1846. — HAESENDONCK (A. J. van), *Rapport sur un mode de chauffage et de ventilation de la salle des séances du conseil communal d'Anvers*, pl. 1, in *Ann. de la Soc. méd. d'Anvers*, 1847, p. 97. — PAPILLON, *De la ventilation appliquée à l'hygiène militaire*, pl. 1, in *Ann. d'hyg.*, 1re sér., t. XLI, p. 371; et t. XLII, p. 5; 1849. — BOUDIN, *Études sur le chauffage, la réfrigération et la ventilation des édifices publics*, in *Mém. de méd., etc., milit*, 2e sér., t. V, p. 1; 1850. — DU MÊME, *De la circulation de l'eau considérée comme moyen de chauffage et de ventilation des édifices publics*, 1er Mém., in *Ann. d'hyg.*, 1re sér., t. XLVII, p. 241; et 2e Mém., t. XLVIII, p. 34; 1852. — DU MÊME, *De la ventilation et du chauffage des hôpitaux, des églises et des prisons*, ibid., 2e sér., t. I. p. 305; 1854. — *Parallèle des deux systèmes de chauffage et de ventilation employés à l'hôpital de Lariboisière, et appréciation de quelques propositions contenues dans la thèse de M. Grassi*, in *Ann. d'hyg.*, 2e sér., t. VI, p. 465; 1856. — NOIRSAIN, *On heating, aerification and ventilation*. London, 1851, in-4°. — MORIN, *Exp. sur la ventilation du grand amphithéâtre du Conservatoire des arts et métiers*, in *Compt. rend. de l'Acad. des sc.*, t. XXXIV, p. 615; 1852. — DU MÊME, *Études sur la ventilation*, in *Ann. du Conserv. des arts et métiers*, avril 1861. — DU MÊME, *Expériences sur les effets de ventilation produits par les cheminées d'appartement*, in *Compt. rend. de l'Acad. des sc.*, t. LVI, p. 16; 1863. — GAULTIER DE CLAUBRY, *Du chauffage et de la ventilation des grands édifices et en particulier des hôpitaux*, in *Ann. d'hyg.*, 1re sér., t. XLVIII, p. 302; 1852. — CHERONNET, *Exp. sur l'appareil de ventilation d'été construit par M. Duvoir Leblanc pour la salle des séances de l'Académie des sciences à l'Institut*, in *Compt. rend. de l'Acad. des sc.*, t. XXXV, p. 344; 1852. — UYTTERHOEVEN (A.), *De la ventilation naturelle des hôpitaux et des édifices publics*, in *J. de Bruxelles*, juillet 1653. — DESCHAMPS (d'Avallon), *Du chauffage et de la ventilation des édifices publics, avec notes de M. Gaultier de Claubry*, in *Ann. d'hyg.*, 1re sér., t. XLIX, p. 323; 1853. — STROMEYER (B.), *Ueber den Verlauf des typhus unter den Einfluss einer methodischen Ventilation*. Hannover, 1855, in-8. — LICQUES (R. de), *Ventilation des navires*, in *Sentinelle toulonnaise*, 1857, et *Monit. des hôpit.*, t. V, p. 486, 1857. — GRASSI, *Étude comparative des deux systèmes de chauffage et de ventilation établis à l'hôpital de Lariboisière*. Thèse de Paris, 1856, in-4°, n° 148. — DU MÊME, *Étude du système de chauffage établi par le docteur Van Hecke dans l'un des pavillons de l'hôpital Beaujon*, in *Ann. d'hyg.*, 2e sér., t. VII, p. 67; 1857. — DU MÊME, *Ventilation des navires*, ibid., t. VIII, p. 113; 1857. — DU MÊME, *Étude des appareils de chauffage et de ventilation établis à l'hôpital Necker*, ibid., t. XI, p. 39; 1839. — CASTELLAN, *Chauffage et ventilation des habitations privées, chauffage et ventilation des hôpitaux. Étude comparative des deux systèmes*, etc. Th. de Paris, 1857, in-4°, n° 240. — KINNELL'S, *Sys'em of ventilation*, in *Med. Tim. and Gaz.*, fig., 1858, t. II, p. 467. — GAUDRY (J.), *Mém. sur l'explosion d'un calorifère à eau chaude et sur l'installation en général des calorifères* ventilateurs dans les grands édifices publics, églises, etc., in *Mém. de la Soc. des ing. civils*. 1858. — PETIT (de Maurienne), *Système d'assainissement par la ventilation naturelle*, in *J. des conn. méd. prat.*, t. XXVI ; 1859. — LAURENS et THOMAS, *De la ventilation des hôpitaux et des établissements publics*, in *Nouv. Ann. de la construct.*, 1859. — VERNOIS, *Note sur le nouvel appareil de ventilation établi à l'hôpital Necker d'après le système de M Van Hecke*, in *Ann. d'hyg.*, 2e sér., t. XI, p. 30 ; 1859. — PETTENKOFER (M.). *Die Luft in Wohnungen und die Ventilation*, in *Wirchow's Archiv*, t. XVI, p. 192 ; 1859. — BOHM (C.), *Zur Ventilationsfrage mit besonderer Rücksicht auf Spitäler*, in *Ztschr., der Geselisch. der Aerzte zu Wien*, Nᵉ Fᵉ, t. II, p. 273, 369, 434 ; 1859. DU MÊME, *Der Versuchbau und der Sonnenbrenner, im KK. Garnisonsspitäler*, n° 1, *in Wien. nebst, etc.*, *ibid.*, *Wchnbl.*, 1861. — HALLER (C.), *Die Luftung und Erwärmung der Kinderstube und des Krankenzimmers*, *ibid.*, t. III, p. 209 ; 1860. — REULEAUX, *Der Meier'sche Vorrichtungsventilator*, in *Oesterr. Ztschr. f. d. hyg.*, Bd. I, hft. 1 ; et *Canstatt's Jahresb.* 1860, VII, 54. — WOLPERT (Ad.), *Principien der Ventilation und Luftheizung ; nebst Anleitung der Stubenöfen und Kochherde*, 165 Holzschn. Braunschweig, 1860, grand in-8. — SCHARLING, *Einige Anweisungen zur Verbesserung der Luft in den Wohnungen*, *Henke's Ztschr.*, 1861, et *Canstatt's Jahresb.* 1862, t. VII, p. 7. Voy. plus bas, *hôpitaux*, *théâtres*, etc.

§ 4. — Chauffage artificiel.

L'homme, dans la saison froide et humide de nos climats, et dans la plus grande partie de l'année dans les pays froids, ne peut rester dans une habitation sans l'échauffer par des moyens artificiels, et sans ramener dans sa demeure une température qui lui permette de résister aux maladies dont le froid est la cause. Les phlegmasies aiguës et chroniques des organes de la respiration, les affections rhumatismales, l'aggravation de toutes les maladies qui surviennent, la mort prématurée des enfants et des vieillards, pour lesquels la température froide est si pernicieuse, voilà quelles sont les conséquences d'une habitation froide. Si, à la basse température, et cela arrive presque toujours, vient se joindre l'humidité, il y a de plus à redouter le développement des scrofules et des affections tuberculeuses.

C'est donc pour éviter de tels accidents que, depuis l'origine des sociétés, l'homme a cherché à se garantir du froid et à remplacer la chaleur solaire insuffisante par la production artificielle du calorique.

Dans l'enfance des sociétés, le chauffage artificiel consistait dans la combustion directe du bois au milieu d'une pièce ; les gaz et la fumée qui en provenaient sortaient par une ouverture pratiquée à la partie supérieure. En Italie, du temps de l'empire romain, le chauffage présentait quelque chose d'analogue et consistait dans la dessiccation préalable et complète du bois, qu'on brûlait ensuite dans des appareils spéciaux, placés au milieu des pièces de l'habitation. La sécheresse du bois empêchait presque entièrement la production de la fumée. La plupart des peuplades sauvages allument encore le feu au milieu de leurs huttes. Elles pratiquent à la partie supérieure une ouverture circulaire destinée à laisser échapper la fumée et les gaz qui, sans cela, rempliraient l'atmosphère.

Dans beaucoup de pays chauds, il n'y a ni poêles ni cheminées. En Espagne, le brasero est un chauffage aussi vicieux que dangereux, en raison des gaz dégagés par la braise brûlée ainsi au milieu d'une pièce.

Le degré de chaleur qu'il est nécessaire de maintenir dans un local ne peut être déterminé d'une manière absolue ; on doit établir ses limites entre 12 à 18° centigrades. Quant au point fixe, il varie, d'une part, selon l'intensité du froid intérieur et le degré d'humidité, et d'une autre, selon la constitution, le tempérament et l'âge des sujets.

Les individus à constitution faible, à tempérament lymphatique, les enfants, les vieillards, les convalescents, ont besoin d'une chaleur artificielle plus forte ; il en est de même des individus à profession sédentaire et qui séjournent constamment dans le même local sans se livrer à aucun exercice.

Procédés de chauffage

Les procédés actuels sont au nombre de trois : le poêle, la cheminée et le calorifère.

Le poêle. — Le poêle est un bon moyen de chauffage lorsqu'il existe un courant suffisant, et que la prise d'air est convenable et bien entendue. Dans ces conditions, et si le poêle est bien construit, une chambre s'échauffe rapidement. Ce mode n'est cependant pas dénué d'inconvénients. Ainsi, le poêle dessèche un peu trop l'air de la pièce qu'il est destiné à chauffer ; on y remédie, il est vrai, en plaçant dessus un vase rempli d'eau, destinée, par son évaporation, à maintenir constamment dans l'air un degré d'humidité convenable.

Le dégagement d'une certaine quantité d'acide carbonique dans une pièce chauffée par un poêle n'est à redouter que dans le cas où la prise d'air est insuffisante ; car alors la combustion s'effectue aux dépens de l'oxygène contenu dans la chambre.

L'usage des poêles en fonte donne souvent une odeur désagréable, et qui peut amener des céphalalgies, des vertiges, quelquefois des syncopes.

Les poêles servent encore à faciliter la ventilation des grands édifices, en échauffant les tuyaux d'appel.

La cheminée. La cheminée est un des moyens de chauffage les plus salubres et les plus simples, mais elle ne peut échauffer qu'en renouvelant l'air d'un appartement sur une grande surface. Parmi les inconvénients attachés à l'emploi des cheminées, on doit signaler la perte d'une quantité considérable de calorique, et, par conséquent, de combustible. Les 9/10 de la chaleur produite dans une cheminée sont, en effet, perdus, et ne contribuent qu'à échauffer le courant d'air ascendant qui s'établit dans le tuyau de cette cheminée. On diminue un peu, il est vrai, la perte de ce calorique, en plaçant dans le fond de la cheminée une plaque métallique, destinée à réfléchir et à renvoyer dans la chambre les rayons calorifiques. Une cheminée échauffe l'air situé à côté d'elle, et laisse à une basse température les parties plus reculées de la chambre. L'impression que ressentent les individus qui s'en approchent pour en recueillir la chaleur est plutôt une température trop élevée par devant, et une sensation de froid dans le dos.

Les grandes cheminées à manteau élevé, comme les faisaient nos pères, échauffent parfaitement de grands appartements, mais il faut des quantités énormes de combustible.

L'inconvénient le plus sérieux de la cheminée est la fumée, et il est souvent bien difficile de le faire disparaître. L'action de la fumée sur les habitants d'un appartement a souvent pour résultat des céphalalgies rebelles, des toux fatigantes, et parfois des bronchites ou des laryngites légères, des ophthalmies qui persistent fréquemment d'une manière chronique.

Les moyens proposés pour s'opposer à la fumée ont tous pour but d'activer la combustion et de la rendre plus complète. Ils se rattachent à deux principaux :

1° Le premier consiste à donner à la cheminée une prise d'air considérable ; le courant arrive alors par deux tuyaux qui puisent l'air au dehors et l'amènent sur les parties latérales de la cheminée.

2° Le second est la diminution de calibre du tuyau de la cheminée, en même temps que l'augmentation de sa longueur.

La fumée qui se produit sous l'influence de vents violents, qui refoulent le courant d'air ascendant et s'opposent à son libre développement, ou bien qui est due à des pluies qui agissent dans le même sens, disparaît souvent en plaçant au sommet du tuyau de la cheminée un chapiteau mobile, tournant selon le vent comme une girouette, et capable de prendre ainsi une position qui s'oppose à l'action du vent et à la pénétration de la pluie.

[On y a aussi adapté des appareils d'aspiration (appareils Venant, Nouailher, etc.) qui activent la combustion et aident puissamment au renouvellement de l'air dans la pièce où se trouve la cheminée.]

On emploie quelquefois les cheminées pour brûler les gaz ou les matières qui ont échappé à la combustion, et qui, sortant librement par les tuyaux ordinaires, iraient incommoder ou même produire des accidents dans les lieux circonvoisins. On se sert pour cet usage d'appareils très-simples, qui conduisent dans le foyer les gaz qui ont échappé à la combustion (appareils de Darcet).

[Une ordonnance de police en date du 11 octobre 1834, et exécutoire pour le département de la Seine, oblige les propriétaires d'usines où l'on fait usage de machines à vapeur, de brûler complétement la fumée produite par les fourneaux de ces appareils, ou de les alimenter avec des combustibles ne produisant pas plus de fumée que le coke ou le bois. Cette ordonnance a donné lieu à l'invention d'une foule de systèmes, ayant la plupart pour but de faire passer la fumée de la houille récemment placée dans le foyer, à travers des masses incandescentes de houille déjà parvenue à l'état de coke. Du reste, ces divers appareils dus à MM. Boquillon, Dumery, Tailler, Perrot, etc., offrent certaines difficultés dans l'application qui rend les résultats assez variables.]

Le moyen le plus généralement employé pour mettre à profit une partie du calorique perdu dans la combustion des cheminées et des poêles, et le faire servir ainsi à l'échauffement d'un appartement ou d'une pièce, consiste dans la disposition des bouches de chaleur. On entend par bouche de chaleur l'extrémité d'un tuyau ouvert par ses deux bouts, et placé dedans ou autour du foyer, de manière à s'échauffer notablement et à échauffer avec lui l'air qui le traverse. L'air entre froid par une des extrémités, s'échauffe en le parcourant, sort chaud par la bouche de chaleur, et se mêle alors à l'atmosphère de la pièce dont il contribue ainsi à élever rapidement la température. En combinant des bouches de chaleur bien construites avec des prises d'air à la partie supérieure d'une chambre, on a un renouvellement facile de l'atmosphère, une pureté plus grande de l'air, et par conséquent la réunion des conditions les plus satisfaisantes de salubrité et d'échauffement.

Calorifères. — On en connaît plusieurs espèces. Les plus simples, et ils ont été variés à l'infini, consistent dans l'emploi de poêles ou de cheminées portatives, dont toutes les dimensions sont calculées de manière à ce que la combustion y soit complète et active. De plus, leurs parois contiennent des tuyaux simples ou contournés, dont la construction est analogue à celle des bouches de chaleur.

La disposition de ces tuyaux et des bouches de chaleur qui en émanent, le mode de leur construction, ont été modifiées de toutes les manières, et ont donné naissance à une branche d'industrie, objet actuel d'une grande concurrence. L'usage de ces diverses espèces de calorifères, combiné avec de bonnes prises d'air, constitue un moyen de chauffage excellent. Un des appareils de ce genre les plus simples, les meilleurs, et qui est très-employé actuellement, est susceptible de s'adapter à une cheminée ordinaire. Il consiste simplement à remplacer l'âtre du foyer par des tuyaux de fonte parallèles entre eux, rapprochés les uns des autres, et sur lesquels s'opère la combustion. Ces tuyaux, ouverts en avant au-dessous du foyer, laissent pénétrer l'air froid; cet air s'échauffe en traversant les conduits, et, de là, se répand dans l'appartement, en sortant par l'extrémité supérieure et libre également de ces mêmes tuyaux, qui s'ouvrent sous forme de bouches de chaleur. Ce procédé très-simple permet de chauffer à peu de frais de vastes appartements.

Les calorifères destinés à chauffer les grands édifices sont au nombre de trois : 1° les calorifères à air chaud; 2° les calorifères à vapeur; 3° les calorifères à eau chaude.

1. *Calorifères à air chaud.* — C'est un poêle de grande dimension, placé en général dans la cave; on y adapte des tuyaux de distribution terminés par des bouches de chaleur. L'air provenant de l'intérieur, s'échauffe en traversant des tuyaux placés dans le poêle, et il est ensuite distribué dans les différentes parties de l'établissement. Ce calorifère, peu dispendieux, est généralement employé dans les habitations privées et dans les édifices publics de petite dimension.

2. *Calorifères à vapeur.* — Ils se composent d'un générateur de vapeur avec tous ses accessoires, et de tuyaux qui, après avoir

fait circuler la vapeur, la dirigent dans des condensateurs, d'où
partent ensuite des tuyaux qui la ramènent dans la chaudière.
— Il y a, en outre, des compensateurs placés en vue des change-
ments de dimension que les variations alternatives de tempéra-
ture produisent dans les tuyaux, et des souffleurs pour expulser
l'air qui remplit les tuyaux au moment de l'arrivée de la vapeur.
Ce genre de calorifère est généralement dispendieux et compli-
qué ; c'est à lui qu'on objecte les fuites, la crainte d'explosion
et le refroidissement immédiat, dès que la vapeur cesse d'ar-
river.

3. *Calorifères à circulation d'eau chaude.* — Le système de
M. Duvoir en étant le type, nous nous bornerons à en donner
une description rapide.

M. Duvoir a perfectionné le système des calorifères à circu-
lation d'eau chaude, et il les a fait, en même temps, servir à une
ventilation régulière. Son système est fondé sur ce principe de
physique, que le changement de densité de l'eau, produit par
son échauffement, est capable de la mettre en mouvement.
L'appareil de M. Duvoir comprend : 1° une cloche à chaudière
placée dans la partie inférieure de l'édifice ; 2° un réservoir si-
tué à la partie supérieure ; 3° deux tuyaux intermédiaires, dont
l'un sert à l'ascension de l'eau jusqu'au réservoir, et l'autre la
ramène à la chaudière, après qu'elle a parcouru les conduits
secondaires, les récipients, les poêles, les réservoirs et les étuves
qu'elle a échauffés dans ses circuits. — Les conduits sont enve-
loppés dans de larges tuyaux excentriques de zinc, entourés
eux-mêmes d'une tresse de foin couverte de plâtre, destinée à
empêcher le calorique de se perdre. M. Duvoir a employé le
chauffage à air chaud dans les pièces voisines des calorifères, et
il réserve pour celles qui sont les plus éloignées la circulation
d'eau échauffée. Un système de ventilation disposé d'une ma-
nière particulière fait partie intégrante de ce système. Nous
l'avons décrit plus haut, page 353.

Influence sur l'homme

L'emploi des cheminées et des poêles n'a pas sur l'homme une
influence aussi pernicieuse qu'on pourrait le craindre, dans le
cas de mauvaise construction. L'asphyxie est à peu près impos-
sible, par la raison que ces deux moyens de chauffage ne peu-
vent fonctionner que par le renouvellement de l'air. Si ce re-
nouvellement n'est pas facile et ne peut alimenter le tirage, ou

le combustible cesse de brûler, ou bien il se dégage une quantité considérable de fumée qui irrite le larynx, les bronches, et s'oppose à ce qu'on séjourne dans une pièce ainsi remplie.

Un poêle rempli de braise, encore allumée et dont on vient à fermer le tuyau, peut, par la suppression de ce tirage, déterminer de graves accidents. La combustion a lieu alors aux dépens de l'oxygène de la chambre ; à mesure qu'elle s'opère, l'acide carbonique se dégage, et si on ne facilite immédiatement le renouvellement de l'air, l'asphyxie peut arriver. Il existe dans la science de nombreux exemples d'asphyxies survenues en pareille circonstance pendant le sommeil.

L'emploi des calorifères a bien des détracteurs, et voici les principaux reproches qu'on leur adresse ; ils déterminent souvent une élévation de température trop considérable, qui peut occasionner des céphalalgies, des vertiges, de la dyspnée, parfois même une syncope ou des congestions cérébrales chez les individus prédisposés. Cet inconvénient est réel, et il ne peut être atténué que par une ventilation convenable (voy. p. 355).

Combustibles

Il existe des combustibles de plusieurs sortes, et qui doivent être successivement étudiés.

1° *Bois.* — Les bois secs, denses et gros, sont ceux qui rayonnent le plus de calorique ; tandis que ceux qui sont légers, verts, humides, rayonnent moins. Les premiers échauffent donc beaucoup mieux.

2° *Charbon.* — Le charbon de bois présente les différences les plus grandes, et qui dépendent de l'essence du bois avec lequel il a été fabriqué. Un charbon fait avec du bois dur peut peser jusqu'à 10 ou 12 fois plus qu'un charbon fait avec un bois léger. Le pouvoir rayonnant du premier est considérable, celui du deuxième l'est beaucoup moins.

3° *Houille.* — La houille est un excellent combustible, mais il est rare qu'elle brûle complétement, et elle a de plus l'inconvénient de dégager une huile empyreumatique nauséeuse, ainsi qu'une fumée épaisse, preuve de sa combustion incomplète. Son pouvoir calorifique est considérable.

D'après Darcet, 1 kilogr. de bonne houille échauffe de 20° 1 085 mètres cubes d'air. Dans la pratique, il ne faut en admettre que 900. Un kilogr. de houille équivaut à 2 kilogr. de bon bois.

La houille distillée ou le coke ne donne pas d'odeur, mais aussi il échauffe peu.

La tourbe, composée de matières végétales putréfiées, mélangées avec le limon des marais, rayonne plus que le bois; à poids égal, si elle donne un peu plus de chaleur, l'odeur qu'elle dégage contre-balance bien cet avantage (1).

Bibliographie. — (Pour les procédés dans lesquels le chauffage est combiné avec la ventilation, voir plus haut.) — Chauffage. — GAUGER, *Mécanique du feu ou l'Art d'en augmenter les effets et d'en diminuer la dépense*, 1re part., 12 pl. Paris, 1713, in-12. — FRANKLIN, *Description des nouveaux chauffoirs de Pensylvanie où l'on explique les principes de leur construction, leur usage et leurs avantages sur tous les autres moyens d'échauffer une chambre*, fig. (publié en 1745), in Œuvres trad. de l'angl. par BARBEU-DUBOURG. Paris, 1773, t. II, p. 81, in-4°. — DU MÊME, *Lettre sur l'usage des cheminées tant en été qu'en hiver* (publiée en 1758), in Œuvres, t. II, p. 200. — EBRARD, *Caminologie, ou Traité des cheminées*. Paris, 1756. — GENNETÉ, *Cahier présenté à MM. les membres de l'Acad. des sciences de Paris sur la construction et les effets d'une nouvelle cheminée qui garantit de la fumée*, etc., 1 pl. Paris, 1759, in-8. — MORAND, *Mém. sur la nature, les effets, propriétés et avantages du feu de charbon de terre*, fig. Paris, 1770, in-8. — RUMFORT (B. de), *Essai sur la meilleure construction des cheminées*, 2e édit. Genève, 1801, in-8. — DU MÊME, *Divers essais* (XI à XV), trad. fr. par SEIGNETTE. Paris, 1806, in-8. — AMELUNG, *Nachricht über die Heizung eines neuen Gebäude am Hospital Hofheim am Darmstadt, mit erwärmter Luft*, etc., in *Henke's Ztschr. Erghft.*, t. XIII, p. 238; 1830. — CHEVALLIER (A.), *Sur les moyens à mettre en pratique pour éteindre les incendies*, in *Ann. d'hyg.*, 1re sér., t. XLVI, p. 241; 1851. — GILLARD, *Chauffage de Paris à bon marché*. Paris, 1856, in-4°. — PETTENKOFER (M.), *Mittheilungen in Betreff der Oferheizungen*, in *Aerztl. ver. zu München*, 1857-58. — *Bayer Intell. Bl.*, n° 13. — PÉCLET, *Traité de la chaleur considérée dans ses applications*, 3e édit. Paris, 1860-61, 3 vol. grand in-8. — Voir les ouvrages techniques et *Manuels; Dictionn. de l'industrie; Bull. de la soc. d'encouragement*, etc. — Fumée et fumivorité. — WOLTER

(1) M. Lévy a donné, dans son *Traité d'hygiène*, le tableau suivant :

Désignation du combustible.	Puissance calorifique.	Pouvoir rayonnant.
Bois sec.....................	3,600	0,28
Bois ordinaire, 00,20 d'eau.....	2,880	0,25
Charbon de bois............ .	7,000	0,50
Tourbe sèche....	4,800	0,25
Tourbe, 00,20 d'eau	3,600	0,25
Charbon de tourbe...........	5,800	0,50
ouille moyenne.............	7,500	Plus que le charbon de bois.
Coke, à 0,15 de centre........	6,000	—

(J. A. von), *Nachricht von dem Nutzen des Torfes in Feuerstätten, worin bewiesen wird, dass der Rauch des Torf-Feuers der Gesundheit nicht im mindesten schädlich sey,* in *Abhandl. der Bayer. Akad.* Bd. 1, th. 2, s. 161. — PRONY (de) et GUYTON DE MORVEAU, *Rapport sur un appareil établi à la Monnaie pour faire consumer la fumée des machines à feu,* in *Ann. de chim.,* t. LXIX, p. 189; 1809. — *Combustion de la fumée produite par les appareils à vapeur; ordonnance de police,* in *Ann. d'hyg.,* 2ᵉ sér., t. III, p. 224; 1855. — CHENOT, *Sur une distinction à établir entre les fumées seulement incommodes et les fumées vraiment nuisibles,* in *Compt. rend. de l'Acad. des sc.,* t. XL, p. 838; 1855. — *Instruction du conseil d'hygiène concernant la combustion de la fumée,* in *Ann. d'hyg.,* 2ᵉ sér., t. V, p. 219; 1856. — Pour les divers appareils, *Compt. rend. de l'Acad. des sc.* — Appareil de DUMERY, t. XL, p. 934; 1855; — de ROQUES et DANEY, t. XLV, p. 377; 1857; — de FONTENAY, *ibid.,* p. 691. — Procès-verbaux de l'exposition des produits de l'industrie, *Bullet. de la Société d'encouragement,* etc. — Accidents. — DEVERGIE (A.), *Consultation médico-légale à l'occasion d'un cas remarquable d'asphyxie par la carbonisation des poutres,* in *Ann. d'hyg.,* 1ʳᵉ sér., t. XIII, p. 442; 1835. — OLLIVIER (d'Angers), *Recherches et observations relatives à une double asphyxie par la vapeur du coke, ibid.,* t. XXV, p. 290; 1841. — BAYARD et TARDIEU, *Rapport sur une double asphyxie par la carbonisation des poutres, ibid.,* t. XXXIV, p. 369; 1845.

Éclairage artificiel

Dans les longues nuits d'hiver de nos climats, et dans les mois d'obscurité des pays septentrionaux, l'absence prolongée de la lumière solaire exige la création de moyens artificiels destinés à éclairer l'homme et à lui permettre, soit de s'occuper aux travaux domestiques, soit de se livrer à la culture de son intelligence. De plus, à mesure que la civilisation fait des progrès dans un pays et que la vie devient plus active, plus remplie, l'homme cherche à mettre à profit le plus complétement possible le temps d'obscurité qu'il ne consacre pas au sommeil, et, ici, le plaisir réclame souvent la part la plus large. Dans ces cas divers, c'est la lumière artificielle seule qui permet à l'homme d'obtenir ces résultats (1).

La privation de lumière solaire pendant les nuits de nos climats, ou pendant les mois d'obscurité des régions polaires, n'a d'autre inconvénient que celui de condamner l'homme à l'inaction pendant ce temps. Ce n'est donc pas pour prévenir des accidents que l'hygiène intervient dans la question de l'éclai-

(1) Voir la bonne thèse de M. Briquet sur l'éclairage artificiel, thèse à laquelle us avons emprunté beaucoup de détails.

rage artificiel, mais pour guider l'homme dans le choix des moyens qu'il doit employer pour cet objet, et apprécier l'influence qu'ils peuvent exercer sur sa santé.

Dans les temps reculés, l'homme s'éclairait à la lueur du foyer domestique. Plus tard, les progrès de la civilisation se firent sentir, et l'éclairage artificiel prit naissance. Du temps des Grecs et des Romains, il consistait dans des vases de forme diverse, en général élégants, remplis d'huile dans laquelle une mèche était plongée directement, et enflammée.

Tel fut le mode général d'éclairage pendant le moyen âge, et ce ne fut que plus tard que les chandelles furent imaginées.

A la fin du dernier siècle, les divers modes d'éclairage artificiel comprenaient : 1° les chandelles ; 2° la cire ; 3° les lampes remplies d'huile, dans laquelle plongeait une mèche cylindrique pleine. Argand imagina la lampe à double courant d'air, et ce fut là le point de départ des nombreux perfectionnements que subit l'éclairage artificiel. En 1785, Lebon eut l'idée d'employer à l'éclairage le gaz provenant de la distillation du bois. En 1800, Murdoch rendit ses procédés plus pratiques. Ce ne fut guère, toutefois, que de 1815 à 1830 que ce mode d'éclairage se répandit dans Paris et dans les principales villes de France.

Les substances qui servent maintenant à l'éclairage artificiel sont le suif, la cire, les résines, les huiles grasses, les huiles essentielles, et enfin le gaz provenant de la distillation de la houille. Nous allons rapidement passer en revue ces différents modes d'éclairage et leur influence sur la santé.

1° *Suif.* — *Chandelles.* — Le suif est constitué par de la graisse de mouton ou de bœuf; il est composé d'oléine, de margarine et de stéarine. L'intensité de lumière d'une chandelle de 6 à la livre n'est pas considérable ; comparée à celle d'une bonne lampe Carcel représentée par 100, elle n'est que 10, et cette intensité décroît encore à mesure que la mèche s'allonge et que la combustion devient plus incomplète.

La flamme de la chandelle présente des vacillations presque continuelles, qui sont dues à l'agitation de l'air déterminée par l'échauffement et la dilatation des couches immédiatement en rapport avec la portion en combustion, et leur remplacement par des couches d'air plus froides.

La combustion incomplète d'une chandelle donne des vapeurs dans la composition desquelles entrent une huile empyreumatique, quelques traces d'acides stéarique, oléique et margarique, non décomposés, de l'hydrogène carboné, de l'oxyde de carbone, du charbon. Ces vapeurs, inspirées par l'homme , sont irritantes ; elles déterminent souvent du larmoiement, du picotement à la gorge et de la toux.

La combustion complète du suif donnerait de l'eau et de l'acide carbonique.

La combustion de 1 gramme de suif, d'après Lavoisier et Laplace, élève 83 gr. d'eau de 0 à 100°.

Une chandelle de 6 à la livre, en brûlant complétement, élève de 0 à 100° 2,648 gr. d'air, ou, en mètres cubes, 27,29 cent. cubes de ce même air.

Les lampions, les torches, présentent la même combustion, seulement elle est beaucoup moins complète, et les vapeurs empyreumatiques et irritantes qui s'en échappent produisent, en les exagérant, les effets d'une chandelle qui brûle incomplétement.

2° *Cire. — Bougies.* — On range dans les bougies : 1° celles qui sont fabriquées avec de la cire provenant des abeilles ou celle qui provient de la cire fournie par un arbre, le *myrica cerifera* : cette cire est composée de cérine et de myricine ; 2° les bougies faites avec l'acide stéarique ; 3° les bougies faites avec la cétine.

Comparée à la lumière d'une Carcel, représentée par 100, l'intensité de la lumière d'une bougie (6 à la livre) donne les résultats suivants :

Bougies de cire d'abeille...................... 13,61
—   d'acide stéarique................... 14,30
—   de cétine......................... 14,40

La combustion de la cire est, en général, plus complète que celle du suif ; elle donne naissance à beaucoup moins de vapeur, et ne produit que des traces presque insensibles d'huile empyreumatique. A l'époque actuelle, les bougies dites stéariques ont à peu près exclusivement remplacé toutes les autres, en raison de leur prix peu élevé. Lorsqu'on commençait à se livrer à leur fabrication en grand, on employait, parmi les moyens d'épuration, une certaine quantité d'acide arsénieux. Dans la crainte que la volatilisation d'une petite partie de ce composé, qui aurait pu rester dans les bougies, ne causât des accidents, l'autorité interdit l'emploi de l'arsenic dans la fabrication des bougies stéariques : je ne sache pas cependant que, même à cette époque, elles aient déterminé des accidents réels.

D'après Lavoisier et Laplace, la combustion de 1 gramme de cire blanche peut élever 105 gr. d'eau de 0 à 100°.

La combustion de cette même quantité de cire peut élever de 0 à 100° 32^m,85 cent. cubes d'air.

3° *Résines*. — L'emploi de la résine pour l'éclairage et pour la fabrication des torches peut avoir de mauvais effets sur la santé. Les vapeurs épaisses et piquantes que produit sa combustion, toujours incomplète, déterminent facilement de la toux.

4° *Huiles grasses*. — Les huiles grasses les plus généralement employées pour l'éclairage sont : 1° l'huile de colza; elle est très-belle et très-bonne pour cet usage, quand elle a été purifiée par l'acide sulfurique, qui en sépare les mucilages végétaux qu'elle contient presque toujours. L'emploi de ce procédé a fait craindre qu'il n'y restât un peu d'acide, qui, venant à se décomposer et à se dégager pendant la combustion, aurait pu déterminer des accidents ; on n'en cite cependant aucun exemple. 2° L'huile d'œillette, extraite du pavot; elle est un peu visqueuse. 3° L'huile de chènevis, jaune, âcre et visqueuse. 4° Enfin l'huile de noix, plus visqueuse et plus âcre encore.

Des lampes. — Les premières lampes consistaient dans des mèches pleines, plongées immédiatement dans l'huile. Avant l'invention d'Argand, toutes dérivaient de ce principe. L'introduction du double courant d'air en a changé toute l'économie, et depuis, les inventions nouvelles se sont tellement multipliées, qu'on ne pourrait songer à en tracer l'historique.

Disons cependant quelques mots des principales lampes actuellement en usage :

1° La lampe dite *solaire*. — Cette lampe est la plus simple; elle consiste dans une mèche circulaire plongée immédiatement dans l'huile, qui y monte par voie de capillarité. Elle se rapproche, sous ce rapport, des lampes anciennes, mais elle en diffère essentiellement, en ce qu'elle est à double courant d'air ; courant intérieur passant à l'intérieur de la mèche, et courant extérieur passant entre la flamme et la paroi interne du verre. Ces lampes éclairent bien, échauffent beaucoup, et brûlent, pour un bec de 14 lig., 60 à 75 grammes d'huile par heure.

2° La lampe à double courant d'air et à niveau supérieur. — Ces lampes ne sont plus guère employées que pour les travaux de cabinets ou les quinquets suspendus dans les escaliers.

Ces lampes, en brûlant, donnent les intensités de lumière suivantes :

Comparées à une Carcel donnant 100 de lumière, une lampe

astrale donne 30,40, tandis qu'une lampe à mèche plate ne donne que 12,5. Une lampe à mèche plate brûle 14 grammes d'huile par heure; une lampe astrale, 26,71, et une forte lampe à niveau supérieur, 45 grammes d'huile.

3° Les lampes, dites *à modérateur*, sont toujours des lampes à double courant d'air, mais dont le réservoir d'huile est situé au-dessous de la mèche. Le liquide y parvient sous l'influence d'un piston poussé par un ressort à boudin, qui comprime l'huile lorsqu'il est au haut de sa course. Elles donnent une lumière aussi intense que celles des lampes Carcel; mais il faut nécessairement les remonter très-souvent; cet inconvénient est dû à ce que le piston arrive rapidement au bout de sa course.

4° Les lampes Carcel sont, de toutes, les meilleures. L'huile, placée dans un réservoir inférieur, parvient à la mèche sous l'influence d'un mouvement d'horlogerie. Ce sont elles qui donnent la clarté la plus vive, la chaleur la plus intense; ce qui est dû à ce qu'elles déterminent la combustion la plus complète de l'huile. Les lampes Carcel consomment, en général, pour un bec de 15 lig. de diamètre, 60 grammes d'huile par heure. Une lampe Carcel est capable d'élever en 1 heure de 0 à 100°, 45^m,48 cent. cubes d'air.

Éclairage dit à gaz liquide. — Le liquide employé dans les lampes dites *à gaz liquide* est un mélange, en proportions définies, d'alcool et d'huile essentielle de térébenthine. La combustion en est complète; elles brûlent 1 litre de liquide en 15 heures. Le prix du litre est de 1 fr. 35 c. à Paris, et 1 fr. hors Paris. Elles consomment donc pour 9 centimes par heure; la lumière est très-blanche, très-pure, mais elle n'a pas une intensité très-considérable. L'emploi de ces lampes exige de grandes précautions, et il y a eu plusieurs exemples dans lesquels la flamme s'est communiquée de la mèche au liquide du réservoir, et a ainsi déterminé de violentes détonations et de graves accidents.

Lampes à huile essentielle de schiste. — Ces lampes ont une grande analogie avec les précédentes, mais elles sont infiniment moins dangereuses. La lumière est très-belle, très-pure, presque blanche, et extrêmement intense. Ces lampes sont peu dispendieuses. Une lampe de calibre ordinaire brûle un litre de liquide en 20 heures. Le prix du litre est de 1 franc : elles brûlent donc pour 5 centimes de liquide par heure. Les seuls inconvénients qui y sont attachés résident dans la manipulation du liquide, qui est odorant, et dans une légère odeur empyreumatique résultant de la combustion. Les avantages qui y sont attachés compensent tellement les inconvénients, qu'on a du reste fait disparaître presque complétement par la purification de l'huile essentielle, que ce genre de lampes et le liquide qui les alimente sont destinés à un bel avenir.

Les lampes dites *à gaz oxygène*, imaginées par M. Rousseau, sont destinées à se répandre dans le public, maintenant que l'inventeur est parvenu à pouvoir livrer de l'oxygène à bas prix.

Cette lampe consiste dans le remplacement du courant d'air situé à l'intérieur de la mèche, par un courant d'air enrichi d'oxygène contenu dans un gazomètre. Elle donne une lumière blanche magnifique, d'une intensité telle que l'œil ne peut la supporter, et qui dépasse de beaucoup celle du gaz. Cette intensité est telle que, mesurée au photomètre, et comparée à celle du bec d'une lampe Carcel de même diamètre, qui serait représentée par 100, celle-ci est de 800; elle a, de plus, le grand avantage de ne pas brûler aux dépens de l'oxygène contenu dans la pièce dans laquelle elle est placée, mais exclusivement aux dépens de l'oxygène du gazomètre. Ce gaz, contenu dans un gazomètre peu volumineux, de toile imperméable, ne peut jamais produire d'explosion ni d'émanation nuisible.

Une autre espèce de lampe est la *lampe électrique*, imaginée par M. Soleil, et dont le principe est basé sur l'expérience de Davy, qui consiste, comme on le sait, dans le passage d'un courant électrique intense entre les pointes de deux cônes de charbon. Cette lampe est d'un prix très-élevé et exige une pile énergique, dont la manipulation est également très-chère. Sa lumière est plus intense et plus blanche encore que celle de la précédente, mais elle est infiniment plus dispendieuse (1).

---

(1) On a cherché à diverses reprises, dans ces derniers temps, à utiliser la lumière électrique sinon pour l'éclairage privé, du moins pour l'éclairage public, et Paris a été témoin et peut être souvent témoin, le soir, des essais que l'on fait à cet égard. Jusqu'à ce jour « le véritable obstacle à l'adoption de ce mode d'éclairage public, dit M. Lévy, est dans la concentration d'une quantité prodigieuse de rayons lumineux; tandis que la clarté due à la combustion de l'huile, des bougies, se dissémine dès le moment de sa production, la source lumineuse qui naît de la pile voltaïque accumule en un point unique une masse énorme de rayons, perce les brumes et les brouillards et se projette à des distances très-considérables. Ce mode d'illumination, excellent pour les phares et les signaux, pour la télégraphie aérienne nocturne, ne convient pas à l'éclairage des places, des rues. Au centre et jusqu'à une certaine distance de ce point son éclat serait perdu ; l'effet utile ne se produirait qu'à la circonférence de la région illuminée. » Ajoutons que cette lumière, dont le foyer est d'un éclat éblouissant, produit sur la vue des effets très-nuisibles E. Bgd.

Tels sont les divers systèmes de lampes imaginés successivement : il faut maintenant étudier leurs influences sur l'homme.

La combustion d'une chandelle, d'une bougie, et surtout d'une lampe, dans la chambre d'une habitation privée, peut, dans certaines circonstances, avoir de sérieux inconvénients. Si cette chambre est bien close, s'il n'y a pas de cheminée, de poêle ou de prise d'air quelconque, la combustion se fait alors aux dépens de l'oxygène de l'air de la pièce, l'acide carbonique qui en procède y séjourne, et il arrive un instant où la respiration devient impossible. C'est en pareil cas que l'on voit d'abord se produire la céphalalgie, les vertiges, et finalement l'asphyxie, qui arriverait infailliblement si l'air n'était pas renouvelé ; il est probable que c'est à cette cause qu'il faut rattacher les vertiges, les maux de tête et le commencement d'asphyxie, signalés par Ramazzini comme la conséquence de la combustion de l'huile.

Lorsque la chandelle, la bougie ou la lampe brûlent dans une chambre dans laquelle la ventilation est bien établie, elles n'ont d'autres inconvénients que ceux qui pourraient résulter de la construction vicieuse de l'appareil d'éclairage, ou de la combustion incomplète de la substance employée.

Il est un certain nombre d'individus qui changent à leur égard l'ordre naturel, qui dorment le jour et veillent la nuit. Cette vie nocturne est consacrée par les uns aux exigences de leur état, de leur profession ; par les autres, à leur plaisir. Dans ces deux cas, mais surtout dans le dernier, la fatigue et l'épuisement jouent un grand rôle ; aussi est-ce avec réserve que l'on doit attribuer à la seule influence de la vie nocturne les modifications survenues dans l'organisme, et que M. Briquet caractérise ainsi : peau pâle, traits tirés, yeux fatigués, paupières rouges et gonflées, sentiment d'âcreté à la gorge, irritation folliculaire des bronches et des fosses nasales, digestions languissantes, faible degré de résistance au froid, épuisement sans cause suffisante, usure des organes de la vie.

5° *Éclairage au gaz*. — Le gaz dont on fait usage provient : 1° de la houille ou de l'huile de houille ; 2° des huiles grasses ; 3° des résines ou des huiles de résine ; 4° des eaux ayant servi au dégraissage et qu'on soumet ensuite à la distillation dans des appareils destinés à cet usage.

Produit dans des cornues de fonte chauffées au rouge, dans lesquelles ces matières sont décomposées, le gaz est porté de là par des tuyaux particuliers dans le gazomètre, d'où il est distribué dans les différentes parties de la ville qu'il doit éclairer.

La distillation des huiles grasses donne de l'hydrogène proto et bicarboné, de l'hydrogène pur, des carbures d'hydrogène, de l'oxyde de carbone et un peu d'azote ; il reste dans les cornues du charbon et du goudron.

La distillation de la houille donne de l'hydrogène proto et bicarboné, de l'hydrogène pur, de l'oxyde de carbone, de l'acide carbonique et quelque peu d'ammoniaque ; le résidu est du coke et du goudron.

Les résines et les huiles de résine donnent les produits intermédiaires.

Le gaz produit est dépouillé d'une partie des composés étrangers qu'il contient par des lavages que l'on opère dans des réservoirs spéciaux, qu'il traverse en passant des cornues dans le gazomètre. Les conduits qui le portent dans les lieux qu'il doit éclairer sont en plomb.

La fabrication du gaz expose les ouvriers qui y travaillent à des accidents particuliers : Ainsi, la chaleur considérable qu'ils éprouvent en vidant les cornues à distillation détermine quelquefois des congestions cérébrales et des brûlures, etc. Les émanations qui s'échappent du gaz avant le lavage, peuvent exercer une action fâcheuse, qui va quelquefois jusqu'à l'asphyxie.

Dans son trajet à travers les tuyaux de plomb destinés à le distribuer, le gaz s'échappe quelquefois par les fissures qui existent au point de jonction et de soudure des deux tuyaux. En sortant ainsi, tantôt il s'exhale à l'air libre et manifeste sa présence dans l'atmosphère par une odeur caractéristique; d'autres fois, le gaz, à sa sortie du tuyau, s'infiltre dans le sol, l'imprègne complétement avant d'arriver à sa surface et de se répandre dans l'atmosphère. En pareil cas, on n'a guère à redouter que la mauvaise odeur.

Dans d'autres circonstances, la fuite de gaz a lieu dans une chambre, un magasin, un lieu fermé quelconque. Lorsqu'il en est ainsi, on doit redouter l'asphyxie des individus qui y habitent ; ou bien, il peut produire une conflagration et une détonation par suite de l'approche d'un corps en ignition. Ces deux sortes d'accidents ont été bien souvent observés.

Les auteurs varient d'opinion sur la quantité de gaz d'éclairage qui doit être mélangé à l'air atmosphérique pour s'enflammer à l'approche d'un corps en ignition. D'après M. Devergie, il en faudrait 1/11 ; d'après d'autres, 1/4.

[Au total, l'odeur de gaz, dans un appartement, exige que

l'on s'empresse d'y éteindre les corps en ignition et que l'on n'y pénètre point avec une lumière qui, dans le cas où le mélange du gaz aurait lieu en proportion convenable, amènerait une explosion. Une ordonnance de police, en date du 27 octobre 1855, a formellement défendu de chercher, dans les localités closes, le point par lequel a lieu la fuite au moyen du *flambage*, procédé qui consistait à promener le long des conduits une bougie allumée; le gaz en s'enflammant au niveau de sa sortie par la fissure indiquait le siége précis de la fuite, mais il en résultait souvent de graves accidents. L'ordonnance prescrit l'emploi d'appareils propres à déceler le point d'issue accidentelle du gaz à l'aide d'une disposition particulière. On se sert habituellement d'un mécanisme fort ingénieux imaginé par Maccaud et qui a reçu l'approbation du Conseil de salubrité, de la Société des architectes, etc.]

Le gaz, arrivé au bec où il doit brûler pour servir à l'éclairage, traverse une plaque circulaire percée de trous extrêmement fins au-dessus desquels il s'enflamme. Cette disposition met à l'abri des détonations.

[Un pharmacien de Paris, M. Guyot, a imaginé une modification très-simple du brûleur qui rend les explosions encore moins à craindre et modère d'une manière très-économique les combustions du gaz. De son côté, M. le docteur Knudsen en s'occupant de l'éclairage par le gaz, dans l'intérieur des appartements, exige une épuration plus complète qu'on ne la fait d'ordinaire, et un tirage plus actif au-dessus de la flamme, ce que l'on peut obtenir à l'aide d'un aspirateur. De la sorte la combustion est plus complète et laisse moins de résidus nuisibles à la santé.]

La flamme d'un bec ordinaire, comparée à celle d'une bonne Carcel représentée par 100, est de 127. La combustion complète du gaz ne devrait donner que de l'acide carbonique et de l'eau; il est loin d'en être ainsi, et les produits sont bien plus compliqués. M. Briquet donne à cet égard les résultats suivants, calculés d'après les chiffres de M. Dumas :

Un bec de gaz d'huile distillée consume 38 litres de gaz par heure; il absorbe 63 litres 2/3 d'oxygène, et forme 42 litres 1/2 d'acide carbonique et 23 5/810 d'eau. Un bec de gaz de houille brûle 158 litres de gaz par heure ; il absorbe dans le même temps 234 litres d'oxygène, et donne 128 litres 1/2 d'acide carbonique et 69,660 d'eau. La flamme de ce gaz donne presque toujours un peu de charbon, qui se dépose sur les objets voisins.

La combustion du gaz dégage une énorme quantité de chaleur ; car, d'après les mêmes calculs, un bec brûlant 158 litres de gaz par heure peut élever de 0 à 100°, 32,420 litres d'air ou 154 mètres cubes d'air. D'après ces calculs, la quantité énorme d'oxygène que le gaz doit absorber, pour brûler la quantité proportionnelle d'acide carbonique qui en résulte, explique la raison pour laquelle l'éclairage au gaz ne saurait être employé dans l'intérieur des habitations privées ; il doit être réservé pour les cours, les escaliers, les grands vestibules, les rues, les places publiques, partout enfin où le renouvellement continuel de l'air fournit de l'oxygène en proportion suffisante pour la combustion, et pour entraîner la grande quantité d'acide carbonique produit.

Les influences spéciales que le gaz d'éclairage peut exercer sur l'homme sont les suivantes :

1° Le séjour continuel dans un lieu où brûle le gaz d'éclairage détermine souvent de la toux, une irritation bronchique, et peut, s'il y a une prédisposition, favoriser le développement de maladies plus graves des poumons et en particulier des tubercules.

2° Le séjour continuel, la nuit et le jour, dans un magasin, un atelier où brûle du gaz, produit quelquefois l'étiolement des sujets qui y sont exposés. On sait que, par étiolement, on doit entendre l'altération du sang, qui consiste dans la diminution simultanée et progressive de ses trois principaux éléments constitutifs (albumine, globules, fibrine).

3° La petite quantié d'acide sulfureux, de sels ammoniacaux et de charbon non brûlé qui existe dans l'atmosphère d'un lieu éclairé au gaz, peut déterminer la toux ; c'est la présence de ces gaz qui est probablement la cause des accidents dont il a été question plus haut ; il en est de même du sulfure de carbone qui peut également s'y trouver.

4° La présence dans l'air d'une petite quantité d'acide sulfhydrique, qui se produit quelquefois dans la combustion du gaz de l'éclairage, peut amener des accidents plus graves et même l'asphyxie.

5° Enfin, l'asphyxie est la conséquence de l'inspiration du gaz d'éclairage qui remplit une pièce de manière à enlever la quantité d'air atmosphérique et d'oxygène nécessaire pour entretenir la respiration.

Bibliographie. — LEBON, *Thermolampes ou poéles qui chauffent, éclairent avec économie et offrent avec plusieurs produits précieux une* *force motrice applicable à toute espèce de machine*. Paris, 1821. — *Extrait du rapport général sur les travaux du conseil de salubrité pendant l'année 1822*. Paris, 1823, in-8. — PÉCLET, *Traité de l'éclairage*, 10 pl. Paris, 1827, in-8. — BRIQUET, *De l'éclairage artificiel considéré sous le point de vue de l'hygiène publique et de l'hygiène privée*. Th. de conc. Paris, 1838, in-4°. — CHEVALLIER, *Note sur la présence de l'arsenic dans les bougies*, in *Journ. de chim. méd.*, 2e sér., t. IV, p. 222; 1838. — PELOUZE père et fils, *Traité de l'éclairage ou gaz tiré de la houille, des bitumes, des lignites, de la tourbe, des huiles, des résines, des graisses*, etc., 24 pl. Paris, 1839, in-8. — TRÉBUCHET, *Recherches sur l'éclairage public de Paris*, in *Ann. d'hyg.*, 1re sér., t. XXX, p. 5, 241; 1843. — *Ordonnance de police concernant l'éclairage par le gaz dans l'intérieur des habitations*, 31 mai 1842. — BEAUDE, *De la présence de l'arsenic dans les bougies stéariques*, in *J. des cours méd.*, t. X, p. 114; 1842-1843. — *Ordonnance royale concernant la fabrication du gaz*, 27 janv. 1846. — AUDOUARD (V.), *Rapport à M. le préfet de Béziers sur l'éclairage à l'alcool pour les intérieurs*, in *J. de chim. méd.*, 2e sér., t. IX, p. 712; 1842. — COMBES (H.), *De l'éclairage au gaz étudié au point de vue économique et administratif, et spécialement de son action sur le corps de l'homme*. Paris, 1844, in-18. — GUILLIN (H.), *Des divers moyens d'éclairage et de leur influence sur la santé*. Th. de Paris, 1850, in-4°, n° 121. — BOUDIN, *Recherches sur l'éclairage*, in *Ann. d'hyg.*, 1re sér., t. XLVI, p. 87; 1851. — HUEBER, *Mittheilungen über Gasbeleuchtung in hygienischer, toxicologischer and staatsärztlicher Beziehung*, in *Zeitschr. Wien. Aerzte*, 1852; et *Canstatt's Jahresb.*, 1853, t. VII, p. 54. — INNHAUSER (F.), *Ueber Leuchtgas vom sanitätspolizeilichen Standpunkte*, in *Ztschr. Wien. Aerzte*, nov. 1852, et *Canstatt's Jahresb.*, 1853, t. VII, p. 54. — DU MÊME, *Beleuchtung der neuen Bauordnung für Wien vom Standpunkte der Sanitätspolizei*, in *Ztsch. der K. K. Gesellsch. der Aerzte zu Wien*, 1859, p. 58. — BERTULUS, *Mém. sur cette question d'hygiène publique : Rechercher l'influence que peut exercer l'éclairage au gaz sur la santé des masses dans l'intérieur des villes*. Marseille, 1853, in-8. — *Fuites de gaz, appareil Maccaud*, in *Ann. d'hyg.*, 2e sér., t. II, p. 458; 1854. — RUTTER (J.-B.-N.), *De l'éclairage au gaz dans les maisons particulières*, trad. de l'angl. par J. GATLIFFE et P. PERS. Paris, 1856, in-8. — GIRARDIN et BUREL, *Nouveaux fours à coke, système Buran, avec utilisation simultanée du gaz d'éclairage et de chauffage et divers produits*, etc. Paris, 1856, in-4°. — GILLARD, *Chauffage et éclairage par le gaz platine; réponse*, etc. Paris, 1856, in-4°. — TAVIGNOT, *De l'éclairage au gaz. Comment est-il nuisible à la santé publique*, fig. Paris, 1858, in-8. — CHATEL, *Notice sur les différents systèmes d'éclairage, depuis les temps anciens jusqu'à nos jours*, 34 pl. Paris, 1859, in-8. — MORIN, *Note sur l'application de la chaleur développée par les appareils d'éclairage à la ventilation*, in *Compt. rend. de l'Acad. des sc.*, t. LI, p. 109; 1860. — KNUDSEN (P.), *Ueber Gasbeleuchtung in Zimmern*, in *Henke's Ztschr.*, 3 hft., et *Canstatt's Jahresb.*, 1862, t. VII, p. 8. — DEVERGIE et PAULIN, *Asphyxie par le gaz d'éclairage survenue dans les magasins de nouveautés de la rue de Bussy,* in *Ann. d'hyg.,* 1re sér., t. III, p. 457 ; 1830. — Tourdes (G.), *Relation médicale des asphyxies occasionnées à Strasbourg par le gaz d'éclairage.* Paris, 1841, in-8.

Objets placés dans l'intérieur des habitations privées.

1° *Fleurs.* — Les fleurs placées dans une chambre peuvent exercer deux actions différentes. L'une consiste dans l'influence produite sur l'homme par l'acide carbonique qu'elles exhalent pendant la nuit, et l'autre dans celle déterminée sur lui par les émanations odorantes. Les effets de l'acide carbonique peuvent être atténués ou anéantis par un renouvellement suffisant de l'air ; il faut, du reste, que les végétaux soient bien abondants dans une chambre, et cette chambre elle-même bien étroite et bien close, pour que la quantité d'acide carbonique venant de cette source soit capable de déterminer l'asphyxie.— Si cette influence était la seule à combattre, on en triompherait facilement par l'établissement d'un courant d'air destiné à renouveler l'air et à expulser l'acide carbonique. L'enlèvement des végétaux serait la première chose à faire. L'action des émanations odorantes, l'influence de l'acide carbonique, complétement mises de côté par le facile renouvellement de l'air dans la pièce, est loin d'être nulle ; il existe dans la science de nombreux exemples d'accidents produits par les odeurs végétales. Ces accidents, plus communs chez les femmes nerveuses et impressionnables, ont été observés très-souvent : ils consistent dans la céphalalgie, les vertiges, les éblouissements, les syncopes, les spasmes nerveux et des attaques hystériformes.

La conclusion est qu'il faut proscrire d'une manière absolue la présence des végétaux, et surtout des fleurs odorantes, dans une chambre habitée, la nuit surtout, même quand il existe un facile renouvellement d'air.

2° *Animaux.* — Les animaux placés dans l'intérieur des appartements altèrent l'atmosphère de la même manière que l'homme ; et souvent, quand ils sont de grande taille, la viciation qu'ils produisent est presque aussi forte. Il est nécessaire de tenir compte de cette circonstance, et d'exiger une capacité plus grande de la chambre dans laquelle on veut faire coucher un chien, par exemple, à côté de soi. Il est préférable, toutefois, de ne pas contracter cette habitude, et de toujours reléguer les animaux vivants dans des pièces autres que celles où l'on habite. — Il peut se faire, en outre, que chez le chien la rage vienne à se développer, soit spontanément, soit à la suite de la morsure d'un autre chien, morsure qui aura échappé à l'observation du maître. Or, il existe des exemples nombreux dans lesquels les chiens, devenus enragés de cette manière, se sont jetés sur leur maître, et lui ont communiqué la rage par morsure. Cette dernière considération devrait tout à fait empêcher l'homme de faire coucher des chiens auprès de lui.

Il est un usage généralement suivi en France dans les fermes, les établissements d'agriculture, ainsi que dans les grandes écuries où sont logés des chevaux en nombre considérable, c'est celui d'y faire coucher un ou plusieurs garçons d'écurie. Indépendamment des maladies contagieuses qu'ils peuvent y contracter, et dont il sera question plus tard, le choix d'un tel coucher a tous les inconvénients attachés aux conséquences de l'encombrement et à la viciation de l'air par renouvellement insuffisant. Il est probable, toutefois, que si cet usage n'est pas plus souvent suivi d'accidents, c'est que l'air vicié par la respiration de tant d'animaux réunis peut se renouveler par les ouvertures libres et nombreuses que présentent, la plupart du temps, les écuries et les étables. Il y aurait lieu cependant d'examiner si, en hiver, où l'on bouche une partie de ces ouvertures, une telle habitation n'est pas plus malsaine qu'à toute autre époque de l'année.

3° *Aliments conservés dans l'habitation.* — Ils ne sauraient avoir d'autres inconvénients que ceux qui résultent de leur putréfaction, et il en a été question à propos de l'influence des matières putrides sur la santé. Malgré le doute que des travaux récents ont pu jeter sur la nocuité de cette influence, il est d'une bonne hygiène de faire rejeter des habitations privées tout aliment corrompu et capable d'altérer l'air par les émanations putrides qui s'en dégagent.

Bibliographie. — BOYLE (R.), *Exercitatio de mira subtilitate effluviorum.* — *De natura determinata effluviorum.* — *De insigni efficacia effluviorum,* in *Opp. varia,* t. II. Genevæ, 1693, in-4°.— TRIOMPH (J.-H.), *De aromaticorum natura, usu et abusu.* Jenæ, 1695, in-4°. — TRILLER (D.-G.), *De morte subita, ex nimio violarum odore oborto.* Wittebergæ, 1762, in-4°. — SELIGIUS (C.-H.), *De odoribus.* Erlangæ, 1766, in-4°. — KIRWAN (A.-A.-P.-A.), *De l'odorat et de l'influence des odeurs sur l'économie animale.* Th. de Paris, 1812, in-4°, n° 47. — BARTHELEMY (J.), *Essai sur les fleurs et sur leurs effets pernicieux.* Th. de Paris, 1812, in-4°, n° 158. — Cloquet (H.), art. *Odeur*, du *Dict. des sc. méd.*, t. XXXVII ; Du même, *Osphrésiologie ou Traité des odeurs, du sens et des organes de l'olfaction.* Paris, 1821, in-8.

Annexes de l'habitation proprement dite, et contenues à peu près constamment dans son intérieur.

Alcôves, rideaux de lit. — Un usage à peu près général existe en France, même dans les habitations les moins aisées, c'est celui de renfermer le lit dans une alcôve, ou de l'entourer de rideaux épais capables d'en faire le tour, et de créer ainsi une atmosphère artificielle d'air confiné. — Cet usage, qu'il serait à peu près inutile de chercher à déraciner, en raison même de sa généralité, est mauvais et funeste à la santé ; il s'oppose au renouvellement facile de l'air ; il concentre dans un espace resserré le produit des exhalations pulmonaire et cutanée, et vicie l'air qui est respiré immédiatement par la personne couchée dans le lit.

Ces inconvénients de l'alcôve ou des rideaux épais sont plus sérieux encore quand il s'agit d'individus malades ; car le produit des exhalations pulmonaire et cutanée de ces derniers, concentré dans un air non renouvelé, et absorbé ensuite par les mêmes voies qui l'ont fourni, est capable d'aggraver la maladie des individus placés dans le lit, et de la compliquer d'une manière beaucoup plus fâcheuse. Enfin, cette habitude s'oppose à la liberté de la respiration des personnes atteintes de maladies chroniques du poumon et du cœur, et elles sont presque toujours obligées d'y renoncer.

L'hygiène doit donner le conseil de rejeter toute alcôve qui ne serait pas largement ouverte ; elle doit également engager à ne faire usage que de rideaux légers et incomplets, destinés plutôt à servir d'ornement qu'à s'opposer au facile renouvellement de l'air.

Quant aux malades, on ne saurait trop engager les personnes qui les entourent à débarrasser leur lit des rideaux, à moins que ces derniers n'aient pour destination spéciale d'empêcher l'action directe d'un courant d'air sur le malade.

Les soupentes, les cabinets obscurs, étroits et sans croisées, dans lesquels on place bien souvent des lits, ont tous les inconvénients des chambres petites et non ventilées, on doit en rejeter l'usage, en raison de l'influence fâcheuse qu'ils ne manqueraient pas d'exercer sur la santé.

Cuisines. — Les cuisines exposent les personnes qui y séjournent habituellement à une chance spéciale de maladie : c'est celle qui résulte de la combustion d'une grande quantité de charbon de bois, du dégagement d'acide carbonique et de l'asphyxie qui peut en être la conséquence. — Les moyens à employer pour prévenir de tels accidents sont les suivants :

1° Donner à ces pièces l'étendue la plus grande possible, dans toutes les dimensions ;

2° Y placer un dallage en pierre plutôt qu'un plancher en bois ;

3° Établir une ventilation énergique et facile, à l'aide de grandes croisées ;

4° Prolonger la hotte de la cheminée jusque sur les fourneaux spécialement destinés à la combustion du charbon, de manière à leur constituer une voie d'appel considérable.

Latrines. — Dans l'antiquité, les maisons avaient déjà des latrines spéciales, et on les retrouve parfaitement conservées dans les maisons découvertes de Pompéi.

Dans un grand nombre de villages et d'habitations rurales, il n'y a pour toutes latrines qu'un trou creusé en terre, ce qui laisse toute facilité pour se dégager, aux émanations qui en proviennent.

Dans les villes, il ne saurait en être ainsi, et chaque appartement a ses latrines spéciales. Elles sont presque toujours une source incessante d'infection qui résulte de la présence du sulfhydrate d'ammoniaque uni à une petite quantité d'acide sulfhydrique, ces gaz peuvent se dégager sur un des points suivants :

1° Les endroits mêmes où sont placées les latrines ;

2° Les fissures qui peuvent exister dans un point quelconque du trajet des tuyaux de faïence ou de terre qui servent à la conduite des matières dans la fosse ;

3° La soudure incomplète qui a lieu au point de jonction des tuyaux de fonte employés pour le même usage.

4° Enfin, ces gaz peuvent sortir de la fosse où sont conduites les matières fécales et dans laquelle elles séjournent.

Ces émanations, toujours plus considérables par les temps chauds et humides, peuvent-elles exercer une influence fâcheuse sur l'homme ? L'étude des phénomènes et des maladies qui se développent chez les vidangeurs peut seule éclairer la question. Si l'on met de côté l'asphyxie, dont ils sont si souvent atteints dans leur profession, et les ophthalmies spéciales dont ils peuvent être affectés, les médecins sont bien loin d'être d'accord sur la nature des autres maladies. A l'exemple de Parent-Duchâtelet, beaucoup de médecins nient complétement cette influence pernicieuse, et n'admettent que la possibilité de l'asphyxie et des ophtalmies. D'un autre côté, l'observation des maladies qui règnent à Montfaucon et à Bondy, où sont déposées les matières fécales de Paris, n'y démontre ni une fréquence ni une gravité plus grandes des maladies que partout ailleurs ; il n'y a pas non plus une mortalité plus considérable.

En opposition à cette négation d'accidents possibles, on cite quelques cas dans lesquels les effets nuisibles auraient été produits ; effets dont la nature ne serait cependant pas bien déterminée. Tels sont les trois cas de mort survenus successivement chez des individus qu'on avait fait coucher dans une pièce où existaient des émanations sorties par la fissure d'un tuyau de conduite de matières fécales passant dans l'épaisseur du mur. (Darcet.)

La question des accidents qui peuvent survenir, tout indécise qu'elle soit, n'en doit pas moins être prise en sérieuse considération, et on doit chercher, sinon à détruire complétement, du moins à réduire au minimum les inconvénients attachés aux émanations des latrines. Voici, à cet égard, les dispositions les plus favorables à prendre.

Placer les latrines dans un cabinet isolé, aussi grand que possible, et loin des chambres à coucher et du centre des appartements. — Donner à ce cabinet un jour sur la cour, ou, au moins, sur l'escalier.

Le système qu'on doit préférer est celui des lieux d'aisances dits à l'anglaise ; ils consistent, ainsi qu'on le sait, en une soupape à bascule capable de fermer immédiatement l'ouverture supérieure du tuyau de conduite. La combinaison avec un réservoir d'eau supérieur est ce qu'il y a de préférable. Si, malgré cela, il y avait encore dégagement d'odeur, il faudrait avoir recours aux chlorures désinfectants.

Les tuyaux de conduite doivent être en fonte ; on donnera un soin particulier aux points de jonction et de soudure.

La disposition de la fosse est importante à considérer ; on conseille généralement de la voûter et de la ventiler à l'aide d'un tuyau dit tuyau d'évent, partant de sa partie supérieure et s'étendant jusqu'à une hauteur qui dépasse celle des cheminées les plus élevées ; son point de départ de la fosse doit se trouver à un niveau supérieur à celui d'arrivée des tuyaux de conduite.

[Ces tuyaux d'évent sont souvent plus nuisibles qu'utiles. Ainsi, quand la température des cabinets est supérieure à la température extérieure, quand les tuyaux de chute sont dans le voisinage d'un conduit de cheminée, quand les cabinets ouvrent sur une cage d'escalier où existe un courant ascensionnel rapide, alors l'appel se fait par les tuyaux de chute : les gaz de la fosse s'y précipitent, et l'air extérieur descend par le tuyau d'évent pour s'y rendre à son tour chargé des produits fétides exhalés par les matières de la fosse, alimentant ainsi le courant qui devient continu tant que la cause persiste.]

Un système qui commence à se répandre beaucoup est celui des fosses mobiles : il consiste dans des tonneaux placés dans une cave spéciale et auxquels on fait aboutir l'extrémité d'un tuyau de conduite. Les tonnes une fois remplies, on les enlève, et on les remplace par d'autres, que l'on retire ensuite à leur tour, lorsqu'elles sont pleines. M. Piorry, qui vante beaucoup ce système, dans son intéressante dissertation sur les habitations privées, lui reconnaît les avantages suivants : les tonnes ne dégagent aucune odeur, épargnent les frais de construction, d'entretien et de curage de la fosse ; enfin, les frais auxquels elles entraînent sont beaucoup moins élevés que ceux de ces trois opérations. C'est une question à étudier, mais, en tout cas, on ne peut guère appliquer ce système aux maisons de construction ancienne.

Le curage des fosses d'aisances produit souvent des accidents chez les ouvriers qui l'exécutent ; telle est spécialement l'asphyxie, dont on a eu de si nombreux cas à déplorer.

Ces accidents sont devenus beaucoup plus rares depuis qu'on est parvenu, à l'aide de cheminées d'appel et de tuyaux d'aspiration, à mettre à profit la formation du vide pour enlever la totalité des matières liquides contenues dans la fosse ; depuis lors, les hommes sont bien moins exposés lorsqu'ils y descendent. Dans ce dernier cas même encore, un emploi judicieux des chlorures prévient les accidents et empêche l'asphyxie.

Les applications faciles et peu dispendieuses des moyens de désinfection aux matières fécales ont déterminé l'administration à rendre une ordonnance de police par laquelle il est interdit à tout entrepreneur de vidanges de commencer le curage d'une fosse avant d'avoir préalablement désinfecté la masse de matières qu'elle renferme. La mise à exécution de ce moyen et son emploi judicieux préviendront probablement, dans la suite, tous les accidents; il consiste dans l'emploi, soit du peroxyde de fer, soit du charbon. Le premier de ces agents surtout paraît se généraliser, ce qu'il doit à son prix peu élevé, joint aux bons résultats qu'il produit. L'emploi des chlorures réussit bien également, mais il est plus dispendieux.

Bibliographie. — Annexes des habitations. — MAC-MAHON, *An in lecto undique clauso dormire noxium?* Resp. affirm. Th. de Paris, 1767, in-4º. — BACHELET, *Note sur l'hygiène des chambres à coucher, et en particulier sur l'usage de sommiers élastiques,* in *Gaz. méd. de Lyon,* 1850. — FORTIN, *Nouveau fourneau de salubrité, très-économique et digesteur de nouvelle invention.* Paris, 1791, in-8. — RUMFORT (B. de), Xᵉ essai, 3ᵉ part., *Construction des cuisines publiques et particulières et fabrication de leurs ustensiles,* 29 pl., trad. de l'anglais par T. de COURTIVRON. Paris, 1804, in-8. — BROWNS (F.-J.), *On injurious effects of underground kitchens,* in *Sanitary Rev.,* april 1858. — CADET DE VAUX, *Sur le méphitisme des puits,* in *Obs. de phys.* de l'abbé Rosier, t. XXII, p. 229; 1783.— Latrines, fosses d'aisances. — LABORIE, CADET et PARMENTIER, *Observations sur les fosses d'aisances, et moyens de prévenir les inconvénients de leur vidange,* suivies du *Rapport fait à l'Acad. des sc. sur ce travail,* par MILLY, LAVOISIER et FOUGEROUX, Paris, 1778, in-8. — JAMIN DE COMBE-BLANCHE, *L'antiméphitique, ou Moyens de détruire les exhalaisons pernicieuses et mortelles des fosses d'aisances, l'odeur infecte des égouts,* etc. Paris, 1782, in-8. — DU MÊME, Plusieurs brochures de polémique à l'occasion de son prétendu désinfectant dont l'insuccès avait été constaté par une commission. — MARCORELLE (de), *Réflexions historiques et critiques sur les quelques moyens indiqués pour neutraliser les fosses d'aisances, servant de réponse aux injustes accusations de M. Janin.* Paris, 1785, in-4º. — HALLÉ, *Recherches sur la nature et les effets du méphitisme des fosses d'aisances.* Paris, 1785, in-8. — GOULET, *Inconvénients des fosses d'aisances, possibilité de les supprimer.* Yverdon, 1785. — 2ᵉ édit., avec *Supplément, ibid.,* 1786. — GIRAUD (P.), *Commodités portatives ou Moyens de supprimer les fosses d'aisances et leurs inconvénients,* 2 pl. Paris, 1786, in-8º. — GÉRAUD, *Essai sur la suppression des fosses d'aisances et de toute espèce de voirie ; sur la manière de convertir en combustible toutes les substances qu'on y renferme.* Amsterdam, 1786, in-12. — THOURET, *Rapport sur des pompes antiméphitiques,* in *Ann. de chimie,* t. VI, p. 86; 1790. — DUPUYTREN (G.), *Notice sur quatre asphyxies survenues dans une fosse d'aisances vidée depuis plusieurs jours, et sur quelques expériences auxquelles elles ont donné lieu,* in *Bull. de la Soc. de méd.,* t. I, p. 144, an XIII. — DU MÊME, *Rapport sur une espèce de méphitisme des fosses d'aisances produite par le gaz azote,* in *Journ. de méd. de Corvisart,* t. XI, p. 187, an XIV. — HÉRICART DE THURY, DUBOIS (Ant.), HUZARD, *Rapport sur les fosses mobiles et inodores de MM. Cazeneuve et Cⁱᵉ, fait à la Soc. centr. d'agri-*

culture. Paris, 1818, in-8. — Neufchateau (Fr. de), *Recherches sur l'utilité de l'urine par rapport à l'agriculture* — à la suite du précédent. — Darcet, *Rapp. au Conseil de salubrité sur la construction des latrines publiques et sur l'assainissement des latrines et des fosses d'aisances,* 2 pl., in *Ann. de l'industrie nat. et étrang.*, 1822. — Du même, Girard et Pelletier, *Rapport au préfet de police sur l'assainissement de la vidange des fosses d'aisances,* in *Rec. industr. et manufact. de Moléon,* 1830. — Du même, *Latrines modèles construites sous un colombier, ventilées au moyen de la chaleur des pigeons,* etc., 1 pl. Paris, 1843, in-4°. — Vée, *Considérations sur les explosions et combustions accidentelles dans les fosses d'aisances,* in *Journ. des conn. méd. prat.*, t. I, p. 307 ; 1834. — Couverchel, *De l'assainissement des fosses d'aisances, des latrines et urinoirs publics, et des moyens,* etc. Paris, 1837, in-8. — Matthissens, *Rapp. fait à la Société de médecine d'Anvers sur le procédé de M. le docteur Koene pour la désinfection des matières fécales,* etc., in *Ann. de la Soc. de méd. d'Anvers,* 1840, p. 115. — Parent-Duchatelet, Labarraque et Chevallier, *Rapp. sur les améliorations à introduire dans les fosses d'aisances, leur mode de vidange et les voiries de la ville de Paris,* in *Ann. d'hyg.*, 1re sér., t. XIV, p. 258 ; 1835. — Sucquet et Krafft, *De l'assainissement de la vidange et de la suppression des voiries de la ville de Paris.* Paris, 1840, in-8. — Ollivier (d'Angers), *Remarques sur la nécessité d'une nouvelle mesure à prescrire après la vidange des fosses d'aisances,* in *Ann. d'hyg.*, 1re sér., t. XXIV, p. 87 ; 1840. — Guérard (A.), *Sur le méphitisme et la désinfection des fosses d'aisances, ibid.,* t. XXXII, p. 326 ; 1844. — Du même, *Note sur le nouveau système de vidange des fosses d'aisances, ibid.,* t. XXXV, p. 77 ; 1846. — Girard (H.), *Note relative aux principales conditions que doivent offrir les lieux d'aisances,* in *Ann. de méd. psychol.* 1re sér., t. VI, p. 107 ; 1845. — Chevallier, *Rapp. fait à la Soc. d'encouragement sur le concours ouvert pour la désinfection des matières fécales et des urines dans les fosses mêmes, et pour des appareils propres à opérer la division des solides et des liquides.* (Extr. des *Bull. de la Soc. d'encourag.*), 1848, in-4°. — Du même, *Essai sur la possibilité de recueillir les matières fécales, les eaux vannes, les urines de Paris avec utilité pour la salubrité,* etc., in *Ann. d'hyg.*, 2e sér., t. XIV, p. 97 ; 1860. — Du même, *Sur les accidents qui résultent de l'inflammation des gaz produits dans les fosses d'aisance, ibid.,* t. XV, p. 286 ; 1861. — Vincent, *Extrait d'un ouvrage intitulé : Recherches historiques sur la construction des fosses d'aisances et l'emploi des matières fécales* (impr. à la suite du rapp. de M. Chevallier sur le concours de la Société d'encouragement). Paris, 1848, in-4°. — Gaultier de Claubry, *De la suppression de la voirie de Montfaucon comme conséquence des procédés perfectionnés de désinfection des fosses d'aisance,* in *Ann. d'hyg.*, 1re sér., t. XL, p. 305 ; 1848. — Du même, *De l'application des procédés de vidange inodore comme moyen de suppression de la voirie de Bondy, ibid.,* t. XLIII, p. 77 ; 1850. — Du même, *Des nouveaux perfectionnements apportés à la vidange des fosses d'aisances et des résultats qui en sont la conséquence, ibid.*, t. XLV, p. 87 ; 1851. — Sponi, *De la vidange au passé, au présent et au futur. Mém. à MM. les magistrats*, etc. Paris, 1856, in-8. — Mille, *Service des vidanges, écoulement direct des liquides dans les égouts*, in *Ann. d'hyg.*, 2e sér., t. II, p. 448 ; 1854. — *Ordonnances de police concernant la désinfection des matières contenues dans les fosses d'aisances*, 12 déc. 1849 ; 28 déc. 1850 ; 8 nov. 1851. — Autre *réglant la construction, les réparations des fosses d'aisances et le service de la vidange*, 1er déc. 1853. — Grassi, *Rapp. à M. le ministre de l'intérieur sur la construction et l'assainissement des latrines et fosses d'aisances.* Paris, 1858, in-8. — Bertherand, *Mém. sur la vidange des latrines et des urinoirs publics, au point de vue*, etc., in *Archiv. de l'agricult. du Nord* (Lille), 1858. — Duponchel, *Nouveau Système de latrines pour les grands établissements publics et notamment*, etc., in *Ann. d'hyg.*, 2e sér., t. X, p. 356 ; 1858. — Reil, *Die verschiedenen System betreffend die Anlagen von Abtritten, vom sanitätspolizeilichen Standpunkte*, in *Casper's Vjschr.* XV, 298 ; 1859. — Bouchard, *Disposition des fumières et des latrines dans les exploitations rurales.* Paris, 1859, in-8. — Finkelburg, *Vergleichende Bemerkungen über die neuern Methoden zur Entfernung der Auswurfstoffe aus grösseren Städten, mit besonderer Rücksicht*, etc., in *Casper's Vjschr.*, t. XVIII, p. 107 ; 1860. — Voigt (F.-W.), *Ueber die Ausleerung der Latrinen grosser Städte in sanitätspolizeilicher*, etc., in *Henke's Ztschr.* 1860, 1 hft., et *Canstatt's Jahresb.*, 1861, t. VII, p. 58. — Pappenzeim (L.), *Zur geruchlosen Entleerung der Abtrittsgruben*, in *Beiträge zur exact. Forsch.*, etc., 1862, 4 Hft., p. 122.

Annexes de l'habitation privée placées en dehors.

Escaliers. — Les escaliers sont une des parties les plus importantes des habitations privées. Cette importance est plus grande encore quand il n'existe pas de cours intérieures. Un des principaux usages des escaliers est de contenir une vaste colonne d'air, en quelque sorte mobile, se renouvelant facilement, et dans laquelle les appartements intérieurs viennent puiser une partie de l'air qui leur est nécessaire, et quelquefois même la lumière. On doit donc rechercher dans un escalier l'espace, l'étendue, une bonne construction, une pénétration et une sortie faciles de l'air. On ne saurait trop recommander à cet égard des fenêtres larges, hautes, aussi nombreuses que possible, et qui restent ouvertes une partie de la journée, surtout à l'époque de la belle saison.

Cours. — Les cours intérieures constituent toujours une condition meilleure de salubrité pour une habitation privée. Pour offrir cet avantage, cette cour ne doit être ni trop étroite, ni trop encaissée ; il faut qu'elle donne un libre accès à l'air et à la lumière, et que les eaux ménagères ou bien les fumiers qui proviennent des écuries, n'y séjournent pas; on doit enfin recommander de la laver, le plus souvent possible, avec l'eau provenant des puits et des pompes.

On a pris l'habitude, dans plusieurs quartiers populeux et industriels des villes, de couvrir les cours, lorsque toutefois elles n'ont pas une étendue trop considérable, d'un vitrage qui les transforme ainsi en un vaste magasin. Cet usage n'aurait d'inconvénients qu'en tant qu'il s'opposerait à la libre circulation de l'air dans la partie de la cour située au-dessous du vitrage, à sa pénétration dans l'escalier, et qu'il nuirait à l'écoulement des eaux ménagères au dehors.

Lorsqu'il n'existe pas de cour, l'allée d'entrée, qui conduit de la porte au bas de l'escalier, doit, autant que possible, être large, aérée, claire, et donner un passage facile à la colonne d'air qui va renouveler celui de la cage de cet escalier.

La porte d'entrée, lorsqu'il n'y a qu'une allée sans cour, doit donner passage à l'air. On obtient ce résultat à l'aide d'un grillage en fer qui tient la place des panneaux.

La loge du portier, dans les grandes villes, et surtout dans les quartiers populeux et encombrés d'habitants, est un logement insalubre, malsain, où le jour et l'air ne pénètrent souvent qu'indirectement et par l'intermédiaire de l'allée ou de l'escalier. Il y aurait dans le système de ces loges, non pas simplement des améliorations, mais une réforme complète à effectuer, et il est à craindre qu'elle ne se fasse attendre bien longtemps.

Écuries, étables, poulaillers. — La plupart de ces annexes de l'habitation sont mal construites, trop petites, trop peu aérées. Elles laissent presque toujours dégager dans les cours où elles elles existent une odeur extrêmement désagréable, et quelquefois infecte. Les préceptes hygiéniques à observer, lorsqu'on ne peut remédier à leur mode de construction, sont les suivants :

1° Renouveler l'air aussi souvent et aussi largement que possible ;

2° Enlever chaque jour les fumiers ;

3° Multiplier les lavages à grande eau.

On devra surtout éviter d'y renfermer un nombre d'animaux plus considérable que celui que comporte l'espace dont on peut disposer.

Eaux ménagères. — Les eaux ménagères sont celles qui proviennent des reliquats des nombreux usages domestiques auxquels l'eau est employée; elles doivent nécessairement être expulsées, d'abord de l'appartement, ensuite des maisons; car elles exhalent l'odeur infecte et caractéristique des matières animales et végétales en décomposition : de plus, cette odeur, pénétrant ainsi dans les appartements, y produit, sinon des accidents positifs et bien déterminés, du moins une incommodité extrême. Pour y obvier, il faut avoir soin de diriger les eaux de l'évier, ou jetées directement dans la cuvette de plomb placée en dehors et destinée à cet usage, vers les tuyaux en fonte qui doivent les conduire au bas de la maison. L'odeur est évitée à l'aide des lavages fréquents opérés, soit avec de l'eau jetée directement dans le plomb, soit à l'aide des eaux pluviales qui y sont conduites. Dans les grandes chaleurs, pendant lesquelles l'odeur de décomposition organique acquiert une intensité plus grande, on peut avoir recours à l'usage des chlorures.

Une fois au bas de la maison, les eaux ménagères peuvent être dirigées, soit vers les ruisseaux, pour, de là, être conduites dans les égouts, et c'est la plupart du temps ce qu'il y a de préférable ; soit dans les puisards établis dans les cours particulières. Ces puisards sont des trous à parois perméables, et qui sont destinés à recevoir et à absorber les eaux pluviales ou les eaux ménagères. Pour les premières, il n'y a aucun inconvénient, aucun obstacle ; mais pour les secondes, il n'en est pas de même, et l'absorption des eaux ménagères par les parois des puisards a pour résultat de laisser infiltrer dans le sol toutes les matières organiques qu'elles contiennent, et de l'infecter, ainsi que les puits voisins, jusqu'à une certaine distance.

Les puisards doivent donc être évités autant que possible, à moins qu'on ne puisse les creuser de telle sorte que leur niveau soit au-dessous de la seconde nappe d'eau. On ne peut, du reste, la plupart du temps, obtenir ce résultat, en raison des grandes dépenses qu'il entraînerait. La désinfection des puisards doit être faite avec des chlorures ; je ne sache pas qu'on y ait encore appliqué le peroxyde de fer. [A Paris on exige que les puisards soient à parois étanches, et recouverts d'une cuvette à siphon. La vidange en est pratiquée comme celle des fosses d'aisances.]

Pour être plus complet, il y aurait encore à s'occuper de la distribution des eaux dans l'intérieur des habitations, et à traiter des dépendances, telles que vastes cours, jardins, parcs, etc. Mais ces dépendances augmentent d'une manière si évidente la salubrité d'une habitation, qu'il est presque inutile de le faire ressortir.

Les conditions de salubrité et d'insalubrité des habitations privées résultent de tous les détails dans lesquels nous sommes entrés; nous n'y ajouterons rien, sinon une ordonnance et une instruction du préfet de police, à Paris, ordonnance et instruction émanées du Conseil de salubrité), et dans lesquelles sont parfaitement résumés les causes d'insalubrité des habitations et les moyens d'y remédier. L'utilité de ce document nous engage à le rappeler ici.

Art. 1. Les maisons doivent être tenues, tant à l'intérieur qu'à l'extérieur, dans un état constant de propreté.

Art. 2. Les maisons devront être pourvues de tuyaux et cuvettes, en nombre suffisant pour l'écoulement et la conduite des eaux ménagères. Ces tuyaux et cuvettes seront constamment en bon état; ils seront lavés et nettoyés assez fréquemment pour ne jamais donner d'odeur.

Art. 3. Les eaux ménagères devront avoir un écoulement constant et facile jusqu'à la voie publique, de manière qu'elles ne puissent séjourner ni dans les cours, ni dans les allées; les gargouilles, caniveaux, ruisseaux destinés à l'écoulement de ces eaux seront lavés plusieurs fois par jour et entretenus avec soin. Dans le cas où la disposition du terrain ne permettrait pas de donner un écoulement aux eaux sur la rue ou dans un égout, elles seront reçues dans des puisards, pour la construction desquels on se conformera aux dispositions de l'ordonnance de police du 20 juillet 1838.

Art. 4. Les cabinets d'aisances seront disposés et ventilés de manière à ne pas donner d'odeur. Le sol devra être imperméable et tenu dans un état constant de propreté. Les tuyaux de chute seront maintenus en bon état et ne devront donner lieu à aucune fuite.

Art. 5. Il est défendu de jeter ou de déposer dans les cours, allées et passages, aucune matière pouvant entretenir l'humidité ou donner de mauvaises odeurs.

Partout où les fumiers ne pourront être conservés dans des trous couverts ou sur des points où ils ne compromettraient pas la salubrité, l'enlèvement en sera opéré chaque jour, avec les précautions prescrites par les règlements.

Le sol des écuries devra être rendu imperméable dans la partie qui reçoit les urines; les écuries devront être tenues avec la plus grande propreté; les ruisseaux destinés à l'écoulement des urines seront lavés plusieurs fois par jour.

Art. 6. Indépendamment des dispositions prescrites par les articles qui précèdent, il en sera pris à l'égard des habitations, *et notamment de celles qui sont louées en garni*, telles autres spéciales qui seraient jugées nécessaires dans l'intérêt de la salubrité et de la santé publiques.

Il est d'ailleurs expressément recommandé de se conformer à l'instruction du conseil de salubrité, annexée à la présente ordonnance.

Le préfet de police, Piétri.

Conseil d'hygiène publique et de salubrité du département de la Seine.

Instruction concernant les moyens d'assurer la salubrité des habitations.

La salubrité d'une habitation dépend, en grande partie, de la pureté de l'air qu'on y respire. Tout ce qui vicie l'air doit donc exercer une influence fâcheuse sur la santé des habitants.

L'insalubrité d'une habitation peut être locale ou générale : *locale*, quand elle existe seulement dans le logement de la famille ; *générale*, lorsqu'elle a sa source dans la maison tout entière.

Dans ces diverses conditions locales ou générales, l'air peut être vicié au point de faire naître des maladies graves et meurtrières. S'il est moins altéré, il minera sourdement la constitution, il causera l'étiolement et les maladies scrofuleuses.

Enfin, l'expérience a démontré que c'est dans les habitations dont l'air est insalubre que naissent et sévissent avec plus d'intensité certaines épidémies, dont les ravages s'étendent ensuite sur des cités entières.

Notons ici que l'insalubrité peut exister, aussi bien dans certaines parties des habitations les plus brillantes que dans les plus humbles demeures ; comme aussi ces dernières peuvent offrir les meilleures conditions de salubrité.

MOYENS D'ASSURER LA SALUBRITÉ DES LOGEMENTS.

Aération. — L'air d'un logement doit être renouvelé tous les jours le matin, les lits étant ouverts ; ce n'est pas seulement par l'ouverture des portes et des fenêtres que l'on peut opérer le renouvellement de l'air d'un logement, les cheminées y contribuent efficacement aussi ; les cheminées sont même indispensables dans les maisons simples en profondeur et qui n'ont qu'un seul côté : les chambres où l'on couche devraient toutes en être pourvues : *on ne saurait donc trop proscrire la mauvaise habitude de boucher les cheminées, afin de conserver plus de chaleur dans les chambres.*

Le nombre des lits doit être, autant que possible, proportionné à l'espace du local ; de sorte que, dans chaque chambre, il y ait au moins 14 mètres cubes d'air par individu, indépendamment de la ventilation.

Mode de chauffage. — Les combustibles destinés au chauffage et à la cuisson des aliments ne doivent être brûlés que dans des cheminées, poêles et fourneaux, qui ont une communication *directe avec l'air extérieur,* même lorsque le combustible ne donne pas de fumée. Le coke, la braise et les diverses sortes de charbon, qui se trouvent dans ce dernier cas, sont considérés à tort par beaucoup de personnes comme pouvant être impunément brûlés à découvert dans une chambre habitée. C'est là un des préjugés les plus fâcheux : il donne lieu tous les jours aux accidents les plus graves, quelquefois même il devient cause de mort.

Aussi doit-on proscrire l'usage des *braseros*, des poêles et des calorifères portatifs de tout genre, qui n'ont pas de tuyaux d'échappement au dehors. Les gaz qui sont produits pendant la combustion de ces moyens de chauffage et qui se répandent dans l'appartement sont beaucoup plus nuisibles que la fumée de bois.

On ne saurait trop s'élever aussi contre la pratique dangereuse de fermer complétement la clef d'un poêle ou la trappe intérieure d'une cheminée qui contient encore de la braise allumée : c'est là une des causes d'asphyxie les plus communes. On conserve, il est vrai, la chaleur dans la chambre, mais c'est aux dépens de la santé et quelquefois de la vie.

Soins de propreté. — Il ne faut jamais laisser séjourner longtemps les urines, les eaux de vaisselle et les eaux ménagères dans un logement. Il faut balayer fréquemment les pièces habitées, laver une fois par semaine les pièces carrelées et qui ne sont pas frottées, les ressuyer aussitôt pour en enlever l'humidité. Le lavage qui entraîne à sa suite un état permanent d'humidité est plus nuisible qu'avantageux ; il ne doit donc pas être opéré trop souvent.

Lorsque les murs d'une chambre sont peints à l'huile, il faut les laver de temps en temps pour en enlever les couches de matières organiques qui s'y déposent et qui s'y accumulent à la longue.

Dans le cas de peinture à la chaux, il convient d'en opérer tous les ans le grattage et d'appliquer une nouvelle couche de peinture.

Tout papier de tenture que l'on renouvelle doit être arraché complétement ; le mur doit être gratté et les trous rebouchés avant de coller de nouveau papier.

Les cabinets particuliers d'aisances doivent être particulièrement ventilés, et, autant que possible, à fermeture, au moyen de soupapes hydrauliques.

MOYENS D'ASSURER LA SALUBRITÉ DES MAISONS

Indépendamment du mode de construction d'une maison, quel que soit l'espace qu'elle occupe, et quelle que soit la dimension des cours et des logements, cette maison peut devenir insalubre : 1º Par l'existence de lieux d'aisances communs mal tenus ;

2º Par le défaut d'écoulement des eaux ménagères, le défaut d'enlèvement d'immondices et de fumiers, le mauvais état des ruisseaux ou caniveaux ;

3º Par la malpropreté ou la mauvaise tenue du bâtiment.

Cabinets d'aisances communs. — Il n'est guère de cause plus grave d'insalubrité ; un seul cabinet d'aisances mal ventilé, ou tenu malproprement, suffit pour infecter une maison tout entière. On évite, autant qu'il est possible, cet inconvénient, en pratiquant à l'un des murs du cabinet une fenêtre suffisamment large pour opérer une ventilation et pour éclairer ; en tenant, en outre, les dalles et le siége dans un état constant de propreté, à l'aide de lavages fréquents. On doit renouveler souvent aussi le lavage du sol et celui des murs, qui doivent être peints à l'huile et au blanc de zinc; chacun de ces cabinets doit être clos au moyen d'une porte ; enfin, il faut, autant que possible, éviter les angles dans la construction desdits cabinets.

Eaux ménagères. — Les cuvettes destinées au déversement des eaux ménagères doivent être garnies de *hausses*, ou disposées de telle sorte que les eaux projetées à l'intérieur ne puissent saillir au dehors. Il faut bien se garder de refouler à travers les ouvertures de la grille qui se trouve au fond des cuvettes les fragments solides, dont l'accumulation ne tarderait pas à produire l'engorgement des tuyaux.

On doit placer une grille à la jonction du tuyau avec la cuvette, afin d'empêcher l'obstruction par des matières solides.

Il ne faut jamais vider d'eaux ménagères dans les tuyaux de descente pendant les gelées.

Lorsque l'orifice d'un de ces tuyaux aboutit à une pierre d'évier placée dans une chambre ou dans une cuisine, on doit le tenir parfaitement fermé au moyen d'un tampon ou d'un siphon.

Il y a toujours avantage à diriger les eaux pluviales dans les tuyaux de descente, de manière à les laver.

Lorsque ces tuyaux exhalent une mauvaise odeur, il faut les laver avec de l'eau contenant au moins 1 pour 100 d'eau de Javelle.

Une des pratiques les plus fâcheuses dans les usages domestiques, et contre laquelle on ne saurait trop s'élever, c'est celle de déverser les urines dans les plombs d'écoulement des eaux ménagères.

Les ruisseaux des cours et les caniveaux destinés au passage des eaux ménagères doivent être exécutés en pavés, en pierre ou en fonte; les joints doivent être faits avec soin, et les pentes régulières, de manière à empêcher toute stagnation d'eaux et à rendre facile le lavage de ces ruisseaux et caniveaux.

Les immondices des cours doivent être enlevées tous les jours; les fumiers ne doivent pas être conservés plus de huit jours en hiver et de quatre jours en été.

PROPRETÉ DU BATIMENT. — BALAYAGE.

Il faut balayer fréquemment les escaliers, les corridors, cours et passages; gratter les dépôts de terre ou d'immondices qui résistent à l'action du balai.

Il est utile de peindre à l'huile les murs des maisons, façades, couloirs, escaliers; cette peinture empêche les murs de se pénétrer de matières organiques, mais il faut avoir soin d'en opérer le lavage une fois par an.

Lavage du sol. — Les parties carrelées, pavées ou dallées, doivent être lavées souvent quand il s'agit d'escaliers ou de sol de corridors; il faut les ressuyer aussitôt après le lavage, pour éviter un excès d'humidité toujours nuisible.

L'eau suffit le plus ordinairement à ces lavages; mais, dans les cas d'infection et de malpropreté de date ancienne, il faut ajouter à l'eau 1 pour 100 d'eau de Javelle ou de chlorure d'oxyde de sodium. — L'emploi du chlorure de chaux (hypochlorite) aurait l'inconvénient de laisser à la longue un sel hygroscopique (chlorure de calcium), qui entretiendrait une humidité permanente contraire à la salubrité.

C'est en pratiquant ces soins si simples, d'une exécution si facile et si peu dispendieuse, que l'on tend à la conservation de la santé, en même temps que l'on s'oppose aux progrès des épidémies qui peuvent frapper d'un moment à l'autre toute une population.

Du choix et de la distribution des eaux dans une ville.

Le titre que nous donnons à ce chapitre est celui de la thèse de concours de M. Guérard. Nous ne saurions mieux faire que de le suivre dans sa description et dans les considérations auxquelles il a été conduit dans cet excellent travail.

Dès l'origine des sociétés, les hommes ont généralement cherché à faire leur demeure près des lieux où la nature offrait largement l'eau nécessaire à leurs boissons et à leurs autres besoins. C'est ainsi que les villes, les villages ont été établis près des fleuves, des rivières, des ruisseaux, des sources. Il n'en a cependant pas toujours été ainsi. Les besoins de la défense, ceux du commerce et d'autres encore, ont obligé de placer ces réunions d'habitations à une certaine distance des cours d'eau; on dut donc songer à amener l'eau à l'aide de conduits, de canaux, de travaux hydrauliques, etc. Les Perses paraissent être les peuples chez lesquels l'art de l'hydraulique a pris naissance, et a été porté presque immédiatement à une grande perfection. Les Romains allèrent beaucoup plus loin, et les débris de leurs travaux hydrauliques font encore l'admiration des modernes. Au moyen âge, les Arabes portèrent à un haut point l'art de la conduite des eaux. En France la construction de Versailles, de ses aqueducs et de ses canaux fit faire un grand pas à l'art de conduire les eaux, et depuis il a fait des progrès incessants.

Choix des eaux.

D'après M. Guérard, l'eau doit être limpide, tempérée en hiver, fraîche en été, inodore, d'une saveur agréable; elle doit dissoudre le savon sans grumeaux, être propre à la cuisson des légumes; elle doit tenir en dissolution une proportion convenable d'air, d'acide carbonique et de substances minérales; elle doit enfin être exempte de matières organiques.

1º *Limpidité*. — L'eau contient souvent des matières étrangères : ce sont des matières tenues en suspension. De telles eaux ne sont pas aussi malsaines qu'on l'a prétendu. Il est même probable qu'elles ne peuvent déterminer un sentiment de pesanteur dans la région épigastrique, mais elles sont au moins désagréables à boire et peuvent, en conséquence, être d'un usage répugnant. Il faut donc les clarifier, leur rendre leur limpidité. Nous allons examiner ces moyens de clarification.

Le moyen le plus simple est le repos. Deux obstacles cependant s'opposent à son emploi: le premier, c'est le temps nécessaire à la formation du dépôt; le deuxième est la masse d'eau sur laquelle il faut opérer. D'après des calculs faits pour l'eau de la Garonne à Toulouse, et l'eau du Rhône, à Lyon, il faut de quatre à cinq jours pour obtenir une limpidité modérée, et neuf à dix jours pour avoir une eau d'une limpidité parfaite; ce temps-là est donc déjà long. Pour la masse du liquide, il faut des bassins de clarification d'une certaine étendue, dans lesquels les eaux séjournant de huit à dix jours peuvent s'altérer de manière à devenir quelquefois impotables. Enfin, un dernier inconvénient de l'emploi unique du repos, c'est que certaines eaux ne se clarifient jamais de cette manière, quel que soit le temps qu'on leur accorde.

Filtration. — La filtration est un mouvement que l'on imprime au liquide trouble à travers des conduits assez fins pour arrêter les particules solides tenues en suspension, mais ne mettant pas obstacle au passage du liquide lui-même.

Les filtrations peuvent être naturelles ou artificielles. Pour les filtrations naturelles, on s'appuie sur ce fait : que des terrains sablonneux servant de digues et étant en rapport avec des cours d'eaux plus ou moins bourbeux, laissent écouler des eaux parfaitement pures.

A l'imitation de ces filtres naturels, on a imaginé les galeries filtrantes, qui consistent dans des tranchées creusées dans des terrains pierreux et sableux, et d'une nature convenable pour opérer cette filtration. Des galeries filtrantes de cette espèce sont établies à Toulouse pour la fourniture des eaux de la ville, et elles fonctionnent très-économiquement. Il y a cependant à craindre qu'elles ne s'engorgent, et cette crainte est d'autant plus fondée que, depuis leur établissement, le volume d'eau que fournissaient ces galeries a sensiblement diminué. La nature chimique des terrains, la constitution géologique du sol sont les conditions qu'il faut prendre en considération pour la construction des galeries filtrantes.

Filtrations artificielles. — Considérée d'une manière générale, on peut dire que cette espèce de filtration est difficile à pratiquer sur une grande échelle et très-dispendieuse; on en connaît plusieurs espèces.

Bassins filtrants. — On peut en avoir un exemple dans ceux de la Compagnie anglaise de Chelsea, à Londres. Ils consistent dans l'établissement de trois vastes bassins communiquant entre eux. Dans les deux premiers, l'eau éprouve un premier degré d'épuration par suite du repos; dans le troisième, l'eau traverse une couche épaisse de sable et de gravier. Une fois la filtration opérée, on enlève le sable et on le remplace par d'autre.

Filtres se nettoyant eux-mêmes. — On peut les construire d'après l'idée de Robert Thom, qui a imaginé de faire arriver successivement et alternativement l'eau au-dessus et au-dessous du filtre. Une fois la filtration opérée, on fait arriver l'eau au-dessous, et cette eau, traversant le filtre en sens inverse, dégage les matières boueuses et le nettoie.

Filtres portatifs. — *Filtres Fonvielles.* — Ils consistent en des cylindres de bois cerclés de fer et hermétiquement fermés. Ces cylindres sont divisés en neuf compartiments, remplis de substances différentes. Les premier et deuxième compartiments contiennent des éponges divisées; le troisième du gravier, le quatrième du grès pilé, le cinquième du gravier, le sixième du grès pilé, le septième du gravier, le huitième du grès pilé, le neuvième du gravier. L'eau peut être dirigée à volonté de bas en haut ou de haut en bas, ou bien on la fait arriver simultanément; il en résulte alors des secousses continuelles, et un remous qui opère le dégorgement.

Dans ce filtre, on change les éponges deux fois par an, le grès pilé tous les neuf mois; le gravier sert toujours. Peut-être ces époques de changement sont-elles trop éloignées. Le nettoyage des filtres s'opère tous les huit jours, dans les temps où l'eau est trouble, et tous les quinze jours quand elle a ses qualités ordinaires. Ces filtres sont excellents. Ils sont employés en grand à l'Hôtel-Dieu et dans plusieurs fontaines de Paris. Le seul inconvénient qu'on puisse peut-être leur reprocher, c'est de ne pouvoir fonctionner que sous une pression hydraulique assez forte. (Elle doit être de 20 mètres au-dessus du niveau du filtre.)

Filtres Souchon. — Leur base est l'emploi de la laine tontisse, préalablement débarrassée de la graisse. L'appareil se compose de deux parties : la première est appelée dégrossisseur, la deuxième filtre proprement dit. La première est composée de cinq caisses coniques en bois contenant à leur partie inférieure des châssis munis de toile. La deuxième est composée de caisses en bois, munies de cadres de fer galvanisé, de serge et renfermant dans leur intervalle la laine destinée à arrêter les particules étrangères. Ces filtres ont l'avantage de fonctionner vite et bien, d'être d'une construction facile et peu coûteuse, d'un entretien peu dispendieux, et d'exiger une faible pression hydraulique (0,55). Leur seul inconvénient est de dégager une légère odeur d'hydrogène sulfuré, surtout dans les grandes chaleurs, ce qui tient à la petite quantité de matières organiques que la laine renferme encore. On prétend qu'on évite cet inconvénient en teignant la laine à l'aide de la noix de galle et du sulfate de fer. Ces filtres sont employés dans plusieurs fontaines publiques à Paris.

Filtres à charbon. — Le charbon exerce son action décolorante et purifiante dans des limites beaucoup plus étroites qu'on ne le pense généralement. On peut l'employer simultanément avec d'autres matières, le gravier, le grès pilé. Il n'existe employé exclusivement en grand dans aucun établissement. A l'établissement du quai des Célestins, à Paris, ce n'est pas uniquement du charbon, mais aussi de la braise de boulanger qui est mise en usage. Elle est bien inférieure au charbon.

Alun. — On ne peut l'employer que très-exceptionnellement, pour des eaux chargées d'une trop grande quantité de chaux. On précipite ainsi un sulfate de chaux, formé par double décomposition, et qui se précipite en raison de son insolubilité.

Filtres domestiques. — On emploie dans les fontaines particulières, soit du gravier, soit du grès pilé, soit des pierres de grès très-poreuses. Nous ne pouvons les décrire ici.

2° *L'eau doit être tempérée en hiver et fraîche en été.* — Les eaux trop chaudes ne peuvent être rafraîchies que par le repos, dans des conduits souterrains ou dans des réservoirs abrités, encore le sont-elles difficilement. Quand on peut avoir des eaux de source, il est toujours préférable de les choisir, non-seulement sous le rapport de leur température, mais aussi sous celui de leur composition.

Dans l'économie domestique, pour rafraîchir l'eau sans employer la glace, on ne peut avoir recours qu'à deux moyens

1° l'application de linges mouillés autour des vases contenant l'eau à rafraîchir ; 2° les alcarazas, vases de terre poreuse, laissant s'écouler à travers leurs parois une petite quantité d'eau, qui s'évapore à mesure qu'elle arrive à la surface libre du vase et détermine ainsi son rafraîchissement.

3° L'eau doit être d'une *saveur agréable*. — C'est chose difficile à définir que la saveur de l'eau, car on ne peut guère l'exprimer que par des caractères négatifs; aussi peut-on la définir ainsi : la saveur de l'eau ne doit être ni fade, ni piquante, ni salée, ni douceâtre.

4° L'eau doit *dissoudre le savon* sans former de grumeaux, elle doit être propre à *cuire des légumes secs*, tenir en *dissolution une proportion convenable d'air*, *d'acide carbonique*, de *sels minéraux*, et, enfin, *ne pas contenir de matières organiques*.

Les eaux potables doivent *contenir de l'air et de l'acide carbonique*.

Suivant M. Poggiale, les eaux de sources de bonne qualité contiennent de 5 à 7 centimètres cubes d'oxygène pour 1000 parties d'eau ; de 13 à 16 centimètres cubes d'azote et de 17 à 39 centimètres cubes d'acide carbonique. Dans les eaux de rivière, on trouve de 6 à 9 centimètres cubes d'oxygène, de 13 à 20 centimètres cubes d'azote et seulement de 7 à 23 centimètres cubes d'acide carbonique. Les eaux de source renferment donc moins d'oxygène et plus d'acide carbonique que les eaux de rivière.]

Quant aux matières minérales, elles consistent généralement en 1 à 2 dix-millièmes de matières salines, qui sont : sulfate de chaux, bicarbonate de chaux (1), chlorure de sodium.

[Ces matières salines sont nécessaires à l'entretien de la vie, elles sont absorbées comme les substances alimentaires, font partie de nos organes et sont renouvelées comme toutes les parties de l'organisme. Mais, pour que l'eau soit saine, agréable à boire et puisse servir aux divers usages économiques et indus-

---

(1) MM. Boutron et Boudet ont proposé, dans ces derniers temps, l'emploi d'une méthode rapide d'analyse permettant de déterminer la valeur relative des eaux au point de vue économique et industriel. Cette méthode est fondée sur la propriété que possède le savon de rendre l'eau pure mousseuse, et de ne produire de mousse dans les eaux chargées de sels calcaires et magnésiens qu'autant que ces sels ont été neutralisés par une proportion équivalente de savon, et qu'il reste un petit excès de celui-ci dans la liqueur. En versant quelques gouttes d'une dissolution alcoolique de savon dans un flacon contenant 40 centimètres cubes d'une eau quelconque, le phénomène de la formation de la mousse par l'agitation du flacon, n'apparaîtra qu'autant que la chaux et la magnésie contenues dans cette eau auront été neutra-

triels, la proportion de matières fixes ne doit point dépasser 2,5 à 3 décigrammes au plus par litre.]

Voici au total les conclusions auxquelles est arrivé M. Guérard dans sa thèse.

« 1º Les eaux dont il convient de faire choix pour une distri-« bution dans une ville sont celles qui jouissent d'une grande « limpidité et d'une température à peu près constante pendant «les différentes saisons, qui n'ont aucune odeur, ne sont ni « fades, ni douceâtres, ni piquantes, ni salées au goût.

« 2º Ces eaux doivent contenir en dissolution de l'air, du bi-« carbonate de chaux, des chlorures, bromures, iodures alca-« lins, de la magnésie, de l'alumine, de la silice et de l'oxyde « de fer, mais la proportion de matières fixes ne doit jamais dé-« passer un demi-millième.

3º « A défaut d'eaux constituées comme nous venons de le « dire, on accordera la préférence à celles qui s'éloigneront le « moins du type proposé.

4º « La présence de sels calcaires solubles autres que le bi-« carbonate, et de matières organiques en proportion un peu « notable, doit être considérée comme un motif suffisant pour « faire rejeter, à moins d'une nécessité absolue de la consom-« mation d'une ville, toute espèce d'eau qui s'en trouverait « souillée. »

De la distribution des eaux.

Dans la distribution des eaux, il y a deux éléments à considé-rer. Ces deux éléments sont : 1º l'arrivée des eaux ; 2º le départ des eaux.

Arrivée des eaux.

Quantité moyenne à distribuer à chaque habitant. — Il est in-contestable que l'on consomme d'autant plus d'eau qu'on la reçoit avec plus d'abondance et moins de fatigue. Il est donc difficile d'établir une moyenne générale à cet égard. — D'après

lisées par une quantité proportionnelle de savon et que l'on aura ajouté un léger excès de celui-ci. La proportion de solution savonneuse exigée par 40 centimètres cubes d'une eau, pour produire la mousse persistante, donne donc la quantité de sels calcaires et magnésiens contenus dans cette eau. Cette petite opération est pratiquée à l'aide : 1º d'un flacon d'une contenance de 60 à 80 centimètres cubes, et jaugé à 40 centimètres cubes ; et, 2º d'une petite burette graduée, qui contient la solution savonneuse et donne la quantité de savon nécessaire pour détruire les sels calcaires et magnésiens. Tel est l'appareil aujourd'hui universellement adopté auque MM. Boutron et Boudet ont donné le nom d'*hydrotimètre.*   E. Bgd.

Darcy, il faut 150 litres par jour et par individu, pour toutes les destinations de l'économie domestique, les bains, les lavoirs, l'arrosage public et l'industrie. M. Guérard donne un tableau relatif à la quantité d'eau distribuée par jour et par habitant dans un certain nombre de villes. Nous choisirons dans ce tableau quelques exemples : à Londres, il y a 95 litres ; à Paris, 67 ; à Genève, 74 ; à Rome, 944 ; au Havre, 40 à 45 ; à Liverpool, 28 ; à Édimbourg, 50.

Origine des eaux. — Les eaux de source sont de beaucoup préférables. Cependant, quelques-unes contiennent une certaine quantité de substances minérales. Avant de les distribuer, on doit donc toujours les soumettre à l'analyse chimique. Nous dirons la même chose pour les puits artésiens.

Les eaux de rivière tiennent le milieu entre les eaux de source et les eaux météoriques. Elles sont plus âcres, contiennent plus de matières organiques, moins de sels ; du reste, leur composition n'a rien de fixe. Les causes qui influent sur leur composition, et qui doivent être prises en considération, sont les conséquences des matières qu'elles reçoivent dans leur cours. Telle est : 1° l'arrivée et le mélange des eaux provenant des buanderies, des boyauderies, des corroieries, des teintureries, qui peuvent y introduire des matières putrides ; 2° la traversée des grandes villes ; aussi, d'après les analyses connues, il est incontestable que l'eau de la Seine, à la sortie de Paris, contient plus de matières étrangères qu'à son entrée ; 3° la présence de matières organiques de nature paludéenne, qu'elles ont pu recueillir en traversant des lacs, des étangs, des terrains marécageux.

Eaux de puits. — On trouve rarement à les appliquer à l'économie domestique. Elles contiennent presque toutes du sulfate et des phosphates calcaires abondants, et les produits des infiltrations des résidus de l'économie domestique, tels que ruisseaux, écuries, cuisines et usines, etc. Ces altérations des eaux de puits par les eaux ménagères doivent être prises en grande considération, d'autant plus que ces eaux s'altèrent presque toujours spontanément, même assez vite, en raison de la présence de ces mêmes matières organiques.

Eaux de citerne. — Les eaux météoriques, même les plus pures, ne le sont jamais d'une manière absolue. Elles contiennent presque toujours un peu de nitrate d'ammoniaque, des traces d'iode, une petite quantité des agents minéralisateurs de l'Océan. Ces mêmes eaux étant conservées dans des citernes y trouvent des agents d'altération : tels sont les parois, qui y déterminent presque toujours la présence d'une certaine quantité de sels ; on y trouve aussi une petite quantité de matières organiques, produits d'une végétation spontanée, ce qui rend cette eau facilement altérable. Quelquefois elle s'altère dans la citerne même.

Pour obvier à ces inconvénients, on a recours aux moyens suivants : la construction de la citerne doit être aussi vaste que possible ; on doit la purifier à l'aide du charbon.

L'emploi du charbon remonte à une époque assez éloignée ; ce n'est cependant que depuis un certain nombre d'années que l'on se sert du noir animal en grains. D'après M. Girardin, il faut 4 kilogrammes de charbon d'os par hectolitre d'eau, pour la débarrasser des sels calcaires qui la rendent impropre à la boisson. L'eau des citernes peut s'altérer accidentellement. Ainsi, M. Kuhlmann a cité la présence du sulfate de cuivre, provenant des tuyaux de ce métal employés dans la construction des cheminées, sulfate qui, sans doute, aura été entraîné dans l'air par la fumée, déposé sur les toits dans les gouttières, repris par la pluie, et conduit de là dans les citernes.

Eaux des étangs. — Elles se rapprochent beaucoup des eaux des marais ; aussi, à Versailles, où ce sont des eaux provenant des étangs qui servent aux usages de la ville, on les accuse d'être la cause des fièvres intermittentes assez nombreuses qu'on observe dans cette localité. Ces eaux contiennent, en effet, une quantité notable de matières organiques. Il y a des eaux de rivière, qui, sous ce rapport, peuvent être assimilées à de véritables eaux d'étang. Les eaux des tourbières peuvent encore leur être comparées. Il ne faut pas, toutefois, rejeter les eaux des étangs d'une manière absolue, car elles peuvent, dans certains cas, se purifier naturellement et spontanément en traversant une couche de sable, pour donner naissance à des sources.

Enfin, les eaux peuvent être altérées par la présence de féculeries, de routoirs, d'amidonneries, et de telles eaux ne doivent pas être employées pour être distribuées.

Réservoirs. — Quelle que soit l'origine des eaux, il faut établir entre leur arrivée et les tuyaux qui les répartissent un point intermédiaire. Ce point, ce sont les réservoirs. Voici, à cet égard, quatre propositions, que nous empruntons toujours à l'excellente thèse de M. Guérard :

1° Un réservoir de distribution d'eau doit être disposé de manière à pouvoir être facilement nettoyé et réparé ;

2° On lui donne une profondeur moyenne de 3 mètres à 3 mètres 50. Au-dessous de cette limite, l'eau aurait trop de tendance a s'y échauffer, les plantes aquatiques et les insectes à s'y multiplier. Au delà de la limite supérieure que nous avons assignée, on serait exposé à perdre le bénéfice d'une partie de la charge, lorsque, dans le cours du service, le niveau du liquide aurait subi un abaissement considérable.

3° Il conviendra d'établir deux réservoirs ou deux divisions indépendantes l'une de l'autre dans un réservoir unique, afin de ne pas interrompre le service en cas de réparations.

4° Enfin, la construction d'un toit, et mieux encore d'une voûte, au-dessus d'un réservoir concourrait puissamment à conserver à l'eau sa pureté et sa fraîcheur.

Matières employées dans la construction des réservoirs. — Les réservoirs en *maçonnerie* sont les meilleurs; ils conservent à l'eau sa pureté et une température égale. — Les réservoirs en *tôle* sont les seuls qu'on puisse employer, quand ils doivent être placés à une certaine hauteur. — Les réservoirs en *plomb*, bien qu'ils aient été employés de toute antiquité, doivent être à peu près complétement rejetés, en présence des accidents d'intoxication saturnine qu'ils peuvent déterminer, en abandonnant à l'eau une certaine quantité de sels de plomb. — Les réservoirs en *zinc*, d'après les observations de M. Auzoux, donnent une eau pure, limpide et de bonne qualité, bien que l'eau qui y est conservée s'y recouvre souvent d'une pellicule blanche. — Les réservoirs en *bois* s'altèrent assez rapidement en raison de la corruption lente que subit le ligneux, sous l'influence du contact de l'eau. La carbonisation de la surface interne de ces réservoirs serait le seul moyen de retarder, mais non d'empêcher ce mode d'altération.

Aqueducs. — Les aqueducs servent de moyen de communication entre les services des eaux et les réservoirs; on les connut dans les temps les plus reculés, et des ruines qui remontent à la plus haute antiquité présentent presque toutes des traces d'aqueducs construits d'une manière solide, et capables de défier les siècles. Les aqueducs doivent être construits en maçonnerie; on les fait ouverts ou fermés. La seule règle que l'on puisse établir consiste dans la solidité qu'on doit donner à leur construction.

Conduites. — Les conduites sont, comme les réservoirs, en fonte, en plomb, en zinc, en bois ou en poterie.

Conduites en fonte. — Ce sont celles que l'on doit préférer.

Leur seul inconvénient est de laisser former à leur intérieur des tubercules ferrugineux, qui peuvent même devenir assez volumineux pour les oblitérer. Ces tubercules n'altèrent pas l'eau d'une manière fâcheuse ; on doit cependant en éviter la formation, ce que l'on peut presque toujours obtenir en enduisant la surface interne de ces conduites d'une couche de ciment hydraulique de Vicat. — On a encore conseillé d'enduire intérieurement les conduites avec de l'huile de lin, qui bouche les pores, ou avec une couche bitumineuse, ce qui a pour effet de paralyser la puissance de l'action des éléments sulfureux sur le fer.

Les dépôts ou incrustations calcaires se forment beaucoup plus fréquemment dans les conduites que les tubercules ferrugineux. On dissout facilement ces dépôts, qui finiraient par oblitérer complétement la conduite, au moyen de l'acide chlorhydrique dilué, que l'on y fait séjourner pendant quelque temps.

Conduites en plomb. — On ne les emploie plus guère que pour l'alimentation des orifices d'écoulement, ce qui est dû à la facilité avec laquelle on leur fait prendre toutes les directions. Quant à leur emploi comme conduites générales, on doit les rejeter, en raison des particules de plomb que peut entraîner l'eau, et des accidents qui en sont la conséquence.

Conduites en zinc. — Leur prix élevé fait qu'on ne les emploie que sur une petite échelle.

Conduites en bois. — On ne peut en faire usage que lorsque l'eau n'a pas une forte charge.

Conduites en poterie. — On doit leur donner une épaisseur considérable, pour remédier à leur grande fragilité ; on ne peut non plus les employer que quand l'eau n'exerce pas une forte charge.

Appareils et moyens de distribution. — L'eau amenée ainsi peut être dirigée sur la voie publique par des fontaines, ou conduite à domicile.

Les fontaines sont monumentales, ou bien ce sont, sous une forme beaucoup plus modeste, les bornes-fontaines.

Ces dernières répondent à deux objets principaux, les arrosements et les puisages particuliers, et elles les remplissent plus ou moins, suivant les villes où on les considère.

Les conduites d'eau à domicile, qui sont très-communes en Angleterre et en Écosse, sont encore bien peu en usage en France, et on doit espérer qu'avec les progrès journaliers que fait l'hygiène publique, cet usage prendra une grande extension.

Nous résumerons, avec M. Guérard, tout ce qui vient d'être dit dans ce deuxième chapitre, dans les cinq propositions suivantes :

1° La quantité d'eau à distribuer chaque jour dans une ville, par individu, doit s'élever à 100 litres. Dans le cas où l'on ne peut atteindre ce chiffre, il est à désirer qu'on s'en éloigne le moins possible.

2° Les eaux de sources doivent être préférées pour l'approvisionnement d'une ville ; viennent ensuite les eaux de rivière. Les eaux d'étang ne peuvent être acceptées qu'autant qu'elles proviennent de masses considérables, et qu'elles n'exhalent aucune odeur marécageuse pendant les plus fortes chaleurs.

3° Dans le cas où les eaux potables fournies par les sources ou les rivières absorberaient tout le volume disponible, on pourrait appliquer aux autres services publics, arrosements, bains, lavoirs, etc., des eaux de moindre qualité, dût-on, pour les lavoirs et les bains, en précipiter le sulfate calcaire par une quantité équivalente de carbonate de soude.

4° Quand on aura des réservoirs ou des tuyaux de conduite en plomb, on apportera le plus grand soin à éviter que ce métal ne s'y trouve en communication avec du fer ou de la fonte.

5° Enfin, dans les appareils de distribution publique, comme fontaines et bornes-fontaines, il conviendra de disposer les constructions de manière à ne pas avoir d'écoulement sur la voie publique durant l'hiver, tout en continuant le service même pendant les gelées, pourvu que la température de l'eau d'alimentation n'y mette point obstacle.

Bibliographie. — Des eaux en général, composition, propriétés, distribution, etc. — HIPPOCRATE, *Des airs, des eaux*, etc., in *Œuvres*. — FRONTIN, *De aquæductibus urbis Romæ*, édit. et trad. de RONDELET. Paris, 1820, in-4°, atl. — RONDELET, *Add. au Traité de Frontin contenant la descrip. des principaux monuments de ce genre construits par les anciens et les modernes*, atl., 21 pl. Paris, 1821, in-4°. — PLINE, in *Hist. nat.*, liv. XXXI. — RUFUS et GALIEN, in ORIBASE, *Collect. med.*, lib. V, cap. I, II, III. — MALMÉDIE, *Disquisitio physico-medica de natura aquæ et quænam sit saluberrima*. Aug. Ebur., 1735, in-12. — CARTHÆUSER, *Rudimenta hydrologiæ systematicæ*. Francofurti, 1758, in-12. — DEPARCIEUX, *Trois mém. lus à l'assemblée publique de l'Acad. roy. des sciences, sur le projet d'amener à Paris la rivière d'Yvette*, 1 pl. Paris, 1764-68, in-4°. — Nouv. édit. mise en ordre et publiée par Ant. DEPARCIEUX (le neveu). Paris, 1776, in-4°. — GRANDCLAS (C. Fr.), *An aliæ a Sequanis aquæ Parisiensibus ad potum desideranda ?* resp. negat. Th.

de Paris, 1767, in-4°. — LAVOISIER, *Calculs et observations sur le projet d'établissement d'une pompe à feu pour fournir de l'eau à la ville de Paris*, in *Mém. de l'Acad. des sc.*, 1771, p. 17. — PERRONET, *Mém. sur les moyens de conduire à Paris une partie de l'eau des rivières de l'Yvette et de la Bièvre*. Paris, 1776, in-4°. — DAEHNE (J. Th.), *De aquis Lipsiensibus*. Lipsiæ, 1783, in-4°. — MACQUART, *Manuel sur les propriétés de l'eau, particulièrement dans l'art de guérir*. Paris, 1783, in-8. — PARMENTIER, *Dissertation sur la nature des eaux de la Seine*. Paris, 1787, in-8°. — HEBERDEN, *Remarks on the Pump-Water of London and on the methods of procuring the purest water*, in *Transact. coll. of physic*. London, t. I. — *Des effets de l'eau de mer sur l'économie animale, résultat des expériences faites dans les ports de Brest*, etc., in *Ann. marit. et colon.*, janv. 1818. — VAUQUELIN et BOUCHARDAT, *Mém. sur l'analyse des eaux à distribuer dans Paris*, in *Journ. de pharmacie*, t. XVI, p. 1, 1830. — *Approvisionnement d'eau de Greenock; exposé succinct du projet de conduite des eaux du Shaw, et situation des travaux*, trad. de l'angl. par Ch. MALLET, in *Ann. des ponts et chauss.*, 1re sér., t. I, p. 145; 1831. — D'AUBUISSON, *Hist. de l'établissement des fontaines à Toulouse*, ibid., 1re sér., t. XVI, p. 257; 1838. — ARTHAUD, *De la valeur hygiénique que l'on doit attribuer à la présence ou à l'absence de certaines substances salines dans les eaux potables*. Bordeaux, 1838, in-8. — GRIMAUD (de Caux), *Consid. hygiéniques sur les eaux en général et sur les eaux de Vienne en particulier*. Paris, 1839, in-8. — DU MÊME, *Sur les citernes de Venise*, in *Compt. rend. de l'Acad. des sc.*, t. LI, p. 123, 1860. — DU MÊME, *Des moyens propres à donner aux eaux publiques la température et la limpidité exigées*, ibid., p. 346. — DU MÊME, *De l'aménagement et de la conservation de l'eau de pluie pour les besoins de l'économie domestique*, etc., ibid., p. 490. DU MÊME, *Des eaux publiques et de leur application aux besoins des grandes villes, des communes et des habitations rurales*, etc. Paris, 1863, in-8. — EMMERY (H. C.), *Statistique des eaux de la ville de Paris*, 2 pl. Paris, 1840, in-8. — DUPASQUIER, *Des eaux de sources et des eaux de rivière*. Lyon, 1840, in-8. — JAHN, *Ueber den Unterschied zwischen Quellwasser, Flusswasser und Wasser aus gegrabenen Brunnen*, in *Norddeutsch. Archiv. f. pharm.*, 1842. — KRIEG, *Medicinisch-polizeiliche Fürsorge für ein gutes Wasser*, in *Ann. der St.*, t. VIII, p. 499; 1843. — DUMAS, *Recherches sur la composition de l'eau*, in *Ann. de chimie et de physique*, 3e sér., t. VIII, p. 189; 1843. — DUREAU DE LA MALLE, *Sur la distribution, la valeur et la législation des eaux dans l'ancienne Rome*, ibid., t. VII, p. 339; 1843. — TERME, *Des eaux potables à distribuer pour l'usage des particuliers et du service public. Rapport*, etc. Lyon, 1843, in-4°. — SAINTE-CLAIRE DEVILLE, *Recherches analytiques sur la composition des eaux potables*, ibid., 3e sér., t. XXIII, p. 32; 1848. — BOUTRON-CHARLARD et O. HENRY, *Analyse chimique des eaux qui alimentent les fontaines publiques de Paris*. Paris, 1848, in-8. — *De la salubrité des villes en France par rapport à l'approvisionnement de bonne eau fournie à domicile et à bas prix*, etc., par un Anglais. Tours et Paris, 1848, in-4°. — *Annuaire des eaux de la*

France. Paris, 1851, in-4°. — CHEVALLIER (A.), *Notice historique sur la police et la distribution des eaux dans Paris depuis 360 jusqu'à l'époque actuelle*, in Ann. d'hyg., 1re sér., t. XLV, p. 5; 1851. — *Report by general Board of Health on the supply of water to the metropolis*, with 5 Append. London, 1850-51, 6 part., in-8. — GUÉRARD (A.), *Du choix et de la distribution des eaux dans une ville*. Th. de conc., 1852, in-8. — POGGIALE, *Recherches sur les eaux des casernes, des forts, des postes-casernes, des fortifications de la ville de Paris*, in Rec. de mém. milit., 2e sér., t. XI, p. 334; 1853. — DU MÊME, *Recherches sur la composition de l'eau de la Seine à diverses époques de l'année, ibid.*, t. XVI, p. 421; 1856. — FAURÉ, *Analyse chimique des eaux du département de la Gironde*. Bordeaux, 1853, in-8. — WARD (F. O.), *Moyens de créer des sources artificielles d'eau pure pour Bruxelles et d'autres grandes villes d'après le nouveau procédé anglais*. Bruxelles, 1853, in-8. — DU MÊME, *Sur l'adoucissement, la purification et l'aération artificielle de l'eau des grandes villes d'après de nouveaux procédés anglais, etc.* Bruxelles, 1857, in-8. — MILLE, *Rapp. (au préfet de la Seine) sur le mode d'assainissement des villes en Angleterre et en Écosse*. Paris, 1854, in-4°. — BOUDIN, *Études sur l'eau en général et sur les eaux potables en particulier*, in Ann. d'hyg., 2e sér., t. I, p. 102; 1854. — BOUTRON et BOUDET, *Recherches sur les eaux potables*, in J. de pharm. et de chimie, 1854. — DES MÊMES, *Hydrotimétrie. Nouvelle méthode pour déterminer les proportions de matière en dissolution dans les eaux de sources et de rivière*. Paris, 1856, grand in-8. — PÉLIGOT, *Études sur la composition des eaux*, in Ann. de chim., 3e sér., t. XLIV, p. 257; 1855. — HAUSSMANN, *Mém. sur les eaux de Paris présenté par M. le préfet de la Seine au conseil municipal*. Paris, 1854. — DU MÊME. *Second mémoire, etc.* Paris, 1859. — MARCHAND (E.), *Des eaux potables en général considérées dans leur constitution physique et chimique, etc.*, in Mém. de l'Acad. de méd., t. XIX, p. 121; 1855. — DARCY (H.), *Les fontaines publiques de la ville de Dijon. Exposition et application des principes à suivre et des formules, etc.* 28 pl. Paris, 1856, in-4°. — LÉVY, *Analyse des eaux de Strasbourg et de Phalsbourg*, in Rec. de mém. de méd. milit., 2e sér., t. XXII, p. 362; 1858. — BABU et PRADIER, *Considérations hygiéniques sur les eaux potables de Clermont-Ferrand*. Clermont-Ferrand, 1858, in-8. — SNOW, *Drainage and water-supply, in connexion with the public health*, in Med. Times and Gaz., 1858, t. I, p. 161, 189. — KNOLZ, *Ueber den gesundheitsschädlichen Einfluss des Wienflusses und der mangelhaften Wasserversorgungsanstalten in Wien*, in Oesterr. Ztschr. f. prakt. Heilk., t. IV, p. 757, 781; 1858. — GRELLOIS, *Études hygiéniques sur les eaux potables*, in Rec. de mém. de la méd. milit., 3e sér., t. II, p. 120; 1859. — HUBERT, *Élévation et distribution des eaux pour le service public des villes, des communes, etc.* Paris, 1859, in-8. — COMMAILLE et LAMBERT, *Recherches sur les eaux potables et minérales du bassin de Rome*, in Ann. de la Soc. d'hydrol., t. VI, p. 499; 1860. — SEELIGMANN et BONNET, *Essai chimique sur les eaux potables approprié aux eaux de la ville de Lyon*, in Ann. de la Soc. d'agriculture de Lyon,

1860. — VERKOUSTRE (F.), *Notice sur les eaux de l'arrondissement de Dunkerque, sous le triple rapport de l'alimentation, de la salubrité et du desséchement*, etc., pl. Lille, 1860, in-8. — RABOURDIN, *Eaux potables d'Orléans*, in *Ann. d'hyg.*, 2e sér., t. XIII, p. 222; 1860. — PETTENKOFER, *Ueber die Bestimmung der freien Kohlensäure im Trinkwasser*, in *Beiträge zur exact. Forsch.* etc., *von Pappenheim*, 2es Hft., p. 24; 1861. — ROBINET, *Rapp.* (au préf. de la Seine) *de la commission d'enquête administrative chargée d'examiner le projet de dérivation des sources de la Dhuis.* Paris, 1861, grand in-4º. — DU MÊME, *Lettre à un conseiller d'État pour servir de réponse aux adversaires des projets de la ville de Paris.* Paris, 1862, grand in-8. — BOUDET, *Rapp.* (au préfet de police) *sur la salubrité de l'eau de la Seine entre le pont d'Ivry et Saint-Ouen, considérée comme eau potable*, 1 tabl. Paris, 1861, in-4º. — BOUCHUT, *De l'emmagasinement et de la salubrité des eaux de Paris*, in *Gaz. des hôp.*, 1861, p. 281, 285. — CHEVILLON (O.), *Note sur un moyen d'approvisionner Paris d'une eau potable, salubre, abondante, au moyen d'un drainage pratiqué dans le lit de la Seine*, in *Compt. rend. de l'Acad. des sc.*, t. LIII, p. 104; 1861. — SUESS (E.), *Die gegenwärtige Wasserversorgung Wiens*, in *Wien. med. Wochenschr.*, t. XII, p. 49, 58; 1861. — ROUSSET (E.), *Étude chimique des eaux potables de la ville de Montpellier.* Montpellier, 1862, in-8. — DUMONT (A.), *Les eaux de Lyon et de Paris. Description des travaux exécutés à Lyon pour la distribution des eaux du Rhône filtrées, et projet*, etc., atl. de 25 pl. Paris, 1862, in-4º. — GAIRDNER (W. T.), *Public Health in relation to air and water.* Lond., 1862, in-8. — Voir pour la polémique sur l'approvisionnement de Paris, les articles de M. DELAMARRE, dans *la Patrie*; de M. FIGUIER, dans *la Presse*; de M. JOLY, dans l'*Union médicale*, etc., en 1861; et surtout la discussion à l'Académie de médecine sur les eaux potables: discours de MM. POGGIALE, JOLLY, BRIQUET, ROBINET, BOUCHARDAT, CHATIN, etc., in *Bullet. de l'Acad. de méd.*, t. XXVIII, 1862-63. — Pour les eaux de différentes localités de France, la bibliographie de l'article EAU dans le *Dict. d'hygiène* de M. Tardieu. Pour les eaux de l'Algérie, le *Recueil des mém. de méd. et de chir. milit.* — Filtration, épuration. — AMY, *Extr. du livre intitulé: Nouvelles fontaines domestiques approuvées par l'Acad. des sciences.* Paris, 1752, in-8. — *Avis au public relativement à la vente et à la distribution de l'eau de la Seine clarifiée à la pointe de l'île Saint-Louis.* Paris, 1778, in-4º. — *Rapp. fait à la Soc. de méd. sur un moyen propre à filtrer et à purifier les eaux gâtées*, BOURDOIS, BOUSQUET, etc., in *J. gén. de méd.*, t. X, p. 314, an IX. — PERINET, *Das Menganoxyd als Mittel das Wasser vor Fäulniss zu schützen, und wieder trinkbar zu machen*, in *Gilbert's Ann. der Phys.*, 1820, 9es st. — D'ARCET (F.), *Note relative à la clarification de l'eau du Nil, et en général* etc., in *Ann. d'hyg.*, 1re sér., t. IV, p. 375; 1830.—ARAGO (F.), *Rapp.*, *fait à l'Acad. des sc. sur les appareils de filtrage de M. H. de Fonvielle* in *Compt. rend. de l'Acad. des sc.*, t. V, p. 195; 1837. — GAULTIER DE CLAUBRY, *Rapp. sur l'emploi du charbon pour le filtrage en grand*, in *Ann. d'hyg.*, 1re sér., t. XXVI, p. 381; 1841. — SOUBEIRAN, *Rapp. sur le* filtre à laine établi par M. Souchon, in *Bullet. de l'Acad. de méd.*, t. VI, p. 438 ; 1841. — CASTELNAU (H. de), *Modification apportée aux fontaines domestiques, dans le but de restituer à l'eau, qui doit être employée comme boisson, l'air qu'elle a perdu pendant l'opération du filtrage,* in *Compt. rend. de l'Acad. des sc.,* t. XXVIII, p. 562 ; 1849. — MORIDE (Ed.), *Lettre sur les moyens à mettre en pratique pour rendre apte aux usages économiques l'eau chargée de sels de chaux,* in *J. de chim. méd.,* 3e sér., t. IX, p. 134 ; 1853. — NADAULT DE BUFFON, *Nouv. procédé de filtrage des eaux employées aux usages domestiques ou industriels,* in *Compt. rend. de l'Acad. des sc.,* t. XLIV, p. 474 ; 1857. — LECOUPEUR, *Filtres par ascension pour la clarification et l'épuration de l'eau de pluie, de citernes ou réservoirs et des mares,* pl. 1. Paris, 1859, in-8. — BURQ, *Application de l'alcarazas à l'épuration, à l'aération et au rafraîchissement de grandes masses d'eau,* in *Compt. rend. de l'Acad. des sc.,* t. LIII, p. 336 ; 1861. — Des eaux de mer, de puits, de mares, etc. — POISSONNIER DESPERRIÈRES, *Distillation de l'eau de mer,* in *Gaz. de France,* 14 oct. 1763 et 29 juil. 1764, et in BAUMÉ, *Chimie expérim.,* t. III, p. 568 et suiv. — FREYCINET et Clément DESORMES, *Sur la distillation de l'eau de mer et sur les avantages qui en résultent pour la navigation,* in *Ann. marit. et colon.,* 1817, 2e part., p. 267. — KERAUDREN, *De la distillation de l'eau de mer,* in *Ann. d'hyg.,* 1re sér., t. XXIII, p. 135 ; 1840. — FONS-SAGRIVES, *Traité d'hyg. navale,* p. 478-498 ; 1856. — GIRARDIN (J.), *Quelques conseils aux agriculteurs à propos de la sécheresse qui règne depuis deux ans dans le département* (épuration des eaux de mares). Rouen, 1835, in-8, 1 pl. — BOUTIGNY et BAUDRY, *L'eau de mare dans laquelle on aurait jeté de l'arsenic est-elle vénéneuse?* in *Ann. d'hyg.,* 1re sér., t. XVII, p. 360 ; 1837. — MARCHAND, *Note sur les eaux stagnantes en général et sur les eaux de mares en particulier,* in *Compt. rend. de l'Acad. des sc.,* t. XXXVII, p. 719 ; 1853. — EBELL, 1° *Von Anlegung der Brunnen damit sie mehr Wasser geben.* 2° *Mittel Brunnen mit klarem hellem Wasser in Gegenden zu erhalten wo dieses selten ist,* in *Scherf's Beiträge z. Arch. d. med. poliz.,* t. V, p. 133, 142 ; 1793. — DUHA-MEL (A. B.), *Moyen de désinfecter les eaux d'un puits à leur source même, et nouveau mode de fontaines dépurantes.* Lille, 1826, in-8. — FRÉMY, *Sur l'altération de l'eau de puits dans la commune de Chaville,* in *Ann. d'hyg.,* 1re sér., t. IV, p. 5 ; 1830. — BRANDES (R.), *Untersuchung und Gutachten über ein streitiges verdorbenes Brunnenwasser,* in *Nord-deutsch. Archiv. f. Pharm.,* 1842. — CLEMENS (Th.), *Furunkel-Epid. enstanden durch Genuss von hydrothion-Säuren Brunnenwasser,* in *Ztschr. f. rat. med.* t. VIII, p. 215 ; 1849. — BLONDEAU, *Mém. sur l'altération qu'éprouve l'eau des puits,* in *Compt. rend. de l'Acad. des sc.,* t. XXX, p. 481 ; 1850. — *Merkwürdiges Vorkommen von Buttersäure im Wasser eines Brunnens,* in *Oesterlen's Ztschr.* I Bd. 1 Hft, 1859, et *Canstatt's Ib.* 1860, t. VII, p. 77. — *Épidémie de fièvre typhoïde due à l'usage d'eau corrompue,* d'après *Nederlandsch. tydschr.,* etc., in *Rev. de thérap. méd. chir.,* 1862, p. 203. — GAMA, *De l'utilité des citernes dans les établissements militaires ou civils, et les maisons particulières.* Paris,

1856, in-8. — Altérations de l'eau. — BOUTIGNY, *L'eau qui coule sur les toitures en zinc est elle potable?* in *Ann. d'hyg.*, 1re sér., t. XVII, p. 281 ; 1857. — LINDSAY (L.), *On the action of hard water upon Lead*, in *Edinb. new philos. Journ.*, april 1859. — GUENEAU DE MUSSY, *Note sur plusieurs cas d'intoxication saturnine observés au château de Claremont*, in *Arch. gén. de méd.*, 4e sér., t. XX, p. 283; 1849. — LECŒUR (J.), *Du danger des eaux malsaines.* Caen, 1860, in-8.

Départ des eaux.

Une fois employées aux usages domestiques ou industriels, les eaux doivent être entraînées hors de la cité.

Les moyens et appareils de départ des résidus liquides sont les gouttières, les conduites, les ruisseaux et les égouts. Nous ne nous occuperons ici que de ces derniers.

Des égouts. Les égouts sont des canaux en général souterrains, et à l'aide desquels on conduit, de l'intérieur des villes dans les rivières qui les traversent ou qui passent à une certaine distance, le surplus des eaux qui n'ont aucune destination, ou bien qui, après avoir servi, sont devenues nuisibles à la santé par la décomposition des matières organiques qu'elles renferment. — Pour donner une idée de la quantité d'eau que les égouts peuvent entraîner, voici quelle était celle que les égouts de Paris conduisaient en 1843 à la Seine : — 1,904,000 mètres cubes d'eaux pluviales, 40,000 mètres cubes d'eau provenant des fontaines, et 1,600 mètres cubes d'eaux ménagères.

Les égouts bien construits ne peuvent exercer aucune influence pernicieuse sur la santé, à la condition toutefois que, quelque élevée que soit la température extérieure, ils ne donneront naissance à aucune émanation odorante.

Les conditions qui s'opposent à ces émanations sont les suivantes :

Les égouts ne doivent pas être à découvert; il faut qu'ils constituent des canaux souterrains, construits en pierre, dallés inférieurement, voûtés supérieurement, assez élevés pour qu'un homme puisse s'y tenir debout, et assez spacieux pour que l'eau qui tombe en grande quantité et rapidement par les pluies d'orage puisse être évacuée avec facilité.

Ces mêmes égouts doivent présenter, depuis leur point d'origine jusqu'à celui de leur débouché, une inclinaison légère et progressive destinée à favoriser l'écoulement des eaux. Enfin, les égouts doivent présenter, de distance en distance, des jours assez larges pour permettre à un homme d'y descendre, et cependant assez hermétiquement fermés dans les temps ordinaires pour s'opposer à la sortie des émanations.

Les égouts construits dans ces conditions ne peuvent exercer aucune influence pernicieuse sur la santé, dans toute l'étendue de leur parcours. Mais en est-il de même à leur embouchure, et sont-ils capables d'altérer les eaux de la rivière dans laquelle ils débouchent? Pour résoudre cette question, il faut distinguer ce qui a lieu en hiver et en été.—En hiver, les eaux des fleuves et des rivières sont très-hautes; le courant est énergique, et les eaux provenant des égouts sont rapidement entraînées par la violence du mouvement des eaux; ici, il n'y aucun accident à redouter, d'autant plus que la basse température réduit au minimum le dégagement des émanations.

En été, il n'en est pas ainsi : les eaux des égouts renferment une grande quantité de matières organiques en décomposition, et c'est à leur débouché qu'elles viennent se déposer sous forme d'un limon gras, odorant, fétide, qui infecte l'air et laisse dégager, entre autres gaz, de l'acide sulfhydrique et de l'hydrogène carboné. Ces dépôts et ces émanations sont encore favorisés par le niveau extrêmement bas des cours d'eau qui parfois même sont presque desséchés.

Dans cette saison, l'eau des égouts est-elle capable d'altérer celle des cours d'eau auxquels elle vient se mêler? A *priori* on pourrait le croire, et cependant cette question est indécise. Si le cours d'eau est peu considérable, nul doute que l'eau des égouts qui vient s'y mêler ne l'altère; si, au contraire, il est large et profond, et s'il s'agit d'une grande rivière, d'un grand fleuve, l'eau des égouts ne peut l'altérer. Ainsi, à Paris, par exemple, l'eau de la Seine, analysée avant son entrée dans la capitale et à sa sortie, n'a pas présenté de très-grandes différences dans sa composition.

La question relative aux égouts, et qui intéresse le plus la santé publique, est celle de leur curage. Il faut, en effet, de toute nécessité, que, pendant cette opération, les regards et les canaux souterrains soient mis en communication avec l'extérieur; or, cet extérieur est l'atmosphère des rues, des places, etc., etc., qui se trouve forcément imprégnée des émanations fétides dues à la décomposition des matières organiques de nature animale et végétale, contenues dans l'eau des égouts. — Ces émanations peuvent-elles être nuisibles à la santé? L'opinion de la plupart des médecins qui se sont occupés de la question est qu'elles ne le sont pas, et que leur innocuité est spécialement la conséquence de leur dissémination dans l'atmosphère.

Quant à l'action sur les égouttiers chargés de l'opération du curage, c'est autre chose, et les accidents dont ils peuvent être atteints sont tout à fait analogues à ceux qui frappent les vidangeurs ; c'est l'asphyxie, et, si l'action est moins énergique, mais plus prolongée, ce sont les ophthalmies. Cette similitude d'effets se comprend bien d'après l'analogie de composition des gaz qui constituent l'atmosphère des égouts. Ces gaz sont : le sulfhydrate d'ammoniaque, l'acide sulfhydrique, l'acide carbonique et un peu d'hydrogène carboné. Parent-Duchâtelet, dans le compte-rendu des travaux faits pour pratiquer le curage de l'égout, dit égout Amelot, à Paris, a donné les règles les meilleures à suivre dans de semblables opérations, règles que le médecin ne doit pas ignorer. En voici le résumé :

1° Établir à chaque jour, successivement, un fourneau rempli de braise en combustion et percé de trous ; il sert de fourneau d'appel, et l'air qui le traverse perd dans la combustion une partie des matières organiques qu'il contient.

2° En même temps que ce fourneau d'appel est établi, on barre complétement l'égout, au niveau de chacun des deux jours les plus proches, à l'aide d'une grosse toile bien tendue, et imbibée d'eau chlorurée : l'air méphitique, appelé en raison de la dilatation de l'air, placé au-dessous du fourneau d'appel qui a dilaté l'air, doit, en traversant ces toiles, y laisser décomposées les matières organiques qu'il contient.

3° Pour favoriser le départ des matières, il faut, en outre, établir des barrages de distance en distance, y introduire des eaux étrangères, les brasser avec les matières les plus solides déposées au fond de l'égout, puis enlever subitement les barrages et laisser écouler le tout par une sorte de débâcle.

4° Choisir une saison intermédiaire, et éviter le froid comme les chaleurs.

5° Établir des intermittences dans les travaux des ouvriers, les soutenir avec quelques spiritueux, et combattre les accidents de méphitisme dès qu'ils commencent à se montrer : tels sont la céphalalgie, les vertiges, qui indiquent, en général, le début de l'action méphitique. La manifestation d'une syncope indique l'imminence du danger.

[A Londres, non-seulement les eaux pluviales et ménagères, mais encore les matières fécales, se rendent au moyen de conduits particuliers (*house-drains*) à l'égout principal de la rue, et de là dans la rivière. Il en résulte d'abord l'infection de la Tamise lors de l'abaissement des eaux à l'époque des grandes chaleurs, comme on l'a vu surtout en 1858. Des émanations fétides sont incessamment exhalées dans les rues par les regards. Ce n'est pas tout, les matières peuvent refluer de l'égout dans les maisons, par le fait des grandes marées de la Tamise, ou à la suite d'un violent orage, quand les égouts sont obstrués par une cause quelconque. Souvent, enfin, les gaz infects qui circulent dans les principaux cloaques remontent dans les demeures particulières, par suite des différences de températures. C'est ce qui a lieu surtout l'hiver, quand, les pièces étant chauffées, il se fait un appel énergique. Ces reflux, si incommodes et si nuisibles, ont lieu malgré les soupapes et clapets placés à l'abouchement des drains, mais que l'humidité détériore promptement. Telle est la disposition que quelques personnes ont vantée, et dont on a proposé l'application chez nous. Lors du congrès de Bruxelles (1852), lord Ebrington, MM. Cochrane et Ward ont hautement reconnu ces graves inconvénients et déclaré honteux l'état des égouts de Londres.

Un système bien préférable à celui-là a été développé par M. Ward, on le connaît sous le nom de *système anglais* ou *système à circulation continue*. Le voici en deux mots : Au moyen d'un drainage convenable, on recueille dans des campagnes sablonneuses ou sur des collines l'eau versée par les pluies, et qui est alors épurée par une filtration naturelle. Cette eau est conduite dans les villes au moyen d'aqueducs ou lancée par des machines, et distribuée dans toutes les maisons et à tous les étages ; puis, après avoir servi aux usages domestiques, déjà chargée d'une foule de détritus organiques, elle délaye et entraîne les matières fécales. De nouveaux conduits l'emmènent dans les champs qu'elle fertilise. De la sorte il n'y a pas à regretter la perte d'un engrais précieux. Ce système est déjà adopté dans quelques localités d'Angleterre et d'Italie.]

Bibliographie. — PARENT-DUCHATELET, *Essai sur les cloaques ou égouts de la ville de Paris, envisagés sous le rapport de l'hygiène publique et de la topographie médicale de cette ville.* Paris, 1824, in-8. — DU MÊME, *Rapp. sur le curage des égouts Amelot, de la Roquette, Saint-Martin et autres,* in *Ann. d'hyg.,* 1re sér., t. II, p. 5 ; 1829. — *Rapp. au préfet de police sur une modification proposée dans le système des égouts de Paris, ibid.,* t. IX, p. 224 ; 1834. — EMMERY, *Statistique des égouts de la ville de Paris,* in *Ann. des ponts et chaussées,* 1re sér. ; 1837. — MOUGEY, *Notice sur les égouts de Londres, de Liverpool et Edimbourg,* *ibid.*, t. XVI, p. 131 ; 1838. — Chevallier, *Mém. sur les égouts de Paris, de Londres et de Montpellier*, in *Ann. d'hyg.*, 1re sér., t. XIX, p. 366 ; 1838. — Du même, *Notice historique sur l'égout dit le Grand Puisard de Bicêtre. Ses inconvénients ; moyens de les faire cesser, ibid.*, t. XL, p. 110 ; 1848. — Magnus (Alb.), *Ueber die Flusswasser und die Kloaquen grösserer Städte in medicinisch-polizeilicher Hinsicht.* Berlin, 1841, in-4º. — Siret, *Sur l'assainissement des égouts au moyen d'une poudre désinfectante*, in *Compt. rend. de l'Acad. des sc.*, t. XIX, p. 267 ; 1844. — Bourland, *Du meilleur système à suivre pour la construction et l'assainissement des égouts de la ville de Lyon*, in *Gaz. méd. de Lyon*, 1850, p. 69, 84. — *Discussion sur les égouts*, in *Compte rendu du congrès d'hygiène de Bruxelles*, par M. Boudin, in *Ann. d'hyg.*, 1re sér., t. XLIX, p. 208 ; 1853. — *Minutes of information on the removal of soil Water, or drainage of dwelling-houses and public edifices ; and on the Sewerage and Cleansing of the sites of Towns.* London, 1852, in-8. — *Minutes of information collected on the practical application of sewer water and Town Manure to agricultural production.* London, 1852, in-8. — Gaultier de Claubry, *Du système d'égouts de l'Angleterre et en particulier de la ville de Londres et des modifications qu'il convient de lui faire subir*, in *Ann. d'hyg.*, 1re sér., t. L, p. 257 ; 1853. — Mille, *Rapp. sur le mode d'assainissement des villes en Angleterre et en Écosse.* Paris, 1854, in-4º. — Romerhausen (E.), *Das Miasma ; Ueber wahrscheinliche Entstehung und Verbreitung desselben in allgemeiner und in besond. Beziehung auf eine naturgemässe, richtige und schützende Construktion der Abtrittsanlagen und Kloaquen.* Marburg, 1856, in-8, 1 pl. — Demolins (L.), *Application des récipients à soupape à bascule aux égouts des villes pour empêcher l'échappement des miasmes morbifiques*, etc. Alger, 1856, in-8. — Austin (H.), *Report on the means of discovering and utilising the Sewage of Towns adressed to the president of the general Board of Health.* London, 1857. — Voir dans les journaux anglais de 1858, *The Sanitary Review, the Lancet, themed. Times and Gaz.*, etc. ; les observations de Barker Snow, Letheby, de la commission sanitaire, etc., sur l'état des égouts de Londres et de la Tamise. — Beaugrand (E.), *Égouts de Londres ; graves inconvénients ; reflux de l'air et des matières dans les maisons, moyens divers pour y remédier*, in *Ann. d'hyg.*, 2e sér., t. XVIII, p. 232 ; 1862.

De quelques autres établissements publics.

Abattoirs. — Les abattoirs existent maintenant dans un grand nombre de cités, et ils ont fait disparaître tous les inconvénients attachés autrefois aux tueries particulières qui se trouvaient dans l'intérieur des villes. — Les abattoirs actuels, destinés comme on le sait à l'abattage des animaux qui fournissent la viande de boucherie, sont tous de création moderne ; aussi la plupart des règles les plus importantes de l'hygiène y ont-elles été appliquées. Parmi celles qui sont les plus utiles et les plus générales, je signalerai les suivantes :

1° Il est nécessaire d'établir les abattoirs le plus loin possible du centre des villes, si ce n'est même au dehors;

2° Les isoler et les établir dans une position élevée;

3° Entourer les bâtiments et les murs d'une ceinture d'arbres, qui, en grandissant, finissent par constituer une sorte de barrière en quelque sorte infranchissable pour les miasmes qui pourraient se dégager;

4° Établir des salles vastes, hautes, librement et facilement aérées, dallées en larges pierres inférieurement et voûtées supérieurement. L'éclairage par des fenêtres situées en haut, assez près de la voûte et maintenues ouvertes presque continuellement, contribuera en même temps à la ventilation;

5° Avoir de l'eau en abondance pour opérer de grands et fréquents lavages, en même temps qu'on s'oppose à la stagnation des eaux qui ont servi, et qu'on les dirige vers les égouts à l'aide d'un égout spécial, résultant de la réunion des canaux d'évacuation qui passent sous chacune des salles destinées à l'abattage;

6° Les salles doivent être maintenues dans un état continuel de fraîcheur, à l'aide de fontaines et de bassins;

7° La pratique a démontré qu'il était préférable de maintenir les salles dans une demi-obscurité. — La réunion de ces trois conditions : fraîcheur, ventilation et absence de lumière, contribue à retarder la putréfaction des matières animales et à éloigner les insectes.

Il est d'observation, du reste, que les émanations des abattoirs sont, la plupart du temps, complétement nulles, attendu qu'il s'agit de viandes saines, auxquelles on ne laisse pas le temps de se putréfier. Loin donc d'exercer une influence fâcheuse sur les habitants du voisinage, ou sur les ouvriers employés à l'abattage, elle fortifie au contraire leur constitution.

Marchés. — A Paris, il y a 45 marchés, divisés en marchés d'approvisionnement et marchés de détail; des facteurs nommés par l'administration président aux achats dans les premiers, et des inspecteurs, à la vente dans les seconds. Les règles qu'on doit suivre relativement à l'hygiène des marchés sont les suivantes : les marchés doivent être isolés des maisons voisines, largement aérés par le haut, au moyen de persiennes à jour. Le lavage doit être facilité par des fontaines multipliées. Le séjour sur le sol de débris animaux et végétaux doit être évité avec le plus grand soin. Dans la partie des marchés réservée aux poissonneries, les mesures de salubrité doivent être rigoureusement observées; il y faut surtout un dallage, de l'eau en abondance, et, en été, de la glace, pour empêcher la putréfaction du poisson et de la marée. [Ces conditions se trouvent remplies très-heureusement, dans les nouveaux pavillons en fer des Halles Centrales.]

Voiries, équarrissage des chevaux. — Cette question a été longuement traitée plus haut. Nous ne nous en occuperons pas de nouveau ici.

Bibliographie. — Abattoirs. — Voy. dans DELAMARRE, *Traité de la police, les différents articles relatifs aux tueries.* GIRARDIN (J.), *Sur l'écoulement des eaux fournies par les abattoirs de la ville de Rouen,* in *Ann. d'hyg.,* 1re sér., t. XXIV, p. 84; 1840. — CHEVALLIER et GUÉRARD, *Mém. sur les résidus liquides provenant des établissements industriels* (eaux sanguinolentes provenant des tueries, des boucheries, des abattoirs), *ibid.,* t. XXXV, p. 101; 1846. — HAMONT, *Des abattoirs de la ville de Paris; leur organisation; fraudes, abus dans le commerce de la viande; dangers,* etc., in *Union méd.,* 1847, oct. et nov. — HUZARD, *Sur les abattoirs généraux de la ville de Paris et sur les viandes qui en proviennent* (Extr. du rapp., etc.), in *Ann. d'hyg.,* 1re sér., t. XXXIX, p. 331; 1848. — WOLFF (C.), *Ueber Schlachthäuser,* in *Arch. der Deutsch. med. Gesetzg.,* t. II, 1, 3; 1858; et *Schmidt's Jahrbb.,* t. CXIX, p. 235, 1858. — FEIT (A.C.), *Ueber öffentliche Schlachthäuser und ihre Vorzüge vor Privatschlachtercien, besonders vom Standpunkte der Veterinair-Polizei ausbeurtheilt,* in *Casper's Vjschr.* t. XIV, p. 199; 1858. — NIKLAS, *Wichtigkeit der öffentlichen Schlachthäuser* in *Schmidt's Jahrbb.,* t. CXIV, p. 146; 1862. Voy. les comptes rendus des différents conseils d'hygiène; mais surtout ceux de Paris, du Nord, de la Loire-Inférieure (pour 1829, p. 43), etc. — Marchés. — DELAMARRE, *Traité de la police;* divers comptes rendus des conseils d'hygiène. — ROHAULT, *Rapp. sur la désinfection des tables de vente du marché au poisson,* in *Ann. d'hyg.,* 1re sér., t. VII, p. 97; 1832. — TESSEREAU, *Études hygiéniques sur les halles centrales de Paris.* Paris, 1847, in-8.

Édifices publics.

Édifices consacrés au culte. — Église.

Églises des villages. — Le luxe qui est déployé dans les villes est, en général, mis de côté dans les édifices consacrés au culte dans la plupart des communes. — Les conditions suivantes sont nécessaires pour assurer la salubrité de ces églises, et c'est au médecin de la localité d'en conseiller et d'en surveiller l'exécution.

Les églises doivent avoir une étendue suffisante pour contenir la population qui s'y entasse les jours de fête. Elles doivent, autant que possible, être construites en matériaux solides, et au moins en briques, par exemple. Le toit ne doit pas être en chaume, mais en tuiles; il est utile que les fenêtres puissent s'ouvrir, et soient assez vastes pour permettre une ventilation suffisante. Le sol a besoin d'être recouvert, surtout pendant l'hiver, de nattes faites de paille ou de jonc, et destinées à préserver de l'humidité. Les dehors doivent être libres, spacieux, on y interdira toute inhumation.

Les églises des villes sont anciennes ou modernes. La plupart des églises anciennes se trouvent dans des quartiers encombrés de maisons; leur circonférence en est entourée, et peu de ces monuments sont isolés et pourvus de places. Les murs sont épais, les piliers massifs, les fenêtres très-élevées, chargées de vitraux coloriés et n'ouvrant pas. La conséquence de ces dispositions est la difficulté, sinon l'impossibilité pour la chaleur et la lumière solaire d'y pénétrer, et un obstacle très-grand au renouvellement de l'air. Aussi une température basse et humide y règne-t-elle presque continuellement, et a-t-elle pour conséquence des maladies plus ou moins graves, qui se développent chez les personnes qui, tête nue, y font un long séjour. L'hygiène doit intervenir pour changer ces conditions, pour faire isoler les cathédrales et les vieilles églises des maisons qui y sont adossées, et pour en écarter ainsi l'humidité. Elle doit encore engager à établir des prises d'air suffisantes, en faisant pratiquer des vasistas dans les parties supérieures de l'édifice pour y renouveler l'air.

Dans beaucoup d'églises anciennes on a établi récemment de vastes calorifères, destinés en hiver à les échauffer, et en même temps à les ventiler d'une manière suffisante. Quant aux églises modernes, c'est aux architectes à connaître les conséquences pratiques des progrès de l'hygiène actuelle et à les appliquer dans les édifices dont ils dirigent la construction. La pénétration suffisante de la lumière solaire, la ventilation en toute saison, le facile renouvellement de l'air, enfin l'échauffement artificiel pendant l'hiver, voilà les seuls principes qu'on puisse établir à cet égard.

Bibliographie. — EBELL, *Ueber die Heilsamkeit und Ausführbarkeit der Kirchenheitzung*, in *Scherf's Beiträge zum Arch. der med. poliz.*, t. III, 1793. — DU MÊME, *Beantwortung einiger gegen Kirchenheitzung* *gemachter Zweifel, ibid.*, t. V, p. 154 ; 1793. Voy. *Inhumations, Chauffage, Ventilation*, etc.

Théâtres.

Les théâtres sont, de tous les édifices publics, les plus généralement mal construits et mal disposés pour la santé de ceux qui vont s'y entasser pendant une soirée de 5 à 6 heures. Sans parler ici des dimensions beaucoup trop rétrécies des couloirs, des escaliers, des vestibules, et des terribles conséquences qui résultent de cette étroitesse en cas d'incendie, la salle elle-même présente certains inconvénients dont on est heureusement parvenu à atténuer l'importance.

Quand une salle est remplie de spectateurs, l'air des parties inférieures, échauffé par la respiration de tant d'individus et par leur accumulation, chargé d'acide carbonique et du produit de l'exhalation pulmonaire, monte à la partie supérieure et est respiré, au lieu d'air pur, par les nombreux spectateurs qui s'y trouvent. Pour remédier à cet inconvénient, il faut une ventilation suffisante, que l'on obtient au moyen d'une cheminée d'appel placée au-dessus du lustre. La chaleur du lustre dilate la colonne d'air qui l'entoure et en détermine l'ascension ; des canaux de communication, existant entre cette cheminée et les plafonds des différentes loges, contribuent au facile renouvellement de l'air de ces dernières.

L'air frais et nouveau venant du dehors remplacer celui qui est sorti par la cheminée d'appel, arrive divisé dans les canaux nombreux qui pénètrent dans la salle, et qui sont situés dans l'épaisseur du plafond de chaque loge. Ces canaux nombreux modèrent la chaleur trop considérable et augmentent la ventilation.

Quant au mode de chauffage employé pour maintenir une salle de spectacle à 15 degrés, il se fait à l'aide d'un des calorifères dont j'ai parlé plus haut.

Bibliographie. — D'ARCET, *Note sur l'assainissement des salles de spectacle*, 1 pl. in *Ann. d'hyg.*, 1re sér., t. I, p. 152 ; 1829. — BONNAIRE, *Influence du théâtre sur la santé publique*. Th. de Paris, 1834, in-4°, n° 21. — TRIPIER (A.), *Sur la ventilation et l'éclairage des salles de spectacle*, in *Ann. d'hyg.*, 2e sér., t. X, p. 67 ; 1858. — DU MÊME, *Assainissement des théâtres*, in *L'ami des sc.*, 1861. — GIRARDON, LAURENTI et FORTIER, *Rapp. sur les expériences concernant le système de ventila-

tion établi au théâtre des Célestins, etc., in *Ann. de la Soc. imp. d'agriculture*, etc. *de Lyon*, 1860. — TRÉLAT (E.), *Le théâtre et l'architecte*. Paris, 1860, in-8. — MORIN, *Note sur la ventilation des théâtres*, in *Comptes rend. de l'Acad. des sc.*, t. LIII, p. 336 ; 1861. — TRIBOUILLET, *Ventilation et rafraîchissement des salles de spectacle*, in *La science pour tous*, 24 oct. 1861. — BONNAFONT, *Des modifications à introduire dans les salles de spectacle au double point de vue des artistes et de l'éclairage de la scène*, in *Revue britannique*, 1861.

Des Hôpitaux et des Hospices.

La question des hôpitaux, qui intéresse à un si haut point la santé publique, est une de celles dans lesquelles l'hygiène a le plus souvent occasion d'intervenir ; aussi doit-elle être examinée avec soin. Les deux points suivants seront successivement discutés et exposés.

I. Est-il plus avantageux de secourir et de faire soigner à domicile les malades indigents, que de les placer dans les hôpitaux ou les hospices ?

II. Quelles sont les conditions à remplir pour avoir des hôpitaux et des hospices dans le meilleur état de salubrité possible ?

La base de la discussion sera l'état actuel des hôpitaux de la capitale, avec les améliorations successives que ces établissements ont obtenues depuis le commencement de ce siècle.

I. Est-il plus avantageux de secourir et de faire soigner à domicile les malades indigents, que de les placer dans les hôpitaux ou les hospices ?

Cette question exige la démonstration successive de plusieurs propositions que voici :

1° Les malades placés dans les hôpitaux trouvent, dans les médecins appelés à leur donner des soins, des garanties plus grandes et plus solides de science que partout ailleurs.

Les médecins des hôpitaux sont, en effet, arrivés par le concours ; ils ont fait une espèce d'apprentissage des qualités qui sont indispensables aux médecins des hôpitaux, dans le service du bureau central et dans les remplacements dont ils ont pu être chargés. De plus, ils sont en quelque sorte responsables du diagnostic qu'ils portent et du traitement qu'ils emploient devant les élèves attachés à leur service ou qui suivent leur visite; ils ne peuvent leur cacher, ni les erreurs de diagnostic que l'autopsie vient souvent redresser, ni les fautes de leur thérapeutique.

Les élèves attachés aux services divers exécutent, avec une intelligence et un zèle qu'on ne trouverait nulle part ailleurs, les prescriptions des chefs. Leur intervention est indispensable comme aides dans les opérations chirurgicales et comme secours en cas d'accidents consécutifs. La présence continuelle d'un interne de garde dans les établissements hospitaliers est encore une garantie contre les accidents imprévus qui peuvent survenir.

Quelque bien organisés que soient des bureaux de secours à domicile, on ne pourra jamais remplir ces conditions diverses.

2° Les malades trouvent dans les hôpitaux des conditions hygiéniques beaucoup meilleures que celles qu'on pourrait leur procurer chez eux, même avec des secours assez élevés.

Il suffit d'avoir exercé quelque temps comme médecin des bureaux de bienfaisance, pour connaître l'insalubrité des logements des pauvres malades qu'on visite, leur dénûment absolu, l'absence complète d'objets de literie et de linge, et enfin la misère de tout ce qui les entoure, pour être parfaitement convaincu des dépenses qu'il faudrait faire pour remédier seulement à quelques-unes de ces conditions, et même encore de leur insuffisance pour changer un tel état de choses; et pour bien comprendre le découragement du médecin qui, en présence de toutes ces impossibilités, se voit obligé de conseiller l'hôpital. Là, en effet, les pauvres malades trouvent un air, sinon parfaitement pur, du moins beaucoup plus salubre que chez eux, des salles où ils respirent plus librement, du linge à discrétion, des lits sains et des aliments qui, s'ils n'égalent pas ceux qu'on sert sur la table des riches, sont du moins infiniment préférables à ceux qu'ils auraient pu se procurer chez eux. Enfin, ils trouvent dans leur convalescence des conditions de salubrité plus grandes encore, au moyen des promenades qu'ils peuvent faire dans les jardins que possèdent la plupart des hôpitaux, et dans la continuation des soins médicaux qu'ils reçoivent jusqu'à leur guérison complète.

3° Les secours donnés dans les hôpitaux profitent tout entiers au malade et sont adressés à la maladie. On doit insister sur cette considération; car les secours donnés par les bureaux à des malades soignés à domicile s'éparpillent nécessairement sur leur famille entière, plongée dans la misère ; le bouillon fait pour le malade, le vin qui lui est donné pour rétablir ses forces, sont absorbés par les autres membres de la famille aussi bien que par lui ; enfin, l'argent qui est remis pour l'aider est bien souvent employé pour payer des dettes, ou absorbé par un père, un fils, un mari, pour être dépensé au cabaret.

Les pensions que l'administration des hôpitaux s'est décidée à donner à un certain nombre de vieillards des deux sexes, pour remplacer leur admission à Bicêtre ou à la Salpêtrière, sont, ainsi que je l'ai déjà fait observer, exactement dans le même cas. Elles apportent un peu de soulagement dans la famille du vieillard auquel on l'accorde, cela est vrai ; mais ces secours s'éparpillent sur une famille entière malheureuse et indigente, et ils ne profitent pas à l'individu âgé, épuisé par les infirmités ou une longue misère, et qui, à la fin de sa carrière, n'aurait pas trop de toute la somme que l'administration lui donne et que sa famille absorbe.

4° Les malades guérissent aussi bien, si ce n'est mieux, dans les hôpitaux que chez eux.

C'est une des questions qui ont été le plus controversées, et qui cependant me paraît assez simple. Pour la décider d'une manière absolue, il faudrait baser son opinion sur une statistique raisonnée : connaître, d'une part, le nombre de malades *de la classe peu aisée* soignés à domicile, et la proportion de leurs décès, et de l'autre, faire la même opération pour les malades des hôpitaux, mais en supposant qu'ils y ont été apportés dès le commencement de leur maladie et sans distinction de gravité ; car un grand nombre d'admissions dans les hôpitaux sont relatives à des malades déjà soignés à domicile, et qui, arrivés au dernier terme de leur maladie, sont envoyés dans les maisons hospitalières pour y mourir.

Une telle statistique raisonnée est impossible à demander et à exécuter. Il faut donc se contenter des documents que l'on possède. Eh bien, ces documents prouvent qu'avec toutes ses mauvaises chances d'admission de malades arrivés à la dernière extrémité, la mortalité des hôpitaux n'est pas très-considérable, et qu'elle n'est que de 1 sur 11, à peu près. Voici un tableau statistique des admissions, des décès et du nombre de journées de séjour dans les divers hôpitaux de la capitale pour l'année 1848. Je reproduis ce document complet, à cause de son grand intérêt.

ANNÉE 1848.

DÉSIGNATION DES HOPITAUX.		MALADES.	JOURNÉES DE SÉJOUR.
HOPITAUX GÉNÉRAUX.	Hôtel-Dieu (1)........ 1 décès sur	7,32	26,83
	Sainte-Marguerite.... —	9,14	32,38
	Pitié .... —	9,87	26,27
	Charité............. —	8,63	26,75
	Saint-Antoine (2)..... —	11,62	20,87
	Necker........ ..... —	8,62	28,72
	Cochin .... —	11,90	23,17
	Beaujon.... .... —	8,92	28,14
	Bon-Secours .... —	11,07	23,78
	MOYENNE...... 1 décès sur	9,04	26,10
HOPITAUX SPÉCIAUX.	Saint-Louis.......... 1 décès sur	18,31	38,43
	Hôpital du Midi...... —	186,06	35,98
	Hôpital de Lourcine. . —	51,31	45,85
	Enfants-Malades (3)... —	5,36	60,51
	Accouchements ...... —	23,73	11,58
	Cliniques........... —	21,97	16,08
	MOYENNE...... 1 décès sur	16,59	31,57
MOYENNE GÉNÉRALE......	—	10,73	27,98

HOSPICES.

ALIÉNÉS.	Vieillesse (hommes) .... 1 décès sur	7,07	malades.
	Vieillesse (femmes) .... —	10,36	—
	MOYENNE........... 1 décès sur	8,67	malades.
VIEILLESSE.	Vieillesse (hommes) .... 1 décès sur	8,42	malades.
	Vieillesse (femmes) .... —	8,14	—
	Incurables (hommes) .... —	8,17	—
	Incurables (femmes) .... —	11,16	—
	MOYENNE........... 1 décès sur	8,42	malades.
Ménages.................... .... 1 décès sur		9,80	malades.
Larochefoucauld.................... —		7,91	—
Sainte-Périne.................... —		8,96	—
MOYENNE........... 1 décès sur		7,22	malades.

(1) La mortalité plus considérable à l'Hôtel-Dieu s'explique par ce fait, que le bureau central envoie à l'Hôtel-Dieu les cas les plus urgents et les malades les plus gravement atteints qui se présentent au Parvis.

(2) La mortalité moins grande à Cochin, Saint-Antoine et Bon-Secours, s'expliquerait par la situation plus salubre de ces établissements, si d'autres, placés dans des conditions aussi avantageuses, n'en présentaient une plus considérable.

(3) Ce résultat pour l'hôpital des Enfants-Malades est erroné, attendu que la statistique porte les entrées en bloc. Or, il eût fallu distinguer les maladies chroniques (scrofules, dartres, gale, ophthalmies, teignes), où la mortalité est très-faible, des maladies aiguës, où elle est très-considérable (1 sur 3 à peu près).

Après cette discussion, je ne pense pas qu'il reste aucun doute dans l'esprit du lecteur. Non-seulement les hôpitaux sont préférables aux secours à domicile, parce que les malades y trouvent garantie plus grande de science médicale, soins plus assidus, salubrité plus grande et guérison plus certaine ; mais encore les hospices et maisons de refuge ne sauraient, en aucune manière, être remplacés par des pensions données à des vieillards des deux sexes.

Il y a, toutefois, plusieurs inconvénients qui ont été signalés, et qui, bien que singulièrement exagérés, prêtent cependant à la discussion. Les voici :

1° A l'époque des épidémies, la gravité de la maladie est plus grande dans les hôpitaux, et la mortalité plus considérable qu'en ville. Les résultats numériques du choléra, en 1832 et en 1849, prouvent que cela n'est pas.

Il y a toutefois un fait, et celui-là est le seul réel, c'est qu'une épidémie existant dans une ville et dans un hôpital, les malades couchés dans cet hôpital sont pris avec une extrême facilité de l'affection épidémique régnante ; le choléra l'a prouvé ; mais les épidémies sont des faits exceptionnels.

2° L'encombrement détermine souvent, dans les hôpitaux, des affections spéciales, telles que des érysipèles, des phlébites, des pourritures d'hôpital, des fièvres puerpérales, etc.; cela est incontestable; mais c'est le fait de l'encombrement, et sa cessation fait disparaître ces affections.

3° Les malades auraient une grande répugnance à entrer dans les hôpitaux ou les hospices. C'est une erreur, et quiconque a observé quelque temps dans les maisons hospitalières, à Paris, a pu se convaincre, non-seulement du peu de répugnance des malades à y entrer, mais encore de l'empressement avec lequel ils s'y portent.

La question de la prééminence des hôpitaux sur les secours à domicile ne saurait donc faire aucun doute. Il est probable, toutefois, que si on améliorait les consultations gratuites dans les hôpitaux, et si on joignait la délivrance de médicaments également gratuits, on permettrait ainsi à un grand nombre d'ouvriers de se traiter chez eux et de pouvoir compter sur les consultations de médecins instruits, ainsi que sur de bons médicaments.

II. Quelles sont les conditions à remplir pour avoir des hôpitaux et des hospices dans le meilleur état de salubrité possible?

Cette question ne peut être traitée qu'en supposant un hôpital à construire. Voici, dans ce cas, les dispositions générales les plus indispensables et qui importent le plus à l'hygiène de l'établissement.

Situation. — La meilleure situation pour un hôpital est en dehors, mais très-près d'une ville, ou bien dans un quartier isolé, peu encombré de maisons et d'habitants, et où le libre renouvellement de l'air est facile ; le voisinage, mais à une certaine distance, des bois et des cours d'eau vive à bords escarpés, est une condition de salubrité excellente ; malheureusement, la plupart du temps, elle ne peut être remplie, et il faut se contenter d'un quartier isolé, aéré, et dans une position un peu élevée, relativement au reste de la ville.

Étendue. — L'étendue de l'espace où l'hôpital est établi est importante à considérer. Il faut que cet espace soit assez considérable, afin que les bâtiments ne soient pas trop rapprochés ; il est nécessaire également qu'ils soient séparés par de vastes cours et des jardins.

Disposition des bâtiments. — La disposition la meilleure consiste dans des pavillons allongés, parallèles entre eux, en nombre plus ou moins considérable, selon l'importance de l'établissement, et séparés les uns des autres par des cours ou des jardins.

Le nouvel hôpital construit à Paris, par les soins de l'administration de l'assistance publique, paraît résumer toutes les conditions de bonne construction, réunies à l'introduction des améliorations indiquées par les progrès de l'hygiène. Situé sur un endroit élevé (ancien clos Saint-Lazare), aéré, non entouré de maisons, il est composé d'une double série de bâtiments parallèles, à trois étages chacun, reliés par une galerie centrale, au milieu de laquelle se trouve un vaste jardin. Les bâtiments de l'administration sont en avant de l'établissement, et toutes les dépendances en arrière. C'est une disposition qu'on ne saurait trop louer, et dont on ne peut guère se faire une idée qu'en visitant cette construction.

Il est un certain nombre de conditions qu'on doit encore rechercher dans la disposition même des salles d'un hôpital. Ce sont les suivantes ; nous y insistons, parce qu'elles regardent plus particulièrement l'hygiène.

La dimension des salles et leur mode de construction, ont la plus haute importance ; on doit insister spécialement sur les dispositions suivantes.

Les parquets doivent être en bois de chêne épais. La hauteur des salles doit être de 4 mètres 50 cent. à 5 mètres au moins.

Les fenêtres, disposées de chaque côté de la salle, en face les unes des autres, occupant à peu près le tiers de la largeur totale de l'espace, doivent avoir 3 mètres au moins de haut, et toucher le plafond. Les deux derniers carreaux feront office de vasistas pour la sortie de l'air vicié et échauffé par l'acte respiratoire.

Les lits construits en fer, de 2 mètres de long sur 1 de large, seront séparés de 1 mètre 50 au moins les uns des autres. Tenon donne pour largeur aux salles 8 mètres 12 cent., et pour séparation de deux lits placés l'un vis-à-vis de l'autre, 4 mètres.

Le cubage de l'air des salles n'est pas sans importance, et dans son appréciation, il faut tenir compte du cubage des lits garnis de leur mobilier, qui doit être évalué à 1 mètre cube au moins ; il faut aussi tenir compte du volume du corps qui, pour l'homme adulte, peut être évalué à 80 litres.

M. Poumet, dans un travail très-intéressant, publié dans les *Annales d'hygiène* (t. XXXII), a déduit des expériences et des analyses de plusieurs chimistes les conséquences suivantes :

1° Pour suffire aux besoins de la respiration, et réduire à 2 pour 1,000 l'acide carbonique qu'elle dégage, comme aussi pour évaporer le produit des deux transpirations, etc., la ventilation dans les salles des hôpitaux devra fournir, par malade et par heure, 19 mètr. cub. 200 litr. d'air atmosphérique pur, et à 16° de température.

2° A quoi il faut ajouter, pour alimenter l'éclairage à l'huile et neutraliser les effets de l'acide carbonique qu'il produit, 7 m. c. 600 lit. d'air par bec et par heure.

3° Pour le même usage, l'éclairage au gaz devra recevoir 120 m. cub. 063 lit. d'air, toujours par bec et par heure.

4° Enfin, la combustion complète des matières suivantes exige d'air à 0 d. : 1 kil. de bois, 7 m. 340; — 1 kil. de houille, 18 m. 440; — 1 kil. coke, 15 m. — Plus 6 pour 100 pour la dilatation.

En combinant ces divers résultats et en examinant quels sont ceux qui peuvent faire double emploi et servir à deux usages différents, M. Poumet arrive à admettre qu'il faut : 1° par malade et par heure, 19 m. cub. 200 lit. d'air pour la respiration et l'évaporation ; 2° par bec et par heure, 7 m. c. 500 lit. pour l'éclairage à l'huile, et 102 m. c. pour l'éclairage au gaz. Il n'y a rien à fournir pour le chauffage, puisqu'il se fait au détriment de l'air qui a servi à tous les usages indiqués ci-dessus. Rejetant complétement l'éclairage au gaz des salles d'hôpitaux, M. Poumet arrive, comme dernière conclusion, à exiger 20 mètres cubes d'air à 16 degrés cent. par malade et par heure, ce nombre suffisant, selon lui, pour la respiration, l'évaporation et l'éclairage à l'huile des salles.

En s'appuyant sur ces données, on doit comprendre que la capacité absolue de la salle devient moins indispensable à considérer, et que tout se réduira à une question de ventilation, c'est-à-dire de renouvellement de l'air, et que ce dernier point devient plus important à considérer que la capacité de la salle.

On admettra donc 5 mètres au moins d'élévation pour la salle, sans refuser une élévation plus grande si on peut l'obtenir; 9 à 10 mètres de largeur, et une longueur en rapport avec le nombre de lits qui doivent y être placés. Mais il faudra une ventilation suffisante pour donner à cette salle 20 mètres cubes d'air par malade et par heure. Si elle contient 40 lits, ce seront par conséquent 800 mètres cubes, ce qui n'exige pas des procédés excessivement énergiques de ventilation; et on comprendra combien ce chiffre est faible, quand on saura que la cheminée d'appel, placée au-dessus du lustre à l'Opéra-Comique, a une vitesse d'écoulement égale à 80,000 mètres cubes d'air par heure. Pour obtenir ce résultat, et en supposant qu'on n'ait pas établi dans l'hôpital un calorifère dans le genre de celui de M. Duvoir, il s'agit de mettre en usage un système qui, en été, puisse ventiler sans chauffer. Quel procédé employer? M. Poumet, dans son travail, en avait présenté un assez compliqué, qu'il a modifié depuis, et voici actuellement ce qu'il propose. La quantité d'air à fournir dans les salles d'adultes étant estimée par lui à 20 mètres cubes par malade et par heure, pour satisfaire aux besoins compensés qu'exigent l'inspiration, l'acide carbonique de l'expiration, les transpirations pulmonaire et cutanée, l'évaporation des liquides, le chauffage et l'éclairage, il les fournit avec un calorifère à chambre chaude établi dans les caves du bâtiment. Voici les indications que donne M. Poumet :

L'air destiné à la ventilation sera pris dans les mêmes caves; mais celui destiné au foyer sera puisé dans les cours ou jardins.

Une machine soufflante, mise en communication directe avec la chambre chaude, chassera l'air dans les salles. La température de celle-ci devra être maintenue à 16°. Le renouvellement de l'air sera continu et non intermittent. Sa vitesse de mouvement sera de 1 mètre, et tout au plus de 2 mètres par seconde.

Arrivé dans les salles, l'air sera versé au niveau du plancher, il sortira par le plafond.

Des gaînes ou tuyaux en bois seront disposés pour remplir ce double effet.

Pendant l'été, c'est l'air frais puisé dans les cours que la machine soufflante enverra aux malades.

Dans une ville chef-lieu de département, la construction d'un hôpital présente d'autres conditions, qui sont la conséquence de la nécessité où l'on est d'isoler un certain nombre de maladies. Cet isolement ne peut être obtenu que par la multiplication des pavillons. Ainsi, après le nombre nécessaire de pavillons ou de lits pour les maladies aiguës, il faudrait une section pour les maladies de la peau, une section pour la syphilis, une pour les accouchements et une pour les enfants.

Il est, toutefois, deux sortes d'établissements qui ne doivent jamais être compris dans les précédents; ce sont : 1° les maisons d'aliénés. Ces établissements se sont beaucoup multipliés en France depuis une quizaine d'années, et maintenant on en compte au moins un pour deux ou trois départements, afin de se conformer aux prescriptions de la loi de 1830; 2° les hospices ou maisons de retraite destinés aux vieillards des deux sexes. Ces derniers établissements ne sauraient être trop multipliés; ce sont les vrais invalides civils, et la création de nombreuses maisons de ce genre constitue le service le plus grand que l'on puisse rendre au peuple.

Dans une grande ville, une capitale, les différentes espèces d'hôpitaux doivent être séparées; c'est ainsi qu'il faut un hôpital pour les maladies de la peau, un pour la syphilis, un pour les accouchements, un pour les enfants, un pour les aliénés. Il en faudrait peut-être aussi un pour les phthisiques.

A Paris, le système hospitalier a subi depuis le commencement de ce siècle de grandes améliorations. La mortalité y a diminué dans une proportion énorme, et les progrès de l'hygiène se sont fait sentir partout. Bien qu'il y ait encore beaucoup à faire, on peut cependant considérer, à l'époque actuelle, ces établissements comme ne le cédant à aucun autre au monde, et c'est une justice que les médecins étrangers qui visitent nos hôpitaux généraux et spéciaux, ainsi que nos hospices, ne cessent de leur rendre chaque jour.

Les améliorations qui restent à faire sont encore nombreuses, cela est incontestable; mais une fois qu'elles seront opérées, nos établissements atteindront presque la perfection (1).

(1) Une grande discussion qui a eu lieu récemment à l'Académie de médecine sur l'hygiène des hôpitaux de Paris comparée à celle des hôpitaux de Londres, a

Bibliographie. — Parmi la multitude d'écrits composés sur les hôpitaux, nous choisirons surtout ceux qui ont précédé la grande époque de rénovation de 1789, et de l'époque contemporaine. — *Forme du gouvernement économique du grand Hostel-Dieu, de Nostre-Dame-de-Pitié et du pont du Rhosne de la ville de Lyon.* Lyon, 1635. — *Edict du roy portant establissement de l'hôpital général pour le renfermement des pauvres mendians de la ville et faux-bourgs de Paris.* Paris, 1666, in-4º. — *Recueil des édits et déclarations concernant les hôpitaux et maladreries de France.* Paris, 1675, in-fol. — *Histoire de l'hôpital général de Paris.* Paris, 1676, in-4º. — *Etat général des unions faites des biens et revenus des maladreries, léproseries, etc., aux hôpitaux.* Paris, 1707, in-4º. — *Statuts et règlements de l'hôpital général de la Charité et aumône générale de Lyon.* Lyon, 1742, in-4º. — LÉPINE (G. J. de), *Lettre à MM. les administrateurs de l'Hôtel-Dieu et des autres hôpitaux de Paris.* Paris, 1745, in-4º. — MÜNNICH (P. J. W.), *De causis determinantibus ancipitem eventum morborum in nosocomiis occurrentium.* Halæ Magdeb., 1766, in-4º. — PETIT (A.), *Mém. sur la meilleure manière de construire un hôpital de malades,* pl. Paris, 1774, in-4º. — AIKIN (J.), *Observations sur les hôpitaux relatives à leur construction, aux vices de l'air d'hôpital,* etc., etc., trad. de l'angl. par M. VERLAC. Londres, 1777, in-12. — MARET, *Mém. sur la construction d'un hôpital, dans lequel on détermine quel est le meilleur moyen à employer pour entretenir dans les infirmeries un air pur et salubre,* in *Nouv. Mém. de Dijon,* 1782, 2º sér., p. 25. — BOSQUILLON, *Mém. sur le nouvel hospice de Saint-Merry dans lequel on prouve que cet hospice est de la plus grande utilité pour les pauvres et ne peut nuire nullement à la salubrité de l'air.* Paris, 1783, in-4º. — RECALDE (l'abbé de), *Abrégé historique des hôpitaux contenant leur origine, les différentes espèces d'hôpitaux, d'hospitaliers et d'hospitalières, et les changements,* etc. Paris, 1784, in-12. — DU MÊME, *Traité sur les abus qui subsistent dans les hôpitaux.* Saint-Quentin et Paris, 1786, in-12. — DAIGNAN (G.), *Ordre du service des hôpitaux militaires, ou Détail des précautions,* etc. Paris, 1785, in-8. — POYET, *Mém. sur la nécessité de transférer et reconstruire l'Hôtel-Dieu de Paris, suivi d'un projet de translation de cet hôpital.* Pl. Paris, 1785, in-4º. — BAILLY, *Rapport des commissaires chargés par l'Acad. roy. des sc. de l'examen du projet d'un nouvel Hôtel-Dieu.* Paris, 1786, in-4º, et *Troisième rapport des commissaires,* etc., *sur les projets relatifs à l'établissement de quatre hôpitaux.* Pl. Paris, 1788, in-4º. — *Supplément au mém. sur la nécessité*

semblé attribuer quelques avantages à ces derniers, particulièrement pour les services de chirurgie. On a beaucoup insisté sur l'importance des petits hôpitaux et du petit nombre des malades à mettre dans les salles; du chauffage par de larges cheminées qui permettent un renouvellement de l'air facile et naturel, sur l'absence de ces rideaux qui, chez nous, emprisonnent les miasmes autour des malades, sur l'absence de mobilier dans les salles dont la nudité même est une garantie de salubrité, etc.; du reste, des commissions ont été nommées par l'administration supérieure, et ces graves questions recevront d'ici à peu de temps une solution qui permettra de réaliser les améliorations que souhaite en terminant M. Becquerel.   E. BGD.

de transférer l'Hôtel-Dieu de Paris; ou *Analyse*, etc. Londres, 1786, in-4°. — LEROY, *Précis d'un ouvrage sur les hôpitaux, dans lequel on expose les principes résultant des observations de physique et de médecine qu'on doit avoir en vue dans la construction de ces édifices, avec un projet, etc.*, in Mém. de l'Acad. roy. des sc., 1787, p. 585. — RONDONNEAU DE LA MOTTE, *Essai historique sur l'Hôtel-Dieu de Paris, ou Tableau chronologique de sa fondation*, etc. Paris, 1787, in-8. — CHAMBON DE MONTAUX, *Moyens de rendre les hôpitaux plus utiles à la nation.* Paris, 1787, in-12. — DULAURENS, *Essai sur les établissements nécessaires et les moins dispendieux pour rendre le service des malades dans les hôpitaux vraiment utile à l'humanité.* Paris, 1787, in-8. — DU MÊME, *Moyen de rendre les hôpitaux utiles et de perfectionner la médecine.* Paris, 1787, in-8. — HOFFMANN (C. L.), *Bestätigung der Nothwendigkeit einem jeden Kranken in einem Hospitale sein eigenes Zimmer zu geben*, etc. Mainz, 1788, in-8. — DESMONCEAUX (l'abbé), *De la bienfaisance nationale; sa nécessité; son utilité dans l'administration des hôpitaux militaires et particuliers.* Paris, 1788, in-8. — DU MÊME, *Plan économique et général des administrations civiles des hôpitaux français.* Paris, 1802, in-8. — TENON, *Mém. sur les hôpitaux de Paris* (cinq Mém.). Paris, 1788, in-4°. — IBERTI, *Observ. générales sur les hôpitaux suivies d'un projet d'hôpital*, 3 pl. Londres, 1788, in-8. — COSTE, *Du service des hôpitaux militaires rappelé aux vrais principes.* Paris, 1790, in-8. — HOWARD, *État des prisons, des hôpitaux et des maisons de force*, 22 pl., trad. de l'anglais. Paris, 1791, 2 vol. in-8. — SERVIEZ (E. G., RŒRGAS de), *Mém. sur les hôpitaux.* Paris, 1793, in-8. — *Recueil des mém. relatifs aux établissements d'humanité*, trad. de l'angl., de l'allem., et publié par ordre du ministre de l'intérieur. Paris, an VII, in-8. — VALENTIN (L.), *Fragment d'un voyage médical en Angleterre fait au printemps de 1803*, in Journ. gén. de méd., t. XXII, p. 325; 1805. — DU MÊME, *Notice sur les établissements de charité et de bienfaisance, et sur l'hospitalité dans les États-Unis d'Amérique*, 2e édit. Marseille, 1816, in-8. — CLAVAREAU (L. J.), *Mém. sur les hôpitaux et hospices de Paris*, fig. Paris, 1805, in-8. — FRIEDLANDER, *Entwurf einer Geschichte der Armen und Armenanstalten, nebst einer Nachricht*, etc. Leipzig, 1804, in-8. — JADELOT, *Topographie médicale de l'hospice des orphelins de Paris.* Paris, 1807, in-8. — ANDRÉE (C. M.), *Nosocomii Parisiensis sancto Ludovico dicati descriptio.* Lipsiæ, 1809, in-4°. — DU MÊME, *Neuester Zustand der vorzüglichern Spitäler und Armenanstalten in einigen Hauptorten des In- und Auslandes*, 2er Theil, Tabel. Leipzig, 1811, in-8. — PERCY et WILLIAUME, *Les anciens avaient-ils des établissements publics en faveur des indigents, des enfants orphelins ou abandonnés; et s'ils n'en avaient point, etc.* (Mém. couronné par la Soc. des belles-lettres et arts de Mâcon). Paris, 1813, in-8. — SCHULTZ, *Geschichte der beiden Provinzial-Lazarethe zu Berlin.* Berlin, 1814, in-12. — PASTORET, *Rapport fait au conseil général des hospices sur l'état des hôpitaux, des hospices et des secours à domicile, depuis le 1er janv. 1801 jusqu'au 1er janv. 1814. Table.* Paris, 1816, in-4°. — BRUNI (F.), *Storia dell'I. e R. Spedale di Santa Maria degli Innocenti*

di Firenze e di molti altri pii stabilimenti. Firenze, 1819, 2 vol. in-4°.
— POLINIÈRE (Is.), *Mém. sur les hôpitaux et les secours distribués à
domicile aux indigents malades.* Lyon, 1821, in-8. — *Code administra-
tif des hôpitaux civils, hospices et secours à domicile de la ville de
Paris.* Paris, 1824-1825, avec Suppl., 3 vol. in-4°. — MARCHAL (L. J. A.),
*Essai de topographie médicale sur l'hôpital civil de Strasbourg et de
son Annexe.* Th. de Strasbourg, 1829, n° 917. — JOHNSON (D.), *A medical
and statistical history*, etc. Edinburgh, 1827, in-8. — VILLERMÉ, *Quel-
ques réflexions sur les établissements de charité publique à l'occasion d'un
ouvrage de M. David Johnson*, in *Ann. d'hyg.*, 1re sér., t. III, p. 92 ; 1830.
— DU MÊME, *Note sur l'inconvénient de multiplier les étages dans les hô-
pitaux*, in *Ann. d'hyg.*, 1re sér., t. IV, p. 51 ; 1830. — PARENT-DUCHATE-
LET, *Note sur quelques conditions que doivent présenter les hôpitaux
destinés à des individus âgés de plus de 60 ans et infirmes*, in *Ann.
d'hyg.*, 1re sér., t. IX, p. 296 ; 1833. — HILLE, *Das königliche Krankenstift
zu Dresden, nach seiner Geschichte, Einrichtung und seinen Leistungen
dargestellt.* Dresden, 1833, in-4°. — BANCAL, *Lettre médicale sur le
grand hôpital Saint-André, les hospices civils de Bordeaux ; suivie*, etc.
Bordeaux, 1834, in-8. — BOUCHARDAT, *Mém. sur l'hygiène des hôpitaux
et hospices civils de Paris*, in *Ann. d'hyg.*, 1re sér., t. XVIII, p. 37 ; 1837.
— *Règlement sur le service de santé des hôpitaux et hospices civils de
Paris, approuvé*, etc. Paris, 1839, in-8. — WATTEVILLE (A. de), *Code de
l'administration des établissements de bienfaisance.* Paris, 1839, in-8.
— DU MÊME, *Législation charitable.* Paris, 1843, gr. in-8. — DU MÊME,
*Rapp. à M. le ministre de l'intérieur sur l'administration des hôpitaux
et des hospices.* Paris, 1851, in-4°. — GAMA, *Esquisse historique du ser-
vice de santé militaire en général, et, spécialement, du service chirurgical
depuis l'établissement des hôpitaux militaires en France.* Paris, 1841,
in-8. — POINTE (J. P.), *Notice sur l'hôpital Guy à Londres et sur l'hos-
pice départemental d'aliénés d'Auxerre (Yonne).* Lyon, 1842, in-8. —
DU MÊME, *Histoire topographique et médicale du grand Hôtel-Dieu de
Lyon.* Lyon, 1843, in-8. — MEIER, *Entwurf einer Hospital-Ordnung für
die Hospitäler oder Krankenhäuser in Baden*, in *Ann. der St. Arzn.*,
t. VIII, p. 765 ; 1843. — COUTURIER (M. H.), *Note sur l'établissement
d'un hôpital de convalescence et des maladies chroniques présenté*, etc.
Lyon, 1843, in-8. — NOWAK (A.), *Geschichte, Verfassung und Einrich-
tung der Prager Kranken- und Versorgungsanstalten*, in *OEsterr. med.
Jahrb.*, 1842. — LAMOTHE (L. de), *Instruction sur les meilleures dispo-
sitions hygiéniques à adopter dans l'établissement des hôpitaux et des
hospices ; suivie*, etc. Bordeaux, 1844, in-8. — MÜLLER, *Ueber die Noth-
wendigkeit von Siechenanstalten, mit besonderer Beziehung auf die
Siechenanstalten in Pforzheim*, in *Ver. Deutsche Ztschr. f. d. St.*,
1 hft. et *Canstatt's Jahresb.*, 1849 ; t. VII, p. 15. — BOWDITCH, *An history of
the Massachusett's Hospital.* Boston, 1851, in-8. — ROUBAUD (F.), *Des hô-
pitaux au point de vue de leur origine, de leur utilité, des conditions
qu'ils doivent présenter et de leur organisation.* Paris, 1853, in-12. —
GRISCOM, *On Hospital hygiene*, in *Americ. J. of med.*, 2e sér., t. XXX,

p. 134; 1855. — ESSE, *Die Krankenhäuser, ihre Einrichtung und Verwaltung*, 8 taf. Berlin, 1857, gr. in-8. — DU MÊME, *Das neue Krankenhaus der Jüdischen Gemeinde zu Berlin in seiner Einrichtung dargestellt*. 13 taf. Berlin, 1861, in-fol. — AXENFELD (A.), *Des influences nosocomiales*. Th. de conc., 1857, in-4°. — SUCKLEY (G.), *Regulation diet of the Paris hospitals*, in *New-York Journ. of med.* July, 1858. — NEUMANN (S.), *Die Krankenanstalten im preussischen Staate. Nach der bisherigen vom statistischen Büreau über dieselben veröffentl. Nachrichten*. Berlin, 1858, in-8. — GAULTIER DE CLAUBRY, *Hôpital Saint-Louis à Turin*, in *Ann. d'hyg.*, 2e sér., t. XII, p. 118; 1859. — BREUNING (G. von), *Bemerkungen über Spitalsbau und Einrichtung*. Wien, 1859, in-8. — OPPERT, *Die Einrichtung von Krankenhäusern auf wissenschaftlichen Reisen gemachte Studien* (3 Kupf. taf. 8 Abbild.). Berlin, 1859, in-4°. — NIGHTINGALE (Miss Fl.), *Notes on hospitals*. London, 1859, in-8. — Analyse de divers ouvrages anglais sur les hôpitaux, avec pl., in *British and for. med. chir. Review*, 2e sér., t. XXV, p. 285; 1860. — *Die Gründung eines neuen Krankenhauses durch die Gemeinde Wien*, in *Wochbl. Ztschr. der K. K. Gesellsch. der Aerzte in Wien*, 1861, p. 301, 305; — VOLZ (R.), *Das Spitalwesen und die Spitäler des Grossherzogthums Baden. Nach ihren*, etc. Karlsruhe, 1861. — STEINLEIN u. WEGELIN, *Ueber Errichtung, Bau und Organisation eines St Gallischen Kantonspitales*, taf. S. Gallen, 1861, in-8. — LOCHNER, *Sondersiechen in Nürnberg, ihr Almosen und ihre Schau*, in *Deutsche Ztschr. f. d. St.*, Bd. XVIII, 2 Hft. et *Canstatt's Jahresb.* 1862, t. VII, p. 31.— LEFORT, *Note sur quelques points de l'hygiène hospitalière en France et en Angleterre*, in *Gaz. hebd.*, t. VIII, p. 809. — *Discussion à l'Académie de médecine sur l'hygiène des hôpitaux* (discours de MM. GOSSELIN, DAVENNE, MALGAIGNE, BOUVIER, BONNAFONT, PIORRY, RENAULT, DEVERGIE, LARREY, TRÉBUCHET, BRIQUET, Michel LEVY, TARDIEU), Lettres et Notes de MM. HUSSON, MARJOLIN, etc., in *Bullet. de l'Acad. de méd.*, t. XXVII, 1861-62. — Voy. aussi la bibliographie de l'article *Hôpitaux* dans le *Dict. d'hygiène publique* de M. TARDIEU. Nous nous sommes attaché ici à ne pas donner identiquement les mêmes indications afin que les deux Notices pussent se servir de complément l'une à l'autre. — Voy. aussi *Chauffage, Ventilation, Désinfection*.

Maisons pénitentiaires.

Les divers ordres de maisons pénitentiaires, en France, comprennent les prisons ordinaires, les maisons centrales de détention et les bagnes. Ces établissements sont ceux pour lesquels on a peut-être invoqué le plus souvent les secours de l'hygiène, et en faveur desquels les améliorations les plus importantes ont été réalisées. Sauf un petit nombre de ces maisons, les conditions de construction, d'aération et de chauffage sont suffisantes, et beaucoup d'établissements hospitaliers sont encore à en attendre de semblables. Sans émettre ici de blâme, qu'il me soit permis d'ajouter qu'on n'a pas encore fait pour les honnêtes gens ce que la philanthropie exagérée de certaines personnes a fait exécuter pour des criminels.

Malgré ces améliorations, il y a un fait qu'on ne saurait méconnaître : c'est que le séjour dans une maison pénitentiaire crée, pour celui qui est dans ce cas, une chance de mort de plus ; c'est que, en un mot, la mortalité y est plus considérable que partout ailleurs. Parmi les nombreuses statistiques qui ont été publiées pour prouver ce fait, je choisirai quelques résultats que voici.

D'après les relevés faits par M. Chassinat, les chances de mort dans la vie civile ordinaire étant représentées par 1, celles des forçats sont égales à 3,84, celles des maisons centrales sont égales à 5,09 pour les hommes et 3,59 pour les femmes.

Les chances de mort sont plus grandes pour l'habitant des campagnes, l'agriculteur, le marin, le soldat, le vagabond, pour tous ceux enfin qui, avant d'être détenus, menaient une vie libre, active ou vagabonde.

De 1831 à 1835, la population des 19 maisons centrales de détention s'est élevée à 80,045 individus, et les morts ont été au nombre de 2,410, c'est-à-dire 6,75 sur 100.

M. Benoiston de Châteauneuf avait donné, d'un autre côté, le chiffre de 1,57 pour 100, pour exprimer les chances de mort pour la classe la plus malheureuse des ouvriers des villes, ce qui est un chiffre inférieur à celui que présentent les prisonniers, qui sont cependant placés dans de meilleures conditions hygiéniques.

La cause de cette mortalité, c'est la réclusion ; et les progrès de l'hygiène l'ont atténuée autant que possible, sans pouvoir la faire disparaître.

L'état actuel des maisons pénitentiaires présente un autre point de vue intéressant à considérer pour l'hygiéniste. En effet, dans le système suivi jusqu'à présent, la vie en commun amène une corruption plus grande des détenus, des récidives plus fréquentes et plus graves à leur sortie, une perversion plus grande de ceux qui, punis pour une première faute, eussent peut-être été susceptibles de se repentir et de se corriger.

Pour remédier à un tel état de choses, qui chaque jour présentait un plus haut degré de gravité, on a imaginé, il y a plusieurs années, des systèmes d'isolement, qui se réduisent à deux principaux.

L'un, dit *système pensylvanien*, consiste dans la réclusion cellulaire de jour et de nuit, sans autre visite que celle du directeur, de l'aumônier et du geôlier, avec les livres de choix qu'on permet.

Le deuxième système, dit *système d'Auburn*, n'admet la réclusion cellulaire que la nuit, et maintient pour le jour le travail en commun, mais en silence ; c'est le système adopté dans une partie des États-Unis et à Genève. Il est maintenant généralement reconnu que ce travail en commun et en silence est une pure illusion. Les détenus, toujours placés en regard les uns des autres, suppléent par les gestes à la parole, et trouvent toujours moyen d'augmenter leurs chances réciproques de corruption. Il serait tout au plus bon pour quelques prisons cellulaires peu considérables, comme celle de Genève, par exemple, où l'on peut admettre diverses catégories, dans lesquelles les détenus qui se conduisent bien sont successivement placés comme récompense.

Actuellement, la plupart des partisans de la réforme des systèmes pénitentiaires paraissent se rattacher à la réclusion cellulaire de jour et de nuit. C'est ce système que l'on est maintenant en train d'essayer sur une grande échelle, et dont la prison construite récemment à Paris (la Nouvelle-Force) est destinée à présenter le modèle. Toutes les conditions d'une bonne hygiène, d'une aération convenable, d'une ventilation et d'un chauffage suffisants ont été observées, et, sous ce rapport, cet établissement peut être cité comme un modèle excellent.

Bibliographie. — HOWARD (J.), *State of the prisons in England and Wales*. London, 1779, in-4°. — DU MÊME, *Appendix to the State of the prisons*, etc. Warrington, 1784, in-4°. Ces deux ouvrages ont été traduits en français sous le titre : *État des prisons, des hôpitaux et des maisons de force*. Paris, 1788-1791, 2 vol. in-8. — BENTHAM (J.), *Mém. sur un nouveau principe pour construire des maisons d'inspection et nommément des maisons de force*, imprimé par ordre, etc. Paris, 1791. — DOUBLET, *Mém. sur la nécessité d'établir une réforme dans les prisons et sur les moyens de l'opérer*. Paris, 1791, in-8. — LA ROCHEFOU-CAULT-LIANCOURT, *Des prisons de Philadelphie*. Paris, an IV, in-8. — TURNBULL (R. J.), *Visite à la prison de Philadelphie, ou énoncé exact de la sage administration qui a lieu dans les divers départements de cette maison*, trad. de l'angl.. par PETIT-RADEL, 1 pl. Paris, an VIII, in-8. — BUXTON, *An inquiry whether crim and misery are produced or prevented by our present system of Prison discipline*. London, 1818, in-8. — DE

Laborde (Alex.), *Rapp. à S. E. le Ministre de l'intérieur sur les prisons de Paris et sur les améliorations dont elles sont susceptibles.* Paris, 1819, in-4°. — Gurney (J. J.), *Note on a visit made to some of the Prisons in Scotland and the north of England.* London, 1819, in-8. — Michau (A.), *Réflexions d'un citoyen sur les prisons.* Paris, 1819, in-8. — Gros (A. A.), *Essai sur l'hygiène des maisons centrales de détention en général et de celle de Fontevrault en particulier.* Th. de Strasb., 1820. — Villermé (L. R.), *Les prisons telles qu'elles sont et telles qu'elles devraient être,* 2 pl. Paris, 1820, in-8. — Du même, *Mém. sur la mortalité dans les prisons,* in *Ann. d'hyg.,* 1re sér., t. I, p. 1; 1829. — Du même, *Note sur la mortalité parmi les forçats au bagne de Rochefort, ibid.,* t. VI, p. 113; 1831. — Colombot, *Manuel d'hygiène et de médecine des prisons.* Chaumont, 1824, in-8. — Beaumont (G. de) et Tocqueville (de), *Système pénitentiaire aux États-Unis et de son application en France.* Paris, 1832, in-8. (3e édit. refondue. Paris, 1845, in-12.) — Brogniez, *De l'état actuel des prisons en Belgique; suivi d'une notice sur les maisons de correction de Saint-Bernard et sur la prison d'Alost,* 32 tabl. Bruxelles, 1835, in-8. — Toulmouche, *Travail historique, médical, hygiénique et moral sur la maison centrale de détention de la ville de Rennes,* in *Ann. d'hyg.,* 1re sér., t. XIV, p. 5; 1835. — Boileau de Castelnau, *Sur les entrées à l'infirmerie et les décès chez les détenus de la maison centrale de Nîmes, ibid.,* t. XIV, p. 332; 1835; t. XXVII, p. 198; 1842; t. XXIX, p. 82; 1843. — Du même, *De l'influence du cardage des frisons de soie sur la santé des détenus de la maison de Nîmes, ibid.,* t. XXIII, p. 471; 1840. — Du même, *De l'influence du régime des prisons sur la santé des détenus, ibid.,* t. XLI, p. 68; 1849. — Du même, *De l'influence de la suppression du travail sur la santé des prisonniers, ibid.,* t. XLII, p. 219; 1849. — Du même, *Remarques sur le rapp. de la commission sanitaire de la prison de Mazas, ibid.,* t. XLIX, p. 420; 1853. — Lucas (Ch.), *De la réforme des prisons ou de la théorie de l'emprisonnement, de ses principes, de ses moyens, de ses conditions pratiques.* Paris, 1836-38, 3 vol. in-8. — Du même, Divers Opuscules sur le même sujet (1838, 1840, 1842, 1844, 1848...). — Malcolmson (J.), *On the effects of solitary confinement upon health,* in *The Lancet,* 1836-37, t. I, p. 163, 169. — Moreau-Christophe, *De l'état actuel des prisons en France, considéré dans ses rapports avec la théorie pénale du Code.* Paris, 1837, in-8. — Du même, *De la réforme des prisons en France basée sur la doctrine du système pénal, et le principe de l'emprisonnement individuel.* Paris, 1838, in-8. — Du même, *De la mortalité et la folie dans le système pénitentiaire,* in *Ann. d'hyg.,* 1re sér., t. XXII, p. 5; 1839. — Du même, *De l'influence du régime pénitentiaire en général et de l'emprisonnement individuel en particulier, sur la santé et le moral des détenus,* in *Ann. de la méd. psychol.,* t. II, p. 424; 1843. — Coindet (Ch.), *Observations sur l'hygiène des condamnés détenus dans la prison pénitentiaire de Genève,* in *Ann. d'hyg.,* 1re sér., t. XIX, p. 273; 1838. — Mollet (J. E.), *Notice historique sur l'établissement et les progrès de la société établie dans les Pays Bas pour l'amélioration morale des prisonniers, suivie du règlement de cette société.* Amsterdam, 1838, in-8. — DESPINE (Marc), *Rapp. sur un point de l'hygiène des prisons*, in *Ann. d'hyg.*, 1re sér., t. XXII, p. 183; 1839. — DIEZ, *Ueber den Einfluss der Gefangenschaft auf die Gesundheit*, in *Ann. der St.*, t. VIII, p. 419; 1843. — LÉLUT, *De l'influence de l'emprisonnement cellulaire sur la raison des détenus*, in *Ann. médico-psychol.*, t. III, p. 392; t. IV, p. 57; 1844. — BAILLARGER, *Note sur les causes de la fréquence de la folie chez les prisonniers*, *ibid.*, t. IV, p. 74; 1844. — BENOISTON DE CHATEAUNEUF, *Du système pénitentiaire*, in *Ann. d'hyg.*, 1re sér., t. XXXI, p. 52; 1844. — CHASSINAT, *De la mortalité dans les bagnes et dans les maisons centrales de force et de correction de 1822 à 1837*, *ibid.*, t. XXXII, p. 221; 1844. — CHRASTINA (J.), *Ueber den Einfluss der verschiedenen Strafsysteme auf den physischen und psychischen Zustand der Gefangenen*, in *Oesterr. Jahrb.* oct. 1845, et *Canstatt's Jahresb.* 1846, t. VII, p. 33. — BALY (W.), *On the Mortality in prisons, with the Diseases most frequently fatal to prisoners* in *Dublin med. press.* t. XII, april 1845. — NEUMANN (A.C.), *Zur Frage vom Einfluss des Cellularsystems auf die Gesundheit der Gefangenen*, in *Casper's Wochenschr. f. d. gesammt. Heilk.*, déc. 1845. — CASTELNAU (H. de), *De la réforme pénitentiaire considérée sous le rapport social et hygiénique*, in *Gaz. des hôp.*, 1847. — BONNET (Aug.), *Hygiène physique et morale des prisons, ou de l'influence que les systèmes pénitenciers exercent sur le physique et le moral des prisonniers, et des modifications*, etc. Paris, 1847, in-8. — ENGELKEN (F.), *Das Pensylvan'sche Strafsystem vom psychisch-ärtzlichen Standpunkte ausbetrachtet und Kritisch beleuchtet.* Bremen, 1847, in-8. — FERRUS, *Des prisonniers, de l'emprisonnement et des prisons.* Paris, 1849, in-8. — *Parliamentary report of Prison discipline. The separate system a soft mode of punishment.* London, 1850, in-8. — GUÉRARD (A.), *Mém. sur la prison cellulaire de Mazas*, in *Ann. d'hyg.*, 1re sér., t. XLIX, p. 5; 1853. — DU MÊME, *Réponse aux observ. critiques de M. Boileau de Castelnau sur le Rapport sanitaire de la prison Mazas*, *ibid.*, p 437. — FAUCHER (J. F.), *Questions d'hygiène et de salubrité des prisons; de la possibilité des travaux agricoles dans les maisons centrales*, etc. Paris, 1853, in-8. — PIETRA-SANTA (P. de), *Mazas. Études sur l'emprisonnement cellulaire.* Paris, 1853, in-8, 2e édit., 1858, et communications diverses à l'Acad. de méd. — VINGTTRINIER, *Des enfants dans les prisons et devant la justice, ou des réformes à faire*, etc. Rouen, 1853, in-8. — SAUZE, *Prison cellulaire de Marseille. Quinze observations de folie pénitentiaire dans l'espace de deux ans*, in *Gaz. des hôp.*, 1857, nos 52, 53. — SMITH (E.), *On the injurious effects of the Treadwheel upon Health of prisoners*, in *Med. Times* 1857, t. I, p. 601. — DU MÊME, *Contribution to a new Scheme of prison dietary*, in *Dublin Quart. Journ. of med.*, t. XXXVII, p. 231; 1859. — PARCHAPPE, *Statistique médicale des établissements pénitentiaires pour les années 1853-57. Maisons centrales de force et de correction. Rapp. à S. E. le Ministre de l'intérieur.* Paris, 1859, in-4°. — STEUER, *Bemerkungen über den im Jahre 1856 bei den Strafgefangenen in Grosse-Glogau beobachteten Scorbut*, in *Casper's Vjschr.*, t. XVI, p. 229;

1859. — MORELLI (C.), *Saggio di studii igienici sul regime penale della segregazione fra i reclusi, introdotto e sperimentato in Toscana sino dall' anno 1849.* Firenze, 1859, in-8. — EWART (J.), *Effect of Labour on the Health of prisoners in India,* in *Indian Lancet,* jan. 1860. — MITTERMAIER (K. J.), *Der gegenwärtige Zustand der Gefängnissfrage, mit Rücksicht auf die neuesten Leistungen der Gesetzgebung und Erfahrungen über Gefängnisseinrichtung mit besonderer Beziehung auf Einzelhaft.* Erlangen, 1860. Voy. aussi, *Ventilation, Chauffage.*

Casernes.

La plupart des casernes qui existent en France à l'époque actuelle ont été établies dans des bâtiments qui avaient autrefois une autre destination. Un grand nombre d'anciens couvents, par exemple, ont été appropriés à cet usage. Dans d'autres circonstances, des exigences stratégiques, ainsi que le peu d'espace dont on pouvait disposer dans les places de guerre, ont conduit à des constructions dans lesquelles on n'a pu satisfaire à toutes les règles de l'hygiène, et où les moyens de chauffage et de ventilation actuellement en usage ne peuvent être employés que d'une manière très-vicieuse. L'hygiène qui concerne les casernes est relative à deux points différents : 1° les modifications et les améliorations à introduire dans celles qui existent déjà ; 2° les indications pour les casernes à construire.

I. Pour modifier celles qui existent, il y a de grands obstacles et de grandes difficultés à lever. Les dispositions de chacune des casernes actuelles étant loin de se ressembler, on ne peut établir rien de général à cet égard, si ce n'est d'éviter l'encombrement, en rassemblant trop de militaires dans des chambres souvent étroites.

II. Relativement aux constructions nouvelles, deux systèmes sont en présence, celui des dortoirs, et celui des chambres destinées à contenir seulement un petit nombre de soldats.

1° Le système des chambres exige plus d'entretien, de chauffage, de lumière et de ventilation ; de plus, l'encombrement s'y produit avec une très-grande facilité. Si l'on joint à cela la difficulté, beaucoup plus grande, de la surveillance, on comprendra la raison pour laquelle on doit rejeter ce système. On doit cependant chercher à améliorer celles qui existent dans les bâtiments actuels, en établissant une ventilation mieux dirigée, et en détruisant un certain nombre de cloisons, de manière à transformer plusieurs chambres en une seule, lorsque la solidité de la construction ne doit pas en souffrir.

2° Le système des dortoirs réunit tous les avantages : constructions plus monumentales, encombrement plus difficile, — ventilation et aération plus faciles, plus simples et moins dispendieuses, — échauffement possible à l'aide de calorifères, surveillance aisée. C'est donc un conseil hygiénique que le médecin doit donner à l'administration, si elle vient par hasard à le consulter sur un pareil sujet.

Il est inutile d'ajouter que, dans l'établissement des casernes, on maintiendra la nécessité des conditions hygiéniques, qu'on ne doit jamais perdre de vue, et qui sont les suivantes :

Situation dans un lieu élevé, aéré et éloigné des rues étroites et encombrées ; — position en dehors des villes, si cela est possible ; — voisinage des arbres, des jardins, et éloignement des endroits marécageux ; — vaste étendue des cours ; — enfin, on devra surveiller surtout la disposition des salles de police et des cachots, qui, dans un si grand nombre de casernes, sont obscurs, froids, humides, et pèchent contre toutes les règles de l'hygiène.

Bibliographie. — PAPILLON, *De la nécessité d'une ventilation continue pour la salubrité des casernes et d'un moyen simple de l'effectuer*, in *Rec. des mém. de méd. milit.*, t. XLIX, p. 257 ; 1840. — MEYNNE (A), *De la construction des casernes au point de vue de l'hygiène*. Bruxelles, 1847, in-8. — LANGE, *Die Casernenfrage*, in *Henke'sztschr. f. d. St.*, 1848, et *Constatt's Jahr.* 1849, t. VII, p. 15. — LEBLANC, *Extr. d'un rapport adressé à M. le Ministre de la guerre relativement au volume d'air à assurer aux hommes de troupes dans les chambres des casernes*, in *Ann. de chim.*, 3e sér., t. XXVII, p. 373 ; 1849. — POTIER-DUPLESSY, *Des casernes en général et des casernes de passage*, in *Rec. scientif. et adm. des armées*, etc. Paris, 1850, nos 9, 10, 12. — LALLEMANT (C. H.), *La caserne des douanes au Havre et les cités ouvrières*. Le Havre, 1858, in-8.

De la désinfection et des désinfectants.

[Nous ajoutons, ici comme appendice, quelques remarques générales sur les désinfectants.

On appelle, ou plutôt on doit appeler ainsi, toute substance qui s'oppose à la formation ou à la diffusion des émanations délétères, ou seulement désagréables. Les désinfectants peuvent agir de trois manières différentes : 1° en empêchant la formation des gaz fétides ; 2° en les absorbant ; 3° en les décomposant chimiquement. Ces derniers sont les désinfectants par excellence. Quelques personnes comptent la ventilation au nombre des désinfectants. Elle doit alors être regardée comme le meilleur et le plus puissant de tous, puisqu'elle emporte l'air vicié et lui substitue un air pur.

Les substances odorantes, les aromates, etc., qui masquent seulement les mauvaises odeurs ne sont pas des désinfectants. Ils doivent être rejetés.

Les gaz méphitiques ont généralement pour point de départ des matières animales ou végétales en décomposition ; au total, leurs sources les plus ordinaires sont les égouts, les fosses d'aisances, les cimetières, les clos d'équarrissage, les marais, les fumiers, les agglomérations d'hommes ou d'animaux dans les localités closes, etc. Quant aux gaz ou émanations produits, ce sont plus spécialement des gaz ammoniacaux, des gaz carbonés, sulfurés ou phosphorés, acides ou non, et enfin des matières organiques volatiles composées habituellement d'oxygène, d'hydrogène, d'azote, de carbone, de soufre et de phosphore.

Quant aux désinfectants divers qu'on peut leur opposer, la théorie indique :

1° Les acides, mais surtout les acides nitrique et hydrochlorique contre les émanations ammoniacales.

2° Le chlore et les chlorures alcalins contre toutes les productions animales ou végétales qu'ils détruisent en s'emparant de leur hydrogène ;

3° Les alcalis, tels que l'ammoniaque, la chaux vive, la potasse, la soude contre les acides carbonique ou sulfhydrique, et certains acides organiques peu connus dans leur essence ;

4° Les acides nitreux et sulfureux qui décomposent les substances organiques en prenant leur oxygène ;

5° Des poudres inertes, telles que le charbon, le plâtre, les cendres de houille, etc., qui absorbent les gaz fétides à mesure qu'ils se forment.

6° Les huiles pyrogénées, le goudron, le coaltar, etc., qui arrêtent la fermentation putride.

Les désinfectants s'emploient donc sous les trois formes de gaz, de liquide ou de solide, suivant l'effet que l'on veut produire et l'état dans lequel se trouvent soit les miasmes déjà formés ou en voie de formation, soit les substances qui les produisent.

Le nombre des désinfectants est très-considérable, mais ceux que nous venons de nommer et ceux qui sont indiqués par M. Becquerel, dans le courant du livre, remplissent parfaitement toutes les conditions soit d'efficacité, soit d'économie.]

Bibliographie. — DUHAMEL-DUMONCEAU, *Moyen de conserver la santé aux équipages des vaisseaux avec la manière de purifier l'air des salles d'hôpitaux.* Paris, 1759, in-12. — STRACK (C.), *De ratione renovandi et purum reddendi aerem intra nosocomia carceresque.* Moguntiæ, 1770, in-4°. — GUYTON DE MORVEAU, *Nouveau Moyen de purifier absolument et en très-peu de temps une masse d'air infecté.* Dijon, 1773, in-8. — DU MÊME, *Traité des moyens de désinfecter l'air, de prévenir la contagion et d'en arrêter les progrès.* Paris, 1801, in-8; 3ᵉ édit., 1805. — JANIN DE COMBE-BLANCHE, *L'antiméphitique, ou Moyens de détruire les exhalaisons pernicieuses et mortelles des fosses d'aisances, l'odeur infecte des égouts,* etc. Paris, 1782, in-8. — LASSONE et CORNETTE, *Mém. sur les altérations que l'air éprouve par les différentes substances que l'on emploie en fumigations dans les hôpitaux et dans les chambres des malades,* in Mém. de la Société royale de méd. de Paris, an. 1785, p. 320. — SMYTH (J. C.), *Account of experiments at the desire of the Lords commissioners of the Admiralty to determine the effects of the nitrous acide in destroying contagion,* etc. London, 1796. — JOHNSTONE, *Account of the power of mineral acide vapours to destroy contagion.* London, 1803, in-8. — *Fumigations désinfectantes faites en prairial an XI à l'hôpital militaire de Paris, suivant le procédé de M. Guyton-Morveau d'après les ordres de M. Desgenettes,* in Journ. gén. méd., t. XXI, p. 68; 1804. — DESGENETTES, *Lettre relative aux fumigations par le gaz muriatique oxygéné,* in Même journ., t. XXIII, p. 266; 1805. — DU MÊME, *Note sur les fumigations par le gaz acide muriatique oxygéné suivant,* etc., in Même journ., t. XXVI, p. 175; 1806. — PAROLETTI, *Essai sur l'usage des fumigations d'acide muriatique oxygéné pour désinfecter l'air des ateliers de vers à soie,* in Mém. de la Soc. d'agric. du départ. de la Seine, t. VI, p. 150. — *Emploi des fumigations nitriques pour la purification des chambres des malades, désinfection des salles d'hôpital,* in Ann. de la Soc. de méd. de Montpellier, t. I, part. II, p. 39. — G*., *Flacons et appareils permanents de désinfection,* in Même recueil, t. II, part. II, p. 18. — LABARRAQUE (A. G.), *De l'emploi des chlorures d'oxyde de sodium et de chaux.* Paris, 1825, in-8. — FRIGERIO, *Désinfecteurs chloro-camphrés assainissants.* Paris, 1831, in-8. — HENRY (W.), *Nouvelles Expériences sur les propriétés désinfectantes des températures élevées, et description d'un appareil de désinfection,* 1 pl. trad. de l'angl., in Journ. de pharm. et des sc. access., t. XVIII, p. 229; 1832. — PARENT-DUCHATELET, *Rapport sur les nouveaux procédés de MM. Salmon, Payen et Cⁱᵉ, pour la dessiccation des chevaux morts et la désinfection instantanée des matières fécales,* in Ann. d'hyg. publ., t. X, p. 35; 1833. — LECANU (L. R.), *Documents scientifiques et administratifs concernant l'emploi des chlorures d'oxyde, et spécialement du chlorure d'oxyde de sodium, comme moyen d'assainissement des lieux insalubres, de désinfection des matières animales,* etc. Paris, 1843, in-8. — GALINIER et BRAULT, *Note sur l'emploi de la suie de houille comme moyen de désinfection des baquets à urine,* in Rec. des mém. de méd. milit., 1ʳᵉ sér., t. LIV, p. 359; 1842. — GÖPPERT, *Antivenena Apparat,* in Sachs.

Centralztg. 1843, et *Canstatt's Jahresb.* 1844, t. VII, p. 80. — STRATTON (T.), *Remarks on deodorization, desinfection, on sir W. Burnett's desinfecting fluid, the solution of chloride of zinc,* in *Edinb. med. and surg. J.,* t. LXX, p. 287; 1848. — ROUGET-DELISLE, *Opinions et témoignages sur l'utilité et l'efficacité de l'eau inodore de MM. Raphanel et Ledoyen pour désinfecter les matières et exhalaisons fétides,* etc. Paris, 1849, in-8. — BOUCHARDAT, *Rapport sur l'eau désinfectante de Raphanel et Ledoyen, et discussion,* in *Bullet. de l'Acad. de méd.,* t. XIX, p. 365; 1853-54. — ELLIOT (R.), *On soot as a deodoriser of Privies,* in *The Lancet,* 1853, t. II, p. 325. — *Die Beseitigung des üblen Geruch's der Nachtgeschirre und Abtrittgruben durch Anwendung von Eisenvitriol,* in *Casper's Vjschr.,* t. III, p. 361; 1853. — STENHOUSE (J.), *On the desinfecting properties of charcoal especially in respirators,* in *The Times,* 22 novemb. 1854, et *Ranking's Abstracts,* t. XXI, p. 1; 1855. — SCHRÖDER und DUSCH, *Filtration der Luft in Beziehung auf Faulniss und Gährung,* in *Ann. d. Chem. u. Pharm.,* febr. 1854, et *Schmidt's Jahrb.,* t. LXXXII, p. 150; 1854. — *Ueber den Chlorzink al desinfections mittel,* in *Casper's Vjschr.,* t. IX, p. 104; 1856. — BOUTIGNY, *Sur la destruction des miasmes par des moyens fumigatoires nouveaux,* in *Bull. de thérap.,* t. LIII, p. 312; 1857. — NONAT, *Des fumigations chlorées en vue de désinfecter l'air et de diminuer les ravages du choléra et de quelques autres maladies épidémiques,* in *Monit. des hôp.,* t. V, p. 646; 1857. — FERMOND, TARDIEU et CAZALIS, *Rapp. au direct. de l'assist. publique sur la valeur comparative de quelques procédés de désinfection,* in *Journ. de chim. méd.,* 4ᵉ s., t. IV, p. 197, 257; 1858. — *Sur l'emploi du coaltar comme désinfectant. Communications et discussions,* in *Compt. rend. de l'Acad. des sciences,* t. LIX, 1859, et t. L, 1860; et *Bull. de l'Acad. de méd.,* t. XXIV, 1858-59. — MORIDE, *De l'application du coke de Boghead en poudre à la conservation et à la désinfection des matières animales et végétales,* in *Jour. de chim. méd.,* 4ᵉ sér., t. V, p. 569; 1859. — LEMAIRE (J.), *Du coaltar saponiné désinfectant énergique arrêtant les fermentations; de ses applications à l'hygiène,* etc. Paris, 1860, in-8. — *On the desinfecting power of heat,* in *British med. J.,* april 1860. — WALTL (J.), *Ueber Desinfection und gleichzeitige Stoffgewinnung auf mecanischem Wege, in ihren Beziehung zur Sanität und Oeconomie, nebst Angabe,* etc., 1 vol. München, 1861, gr. in-8. — SKINNER, *Deodorant and Antiseptic powder,* in *Med. Times and Gaz.* 1860, t. II. — CHEVALLIER (A.), *Traité des désinfectants sous le rapport de l'hygiène publique, leur application à la dé infection de l'air, à l'assainissement des habitations, des hôpitaux, des étables, à la désinfection des plaies,* etc. Paris, 1862, in-8. (Extr. du *J. de chim. méd.,* 4ᵉ sér., t. VII; ouvrage auquel nous renvoyons pour l'origine et la valeur d'une foule de moyens et de procédés proposés. — Voy. la bibliographie de l'art. *Latrines.*

CHAPITRE X

Des Vêtements (1).

L'homme, dès les premiers temps de la création, a éprouvé le besoin de garantir la surface de son corps des influences physiques nombreuses auxquelles il pouvait être exposé. Telle fut l'origine des vêtements, qui, d'abord simples et grossiers, se perfectionnèrent à mesure que la civilisation fit des progrès.

On peut définir les vêtements, les substances diverses que l'homme emploie pour se couvrir, dans le but de modifier l'influence des agents extérieurs.

Nous commencerons par examiner les *principales substances* qui servent à former les vêtements.

On a beaucoup discuté la question de savoir si, dans l'origine des sociétés, les premiers vêtements avaient été faits avec des matières végétales ou avec des matières animales, telle que les peaux, les fourrures, que l'homme trouvait, pour ainsi dire, toutes préparées.

Cette question, intéressante peut-être sous d'autres rapports que sous celui de l'hygiène, importe peu ici.

Il est probable que l'homme habita, dans les premiers temps, les climats de l'Orient, et que, n'ayant pas besoin de vêtements bien chauds pour se préserver des influences climatériques d'un pays à température élevée, il fit d'abord usage des substances végétales.

Les matières employées pour la confection des vêtements proviennent des trois règnes de la nature, c'est-à-dire qu'elles peuvent être de nature minérale, végétale ou animale.

Le règne minéral ne fournit guère qu'une substance, l'asbeste, amphibole de Haüy, *linum vivum* de Pline, qui paraît avoir servi dans l'antiquité à beaucoup plus d'usages que de notre temps, et qui, aujourd'hui, est d'un emploi excessivement restreint.

Substances végétales. — On y trouve des matières extrêmement importantes pour les vêtements. L'écorce du chanvre, celle du

(1) Nous sommes heureux d'avoir pu emprunter une partie des détails relatifs aux vêtements et aux cosmétiques à l'excellente thèse de M. Menière.

lin. — On emploie encore, mais moins souvent, celle du *phormium tenax* et celle du bois à dentelle. Le règne végétal fournit encore le coton, ou bourre végétale qui entoure le fruit du *gossypium arboreum*.

Quelques substances végétales sont d'un usage plus restreint. Ainsi, on emploie pour faire des chapeaux la paille de quelques graminées, telles que le *triticum*, l'*oryza*, les stipes des cypéracées, des joncées, des typhacées. — Des chaussures ont également été faites avec ces derniers.

Substances animales. — C'est d'abord la laine fournie par les moutons, et qui est maintenant d'un usage à peu près général chez les diverses nations du globe; — c'est encore le poil de la chèvre, et celui du chameau dont l'emploi est moins général. — Toutes ces substances, du reste, peuvent être travaillées, et, avant d'entrer dans la confection des étoffes, être réduites en fil. — Le crin du cheval, le poil du bœuf ont aussi été employés quelquefois dans les vêtements. — Le poil fin et soyeux de quelques animaux rongeurs, comme le lièvre, le lapin, est encore mis à profit. La peau de beaucoup d'animaux sert presque exclusivement à la confection des gants, des chaussures, etc.

La soie fournie par la chenille du *bombyx mori*, presque inconnue des anciens, et dont l'usage est aujourd'hui si répandu, ne remonte pas au delà de quelques siècles; le duvet de certains oiseaux; le byssus fourni par quelques mollusques, entrent aussi dans la confection de quelques vêtements.

Pouvoir conducteur de ces substances.

Les substances diverses qui viennent d'être passées en revue ne se comportent pas toutes de la même manière à l'égard du calorique. Les unes reçoivent et perdent la chaleur rapidement, les autres avec lenteur; les premières sont dites bons conducteurs, et les secondes mauvais conducteurs. Ces dernières, quand elles entrent dans la confection des vêtements, emprisonnent, pour ainsi dire, la chaleur animale et garantissent bien du froid. Les premières, au contraire, c'est-à-dire les corps bons conducteurs, la laissent échapper.

Voici l'ordre de conductibilité, du plus au moins, des substances le plus généralement employées dans la confection des vêtements : 1° le lin; 2° le coton; 3° la soie; 4° la laine. Tout ce qui est de laine, comme le drap, le mérinos, tient donc plus chaudement que ce qui est de soie; les vêtements de soie, plus que les calicots et les indiennes qui sont de coton; et ceux de coton plus que les toiles et les baptistes, qui sont de lin.

La plume, et *à fortiori* le duvet, sont de mauvais conducteurs du calorique. Une courte-pointe de duvet est, par son extrême légèreté et sa très-faible conductibilité, un objet précieux pour les malades.

Les poils, lorsqu'ils entrent dans le tissage d'une étoffe, sont plutôt de bons conducteurs que lorsqu'ils sont à l'état de fourrure. Le bois, le liége, sont des corps essentiellement mauvais conducteurs.

Le cuir et les peaux parées sont de très-mauvais conducteurs, et, sous ce rapport, ils viennent après la laine.

Texture des matières qui servent de vêtements.

On savait depuis longtemps que les corps en même temps très-légers et très-épais donnaient la sensation de chaleur, tandis que les corps à tissu très-serré, mais très-mince, donnaient celle du froid.

Les expériences de Rumford permirent d'établir, comme fait positif, que le refroidissement avait lieu d'autant moins vite que les tissus servant d'enveloppe offraient plus de laxité, de mollesse et d'épaisseur. Ainsi, la laine, largement tissée et disposée de manière à contenir une certaine quantité d'air dans les interstices de ses mailles, est peut-être l'étoffe qui conduit le moins bien la chaleur, isole le mieux l'homme et s'oppose le plus au refroidissement de la surface de son corps. Le lin, au contraire, tissé en fil et servant à former des toiles fines et délicates, est un tissu très-bon conducteur et qui tend à mettre l'homme en équilibre de température avec le milieu qui l'entoure.

Couleur des vêtements.

La couleur des vêtements n'est pas sans influence, et des expériences nombreuses ont été tentées pour en apprécier la valeur. — Ces expériences ont prouvé que les substances diversement colorées s'échauffaient et se refroidissaient d'une manière différente sous l'influence des rayons solaires. Franklin, Davy, s'étaient déjà livrés à des expériences intéressantes sur ce sujet; mais c'est à Stark que l'on doit les recherches les plus nombreuses et les plus susceptibles d'applications immédiates aux vêtements.

Dans une série d'expériences, et pour laisser monter la boule d'un thermomètre qu'elle entourait, de 10° à 70°, la laine noire a mis 4 minutes 15 secondes; la laine vert foncé, 5 minutes; la laine écarlate, 5 minutes 30 secondes; la laine blanche, 8 minutes.

Dans une autre série d'expériences, et avec un thermomètre à air gradué de 1/10 de pouce en série descendante, et dont la boule a été successivement teintée de nuances différentes, Stark a constaté que, dans le même espace de temps, la boule du thermomètre colorée d'une nuance diverse se refroidissait d'une manière essentiellement différente. Ainsi, dans le même espace de temps,

```
La boule colorée en noir est descendue de ........   1 à 83
    —          en brun foncé, de...............   1 à 71
    —          en rouge orange, de......  .....   1 à 58
    —          en jaune, de..............  ..    1 à 53
    —          en blanc, de ...................   1 à 13
```

Il résulte de ces expériences que la laine colorée est bien plus perméable au calorique que la laine blanche.

La conclusion générale à tirer de tout ce qui précède, touchant la nature du pouvoir conducteur, du tissage et de la couleur des substances employées dans la confection des vêtements, c'est que les vêtements de laine blanche, faits avec une étoffe souple, moelleuse, légère et en même temps épaisse, et contenant beaucoup d'air dans ses mailles, sont les plus mauvais conducteurs du calorique, ceux qui isolent le mieux le corps de l'influence des agents extérieurs, et enfin qui conservent le mieux la caloricité du corps.

[*Propriétés hygrométriques des différents tissus.* — Plus un tissu est apte à se charger d'humidité, moins il est chaud ; promptement imprégné d'humidité, il tend à s'en débarrasser par l'évaporation, d'où un refroidissement très-rapide. M. Coulier s'est livré, à cet égard, à d'intéressantes recherches. Il a constaté que l'eau absorbée par les différentes étoffes se partage en deux parties, l'une, véritablement *hygrométrique*, imprègne le tissu sans se laisser reconnaître par le toucher, sans se laisser chasser par l'expression ; l'autre, ou *eau d'interposition*, obstrue les pores ; elle est perceptible à la main, elle est expulsée par l'expression. La puissance hygrométrique varie suivant la matière dont est formée chaque étoffe. Elle va en augmentant dans l'ordre suivant : 1° le coton ; 2° toile de chanvre ; 3° la laine. Cette dernière pouvant soustraire au corps une forte proportion de liquide sans perdre de sa souplesse, de sa conductibilité, sans la rendre par évaporation de manière à produire un refroidissement brusque, est donc une excellente substance vestimentaire. M. Coulier, dans ses expérimentations, a constaté un fait fort singulier et très-important à noter, c'est que l'eau d'un corps humide est soustraite bien plus rapidement à l'état d'eau hygrométrique par une étoffe, qu'à l'état de vapeur d'eau par l'air.]

Des circonstances d'âge et de sexe qui modifient l'emploi des vêtements. — L'homme produit d'autant moins de calorique qu'il est plus jeune ; il est alors plus incapable de résister aux abaissements de température. Ce défaut de résistance est très-considérable chez l'enfant qui vient de naître ; il est donné au jeune être, il est vrai, de se réchauffer facilement ; mais aussi la mort est souvent la conséquence de son exposition au froid. Il est donc nécessaire de couvrir d'une manière suffisamment chaude un jeune enfant qui vient de naître. On emploiera à cet effet des vêtements souples, moelleux et mauvais conducteurs du calorique. — Tels sont les langes chauds, fréquemment renouvelés, et ne l'entourant que d'une manière lâche. On ne saurait trop s'élever contre l'usage ancien, et que quelques familles conservent encore, des maillots étroits dans lesquels on emprisonnait les enfants. Leurs inconvénients consistent à obliger les membres à se tenir dans une extension continue, sans pouvoir exécuter aucun mouvement. Ils les condamnent de plus à une immobilité absolue, compriment leur thorax et leur abdomen, et empêchent leur développement à un âge où il est si indispensable qu'il se fasse en toute liberté.

A un âge plus avancé, au collége, l'enfant résiste mieux aux abaissements de température, et on voit souvent les mouvements qu'il exécute, en raison de la vivacité qui lui est propre, développer assez de calorique pour lui permettre de mettre habit bas dans la saison la plus froide, afin de se livrer à ses jeux en toute liberté. A cet âge, ce qu'il y a de mieux, ce sont les vêtements en laine, moelleux et assez souples pour ne pas gêner les mouvements ; ils doivent être maintenus propres et secs.

Dans l'âge adulte, les vêtements de l'homme doivent être en rapport avec ses sensations et ses besoins. Malheureusement, celui qui travaille exposé au froid et à l'humidité, et qui a le plus besoin de vêtements chauds qui lui permettent d'y résister, ne peut se les procurer ; il est heureux que, chez lui, l'habitude supplée au défaut de précautions hygiéniques que son peu d'aisance l'empêche de prendre.

Les vieillards se rapprochent des enfants, leur caloricité est diminuée, et ils sont vivement impressionnés par les brusques variations de température ; il est donc utile de conseiller aux personnes avancées en âge des vêtements chauds, et qui les mettent suffisamment à l'abri du froid.

Le sexe modifie profondément la forme des vêtements, et la différence qu'il détermine dans leur disposition, chez l'homme et chez la femme, est un fait bien général, car il se trouve dans tous les temps et dans tous les pays.

Ces différences tiennent à la faiblesse de la femme, à son moindre degré de résistance au froid, à sa caloricité plus faible. Dans l'enfance, ces différences se font déjà sentir dans les deux sexes, et il est nécessaire de couvrir les petites filles de vêtements plus chauds et plus mauvais conducteurs du calorique. On emploie de préférence pour elles des étoffes soyeuses, pourvues de poils, ou des fourrures, des étoffes de tricot de laine ou de bourre de soie, et on préfère la couleur blanche. A la puberté et pendant toute l'époque de la virilité, ces différences, qu'il eût peut-être été nécessaire de conserver, disparaissent complétement devant l'empire de la mode, que les femmes reconnaissent seul et qui, seul, règle leur conduite. Les femmes âgées, qui n'obéissent plus à cet empire avec la même soumission, chez lesquelles l'impressionnabilité au froid est, de même que dans l'enfance, plus caractéristique, sont conduites à se couvrir de vêtements plus chauds ; souvent même ces vêtements sont insuffisants, et elles sont obligées d'avoir recours à l'usage des chaufferettes et des poêles pour maintenir la température de leur corps à un degré convenable.

Rapports entre la forme des vêtements et les diverses parties du corps.

Tête. — Les Grecs et les Romains ne se couvraient la tête que dans des circonstances exceptionnelles : à la guerre, en voyage, ou bien quand ils étaient malades ; il en était de même des Gaulois. C'est au règne de Charles VIII que l'on fait généralement remonter l'usage des couvre-chef (1) qui, d'abord uniquement employés à la guerre et pour se garantir des violences extérieures, s'introduisirent peu à peu dans la vie civile. On comprend qu'à une époque de troubles et de guerres presque continuelles, et où l'on avait tout à redouter, même au sein

(1) Ceci doit être appliqué seulement au *chapeau* proprement dit, transformation du heaume de fer ; car de tout temps les peuples des zones froides et tempérées ont porté des coiffures, capuchons, chaperons, etc.　　　　E. BGD.

d'une paix apparente, l'usage de se préserver la tête par des moyens spéciaux soit devenu général.

Dans l'enfance, il est de toute nécessité de préserver la tête des jeunes sujets contre les violences extérieures et contre les chutes presque continuelles que détermine leur marche encore incertaine. L'usage de bourrelets, mais surtout de bourrelets faits avec des tiges de baleine flexibles, et qui constituent une coiffure légère, aérée et fraîche, en même temps qu'elle sert à amortir l'effet des chutes, est une chose excellente. On doit se garder avec soin de comprimer la tête des enfants; la déformation facile à opérer sur des os flexibles, peu épais et unis par des membranes cartilagineuses, ne tarde pas à se produire, et des accidents fâcheux peuvent survenir (Foville).

La coiffure des enfants un peu plus avancés en âge doit toujours être légère; telles sont les qualités des chapeaux de paille, des casquettes de formes et d'étoffes diverses que l'on fabrique actuellement. Si l'on n'observait pas cette condition, on pourrait avoir à redouter des congestions cérébrales. Pour la nuit, la coiffure que l'on doit préférer pour les enfants est un serre-tête en toile fine attaché sous le menton avec un cordon.

Dans l'âge adulte, il faut également distinguer la coiffure du jour de celle de la nuit. — Le jour, et à notre époque, l'homme adulte fait généralement usage, pour garantir sa tête des variations atmosphériques, du plus mauvais genre de coiffure qu'on puisse imaginer : c'est le chapeau. Cette coiffure lourde, disgracieuse, recouvre très-incomplétement la tête, préserve très-mal les yeux de l'action des rayons solaires, ne protége pas les oreilles et comprime le front. Malheureusement l'habitude ne permet pas de le changer, et tout ce que l'on peut faire est d'atténuer le plus possible ses nombreux inconvénients. En été, on a pris l'habitude des chapeaux de feutre gris et légers, des chapeaux de paille et des casquettes légères, qui constituent, pendant les chaleurs, un genre de coiffure bien préférable à nos chapeaux noirs.

La nuit, si l'habitude de coucher la tête nue n'a pas été prise dès l'enfance, et si l'on ne veut pas se soumettre à l'usage excellent mais peu gracieux des serre-tête, il faut bien employer les madras ou les foulards, qui ont cependant le sérieux inconvénient de ne rester sur la tête qu'au prix d'une constriction quelquefois assez forte.

Les vieillards, ayant perdu, la plupart du temps, leurs cheveux et ayant la tête dégarnie, doivent la protéger d'une manière plus efficace que dans l'âge adulte ; c'est dans ce but que l'on a imaginé les perruques, dont on ne saurait trop conseiller l'usage aux personnes âgées ; elles les préservent de céphalalgies opiniâtres, de coryzas chroniques, de névralgies dentaires et souvent d'affaiblissements de la vue et d'ophthalmies rebelles ; toutes ces maladies peuvent, en effet, se développer comme conséquences de l'action habituelle du froid sur la tête des sujets âgés et impressionnables. Pour la nuit, les hommes âgés auraient bien tort de se priver de l'usage du bonnet de coton, qui ne mérite pas la défaveur dont il est l'objet, et qui, en définitive, est, pendant qu'on est au lit, le meilleur couvre-chef qu'on puisse imaginer.

Pour la femme, il n'y a rien de positif à dire sous ce rapport. La coiffure de jour, qui consiste à rester la tête nue ou à l'orner de bonnets ou de chapeaux dont la forme et la disposition varient chaque année et à chaque saison, est entièrement soumise aux caprices et aux exigences de la mode, à laquelle l'hygiène n'a en général rien à voir ; il est heureux que la longue et épaisse chevelure qui couvre leur tête serve d'une manière efficace à la mettre à l'abri des variations atmosphériques et de l'action du froid. La nuit, la coiffure des femmes consiste en général en un bonnet léger, attaché sous le menton avec un cordon, et cette coiffure est excellente sous le rapport de l'hygiène.

Chez les enfants, la coiffure est importante à considérer. Chez les nouveau-nés, il faut une coiffure suffisante pour protéger la tête contre les agents atmosphériques, mais qui, cependant, ne soit pas trop chaude. Un simple béguin de toile et, par-dessus, un simple bonnet également de toile me semblent suffisants. On doit surtout éviter de comprimer la tête avec un bandeau ou des bandelettes ; car, d'après les recherches de M. Foville, cette compression peut amener des déformations considérables du crâne et de l'oreille, qu'il a décrites avec soin. Il considère ces déformations comme pouvant amener plus tard des aliénations mentales, des suppurations du cuir chevelu, l'engorgement des ganglions cervicaux, le développement variqueux des veines de la tête, des méningites, des épilepsies, l'imbécillité. Tout ceci est peut-être un peu exagéré, néanmoins il faut en tenir compte. Lorsque les enfants commencent à marcher, il leur faut des bourrelets légers, élastiques, livrant passage à l'air, et cependant présentant une résistance suffisante pour les préserver des chocs et des violences extérieures.

Perruques. — L'histoire des perruques serait longue à faire. Elles ne sont plus guère employées que pour préserver la tête de certains vieillards très-impressionnables, du coryza et des causes diverses de refroidissement. Je ne suis pas partisan des perruques, et je crois qu'il faut en restreindre l'emploi aux cas qui viennent d'être signalés.

Face. — La face n'a pas besoin d'être couverte, et elle ne l'est pas habituellement, à moins que ce ne soit pour se garantir d'une chaleur trop ardente ou d'un froid trop intense ; encore n'est-ce que l'exception.

Dans les climats froids, et dans les jours les plus froids des pays tempérés, on a l'habitude de couvrir une partie du visage d'une espèce de cravate très-large cachant la bouche et le nez, et n'y laissant entrer que de l'air tamisé et moins froid que l'air extérieur. C'est une bonne habitude qu'on ne saurait trop encourager.

Cou. — L'habitude de porter des cravates ne date guère que du commencement du dix-huitième siècle. Beaucoup de peuples, et en particulier ceux des pays chauds, tels que les Orientaux, n'ont pas adopté cette coutume : aussi les angines sont plus rares chez eux que dans nos climats tempérés. Il est digne de remarque, en effet, que l'habitude de couvrir le cou rend cette partie tellement impressionnable, que lorsque, accidentellement, on vient à la découvrir, on a beaucoup plus de chances de contracter une pharyngite ou une laryngite que dans les circonstances opposées.

Les cravates sont, en général, de coton, de fil ou de soie ; on met presque toujours dans leur intérieur une sorte de carcasse en baleine très-fine, dans les intervalles de laquelle sont placés des poils de sanglier.

Les cravates trop dures, trop rigides, celles qui sont trop serrées et compriment le cou, ont de sérieux inconvénients qui sont encore beaucoup plus grands chez les vieillards. Cette compression gêne, en effet, la circulation dans les gros vaisseaux du cou et peut contribuer à déterminer, soit des congestions, soit des hémorrhagies cérébrales. Les cravates doivent réunir les deux conditions de souplesse et de chaleur ; les cols de satin que l'on porte généralement en hiver remplissent assez bien ces conditions. En été, des cravates de mousseline, de batiste ou de toile, avec un léger col intérieur pour les empêcher de se rouler en corde, sont celles que l'on doit préférer. Les femmes ne font pas, en général, usage de cravates ; en hiver, toutefois, un grand nombre d'entre elles se préservent du froid et de la rigueur de la saison en plaçant autour du cou quelques fourrures ou des fichus de formes variables.

Les cols-cravates, qui s'attachent en arrière à l'aide d'une boucle, sont maintenant employés par un grand nombre de personnes. Lorsqu'ils ont été faits avec soin et qu'ils sont souples et mous, ils ont peu d'inconvénients et on ne saurait les blâmer, pas plus que les cravates, avec lesquelles ils ont d'ailleurs la plus grande analogie. Mais lorsqu'ils sont durs et rigides, leurs inconvénients sont réels. Percy a signalé, chez les soldats, les inconvénients des cols durs et trop serrés : la face devient vultueuse, la voix s'éteint, les yeux sortent de l'orbite ; il survient souvent des vertiges, des défaillances et quelquefois des épistaxis. Enfin quelquefois la congestion et l'hémorrhagie cérébrales en ont été la conséquence ultime. M. H. Larrey considère les cols d'uniforme neufs, roides, trop hauts et trop serrés, comme la cause de l'adénite cervicale, si fréquente chez les jeunes soldats.

Troncs, membres. — Nous allons examiner maintenant les pièces de vêtement les plus importantes, celles peut-être qui ont subi le plus de variations depuis l'antiquité jusqu'à nos jours.

Les Orientaux sont les seuls qui aient conservé les vêtements amples et consistant en draperies larges et flottantes. En Europe, au contraire, et depuis bien des siècles, on tend sans cesse à rétrécir le costume et à l'adapter aux formes du corps.

Le changement le plus important introduit par la civilisation est l'usage du linge de corps. La tunique de lin des Grecs était un vêtement porté, non sur la peau, mais sur un premier vêtement de laine. D'après M. Fleury, c'est sous le règne d'Auguste que l'on commença à porter des chemises. La plupart des auteurs admettent, cependant, que ce n'est qu'au douzième ou au treizième siècle que l'introduction de la toile de chanvre fit employer le linge de corps et en particulier la chemise. Elle mit de longues années à se généraliser. C'est, du reste, à l'usage habituel du linge de corps que l'on doit la révolution que l'emploi des bains a subie, en passant de l'antiquité jusqu'à nous. Chez les Grecs et chez les Romains, les bains faisaient partie des usages habituels de la vie et étaient destinés à débarrasser la peau des produits de l'exhalation cutanée qui s'y accumulaient. Aujourd'hui, le linge de corps remplit en grande partie cette destination et absorbe les produits de la sécrétion de la peau, à mesure qu'ils sont versés à sa surface; les bains, tout en étant utiles et excellents, sont donc loin d'être aussi indispensables que dans l'antiquité.

Chemise. — La principale pièce de linge de corps est la chemise, dont la forme a beaucoup varié et varie encore chaque jour. Les chemises sont faites en toile de lin, de chanvre, ou en coton ; elles ne doivent être ni trop légères, car elles ne pourraient absorber tout le produit de l'exhalation cutanée, ni trop épaisses et trop dures, car elles irriteraient la peau. La chemise s'étend du cou, qu'elle ne doit pas trop fortement étreindre, aux genoux. La nature de l'étoffe qui la constitue en fait un corps bon conducteur du calorique; ainsi, lorsqu'elle s'imbibe du produit de la sécrétion cutanée et que ce dernier vient à s'évaporer, elle cause une sensation de froid qui pourrait avoir des inconvénients si l'adjonction d'autres vêtements plus chauds, plus mauvais conducteurs du calorique, ne venait empêcher l'influence fâcheuse de cette évaporation trop rapide.

Le changement de chemise doit être fréquent, deux à trois fois par semaine au moins. C'est une chose bonne et salutaire que d'avoir une chemise différente pour le jour et pour la nuit; les produits de sécrétion dont la chemise s'imbibe dans la période de jour ou de nuit, ont le temps de se sécher complétement pendant qu'elle n'est pas en contact avec la peau, et lorsqu'on fait de nouveau usage de la chemise, elle a repris toutes ses qualités premières. Dans beaucoup de pays chauds, les individus peu aisés ont l'habitude de se dépouiller le soir de leur chemise, de l'étendre pour la sécher, et de se coucher nus. Le lendemain, ils la remettent sèche et fraîche. Cette habitude est saine relativement à l'impossibilité où ils sont d'en changer matin et soir, et elle est bien certainement préférable à l'usage de la conserver d'une manière continuelle.

Culotte. — La culotte, qui autrefois s'étendait seulement de la ceinture aux genoux, est maintenant destinée à recouvrir le tronc et les membres abdominaux. Elle est supportée par des bretelles, usage infiniment préférable à celui qui existait autrefois et qui consistait à retenir la culotte à la base du thorax, à l'aide d'une ceinture qui en faisait partie et qui la maintenait en la serrant autour de la taille. Cet usage, que l'on a essayé à plusieurs reprises de faire revivre, a pour inconvénients de comprimer la base du thorax, d'empêcher son libre développement, de gêner les mouvements respiratoires, de troubler la digestion, enfin, de favoriser le développement des hernies. Ces divers accidents, que contribue encore à développer la constriction exercée par les autres parties d'une culotte trop étroite, sont souvent accompagnés d'un autre plus médiat, mais qui cependant peut être la conséquence de la compression du thorax et de l'abdomen : c'est la congestion cérébrale. L'attache de la culotte autour du genou avait également des inconvénients sérieux ; elle facilitait la stase du sang dans les membres inférieurs, et déterminait des varices ou des ulcères variqueux souvent incurables. La culotte se fait en général en laine, et spécialement en drap, dans les climats froids et dans la saison froide des pays tempérés ; celles qui se font en toile, en fil, en coton, ne sont guère usitées que dans les plus grandes chaleurs de l'été ; encore est-il préférable de les avoir en laine légère et souple.

Les culottes trop larges ont un autre inconvénient : non-seulement elles laissent pénétrer l'air et sont plus froides, mais elles ne soutiennent et ne protégent pas les testicules, et peuvent être la cause prédisposante et déterminante des varicocèles.

Un certain nombre de médecins attribuent à l'usage de la culotte le défaut de développement de l'appareil génital externe, d'où la dégénération de l'espèce humaine et la diminution de la population. Rien ne le prouve : sans doute une culotte trop serrée peut diminuer le volume des organes génitaux, amener un peu d'atrophie des testicules, favoriser le développement des varicocèles et peut-être des hydrocèles, tout au plus, si tant est que ces effets soient réels. D'un autre côté, une culotte bien faite sert à soutenir les organes génitaux, à les protéger, à les mettre à l'abri des tiraillements, des chocs, des violences extérieures et des vicissitudes atmosphériques. Ces avantages compensent donc, et au delà, les inconvénients imaginaires qu'on ne saurait même attribuer qu'à un pantalon ou une culotte trop serrés.

Caleçon. — Le caleçon, assez généralement employé, surtout en hiver, est plutôt une affaire de propreté ; sa destination est d'absorber le produit de l'exhalation cutanée et d'empêcher son imprégnation dans le pantalon qui est de drap ou de laine, et qu'on ne lave pas souvent. Il a, du reste, les mêmes inconvénients que les anciennes culottes lorsqu'il est attaché à l'aide d'une ceinture trop étroite ou lorsqu'il étreint trop fortement les genoux autour desquels il est fixé.

Gilet. — Le gilet est destiné à remplir, à l'égard du thorax, les fonctions du pantalon relativement au tronc, et il se trouve dans les mêmes conditions que ce dernier. Autrefois, il était assez généralement composé d'étoffes légères, de coton, de toile ou tout au plus de soie, et plus rarement encore de mérinos. Actuellement ces étoffes ne sont plus guère employées qu'à l'époque des grandes chaleurs, et on a pris la bonne habitude de se servir, pour les gilets comme pour les pantalons, de tissus de drap, qui conservent beaucoup mieux la chaleur naturelle.

Habit. — L'habit est destiné à remplir des fonctions protectrices, analogues à celles du gilet, mais plus générales et plus importantes ; il recouvre le thorax dans toute son étendue et protége en même temps toute la région lombaire, les épaules ainsi que les membres thoraciques. C'est le vêtement qui a subi peut-être les variations les plus nombreuses, avant d'arriver à la forme étroite et disgracieuse qu'il a actuellement. Tout disgracieux qu'il soit, reconnaissons pourtant qu'il s'accommode assez bien à la rapidité et à la liberté des mouvements, et que, son inconvénient le plus réel réside dans l'étroitesse des manches.

On a raccourci l'habit de manière à en faire la veste, qu'il est indispensable d'adopter dans certaines professions, bien qu'elle ait le désavantage de ne protéger ni les lombes ni le bassin.

L'habit a été allongé de manière à faire la redingote, vêtement évidemment bien préférable au premier. Indépendamment de ses dimensions plus grandes, de son ampleur plus notable, on peut ajouter qu'il est plus décent et qu'il protége bien plus efficacement la moitié supérieure des membres abdominaux.

[M. Champouillon a noté la diminution de fréquence des phlegmasies abdominales, dès que, dans l'armée, la tunique eut été substituée à l'habit réglementaire. La tunique a également remplacé l'habit avec avantage dans les colléges et les pensions.]

Manteaux. — Dans la saison froide et rigoureuse, ainsi qu'à l'époque des brusques variations de température, l'habit ne suffit pas pour protéger l'homme et pour l'isoler du froid de l'atmosphère ambiante ; on a imaginé, à cet effet, deux vêtements particuliers, l'un est le manteau et l'autre le pardessus, autrement dit paletot. Tous deux sont communément en drap et doublés d'une autre étoffe destinée à les rendre plus épais et plus mauvais conducteurs du calorique. Ils constituent tous deux des vêtements fort bons et fort avantageux ; le deuxième, toutefois, paraît être sous la protection de la mode actuelle, aussi estplus généralement adopté. Il serait à désirer que le bas prix des étoffes de drap permit de vulgariser l'emploi de ces vêtements surnuméraires, et de les propager dans les classes peu aisées. Dans les climats méridionaux et surtout dans les contrées tropicales, le manteau est employé dans un but différent que dans notre pays. Il est très-ample, en laine blanche, peu épaisse, douce et moelleuse, et il est destiné à isoler le corps de l'homme et à le protéger contre les ardeurs d'un soleil brûlant et d'une chaleur excessive.

Ceintures. — L'usage des ceintures compte actuellement peu de partisans dans nos pays. Dans plusieurs contrées méridionales où l'on en fait usage, on a recours à des étoffes souples et cependant résistantes qui, passées plusieurs fois autour de la base du thorax et de l'abdomen, sont un soutien pour les viscères abdominaux et un point d'appui solide et d'une grande utilité dans les mouvements énergiques et étendus.

[Ces mêmes ceintures sont une protection très-efficace contre les brusques changements de température, si communs dans les pays chauds.]

Gants. — Les mains et les pieds réclament des vêtements particuliers. Aux mains, ce sont les gants, destinés autant à ménager la souplesse et la finesse de l'organe du tact, qu'à protéger contre les froids rigoureux la peau de ces parties sur lesquelles cet agent détermine des engelures, des érosions, des fissures souvent extrêmement douloureuses. On fait les gants en fil, en coton, en soie, mais surtout en peau, qui, bien que douce et souple, offrant plus de résistance, est une garantie plus certaine contre le froid.

Bas. — Les bas sont maintenant d'un usage général; leur destination est non-seulement de protéger les jambes et les pieds contre l'action du froid et les variations de température, mais encore de se charger du produit de la transpiration cutanée abondante que la marche et l'exercice déterminent aux membres inférieurs. Les bas, qui sont ordinairement en lin, en chanvre ou en coton, plus rarement en soie et assez souvent en laine, dans la saison rigoureuse, sont un des vêtements qui doivent être le plus souvent renouvelés.

Chaussures. — Les chaussures sont destinées à protéger les pieds contre les violences extérieures et à supporter le poids du corps; elles doivent réunir les conditions de solidité et de rigidité à un certain degré de souplesse, qui leur permette de se ployer aux diverses courbures de pied, sans toutefois le blesser.

On ne saurait méconnaître que la plupart des affections du pied, tels que les cors, oignons, durillons, sont presque toujours la conséquence des chaussures trop étroites ou trop dures.

Il y a deux espèces de chaussures assez généralement employées ; ce sont les sabots et les souliers ou les bottes.

Les sabots sont la chaussure des habitants des campagnes et, souvent même, celle de personnes plus aisées qui se livrent aux travaux des champs, et qui y passent une partie de leur vie. Les sabots sont en bois, ils sont mauvais conducteurs du calorique et en même temps secs, mais ils sont durs, inflexibles, ne suivent pas et ne permettent pas la liberté des mouvements des pieds, aux courbures desquels ils ne peuvent se prêter. Ils exposent à toutes les lésions épidermiques de ces parties, déterminent un épaississement considérable de la peau des pieds, émoussent une partie de la sensibilité de cet organe ; enfin, rendent fréquentes des chutes qui peuvent être suivies d'accidents plus ou moins graves. Les sabots, en raison de leurs inconvénients nombreux, ne doivent jamais être employés quand on peut faire autrement.

Les bottes complètes ou incomplètes sont une importation de la vie militaire dans la vie civile. D'abord exclusivement portées par les cavaliers, les bottes sont devenues d'un usage général et elles constituent une chaussure commode, souple, facile à porter, et qui garantit les jambes et les pieds aussi bien des violences extérieures que de l'humidité et du froid. Ajoutons, toutefois, que l'usage de bottes plus souples, appelées bottines et attachées avec des boutons, ou maintenues à la partie inférieure de la jambe par une tige élastique, paraît se généraliser et se substituer avec avantage à celui des bottes anciennes. C'est donc l'emploi de l'une de ces deux chaussures que l'hygiène doit recommander, en insistant surtout sur l'adjonction, pendant les temps froids et humides, de doubles semelles dont l'une esten liége ; elles maintiennent les pieds chauds et secs. On emploie maintenant des souliers par-dessus en caoutchouc, qui préservent parfaitement du froid et de l'humidité.

Les femmes ont pour chaussure habituelle des souliers ou des bottines en peau beaucoup plus fine, plus souple, plus flexible, mais en même temps plus mince que celle employée pour les chaussures de l'homme ; c'est un inconvénient, et de semblables chaussures, perméables à l'humidité, peuvent déterminer chez les femmes des bronchites, des laryngites, des angines, des coryzas, etc.

Dans l'intérieur des habitations, les deux sexes font usage de pantoufles simples ou fourrées que l'hygiène ne peut qu'approuver.

Vêtements de la femme. — La disposition générale des vêtements de la femme est essentiellement mauvaise et défectueuse. Les robes et les jupons, ouverts par le bas et flottants pour ainsi dire, laissent agir sur les parties inférieures le froid et l'humidité. Or, qui pourrait affirmer que les nombreux dérangements de la menstruation et les affections de l'utérus, si nombreuses et si variées, qui atteignent la femme après la puberté, ne soient pas le résultat de l'action de ces agents physiques? On ne saurait trop recommander aux femmes l'usage de caleçons de toile, destinés à protéger ces organes contre le froid et l'humidité, usage qui commence très-heureusement à se répandre et même à se généraliser.

Corset. — Le corset de la femme est la partie de son vêtement contre laquelle se sont élevées le plus de clameurs et à laquelle les critiques les plus vives ont été adressées.

M. Bouvier a fait, à l'Académie de médecine, un excellent rapport dans lequel il trace un historique complet du corset, et qu'il consacre à combattre l'usage de cette pièce d'habillement. Il ne le proscrit cependant pas d'une manière absolue, et il propose d'approuver des modifications que lui ont fait subir les inventeurs, sur le mémoire desquels il a fait son rapport.

M. Fleury est allé plus loin, il proscrit complétement le corset. Voyons maintenant, en nous servant des documents que M. Bouvier a ajoutés à ceux de Reveillé-Parise, quel est l'état de la question ?

M. Bouvier partage l'histoire du corset en cinq époques :

1° Antiquité; bandes ou *fasciæ* des femmes grecques et romaines.

2° Premiers siècles de la monarchie française, grande partie du moyen âge, pendant lesquels le costume des femmes ne présente rien de fixe; période de transition qui participe de la précédente et de la suivante, par l'abandon des bandelettes romaines et par l'usage commençant des corsages justes au corps.

3° Fin du moyen âge et commencement de la renaissance; adoption générale des robes à corsage serré, tenant lieu de corset.

4° Du milieu du seizième siècle à la fin du dix-huitième siècle, époque des corps baleinés.

5° De la fin du dix-huitième siècle jusqu'à nos jours, époque des corsets modernes et actuels.

Étudions maintenant les reproches qu'on fait au corset.

Employé avant la puberté, le corset comprime la base du thorax, déforme la taille et la poitrine, dont il empêche le développement, gêne les fonctions du foie et de l'estomac, s'oppose au libre jeu des poumons et du cœur, et est une des grandes causes sous l'influence desquelles se développe la prédisposition aux maladies chroniques de ces organes; on l'a accusé de produire souvent des déviations de la taille.

Après la puberté, on l'accuse de continuer tous les effets qu'il a déjà commencé de produire, et, de plus, de s'opposer au libre développement des seins, à l'ampliation convenable du thorax, et de favoriser le développement de la chlorose, des palpitations, des gastralgies et des troubles divers de la menstruation.

Quelques-uns de ces reproches sont vrais, d'autres sont exagérés, d'autres complétement injustes. On doit admettre qu'un corset trop étroit, emprisonnant le thorax et serré énergiquement autour de la taille, s'oppose au libre développement du thorax et peut, surtout si d'autres causes viennent s'y joindre, comme cela existe presque toujours, favoriser le développement de la phthisie pulmonaire, déterminer des gastralgies, des digestions pénibles, peut-être des palpitations et une disposition aux syncopes : c'est là tout, et du reste c'est bien assez. Quant à la chlorose et à ses suites, c'est une maladie qui se développe bien souvent à cet âge, sans que cette condition ait existé. Pour la déviation de la taille, M. Bouvier, d'après ce que rapporte M. Ménière, n'a pas trouvé une seule fois la réalité de cette cause dans 380 cas.

M. Bouvier donne la liste suivante, incomplète suivant lui, des accidents que peuvent déterminer les corsets.

« Excoriations au voisinage des aisselles. Gêne de la circulation veineuse des membres supérieurs. Accidents résultant de la compression du plexus brachial ; aplatissement, froissement des seins et maladies diverses des glandes lymphatiques et des glandes mammaires ; affaissement, déformation et excoriation des mamelons; difficulté extrême de certains mouvements; affaissement et atrophie des muscles comprimés et inactifs ; abaissement et rapprochement permanent des côtes inférieures; rétrécissement de la base du thorax ; réduction des cavités de la poitrine et de l'abdomen; refoulement du diaphragme; compression des poumons, du cœur, de l'estomac, du foie et des autres viscères abdominaux, surtout après les repas, d'où gêne plus ou moins grande de la respiration et de la parole ; aggravation des moindres affections pulmonaires ; disposition à l'hémoptysie ; palpitations de cœur, syncopes, difficulté de retour du sang veineux au cœur; embarras dans la circulation de la tête et du cœur; congestions fréquentes aux parties supérieures ; efforts musculaires difficiles ou dangereux ; lésions des fonctions digestives, gastralgie, nausées, vomissements, réduction du volume de l'estomac, lenteur et interruption facile du cours des matières dans l'intestin rétréci ; déformation, déplacement du foie, augmenté dans son diamètre vertical et repoussé vers la fosse iliaque, réduit dans les autres sens et déprimé, en outre, à sa surface par les côtes, qui s'impriment, en quelque sorte, dans sa substance; gêne de la circulation abdominale ; abaissement de l'utérus, troubles de la menstruation, et, dans l'état de grossesse, disposition à l'avortement, au développement imparfait du fœtus, aux déplacements de la matrice, aux hémorrhagies utérines, etc. » Tout ceci me semble exagéré.

Quelles sont, cependant, les circonstances qui militent en faveur du corset? Les voici :

A mesure que la femme se développe les seins s'accroissent, prennent du volume et ont besoin d'être soutenus. De plus, lorsqu'une grossesse et un accouchement, et, à plus forte raison, plusieurs, sont venus déformer la taille, les seins et l'abdomen de la femme, il y a nécessité indispensable d'y remédier par quelque moyen artificiel, afin de ramener ces parties à un état aussi semblable que possible à celui dans lequel elles étaient auparavant. Devons-nous encore ajouter qu'il faut tenir un peu compte des idées répandues et admises sur la beauté des formes de la femme? Il est enfin une autre considération non moins importante, c'est que les femmes, dans notre état social actuel, menant une existence sédentaire et exerçant peu leur système musculaire, sont en général débiles et ne peuvent rester longtemps debout ou faire de longues courses sans se fatiguer. Toutes ces raisons réunies expliquent pourquoi on a imaginé d'établir autour du corps de la femme un lien circulaire et résistant, au-dessus et au-dessous duquel on a disposé, sous forme d'étui solide, un système de baleines et de lames métalliques minces, dont la partie supérieure sert de soutien aux seins et au thorax, et la partie inférieure couvre la partie supérieure de l'abdomen. C'est cet appui solide, auquel on a donné le nom de corset, qui sert à soutenir le tronc et le corps de la femme, l'empêche de s'affaisser et s'oppose à ce qu'elle ressente aussi aisément la fatigue.

Voici maintenant ce qu'en bonne hygiène il faut admettre ou rejeter du corset.

Avant l'établissement de la puberté, le corset doit être formellement proscrit ; ce n'est que lorsque le développement de la jeune fille est à peu près complétement achevé qu'on peut commencer à y avoir recours.

Les corsets qu'on doit employer ne doivent pas comprimer, mais contenir et soutenir ; il faut donc défendre vivement et empêcher ces moyens qu'emploient tant de jeunes personnes pour avoir des tailles minces et fines.

Le corset doit permettre la liberté des mouvements et ne s'opposer en rien à la plénitude de la respiration. L'étoffe qui le constitue doit être souple et résistante, et seulement garnie de baleines. Les lames métalliques ne doivent pas y trouver place. Les épaulettes doivent être complétement rejetées. Devons-nous encore ajouter qu'il ne faut pas de corset pendant la grossesse et l'allaitement ?

Dans le système actuel d'habillement de la femme, les jupes s'attachent au-dessus des hanches, dont la largeur et le volume leur servent de soutien : ce point d'attache a presque toujours lieu au corset, qui, s'il est bien fait, s'oppose à ce que ce nouveau lien comprime la base du thorax.

Il est une dernière particularité du costume de la femme, à l'égard de laquelle l'hygiène doit intervenir, et qu'on ne saurait blâmer d'une manière trop sévère : cette particularité, c'est l'habitude qu'ont tant de femmes de se découvrir, même dans la saison rigoureuse, le cou, la partie supérieure de la poitrine et les épaules ; je dis qu'on ne saurait s'élever trop sévèrement contre cette déplorable habitude, qui engendre chez la femme plus d'angines, de laryngites, de bronchites, de pneumonies et de pleurésies que toutes les autres causes réunies peut-être, et qui est souvent la cause occasionnelle du développement de la phthisie pulmonaire. On doit donc conseiller le plus possible l'usage des robes montantes, des pèlerines, et si l'on ne peut l'obtenir, les fichus et les châles doivent être recommandés avec soin.

Influence du climat, des saisons et des professions sur les vêtements.

Les modes françaises ont envahi la plupart des contrées du monde civilisé, et les formes dernières de nos vêtements ont été successivement adoptées partout, et partout en même temps disparaissait le costume national, qui prêtait tant à la physionomie des peuples de chaque contrée. Il y a cependant des nations, et parmi elles, les Orientaux et les habitants du nord de l'Afrique, chez lesquelles les exigences d'une température élevée ont maintenu l'ancien costume, qui préservait de l'intensité de la chaleur. Le costume militaire seul a varié dans ces contrées, et a subi la conséquence de l'importation de nos habitudes. Les vêtements des Orientaux sont larges, amples, et donnent un libre et facile accès à l'air. La tête est couverte, et le moindre fellah porte une calotte de laine blanche ou noire. Les gens plus aisés ont d'abord sur la tête une calotte de toile, recouverte elle-même d'un seconde calotte de laine rouge : par-dessus et autour est placé le châle de laine ou de coton formant le turban (*hemma*). Tels sont les Turcs. Chez eux, le cou est nu, le tronc est couvert d'une large blouse de laine ou de coton qui est l'unique vêtement des classes pauvres. Ceux qui sont plus à leur aise ont une chemise de toile, un caleçon, puis un *kaftan* ou robe de soie ou de coton broché : par-dessus est une espèce de redingote à manches, appelée *gebba*, puis le bournous ou léger manteau en laine blanche. Les pauvres marchent pieds nus ; les gens plus aisés ont une espèce de soulier grossier, appelé *marcoub*. Ceux qui sont riches ont d'abord des bas de laine ou de coton, puis le *mazde*, espèce de brodequin léger, par-dessus lequel se met le marcoub. La plupart des Turcs aisés qui ont adopté la réforme, ont un vêtement qui se rapproche singulièrement de ceux des peuples occidentaux.

Les Arabes ont des vêtements différents : les Bédouins portent encore l'antique kamise fendue par devant ; ils ont encore la grande couverture (*heram*), qui s'attache autour de la tête, et de là enveloppe le corps entier. Les plus aisés portent de plus le bournous. Les gens riches ont d'abord des bas (*charal*), une espèce de culotte courte (*cherail*), une petite (*souderi*), puis une autre veste à manches (*demi-coubran*), le turban, le burnous, puis une large ceinture (*hezam*) ; ils ont bien souvent en outre le grand manteau d'hiver (*habaia*) ; tous ces vêtements sont en laine blanche, souple, légère, et leur ensemble forme un poids qui est loin d'égaler celui des vêtements des habitants de nos contrées.

Dans les contrées chaudes de l'Amérique, dans les Antilles, au Mexique, au Pérou, etc., etc., le costume est composé des mêmes pièces que les nôtres, mais il est plus simple, plus léger, de couleur plus claire, et au lieu d'être confectionné en drap, il est fait avec des étoffes de toile, de fil ou du coton, ou mieux encore avec un tissu fin de laine.

Les habitants de ces contrées ont, du reste, moins besoin de ces dernières étoffes que les Arabes du désert, car ils ne cherchent pas comme eux à braver les ardeurs du soleil ; leur but unique, au contraire, est de s'y soustraire, et de consacrer au repos et à la tranquillité les instants de la journée où la chaleur est le plus considérable.

Dans les Indes, les vêtements présentent le reflet des coutumes britanniques, mêlées aux modes indigènes.

Une règle hygiénique importante à établir, c'est de conseiller, dans les pays chauds, l'emploi de vêtements de laine, légers, souples et moelleux, pour qu'ils isolent le corps et qu'ils le soustraient à la température élevée de l'atmosphère ambiante. Ils servent en même temps à préserver l'homme des différences considérables de température qui existent entre le jour et la nuit, et du froid assez intense qui règne pendant cette dernière.

Dans les pays froids, les indigènes ont disposé leurs vêtements de manière à pouvoir résister à l'abaissement considérable de température de ces climats glacés. Ces vêtements se composent de fourrures épaisses, superposées les unes aux autres, et dont on augmente ou on diminue le nombre selon la rigueur du froid ou la douceur de la saison. Une autre condition que les habitants des pays froids ne manquent pas de remplir, c'est l'étroitesse des vêtements, combinée à une forme qui leur permet de s'appliquer exactement à la surface du corps, et de ne laisser en aucun point accès à l'air.

Dans les climats tempérés, la nature, la forme, la couleur et l'épaisseur des vêtements varient avec la saison ; il est cependant un certain nombre d'hygiénistes, et M. Ménière est de ce nombre, qui pensent que, dans nos contrées, les vêtements doivent être toute l'année de même espèce, c'est-à-dire en laine ou en drap, ce qui permet de mieux résister aux variations de température, qui sont le caractère de ces contrées, ils s'appuient sur ce fait, que, depuis que cet usage a été appliqué à l'armée, la mortalité y a notablement diminué.

L'influence des saisons se fait plus particulièrement sentir sur la classe ouvrière, qui ne jouit pas d'une aisance assez grande pour modifier ses vêtements aussi fréquemment que l'indiqueraient les variations des saisons. Ce n'est, en effet, qu'en s'habillant de telle façon que les variations atmosphériques ne puissent agir sur le corps, et que les vêtements employés contrebalancent leur influence, que l'on peut espérer obtenir ce résultat.

Je regarde comme d'une bonne et saine hygiène de changer la nature des vêtements l'hiver et l'été, et de les adapter à la température de la saison dans laquelle on se trouve. — Ainsi, dans la saison froide et rigoureuse, les vêtements doivent beaucoup se rapprocher de ceux des habitants des climats froids. De même, dans la saison des chaleurs, ils doivent se rapprocher beaucoup de ceux qui sont en usage dans les climats chauds. Il est bien entendu que ces changements n'auront pas lieu brusquement, mais par des transitions qui sont elles-mêmes en rapport avec les conditions des deux saisons intermédiaires, le printemps et l'automne.

Professions. — Les professions exercent une influence sur la qualité des vêtements. Les ouvriers qui travaillent exposés à une température élevée, tels que les verriers, les fondeurs et même les boulangers, n'en tiennent pas assez généralement compte ; ils se découvrent bien en présence de la chaleur dégagée dans les foyers devant lesquels ils sont placés, mais, en quittant cette atmosphère, ils ne prennent pas le soin de se couvrir de vêtements plus chauds qui les empêchent d'être impressionnés par le contraste de température.

Les ouvriers qui travaillent en plein air, exposés à toutes les intempéries de l'atmosphère, devraient être couverts de vêtements plus chauds, plus secs et moins hygrométriques, afin de ne pas être impressionnés par elles. C'est un soin qu'ils ne prennent cependant généralement pas. On peut dire la même chose des ouvriers mineurs, qui sont toutefois un peu plus soigneux du choix, de la qualité et de la disposition de leurs vêtements.

Les marins ont, en général, des vêtements appropriés aux conditions hygrométriques de l'air dans lequel ils séjournent continuellement ; l'étoffe est en grosse laine, et le tissu assez épais pour les préserver de l'humidité.

Il est des professions spéciales dans lesquelles un vêtement particulier est de règle. L'habit des religieux, observé dans toute sa rigueur, n'est nullement en rapport avec les conditions climatériques de nos contrées; il n'est pas assez chaud pour l'hiver, trop chaud pour l'été. La discipline ecclésiastique tolère heureusement certains relâchements dans la sévérité de costume, et permet des modifications heureuses qui ont été adoptées depuis le commencement de ce siècle. On doit signaler, en particulier, l'usage habituel du pantalon.

L'habit militaire a subi et subit chaque jour encore de nombreuses modifications, qui sont plutôt le résultat de la variation des idées des administrateurs que la conséquence des conseils de l'hygiène. En prenant le costume de nos troupes tel qu'il existe actuellement, examinons rapidement ses qualités et ses inconvénients. — Le shako, déjà bien amélioré et plus léger qu'il n'était autrefois, est cependant encore trop lourd; il devrait être remplacé par l'espèce de casquette appelée képi, et qui nous est importée d'Afrique. Cette coiffure, légèrement modifiée, remplirait toutes les conditions hygiéniques désirables.

Le col est, en général, trop dur, trop roide, et détermine souvent des adénites aiguës et chroniques des ganglions du cou.

La grande capote chaude, qui permet une grande liberté des mouvements et ne gêne ni le thorax ni l'abdomen, est bien préférable à la tunique, plus gracieuse cependant.

Dans la cavalerie, les casques et les cuirasses, dont l'usage ne semble plus en rapport avec nos mœurs et nos habitudes militaires actuelles, comptent, parmi leurs nombreux inconvénients, la roideur, la dureté, le poids, la bonne conductibilité du calorique, l'échauffement facile; nous ne pouvons que signaler d'une manière générale la fatigue qu'ils produisent chez les cavaliers.

Influence de l'état de santé ou de maladie sur les vêtements. — L'usage de vêtements convenables peut modifier certaines prédispositions morbides. Ainsi, chez les enfants nés de parents scrofuleux ou tuberculeux et présentant les attributs du tempérament lymphatique, l'usage de vêtements chauds et secs sert à les préserver du froid et de l'humidité, et peut, aidé des autres moyens hygiéniques, modifier leur tempérament et empêcher le développement des maladies auxquelles ils sont prédisposés. Chez les enfants placés encore dans les mêmes conditions, l'usage de vêtements trop rudes, trop grossiers, favorise quelquefois le développement des affections de la peau; l'irritation continuelle produite par le frottement rude du tissu qui sert à les former en est la cause. L'insuffisance de ces mêmes vêtements, la malpropreté qui est la conséquence de leur renouvellement trop peu fréquent, contribuent encore à augmenter ces irritations, à les entretenir et à les faire passer à l'état chronique. C'est en modifiant de tels vêtements qu'on peut prévenir des maladies chroniques de la peau.

Avant l'invention du linge de corps, le frottement habituel et le contact ordinaire des étoffes de laine avec la peau favorisaient le développement des affections cutanées ; depuis la généralisation de l'usage de ce linge, les dermatoses sont devenues et moins graves et moins fréquentes.

L'usage de la laine mise en contact avec la surface cutanée doit attirer notre attention, car elle joue un grand rôle dans nos habitudes hygiéniques actuelles.

L'application de la laine sur la peau excite la sensibilité de cette membrane, active ses sécrétions et détermine un mouvement analogue dans toutes les parties de l'organisme qui sont en rapport sympathique avec elle.

Cette propriété explique son utilité dans certains cas ; mais, pour bien la comprendre, il faut se reporter un instant à l'influence du froid et de l'humidité sur la peau.

L'action de ces deux agents sur le tégument externe a pour effet d'en modifier les fonctions, d'en diminuer l'activité et de réduire au minimum le produit de l'exhalation cutanée. Par suite de cette réduction et en vertu de la loi de balancement des sécrétions, l'exhalation pulmonaire est augmentée d'une manière proportionnelle à la diminution de l'exhalation cutanée, et les fonctions des poumons redoublent d'activité. Dans l'état parfait de santé, et en l'absence de prédispositions morbides spéciales, cet accroissement d'activité n'a point d'inconvénient, ou bien, seulement, il rend l'appareil respiratoire un peu plus impressionnable et un peu plus accessible aux causes morbifiques : mais s'il s'agit d'individus disposés aux maladies de l'appareil respiratoire, aux bronchites aiguës et chroniques, aux pneumonies, aux pleurésies, nul doute que l'accroissement d'activité des poumons ne favorise le développement de ces affections. Les inconvénients seraient plus graves encore chez les individus prédisposés aux tubercules pulmonaires ; car l'influence du froid humide sur la peau, en augmentant l'activité respiratoire, aurait pour effet de favoriser le développement de ces produits accidentels. C'est pour remédier à ces conséquences de balan-

cement des organes, pour porter au maximum l'activité sécré-
toire de la peau et réduire en proportion l'exhalation pulmo-
naire, que l'usage des gilets, des camisoles, des caleçons de
laine, et en particulier de flanelle, s'est généralisé, et on doit
avouer qu'ils atteignent parfaitement ce but. On ne saurait donc
trop conseiller leur emploi. L'usage des frictions de laine vient
souvent en aide aux tissus de même substance appliqués sur la
surface cutanée. Il n'est pas utile, à mon avis, de porter en
toute saison de la laine sur la peau. Il est d'une bonne hygiène
de les enlever dans les grandes chaleurs, pour les reprendre au
milieu de l'automne ; on en sent alors vivement l'heureuse in-
fluence.

A mesure que l'homme avance en âge, l'utilité des vêtements
de laine, destinés à l'isoler et à conserver sa température propre,
devient plus grande. Il en est de même chez les individus épui-
sés et atteints par une vieillesse anticipée, ainsi que dans la
convalescence de la plupart des maladies, et surtout des affec-
tions aiguës et chroniques de l'appareil respiratoire. Les vête-
ments de laine sur la peau ne doivent pas être conseillés aux
sujets pléthoriques et sanguins, car ils diminuent l'activité de
l'appareil respiratoire en augmentant celle de la peau. L'usage
du coton a longtemps été regardé comme mauvais par nos an-
cêtres. C'est un préjugé trop complétement tombé dans l'oubli
à l'époque actuelle, pour qu'il soit même utile d'en parler.

Lits. — Le lit est le vêtement de l'homme malade. C'est dans
le lit que l'homme bien portant passe la moitié ou au moins le
tiers du temps de son existence. L'examen des éléments divers
qui le composent ne manque donc pas d'importance. Il y a, en
effet, des différences très-grandes et des intermédiaires multi-
pliés entre la dalle sur laquelle s'étend le Napolitain ou le Sici-
lien et le lit somptueux des habitants riches de nos contrées, et
ces différences en impliquent dans les matières nombreuses qui
les constituent et leur disposition réciproque ; c'est ce qu'il
s'agit d'examiner.

La partie avec laquelle le corps de l'homme est immédiate-
ment en contact est constituée par les draps, qui sont en toile
ou en coton. Les draps, dont l'usage est analogue à celui que
remplit le linge de corps, sont destinés à absorber le produit de
l'exhalation cutanée ; aussi doivent-ils être changés le plus sou-
vent possible, et leur emploi est-il indispensable chez les peu-
ples qui se couchent dépouillés de leurs vêtements, comme dans
nos contrées. Il n'en est pas de même dans les climats chauds

où les habitants ne s'en débarrassent qu'incomplétement pour se coucher, et ne mettent pas leur peau en contact immédiat avec les draps. Ils peuvent même s'en passer.

Les couvertures doivent être simplement en laine, ou en laine et coton. Deux couvertures de laine, ou une de laine et une de coton, suffisent en hiver. Une seule de laine au printemps et en automne. Une seule de coton, ou même les draps seuls, dans les chaleurs. Voilà ce qu'il y a de préférable pour l'hygiène. Les couvre-pieds, les édredons, les fourrures ne doivent pas, autant que possible, être employés, surtout par l'homme. Il faut les laisser à quelques femmes frêles et délicates. Les matelas sont ordinairement remplis avec de la laine, du crin, avec un mélange de laine et de crin, ou bien encore avec de la plume. D'après les recherches de Stark, les matelas de crin devraient être préférés, parce qu'ils s'imprègnent moins facilement des produits de l'exhalation cutanée. Après le crin viendrait la laine, et en dernier lieu la plume. L'habitude, en France, est de se servir de matelas faits avec la laine seule ou mélangée d'un peu de crin. C'est là un coucher doux, élastique, et reposant bien. Les matelas de plume, qui sont d'un usage à peu près exclusif dans certaines localités, ne doivent pas être employés seuls. Ils sont trop chauds et s'imprègnent trop facilement des émanations du corps, ainsi que de l'humidité. On est assez dans l'usage, en France, de placer sous les autres un matelas fait avec de la plume ; il augmente un peu la mollesse du lit, et son emploi, du reste, est sans inconvénient.

L'usage des traversins et des oreillers est avantageux ; ils maintiennent la tête élevée ; c'est en crin qu'il faut les préférer. On remplit souvent les matelas avec certains végétaux qui remplacent la laine d'une manière assez avantageuse ; tels sont les balles de l'avoine, les spathes du maïs, les fougères, certaines mousses moelleuses, les goëmons, un zostère foliacé. Ces productions végétales doivent toutefois être renouvelées plus souvent que la laine.

Les individus jeunes ont besoin d'un coucher ferme et épais. Pour eux surtout il faut rejeter les couvre-pieds volumineux et les édredons. C'est le contraire pour les vieillards. Un coucher trop mou et trop chaud énerve les personnes qui s'y livrent, prolonge le sommeil, affaiblit le système musculaire, et rend la digestion pénible et languissante.

La femme a besoin d'un lit plus doux, plus chaud, ainsi que d'un sommeil plus prolongé que l'homme.

Bibliographie. — Rabirius, *De generibus vestium libellus.* Parisiis, 1534, in-8. — Bayfius (L.), *De re vestiaria libellus, a C. Stephano excerptus.* Parisiis, 1536, in-8. — Rubenius (Alb.), *De re vestiaria veterum præcipuè de lato clavo,* lib. II. Antuerpiæ, 1635, in-4°. — Ferrerius (O.), *De re vestiaria.* Patavii, 1654, in-4°. — Rivinus, *De morbis a vestitu.* Lipsiæ, 1721, in-4°. — Alberti (M.), *De vestitus vitiis morborum causis.* Halæ, 1729, in-4°. — Schulze (J. H.), *De vestitus ratione ad valetudinem.* Halæ, 1737, in-4°. — Schlegelmilch (G. G.), *De vestitus vitiis morborum causis.* Halæ Magd., 1739, in-4°. — Winslow (J. B.), *Réflexions anatomiques sur les incommodités, infirmités, etc., qui arrivent au corps humain à l'occasion de certaines attitudes et de certains habillements,* in *Mém. de l'Acad. des sc.,* 1740, p. 59. — Büchner (A. E.), *De morbis ex varia conditione vestimentorum oriundis.* Halæ Magd., 1750, in-4°.— Du même, *De noxio caloris effectu ex æstuosis capitis tegumentis producto.* Halæ, 1758, in-4°. — Demarco (J.), *De lana.* Melitæ, 1759, in-4°. — Bouvard, *An vestes pelliceæ sint salubres?* Th. de Paris, 1753, in-4°. — Gladbach (G. B. J.), *De morbis a vestitu contra frigus insufficiente.* Francof. ad Viadr., 1761, in-4°. — Vieillard, *An tuendæ sanitati magis conducat longa et ampla vestis quam brevis et angusta?* Th. de Paris, 1767, in-4°. — Lercy (Alph.), *Recherches sur les habillements des femmes et des enfants, ou Examen de la manière dont il faut vêtir l'un et l'autre sexe.* Paris, 1772, in-12. — Camper (P.), *Dissertation sur la meilleure forme des souliers* (sans lieu ni date), in-8. — Poissonnier-Desperrières, *Mém. sur l'habillement des troupes,* in *Mém. de Dijon,* t. II, p. 417, 1774. — Gibbons, *De vestitu laneo.* Edinburgi, 1786, in-8. — Rumford (Thompson, comte de), *Experiments made to determine the positive and relative qualities of moisture absorbed from the atmosphere, by various substances, under similar circumstances,* in *Philos. Transact.,* an. 1787, p. 240 ; et Édit. de 1809, t. XVI, p. 260. — Buchan, *A Letter to the patentee concerning the medical properties of the fleecy hosiery,* 3e édit. London, 1790, in-8. — Vogt (C. A.), *De forma vestimentorum morbifera.* Wittembergæ, 1790, in-4°. — Du même, *Epistola de materia vestimentorum morbifera.* Vittembergæ, 1790, in-4°. — Faust (B. Chr.), *Wie der Geschlechtstrieb der Menschen in Ordnung zu bringen, und wie die Menschen besser und glücklicher zu machen, etc.* Braunschweig, 1791, in-8. — Fink, *De luxu vestium quorumdam virilium sanitati nocivo.* Bambergæ, 1792, in-4°. — Vaugham (W.), *An Essay philosophical and medical concerning modern clothing.* London, 1792, in-8. — Wallich (E.), *De vi vestimentorum in corpus humanum.* Jenæ, 1793, in-4°. — Weissenborn (J. Fr.), *Bemerkungen über die zeitige Gewohnheit hohe Beinkleider zu tragen, als eine bis jetzt nicht bemerkte Ursache öfterer Leistenbrüche, nebst der Beschreibung, etc.* Erfurt, 1794, in-4°. — Creve (C.), *Medicinischer Versuch einer modern Kleidung die Brüste betreffend.* Wien, 1794, in-8. — Clairian (L. J.), *Considérations médicales sur les vêtements des hommes.* Th. de Paris, an XI, no 279. — Meyerhoff (J.), *De vestimentorum vi et efficacia deque optima ratione vestitus præsertim virilis; adjecta descriptione, etc.* Berolini, 1815, in-8.—Percy, in *Dict. des sc. méd.*, art. Chapeau, Cravate, Culotte, etc. — David, *De l'influence de la couleur des vêtements sur la température du corps de l'homme*, in *Bullet. de la Soc. méd. d'émulat.*, 1824. — Starck (J.), *De l'influence de la couleur sur le calorique et les odeurs*, analyse par G. Trevet, in *Ann. d'hyg.*, 1ʳᵉ sér., t. XII, p. 54 ; 1834. — Behn, *Kranklichkeits Zustande der Frauen, durch Kleidungsstücke*, in *Med. Ztg. der Ver. f. Heilk. in Preussen*, 1834, nᵒ 8. — Foville, *Influence des vêtements sur nos organes. Déformation du crâne résultant de la méthode la plus générale de couvrir la tête des enfants. Pl.* Paris, 1834, in-8. — Ménière, *Les vêtements et les cosmétiques.* Th. de conc. Paris, 1838, in-4º. — Hoppe (J.), *Die leinene und baumwollene Kleidung des Menschen, vom medicin. Standpunkte aus betrachtet*, in *Nordd-Chir. Ver. Ztschr.*, t. V, p. 1 ; 1851. — Larrey (H.), *Mém. sur l'adénite cervicale observée dans les hôpitaux militaires*, in *Mém. de l'Acad. de méd.*, t. XVI, p. 273 ; 1852. — Broca (P.), *Des difformités des orteils produites par l'action des chaussures*, in *Bullet. de la Soc. anat.*, t. XXVII, p. 60 ; 1852 ; et *Bullet. de la Soc. de chir.*, séance du 23 février 1852. — Pettenkofer, *Vortrug über die Bekleidung*, in *Allgem. med. central Ztg.*, nᵒ 25, et *Canstatt's Jahresb.* 1855, t. VII, p. 43. — Fiévée (F.), *Étude sur l'action de la flanelle en contact direct avec la peau, et de son influence physiologique*, etc. Paris, 1855, in-8. — Scoutetten (L.), *De l'insolation, de ses dangers, et de la nécessité en Afrique d'adopter l'usage d'un couvre-nuque*, etc. Metz, 1857, in-8. — Coulier, *Expériences sur les étoffes qui servent à confectionner les vêtements militaires, considérées comme agents protecteurs contre la chaleur et le froid*, in *J. de physiol. de M. Brown-Séquard*, t. I, p. 122 ; 1858. — Stuart (W. J.), *On the dress suited for India*, in *Transact. of med. Soc. of Bombay.* New-Ser., 1859, et *Ranking's Abstr.*, t. XXXI, p. 11 ; 1860. — Jeffreys (J.), *A new Head-dress for soldiers in India*, in *British med. J.*, may 1860 ; et *Ranking's Abstr.*, ibid., p. 10. — Judée, *Modifications du fourniment du soldat au point de vue hygiénique*, in *Gaz. des hôp.*, 1860, p. 504. — Marten, *Das Arbeitskleid der Eisenhütten und Bergleute vom sanitäts-polizeilichen Standpunkte*, in *Casper's Vjschr.*, t. XVII, p. 117 ; 1860. — Lèques, *Note sur quelques lésions produites par la chaussure chez le fantassin, et des modifications*, etc., in *Recueil de méd.*, etc., milit., 3ᵉ sér., t. VIII, p. 175 ; 1862.

Corsets. — Platner, *De thoracibus*, Lipsiæ, 1735, in-4º. — Winslow, *Sur les mauvais effets de l'usage des corps à baleine*, in *Mém. de l'Acad. des sc.*, 1741, p. 172. — Alsner (Th.), *Vom schädlichen Missbrauch der Schnürrbrüste und Planchetten.* Breslau, 1754, in-8. — Bonnaud, *Dégradation de l'espèce humaine par l'usage des corps à baleine.* Paris, 1770, in-12. — Soemerring (S. Th.), *Ueber die Schädlichkeit der Schnürrbrüste.* Leipzig, 1788, in-8. — Lomlart (M. Chr.), *Déplacement des viscères du bas-ventre, et notamment du foie, occasionné par l'usage longtemps continué des corps de baleine*, in *Jour. gén. de méd.*, t. VI, p. 89, an VII. — Pierquin (de Gembloux), *Des corsets sous le rapport de l'hygiène et de la cosmétique.* Bourges, in-8. — Réveillé-Parise, *Hygiène du corset*, in *Gaz. méd. de Paris*, 2ᵉ sér.,

t. IX et X; 1841 et 1842. — PETIT (Is.), *De l'utilité du corset pour prévenir les difformités et maladies*, etc. Paris, 1851, in-8. — BOUVIER, *Études historiques et médicales sur l'usage des corsets*, in *Bullet. de l'Acad. de méd.*, t. XVIII, p. 355; 1853.

CHAPITRE XI

Cosmétiques

On peut, avec M. Ménière, définir les cosmétiques : les substances ou les préparations destinées à agir sur l'enveloppe cutanée ou ses dépendances, dans le but de lui conserver ses qualités, ou de remédier aux altérations qui surviennent accidentellement et par les progrès de l'âge.

Les cosmétiques étaient déjà un art dans l'antiquité, et les Grecs et les Romains, au temps surtout de leur décadence, y excellaient. Un grand nombre des cosmétiques dont ils faisaient usage ne sont pas parvenus jusqu'à nous; il en est d'autres, au contraire, qui nous sont arrivés, et, sous ce rapport, on doit avouer que l'art moderne n'est guère redevable à l'empirisme ancien.

Des substances employées comme cosmétiques.

1° Acides.

Les acides sont employés comme cosmétiques depuis la plus haute antiquité. La recette la plus ancienne, et qui est indiquée par Criton d'Athènes, cité par Galien, est un mélange de jus de citron et d'huile avec lequel on préparait une substance onctueuse et d'une odeur agréable.

L'acide le plus employé est l'acide acétique. Rarement il l'est à l'état de pureté; car alors son activité est très-grande. On n'y a guère recours, en pareil cas, que comme stimulant cérébral. C'est généralement l'acide acétique étendu et à l'état de vinaigre qui est en usage, et qui sert de base à beaucoup de cosmétiques. Sous ce rapport, les uns se préparent par infusion de végétaux odorants, tels que la rose, l'œillet, la lavande, etc., (vinaigres à la rose, à l'œillet, etc.); d'autres sont distillés, après avoir tenu en macération, pendant un certain temps, ces mêmes substances végétales. Ces derniers sont plus actifs, et on leur donne les noms d'extraits de vinaigre de rose, d'œillet, etc. Souvent on ajoute aux vinaigres aromatiques des substances balsamiques, de la vanille, du camphre, etc., et on en fait ainsi des préparations plus ou moins agréables, qui, la plupart du temps, n'ont servi qu'à enrichir ceux qui les avaient imaginées.

Les vinaigres sont de bons cosmétiques. Lorsqu'on en fait usage, ils doivent être étendus d'eau; on leur attribue la propriété de calmer les irritations de la peau et les démangeaisons dont cette membrane est le siége. C'est fort douteux.

L'acide citrique et l'acide tartrique sont employés à peu près dans les mêmes circonstances que l'acide acétique; ils ne peuvent toutefois être distillés.

2° *Tannin.*

Le tannin entre dans la composition de beaucoup de cosmétiques, soit qu'on en fasse usage à l'état de pureté, soit qu'on se serve de substances qui en contiennent une grande quantité, telles que la noix de galle, l'écorce de grenade, les feuilles de myrte. On les emploie en poudres, enfermées dans des sachets. Ces poudres sont souvent imbibées de vinaigre, et surtout de vinaigre aromatique, qui augmente leur activité. Le tannin entre encore dans la composition des pommades astringentes. Ces diverses préparations jouissent de la propriété de donner à la peau du ton et de la fermeté.

3° *Matières colorantes.*

Les matières colorantes sont surtout employées pour donner ou rendre à la peau la couleur rose naturelle qui lui manque. La plupart des femmes qui y ont recours, le font uniquement dans le but de paraître moins âgées qu'elles ne le sont, en rappelant sur leur visage les couleurs de la jeunesse.

Les principales matières colorantes employées à cet usage sont rouges, elles entrent dans la composition du fard rouge ou, comme on l'appelle encore, du rouge. Ce sont : 1° le carmin, extrait de la cochenille; 2° le carthame ou rouge d'Espagne, fourni par le *carthamus tinctorius*; 3° l'orcanette.

Le carmin est infiniment supérieur aux deux autres, et entre dans la composition des fards les plus fins. Ces fards sont en poudre, en solution gommeuse, ou en pommade.

En poudre. — La matière colorante pure, et réduite en poudre impalpable, est mélangée à du talc de Venise, également réduit en poudre extrêmement ténue.

En solution gommeuse. — Elle est souvent employée, et elle consiste dans le mélange du carmin et du talc, qui est simplement délayé dans une solution gommeuse.

En pommade. — Tantôt on délaye le talc coloré par le carmin ou les autres matières colorantes rouges dans l'huile de ben, et on en fait une pommade de consistance molle que l'on applique avec une étoffe disposée en tampon, et à laquelle on donne le nom de crépon. D'autres fois, on l'incorpore dans une matière grasse ordinaire, telle que l'axonge purifiée. L'incorporation de la couleur rouge de l'orcanette avec l'axonge constitue une pommade qu'on emploie souvent pour colorer les lèvres en rose.

Ces diverses préparations n'ont pas d'inconvénients sérieux ; cependant, si l'usage en est trop fréquemment répété, elles altèrent la souplesse et la douceur de la peau, la rendent plus rugueuse ; elles la flétrissent en quelque sorte, et lui donnent une nuance légèrement jaunâtre. Enfin, dans quelques cas, elles peuvent y faire naître des éruptions de diverses natures, et, comme j'en ai vu un exemple, une affection lichénoïde rebelle.

4° Huiles essentielles.

Rarement employées en nature, elles le sont plutôt en dissolution dans l'alcool, et constituent ce qu'on appelle des extraits. C'est à cet état qu'on fait usage des essences de rose, d'orange, de menthe, de lavande, de girofle, de cannelle, de camphre, etc.

L'eau de Cologne est un alcoolat contenant en dissolution dix ou douze huiles essentielles d'espèces différentes. Il en est de même de l'eau de Portugal et de bien d'autres. On les emploie généralement, en les étendant d'eau avec laquelle elles donnent un précipité lactescent dû aux huiles essentielles que l'alcool abandonne. Les alcoolats ainsi étendus jouissent de la propriété de stimuler et d'activer doucement les fonctions de la peau. Ce sont de bons cosmétiques.

La plupart des huiles essentielles sont encore employées pour aromatiser les différentes espèces de cosmétiques.

5° Baumes-résines.

On les emploie sous forme solide, comme le benjoin, le styrax ; ou sous forme demi-liquide, comme le baume du Pérou et le baume de Tolu. C'est généralement à l'état de dissolution dans l'alcool qu'on en fait usage. Pour s'en servir, on les mêle à l'eau qui en précipite le baume en particules extrêmement ténues, et qui donne au liquide un aspect lactescent (lait virginal). Ce sont des cosmétiques agréables et sans inconvénients ; leur action est peu marquée, ils semblent lénifier la peau. On remplace souvent les baumes par certaines résines, telles que le sang-dragon, le mastic; ou par des gommes-résines, telles que la myrrhe, l'oliban.

6° *Corps gras.*

Toutes les huiles ne conviennent pas pour la composition des cosmétiques. C'est l'huile d'amandes douces qu'on préfère; on l'emploie aromatisée avec des huiles essentielles, pour entretenir la souplesse des cheveux et prévenir leur chute. L'huile d'olive sert aux mêmes usages; on l'aromatise avec les mêmes essences.

C'est avec l'huile d'olive que, dans l'antiquité, on frottait les athlètes et les individus qui se livraient aux exercices gymnastiques, et c'est encore l'habitude dans beaucoup de pays chauds. Le résultat de ces frictions est de diminuer la transpiration cutanée et de conserver ainsi une vigueur plus grande au système musculaire; de plus, on assouplit la peau, et on la préserve des effets exagérés de la chaleur solaire.

Les huiles de noisette, de ben, servent également d'excipient à des huiles essentielles.

La plupart des huiles ainsi aromatisées sont employées pour la chevelure, et, sous ce rapport, elles sont assez avantageuses; elles préviennent le desséchement de la matière épidermique, desséchement qui favorise l'usure des cheveux et amène souvent une calvitie prématurée.

7° *Graisses.*

Les graisses servent à peu près aux mêmes usages que les huiles, dans la préparation des cosmétiques : celles qu'on emploie sont l'axonge, les graisses de porc, de mouton, de bœuf, d'ours, après les avoir préalablement purifiées. Ces graisses forment la base des différentes pommades. Ces pommades sont de deux sortes : les unes sont constituées par le mélange ou l'incorporation directe des matières odorantes végétales, desséchées, pulvérisées et mélangées d'une manière convenable avec la graisse; les autres sont simplement des graisses additionnées d'une certaine quantité d'huiles essentielles. On peut, dans ces deux espèces de pommades, réunir ensemble un certain nombre de principes ordorants différents.

On incorpore souvent à l'axonge des mucilages végétaux ou animaux, et, en particulier, du suc de concombre, du suc de bulbes de lis, du frai de grenouilles ou de la décoction de colimaçons. Quelquefois c'est de la cire. Toutes ces pommades sont émollientes, adoucissent la peau, l'assouplissent et la préservent de l'action de l'air. On en fait usage dans quelques affections cutanées, pour l'acné et la mentagre, par exemple.

Les pommades en bâton sont souvent employées pour les cheveux, les favoris, les sourcils. Elles sont faites avec du suif de mouton ferme, associé à la cire blanche ou jaune, et aromatisé ; quelquefois on y ajoute une certaine quantité de résine, qui lui donne encore un peu plus de solidité.

Les pommades collantes, et qui sont destinées à donner une position fixe aux cheveux, aux favoris, aux sourcils, ne doivent cette propriété qu'à l'incorporation d'une petite quantité de gomme arabique ou de gomme adragante. Ces pommades diverses n'ont aucune propriété malfaisante, et elles sont de bons cosmétiques.

Les peuples du Nord, pour garantir leurs téguments de l'action d'un froid intense, n'ont pas recours à des cosmétiques si fins ni si délicats ; ils se contentent de se graisser avec des suifs altérés, des graisses anciennes, de l'huile de baleine. Ces graisses ne tardent pas à rancir ; elles irritent la peau et sont le point de départ d'affections chroniques de cette membrane, affections souvent graves et rebelles.

8° *Savons.*

Les savons sont, ainsi qu'on le sait, des combinaisons d'acides gras et de bases alcalines.

Le savon de Marseille est, pour ainsi dire, le seul cosmétique du peuple ; c'est avec lui qu'il dissout et qu'il enlève les corps gras qui s'attachent à ses vêtements ou à la surface de sa peau. Ce savon a souvent des inconvénients, et il est un peu trop irritant pour les peaux fines, délicates et souples : c'est pour éviter de tels effets qu'on a imaginé les nombreuses espèces de savons de toilette en vogue aujourd'hui. Ces savons sont faits, en général, avec un alcali (la soude) combiné avec le principe saponifiable de l'axonge purifiée, de l'huile d'amandes douces ou de la graisse de bœuf. Ces divers savons n'ont pas, en général, une grande consistance. Plus mous encore, ils ont reçu le nom de crèmes ; on ajoute quelquefois à ces savons demi-liquides un peu de jaune d'œuf. La crème d'amandes amères, ainsi nommée parce qu'au savon demi-liquide qui la constitue, on ajoute une très-petite quantité d'acide cyanhydrique, est une des plus agréables et des plus en usage. Les savons solides de toilette sont, en général, formés avec de l'axonge, de l'huile d'olive, un alcali (la soude), et sont aromatisés avec des essences de carvi, de lavande ou de romarin. On peut les rendre presque transparents, en y incorporant une petite quantité d'alcool. Ces diverses espèces de savons sont de bons cosmétiques; ils nettoient bien la peau, et n'exercent sur elle aucune action irritante; ils sont encore employés pour ramollir les poils de la barbe et permettre de les enlever avec le rasoir.

9° *Fécules, poudres dures.*

Les poudres employées comme absorbantes sont, en général, constituées par de la fécule ou de l'amidon aromatisés avec des essences. Autrefois, on s'en servait pour les cheveux, et, quelquefois même, on appliquait par-dessus une pommade qui, venant à se mélanger à ces poudres, formait un mastic assez dur.

Chez certains individus, la matière grasse qui lubrifie les cheveux est en telle abondance, qu'il faut employer la poudre d'amidon pour en absorber une partie. On peut également faire usage du son, ou bien de la poudre de riz, qui absorbe également bien la sécrétion trop abondante des aisselles et des aines. La poudre d'iris, qui a servi pendant quelque temps à ces divers usages, est trop excitante; elle irrite la surface de la peau avec laquelle elle est mise en contact et détermine souvent des céphalalgies opiniâtres et rebelles.

Les poudres dentifrices sont très-multipliées. Celles qu'on doit préférer consistent en un mélange, par parties égales, de poudres de quinquina et de charbon parfaitement pulvérisées et mêlées intimement. Les poudres de corail ou de pierre ponce, également très-employées, usent trop rapidement l'émail des dents. Ces diverses poudres sont, en général, aromatisées pour être livrées à la consommation.

La pâte d'amandes en poudre doit, tout simplement, à l'albumine végétale qu'elle renferme, la propriété de faire émulsion avec les matières grasses de la peau sur laquelle elle est appliquée, et de rendre ainsi plus facile leur enlèvement par l'eau.

Substances minérales.

La plupart des substances minérales sont douées d'une grande activité et, par cela même, peuvent déterminer les accidents. Nous examinerons seulement les principales :

1° *Mercure.* — A l'état métallique, il fait partie de la poudre dépilatoire de Laforêt. Il est très-employé dans le peuple pour détruire certains insectes parasites (onguent gris). On ne saurait, à cet égard, recommander trop de modération dans son emploi, si l'on ne veut voir se déclarer une salivation souvent rebelle.

Le cinabre (sulfure rouge, vermillon), mélangé à de la poudre de talc (silicate d'alumine), sert à former des fards rouges d'une couleur assez belle, et d'un prix bien moins élevé que ceux faits avec le carmin. Ces fards sont souvent convertis en pommades par l'addition d'huile de ben et d'un peu de gomme adragante. Ils ont les inconvénients de tous les onguents mercuriels, qui, appliqués sur la surface cutanée, peuvent être absorbés et déterminer ainsi des accidents ; ils altèrent, de plus, le tissu de la peau sur laquelle ils font naître des éruptions de diverses natures.

2° *Arsenic.* — Il fait partie de quelques poudres épilatoires. Telle est, par exemple, l'association du sulfure d'arsenic et de la chaux. La crème parisienne, composée de chaux vive 60 gr., sulfure d'arsenic 15 gr., orcanette 8 gr., est une poudre épilatoire très-dangereuse, et qui devrait être proscrite ; les symptômes de l'empoisonnement par l'arsenic se manifestent quelquefois à la suite de son emploi.

3° *Oxyde de zinc.* — Uni au talc, il forme un blanc de fard assez beau et parfaitement inoffensif.

4° *Argent.* — Ses préparations sont souvent mises en usage ; ainsi, le nitrate d'argent est fréquemment employé pour teindre les cheveux.

L'eau dite de Chine est un mélange de nitrate d'argent et de nitrate de mercure en solution aqueuse concentrée, et qui certainement a bien souvent agi comme caustique énergique.

L'eau d'Égypte contient des proportions moindres de nitrate d'argent. En solution dans l'eau distillée, la coloration noire est moins belle ; elle passe rapidement au brun et au violet. La quantité de nitrate d'argent qui s'y trouve n'est pas assez considérable pour rendre cette solution dangereuse.

5° *Sous-nitrate de bismuth.* — Il constitue le fard blanc. Il serait tout à fait sans danger s'il ne s'y trouvait presque toujours mélangée une petite quantité d'acide arsénieux. Privé de ce dernier élément et employé comme fard, son usage prolongé irrite la peau, la rend moins souple, plus dure, et quelquefois y fait développer des affections spéciales.

6° *Céruse.* — La céruse, ou carbonate de plomb, est employée comme fard blanc. Le blanc de Kremer, ou blanc d'albâtre, est un mélange de céruse avec de la graisse de veau et de la cire vierge. La céruse est assez employée pour teindre les cheveux en noir, et M. Orfila, à qui on doit de curieuses expériences sur ce sujet, a constaté l'efficacité de quelques-unes de ses préparations.

Le sulfate de plomb, mêlé avec la chaux hydratée et de l'eau, forme un plombite de chaux qui teint bien les cheveux en noir. On emploie aux mêmes usages, l'acétate ou le sous-acétate de plomb dissous, et additionné d'une petite quantité d'acide sulf-hydrique liquide.

La litharge, la craie, la chaux vive hydratée et récemment éteinte, broyées et mélangées exactement, forment avec l'eau une bouillie qui teint les cheveux en beau noir.

Ces préparations, employées trop fréquemment ou laissées trop longtemps en contact avec la peau, peuvent-elles provoquer le développement d'accidents saturnins?

[Un certain nombre d'intoxications parfaitement constatées depuis quelques années, et surtout chez des artistes dramatiques, ont surabondamment démontré cette fâcheuse propriété.]

7° *Alun*. — L'alun donnant à la peau une tonicité remarquable, on l'a introduit dans beaucoup de recettes astringentes. On l'emploie presque toujours mélangé à des poudres d'iris, à des fécules aromatisées de diverses manières. Ces poudres sont destinées surtout à enlever la sueur des aisselles, des pieds, et plus particulièrement à masquer son odeur. Les inconvénients attachés à l'usage de l'alun sont ceux de la suppression de la sueur, quand toutefois il la détermine. Dans d'autres cas, il produit diverses altérations de la texture de la peau.

L'alun entre dans des poudres dentifrices, dans l'opiat rouge au corail, qui en contient notablement. On pourrait, du reste, beaucoup multiplier les formules de préparations astringentes dans lesquelles on introduit de l'alun : mais cela aurait peu d'intérêt.

8° *Chaux*. — La chaux entre dans la préparation de quelques cosmétiques. L'eau de chaux, mêlée à l'opium et à l'huile d'amandes douces, forme un liniment qui préserve les lèvres des gerçures dues à l'air froid et sec.

9° *Charbon*. — Le charbon en poudre, incorporé dans une pommade grasse, forme la fameuse pommade mélaïnocome, qui salit aussi facilement les doigts qu'elle teint les cheveux.

Nous terminerons l'étude des cosmétiques, en les considérant sous un autre point de vue, celui des parties du corps sur lesquelles on les applique.

Système pileux. — M. Cazenave, dans son excellent traité des maladies du cuir chevelu, a parfaitement tracé l'histoire de l'hygiène de ce système. Nous ne pouvons mieux faire que d'y renvoyer le lecteur.

Les cosmétiques du système pileux ont pour base les corps gras aromatisés avec différentes substances; ils sont en grand nombre. Est-il bon d'en faire un usage habituel? il faut établir une distinction. Oui, pour quelques sujets chez lesquels les cheveux sont secs. Mais, dans la grande majorité des cas, ils sont parfaitement inutiles. Pour les sujets qui ont des cheveux gras et humides, non-seulement ils sont inutiles, mais nuisibles. Ces cosmétiques augmentent les sécrétions de la peau de la tête et des cheveux, ils altèrent la racine du poil et favorisent leur chute.

M. Cazenave repousse formellement l'usage des cosmétiques gras pour tous les cheveux. Lorsqu'on veut en faire usage, il recommande de nettoyer de temps en temps la tête, soit avec des poudres amidonnées, soit avec des eaux plus ou moins alcoolisées ou légèrement savonneuses.

Existe-t-il des préparations capables de prévenir la calvitie ou de faire repousser les cheveux? Malgré les annonces de tant de charlatans, M. Cazenave nie formellement qu'il en existe une seule. Jamais, dit-il, il n'a vu d'individu chauve recouvrer des cheveux.

Il recommande, lorsque les cheveux tendent à tomber, mais ne le sont pas encore ou ne le sont que partiellement, d'avoir recours à des pommades qui ont pour base, soit le sulfate de quinine, soit le tannin, auxquels on ajoute de plus des baumes ou quelques huiles essentielles.

Quant à la teinture des cheveux, nous avons suffisamment traité ce sujet pour qu'il soit utile d'y revenir ici. Nous ajouterons seulement qu'on commence à employer maintenant un moyen parfaitement innocent, d'une très-facile application, et qui n'a d'autres inconvénients que d'obliger à le renouveler tous les quatre ou cinq jours. C'est la coloration des cheveux, avec une brosse chargée d'une solution concentrée d'encre de Chine dans l'eau.

Peau. — Les cosmétiques de la peau sont employés pour enlever les corps étrangers qui la souillent et pour entretenir sa souplesse, sa finesse et sa couleur.

Les savons remplissent la première indication, et nous nous en sommes occupés. — Pour remplir la seconde, il y en a plusieurs. Les corps gras d'abord. Aussi, dans l'antiquité, les frictions huileuses étaient-elles fort en honneur. Maintenant, il y a un certain nombre de pommades qui sont vendues dans ce but, par une foule d'industriels.

Les pâtes d'amandes ne sont autre chose que le résidu des amandes douces et amères d'abricots, qui ont été pressées pour obtenir de l'huile. Elles sont ensuite desséchées à l'étuve. C'est ce mélange de ligneux, d'un peu de fécule et d'un reste d'huile qu'on étend quelquefois de jaune d'œuf, ou bien de fécules, et qu'on aromatise.

Les eaux de toilette sont destinées à parfumer l'eau qui sert à diverses ablutions. Ce sont, tantôt des alcools chargés de diverses huiles essentielles, tantôt des acides également aromatisés. Pour les premiers, l'eau de Cologne, l'eau-de-vie de lavande, l'alcool de menthe, l'eau de Portugal, sont les plus en vogue ; pour les seconds, les divers vinaigres aromatiques.

Nous avons traité la question des fards, nous n'y reviendrons pas.

Dents. — Les dentifrices sont destinés à blanchir les dents et à enlever le tartre. Ils sont de trois espèces. 1° Les poudres, destinées à être appliquées à l'aide d'une brosse préalablement humectée ; tels sont la poudre de corail, le charbon pulvérisé, le quinquina, la poudre d'iris, les cendres de certains végétaux. 2° Les opiats. Ce sont les mêmes substances incorporées dans un mélange de miel et de sucre, aromatisés eux-mêmes de diverses manières. Le quinquina, le charbon, le corail, sont surtout employés ainsi. 3° Les liquides sont des dentifrices acides. La crème de tartre est le principe de la plupart de ces préparations. Celle de M. Pelletier (l'odontine) est, au contraire, fondée sur l'emploi des alcalins.

Bibliographie. — OVIDE, *De medicamine faciei*, in *Opp. omn.* — MERCURIALI (H.), *De decoratione liber.* Francofurti, 1587, in-8. — TRILLER, *De veterum cosmeticis.* Vittebergæ, 1751, in-4°. — BERGEN (C. A. de), *Cosmetica in artis formam redactæ specimen*, Francofurti ad Viadr., 1755, in-4°. — DESHAIS-GENDRON, *Lettre à M*** sur plusieurs maladies des yeux causées par l'usage du rouge et du blanc.* Paris, 1760, in-12. — BENDER (Ph. H.), *De cosmeticis.* Argentorati, 1764, in-4°. — BACHER (A. P.), *Observations sur des accidents causés par des fards métalliques*, in *Journ. de méd.*, t. LXV, p. 411 ; 1785. — KLETTEN (G. E.), *Versuche einer Geschichte der Verschönerungstriebe im weiblichen Geschlechte*, etc. Gotha, 1792, 2 vol. in-8. — TROMMSDORF (J. B), *Kallopistria, oder die Kunst der Toilette.* Erfurt, 1804, in-8. — FLITTNER (Chr. G.), *Kosmetik, oder die Kunst die Ausbildung des menschlichen Körper's*, etc. 1re part. Berlin, 1806, in-8. — MÈGE (J. B.), *Essai sur les objets de toilette qui peuvent nuire à la santé.* Th. de Paris, 1813, in-4°, n° 74. — MARC et CHEVALLIER, *Coloration des cheveux, accidents qu'elle peut occasionner,* in *Ann. d'hyg.*, 1re sér., t. VIII, p. 321 ; 1832. — MÉNIÈRE, *Les vêtements et les cosmétiques*. Th. de conc. Paris, 1838, in-4°. — SIGMUND (C.), *Pâte de cimora, ein der Gesundheit nachtheilige Haarfarbemittel*, in *Oesterr. med. Wochenschr.*, 1841, p. 246. — HERTEL, *Warnung gegen den Gebrauch der Geheimmittel, poudre de Chine*, in *Hannov. Ann.*, 1841, et *Schmidt's Jahrb.*, t. XXXII, p. 152 ; 1841. — BRÜCK (A. TH.), *Nachtheilige Wirkung der Kölnischen, poudre d'Italie*, in *Med. Corresp. Bl. Rhein*, etc., t. I, n° 5 ; 1842. — WEITZMAYER (M.), *Cosmetica innocua*. Buda, 1844, in-8. — CAZENAVE (A.), in *Traité des maladies du cuir chevelu, suivi de conseils hygiéniques sur les soins à donner à la chevelure*. Paris, 1850, in-8. — MOREAU (de Tours), *Cas d'empoisonnement et de folie aiguë par un cosmétique renfermant plusieurs substances caustiques*, in *Union méd.*, 1855, p. 329. — FIÉVÉE (F.), *Mém. sur les accidents morbides produits par l'usage des cosmétiques à base de plomb*. Paris, 1855, in-8. — PROST, *Divers cas d'empoisonnement par des composés de plomb*, in *J. de chim. méd.*, 4e sér., t. V, p. 348 ; 1859. — PAPPENHEIM, *Untersuchung von Haarfarbemittel*, in *Monatschr. für Sanitätspolizei*, I, p. 40 ; 1859. — CHEVALLIER (A.), *Note sur les cosmétiques, leur composition, les dangers qu'ils présentent sous le rapport hygiénique*, in *Ann. d'hyg.*, 2e sér., t. XIII, p. 89 ; 1860. — RÉVEIL (O.), *Des cosmétiques au point de vue de l'hygiène et de la police médicale*, in *Ann. d'hyg.*, 2e sér., t. XVIII, p. 306 ; 1862. — TRÉBUCHET, *Rapport à l'Acad. de méd.*, t. XXVII, p. 865 ; 1862.

CHAPITRE XII

Bains

L'usage des bains remonte à une haute antiquité, et semble la conséquence d'un instinct naturel à l'homme et qui le pousse à se plonger dans l'eau pour débarrasser son tégument des impuretés qui ont pu s'y accumuler. Les premiers habitants du globe paraissent avoir occupé les pays chauds ; aussi, l'usage des bains a-t-il dû s'établir plus facilement dans des contrées où la haute température augmente la sécrétion cutanée, et où le besoin de s'en débarrasser se faisait plus fréquemment sentir. Les bains sont tellement indispensables, que la plupart des religions antiques les ont rendus obligatoires et qu'ils font partie de l'hygiène de tous les peuples.

Les bains dont on a d'abord fait usage, consistaient dans de simples immersions dans les eaux naturelles. Plus tard, on employa l'eau tiède.

Ainsi, à Rome, au temps de la république, le peuple se baignait dans l'eau du Tibre, les bains tièdes étant employés seulement chez les riches. — Les grands personnages, tels que Cicéron, Pline, avaient organisé des bains domestiques.

Les premiers bains publics sont dus à Mécène. Après lui, ils se multiplièrent, et le luxe le plus grand y fut déployé.

La disposition intérieure des bains des Grecs et des Romains était fort compliquée; la voici d'après M. Motard :

« Le bâtiment se composait d'une suite de portiques entourant une cour par trois de ses faces ; la quatrième était complétée par un bassin destiné aux bains froids, *baptisterium*, assez grand pour permettre la natation; un second bain froid, *frigidarium*, formé d'un second bassin placé dans une pièce fermée, formait l'entrée des autres bains. En quittant ces autres bains, on se rendait toujours dans cette pièce pour y respirer un air frais. La salle des bains chauds, *tepidarium*, venait ensuite. Parmi les bassins qu'elle contenait, il s'en trouvait un fort grand, suffisant pour recevoir plusieurs personnes, et dans lequel on descendait par des degrés de marbre; un de ses côtés offrait une série de gradins et un accoudoir, places destinées à ceux qui, ayant quitté le bain, venaient s'y livrer à la conversation. On trouvait plus loin les étuves. L'étuve humide d'abord, *calidarium* ou *sudatorium*, salle circulaire, semblable à nos bains de vapeur : celle-ci s'échappait par le centre, le pourtour était garni de gradins de marbre, et tout le sol était chauffé, puis l'étuve sèche ou *laconium* renfermant un air sec, et chauffé au moyen d'un grand poêle; une sorte de large bouclier d'airain, en s'élevant ou en s'abaissant, diminuait ou concentrait la chaleur. A portée de tous ces bains, dans lesquels on passait successivement, se trouvait l'*apodyptère*, ou vestiaire. Dans quelques gymnases grecs, la pièce destinée à faire les onctions huileuses et à garder le sable destiné aux athlètes complétait cet ensemble. Enfin venait l'*hypocaustum* ou la salle des fourneaux, où l'on faisait bouillir l'eau dans des vases d'airain, et d'où la chaleur se répandait par des conduits ménagés dans la construction même de l'édifice. Une foule d'esclaves étaient affectés au service de ces établissements : c'étaient les *fricatores*, qui frictionnaient la peau et la grattaient avec des spatules d'ivoire appelées *strigiles*; les *tractatores*, qui pétrissaient les muscles; les *alipilarii*, qui épilaient le corps; les *unctores*, qui frottaient d'huile ou d'essences. » (*Essai d'hyg. gén.*, t. II, p. 113, 1841.)

L'usage des bains régna dans toute l'antiquité, et, de nos jours,

27.

les peuples de l'Orient ou du Midi ont conservé dans la construction de leurs bains des habitudes qui rappellent celles des Romains. — Les Égyptiens, les Arabes, les mahométans des divers pays, ont toujours donné un grand soin aux bains et aux établissements dans lesquels on les prenait.

Les peuples du Nord et des climats froids ont souvent recours à l'emploi des bains, mais ceux-ci sont fondés sur d'autres principes. On se place d'abord dans des étuves chaudes, dont la température est portée quelquefois jusqu'à 50 ou 55 degrés. Une fois que la sueur ruisselle de toute la surface de leur corps, on l'entretient quelque temps avec des frictions rudes ou des flagellations avec des branches de bouleau. La peau, une fois rouge, est aspergée d'eau froide ou même de neige ; après quoi, on s'expose de nouveau à la chaleur. On repasse souvent ainsi plusieurs fois de suite de l'une à l'autre.

Dans nos climats tempérés, pendant le moyen âge, qui vit se perdre tant de bonnes coutumes, et pendant lequel la civilisation recula, l'usage des bains se perdit en partie. A l'époque de la renaissance, il ne prit jamais un développement considérable ; et la pratique si fréquente, et si générale autrefois, des bains tièdes et chauds, des étuves sèches et humides, ne reprit jamais grande faveur ; mais aussi un grand changement était survenu, l'usage du linge de corps commençait à se répandre et remplissait une des fonctions dévolues au bain, celle d'absorber les produits de l'exhalation cutanée. —Depuis deux à trois siècles, l'usage des bains devient de plus en plus général, et le nombre des établissements publics qui y sont consacrés augmente d'année en année. C'est ainsi qu'à Paris, en 1832, il existait 78 bains publics, 2,374 baignoires fixes, et 3,770 baignoires mobiles destinées aux bains à domicile. Il y avait, en outre, 22 bains froids sur la Seine.

Action des bains sur l'homme.

Pour bien apprécier l'influence des bains, il est utile de se reporter aux fonctions principales que la peau est destinée à remplir.

La première est l'exhalation cutanée, dont la quantité peut être évaluée en moyenne à $1^{kil},447$ par vingt-quatre heures.

Cette sécrétion, se déposant à la surface de la peau, s'évapore, et laisse sur cette membrane un résidu solide, formé par les sels et par une matière animale. Ce sont ces produits que le linge de corps absorbe en partie, mais dont il reste toujours une petite quantité, que les ablutions et les bains sont destinés à enlever. Dans beaucoup de maladies, ce résidu contient des matières morbifiques qu'il est également important de faire disparaître, ce que l'on ne peut encore effectuer qu'à l'aide des mêmes moyens.

La seconde fonction de la peau est la sensibilité tactile qui lui est départie, et qu'il est important de conserver dans son intégrité, en la préservant des souillures que le produit de l'exhalation cutanée laisse à sa surface, ainsi que des corps étrangers de toute nature qui peuvent s'y être attachés. C'est encore une fonction que remplissent les bains.

Nous pouvons maintenant examiner les effets des bains sur l'organisme, et, pour mettre un peu d'ordre dans cet exposé, nous diviserons l'étude de ces effets en plusieurs catégories, que voici :

I. Suppression des effets physiologiques de l'air atmosphérique sur la peau ;

II. Contact d'un nouvel agent avec la peau, et modifications qui peuvent en résulter dans les fonctions d'exhalation et d'absorption de cette membrane ;

III. Effets de la température de l'eau ;

IV. Circonstances de pression, de densité, de composition de ce nouvel agent.

I. *Suppression de l'action de l'air atmosphérique sur la peau.*

On ne connaît pas bien les lois qui régissent l'absorption et l'exhalation gazeuses qui se font à la surface de la peau, et l'espèce de respiration supplémentaire dont cette membrane est le siége. Il est incontestable, cependant, que cette fonction joue un rôle important dans l'organisme ; les expériences de M. Edwards sur les animaux inférieurs, et les accidents qui résultent de l'application sur la peau de plusieurs mammifères, d'un vernis imperméable, le prouvent suffisamment. On est donc en droit de se demander si un séjour trop prolongé dans l'eau venant à modifier cette fonction, il ne peut en résulter quelque trouble pour la santé. C'est une question à examiner.

II. *Contact d'un nouvel agent avec la peau, et modifications qui peuvent en résulter dans les fonctions d'exhalation et d'absorption.*

L'eau avec laquelle la surface cutanée est en contact est-elle absorbée par la peau, et vient-elle augmenter le poids du corps ?

La quantité du produit de l'exhalation cutanée est-elle plus considérable que celle de l'eau qui est absorbée, et, au sortir de l'immersion dans l'eau, le poids de l'homme qui y était plongé a-t-il diminué?

Enfin, l'absorption et l'exhalation se balancent-elles de manière que le poids du corps ne varie pas à la sortie du bain, et qu'il reste ce qu'il était à l'entrée?

Ce sont des questions qu'il est important d'examiner, et à l'égard desquelles les opinions les plus divergentes ont été émises.

D'après Séguin, l'exhalation et l'absorption se balancent, de sorte que, dans le bain, le corps de l'homme ne gagne rien et ne perd rien.

D'après Lemonnier, Cruikshank, Berger, etc., etc., l'homme plongé dans un bain y perd de son poids, de sorte que l'exhalation cutanée l'emporte sur l'absorption.

Selon Buchan, Falconner, Berthold, etc., il y a pendant le bain augmentation du poids du corps, et par conséquent, prédominance de l'absorption sur l'exhalation cutanée.

Comment concilier des opinions si différentes? Si on se rappelle les résultats auxquels est arrivé W. Edwards dans ses expériences sur les batraciens, on peut, par analogie, formuler quelques conclusions utiles.

D'après Edwards, à 0°, l'absorption est active et l'emporte sur la transpiration ; le poids de l'animal augmente donc jusqu'à ce qu'il ait atteint une limite maximum, qu'il appelle point de saturation. A mesure que la température du liquide s'élève, l'absorption effectuée par l'animal diminue, et cette diminution est proportionnelle à l'élévation de la température. — A 30°, il y a déperdition et prédominance de la transpiration sur l'absorption. C'est ce qui est indiqué par le nuage qui se forme dans l'eau où l'on expérimente, nuage qui est produit par la précipitation de la matière animale exhalée.

Edwards a déduit de ces expériences, et de quelques autres effectuées sur des animaux plus élevés dans l'échelle des êtres, qu'on pouvait admettre, par analogie, des effets semblables chez l'homme. D'après ce savant, le point d'équilibre des deux fonctions doit être fixé à 22°. C'est donc au-dessous de cette température que le poids du corps de l'homme augmenterait dans l'eau, et c'est au-dessus qu'il diminuerait.

Les expériences nombreuses auxquelles on s'est livré depuis, et que nous ne pouvons rapporter ici, ont conduit à établir les propositions suivantes, qui doivent être considérées comme vraies dans la majorité des cas, et peuvent aider à régler l'emploi des bains.

1° Il y a un point d'équilibre, un peu variable chez les différents individus, et qui se trouve à quelques degrés au-dessous de celui de la température normal du sang ; ce point peut être fixé de 32° à 33°. A ce degré, l'exhalation cutanée et l'absorption de l'eau se balancent, et l'homme plongé dans un bain ne gagne ni ne perd de son poids.

2° Au-dessus de ce degré, la production de l'exhalation cutanée augmente et l'emporte sur le poids de l'eau absorbée ; l'homme plongé dans un tel bain y perd donc de son poids.

3° Au-dessous, l'absorption de l'eau l'emporte sur l'exhalation cutanée, et le poids de l'homme plongé dans un tel milieu augmente.

[On s'est beaucoup occupé aussi de savoir si, dans le bain, le tégument peut absorber les matières solubles tenues en suspension dans l'eau, fait qui a été nié par les uns, affirmé par les autres. Que la peau puisse absorber les substances avec lesquelles elle est en contact, c'est ce que l'expérience clinique a prouvé. Quant à l'absorption, dans le cas où le corps est plongé dans une masse liquide, on a surtout, et à peu près exclusivement, cherché dans les urines le corps dont on voulait démontrer l'introduction. Or, comme l'a judicieusement fait observer M. Bouchut, en discutant les expériences de M. Homolle, M. Bernard a démontré que les glandes se partagent la séparation des divers principes mêlés au sang ; il faut donc interroger non-seulement les urines, mais encore les autres produits de sécrétion.]

III. *Effets de la température de l'eau sur les corps qui y sont plongés.*

Cette température doit être étudiée au point d'équilibre qui vient d'être établi, ainsi qu'au-dessus et au-dessous de lui.

1° Au-dessus du point d'équilibre, c'est-à-dire de 30° à 32°, ce sont les bains chauds.

Voici les effets de ces bains sur l'organisme, effets qui sont d'autant plus caractérisés que la température est plus élevée. La peau s'échauffe, l'organisme entier participe à cet accroissement de température, qui, bien que peu considérable, n'en n'est pas moins réel. Le pouls s'accélère et devient plus fort ; les mouvements respiratoires sont plus précipités, le sang afflue à la périphérie, l'exhalation pulmonaire augmente ; il en est de même de l'exhalation cutanée. Dans la partie plongée dans l'eau, le produit de cette sécrétion est aussitôt dissous qu'exhalé ; mais dans les parties situées au dehors, comme à la face, la peau est couverte d'une sueur abondante. La soif est augmentée, et, quelquefois, un véritable état fébrile se prononce. Si cet état se prolonge, ou bien s'il est porté au maximum, il peut se produire des congestions ou même des hémorrhagies cérébrales.

2° Au point d'équilibre, c'est-à-dire avec 30° ou 32°, aucun effet particulier ne se produit ; l'équilibre des fonctions se maintient, et le corps plongé dans l'eau n'absorbe rien et ne perd rien.

3° Au-dessous de ce point d'équilibre, les effets qui se manifestent sont dus à l'abaissement de température, et, sous ce rapport, on a à parcourir une échelle beaucoup plus étendue que pour l'élévation.

Le corps plongé dans l'eau froide éprouve un spasme général, la peau se contracte et les glandes sébacées font saillie ; la température de la peau s'abaisse, et la totalité de l'organisme participe à ce refroidissement. — La soustraction de calorique qui a lieu en pareil cas est d'autant plus rapide que le corps était primitivement plus échauffé. C'est ce qui explique la sensation agréable de fraîcheur que l'on éprouve en passant d'un bain chaud dans un bain froid. Lorsque l'action de l'eau froide est trop prolongée, il y a d'abord un frisson de la peau, auquel participe l'ensemble de l'organisme ; bientôt se manifestent un tremblement musculaire, le claquement des mâchoires, et, parfois, des crampes et un sentiment de roideur générale. En même temps les battements du cœur deviennent plus petits, moins fréquents, et le refroidissement de la peau chasse le sang des vaisseaux capillaires de cette membrane ; c'est ce qui explique sa coloration violacée. En même temps que le sang est chassé de la périphérie, il s'accumule dans les parties internes et y détermine des congestions, qui sont la conséquence du refoulement du sang. Les congestions sanguines, la diarrhée, les hémorrhagies diverses, qu'on peut observer en pareil cas, trouvent leur explication dans ce refoulement. Si les effets du froid n'ont pas été trop prolongés, la réaction s'établit, le pouls reprend sa force et sa fréquence normales, la peau se réchauffe, les congestions dues à la concentration cessent de se manifester, et l'expansion intérieure reprend son cours. — Si l'on soumet de nouveau le corps à l'action de l'eau froide, les mêmes phénomènes reviennent, et la réaction s'établit une seconde fois. On doit observer, cependant, qu'en la développant ainsi plusieurs fois de suite, on produit de moins en moins facilement les phénomènes réactionnels.

Dans le cas où le froid est très-intense, les phénomènes du refroidissement de la peau et du refoulement du sang à l'intérieur, se présentent avec une intensité plus grande et plus caractéristique. Si le froid intense est peu prolongé, la réaction peut encore s'établir, et son intensité est proportionnelle au degré de froid auquel le corps a été soumis. Si, au contraire, il se prolonge, la mort finit par arriver, par suite de la paralysie des fonctions respiratoires et de l'innervation.

IV. *Circonstances de pression, de mouvement, de densité et de composition de l'eau.*

Le corps plongé dans l'eau est soumis à une pression plus considérable que dans l'air, car le poids du liquide qui l'entoure vient s'ajouter au poids de la colonne d'air atmosphérique ; doit-on attribuer à cette augmentation de pression la dyspnée qu'on observe souvent dans l'eau, et la liberté moins grande des mouvements respiratoires qui en résulte ? Cela est probable.

L'augmentation de la densité de l'eau rend ce liquide meilleur conducteur du calorique. C'est ce qui a lieu, par exemple, pour l'eau de mer, qui, à température égale et à l'état de repos, paraît plus froide que l'eau de rivière.

Le mouvement de l'eau n'est pas non plus sans influence. Le courant plus ou moins violent d'un fleuve, les vagues agitées de la mer, en frappant sur la surface du corps, la stimulent davantage et l'empêchent de se refroidir aussi facilement. A température égale, un bain dans une baignoire paraît plus froid que s'il est pris dans une rivière où règne un courant plus ou moins fort. Il est vrai qu'il faut aussi tenir compte des mouvements que l'homme qui prend un bain froid exécute presque toujours pour s'y réchauffer, même quand il ne sait pas nager.

La composition de l'eau et les matières salines qu'elle tient souvent en dissolution la rendent plus stimulante. Telle est l'eau de la mer. Ajoutons, en outre, qu'une certaine quantité de particules salines en dissolution est absorbée en même temps que l'eau, et que cette absorption contribue à augmenter les qualités stimulantes de l'eau de mer.

Des différentes espèces de bains.

1° *Bains dans les eaux naturelles.*

Bains froids. — De 25° à 30°, dans les climats chauds, les bains sont généralement considérés comme froids. Ils ont pour résultat de soustraire une certaine quantité de calorique au corps de l'homme échauffé, de ralentir la circulation, de diminuer l'abondance de la transpiration cutanée, et d'être suivis d'une réaction franche, même quand le bain a été prolongé. Ce n'est, en effet, qu'à la condition d'une certaine durée que ces bains peuvent donner la sensation de fraîcheur et même celle du froid.

L'influence définitive de ces bains sur la santé est la suivante : ils calment la chaleur générale, diminuent la transpiration, et, conséquemment, donnent du ton à l'organisme. Mais, pour produire ces effets, il est nécessaire que celui qui est plongé dans l'eau exécute des mouvements, et, à cet égard, ceux qui constituent la natation sont excellents. Les bains froids, pris à cette température, et sans que l'individu qui y est plongé exécute des mouvements, déterminent une sensation de froid, l'abaissement du pouls, un certain degré de ralentissement dans les divers actes de la vie organique, et leur résultat définitif est la sédation du système nerveux.

De 20° à 25°, les bains froids agissent encore dans le même sens, surtout dans la saison chaude de nos climats tempérés. Ils déterminent la soustraction du calorique et la sensation de fraîcheur, ou, s'ils sont prolongés, celle de froid. Ils sont suivis d'une réaction qui s'établit d'autant plus facilement que les mouvements exécutés dans l'eau ont été plus nombreux. De tels bains, dans nos contrées, sont très-salutaires ; ils rafraîchissent, diminuent la transpiration et sont légèrement stimulants.

Les bains plus froids, de 10 à 20°, par exemple, ou même au-dessous, déterminent des effets de concentration énergiques et une réaction proportionnelle. Le refoulement du sang qu'ils produisent alors peut être l'origine de congestions, d'hémorrhagies et de phlegmasies internes de diverses natures. La diarrhée, la dysenterie, en sont encore souvent la conséquence.

Lorsque le corps en sueur est plongé dans une eau froide et à basse température, le refoulement interne du sang est instantané ; assez souvent il est suivi d'une réaction très-énergique, et les choses en restent là. Dans d'autres cas, surtout si l'immersion est prolongée, si le refoulement, la concentration interne ne cessent pas, des congestions sanguines et même des phlegmasies plus ou moins graves peuvent prendre naissance.

Ablutions. — Les ablutions froides consistent dans le lavage simple à l'eau froide, ou bien encore dans la projection d'une certaine quantité d'eau sur le corps, de manière à produire une aspersion plus ou moins complète. Les ablutions agissent dans le même sens que les bains froids. Elles sont excellentes, en ce qu'étant de courte durée, on peut les arrêter à volonté et être certain de faire naître facilement la réaction. Rarement elles déterminent des accidents, et ce n'est guère que dans le cas où on fait usage d'eau très-froide, le corps étant en sueur, et chez les sujets faibles, débiles et peu susceptibles de résistance et de réaction, que des maladies peuvent se développer. En dehors de ces cas exceptionnels, les ablutions froides, employées avec précaution, et surtout dans la saison chaude, sont un excellent moyen tonique, et dont on ne saurait trop recommander l'usage.

Bains de mer. La température de l'eau de mer s'éloigne peu de la température moyenne de chaque climat, et, par conséquent, de la contrée où on la considère ; elle agit par le mouvement des vagues et la stimulation cutanée qui en résulte, ainsi que par les sels qu'elle tient en dissolution, et dont une partie est absorbée par la peau en même temps que l'eau. Elle est, en outre, beaucoup plus tonique et stimulante que l'eau de rivière, en raison du degré de froid qu'elle détermine et de la réaction qui en est la conséquence. Cette sensation plus forte de froid est due, ainsi que j'ai eu occasion de le dire, à la densité plus élevée de l'eau et à sa conductibilité plus grande pour le calorique. La mer agit, enfin, par son atmosphère saline, sur laquelle j'ai déjà appelé l'attention du lecteur.

2° *Bains artificiels.*

Bains chauds ou tièdes. — On doit en distinguer trois espèces : les bains frais, de 25 à 30° ; les bains tièdes, de 30 à 35° ; les bains chauds, de 35 à 40°. La première espèce est un peu au-dessous du point d'équilibre entre la transpiration et l'absorption. La deuxième est à ce point d'équilibre même. La troisième espèce est au-dessus, c'est-à-dire que l'exhalation cutanée l'emporte sur l'absorption aqueuse.

Bains frais. — Les bains frais pris dans une baignoire, le corps en repos ou n'exécutant que des mouvements insignifiants constituent un moyen essentiellement débilitant. Le maximum de son effet est de 28 à 29°. A cette température, il rétablit l'équilibre entre chacune des fonctions, diminue l'excitabilité de celles qui s'exécutent avec trop d'énergie ou qui sont au-dessus de leur type normal. Ce sont ces bains qu'on emploie dans le cas de surexcitabilité nerveuse, ou de fièvre intense, à la condition que cette fièvre n'est pas le symptôme d'une phlegmasie aiguë des voies respiratoires. Plus le bain froid est prolongé, plus la débilité qu'il produit est caractéristique.

Le *bain tiède*, compris entre 30 et 35°, correspond au point de neutralité entre l'absorption et l'exhalation cutanée. Lorsqu'il n'est pas trop prolongé, il est calmant, et peut être considéré comme régulateur ; prolongé, il est débilitant.

Bains chauds de 35 à 40° et au-dessus. — Ils déterminent l'accroissement de la chaleur du corps, qui, de la peau, se propage à la plupart des organes internes. Sous leur influence, la peau rougit, la transpiration cutanée augmente, ainsi que l'exhalation pulmonaire ; les liquides affluent à la périphérie. Les bains chauds sont essentiellement stimulants, ils excitent et stimulent la peau et les divers organes de l'économie, ils accélèrent le pouls et les mouvements respiratoires. Lorsque leurs effets sont prolongés, ils peuvent déterminer dans divers organes, soit des congestions, soit même des hémorrhagies. En pareils cas, ce sont spécialement des congestions ou des hémorrhagies pulmonaires ou cérébrales qu'on observe. Les bains chauds et courts sont quelquefois employés pour procurer une stimulation énergique. Tel est, par exemple, l'effet qu'ils produisent chez des individus épuisés, débilités, auxquels ils rendent momentanément le calorique qui leur manque. Ils rétablissent ainsi pour quelque temps les forces, en agissant comme toniques et stimulants.

Bains d'étuve sèche. — L'emploi de ces bains a pour conséquence d'élever au maximum les exhalations pulmonaire et cutanée, sans pour cela déterminer une grande perturbation dans l'organisme. C'est dans ces bains, en effet, que l'homme supporte la chaleur la plus élevée, et qu'on a vu des expérimentateurs rester exposés pendant quelques instants à une température voisine de 100°. La facilité que l'on éprouve à supporter ce degré de chaleur tient à ce qu'une partie de l'exhalation cutanée produite, se volatilisant, rend latente une grande quantité de calorique, et empêche ainsi le corps de se mettre en équilibre de température avec le milieu ambiant. Ces bains sont essentiellement stimulants ; ils peuvent toutefois perdre ce caractère et en prendre un tout opposé, lorsque la quantité d'exhalation cutanée produite, devenant considérable et se renouvelant plusieurs fois, finit par constituer une véritable perte de liquide pour l'organisme.

Bains d'étuve humide. Bains de vapeur. — Les bains de vapeur se trouvent dans des conditions tout opposées aux précédents, et lorsque leur température est trop élevée, on les supporte bien difficilement. En voici la raison : l'air au sein duquel se trouve l'individu qui y est exposé, étant saturé de vapeur, ne peut recevoir celle qui provient de la transpiration cutanée : or, celle-ci est au maximum par suite de la haute température à laquelle la peau est soumise ; il en résulte une sensation de gêne, de malaise et d'anxiété, qui ne permet pas d'en subir longtemps l'influence. Les effets des bains de vapeur, en raison de cette dernière circonstance, sont moins avantageux que ceux des étuves sèches. Ce sont donc ces derniers qu'on doit toujours préférer lorsqu'on en a besoin.

Bains russes. — L'usage des bains russes commence à se répandre ; et il est probable, en raison des bons effets qu'ils produisent, qu'ils sont destinés à se généraliser encore davantage. Ils sont fondés sur les principes suivants : 1° élévation de température de la peau, par suite de l'exposition du corps à une chaleur élevée, dans une étuve ; 2° soustraction du calorique en excès, effectuée à l'aide d'une pluie d'eau fraîche sur le corps en sueur ; 3° réchauffement opéré, soit à l'aide d'une nouvelle élévation de température de l'étuve, soit au moyen de frictions, continuées dans des lieux convenables, pour que la réaction s'établisse d'une manière complète et satisfaisante. Le résultat final des bains russes est une stimulation générale et modérée de l'organisme ; ils sont toniques en même temps qu'ils déterminent une révulsion cutanée, qui a des avantages dans certains cas où l'on veut faire disparaître des lésions de diverses natures des organes intérieurs. C'est, je le répète, un moyen excellent, qui peut rendre de grands services dans une foule de maladies, et dont on doit hardiment préconiser l'emploi.

Règles hygiéniques relatives aux bains. — On ne saurait trop recommander l'usage des bains comme moyen de propreté. Ils sont destinés à dépouiller le corps du résidu de l'exhalation cutanée et des souillures diverses qu'il peut avoir à sa surface. Sans être aussi indispensables qu'ils l'étaient dans l'antiquité, et avant l'invention du linge de corps, il n'est pas moins utile d'y avoir souvent recours ; on doit les conseiller et en favoriser l'extension le plus possible, en tenant compte, toutefois, des règles qui vont être développées, et qui sont relatives aux modifications qui résultent des climats, des âges, du sexe, etc.

En l'absence de bains, l'usage des ablutions, multipliées autant que possible, et effectuées soit avec de l'eau tiède, soit avec de l'eau froide, doit être conseillé comme un excellent moyen hygiénique. Chez les adultes, l'eau froide, en toute saison, n'a pas d'inconvénients. Chez les enfants, les ablutions froides sur toute la surface du corps doivent être rejetées, en raison de l'énergie avec laquelle le froid les impressionne et de la facilité avec laquelle les jeunes sujets contractent les diverses espèces de phlegmasies. C'est à l'eau tiède seule qu'il faut avoir recours chez eux, surtout en hiver.

Climats. — 1° *Climats chauds et saisons chaudes des climats tempérés.* — Les bains froids sont extrêmement avantageux. Ils enlèvent la quantité de calorique surabondant, et rendent aux fonctions leur activité et leur régularité normales, en diminuant l'exhalation cutanée, dont l'abondance est précisément la cause du trouble et de la rupture du balancement normal des fonctions organiques. Envisagés sous ce rapport, les bains froids peuvent être considérés véritablement comme prophylactiques des maladies nombreuses qui règnent dans les climats chauds.

Pour réunir toutes les conditions de salubrité et de prophylaxie désirables, la température de l'eau doit être d'un froid modéré et le bain accompagné de l'exercice de la natation. De plus, la réaction ne doit pas se faire attendre trop longtemps, et la période de frisson doit être courte et peu intense. Le froid très-grand dans les climats chauds et les saisons chaudes ne convient pas; il détermine une soustraction de calorique trop considérable, une concentration interne trop énergique, et quelquefois une réaction trop violente.

2° *Climats froids et saisons froides.* — L'action de la peau est réduite à son minimum, et la transpiration à peine sensible; il faut, en pareil cas, des bains très-chauds ou des bains très-froids. Les bains très-chauds agissent en stimulant énergiquement la surface de la peau et en augmentant la sécrétion cutanée. Les bains froids produisent une action analogue, en vertu de la réaction qui se développe à la suite de leur emploi. L'habitude, dans les pays septentrionaux, permet aux habitants de supporter les uns et les autres, de se plonger dans la neige en sortant d'un bain de vapeur, pour se soumettre ensuite de nouveau à l'action d'une étuve chaude. Ces brusques transitions du chaud au froid ne paraissent avoir aucun inconvénient pour les individus qui s'y soumettent, et une stimulation favorable de la peau en est la conséquence.

3° *Climats tempérés.* — Dans les climats tempérés, on emploie, en général, les bains chauds ou tièdes dans la saison froide et les saisons intermédiaires, et des bains froids dans la saison chaude. Dans les climats essentiellement humides, l'usage général est celui des bains chauds ou tièdes et celui des étuves, et, en particulier, des étuves sèches.

Influence de l'âge. — Dans *l'enfance*, et en particulier dans les premiers mois qui suivent la naissance, l'usage des ablutions et des bains est très-utile pour le jeune être. Mais quelle espèce doit-on préférer? Des médecins, et il en est un nombre assez grand, conseillent d'habituer de bonne heure les enfants aux bains, et surtout aux ablutions froides, afin de donner du ton à leur constitution, et de leur en préparer une bonne et solide pour l'avenir. Telle n'est pas mon opinion. Chez les jeunes sujets, les bains et les ablutions froides réussissent quelquefois, cela est vrai, mais fréquemment aussi leur usage est suivi de résultats opposés à ceux qu'on en attend. La grande susceptibilité des enfants pour le froid doit faire préférer, pour eux, l'usage de l'eau chaude ou plutôt de l'eau tiède. L'eau froide ne devra être employée que pendant la saison chaude. L'usage habituel et fréquent des bains tièdes chez les jeunes enfants ne saurait être trop fortement recommandé. Ils n'ont aucun inconvénient s'ils sont pris avec précaution, et de manière à ne pas être suivis de refroidissement. On obtient ce résultat en essuyant avec des linges chauds les enfants à la sortie du bain, et en les recouchant ensuite pendant quelques instants : on dessèche ainsi plus complétement la surface cutanée, et on la soustrait d'une manière plus certaine aux variations atmosphériques.

Dans l'*âge adulte*, les bains doivent être employés le plus souvent possible, on peut admettre, comme termes convenables, en hiver tous les quinze jours à peu près, et tous les huit jours dans les saisons intermédiaires. Dans ces deux saisons, il faut préférer les bains à domicile et l'emploi du linge chaud ; on doit toujours, si cela est possible, se recoucher après, ne fût-ce qu'une demi-heure, afin de dessécher plus complétement le corps et de le rendre moins impressionnable aux agents extérieurs. En été, les bains froids accompagnés de l'exercice de la natation, et pris deux à trois fois par semaine, n'ont aucun inconvénient, à la condition que leur durée ne dépassera pas dix à quinze minutes et que la réaction sera franche et complète : il y a, en effet, des individus débiles, d'une faible constitution, chez lesquels cette réaction ne se produit que d'une manière incomplète ; il est convenable de ne pas leur conseiller l'emploi des bains froids.

Dans la *vieillesse*, les bains tièdes sont les seuls qui doivent être mis en usage. Les bains froids ont, en effet, chez les gens âgés, plusieurs inconvénients : dans quelques cas, la réaction ne s'établit pas, ou bien elle est incomplète ; dans d'autres cas, elle se produit avec une trop grande énergie, et c'est alors qu'on doit redouter des congestions, des hémorrhagies, ou des phlegmasies internes de diverses natures ; en pareil cas, ces affections sont la conséquence du refoulement du sang à l'intérieur. Les bains trop chauds, ainsi que les bains d'étuve, ne doivent pas être conseillés aux vieillards ; ils sont capables par la stimulation trop vive qu'ils déterminent, surtout chez les sujets qui y sont prédisposés, de produire des congestions ou des hémorrhagies cérébrales.

Sexes. — Les femmes sont dans l'usage d'avoir plus fréquemment recours aux bains que les hommes. C'est une affaire d'habitude, qui n'existe toutefois que pour les bains tièdes.

Quant aux bains froids, ce n'est guère que depuis une vingtaine d'années que l'usage a commencé à s'en répandre parmi les femmes, et encore est-il loin d'être général, et est-il borné à quelques localités où ils peuvent être pris avec facilité. C'est une habitude qu'on ne saurait trop encourager, et que les médecins surtout doivent chercher à généraliser. Les bains froids sont d'une grande utilité pour donner du ton et de la force à beaucoup de femmes d'une constitution faible, débile et délicate. Employés à l'époque de la puberté, ils favorisent quelquefois son établissement, et peuvent même, dans certains cas, prévenir la chlorose. Chez les femmes bien réglées, il est presque inutile de dire qu'elles doivent s'abstenir des bains pendant la durée de la menstruation. En même temps qu'on conseille aux femmes et aux jeunes filles les bains froids, il faut les engager à se livrer à l'exercice de la natation, dont les mouvements sont pour quelque chose dans l'action salutaire qu'ils produisent.

Tempérament. — 1° *Tempérament nerveux.* — Chez les individus nerveux, ce sont surtout les bains tièdes et frais qui conviennent ; ils doivent être médiocrement prolongés et à une température agréable, pour ne pas être trop débilitants.

2° *Tempérament sanguin.* — Les caractères même du tempérament sanguin indiquent l'emploi des bains froids chez les sujets qui le présentent. Ces bains leur enlèvent une partie de leur calorique et les débilitent un peu, mais dans un sens favorable au jeu de leurs fonctions. Les bains chauds, au contraire, par la stimulation qu'ils déterminent, doivent autant que possible être évités, dans la crainte de congestions auxquelles les sujets sanguins ne sont déjà que trop prédisposés. En hiver, c'est aux bains tièdes et frais qu'ils doivent avoir recours.

3° *Tempérament lymphatique*. — Le but que l'on doit se proposer à l'aide des bains est de tonifier les individus qui présentent les attributs de ce tempérament. Les bains froids, à la condition que les individus présenteront une réaction convenable, sont très-bons sous ce rapport : on doit éviter toutefois que la température ne soit trop basse et le bain trop prolongé ; dix minutes sont suffisantes. C'est chez les individus lymphatiques que les bains de mer réussissent surtout très-bien ; ils doivent également être courts et pris dans une saison appropriée. En hiver et dans les saisons intermédiaires, les bains qui conviennent le mieux aux individus lymphatiques et faibles de constitution sont les bains salés artificiels (3 kilogr. de sel commun pour un bain), les bains savonneux (500 gr. à 1,000 de savon commun pour un bain), et les bains sulfureux.

Convalescence. — Dans la convalescence des maladies autres que celles de l'appareil respiratoire, il est utile d'avoir recours à l'emploi d'un ou de deux bains tièdes ; ils débarrassent le corps des produits de l'exhalation cutanée accumulés pendant la maladie, et ils enlèvent en même temps les miasmes que cette même affection a pu développer.

Les bains froids doivent, en général, être défendus aux convalescents ; leur état de faiblesse les rend plus susceptibles au froid, et chez eux la réaction est plus difficile.

Professions. — Les individus qui travaillent à des professions dans lesquelles des poussières métalliques sont susceptibles de s'attacher à la surface de la peau, ou ceux qui sont en contact journalier avec des matières organiques en décomposition, devraient, dans les règles d'une bonne hygiène, faire un usage fréquent des bains. Malheureusement il s'agit, la plupart du temps, d'ouvriers dont la position peu aisée s'oppose à ce qu'ils y aient recours aussi fréquemment que cela serait nécessaire. L'extension des bains publics à bas prix est le seul remède à un pareil état de choses.

Les détails nombreux contenus dans ce chapitre peuvent se résumer dans les propositions suivantes :

Bains chauds, bains d'étuves, bains russes. — On les emploie pour donner du calorique à l'économie, relever les forces d'une manière rapide, exercer une action stimulante, énergique et courte; enfin, pour rappeler une transpiration cutanée supprimée ou trop faible; ils doivent être courts, pour ne pas exposer aux congestions pulmonaires ou cérébrales. La transpiration cutanée qui couvre le corps des personnes qui sortent de ces bains, doit être respectée pendant quelque temps; aussi doit-on les entourer de couvertures, les étendre sur un lit en attendant que la sécrétion de la sueur cesse graduellement. Les bains russes conviennent aux personnes épuisées, et surtout aux hypocondriaques.

Bains tièdes ou frais. — On les prend surtout dans les baignoires; ils sont destinés à des soins de propreté : prolongés, ils sont débilitants et sédatifs du système nerveux. Les personnes qui en font usage doivent, en les quittant, éviter le refroidissement à l'air libre. Dans le bain, il faut couvrir les parties qui ne sont pas plongées dans l'eau. Dans la saison froide, ces bains doivent, autant que possible, être pris à domicile; on doit se recoucher un instant, après s'être essuyé dans des linges chauds, afin de sécher plus complétement la surface du corps et de la rendre moins impressionnable au froid extérieur.

Bains froids. — On y a recours dans l'été de nos contrées, et pendant la plus grande partie de l'année des climats chauds; ils doivent être courts, accompagnés de l'exercice de la natation, et ne jamais être assez prolongés pour déterminer la sensation de frisson. L'immersion dans l'eau froide, après de violents exercices qui ont produit une transpiration abondante, doit être évitée avec soin, car elle peut déterminer un refoulement énergique du sang à l'intérieur, et toutes les conséquences qui résultent de cette concentration et de la réaction très-énergique dont elle est suivie. Le travail de la digestion doit être terminé quand un individu se plonge dans un bain quelconque; l'omission de cette précaution est, chaque année, la cause d'accidents nombreux. Des indigestions violentes, des syncopes quelquefois mortelles, des congestions cérébrales, qui peuvent amener un résultat analogue, telles sont les conséquences d'une pareille imprudence; il faut au moins trois heures d'intervalle entre la fin d'un repas et un bain.

Bains publics. — L'institution des bains publics est une des conditions hygiéniques les plus utiles, et qu'il est le plus indispensable de vulgariser et de populariser. Pour certaines professions, l'usage des bains est une condition essentielle de la conservation de la santé. En 1816, il n'y avait, à

Paris, que 500 baignoires publiques; aujourd'hui, il y en a 5,958. On donne par an 1,818,500 bains; ce qui, pour une population agglomérée de 950,000 habitants, fait 2,23 bains par an et par sujet. — Les bains, qui coûtaient autrefois 1 fr. et plus, sont successivement descendus à 75, à 60 et même à 45 centimes. Il est à désirer, dans l'intérêt de la classe pauvre, que l'on favorise l'établissement des bains à bon marché. L'Angleterre nous a devancés dans cette voie; il y a deux classes de bains pour les ouvriers. La première classe de bains chauds ne coûte que 40 cent., la seconde, 20 cent. A Paris, malgré le vote de l'Assemblée législative, qui accorda une somme de 600,000 fr. pour favoriser l'établissement de bains à bon marché, ces institutions ont fait peu de progrès, et peu de demandes ont été adressées à l'autorité, qui cependant avait fait dresser des plans et établir des devis, qui eussent été mis à la disposition des concessionnaires. On aurait peut-être pu songer aussi à employer en bains l'eau chaude qui provient des machines à vapeur, et l'eau du puits artésien de Grenelle, qui ne perd qu'une très-faible partie de sa température dans les conduits destinés à l'amener dans les réservoirs.

Les professions qui réclament le plus impérieusement les bains sont, d'après M. Tardieu, les suivantes : les ouvriers qui travaillent le massicot, le blanc de plomb, le mercure, les chapeliers, les couverturiers, les hongroyeurs, les mégissiers, les teinturiers, les étameurs de glaces, les fabricants de noir animal, les équarrisseurs, les vidangeurs, les égouttiers, etc.

Lavoirs publics. — L'établissement des lavoirs publics est un des grands progrès de l'hygiène publique. Les lavoirs publics doivent être disposés de manière à favoriser toutes les opérations du blanchissage, opérations qui sont au nombre de huit, et qui sont les suivantes : l'essangeage, le lessivage, le savonnage, le passage ou bain à l'eau de Javelle, le rinçage, le passage au bleu, l'essorage ou tordage, le séchage. — Cette dernière opération est celle qu'il est peut-être le plus important de voir établir dans beaucoup de lavoirs, qui manquent de séchoir. — Le linge humide mis à sécher dans les petites chambres ou les mansardes des ouvriers, est une cause puissante d'insalubrité, et qui les expose à tous les inconvénients de l'action d'une humidité prolongée. Les lavoirs se sont beaucoup multipliés à Paris depuis 1848. Il y en a maintenant 91 recevant une concession de 10,815 hectolitres d'eau, et contenant 5,276 places. Il y a de plus 81 bateaux-laveurs, contenant 2,968 places.

Le blanchissage des ouvriers coûte en moyenne, non compris les draps (Tardieu), 3 fr. 25 c. par mois, et, si la femme peut laver ce linge, ce prix s'abaisse à 1 fr. 90 c., et en ne comptant pas le temps qu'elle y perd, on pourrait le faire tomber à 85 c. C'est là que l'on doit espérer arriver avec les lavoirs, mais ce qu'on n'a pas encore atteint, malgré les concessions gratuites d'eau de la ville de Paris. Il s'est établi dans cette ville une société pour favoriser leur développement.

Bibliographie. — ORIBASE, *Collect. med.*, lib. X, cap. I-VII. — *De balneis omnia quæ extant apud Græcos, Latinos et Arabes.* Venetiis, 1553, in-fol. — BACCIUS, *De thermis.* Venetiis, 1571, in-fol. — BRENDELIUS (A.), *De balneis veterum valetudinis causa adhibitis.* Vittebergæ, 1712, in-4°. — FLOYER (sir J.) and BAYNARD (Ed.), Ψυχρολουσία, *or the History of cold bathing, both ancient and modern, in two parts to which is added an Appendix.* London, 1706, in-8 ; 6th. edit. 1732. — VISVLIET (M. Van), *De balneis et furibus balneariis,* — et *De efficacia balneorum ex aqua in corpus humanum.* Ludg. Batav., 1735, in-4°. — *Pièces relatives au privilége accordé au sieur Poitevin, pour l'établissement de nouveaux bains sur la Seine,* 1 pl. Paris, 1772, in-4°. — DOMINICETI (B.), *A plan for extending the use of artificial Water-Bath, pumps, vapours, etc.* London, 1781, in-8. — DORN (A.), *De balneorum frigidorum usu.* Bambergæ, 1786, in-4°. — EBELL, *Von dem gefahrvollen Baden in Flüssen,* in *Beiträge zur Archiv. d. med. Poliz.,* t. IV, p. 51 ; 1793. — SCHMIEDLEIN (G. B.), *De limitando usu balnei frigidi.* Lipsiæ, 1795, in-8. — MARCARD (H. M.), *De la nature et de l'usage des bains,* trad. de l'allemand par PARANT. Paris, 1801, in-8. — CLAUDE (P. V.), *Dissert. sur l'usage des bains, considéré sous le rapport de l'hygiène.* Th. de Strasbourg, an XI, in-4°, n° 42. — DUMOUSTIER, *Dissert. sur l'usage du bain d'eau froide dans l'état de santé et de maladie.* Th. de Strasbourg, an XII, in-4°, n° 146. — RAPOU, *Traité de la méthode fumigatoire, ou de l'emploi médical des bains et des douches de vapeur.* Paris, 1824, 2 vol. in-8. — BUCHAN, *Observations pratiques sur les bains d'eau de mer et sur les bains chauds,* trad. de l'angl. par ROUXEL, 2e édit. Paris, 1835, in-8°. — GIRARD (S.), *Recherches sur les établissements de bains publics à Paris depuis le sixième siècle jusqu'à présent,* in *Ann. d'hyg.,* 1re sér., t. VII, p. 5 ; 1832. — GERDY (V.), *Recherches expérimentales relatives à l'influence des bains sur l'organisme,* in *Arch. gén. de méd.,* 3e sér., t. I, p. 452 ; 1838. — LAMBERT, *Traité sur l'hygiène et la médecine des bains russes et orientaux.* Paris, 1842, in-8. — MEZGER (G.), *Ueber die religiösen Bäder der israelitischen Frauen* in *Ann. d. St.,* 1843, 1 Hft. — GAUDET, *Recherches sur les usages et les effets hygiéniques et thérapeutiques des bains de mer.* Paris, 1844, in-8. — GUÉRARD (A.), *Note sur les effets physiques des bains,* in *Ann. d'hyg.,* 1re sér., t. XXXI, p. 355 ; 1844. — HERPIN, *Recherches sur les bains de rivière à basse température,* in *Gaz. méd.,* 2e s., t. XII ; 1844. — DUPASQUIER (A.), *De la nécessité* *d'établir des bains publics à l'usage des classes pauvres*, in Journ. de méd. de Lyon, t. XI, p. 331 ; 1846. — Lecœur (J.), *Des bains de mer : Guide médical et hygiénique du baigneur.* Paris, 1846, 2 vol. gr. in-8. — Viel, *Bains de mer, de leur puissance hygiénique et thérapeutique.* Montpellier, 1847, in-8. — Pinède (A.), *Bains et lavoirs pour les classes laborieuses ; rapport adressé à M. le ministre du commerce sur les établissements de Londres.* Paris, 1850, in-8. — *Bains et lavoirs publics. Commission instituée par ordre de M. le président de la république,* 14 pl. (ministère de l'agriculture et du commerce). Paris, 1850, in-4°. — Bell (J.), *A Treatise on Baths. Including cold, sea warm, hot, vapour, Gas and Sand Baths also on,* Philadelphia, 1850, in-8°. — *Loi relative à la création d'établissements modèles de bains et lavoirs,* 3 févr. 1851. — Aran, *Les bains et les lavoirs publics,* in Un. méd., t. IV, p. 607 ; 1850. — Saint-Léger (D.), *Rapport sur un établissement comprenant des bains et un lavoir public situé à Rouen.* Paris, 1849. — Du même, *Rapport sur un voyage en Angleterre pour visiter des établissements de bains et de lavoirs publics.* Paris, 1850. — Baly (P. P.), *A Statement of the proceeding of the committee appointed to promote the establishment of bath and wash-houses for the labouring classes, and a report,* etc. London, 1852. — Viguier (A.), *Projet d'une amélioration dans l'hygiène publique à obtenir par le développement de l'usage des bains sous la forme d'ablutions,* pl. 4. Paris, 1852, in-8. — Homolle, *Expériences physiologiques sur l'absorption par le tégument externe, chez l'homme, dans le bain,* in Union méd., t. VII, p. 1853. — Behrend (F. J.), *Die öffentliche Bäde, Waschanstalten, ihr Nutzen und Ertrag,* in Constatt's Jahresb., 1854, t. VII, p. 34. — Bourgeois d'Orvanne (A.), *Lavoirs et bains publics gratuits et à prix réduits. Traité pratique à l'usage des maires, des membres des conseils municipaux,* etc. Paris, 1854, in-8. — Verhaeghe, *Traité pratique des bains de mer, résumé de 24 années d'expérience, d'observations et de pratique médicale à Ostende.* Bruxelles, 1855, in-8. — Roccas, *Des bains de mer, de leur action physiologique et thérapeutique de leurs applications,* etc. Paris, 1857, in-18. — Livois, *Des établissements de lavoirs et de bains publics au point de vue de l'hygiène et de la salubrité publique.* Boulogne-sur-Mer, 1857. — Willemin, *Recherches expérimentales sur l'absorption de l'eau et des substances solubles par le tégument externe* (Acad. de méd., séance du 19 mai 1863.) — Voir les traités et monographies relatifs aux eaux minérales, aux bains de mer ; les ouvrages sur l'hydrothérapie (Scoutetten, Scheddl, Fleury, Dauvergne, etc.).

CHAPITRE XIII

Des Virus

Il est un certain nombre de circonstances dans lesquelles l'homme ou les animaux, atteints de maladies particulières, sont capables de transmettre ces mêmes affections à d'autres individus, lorsqu'ils sont mis en contact avec eux dans certaines conditions données. Cette transmission se fait au moyen d'agents auxquels on a donné le nom de spécifiques, et qui, transportés d'un sujet à un autre, jouissent de la propriété de reproduire, par une génération nouvelle, le germe qui leur a donné naissance.

Les affections susceptibles de se transmettre ainsi ont reçu le nom de maladies contagieuses ou virulentes, et les agents qui opèrent la transmission prennent celui de virus. Les voies de communication sont : 1° la peau, dépouillée de son épiderme ; 2° les membranes muqueuses, également privées de leur épithélium ; 3° certaines membranes muqueuses intactes. Ce n'est que par l'une de ces trois voies que l'agent contagieux est susceptible de pénétrer dans l'organisme, et de l'infecter. L'étude de chaque virus en particulier fera connaître, d'une manière plus spéciale, le mode le plus fréquent selon lequel chacun d'eux pénètre dans l'organisme.

Les maladies virulentes sont de plusieurs espèces, et le mode de transmission de l'agent contagieux est tellement variable, qu'aucune généralité ne leur est applicable. C'est dans l'étude spéciale de chacune de ces affections en particulier qu'on peut rechercher quel est le rôle des virus dans la production des maladies (1).

(1) M. Bouchut, dans sa thèse de concours sur les maladies virulentes, a donné la division suivante des maladies virulentes. Son tableau reproduit les principales espèces de ces maladies chez l'homme et les animaux.

A. Maladies virulentes originaires de l'homme.	transmissibles à certains animaux.	Variole.
	non transmissibles aux animaux .	Syphilis, Rougeole, Scarlatine, Pourriture d'hôpital.
B. Maladies virulentes originaires des animaux.............	transmissibles à d'autres espèces..	Rage, Maladies aphtheuses des vaches.
	transmissibles à l'homme........	Cowpox, Rage, Morve, Farcin, Pustules maligne, Eaux aux jambes.
	non transmissibles à l'homme....	Clavelée, Typhus du gros bétail, Maladies aphtheuses.
C. Maladies virulentes communes ou originaires de l'homme ou des animaux........	....	Maladies charbonneuses.

PREMIÈRE CLASSE (1).

Elle comprend les maladies virulentes proprement dites, celles dans lesquelles l'agent contagieux fait partie d'un liquide physiologique ou pathologique.

1° *Maladies virulentes dans lesquelles l'agent contagieux, inconnu dans sa nature, est combiné avec un liquide physiologique.*

Cette sous-classe contient trois maladies : la première, dont la virulence est incontestable et réside dans la salive, est la rage ; les deux autres, dans lesquelles la virulence est encore problématique, sont la scarlatine et la rougeole. Dans ces deux affections, l'agent contagieux inoculable, s'il existe, se trouve dans le sang. La rage n'est qu'une maladie virulente. La scarlatine et la rougeole sont en même temps des maladies miasmatiques.

Rage. — Le virus de la rage fait partie de la salive de l'animal enragé. Les analyses chimique et microscopique ne font connaître cependant aucune altération caractéristique de ce liquide ; on n'admet son existence que d'après les effets d'inoculation qu'il produit.

La communication de la rage à l'homme exige deux conditions :

1° L'existence de la rage chez un animal, et spécialement chez un carnivore ; l'insertion du liquide virulent sous l'épiderme de la peau ou l'épithélium d'une muqueuse. Le simple dépôt de la bave rabique sur ces membranes intactes ne paraît pas susceptible de communiquer la maladie. Il existe quelques faits qui sembleraient prouver le contraire ; mais ils n'ont pas l'authenticité désirable.

A côté de ces faits positifs, il y en a trois autres qu'il est intéressant de connaître, mais à l'égard desquels l'opinion des médecins n'est pas encore définitivement fixée ; ce sont les suivants :

1° Les animaux carnivores (chien, loup, renard, chat, etc) paraissent être les seuls dont la salive, lorsqu'ils sont enragés, puisse communiquer par inoculation la même maladie à l'es-

---

(1) Il est presque inutile de rappeler ici que, toutes les fois qu'il est question de transmission d'une maladie par inoculation, la prédisposition spéciale de l'individu qui la subit est aussi nécessaire que pour les maladies miasmatiques. Il est, en effet, dans l'un et l'autre cas, un certain nombre de sujets chez lesquels cette prédisposition spéciale, variable, du reste, pour chaque maladie, n'existe pas, et qui y sont complétement réfractaires.

pèce humaine. [On a cependant cité des cas d'inoculation par le fait d'animaux herbivores.]

2° L'homme ne paraît pas jouir de cette même propriété, et il est douteux que la morsure d'un homme enragé puisse inoculer la maladie à un autre individu. Malgré cette incertitude, une morsure faite en pareille circonstance doit être traitée comme celle d'un chien enragé.

3° Le sang d'un animal enragé ne paraît pas susceptible de transmettre la rage par inoculation. Les expériences de Dupuytren, Magendie, Breschet, paraissent du moins conduire à cette conclusion.

RÈGLES HYGIÉNIQUES. — Elles consistent simplement à détruire tout animal enragé, ou même seulement soupçonné d'être atteint de cette maladie, et à traiter immédiatement par la cautérisation toute plaie et toute morsure qui a pu être en contact avec la salive d'un animal malade.

Scarlatine, rougeole. — Le caractère miasmatique de ces maladies ne saurait être mis en doute, et je suis entré déjà dans des développements suffisants à cet égard. Quant à la propriété virulente et inoculable de ces affections, c'est une question encore indécise. Pour la rougeole, les expériences de Home, en 1758, de Speranza, en 1822, et de Michael de Katena, en 1842, qui ont inoculé du sang extrait par incision des plaques rubéoliques les plus enflammées à des individus sains, et qui ont vu se développer une rougeole bénigne et régulière, paraissent concluantes. Pour la scarlatine, la possibilité de se transmettre par inoculation est plus douteuse, malgré les assertions de MM. Miquel, d'Amboise, et Mandl.

Il n'y a aucune règle hygiénique spéciale à indiquer ici, si ce n'est de donner le conseil aux individus, et surtout aux enfants qui n'ont pas encore eu ces maladies, d'éviter le contact des personnes qui en sont atteintes, jusqu'à ce que la desquamation de l'épiderme soit complétement achevée.

2° *Maladies virulentes dans lesquelles l'agent contagieux, inconnu dans sa nature, est contenu dans un liquide pathologique (pus).*

Le pus, dans ces maladies, renferme l'agent contagieux ou le virus ; ce liquide ne diffère cependant en rien du pus ordinaire, et ce n'est que par les effets qu'il produit qu'on est en droit de lui assigner des propriétés contagieuses. Cette sous-classe contient deux espèces de pus contagieux. Dans la première, le pus n'exerce qu'une action contagieuse locale, et il ne franchit pas la membrane sur laquelle il a été appliqué.

Dans la deuxième, l'action du pus contagieux est générale ; il infecte l'organisme, et les phénomènes qui se produisent alors sont la conséquence d'une maladie générale.

1re ESPÈCE. — *Pus exerçant une action contagieuse locale.*

Deux espèces particulières de pus déterminent un effet exclusivement local, et produisent une maladie exactement semblable à celle qui l'a engendrée : c'est, d'une part, le pus blennorrhagique, et, de l'autre, le pus des ophthalmies purulentes.

Le premier, fourni par les membranes muqueuses du canal de l'urètre chez l'homme et chez la femme, et, de plus, chez cette dernière, par celle du vagin, est capable de reproduire une inflammation purulente analogue, par le simple dépôt, et sans qu'il y ait aucune destruction de l'épiderme, sur les membranes muqueuses saines du canal de l'urètre, du vagin et sur la conjonctive.

Le pus des ophthalmies purulentes ne paraît capable que de reproduire une affection analogue sur les conjonctives. On sait qu'il y a plusieurs espèces d'ophthalmies purulentes (ophthalmie des enfants, blennorrhagique, d'Égypte, etc.), et le pus qui en provient jouit dans tous les cas de propriétés analogues. Aucune règle hygiénique spéciale n'est ici à indiquer ; en pareille circonstance, c'est le contact direct du pus fourni qu'il faut éviter.

2e ESPÈCE. — *Pus contenant le véhicule contagieux, et reproduisant une maladie semblable, en infectant toute l'économie.*

Plusieurs espèces de maladies peuvent être rangées dans cette catégorie, et il y a entre elles des différences souvent considérables. Parmi les affections ainsi inoculables, les unes transmettent des affections aiguës, les autres des affections chroniques.

Les unes sont seulement transmissibles de l'homme à l'homme, les autres s'inoculent des animaux à l'espèce humaine. Quelques-unes sont en même temps miasmatiques ; d'autres, au contraire, sont simplement virulentes et inoculables.

1° *Maladies virulentes fixes.* — Elles comprennent : 1° la syphilis ; 2° la vaccine ; 3° la morve et le farcin ; 4° la pustule maligne et les affections charbonneuses.

De ces quatre groupes d'affections, les deux dernières se transmettent parfaitement, par inoculation, des animaux à l'homme, et réciproquement.

Pour la syphilis, on l'a nié jusqu'à présent. M. Ricord, d'après quelques expériences tentées par M. Auzias, paraît admettre la possibilité de sa transmission de l'homme aux animaux.

Syphilis. — Le virus syphilitique est toujours contenu dans un liquide pathologique, et ce liquide est en général du pus. La maladie se communique par le simple dépôt du véhicule contagieux sur une membrane muqueuse saine, ou, d'une manière bien plus positive, sur la peau dépourvue de son épiderme, ou sur une membrane muqueuse privée de son épithélium.

La maladie qui se développe est caractérisée par deux ordres de symptômes. Les uns, locaux, qui se produisent à l'endroit où ont eu lieu le dépôt du liquide virulent et l'inoculation de ce même liquide. Les autres, généraux, qui sont la conséquence de l'infection générale de l'organisme.

RÈGLES HYGIÉNIQUES. — La seule qu'on puisse donner est de ne pas s'exposer aux chances de subir les effets du virus syphilitique. Mais on les subit souvent sans le savoir, et cette maladie, qui paraît être moins grave aujourd'hui qu'autrefois, semble, en revanche, se généraliser davantage.

Les visites fréquemment répétées des filles publiques par des médecins délégués par l'autorité, et leur séquestration dès qu'elles sont reconnues infectées, constituent certainement un moyen destiné à diminuer le nombre de transmissions; mais, quelque bien organisées que soient de semblables visites, elles ne peuvent jamais être assez multipliées pour prévenir l'infection entre les divers examens, et la communication de la maladie à un certain nombre d'individus. D'un autre côté, la prostitution clandestine contribue, peut-être, beaucoup plus encore que la prostitution publique à la propagation de la syphilis. C'est malheureusement un vice que l'on ne peut corriger, et que les progrès de la morale publique pourraient seuls faire disparaître. Nous sommes encore bien loin de cette époque.

Dans ces derniers temps, on a émis l'opinion (M. Diday) que la syphilis ne se contractait qu'une fois, et qu'on avait tout intérêt à se l'inoculer, en prenant toutefois des précautions particulières, attendu qu'on était maître alors de diriger l'action du virus, de rendre ses effets aussi peu intenses que possible, et, enfin, de conduire le traitement avec rapidité et certitude. Les résultats annoncés par M. Diday sont encore trop vagues et trop incertains pour qu'on puisse se permettre de donner le conseil d'adopter son opinion.

Vaccine. — La vaccine, communiquée d'abord à l'homme par

l'inoculation du cowpox de la vache, se transmet ensuite parfaitement de l'homme à l'homme. Bien que l'éruption qu'elle détermine semble toute locale, il n'est pas moins positif qu'elle ne la produit qu'après avoir pénétré dans le sang, et qu'elle n'est que la manifestation locale d'un état général.

On sait, et il est inutile d'y insister ici, que l'inoculation vaccinale préserve les individus de la variole, ou si cette dernière maladie vient à se développer, qu'elle la transforme, dans le plus grand nombre des cas, en maladie bénigne et légère (varioloïde). Quelle est la durée de l'action préservatrice de la vaccine? est-elle limitée à un certain nombre d'années, ou est-elle absolue? C'est une question dont la science n'a pas encore donné la solution, et les partisans des revaccinations sont aussi nombreux que ceux qui professent l'opinion contraire. Je crois qu'il est plus sage de pratiquer une deuxième vaccination à vingt ans, et une troisième à quarante. Ces petites opérations n'ont aucun inconvénient si elles échouent ; et en présence du nombre assez considérable de cas de variole confluente et grave constatés au bout d'un certain nombre d'années, elles donnent une plus grande sécurité si elles réussissent.

Morve aiguë et chronique. Farcin aigu et chronique. — Ces affections diverses sont de même nature; l'inoculation de l'une peut déterminer les autres, *et vice versâ* ; enfin, le farcin se termine presque toujours par une morve aiguë. Il est donc positif qu'il n'y a qu'un seul virus, le virus morveux, susceptible de produire des maladies variables quant à la forme, mais identiques au fond.

Les affections morveuses sont-elles dues à un virus fixe, et ne reconnaissent-elles qu'un seul mode de transmission, l'inoculation; ou bien, sont-elles en même temps miasmatiques, et peuvent-elles se communiquer par l'absorption des miasmes exhalés par les individus ou les animaux qui en sont atteints? Cette question est encore indécise, et les faits suivants sont tout en faveur du caractère miasmatique de la maladie.

1° Des chevaux placés dans des écuries où étaient des animaux morveux ou farcineux ont contracté ces maladies sans qu'il y ait eu d'inoculation, ou du moins sans que l'inoculation ait pu être constatée.

2° Dans les cas assez nombreux que la science possède de farcin et de morve développés chez l'homme, il est un certain nombre de faits dans lesquels l'inoculation du cheval à l'homme n'a pu être démontrée, et où l'on n'a pu constater que les simples rapports des individus atteints avec les chevaux malades, ou même seulement le coucher dans les écuries qui renfermaient ces animaux. Tel est, par exemple, ce qui existait dans le cas que j'ai observé en 1839, et que la *Gazette médicale* a rapporté avec détail.

Règles hygiéniques. — En pareil cas, la première condition à remplir, c'est l'abatage des chevaux reconnus morveux ou farcineux, abatage auquel l'autorité devrait tenir plus qu'elle ne le fait.

L'isolement et la séquestration de ces animaux malades doivent au moins être exigés, si l'on conserve l'espoir chimérique d'obtenir la guérison de la morve ou du farcin.

L'assainissement complet des écuries qui ont contenu des animaux malades, est également un point d'hygiène important à observer.

Affections charbonneuses. — Le simple contact du pus provenant d'une affection charbonneuse, sur la peau ou une membrane muqueuse, est susceptible d'inoculer la maladie. Si ces membranes sont dépouillées de leur épiderme, l'inoculation est plus certaine et plus grave.

Le caractère miasmatique, déjà incertain pour le virus morveux, l'est beaucoup plus encore pour le virus charbonneux, et on ne peut guère invoquer en sa faveur de faits authentiques bien observés.

Si l'on peut constater à temps le dépôt de pus charbonneux sur un tissu vivant intact ou privé de son épiderme, la cautérisation immédiate prévient le développement ultérieur de la maladie. L'abatage des animaux atteints du charbon ou de pustules malignes est exigé par l'autorité. Il est également indispensable qu'elle fasse exécuter l'ordonnance qui prescrit l'enfouissement dans la terre du produit de cet abatage. Livrés à la consommation ou à l'industrie, les restes de ces animaux sont susceptibles, comme il n'y en a eu malheureusement que trop d'exemples, de transmettre une maladie semblable aux individus qui en font usage, ou aux ouvriers qui les travaillent.

Maladies virulentes miasmatiques.

Une seule peut être placée, sans aucune contestation, dans ce groupe, c'est la variole.

Variole. — La variole est évidemment une maladie contagieuse par inoculation du pus contenu dans les pustules qui la caractérisent. Elle est en même temps essentiellement miasmatique, et, sous ce dernier rapport, elle est susceptible de se manifester d'une manière épidémique. La vaccine est le seul préservatif de cette terrible maladie, et c'est le seul conseil hygiénique que l'on puisse donner à cet égard.

2e CLASSE. *Maladies contagieuses parasitaires.* — Il est un certain nombre de maladies que l'on attribuait autrefois à la présence d'un virus, et qu'il faut manifestement rapporter à des parasites végétaux ou animaux. Ces maladies sont les suivantes :

Parasites animaux. — La gale, produite par l'insertion sous l'épiderme de l'*acarus scabiei;* le *prurigo senilis,* que quelques auteurs regardent comme également dû à un insecte différent de l'acarus.

Parasites végétaux. — Ce sont la teigne faveuse (*porrigo favea*) et le muguet, que les recherches de M. Gruby ont démontré dus à la production d'un mycoderne qui se développe dans le premier cas sur le cuir chevelu, et dans le deuxième sur une membrane muqueuse. [Il faut y joindre aujourd'hui la teigne tonsurante, la mentagre et la pelade.]

Je me bornerai à cette simple énumération des maladies parasitaires ; et si j'en ai fait mention ici, c'est qu'elles ont été longtemps considérées comme contagieuses. — Entrer dans de plus longs développements serait pénétrer dans le domaine de la pathologie spéciale.

Bibliographie. — BOUCHUT, *Des maladies virulentes.* Th. de concours. Paris, 1847, in-8. — RAYER (P.), *Cours de médecine comparée, Introduction.* Paris, 1863, in-8. — PETER, *Des maladies virulentes comparées chez l'homme et chez les animaux.* Th. de concours. Paris, 1863, in-8. — Voir les traités généraux et spéciaux de pathologie humaine et vétérinaire, et les monographies des différentes maladies citées ci-dessus. — Pour la rage la grande *discussion à l'académie de médecine,* in *Bulletin de l'Académie de méd.,* t. XXVIII ; 1863.

DEUXIÈME CLASSE. — INGESTA.

L'histoire des ingesta comprend celle des aliments, des condiments et des boissons, qui seront étudiés dans autant de chapitres.

Des Aliments et de l'Alimentation.

Avant de tracer l'histoire des aliments et de l'alimentation, il est indispensable d'entrer dans quelques détails relatifs à la manière dont s'accomplit l'acte physiologique si important de la digestion. La science moderne a fait, sous ce rapport, de grands progrès, et il est peu de questions physiologiques qui aient été étudiées d'une manière aussi complète que la plupart de celles qui sont relatives au travail digestif. Le résumé que je présenterai sera bien court, mais il est indispensable pour servir de guide dans l'étude des aliments, des condiments et des boissons.

Les aliments introduits dans la cavité buccale sont broyés, triturés et réduits en pulpe par les dents; en même temps, ils sont imbibés par la salive et imprégnés d'une certaine quantité d'air atmosphérique. La salive est non-seulement utile pour réduire en pâte la masse alimentaire, elle est, de plus, destinée à exercer une action chimique et moléculaire sur une des matières qui font partie des aliments, la fécule. Cette action est produite par un corps particulier analogue à la diastase, contenu dans la salive, et qui jouit de la propriété de transformer les matières féculentes en dextrine. Cette transformation, qui se fait avec une grande rapidité, et dans le court espace de temps de la matiscation d'une bouchée d'aliments, n'est jamais totale, et une bonne partie des grains de fécule passent intacts dans l'œsophage.

Arrivés dans l'estomac, les aliments, par le seul fait de leur présence, y déterminent la sécrétion du suc gastrique, qui, mêlé à la pâte alimentaire et agité avec elle par la contraction vermiculaire de l'estomac, la convertit en une masse homogène, pulpeuse, à laquelle on donne le nom de chyme.

Dans cet acte, des phénomènes importants se sont produits. En voici l'analyse. Le suc gastrique présente dans sa composition deux sortes de principes, qui jouent un rôle important dans le travail digestif : l'un est acide, et la question de savoir s'il doit cette propriété à l'acide chlorhydrique ou à l'acide lactique, ou aux deux à la fois, n'est pas encore résolue ; l'autre est une matière analogue au ferment ou à la diastase, et à laquelle on a donné le nom de gastérase ou de pepsine : c'est ce dernier nom qu'elle a conservé. Voici maintenant les divers changements qui s'opèrent dans l'estomac lors de la formation de la pâte chymeuse :

1° L'eau et les liquides aqueux sont absorbés par les veines ; en même temps, ils laissent précipiter les matières organiques solides qu'ils tiennent en dissolution, pour peu, toutefois, que ces dernières soient en quantité un peu notable. Une fois précipitées, ces substances sont digérées comme des aliments ordinaires.

2° La dextrine formée sous l'influence de la diastase salivaire, les sucres, les gommes, les matières grasses, la fécule encore intacte, la matière ligneuse et les autres parties organiques non susceptibles d'être attaquées par le suc gastrique, ne subissent aucune altération dans l'estomac et passent intacts dans le duodenum.

3° Les aliments dits azotés, et qui comprennent la fibrine, l'albumine, la caséine, la gélatine, auxquels on peut joindre encore l'osmazôme, sont attaqués par le suc gastrique. Les acides qui s'y trouvent gonflent ces matières, les imbibent, les pénètrent ; mais il est probable que c'est la pepsine seule qui, en raison des propriétés fermentescibles qu'elle doit vraisemblablement à un mouvement moléculaire qu'elle est susceptible de communiquer aux autres substances, jouit de la propriété de dissoudre les aliments azotés.

Cette dissolution transforme-t-elle la fibrine, l'albumine, en fibrine et en albumine solubles, ou bien les change-t-elle, comme le pense M. Mialhe, en un élément nouveau, l'albumine ? C'est un point intéressant à décider pour le physiologiste, mais qui ne nous importe pas ici.

La masse alimentaire, ainsi modifiée, est chassée sous l'influence des contractions de l'estomac dans le duodénum et les intestins grêles ; là, elle subit d'autres transformations, qui sont la conséquence de l'intervention du suc pancréatico-biliaire. Voici les modifications qu'elle y éprouve :

1° L'acide introduit dans le duodenum avec la pâte chymeuse, et qui provient du suc gastrique, est neutralisé par la soude libre contenue dans la bile.

2° L'interposition des matières organiques de la bile dans la pâte chymeuse rend cette matière plus riche en éléments hydro-carbonés.

3° La fécule, laissée intacte par la diastase salivaire, et qui a traversé l'estomac sans y éprouver d'altération, subit, dans le duodenum, l'action d'une autre espèce de diastase contenue dans le suc pancréatique, et qui jouit de propriétés analogues à celles de la salive ; elle achève ainsi de s'y transformer en dextrine.

29

Pour quelques physiologistes, l'action de la salive sur la fécule est presque nulle, et celle du suc pancréatique presque tout.

4° Les matières grasses, laissées intactes par la cavité buccale et l'estomac, sont en partie saponifiées par la soude libre de la bile, et en partie émulsionnées par le liquide pancréatique.

La découverte des propriétés émulsives du suc pancréatique pour les huiles et les matières grasses est un des beaux titres de gloire de M. Bernard.

5° Une fois ces changements opérés, les liquides qui n'ont pas été absorbés dans l'estomac, la dextrine, les gommes, les sucres, les matières azotées dissoutes sous l'influence de la pepsine, les matières grasses en partie saponifiées, en partie émulsionnées, sont absorbés par les veines, et, de là, entraînés dans le torrent circulatoire. Pour quelques physiologistes, les vaisseaux lymphatiques sont exclusivement chargés de l'absorption des matières grasses.

L'absorption, commencée dans le duodenum, continue à se faire dans toute l'étendue des intestins grêles : elle ne cesse qu'aux gros intestins, dans lesquels il n'est pas impossible que des matières alibiles puissent encore être absorbées. L'absorption de toutes ces parties opérée, il reste un certain nombre de matières qui ont traversé les diverses parties du tube digestif sans être attaquées. Ces matières sont composées de ligneux, de substances épidermiques, de la partie excrémentitielle de la bile, de tous les éléments, enfin, qui n'étaient pas susceptibles d'être digérés, et qui sont ainsi devenus inutiles. C'est ce résidu qui constitue les excréments; ceux-ci, parvenus dans les gros intestins, doivent être expulsés au bout d'un certain temps.

Tels sont les phénomènes principaux de la digestion : ce sont là des faits réels et positifs. Mais on a été plus loin, et on a cherché à les comprendre tous dans une théorie générale très-séduisante, qui n'est, il est vrai, qu'une hypothèse, mais qui s'approche autant que possible de la vérité, si elle n'est la vérité elle-même. C'est à Liebig surtout que l'on doit les idées principales de cette théorie, que je vais essayer de résumer.

L'homme, obligé de réparer les pertes qu'il subit chaque jour par les excrétions ou les sécrétions solides, liquides ou gazeuses, ainsi que par la production incessante d'une certaine quantité de calorique, ne peut y subvenir que par la respiration et la digestion.

L'absorption de l'oxygène est le fait de l'acte respiratoire.

Quant aux aliments et aux boissons, ils ont à accomplir des

fonctions importantes, et ils sont destinés à remplir les trois indications suivantes :

1° Fournir à l'économie une quantité d'eau suffisante pour tous les besoins de l'organisme ;

2° Réparer les appareils et leur fournir les éléments organiques d'une composition analogue à ceux qui sont enlevés sans cesse par le travail de la nutrition interstitielle ;

3° Fournir les éléments nécessaires à la production de la chaleur animale qu'ils dégagent lorsqu'ils sont brûlés par l'oxygène.

L'absorption de l'eau qui est introduite par les boissons, ou qui est une des parties constituantes de tous les aliments, atteint le premier but. Quant aux deux autres, il est nécessaire d'entrer dans quelques explications plus détaillées.

Tous les principes immédiats, primitivement formés d'éléments inorganiques (azote, carbone, hydrogène, oxygène) et organisés de manière à constituer les divers tissus de l'économie, sont destinés à être remplacés par d'autres au bout d'un certain temps. L'introduction de ces derniers et la disparition des premiers constituent le travail de composition et de décomposition moléculaire, autrement dit la nutrition interstitielle.

Ces principes immédiats divers ont reçu les noms de fibrine, albumine, caséine et gélatine. Tous, à l'exception de la gélatine, sont réductibles en une même substance qui a toujours une composition et des propriétés semblables, de quelque partie du corps qu'elle provienne ; cette substance est la protéine.

C'est elle qui, présentant un type normal et primitif de composition, forme tous nos tissus et tous nos organes, et qui ne peut être remplacée, lorsque s'opère le mouvement de décomposition interstitielle, que par un principe de même nature, de quelque partie qu'il provienne également.

Telles sont les fonctions que sont destinés à remplir un certain nombre d'aliments, auxquels on a donné pour cette raison le nom de réparateurs ; ces aliments sont des substances azotées, qui ont pour but radical la protéine, et qui proviennent, soit des animaux, soit des végétaux.

Dans les animaux, elle prend les noms de fibrine, d'albumine, de caséine, et se trouve dans presque toutes les parties constituantes.

Dans les végétaux, c'est la fibrine végétale, qui n'est autre chose que le gluten de beaucoup de céréales, ou, encore, la substance qui se précipite, par une sorte de coagulation spontanée, de beaucoup de sucs végétaux exprimés. C'est l'albumine végétale, qui existe en quantité considérable dans beaucoup de sucs végétaux, et y présente des propriétés tout à fait sembla-bles à celles de l'albumine animale soluble. C'est enfin la ca-séine végétale, qui se trouve dans beaucoup de graines légumi-neuses, et qui, de même que la caséine animale, est soluble dans l'eau, incoagulable par la chaleur, coagulable par les acides.

Ces corps divers, d'origine animale ou végétale, ont tous une composition identique ; ils contiennent tous une forte propor-tion d'azote, sont tous réductibles en protéine, et tous sus-ceptibles d'être convertis en tissus vivants, après avoir subi tou-tefois le travail de la digestion, avoir été absorbés, être passés dans le sang, et avoir été déposés dans la trame des tissus ; on a pu y joindre autrefois l'osmazôme, et lui faire jouer le même rôle qu'à la fibrine, l'albumine, la caséine ; il ne saurait plus en être de même actuellement. L'osmazôme, ou extrait de viande, est un corps éminemment complexe et composé ; il con-tient de la créatine, de la créatinine, de l'acide inosique, de l'i-nosate de soude, qui en forment la dixième partie, et neuf dixièmes de matières extractives de nature complétement in-connue. Il est probable qu'elles ne sont pas sans jouer un rôle important dans l'acte nutritif.

La gélatine, qui est aussi une matière azotée, paraît n'avoir d'autre destination, après avoir été digérée et absorbée, que de réparer les tissus formés eux-mêmes de gélatine.

Les matières azotées diverses dont il vient d'être question, dissoutes dans le suc gastrique, sont absorbées dans l'estomac et les intestins grêles par le système veineux abdominal, et pas-sent dans le sang, où elles vont remplir le rôle auquel elles sont destinées. Voici maintenant les divers usages du sang :

1° Le sang, en traversant les poumons, absorbe l'oxygène au moyen des globules ; ce sont ces derniers qui vont de là trans-porter ce gaz dans le système capillaire et dans la trame des tis-sus. Là, l'oxygène s'unit avec une partie des éléments des tissus organiques, et en particulier avec le carbone. Il en résulte de l'acide carbonique, qui est entraîné par le sang veineux et exhalé à travers les pores de la peau et ceux de la muqueuse pulmonaire.

2° Le sang fournit, par l'intermédiaire des organes sécré-teurs, des matières nouvelles, qui vont prendre la place de celles qui ont été consumées ; c'est en vertu de cet acte que l'albumine, la fibrine, la caséine, s'incorporent dans l'organisme vivant et vont former des tissus.

3° Le sang doit encore enlever aux tissus les éléments organiques qui ont été consumés. On vient de voir que le carbone est entraîné par l'oxygène, avec lequel il se combine pour former de l'acide carbonique ; mais tout le carbone n'est pas encore enlevé, il en reste une partie, ainsi que de l'hydrogène, de l'oxygène et surtout de l'azote. Ces divers éléments se combinent entre eux pour former des composés intermédiaires essentiellement azotés, qui sont, en particulier, l'urée et l'acide urique, selon leur degré d'oxygénation ; ce sont ces composés nouveaux qui, dissous dans l'eau surabondante contenue dans l'organisme et joints aux matières salines qui ont également cessé de faire partie des tissus vivants, ou qui, étant introduits fortuitement et n'étant pas susceptibles d'être digérés, sont rejetés, vont former le liquide excrémentitiel qu'on appelle l'urine.

Des matières semblables, mais moins bien connues, sont éliminées par la sueur. D'après un travail récent de M. Favre, il y aurait dans la sueur de l'acide sudorique, de l'urée, beaucoup de sels organiques et inorganiques, et des matières organiques indéterminées.

Il résulte de tout ceci, que les aliments azotés suffisent complétement à la réparation des tissus qui ont cessé de faire partie de l'organisme, et qu'ils servent en même temps à produire une certaine quantité de calorique, par la combinaison de l'oxygène introduit par absorption dans le sang, avec le carbone de ces mêmes tissus.

La quantité de calorique dégagée par la combustion des tissus qui cessent de faire partie de l'organisme est, la plupart du temps, loin d'être suffisante pour entretenir la chaleur animale (1), et c'est alors qu'intervient, sous le nom d'aliments respirateurs, une nouvelle classe d'aliments, destinés à fournir le carbone qui doit produire le supplément de calorique nécessaire pour l'entretien de la chaleur animale.

Ces aliments respirateurs sont les féculents et tous leurs dérivés, tels que les gommes, les sucres, etc., etc. Voici quel est leur

---

(1) Pour que les aliments réparateurs suffissent seuls à la production du calorique, il faudrait porter leur action au maximum, et faire en sorte que les tissus qui cessent de faire partie de l'organisme fussent complétement brûlés. C'est ce but que l'on peut atteindre en combinant une nourriture fortement azotée avec beaucoup d'exercice ; l'exercice augmente, en effet, par des raisons que nous donnerons plus loin, la quantité de carbone qui est brûlé.

rôle. La fécule, changée d'abord en partie en dextrine sous l'influence de la diastase salivaire, traverse l'estomac sans être altérée, et achève sa transformation dans le duodenum, sous l'influence de la matière animale analogue au ferment, contenue dans le suc pancréatique. Ainsi transformée en dextrine, la fécule dissoute, ou plutôt la dextrine, est aborbée par les radicules de la veine porte, et entraînée de là dans le foie, auquel elle fournit les éléments qu'il doit mettre en œuvre pour fabriquer le sucre (1). Le sucre provenant de cette altération ultérieure de la dextrine et produit par le foie, ou sorti par les veines sus et sous-hépatiques, passe dans la veine cave, traverse le cœur droit, et va de là dans les poumons pour être brûlé par l'oxygène et fournir ainsi la quantité de calorique nécessaire pour maintenir toujours le même degré de chaleur animale.

Les matières grasses sont déposées directement par le sang dans les mailles du tissu cellulaire, la graisse est en quelque sorte une réserve de matières hydrocarbonées destinées à être brûlées, lorsque les aliments réparateurs et respirateurs seront insuffisants pour entretenir la chaleur animale.

Telle est la théorie de la digestion qui peut maintenant être admise; théorie ingénieuse, mais dans laquelle bien des points sont encore à démontrer d'une manière définitive; c'est un jalon qu'il ne faudra jamais perdre de vue, dans l'examen successif qui va être fait de l'action des divers aliments, et des diverses boissons.

La nature des aliments est ce qui doit nous occuper en pre-

(1) M. Bernard, dans les leçons de physiologie qu'il a récemment faites au Collége de France, assigne au foie un rôle extrèmement important. D'après lui, le foie serait destiné à fabriquer, en quelque sorte de toutes pièces, du sucre, des matières grasses et de la fibrine. Pour démontrer cette proposition, M. Bernard a essayé de prouver que le sang, arrivant dans la veine porte avant de pénétrer dans le foie, ne contenait pas de sucre et renfermait une quantité moins considérable de matières grasses et de fibrine qu'à sa sortie de ce viscère (veines hépatiques), ou dans le tissu du foie lui-même. Relativement au sucre, personne ne peut nier les résultats de M. Bernard. Il est positif qu'il n'y a pas de matière saccharine dans le sang de la veine porte avant son entrée dans le foie, tandis qu'il y en a dans le sang qui en sort et dans le tissu hépatique. Mais ce physiologiste distingué n'a pas prouvé qu'il n'y existait pas de la dextrine, ou d'autres principes immédiats qu'on peut regarder comme les radicaux du sucre. Quant aux matières grasses et à la fibrine, M. Bernard n'a donné que des approximations, et aucune analyse quantitative; il faut attendre des chiffres positifs pour assigner au foie un rôle aussi important dans l'organisme. Pour ces deux dernières matières, je crois que M. Bernard est lui-même de mon avis, car, dans l'exposé de ses titres à l'appui de sa candidature à l'Institut, il ne parle pas de cette fabrication des matières grasses et de la fibrine par le foie.

mier lieu, et c'est par cette étude que nous commencerons, après avoir toutefois bien établi ce qu'on doit entendre par pouvoir nutritif et pouvoir digestif d'un aliment.

Pouvoir nutritif. — L'homme élimine chaque jour 15 grammes d'azote et 300 grammes de carbone. La respiration et l'absorption n'introduisant dans l'économie que de l'oxygène et de l'eau, il est donc nécessaire que le carbone et l'azote soient introduits par les aliments. C'est surtout dans les matières azotées que résident les propriétés alimentaires d'un aliment. Aussi admettons-nous sans difficulté, avec M. Boussingault, que le pouvoir nutritif des aliments est proportionnel à la quantité d'azote qui reste dans leur composition. — Il y a cependant quelques restrictions à apporter à cette définition. Car, d'après les expériences de Magendie, un seul principe immédiat azoté, quelque riche qu'il soit en azote, ne suffit pas pour entretenir la vie, et certains principes azotés, et en particulier la gélatine, n'ont aucun pouvoir nutritif ; sauf cette restriction, on peut admettre la définition de M. Boussingault. Les chiffres suivants, extraits de M. Liebig, donneront une idée du pouvoir nutritif de quelques substances.

SUBSTANCES.	Quantité d'azote pour 100.	Quantité de carbone pour 100.
Pain...................	1,10	37,6
Viande................	4	14
Bœuf..................	15,21	52,59
Veau..................	14,70	52,52
Chevreuil	15,23	52,60

Digestibilité des aliments, pouvoir digestif. — Pour les uns, la digestibilité est mesurée par le temps qu'il faut pour qu'un aliment soit réduit en chyme dans l'estomac. On peut y objecter que ce sont précisément les aliments dont la chymification s'opère le plus complétement dans l'estomac qui y séjournent pendant le temps le plus long. Nous préférons admettre, avec M. Prouman, qu'un aliment est d'autant plus digestible qu'il cède plus facilement et plus promptement la somme de ses éléments chymifiables. Voici l'ordre de digestibilité de quelques substances :

Laitage, œufs, surtout peu cuits ou crus ; poisson, volaille blanche, volaille noire, viande de mammifères, rôtie, puis frite ou bouillie ; graines, herbes ; et, parmi les végétaux, fruits mûrs, légumes frais. Pain, pommes de terre, pâtisserie. Les truffes, morilles, champignons, sont d'une digestion difficile.

[M. L. Corvisart, dans une série de recherches expérimentales pleines d'intérêt, a cru devoir établir une distinction entre l'aliment brut et le nutriment. Suivant ce physiologiste distingué, l'*aliment* n'est qu'une substance brute, d'une qualité tout à fait inférieure ; par lui-même il n'a aucune propriété pour entretenir la vie ; il laisse périr d'inanition celui qui ne digère pas. La digestion lui donne tout à coup une aptitude vitale, en vertu de laquelle, absorbé par un être vivant doué de forces assimilatrices, il peut convenir à l'entretien de la vie. L'auteur appelle expressément *nutriment* tout aliment qui a l'aptitude vitale, qui, par lui-même, et sans aucune nouvelle préparation, peut, dès qu'il est absorbé, servir à l'entretien de la vie, en concourant soit à la composition, soit au jeu des organes, c'est-à-dire qu'il est propre à nourrir celui qui ne digère point.

L'aliment est toute substance brute qui n'a point cette propriété, mais *qui peut l'acquérir.* Est nutriment toute substance qui, *introduite dans la profondeur de nos tissus et sans même avoir besoin de toucher les organes de la digestion, agit à la manière des substances qui ont été digérées dans le canal digestif.* Quant au fait expérimental qui permet de distinguer l'aliment du nutriment, il repose sur une expérience bien connue de M. Cl. Bernard. L'aliment injecté dans les veines ou absorbé directement se retrouve dans les urines, il n'a donc pas servi à la nutrition. Le nutriment ne s'y retrouve pas, il a donc été utilisé dans l'économie, il a nourri.]

Bibliographie. — Le nombre, on peut le dire, infini d'ouvrages publiés sur les aliments, nous force à nous restreindre aux plus importants, français ou étrangers. Pour cette bibliographie, comme pour celle des autres parties de ce grand chapitre des aliments et des boissons, nous donnerons de préférence ce qui se rattache à l'hygiène proprement dite, laissant de côté ce qui a trait à la technologie et à la partie administrative, pour laquelle nous renvoyons aux excellentes notices insérées dans le *Dictionnaire* de M. TARDIEU. — *De l'aliment* (auteur inconnu), in *OEuvr. d'Hippocrate.* — APICIUS, *De obsoniis et condimentis, sive de arte coquinaria,* libri X*, cum. annot. var.* Amstelodami, 1709. — GALIEN (Cl.), *De probis pravisque alimentorum succis,* in Opp. — DU MÊME, *De alimentorum facultatibus,* libri III*, ibid.,* trad. franç. par J. MASSÉ. Paris, 1552, in-12. — Divers (DIOCLÈS, PHILOTIME, les deux MNÉSITHÉE, DIEUCHÈS, XÉNOCRATE, etc.), in ORIBASE, *Collect. med.,* les quatre premiers livres. — SETHI (S.), *De alimentorum facultalibus (grœcè et latinè).* Lutetiæ Paris., 1558, in-8. — ÉTIENNE (Ch.), *De nutrimentis ad Baillyum,* libri III. Parisiis, 1550, in-8. — BRUYERINUS (J.), *De re cibariá,* libri XXII. Francofurti, 1600, in-8. — LEMERY

(L.), *Traité des aliments*. Paris, 1702, in-12, 3ᵉ édit., revue par BRUHIER. Paris, 1755, 2 vol. in-12. — ARBUTHNOT (J.), *An Essay on the nature of aliments and the choice of them*. London, 1731, in-8, trad. franç. Paris, 1755, 2 vol. in-12. — CARTHEUSER, *De esculentis in genere*. Francofurti, 1747, in-4º. — LORRY, *Essai sur les aliments, pour servir de commentaire aux livres diététiques d'Hippocrate*. Paris, 1754, in-12; et 1781, 2 vol. in-12. — PLENCK (J.G.), *Bromatologia, seu Doctrina de esculentis et potulentis*. Viennæ, 1784, in-8. — RUMFORT (Th. comte de), 3ᵉ *Essai : Sur les aliments et particulièrement sur la nourriture des pauvres*, in *Essais*, etc. Genève, 1799, t. I, in-8. — RAYNAUD (P.), *Essai sur les aliments*. Th. de Paris, an X, in-8, nº 108. — VOLTE (J. G.), *Beschreibung der menschlichen Nahrungsmittel, in naturhistorischer und diätetischer Hinsicht. Ein Lesebuch für...*, etc. Leipzig, 1806, 3 Bdchn., in-8. — DANZ (J. T. L.), *Versuch einer allgemeinen Geschichte der menschlichen Nahrungsmittel*. Leipzig, 1806, in-12. — BENOISTON DE CHATEAUNEUF, *Recherches sur les consommations en tout genre de la ville de Paris en 1817, comparées à ce qu'elles étaient en 1789*, 2ᵉ édit. Paris, 1821. — LONDE. *Note sur les aliments*, in *Arch. gén. de méd.*, 1ʳᵉ sér., t. X, p. 51; 1826. — KOLB (J. N.), *Bromatologia*. Hadamar, 1826, 2 vol. in-8. — AULAGNIER (A. F.), *Dictionnaire des substances alimentaires indigènes et exotiques, et de leurs propriétés*. Paris, 1830, 2 tom. en 1 vol. in-8, 2ᵉ édit., 1839 (titre différent). — TROUSSEAU (A.), *Des principaux aliments envisagés sous le point de vue de leur digestibilité et de leur puissance nutritive*. Th. de concours. Paris, 1838, in-4º. — BOUSSINGAULT, *Analyse comparée des aliments consommés et des produits rendus par une vache laitière; recherches*, etc., in *Ann. de chim.*, 2ᵉ sér., t. LXXI, p. 113, 128; 1839. — DUMAS, *Leçons sur la statique chimique des êtres organisés*. Paris, 1841, in-8. — LIEBIG (J.), in *Chimie organique appliquée à la physiologie animale et à la pathologie*, trad. sur les Mss. de l'auteur, par Ch. GERHARDT. Paris, 1842, in-8. — DU MÊME, in *Lettres sur la chimie considérée dans ses rapports*, etc., trad. de l'allem. par MM. BERTET-DUPINET et DUBREUIL-HELION. Paris, 1845, in-12; et *Nouvelles Lettres sur la chimie*, etc., trad. par GERHARDT. Paris, 1852, in-12. — TRUMAN (M.), *Food and its influence on Health and Disease, or an Account of the effects of different kinds of aliments on the human Body. With...*, etc. London, 1842, in-12. — KRÜGELSTEIN, *Ueber die von Seiten des Staates zuführende Aufsicht über die Nahrungsmittel und Lebensbedürfnisse, zu Entdeckung der Verfälschung derselben*, etc., in *Henke's Ztschr.*, t. LXI, Hft. 2; et *Schmidt's Jahrb.*, t. XXXIX, p. 88; 1843. — GAUBERT (P.), *Hygiène de la digestion, suivie d'un nouveau Dictionnaire des aliments*. Paris, 1845, in-8. — SCHLOSSBERGER und KEMP (A.), *Versuch zu einer Nutritionsscala unserer Nahrungsmittel aus beiden organischen Reichen*, etc., in *Arch. f. physiol. Heilk.*, t. V, p. 17; 1846. — KNAPP (F. C.), *Die Nahrungsmittel in ihren chemischen und technischen Beziehungen*. Braunschweig, 1848, in-8. — LERSCH (B. M.), *Bericht über die wichtigsten neueren Leistungen in der Lehre von den Nahrungsmitteln und den sogenannten Genussmitteln*, in *Rein. Monatschr. f. prakt.*

Aerzte, mai 1849, et *Canstatts Jahresb.*, 1850 ; t. VII, p. 40. — NASSE (H.), *Ueber den Einfluss der Nahrung auf das Blut*. Marburg und Leipzig, 1830, in-8. — MOLESCHOTT (J.), *Die Physiologie der Nahrungsmittel. Ein Handbuch der Diätetik*. Darmstadt, 1830, in-8. — DU MÊME, *Lehre der Nahrungsmittel, für das Volk*. Erlangen, 1856, in-8, trad. franç. par Ferd. FLOCON. Paris, 1858, in-12. — *Records of the results of microscopical and chemical analyses of the solids and fluids consumed by all classes of the public*, in *The Lancet*, 1851-1855. — BERGASSE (A), *Recherches sur la consommation de la viande et du poisson à Rouen depuis 1800*. Rouen, 1853, in-8. — MARTIN (St.), *Physiologie des substances alimentaires, ou Histoire physique, hygiénique et poétique des aliments*, etc. Paris, 1853, in-12. — DONDERS (F. C.), *Die Nahrungsstoffe Grundlinien einer allgemeinen Nahrungslehre, aus dem Holland. übers. von d' P. B.* BERGRATH. Crefeld, 1853, in-8. — CORVISART (L.), *Études sur les aliments et les nutriments*, in *Monit. des hôp.*, t. II ; 1854. — MOURIÈS (Mège), *Des moyens de diminuer les maladies et la mortalité des enfants à l'aide d'une alimentation riche en principes nutritifs des os* (protéino-phosphate calcique), in *France méd.*, 1854. — DU MÊME, *De l'alimentation de l'enfance au moyen d'une semoule ou d'un chocolat suffisamment riche*, etc. Paris, 1854, in-8. Rapp. de M. BOUCHARDAT sur ces recherches, in *Bull. de l'Acad. de méd.*, t. XIX, p. 242 ; 1853-54. — PAYEN (P. S.), *Des substances alimentaires et des moyens de les améliorer, de les conserver et d'en reconnaître les altérations*, 3ᵉ édit. Paris, 1856, in-12. — FUCHS (C. Fr.), *Ueber den Einfluss der eiweisartigen, Stärkemehlhalligen und fetten Nahrungsmittel auf den menschlichen Körper*, tabl. Neuhaldenslehen, 1855, in-8. — POGGIALE, *Recherches sur la composition chimique des équivalents nutritifs des aliments de l'homme*, in *Rec. de mém. de méd. milit.*, 2ᵉ sér., t. XVIII, p. 451 ; 1856. — ARTMANN (F.), *Die Lehre von den Nahrungsmittel, ihrer Verfälschung und Conservirung vom technischen Standpunkte ausbearbeitet*, fig. Prag, 1859, in-8. — HUSSON, *Les consommations de Paris*. Paris, 1856, in-8. — Sur ce sujet, voy. les *Annuaires du bureau des longitudes* (la collection), et les *Recherches statistiques sur la ville de Paris, présentées au préfet de la Seine* (les 6 volumes). — DOOD, *Food of London*. London, 1860. — SMITH (Edw.), *Résumé de recherches expérimentales sur la respiration dans ses rapports avec l'alimentation, et diverses autres circonstances*, in *Journ. de physiol.* (de BROWN-SEQUARD), t. III, p. 506, 632 ; 1860. — ROBERT DE MASSY (J.), *Des halles et marchés, et du commerce des objets de consommation à Londres et à Paris*. Paris, 1861. — REICH (Ed.), *Die Nahrungs- und Genussmittelkunde historisch, naturwissenschaftlich und hygienisch begründet*. Göttingen, 1860, 2 vol. in-8. — Voyez les traités, mémoires et ouvrages spéciaux sur la digestion : SPALLANZANI, trad. de SENEBIER (1783) ; LEURET et LASSAIGNE (1825) ; TIEDMANN et GMELIN, traduct. de JOURDAN (1827) ; BEAUMONT (1834) ; BLONDLET (1843) ; BERNARD (1843) ; BOUCHARDAT et SANDRAS (1843-46), etc. ; et, comme complément, la bibliographie de l'article *Régime*.

CHAPITRE XIV

Nature des aliments

Aliment réparateur d'origine animale.

Les aliments compris dans cette classe sont nombreux, et sont en général constitués par les principes immédiats suivants :

1° Les substances à base de protéine, qui sont : l'*albumine*, la *fibrine*, la *caséine*. Ces aliments, une fois dissous dans le suc gastrique par l'intermédiaire de la pepsine, sont absorbés par les veines dans l'estomac, ainsi que dans le duodenum, et, parvenus dans le sang, leur rôle est d'aller se substituer, dans le mouvement de nutrition interstitielle, aux éléments de même nature consumés et détruits :

2° La *gélatine*, dont la digestion s'opère de la même manière, mais dont le radical n'est pas la protéine. Les propriétés nutritives de la gélatine sont aujourd'hui fort contestées. Voici, relativement aux propriétés nutritives de ce principe immédiat, les conclusions du rapport de P. Bérard à l'Académie de médecine (1850) : 1° les propriétés réparatrices du bouillon ne sont point proportionnées à la quantité de gélatine qu'il renferme ; 2° ces propriétés sont dues en grande partie à d'autres principes, que la viande abandonne à l'eau dans laquelle on la fait bouillir ; 3° la dissolution de gélatine dite alimentaire ne contient pas ces principes ; 4° l'introduction de la gélatine dans le régime ne permet pas de diminuer sensiblement la quantité d'aliments dont on fait usage, et, à ce titre, elle n'offre aucun avantage économique ; 5° l'addition de cette substance aux aliments dérange les fonctions digestives d'un grand nombre d'individus, et, à ce titre encore, son emploi offrirait quelques inconvénients au point de vue de l'hygiène et de la diététique.

Quoi qu'il en soit, il est au moins très-probable que la gélatine est destinée à remplacer les tissus de nature gélatineuse qui cessent de faire partie de l'organisme.

3° Les *matières grasses* d'origine animale. Leur digestion s'opère d'une manière spéciale. En partie émulsionnées et en partie saponifiées par leur mélange avec le liquide pancréatique, elles sont absorbées en nature par les vaisseaux lymphatiques et se rendent, par l'intermédiaire du canal thoracique, dans le sang, qui les dépose directement, et également en nature, dans les mailles du tissu cellulaire destinées à les recevoir.

4° L'*osmazôme*, ou extrait de viande. C'est une matière animale, essentiellement azotée et très-complexe ; sa véritable nature n'est pas encore bien déterminée, ainsi que nous l'avons démontré plus haut. Il est probable, toutefois, que sa digestion, son assimilation et ses fonctions sont analogues à celles des aliments à base de protéine. C'est l'osmazôme qui est la partie nutritive la plus importante du bouillon.

Si l'on considère maintenant ces mêmes substances sous le point de vue de leur digestibilité plus ou moins grande, les résultats ne sont pas tout à fait semblables à ceux qu'ils présentent sous le rapport de leur puissance nutritive.

L'albumine, la caséine, la fibrine, sont des aliments dont la digestion plus ou moins facile dépend surtout de l'aliment dont ils sont extraits et du mode de préparation qu'ils ont subi.

La gélatine, qui est un aliment de faible pouvoir nutritif, se digère facilement. Aussi, chez les convalescents dont l'estomac est encore débile, les gelées légères, dont la base principale est ce principe immédiat, sont souvent le seul aliment qui soit supporté.

L'osmazôme, ou l'extrait de viande, est un aliment de facile digestion et excellent ; il est seulement un peu excitant.

Les matières grasses, qui ont un bien faible pouvoir nutritif, sont également d'une digestion difficile et pénible, et ne doivent jamais être conseillées dans les cas de dyspepsie, de gastralgie, de gastrite chronique, etc. Il est remarquable, du reste, que l'association dans le bouillon de ces trois substances, l'osmazôme, la gélatine et les matières grasses à l'état de dissolution dans l'eau, constitue un des aliments les meilleurs, les plus agréables, et en même temps les plus légers et les plus nourrissants dont l'homme puisse disposer.

Du Bouillon.

Le bouillon véritable, celui qui est généralement employé et auquel ce nom est plus particulièrement réservé, est le bouillon de bœuf. — Ce bouillon, selon le temps que la viande et l'eau sont restés ensemble en ébullition, est plus ou moins concentré, et contient des proportions variables de matières nutritives. Ces matières sont, ainsi que cela a été dit plus haut : l'osmazôme, la gélatine et la graisse. Les substances végétales que l'on ajoute presque toujours à la viande dans la fabrication du bouillon, et qui sont les carottes, les navets, le panais, etc., changent peu sa composition; l'albumine et la fibrine végétale ont été coagulées; on y trouve seulement de plus un peu de dextrine, de sucre, d'extraits végétaux de nature indéterminée, et des huiles essentielles.

Le bouillon introduit dans l'estomac n'est pas, en général, absorbé en nature, à moins, toutefois, que les matières animales qu'il tient en dissolution n'y soient en très-faible proportion. Dans le cas le plus ordinaire, l'eau seule est absorbée, et les matières solides précipitées sont digérées comme si elles avaient été prises isolément et à l'état solide.

Le bouillon est un bon aliment, qui exerce une influence heureuse sur l'homme, et qui est d'autant plus digestif et plus nutritif qu'il est plus concentré et plus chargé d'osmazôme. — Les bouillons trop légers sont moins facilement digérés et plus lourds, en raison de la proportion trop forte d'eau qu'ils renferment. — L'estomac des individus convalescents, atteints de dyspepsie, supporte bien, en général, le bouillon pris en petite quantité. Les bouillons faibles sont également bien digérés, mais il est souvent utile, cependant, de les épaissir un peu avec des fécules légères.

Il est une préparation très-usitée en Angleterre, le thé de bœuf, qui convient parfaitement aux mauvais estomacs. Il se prépare en choisissant un bon morceau de bœuf; on commence par enlever le gras, les tendons, les os, les aponévroses; on coupe ensuite la chair musculaire en très-petits fragments, on verse dessus de l'eau bouillante et on laisse infuser un certain temps. Une fois ce temps écoulé et l'infusion refroidie, on décante et on emploie ce thé, additionné d'un peu de sel et souvent d'un peu de poivre.

Le jus de viande est une préparation excellente pour les estomacs faibles et convalescents. Il contient une grande quantité d'osmazôme et peu de gélatine, et il est très-nourrissant et de facile digestion.

Il est deux autres espèces de bouillons peu nourrissants et très-souvent employés :

1° Le bouillon de poulet. Ce bouillon contient en dissolution de la gélatine, un peu d'osmazôme et un peu de graisse; sa puissance nutritive est faible et sa digestion facile. Son usage trop longtemps prolongé dans les convalescences finit quelquefois par le rendre indigeste. En pareil cas, lorsqu'on le remplace par un bouillon plus nourrissant, par des jus de viande peu concentrés ou par des viandes légères, on est tout étonné de voir la digestion s'opérer plus facilement et ne causer aucune sensation pénible de l'estomac. Le bouillon de poulet convient, en définitive, aux estomacs faibles et délicats. Il est souvent bon de l'épaissir avec des fécules ;

2° Le bouillon de veau n'a qu'une très-faible puissance nutritive ; il contient peu de gélatine, peu d'osmazôme et peu de graisse : l'estomac s'en fatigue très-vite. On l'emploie plutôt, en général, comme tisane et faiblement concentré, et constituant ce qu'on appelle eau de veau.

Les bouillons de grenouilles, de colimaçons, sont des décoctions qui contiennent de la gélatine et un peu d'osmazôme. Ils sont de facile digestion, et on les emploie comme tisanes émollientes. Ces bouillons sont peu nourrissants ; on les conseille souvent aux individus atteints de tubercules pulmonaires.

Viandes proprement dites, appelées aussi viandes de boucherie.

Elles en comprennent cinq, qui, par ordre de digestibilité, sont : 1° mouton ; 2° bœuf ; 3° agneau ; 4° veau ; 5° porc (1).

A poids égal, le pouvoir nutritif de ces viandes ne présente pas des différences très-grandes ; ces différences portent surtout sur leur faculté digestive (2).

Les circonstances qui modifient cette faculté digestive sont assez nombreuses. Ce sont les suivantes :

1° *Age des animaux.* — Les animaux très-jeunes fournissent des viandes d'assez facile digestion, mais ayant peu de puissance

(1) On s'est beaucoup occupé, il y a quelques années, de l'usage de la *viande de cheval ;* on sait que cette viande se vend publiquement dans diverses parties de l'Allemagne, et des expériences récentes ont fait voir, ce qu'on savait d'ailleurs depuis l'antiquité, qu'elle est très-bonne et très-savoureuse. Cependant, et malgré la croisade entreprise par des savants illustres et notamment par les regrettables Isidore-Geoffroy Saint-Hilaire et Renault (d'Alfort), l'usage de cette viande ne s'est point naturalisé parmi nous. Des demandes de vente avaient été adressées à l'autorité et accordées, mais on ne les a point mises à profit, comme l'ont fait observer MM. Huzard et Vernois dans leur rapport au préfet de police, les chevaux, par leur nature, ne sont point des animaux de boucherie ; le plus grand nombre sera écarté de la consommation par le fait de maladies contagieuses auxquelles ils sont très-sujets ; la quantité qu'on pourrait livrer serait donc beaucoup moins considérable qu'on ne l'avait avancé, et aurait peine à alimenter économiquement une boucherie. Bgd.

(1) Brandes a cherché à estimer la quantité des matières azotées et nutritives con-

nutritive. Cela tient à ce que leur chair musculaire contient plus de gélatine, plus de graisse, mais moins d'osmazôme, moins d'albumine, de fibrine et moins d'alcali, enfin, qu'à un âge plus avancé.

Les animaux vieux fournissent des aliments nourrissants, mais d'une difficile digestion : la dureté et la densité plus grandes de la fibrine, ainsi que la moindre proportion d'osmazôme, expliquent ce fait.

La viande de ces derniers animaux est plus nourrissante et plus digestive quand ils ont atteint leur croissance. C'est pour cette raison que la chair du bœuf et celle du mouton l'emporte sur celles du veau et de l'agneau.

2° *Conditions de santé dans lesquelles se trouvent les animaux, et genre de nourriture qu'ils ont pris.* — Les animaux élevés en liberté, trouvant dans des pâturages riches une nourriture facile et abondante, en même temps que la nuit on leur donne, dans des étables saines, bien disposées, sèches et bien aérées, de bons fourrages, sont dans des conditions qui donnent à leur viande le maximum de puissance nutritive. L'embonpoint qu'ils peuvent présenter et la graisse que contiennent leurs tissus ne sont pas une garantie que la graisse qui en provient soit de facile digestion ; souvent c'est le contraire qui a lieu. La santé antérieure de l'animal est d'autant plus importante à considérer, qu'il s'agit d'une viande naturellement plus indigeste. L'influence de l'exercice n'est pas non plus à dédaigner ; ainsi, les animaux qui ne se livrent à aucun mouvement présentent, en général, une quantité de graisse plus considérable que ceux qui sont placés dans des conditions opposées.

tenues dans 100 parties de chair musculaire des animaux suivants. Ces recherches, faites à l'aide de l'évaporation dans l'iode, l'ont conduit à dresser la table suivante :

100 PARTIES DE CHAIR MUSCULAIRE.	Eau.	Albumine et fibrine.	Gélatine.
Bœuf.....................	74	26	6
Veau.....................	75	19	6
Mouton...................	71	22	7
Porc	76	19	5
Poulet...................	73	20	7
(Graisse)................	79	14	7
Merlan	82	13	5
Sole.....................	79	15	6

Ces maxima d'albumine et de fibrine n'indiquent pas le maximum de puissance nutritive, car toutes les parties azotées assimilables ne le sont pas toujours complétement ; elles forment souvent des composés intermédiaires, qui entraînent plus tôt leur digestion.

3° *Espèce de l'animal.* — Les considérations précédentes s'appliquent surtout à l'agneau et au mouton d'une part, et de l'autre au veau et au bœuf; il reste maintenant à dire quelques mots de la cinquième espèce de viande de boucherie, celle de porc.

Le caractère principal de la viande de porc est surtout sa digestibilité difficile ; il faut sans doute l'attribuer au mélange intime de la graisse et des fibres musculaires, aussi bien qu'à la dureté et à la densité des fibres qui la composent.

Le cochon encore jeune, c'est-à-dire le cochon de lait, est plus difficile à digérer que le porc développé, et cela pour la même raison que l'agneau et le veau ; c'est à la prédominance de la gélatine et à son mélange intime avec la viande qu'elle le doit. — La viande de porc est, en général, d'une digestion d'autant plus facile que ces animaux ont fait usage d'une nourriture plus exclusivement végétale.

En résumé, la viande de porc est un bon aliment, nourrissant bien, mais qui ne convient qu'aux estomacs solides et robustes.

4° *Parties de l'animal.* — La partie la plus nourrissante des viandes, celle qui, en même temps, est de la digestion la plus facile, est la fibre musculaire (fibrine). Ensuite viennent les glandes, telles que le foie, les reins, le pancréas, la rate, auxquels il faut joindre le cerveau. Toutes ces substances sont d'une digestion plus difficile. Les divers éléments azotés s'y trouvent en proportion variable, et c'est la fibrine qui est la moins abondante. — Les tendons, les aponévroses, les tuniques viscérales, les poumons, sont d'une digestion bien plus difficile encore.

· 5° *Temps qui s'est écoulé depuis que l'animal est tué.* — Les diverses espèces de viandes se digèrent d'autant plus facilement qu'elles sont plus voisines de la putréfaction ; mais il ne faut pas que cette putréfaction soit commencée, car alors elles détermineraient des digestions longues, pénibles, fatigantes, et même des indigestions. Cette approche de la putréfaction dissocie les fibres, les ramollit un peu, les rend moins compactes, et facilite ainsi leur dissolution dans le suc gastrique. ·

6° *Manière dont l'animal a été tué.* — L'animal tué par l'abatage est toujours préférable sous le rapport de la qualité à celui qu'on a tué par la saignée. On le comprendra facilement, si on réfléchit à la quantité de sang dont ce genre de mort a dû priver la viande.

7° *État de santé ou de maladie des viandes.* — Peut-on manger de la viande des animaux malades? M. Flourens rapporte que, pendant la révolution de 1789, des indigents de Saint-Germain et d'Alfort mangèrent sept à huit cents chevaux morveux ou farcineux sans en être incommodés. Il en fut de même des animeux morts de typhus contagieux pendant les années 1814, 1815, 1816. On mange constamment à Paris des vaches atteintes de phthisie pulmonaire. M. Huzard ne conseille d'interdire que la viande d'animaux morts du charbon.

M. Renault, dans un mémoire très-intéressant qu'il a publié sur ce sujet, est amené à conclure qu'il n'existe aucune raison de prohiber l'alimentation des porcs et des poules nourris avec les débris des clos d'équarrissage, quels qu'ils soient, et qu'il n'y a aucun danger pour l'homme à manger la chair cuite ou le lait bouilli provenant de bœufs, vaches, porcs, moutons, poules, affectés de maladies contagieuses, quelle que soit la répugnance naturelle que puissent inspirer ces produits. (Voy. plus bas l'article sur les aliments toxiques.)

8° *Mode de préparation.* — Les divers modes de préparation des aliments, classés d'après la digestibilité plus ou moins grande qu'ils procurent aux viandes, sont : 1° grillage ; 2° rôtissage ; 3° hachis et cuisson à l'étuvée ; 4° cuisson dans l'eau ; 5° cuisson au four ; 6° fricassée ; 7° salaison.

La viande *grillée* est celle qui est cuite de la manière la plus uniforme ; elle doit cette qualité à ce que la cuisson est opérée très-rapidement. C'est elle qui est le plus facilement digérée.

La viande *rôtie* vient après. Elle est d'une digestion un peu moins facile ; c'est l'absence d'uniformité dans la cuisson qui fait bien souvent que des parties sont trop cuites ou coriaces, d'autres trop peu cuites, d'autres à un degré convenable.

Le *hachis* et les viandes *cuites à l'étuvée* ne sont pas d'une digestion facile. Le défaut d'insalivation et de mastication des viandes ainsi préparées, ainsi que le mélange intime du gras et du maigre dans le hachis et la viande cuite à l'étuvée, en rendent facilement compte.

La digestibilité du *bouilli* est moindre encore, ce qu'il doit à ce que l'on enlève à la viande une partie de son osmazôme, de sa gélatine et de ses matières grasses.

Les viandes *cuites au four* doivent leur peu de digestibilité à ce qu'il se développe presque toujours, dans leur préparation, une huile empyreumatique, qui est la conséquence de l'absence de ventilation dans les fours.

La cuisson en *fricassée* n'est pas toujours digestive, ce qui est dû à ce que la graisse qui est ordinairement ajoutée à la viande imprègne la fibre musculaire et la rend indigeste.

Les viandes *salées* sont d'une digestion laborieuse ; la salaison, en effet, contracte la fibre, la resserre et la rend plus dense et plus compacte ; elles sont difficiles à digérer, mais aussi elles satisfont l'appétit pour longtemps. Elles sont très-mal supportées par les estomacs malades, et, en particulier, par les sujets atteints de dyspepsie.

M. Boudin, dans un travail publié en 1850 dans les *Annales d'hygiène*, a cherché à apprécier la quantité de viande consommée chaque année en France par chaque individu. D'après les calculs qu'il a présentés, on consommerait en France annuellement 673,387,681 kil. de viande, ou 20^{kil},1 par habitant, soit environ 50 grammes par jour et par individu.

Cette consommation moyenne de 20^{kil},1 de viande se décomposerait ainsi : bœufs et vaches, 6^{kil},74 ; veau, 2^{kil},17 ; mouton, 2^{kil},19 ; agneau, 0^{kil}19 ; porc, 8^{kil},63 ; chèvre, 0^{kil},06.

Volaille.

Les quatre espèces de volailles dont l'homme se sert pour aliments sont, par ordre de digestibilité : 1° le poulet ; 2° le dindon ; 3° le canard ; 4° l'oie.

La composition de la fibre musculaire de ces animaux, le peu de densité de leur fibrine, la petite quantité de gélatine qui sépare les mailles de leurs tissus, la faible proportion d'osmazôme qu'ils contiennent, expliquent leur facile digestibilité.

Les volailles se digèrent d'autant mieux que les animaux sont plus jeunes. — Lorsqu'ils sont vieux, les fibrilles musculaires se rapprochent, se condensent et durcissent. Cependant, le canard, et surtout l'oie, sont d'une digestion plus difficile que le poulet et le dindon ; ils le doivent à la densité plus grande de leurs fibres, ainsi qu'à leur quantité plus abondante de graisse. La densité musculaire explique la digestion assez difficile de la viande des oiseaux aquatiques. La condition de domesticité rend leur chair plus molle, plus soluble dans le suc gastrique que l'état sauvage. La manière de les élever exerce également une influence. Renfermés et nourris à satiété, ces animaux deviennent plus gros, plus chargés de graisse et plus indigestes. Cette circonstance a d'autant plus d'influence qu'ils sont naturellement plus difficiles à digérer.

Le mode de préparation influe sur la digestibilité de la votaille. Lorsqu'elle est grillée, elle est dans les conditions les plus favorables ; on peut même la considérer comme meilleure que lorsqu'elle est rôtie ; bouillie, sa faculté digestive diminue. Les parties de la volaille les plus tendres sont celles dont l'animal se sert le moins : telles sont les ailes.

Gibier.

Les diverses espèces de gibier dont l'homme est appelé à faire usage sont : 1° la perdrix ; 2° le faisan ; 3° le coq de bruyère ; 4° le chevreuil ; 5° le lièvre ; 6° le pigeon ; 7° le lapin ; 8° la bécasse.

Le gibier, si l'on en excepte toutefois les oiseaux à long bec, est, en général, un aliment de facile digestion pour les bons estomacs. L'état de liberté ou de domesticité influe beaucoup sur la qualité de sa chair et sur sa digestibilité : les espèces sauvages et tuées à la chasse sont plus nourrissantes et plus digestives, ce qui tient à ce que l'exercice considérable que prennent les différentes espèces de gibier, développe les fibres musculaires et les débarrasse de la graisse et de la gélatine qui s'y accumulent dans l'état de domesticité (pigeon, perdrix, lapin). La chair du gibier a pour caractère d'être constituée par de la fibrine presque pure, mêlée d'un peu d'osmazôme ; il y a très-peu de gélatine et très-peu de graisse.

Le genre de nourriture exerce une influence sur les qualités du gibier : c'est ainsi que ceux de ces animaux qui sont carnivores ont une chair musculaire plus dure et plus dense. Le gibier se digère mieux grillé et rôti que préparé autrement ; il est probable que, si quelques personnes trouvent la venaison d'une digestion difficile, c'est qu'elle n'est pas assez faite ou qu'elle a été mal préparée.

Pour être digéré facilement, non-seulement le gibier exige un bon estomac, mais encore il est nécessaire qu'on n'en mange qu'une quantité modérée ou faible. Lorsqu'on a fait usage de venaison à un repas, le travail de la digestion est accompagné quelquefois de chaleur de la peau et d'une sorte de mouvement de fièvre.

Poissons, mollusques et crustacés.

En Europe, l'homme fait ordinairement usage, pour se nourrir, de diverses espèces de poissons, de mollusques et de crustacés, tels que : le merlan ; la merluche ; la morue fraîche ; la sole ; le carrelet ; la sardine ; le hareng ; le turbot ; le saumon ; le maquereau ; les divers poissons d'eau douce : truite ; brochet ; carpe ; anguille ; etc. ; l'huître crue ou cuite ; la moule ; l'écrevisse ; le homard ; le crabe. Rangés dans l'ordre de leur digestibilité, ils peuvent être ainsi classés : 1° les poissons de mer à chair blanche ; 2° les poissons plats de mer à chair également blanche ; 3° les mollusques (huîtres, moules, etc.) ; 4° les divers poissons d'eau douce ; 5° les poissons à chair rouge ; 6° les crustacés (homards, crabes).

La chair de poisson est composée de fibrine, d'une proportion extrêmement faible d'osmazôme ; il y a beaucoup de graisse, surtout dans quelques espèces, tels que les maquereaux, la morue, et beaucoup de gélatine.

La chair de poisson est considérée, en général, comme beaucoup moins nourrissante que celle des autres animaux : il faudrait un certain nombre d'analyses pour décider cette question. Quant à sa digestibilité, il y a un certain nombre de poissons que l'on digère avec une grande facilité, tels sont la sole, le merlan, la limande ; on peut toutefois admettre que plus les poissons sont gros, plus ils ont de gélatine entre leurs fibres, et plus ils sont difficiles à digérer. La grande quantité de gélatine que contient la chair de la plupart de ces animaux, contribue déjà à les rendre d'une digestion assez difficile pour les convalescents, ainsi que pour les individus atteints de dyspepsie et de gastralgie ; cette cause, toutefois, n'est pas la seule, et on doit presque autant l'attribuer à la matière extractive spéciale, qui donne à chaque poisson son goût particulier, à l'huile qui s'y trouve en proportion notable, ainsi qu'au caractère plus aqueux des fibres. Les estomacs qui ne supportent pas facilement les aliments liquides (et il y en a beaucoup) ne digèrent pas bien non plus le poisson. Pour être facilement assimilé, le poisson gros et frais a besoin de l'addition d'une certaine quantité de sel, qui favorise la sécrétion du suc gastrique destiné à dissoudre sa chair. Le poisson salé est, cependant, fort indigeste, ce qu'il faut attribuer à la condensation de ses fibres, ainsi qu'au commencement de fermentation qu'il a presque toujours subi.

Les huîtres fraîches sont faciles à digérer, pourvu toutefois qu'on n'en prenne pas une quantité considérable. Il est probable qu'elles doivent cette qualité à l'eau salée qu'elles contiennent en proportion notable. Cuites, elles sont indigestes, moins encore cependant que les moules, à l'usage desquelles, en bonne hygiène, on devrait renoncer.

Les langoustes, les homards, les crevettes, les crabes et les écrevisses ont les fibres dures, serrées, denses; elles résistent bien souvent au suc gastrique et sont assez fréquemment la source d'indigestions.

La meilleure préparation à faire subir au poisson pour le manger est le grillage. La cuisson dans l'eau, plus ou moins aromatisée et additionnée de condiments vient après. La friture, prise surtout en quantité un peu notable, est indigeste.

Les poissons naturellement gras, sont cependant plus digestifs frits que bouillis.

Y a-t-il des poissons vénéneux? — C'est une question qui n'est pas encore résolue complétement. Les poissons qui, dans certaines circonstances indéterminées jusqu'ici, ont causé des accidents, sont les suivants : l'anchois, l'anguille, les œufs de barbeau, les œufs de brochet, la sardine dorée, le caret, la carpe, le congre, la dorade, le hareng, les œufs de la lotte, le maquereau, le perroquet, la sardine, le saumon, le thon. D'après MM. Duchesne et Chevalier, on peut reconnaître si un poisson est vénéneux en prenant un morceau de son foie et s'en frottant les lèvres. S'il est vénéneux, on y éprouve une vive cuisson, comme si l'on y avait mis du piment, puis elles deviennent enflées et douloureuses (1).

L'ingestion des huîtres et des moules détermine quelquefois chez l'homme de la diarrhée, des coliques, des vomissements et des crampes. Ces phénomènes durent peu de temps. On les voit cependant quelquefois se terminer par la mort. M. Fleury range en sept catégories les causes auxquelles on a pu les rattacher : 1° une maladie de l'animal ou de l'un de ses organes; 2° le séjour des mollusques dans des eaux limoneuses; 3° les substances dont ils se nourrissent (pommes de mancenillier, plantes marines, aquatiques); 4° la présence d'une écume jaunâtre qui se trouve dans la mer; 5° de petits crabes (*cancer pinnotherus*); 6° une modification particulière survenant au moment du frai; 7° une certaine quantité de cuivre, provenant de vieilles coques de vaisseaux doublées en cuivre, sur lesquelles s'attachent souvent les huîtres et les moules.

Bibliographie. — Généralités. — RICHTER (G. G.), *Victûs animalis antiquitas et salubritas.* Gottingue, 1761, in-4°. — VIREY, *Considéra-*

(1) Voir plus bas ALIMENTS TOXIQUES.

tions générales sur les aliments tirés des diverses classes du règne animal, et leurs influences sur le corps humain, in *Journ. gén. de méd.*, t. VI, p. 241 ; an VII. — SCHLOSSBERGER, *Analyse des Muskelfleisches verschiedener Thiere*, in *Valentin's Repert.* 1841, p. 295, et *Schmidt's Jahrb.*, t. XXXIV, p. 7 ; 1842. — KERGORLAY, *De la consommation de la viande et de l'organisation du commerce de la boucherie dans Paris*, in *Ann. d'hyg.*, 1re sér., t. XXVII, p. 84 ; 1842. — GUÉRARD, *Sur le transport des animaux destinés à la boucherie*, ibid., t. XXXVI, p. 98 ; 1846. — BIZET, *Du commerce de la boucherie et de la charcuterie à Paris, et des commerces qui en dépendent*, etc. Paris, 1847, in-8. — BOUDIN, *De la production et de la consommation de la viande au point de vue de l'hygiène publique*, in *Ann. d'hyg.*, t. XLIV, p. 241 ; 1850. — LEBIDOIS et CAILLEUX, *Renseignements sur les caractères distinctifs des bonnes et des mauvaises viandes.* Caen, 1851, in-8. — DELAFOND (O.), *Insalubrité et innocuité des viandes de boucherie qui peuvent être vendues à la criée du marché des Prouvaires.* Paris, 1851, in-8. — MARCHAL (de Calvi), *Expériences entreprises dans le but de déterminer le degré de nutritivité des viandes les plus usuelles*, in *Compt. rend. de l'Acad. des sc.*, t. XXXIV, p. 591 ; 1852. — DELAMARRE, *La viande, commerce, consommation, production* (Extr. du journ. *la Patrie*). Paris, 1853, in-12. — BERTHERAND, *Influence du transport par les chemins de fer sur la santé des animaux destinés à la boucherie et à l'engraissement*, in *Archiv. de l'agricult. du nord de la France*, 1856. — THIERRY (Al.), *Études sur la viande des animaux domestiques qui servent à la nourriture de l'homme en France et en Angleterre.* Paris, 1858, in-8. — Question de la gélatine. — PAPIN, *La manière d'amollir les os et de faire cuire toutes sortes de viandes en fort peu de temps et à peu de frais*, etc. Paris, 1662, et Amsterdam, 1688, in-12. — PROUST, *Moyens d'améliorer la subsistance du soldat*, in *Journ. de La Mettrie*, t. LIII. — DARCET père, *Rapp. fait sur le bouillon et la gelée des os*, in *Décade philos.*, nos 23 et 24, frim. an III. — CADET DE VAUX (A. A.), *Mém. sur la gélatine des os, et son application à l'économie alimentaire privée et publique, et principalement à l'homme malade et indigent.* Paris, 1803, in-8. — DU MÊME, *De la gélatine des os et de son bouillon.* Paris, 1818, in-12. — MANDEL, *Rapport sur la gélatine des os.* Nancy, 1803, in-8. — DU MÊME, *Deuxième rapport*, etc. ; ibid., 1803, in-8. — LEROUX, DUBOIS, PELLETAN, DUMÉRIL et VAUQUELIN, *Rapport sur un travail de M. Darcet ayant pour objet l'extraction de la gélatine des os, et son application*, etc., in *Ann. de chim.*, t. XCII, p. 300 ; 1814. — DARCET, *Recherches sur les substances nutritives que renferment les os*, pl. 5. Paris, 1829, in-8. — DU MÊME, Une suite de Mémoires, Notes, etc., sur le même sujet. — PUYMAURIN (A. de), *Mém. sur les applications dans l'économie domestique de la gélatine extraite des os, avec le Mém. de Darcet (Recherches, etc.).* Paris, 1829, in-8. — GAULTIER DE CLAUBRY (H.), *Emploi de la gélatine des os*, in *Journ. de chim. méd.*, 1re sér., t. VII, p. 674 ; 1831. — ROULIN, *Lettre sur les propriétés nutritives de la gélatine*, in *Ann. de chim.*, 2e sér., t. XLVII, p. 74 ; 1831. — GIRARDIN, *Rapp. sur l'emploi de la gélatine des os dans le ré-*

gime alimentaire des pauvres et des ouvriers. Rouen, 1831, in-4º. — Du même, *Rapport*, etc. Rouen, 1833, in-8. — Edwards (W.) et Balsac, *Recherches expérimentales sur l'emploi de la gélatine comme substance alimentaire.* Paris, 1833, in-8. — Edwards (W.), *Sur les propriétés alimentaires de la gélatine*, in *Arch. gén. de méd.*, 2e sér., t. VII, p. 272 ; 1835. — Gannal (T. N.), *Geline, gelée, gélatine*, 1re et 11e part. Paris, 1834, 1836, in-8. — Du même, *Lettre à M. Thénard*, avec le *Rapp.* de M. Gendrin, au nom des médecins de l'Hôtel-Dieu. Paris, 1841, in-8. — Donné (Al.), *Mém. sur l'emploi de la gélatine comme substance alimentaire*, Paris, 1835, in-8. — Magendie, *Rapp. à l'Acad. des sc.*, in *Compt. rend.* t. XIII, p. 237 ; 1841. — Vrolik, *Extr. du rapp. de la prem. classe de l'Institut d'Amsterdam sur les qualités nutritives de la gélatine, ibid.*, t. XVIII, p. 423 ; 1844. — Bérard, *Rapp. sur la gélatine considérée comme aliment*, in *Bull. de l'Acad. de méd.*, t. XV, p. 367 ; 1849-50.

Bouillon. — Soubeiran, art. *Bouillon*, in *Dict. de méd.* en 30 vol., t. V ; 1833. — Liebig, *Ueber die Bestandtheile der Flüssigkeiten des Fleisches*, in *Ann. der Chemie u. Pharm.*, t. LXIII, nº 3, trad. par Niclès, in *Ann. de chimie*, 3e sér., t. XXIII, p. 129 ; 1848. — Chevreul, *Rapp. sur le bouillon de la compagnie hollandaise.* Paris, 1850, in-8. — Piorry, *Rapp. sur un lait artificiel fait avec du bouillon*, in *Bullet. de l'Acad. de méd.*, t. XXI, p. 1022 ; 1855-56.

Différentes sortes de viandes. — Grognier, *De l'usage alimentaire de la chair de veaux trop jeunes*, in *Ann. d'hyg.*, 1re sér., t. II, p. 267 ; 1829. — Huzard père, *Sur l'usage de la viande de jeunes veaux, ibid.*, t. XII, p. 69 ; 1834. — Huzard fils, *Rapp. sur la vente et l'emploi alimentaire de la viande de chevreau*, in Tardieu, *Dict. d'hyp. publ.*, t. I, p. 436 ; 1862. — Beltz (G. V.), *De carne ferind.* Halæ Magdeb., 1735, in-4º. — Hamont, *Porcherie parisienne*, in *Union méd.*, t. I, p. 276 ; 1847. — Wachter (de), *Des qualités nutritives du lard*, in *Ann. de la Soc. méd. d'Anvers*, avril 1859. — Lehmann, *Ueber die Wichtigkeit des Fettes bei der thierischen Stoffmetamorphose im Allgemeinen, und bei der Milchgährung in's besondere*, in *Schmidt's Jahrb.*, t. XXXIX, p. 147 ; 1843. — Boeker, *Ueber die Einwirkung des Fettes auf die Ausscheidungen*, in *Oesterl. Ztschr. f. hyg.*, etc. Bd. I, hft. 1, et *Canstatt's Jahresb.*, 1860, t. VII, p. 34. — Rimaud, *Du sang considéré comme remède et comme aliment*, in *Gaz. méd. de Lyon*, t. VI, p. 285 ; 1854. — Viande de cheval. — Parent-Duchatelet, in *Les chantiers d'équarrissage de la ville de Paris* (note nº 23), *Ann. d'hyg.*, 1re sér., t. VIII, p. 118 ; 1852. — Du même, Adelon et Huzard (fils), *Peut-on sans inconvénient pour la santé publique permettre la vente, l'abatage et le débit des porcs engraissés avec de la chair de cheval*, etc. ; *ibid.*, t. XIV, p. 240 ; 1835. — Mayor (Matth.), *Sur l'hippophagie en Suisse ou sur l'usage comme aliment de la chair de l'espèce chevaline*, 1838, in-8. — Cambacérès (J.), *Des moyens de faire cesser dans Paris l'usage clandestin de la chair de cheval.* Paris, 1841, in-4º. — Geoffroy Saint-Hilaire (Isid.), *Lettres sur les substances alimentaires, et particulièrement sur la viande de cheval.* Paris, 1856, in-12. — Huzard et Vernois, *Rapp. sur l'emploi de la viande de cheval dans l'alimentation*, in *Rapp. gén.* de TRÉBUCHET. Paris, 1861, in-4°, p. 161.

Poissons. — XÉNOCRATE, *De alimento ex aquatilibus*, græcè et latinè. Lipsiæ, 1774, in-8. — NONNIUS, *Ichthyophagia, sive de piscium esu commentarius*. Antuerpiæ, 1616, in-8. — VANDERMONDE (C. A.), *An infirmis a morbo viribus reparandis pisces…?* Resp. affirm. Th. de Paris, 1749, in-4°. — RICHTER (G. G.), *De piscium salutari cibo*. Gottingæ, 1752, in-4°. — DAVY (J.), *Some observations on Fish in relation to Diet*. Edinburgh, 1853. — PAYEN, *Extr. d'un mém. sur les matières grasses et les propriétés alimentaires de la chair des différents poissons*, in *Compt. rend. de l'Acad. des sc.*, t. XLI, p. 1 ; 1855. — ALLARD (G. C.), *Du poisson considéré comme aliment dans les temps anciens et modernes, et de ses effets sur l'organisme humain*. Th. de Paris, 1853, in-4°, n° 296. — Mollusques. — POURFOUR DU PETIT, *An intere dendum ostrea meri potus…?* Thèse, Paris, 1745, in-4°. — PY, *Mém. sur l'usage immodéré et intempestif des moules et des huîtres*, in *Mém. de la Soc. de méd. de Lyon* ; 1810. — PASQUIER, *Essai médical sur les huîtres*. Th. de Paris, 1818, in-4°. — VAUQUELIN et CHAUSSIER, *Rapp. sur le parc aux huîtres du Havre*, in *Bullet. de la Soc. de méd.*, t. VII, p. 101 ; 1820. — GOUBEAU DE LA BILENNERIE, *Dissertation sur les huîtres vertes de Marennes*, Rochefort, 1821, in-8°. — SAINTE-MARIE, *De l'huître et de son usage comme aliment et comme remède*, in *Lectures relatives*, etc. Lyon, 1829, in-8. — REVEILLÉ-PARISE, *Considérations hygiéniques et philosophiques sur les huîtres*, in *Gaz. méd. de Paris*, 3e sér., t. I, p. 121, 141 ; 1846. — D'ORBIGNY père, *Histoire des parcs ou bouchots à moules des côtes de l'arrondissement de la Rochelle*. La Rochelle, 1847. — OZENNE (C. M. L.), *Essai sur les mollusques, considérés comme aliments, médicaments et poisons*. Th. de Paris, 1858, in-4°, n° 222. — FERRAND (E.), *Ostréonomie : huîtres toxiques et huîtres comestibles diverses*, etc. Lyon, 1863, in-8. — FISCHER, *Note sur les limaçons comestibles*. Bordeaux, 1852. — FIGUIER, *Sur les limaçons comestibles*, in *Journ. la Presse*, 28 fév. 1857. — GOBLEY, *Recherches chimiques sur les limaçons de vigne*, Paris, 1858. EBRARD DE BOURG, *Des escargots considérés comme aliment*, in *Rev. de thérap.*, t. IX, p. 163 ; 1861. — Voy. la bibliogr. de l'article *Aliments nuisibles*.

Lait, beurre, fromages et œufs.

Le lait sert de nourriture à l'homme dans un grand nombre de circonstances de la vie. Voici les diverses espèces d'aliments qui tirent leur origine de ce liquide organique : 1° le petit-lait ; 2° le lait écrémé ; 3° le lait non écrémé ; 4° la crème ; 5° le lait caillé ; 6° le beurre ; 7° le fromage : 8° le fromage à la crème.

La composition du lait a été l'objet de bien des travaux.

D'après Simon (*Chimie animale*), la composition du lait de vache, déduite en moyenne d'un certain nombre d'analyses, peut être ainsi représentée : eau, 857 ; parties solides, 143. Ces dernières se décomposent ainsi : beurre, 40 ; caséine, 72 ; sucre de lait et matières extractives, 28 ; le reste en sels fixes et terreux ; ou bien, en nombres ronds, 4 p. 100 de beurre, 7 de caséine, 3 de sucre de lait.

Voici un tableau relatif à la composition des différentes espèces de lait, que l'on doit à M. Regnault.

ANALYSE MOYENNE COMPARÉE DES DIVERSES ESPÈCES DE LAIT (REGNAULT).

	VACHE.	ANESSE.	CHÈVRE.	JUMENT.	CHIENNE.	FEMME.
Eau...............	87,4	90,5	82,0	86,9	66,3	88,6
Beurre	4,0	1,4	4,5	traces.	14,8	2,6
Sucre de lait et sels solubles	5,0	6,4	4,5	8,7	2,9	4,9
Caséum , albumine, sels insolubles....	3,6	1,7	9,0	1,7	16,0	3,9

Dans le travail que nous avons fait en commun avec M. Vernois, nous sommes arrivés à un certain nombre de résultats que nous croyons devoir rapporter ici (1).

Le lait de femme, sur une moyenne de 89 analyses, a donné les résultats suivants :

Densité..........................	1032,67
Eau	889,08
Parties solides....................	110,92
Sucre (lactine)	43,64
Caséum et matières extractives......	39,24
Beurre................	26,66
Sels.............................	1,38

L'âge de la nourrice n'apporte pas de modification sensible

(1) L'auteur d'un Traité d'hygiène a cru devoir attaquer nos recherches sur la composition du lait. Ses objections ne sont que la répétition d'objections déjà faites par MM. Moigno, Poggiale et Doyère. Nous avons démontré d'une manière incontestable, dans un mémoire spécial, qu'elles n'étaient que le résultat de l'ignorance de nos procédés ou de nos instruments et qu'elles n'avaient absolument aucun fondement sérieux. Cette discussion n'ayant aucun intérêt pour le lecteur, nous n'en parlerons donc pas, et nous le renverrons aux *Annales d'hygiène* (année 1853), dans lesquelles sont publiés nos travaux sur le lait. Nous l'engageons surtout à se méfier des critiques faites par des écrivains qui n'ont pas expérimenté. En fait de science, l'expérimentation est tout.

dans la densité, le poids de l'eau et celui des parties solides. Une différence réelle n'existe qu'aux points extrêmes de l'échelle. Le caséum, le beurre et les sels de 15 à 20 et de 30 à 35 ans marchent dans les mêmes proportions. Ailleurs, les rapports sont changés. Le sucre ne subit pas la même influence.

Il y a dans le lait des nourrices de 15 à 20 ans beaucoup plus de parties solides que dans celui des nourrices âgées de 35 à 40 ans. La période qui se rapproche le plus de l'état physiologique est placée entre 20 et 30 ans. L'âge du lait, de 1 à 15 jours, offre une diminution légère de densité, une diminution constante de la quantité d'eau, une augmentation en sens inverse des parties solides, diminution du sucre, augmentation du caséum, du beurre et des sels.

L'état colostral augmente surtout la quantité du beurre. De 1 à 24 mois, la composition du beurre est la suivante :

Densité. — Variant très-peu et sans lois fixes.
Eau. — Plus abondante de 5 à 6 et de 10 à 11 mois; moins abondante de 1 jour à 2 mois. Par conséquent, poids des parties solides en sens inverse.
Sucre. — Moins abondant de 1 jour à 2 mois, augmente de 8 à 10 mois.
Caséum. — Augmente de 1 jour à 2 mois, diminue de 10 à 24 mois.
Beurre. — Augmente de 1 jour à deux mois, diminue de 5 à 6 et de 10 à 11 mois.
Sels. — Plus abondants de 1 à 5 mois, et diminution ensuite.

La constitution exerce peu d'influence. Cependant, il est remarquable que les femmes de faible constitution ont un lait plus riche en parties solides, et particulièrement en sucre et caséum.

Le lait des nourrices primipares est le plus physiologique possible. La gestation au début ne modifie pas le lait ; à la fin, elle augmente ses éléments solides.

Le développement des mamelles n'exerce pas d'influence.

La menstruation, lorsqu'elle est revenue et qu'elle coexiste avec la lactation, abaisse la densité, le poids de l'eau et du sucre ; elle élève le chiffre des parties solides et de la caséine.

La présence des règles diminue la densité, le poids de l'eau et celui du sucre ; le caséum augmente.

Le lait des femmes à cheveux noirs est de meilleure qualité que celui des nourrices à cheveux blonds. Cette différence est évidente, en comparant chaque élément à chaque élément.

Une alimentation moins bonne augmente la quantité d'eau et celle du sucre ; elle abaisse la proportion des parties solides.

La grande quantité du lait fait peu varier la composition. Il y a un peu moins d'eau et un peu plus de sucre et de caséum ; quand il y a peu de lait, la quantité d'eau augmente.

ANALYSE DU LAIT DES ANIMAUX.

	VACHE.	ANESSE.	CHÈVRE.	JUMENT.	CHIENNE.	BREBIS.
Densité du lait.....	1033,38	1034,57	1033,53	1033,74	1041,62	1040,98
Eau..............	864,06	890,12	844,90	904,30	772,08	832,32
Parties solides......	135,94	109,88	155,10	95,70	227,92	167,68
Caséum et matières extractives.......	51,38	29,39	47,86 albumine.	33,35	110,88	69,78
Sucre............	38,03	50,46	36,91	32,76	87,95	39,43
Albumine..........	3,67	6,26	7,28	non isolée.	non isolée.	non isolée.
Beurre............	36,12	18,53	56,87	24,36	15,29	51,31
Sels.............	6,64	5,24	6,18	1,80	5,23	7,16

ORDRE D'IMPORTANCE DES ALIMENTS DU LAIT DANS CHAQUE ESPÈCE

FEMME.	VACHE.	ANESSE.	CHÈVRE.	JUMENT.	CHIENNE.	BREBIS.
Sucre.	Caséum.	Sucre.	Beurre.	Caséum.	Caséum.	Caséum.
Caséum.	Sucre.	Caséum.	Caséum.	Sucre.	Beurre.	Beurre.
Beurre.	Beurre.	Beurre.	Sucre.	Beurre.	Sucre.	Sucre.
Sels.	Sels.	Sels.	Sels.	Sels.	Sels.	Sels.

Voici maintenant comment on peut classer ces animaux, d'après l'importance de chaque élément :

POIDS DU SUCRE.	POIDS DU CASÉUM.	POIDS DU BEURRE.	POIDS DE L'ALBUMINE.	POIDS DES SELS.
Anesse.	Chienne.	Chienne.	Chèvre.	Chienne.
Femme.	Brebis.	Chèvre.	Vache.	Brebis.
Brebis.	Vache.	Brebis.	Femme.	Vache.
Vache.	Chèvre.	Vache.		Chèvre.
Chèvre.	Femme.	Femme.		Anesse.
Jument.	Anesse.	Jument.		Jument.
Chienne.	Jument.	Anesse.		Femme.

On pourra consulter ces tableaux lorsqu'on désirera conseiller l'usage de l'un ou de l'autre de ces laits. Il y a, en effet, des affinités chimiques réelles dans leur composition. C'est ainsi que le lait d'ânesse se rapproche surtout du lait de la femme ; il est particulièrement riche en sucre, et très-pauvre en caséum et en beurre. N'est-ce pas là ce qui explique son action dans la phthisie pulmonaire, les catarrhes chroniques, les estomacs délicats ?

Le lait de chèvre est surtout riche en beurre. Il contient beaucoup d'albumine. N'est-ce pas là ce qui explique son action chez beaucoup de sujets atteints de diarrhée ?

Le lait de vache et le lait de jument ont beaucoup d'analogie, et pourraient, en quelque sorte, se remplacer l'un l'autre.

Le lait de chienne et le lait de brebis ont beaucoup d'analogie dans leur composition ; ils s'éloignent beaucoup de la composition de celui de la femme.

C'est surtout à la quantité des éléments, aux usages qu'on veut remplir, qu'on doit faire attention quand on choisit un lait plutôt qu'un autre.

Le lait est la nourriture qui convient le mieux aux enfants. Il réussit bien, du reste, à la plupart des estomacs ; cependant il n'est pas tout à fait exempt d'inconvénients. L'accident le plus fréquent que l'on ait à redouter à la suite de l'usage du lait, est la diarrhée. Elle est due à la coagulation en masse du lait dans l'estomac, et à son passage dans les intestins grêles, avant d'avoir été dissous dans le suc gastrique ; on prévient souvent cet effet en additionnant ce liquide d'une petite quantité de bicarbonate de soude (1 gr. pour une tasse), ou mieux encore d'eau de chaux (une cuillerée à bouche pour 120 grammes de lait). Un autre inconvénient, c'est la constipation. On l'empêche souvent en épaississant le lait avec de la fleur de farine de froment, ou avec de la farine d'avoine. Cette addition le rend en même temps plus digestible.

La crème est composée en moyenne, selon Berzelius, de beurre, 4 1/2 ; caséine, 3 1/2 ; petit-lait, 92. Elle est plus indigeste que le lait.

La caséine coagulée est moins facilement digérée que la crème, que le lait écrémé ou non écrémé. Elle constitue un aliment essentiellement réparateur. Sa composition, d'après Schérer, est : carbone, 54,825 ; hydrogène, 7,153 ; oxygène, 22,394.

Le petit-lait est ordinairement d'une digestion facile, mais il est un peu laxatif. Le sucre de lait qui y est tenu en dissolution contient beaucoup plus d'oxygène et d'hydrogène que le sucre de canne. Sa composition est, selon Proust, carbone, 40 ; hydrogène, 6,66 ; oxygène, 53,34. C'est un aliment essentiellement respirateur, par le carbone qu'il contient.

Le lait écrémé est plus facilement digéré que celui qui ne l'est pas ; mais il est un peu moins nourrissant. Soumis préalablement à l'ébullition, il devient d'une digestion plus facile.

Le lait, dans les grandes villes, est la plupart du temps falsifié, et cette falsification consiste presque exclusivement, d'après M. Quevenne, dans l'addition d'une proportion d'eau, qui va jusqu'à être égale à la quantité de lait. Cette falsification le rend plus léger, plus facilement digestible, mais aussi beaucoup moins nourrissant.

Le régime lacté est conseillé dans un certain nombre de maladies ; on observe toutefois, à cet égard, ce fait remarquable, que, dans des cas en apparence semblables, tantôt il réussit, tantôt il ne réussit pas, et ne peut même être digéré. On conseille ordinairement le lait dans la gastrite chronique, dans quelques cas de cancer de l'estomac, dans beaucoup de gastralgies. C'est le premier aliment que l'on conseille dans la convalescence de beaucoup de maladies. Quelquefois il est employé avec succès dans des diarrhées rebelles avec ou sans phlegmasies de l'intestin. Des tentatives, faites avec beaucoup de prudence, peuvent seules indiquer si le lait réussit ou ne réussit pas dans ces cas divers.

Lait d'ânesse. — Il est plus digestif et cependant moins nourrissant que le lait de vache. Il contient un quart en plus de sucre de lait, un tiers en moins de beurre et moitié moins de caséine.

Lait de chèvre. — Il contient de l'acide hircique, qui dérange souvent le tube digestif ; bien souvent aussi, du reste, ce lait est digéré avec facilité.

Lait de femme. — Il contient à peu près autant de sucre de lait que celui qui provient de la vache, un tiers de beurre en moins, et presque autant de caséum. Il est plus digestible que le lait de vache, ce qu'il doit surtout à la moindre proportion de graisse qu'il renferme ; il est tout à fait approprié, du reste, aux conditions d'existence des jeunes enfants.

Beurre. — Le beurre est un mélange de la matière huileuse du lait, qui en forme la plus grande partie, avec une petite quantité de caséine et de petit-lait. Le beurre pur, et il est nécessaire qu'il le soit, pour ne pas être décomposé par la fermentation du sucre de lait et la décomposition de la caséine, qui seraient alors contenus dans ses interstices, le beurre pur peut être considéré comme un mélange de margarine, d'oléine et d'une petite quantité de butyrine, de caprine et de caproïne. On prévient la fermentation et la décomposition du beurre, lorsqu'elles sont dues aux causes que nous venons de signaler, en y ajoutant du chlorure de sodium, c'est-à-dire en le salant. Le beurre est un des aliments que les individus atteints de dyspepsie digèrent avec le moins de facilité. Ses qualités digestives dépendent, du reste, de sa pureté, de sa fraîcheur et de la nourriture de la vache qui l'a fourni. Le beurre frais est toujours plus facilement digéré que le beurre salé. Le beurre associé à d'autres substances a moins d'inconvénients qu'il n'en a lorsqu'il est pris comme seul aliment ; on doit remarquer, en effet, que le beurre est rarement pris seul en quantité un peu notable ; aussi la faible proportion qu'on étend sur du pain passe-t-elle, la plupart du temps, sans fatiguer l'estomac. D'un autre côté, on emploie souvent le beurre pour préparer les aliments de telle ou telle manière : il est alors un accessoire qui n'est pas sans importance ; l'addition du beurre dans les fricassées et les fritures, dont il favorise aussi la cuisson, n'a, la plupart du temps, aucun inconvénient.

Fromages. — Considérés d'une manière générale, les fromages sont d'une digestion difficile ; cela tient à ce qu'ils contiennent presque toujours une proportion considérable de matières grasses unies au caséum. L'usage exclusif du fromage, ou son ingestion en quantité trop considérable, détermine souvent une irritation assez vive et une fatigue du tube digestif.

On peut dire que les fromages faits avec du lait de vache sont, en général, d'une digestion plus facile que ceux qui sont faits avec du lait de chèvre ou d'autres animaux ; que le fromage fait est plus digestible que le fromage nouveau ; que le fromage trop fait et donnant de l'odeur irrite l'estomac, quand il est pris en quantité un peu considérable. Les estomacs faibles et dyspeptiques le supportent mal en général.

Le fromage est un mélange en proportion variable de caséine coagulée et de beurre, provenant ordinairement d'un lait écrémé. Comprimé avec force, il est dur, translucide et jaunâtre, ce qu'il doit au beurre qu'il renferme. La matière caséeuse qu'on emploie pour faire le fromage se sépare du lait au contact de la membrane muqueuse de l'estomac d'un jeune veau, et qu'on appelle présure ou caillette. Une fois pressée et égouttée, la masse coagulée constitue le fromage. Si on la comprime pour en exprimer toute la sérosité, on en fait un fromage dur qui peut se conserver longtemps. Une fois préparés, on les abandonne longtemps à eux-mêmes avant de les livrer au commerce ou de les manger, mais en prenant le soin de les saupoudrer de temps en temps de sel marin sur toutes leurs faces.

Les différences qui existent entre les fromages dépendent de la nature du lait employé, de la proportion de crème battue et du mode de fabrication.

Les principales espèces de fromages sont les suivantes :

1° Fromages frais et non salés : fromages de Neufchâtel, fromages blancs simples. Ils sont doux, nourrissants et de facile digestion.

2° Fromages frais et salés : fromages de Brie, de Marolles. Ils ont subi déjà un premier degré de fermentation, et sont recouverts par des moisissures qui empêchent l'action de l'oxygène ; ils sont plus excitants que les précédents. Ce défaut augmente avec leur ancienneté.

3° Fromages de Gruyère, de Hollande, de Chester, de Sassenage : ils sont préparés par pression et soumis à l'action du feu, qui, en fondant le beurre, le répartit plus également dans toute la masse. Ces fromages sont plus stimulants et ne peuvent être digérés que par de bons estomacs.

4° Les fromages mous, salés et fermentés : ils sont en partie décomposés ; tel est le fromage de Roquefort, qui est essentiellement excitant et détermine une soif vive.

Œufs. — Le blanc d'œuf ne contient presque que de l'albumine ; il existe, en outre, dans le jaune une substance huileuse à un état de division extrême, et combinée à une certaine quantité d'albumine également divisée. C'est, peut-être, en raison de cette dernière circonstance, que beaucoup d'individus atteints de gastralgie et de dyspepsie, digèrent avec facilité la partie jaune légèrement bouillie, surtout si on la mélange en même temps à un peu de farine de froment de choix. Il n'en est pas de même du blanc, qui, coagulé, est presque toujours d'une digestion peu facile.

A l'état de crudité, c'est-à-dire non coagulés, le blanc et le jaune d'œuf sont très-nutritifs et facilement digestibles. En pareil cas, ils ne se coagulent que dans l'estomac ; et coagulés de cette manière, et sans l'intervention d'une température élevée artificielle, ils se dissolvent très-facilement dans le suc gastrique. Il est peu d'aliments qui se digèrent aussi aisément qu'un œuf cru ou presque cru.

Le mode de préparation influe sur la digestibilité de l'œuf. Légèrement coagulé à sa surface, il se digère avec facilité, qu'il soit cuit dans du bouillon ou à la coque. Frit, il est plus indigeste que bouilli, à cause de l'adjonction et de l'infiltration dans son tissu d'une matière grasse nouvelle (beurre). Les œufs durs sont d'une digestion très-difficile, mais une fois dissous dans le suc gastrique, ils apaisent la faim pour longtemps. La quantité d'azote contenue dans l'œuf est égale à peu près au tiers de son poids ; c'est ce qui en fait un aliment si nourrissant et si réparateur.

Est-il encore nécessaire d'ajouter que l'œuf est plus facilement digéré quand il est frais que quand il est altéré, et qu'il se décompose très-vite, et bien avant que le goût et l'odorat n'aient pu en avertir ?

Les œufs frais légèrement cuits, et presque complétement incoagulés, sont la nourriture la plus saine, la plus réparatrice, et la plus facilement digestible qu'on puisse donner dans des cas de gastralgie, de dyspepsie, ainsi qu'aux estomacs des convalescents.

Bibliographie. — GESNER (C.), *Libellus de lacte et operibus lactariis, philologus pariter ac medicus.* Tiguri, 1541, in-8. — BARICELLI (J. C.), *De lactis, seri et butyri facultatibus et usu.* Neapol., 1623, in-4º. — LOTICHIUS, *De casei nequitiâ tractatus medico-philologicus novus.* Francofurti ad M., 1643, in-8. — LINDEN (van der), *Diss. de lacte.* Groningæ, 1655, in-16. — SCHOOCK (M.), *Tractatus de butyro, accessit ejusd. diatriba de aversatione casei,* 2e édit. Groningæ, 1664, in-12. — BOURDELIN (C.), *Examen du lait de vache, de chèvre et d'ânesse,* in *Mém. de l'Acad. roy. des sc.,* 1666, t. I, p. 242. — MARTIN, *Traité de l'usage du lait.* Paris, 1684, in-12. — SCHACHER (P. F.), *De lacte virorum ac virginum. Num illud nutriendo infanti sufficiat?* Lipsiæ, 1742, in-4º. — WALTHER, *De butyro ejusque vario usu.* Altorf. Noric., 1743, in-4º. — YOUNG (Th.), *De naturâ et usu lactis in diversis animalibus.* Edinburgi, 1776, in-8. — PETIT-RADEL, *Essai sur le lait considéré médicinalement sous ses différents aspects, ou Histoire,* etc. Paris, 1786, in-8. — PARMENTIER et DEYEUX, *Déterminer par l'examen comparé des propriétés physiques et chimiques la nature des laits de femme, de vache, de chèvre,* etc. Mém. couronné, in *Mém. de la Soc. roy. de med.,* 1787-88, p. 415 ; et 2e édit. développée sous le titre *Précis d'expériences et d'observations,* etc. Strasb. et Paris, an VII, in-8. — LUISCIUS et BONDT, *Determinetur per examen comparatum,* etc. (Médaille d'or), in *Mém. de la Soc. roy. de méd.,* 1787-88, p. 525. — BOUILLON-LAGRANGE, *Mém. sur le lait et l'acide lactique,* in *Ann. de chim.,* t. L, p. 272, an XII. — BARRUEL, *Considérations hygiéniques sur le lait vendu à Paris comme substance alimentaire,* in *Ann. d'hyg.,* 1re sér., t. I, p. 404 ; 1829. — GUÉRARD, art. *Lait,* in *Dict. de méd.,* 30 vol., t. XVII ; 1837. — DONNÉ (A.), *Du lait, et en particulier de celui des nourrices.* Paris, 1837, in-8. — CHEVALLIER (A.) et HENRY (O.), *Mém. sur le lait, sa composition, ses modifications,* pl. 1, in *Journ. de chim. méd.,* 2e sér. ; t. V, p. 145, 193 ;

1839. — QUEVENNE (T. A.), *Mém. sur le lait*, in *Ann. d'hyg.*, 1re sér., t. XXVI, p. 5, 257 ; 1841. — DU MÊME, *Falsifications du lait, ibid.*, t. XXVII, p. 241 ; 1842. — GAULTIER DE CLAUBRY (H.), *De la sophistica-tion au moyen de la matière cérébrale, ibid.*, t. XXVII, p. 287 ; 1842. — CHEVALLIER (A.), Divers articles sur *La vente du lait*, 1re sér., t. XXXI, p. 453 ; 1844 ; 2e sér., t. III, p. 306 ; 1855 ; t. VI, p. 359 ; 1856. — AR-DOIN, *De l'effet énervant du lait*, in *Journ. des conn. méd. chir.* ; 1846, n° 3. — KENCKE, *Die schlechte Kuhmilch, ihre Eigenschaften, Ursachen und Erkennungszeichen, und ihre Gefährlichkeit als Nahrungsmittel.* Braunschweig, 1847. — ROYER-COLLARD, *Du lait et de l'allaitement*, in *Gaz. méd. de Paris*, 3e sér., t. IV, p. 457 ; 1849. — DOYÈRE, *Etude du lait au point de vue économique et physiologique.* Paris, 1852. — CHAM-POUILLON, *Du lait consommé dans la ville de Paris*, in *Gaz. des hôp.*, 1853. — VERNOIS (M.) et BECQUEREL (A.), *Du lait chez la femme dans l'état de santé et dans l'état de maladie ; mém. suivi de Nouvelles Recher-ches*, etc., in *Ann. d'hyg.*, 1re sér., t. XLIX, p. 257, et t. L, p. 43 ; 1853. — RÉVEIL, *Du lait.* Th. de concours, 1856, in-4°. — HILLIER, *On London milk*, in *Dublin med. Press*, t. XXXVI, p. 331 ; 1856. — BOUCHARDAT et QUEVENNE, *Du lait.* 1er fasc. *Instruction sur l'essai et l'analyse du lait*, 2e fasc. *Du lait de femme, d'ânesse, de chèvre*, etc. Paris, 1857, in-8. — ADRIAN (L. A.), *Recherches sur le lait au point de vue de sa composition, de son analyse et de ses falsifications, et surtout de l'approvisionnement de Paris.* Th. de l'École de pharm. Paris, 1859, in-4°. — DU MÊME, *Du lait au point de vue de son commerce à Paris, des procédés*, etc. Paris, 1860, in-8. — WITTSTEIN (H. C.), *Versuche zur Auffindung eines leichten, sicheren und schnellen Verfahrens, die thierische Milch auf ihren Handelswerth zu prüfen*, in *Pappenheim's Beiträge zur exact. Forsch.*, 4 Hft., p. 6 ; 1862. — VOELCKER (A.), *Lecture on milk ; on the composi-tion of cheese, and practical mistakes in cheese-making ; cheese experi-ments ; on poisonous cheese*, in *Journ. of roy. agricult. Soc.*, t. XXII and XXIII ; 1862.

Substances végétales alimentaires.

Les substances végétales contiennent un grand nombre de principes différents, dont la digestion et l'assimilation ne sont pas destinées à atteindre le même but.

En premier lieu se présentent le ligneux et la cellulose, sub-stances essentiellement neutres des parties organisées ; elles constituent le tissu végétal, et se rencontrent à peu près dans toutes les parties des plantes. Ces substances ne sont pas sus-ceptibles d'être digérées, ce qu'elles doivent à la densité de leurs fibres et à leur organisation elle-même.

Dans l'épaisseur de ces tissus organisés se trouvent déposés les divers principes immédiats végétaux.

L'amidon et les diverses *fécules*, converties en partie en

dextrine par la diastase salivaire, passent intactes dans l'estomac, et achèvent leur conversion complète en dextrine sous l'influence de la diastase pancréatique ; ces fécules sont absorbées à mesure qu'elles sont dissoutes, et une fois dans le sang, elles sont portées au foie, qui opère la transformation de la dextrine en matière saccharine. C'est donc le foie qui produit du sucre, qu'il envoie dans les veines hépatiques, et de là dans la veine cave inférieure, pour se rendre, par l'intermédiaire du cœur droit, dans le poumon, où il est brûlé et détruit pour produire le calorique nécessaire à l'entretien de la vie. On doit se rappeler qu'il semble résulter des expériences de M. Bernard, que le foie fabrique de toutes pièces, et sans qu'il ait besoin de trouver de la dextrine dans le sang, du sucre, qui est également porté dans le poumon pour être détruit. Il faut toutefois de nouvelles expériences pour admettre ce dernier résultat. Les fécules sont donc des aliments essentiellement respirateurs.

Les diverses espèces de *gommes* se rapprochent beaucoup des fécules, et ont un mode de digestion et une destination finale analogues.

Le *sucre de canne* et le *sucre de raisin*, qui existent en grande quantité dans les végétaux, sont, en même temps, des aliments respirateurs et des condiments. Il n'en sera question qu'en traitant de ces derniers.

Les *huiles* végétales sont constituées par des principes immédiats analogues, si ce n'est identiques, à ceux qui sont fournis par les animaux ; leur rôle est également de fournir aux aliments respirateurs une réserve, dans le cas où ces derniers ne suffiraient pas à la production et à l'entretien de la chaleur animale.

Les huiles essentielles ne remplissent pas le rôle d'aliments ; quelques-unes sont employées comme condiments.

Les matières végétales contiennent trois éléments importants, dont il a déjà été question, et qui sont : la *fibrine végétale* (substance extraite du gluten, ou bien contenue dans le suc de beaucoup de végétaux, et spontanément coagulable) ; l'*albumine végétale* (partie soluble et coagulable par la chaleur des sucs végétaux) ; la *caséine végétale* (partie soluble des sucs de beaucoup de légumineuses incoagulables par la chaleur, coagulables par les acides). Cette dernière est, probablement, ce qui constitue la plus grande partie de la substance appelée légumine.

Ces trois principes immédiats sont donc des aliments azotés, destinés à la réparation et à la nutrition des organes et des tissus. Leur digestion s'opère de la même manière que celle de l'albumine, de la fibrine et de la caséine animales.

Les *acides végétaux* sont modifiés d'une manière variable pendant l'acte de la digestion. Les uns passent intacts dans le sang et de là dans les urines (acide oxalique, oxalates acides). Les autres sont brûlés en partie dans le sang et convertis en acide carbonique ; ils se combinent alors à la soude et passent dans les reins à l'état de carbonates de soude (acides citrique, acétique, tartrique, etc., etc.).

Les *mucilages*, et en particulier la pectine, sont des substances peu nourrissantes et dont le mode de digestion a été peu étudié. Telles sont les matières végétales ; et l'énumération rapide que nous venons d'en donner est suffisante pour montrer qu'elles renferment à la fois les éléments nutritifs et respirateurs de nos tissus.

Céréales.

On comprend sous la dénomination de céréales le froment, le seigle, le riz, le maïs, l'avoine, l'orge, la farine de pois, etc. On admet généralement que ces diverses espèces de farines contiennent des proportions variables de gluten, et que leurs qualités nutritives sont en rapport avec la proportion de ce principe.

Ainsi, on regarde comme exactes les moyennes suivantes : dans la farine de froment, 18 à 24 pour 100 de gluten ; dans celle d'avoine ; environ 6 pour 100 ; dans celle du riz, 5 ; et, enfin, dans la farine de pois, 4. Cette opinion n'est pas tout à fait exacte, en ce sens que le gluten est une substance essentiellement composée. Les analyses les plus récentes démontrent qu'elle contient : 1° beaucoup de fibrine végétale ; 2° un peu de cellulose ; 3° quelques grains de fécule non entraînés par l'eau ; 4° des substances grasses, solubles dans l'alcool ou l'éther ; 5° de la caséine végétale ; 6° une substance appelée glutine par quelques chimistes, gliadine par d'autres. C'est un composé analogue à l'albumine végétale, et c'est à sa combinaison avec la fibrine que le gluten doit son élasticité.

Malgré cette composition essentiellement complexe, on peut admettre, comme résultat approximatif, que la plupart des céréales jouissent d'un pouvoir nutritif proportionnel à la quantité de fibrine végétale ou de gluten qu'elles contiennent.

Farine de froment. — Elle sert à faire le pain. Voici, d'après

M. Regnault, la composition moyenne des principales farines de froment dont on fait usage en France.

	FARINE BRUTE de froment indigène.	FARINE de blé dur d'Odessa.	FARINE de blé tendre d'Odessa.
Eau	10,0	12,0	10,0
Gluten sec	11,0	14,6	12,0
Amidou	71,0	57,6	63,6
Glucose	4,7	8,5	7,0
Dextrine	3,3	5,0	5,8
Son resté sur le tamis	0,0	2,3	1,5

D'après M. Péligot, la composition du froment est la suivante :

Eau	13,2 à 15,2 1/2
Matières grasses	1,8 à 1.9
Albumine	1,4 à 2,4
Dextrine	5,4 à 10,5
Gluten	8,1 à 19,8 1/2
Amidon	55,1 à 1,9
Sels minéraux	1,4 à 1,9
Cellulose	1,4 à 2,2

M. Millon a cherché à déterminer les proportions d'eau et de ligneux, et il a donné 15,88 pour 100 pour l'eau et pour le ligneux, 2,28 pour 100 pour le blé tendre, et 1,25 pour 100 pour le blé dur. D'après M. Boussingault, le ligneux peut être évalué à 7,5 pour 100 du blé.

M. Millon croit, de plus, qu'il y a certains blés qui ne contiennent que très-peu de gluten, ou même qui n'en renferment pas du tout. Cette opinion n'est pas généralement adoptée.

Farine et son. — Le blé moulu et bluté ne représente-t-il pas de la farine et du son ? Leur quantité mesure le rendement du blé. La farine est la partie alimentaire, mais le son, qui ne devrait être que le ligneux, contient presque toujours un peu de gluten et de fécule. Les procédés les plus exacts de mouture donnent un son qui contient encore 25, 30, 35 pour 100 de parties panifiables.

On doit à M. Poggiale une analyse exacte du son, que voici

Eau		12,000
Sucre		1,000
Matières solubles	non azotées	7,700
	azotées	5,615
Matières azotées.	insolubles assimilables	3,867
	— non assimilables	3,516
	grasses	2,877
Amidon		21,642
Ligneux		34.675
Sels		5,514

La farine de blé est souvent altérée par des graines provenant
de plantes parasites qui croissent au milieu des champs. Tels
sont le mélampyre, la moutarde, l'ivraie, la nielle, le pavot, le
liseron, la vesce. Nous ne pouvons nous occuper ici des moyens
qu'il faut employer pour reconnaître le degré de pureté de la
farine de froment.

La farine de froment sert surtout à la fabrication du pain.

La panification s'opère par une suite d'opérations, qui com-
prennent : 1º l'hydratation ; 2º le pétrissage ; 3º la fermenta-
tion ; 4º l'apprêt, et 5º la cuisson. L'hydratation sert à pénétrer
d'eau l'amidon et le gluten et à dissoudre les substances solu-
bles, telles que la dextrine, la glucose et les substances albumi-
noïdes. Le pétrissage répartit l'eau d'une manière égale dans
toutes les parties de la masse. Cuit dans cet état, le pain serait
compacte, dur et difficile à digérer. Pour donner au pain, et sur-
tout à la mie, sa consistance légère et boursouflée, il faut y
ajouter un ferment qui agisse sur la glucose et la dextrine, et
dans lesquelles il détermine la fermentation alcoolique. Ce sont
les gaz que dégage cette fermentation qui boursouflent la pâte
et donnent de l'élasticité au gluten. Faite dans de bonnes con-
ditions, la pâte doit tenir renfermée dans ses mailles soulevées
et distendues toutes les bulles du gaz dégagé.

On obtient ordinairement le levain en prélevant à la fin de
chaque opération un peu de pâte, qu'on abandonne à elle-même
et qu'on laisse fermenter. C'est cette matière ainsi fermentée
qui est susceptible d'agir d'une manière analogue sur d'autres
pâtes. Quelquefois on emploie de la levûre de bière. En pareil
cas, on doit surtout éviter d'en mettre une quantité trop consi-
dérable, si l'on ne veut donner de l'amertume au pain.

C'est après avoir façonné la pâte en pain qu'on laisse la fer-
mentation s'établir. Cette fermentation, toutefois, ne doit pas
se prolonger trop longtemps, si l'on ne veut pas qu'elle devienne
acétique, ce qui amènerait la liquéfaction d'une partie de glu-
ten et ôterait à la pâte une partie de sa consistance. Le pain est
cuit ensuite dans des fours, où l'habitude permet aux boulan-
gers d'établir une température uniforme, qui est ordinaire-
ment de 300º.

La chaleur dilate les gaz, arrête la fermentation, favorise
l'évaporation d'une partie de l'eau, et augmente la consistance
du gluten et de la fécule, qui se fixent dans la position qu'ils
ont prise. — La mie, qui constitue l'intérieur de la pâte, n'ar-
rive pas à une température supérieure à 100º ; mais extérieure-

31

ment la croûte se dessèche complétement, et à la température de 200° où elle est portée elle se torréfie. La durée du séjour au four est de 60 minutes pour les pains de 4 kilogr. arrondis, et de 36 à 40 minutes pour ceux de 2 kilogr. fendus.

On emploie maintenant beaucoup de fours à courant d'air chaud, et appelés aérothermes. On fait aussi usage de pétrisseurs mécaniques. Ce sont des perfectionnements que les progrès de la mécanique permettent d'adopter avec succès.

100 kilogr. de farine rendent, en général, de 130 à 135 kilogr. de pain, ce qui est dû à l'introduction d'une certaine quantité d'eau ; un rendement plus considérable suppose une falsification et l'introduction d'une quantité d'eau anormale. La quantité d'eau contenue en moyenne dans le pain est de 33 à 45 pour 100.

M. Poggiale a analysé le pain de munition de quelques-unes des puissances européennes ; nous nous bornerons à rappeler les résultats que lui a fournis l'analyse du pain de munition de France.

Eau	34,17
Sucre	1,3
Dextrine	3,9
Amidon	44,50
Matières azotées	8,85
Matières grasses	0,70
Son lavé à l'eau froide	6,7
Matières fixes	1,39
Pertes	0,10
	100,100

[Ainsi qu'il a été dit plus haut, le son renferme encore de l'amidon, des matières azotées et une pellicule que l'on regarde comme ligneuse. D'un autre côté, on sait, d'après les expériences de Magendie, que les chiens vivent par l'usage du pain de son, tandis qu'ils meurent par l'usage exclusif du pain blanc. Comment ce son intervient-il dans l'alimentation ? Ce ne peut être seulement par l'azote de ses principes immédiats, car ceux-ci ne s'y trouvent que dans une faible quantité relativement à celle qui fait partie constituante de la farine blanche. M. Mouriès a reconnu que la surface interne du son renferme plusieurs principes azotés qui restent à isoler et à caractériser comme espèces. Mais l'ensemble de ces principes, que l'eau tiède dissout, possède, comme la diastase, la propriété remarquable de liqué-fier l'amidon en le changeant en dextrine et en sucre ; c'est donc surtout en intervenant de cette manière, comme ferment, que le son agit dans la panification, et par suite, dans la digestion.]

On fabrique aussi du pain de gluten, destiné aux diabétiques; il contient une très-grande quantité de matières azotées.

Le pain est un des aliments les plus précieux pour l'homme.

Relativement aux qualités qu'il acquiert après avoir été fabriqué, l'observation de chaque jour a démontré ce qui suit :

Le pain à mie trop compacte, trop épaisse, est essentiellement indigeste. Il en est de même du pain tendre, quand il est encore chaud et qu'il vient de sortir du four.

Le pain avalé trop rapidement est souvent indigeste. Cela tient à ce qu'on ne lui donne pas le temps de s'imbiber de salive, et qu'elle ne peut alors commencer à convertir la fécule en dextrine. Il résulte de là que la matière amylacée, arrivée intacte dans l'estomac, agit comme le corps étranger et nuit à la digestion des autres substances qui y ont été simultanément introduites.

Le pain trop cuit n'est pas indigeste, pourvu qu'il ait été bien mâché. Il en est de même du pain dit rassis, qui doit sa dureté à ce que l'eau qu'il contenait s'est en partie évaporée. Il est considéré comme plus digestif que le pain tendre. Si ce fait est exact, cela tient sans doute à ce que sa consistance étant plus grande, on est obligé de le mâcher avec plus de soin, et, par conséquent, on convertit en dextrine une plus grande quantité de fécule.

Le pain est un excellent aliment, car il est à la fois réparateur et respirateur. Les opinions varient relativement aux quantités respectives de pain et d'autres aliments dont on doit faire usage. L'habitude, la faim, la quantité d'aliments autres que le pain dont on peut disposer, modifient ces proportions, et il est difficile d'établir quelque chose de précis à cet égard.

La farine de froment est employée à d'autres usages qu'à la fabrication du pain. Une des préparations les plus simples dans lesquelles entre cette substance est le mélange bouilli de lait et de farine de froment qu'on donne aux enfants. Cette nourriture est la transition du régime purement lacté aux aliments azotés. C'est une préparation que les enfants digèrent avec facilité, mais dont on doit éviter de faire abus, surtout sous le rapport de la quantité ; le tube digestif s'en fatiguerait rapidement, et ne tarderait pas à rejeter la bouillie par les vomissements et les selles.

La farine de froment entre comme accessoire plus ou moins important dans une foule de préparations culinaires. Les sauces dites sauces blanches en contiennent une quantité notable. Les pâtisseries sont constituées en général par une association plus ou moins intime et plus ou moins complète de beurre et de farine de froment triturés, malaxés ensemble et cuits à des degrés différents. Quelle que soit celle de ces préparations dont on fasse usage, on peut établir *qu'à poids égal*, toutes les pâtisseries sont aussi lourdes, aussi indigestes et aussi mauvaises pour l'estomac les unes que les autres. C'est, en effet, toujours le poids, et non le volume, qu'il faut considérer ; aussi doit-on regarder toute pâtisserie comme une mauvaise préparation culinaire, et dont il est préférable de ne faire usage que le moins possible.

Toute préparation culinaire dans laquelle il entre une certaine quantité de farine de froment, acquiert des propriétés nutritives un peu plus énergiques, sans, pour cela, que le degré de sa digestibilité soit changé.

Le vermicelle et le macaroni sont des modifications du pain non levé. On les fait avec la farine du *grano duro*, sorte de blé qui se trouve principalement sur les bords de la mer Noire et en Apulie. Ces préparations sont constituées par une pâte non levée, non cuite, et durcie à l'air. Le grano duro est probablement l'espèce de blé la plus riche en gluten ; c'est un aliment qui est, en même temps, facile à digérer et nourrissant. Mêlé à du fromage et à l'état de macaroni proprement dit, il garde son pouvoir nutritif, mais perd de sa digestibilité.

Seigle. — Analysée par Einhoff, la farine de seigle contient : amidon, 61,09 ; sucre, 3,27 ; mucilage, 11,09 ; gluten non desséché, 9,48 ; albumine, 3,27 ; enveloppes, 6,38 ; perte, 5,42.

M. Payen en a donné l'analyse suivante : amidon, 67,65 ; matières azotées, 12,50 ; dextrine et substances congénères, 11,0 ; matières grasses, 2,25 ; cellulose, 3,10 ; matières minérales, 2,00.

Le pain qu'on fabrique avec le seigle est dense, brunâtre et d'apparence graisseuse. Son goût est agréable. Il est nourrissant, mais beaucoup d'estomacs le supportent mal. Mêlé avec le froment, il sert à faire un pain plus substantiel, plus nourrissant, et qui est plus usité dans nos campagnes que le pain de froment pur.

Orge. — L'orge est encore employée comme nourriture dans beaucoup de pays du Nord, où la culture du froment réussit mal. Il en est encore de même dans plusieurs départements français (le Berry).

Le pain fait avec la farine d'orge est lourd, grossier, d'un brun violacé, moins nourrissant et moins facile à digérer que le pain de seigle, et, par conséquent, que le pain de froment.

On le rend meilleur en y introduisant 1/3 ou 1/4 de farine de froment.

L'analyse de la farine d'orge par Einhoff a donné : amidon, 60 ; sucre, 5,45 ; albumine et gluten sec, 1 ; enveloppes, 10,3 ; eau, 11,2.

D'après M. Payen, la composition de l'orge est la suivante : amidon, 66,43 ; matières azotées, 12,96 ; dextrine et substances congénères, 10,00 ; matières grasses, 2,76 ; cellulose, 4,75 ; matières minérales, 3,10.

Avoine. — La farine d'avoine contient, d'après M. Boussingault : amidon, 46,1 ; gluten et albumine, 13,7 ; matières grasses, 6,7 ; sucre (glucose), 6,0 ; gomme, 3,8 ; ligneux et cendres, 21,8.

D'après M. Payen, voici la proportion des principes constituants : amidon, 60,59 ; matières azotées, 14,39 ; dextrine et substances congénères, 9,25 ; matières grasses, 5,50 ; cellulose, 7,66 ; matières minérales, 3,25.

On mange encore du pain d'avoine dans plusieurs comtés du Nord de l'Angleterre, et surtout en Écosse. Il est moins digestif que celui qu'on fait avec la farine de blé, bien qu'il contienne beaucoup plus d'albumine végétale.

Les Écossais, qui sont très-robustes, en font leur principale nourriture et lui attribuent une partie de leurs forces.

Le gruau, qui n'est autre chose que la semence d'avoine dépouillée de ses enveloppes, est beaucoup plus nourrissant qu'on ne le croit généralement. L'estomac le garde souvent volontiers, alors qu'il rejette tout autre liquide nourrissant.

La farine d'avoine mélangée au lait et en potage est une bonne nourriture. Elle réussit aux enfants, ainsi que dans les cas de dyspepsie. Elle est généralement regardée comme légèrement laxative, mais cela n'est pas démontré.

Riz. — Le riz, originaire de l'Inde, est maintenant cultivé dans le midi de l'Europe, en Italie, en Espagne et dans le delta du Rhône. Il ne vient que dans les endroits humides et marécageux. On a longtemps considéré le riz comme ne contenant sensiblement pas de gluten. D'après Davy, le riz renferme plus de 10 pour 100 de ce principe, et beaucoup de sucre. D'après

MM. Payen et Boussingault, il n'y aurait guère que 7,5 de gluten et d'albumine ; il n'y a pas de principes astringents.

Le riz sert d'aliment aux populations de la moitié du globe, et il est, la plupart du temps, employé simplement cuit dans l'eau.

On prépare aussi avec la farine de riz, cuite dans le lait ou dans l'eau, sucrée et aromatisée, les crèmes de riz, si utiles aux convalescents et aux individus atteints de diarrhées chroniques.

On fait du pain de riz, qui se digère assez bien ; il est toutefois considéré comme un peu laxatif ; on lui enlève cet inconvénient en mélangeant avec la farine du riz une certaine quantité de farine de froment. Le pain qui en résulte est brunâtre, mais assez digestif.

Maïs. — Le maïs est cultivé dans la plus grande partie de la France ; on emploie peu sa farine pour faire du pain ; elle est, en effet, peu susceptible de lever ; celui qu'on fait toutefois est sec et croquant, et on le trouve bon quand on en a l'habitude. La farine de maïs contient, d'après M. Payen : amidon, 67,55 ; matières azotées, 12,30 ; dextrine et substances congénères, 4,00 ; matières grasses, 8,80 ; cellulose, 5,90 ; matières minérales, 1,25. Le maïs sert d'aliment dans plusieurs provinces de France ; on en fait de la bouillie et des gâteaux qui sont nourrissants et d'un goût agréable.

Le pain de maïs, au contraire, est fade, visqueux, compacte ; il rancit et moisit rapidement. On pourrait le mélanger avec un peu de farine de froment.

Marzari a avancé, en 1810, et, dans ces derniers temps, M. Théophile Roussel a développé cette opinion avec talent, que c'était spécialement chez les populations qui faisaient usage de maïs que sévissait la pellagre. C'est une opinion que les faits observés récemment ne permettent pas d'admettre encore.

[Une polémique très-vive, et qui dure encore, s'est élevée, il y a quelques années, sur l'étiologie de la pellagre. Le maïs atteint de la maladie parasitaire connue sous le nom de *verdet* ou *verderame*, est-il la seule cause de la pellagre, comme l'ergot du seigle est la seule cause de l'ergotisme ? Si l'on considère, 1° que la pellagre se montre chez des individus qui n'ont jamais fait usage de maïs, verdéramé ou non, et dans des localités où cette céréale n'est pas employée ; 2° qu'elle est inconnue dans des localités où le maïs sert à l'alimentation ; 3° que dans des pays à pellagre, la Lombardie, par exemple, la maladie est très-inégalement répartie, le régime des habitants restant le même ; 4° qu'elle se montre dans certaines conditions de cachexie qui accompagnent la folie ; il est bien difficile de ne pas rejeter l'étiologie absolue que proclament les partisans de l'influence du verdet.]

Farine de pois. — La farine de pois est remarquable par la grande quantité de caséine végétale qu'elle renferme. Elle est, en général, d'une digestion assez difficile, mais nourrissante. Elle contient très-peu de gluten. On s'en sert beaucoup comme légume, ou encore pour épaissir les soupes, principalement à bord des vaisseaux.

Farine de sarrasin (blé noir). — La farine de sarrasin est d'une grande utilité pour l'alimentation des habitants des campagnes. Plusieurs provinces en France en font presque exclusivement usage pour se nourrir. Le grand avantage que présente cette plante, c'est qu'elle peut venir dans les terres les plus maigres ; et que, dans celles qui sont les plus substantielles, on peut la semer après la récolte du seigle. Les fruits mûrs sont recueillis en septembre et en octobre. La farine de blé noir sert à faire une espèce de pain, assez indigeste du reste, ce qui est peut-être dû à la manière grossière dont il est fabriqué. On en fait encore des galettes et de la bouillie.

La farine de sarrasin contient beaucoup de principes nutritifs. Voici sa composition, d'après Zeuneck : ligneux, 26,943 ; amidon, 52,295 ; gluten, 10,473 ; albumine, 9,228 ; extractif, 2,438 ; gomme et mucus, 2,803 ; extractif et sucre, 3,068 ; résine, 0,364 ; perte, 1,250.

Farine de châtaigne. — On ne possède pas d'analyse quantitative de farine de châtaigne, on sait seulement qu'elle contient une grande quantité de fécule, de gluten, qui a la plus grande analogie avec celui qu'on retire de la farine des graminées, et un principe sucré. Elle est saine et très-nourrissante. Cuite, elle sert à nourrir une partie de l'année un grand nombre des habitants du Limousin, du Périgord et de la Corse. Dans quelques localités de ces pays, on a essayé d'en faire du pain, mais ces tentatives n'ont pas eu de suite ; il est probable cependant qu'avec une manutention intelligente et soignée on y parviendrait facilement.

Farine de marron d'Inde (*œsculus hippocastanum*). — Elle est presque entièrement formée d'amidon et d'une certaine quantité de gluten dont le poids n'a pas été apprécié. Il y a également un principe amer très-désagréable, qui s'est toujours opposé à ce qu'on employât cette farine à la nourriture de l'homme. On peut la débarrasser de son amertume en la laissant macérer dans une lessive alcaline.

M. Flandin, dans un mémoire lu à l'Académie des sciences, a rappelé l'attention sur ce procédé. Celui qu'il indique consiste à mêler 100 kilogr. de pulpe de marron avec 1 ou 2 kilogr. de carbonate de soude. On laisse macérer pendant quelque temps, on lave, on passe au tamis, et on obtient ainsi une fécule très-pure.

M. Flandin a présenté en même temps un pain excellent et très-beau fait avec un quart de cette fécule et trois quarts de farine de froment. Il est à désirer que ce procédé soit soumis à de nouvelles expérimentations, qui permettent ensuite de le généraliser.

On extrait de diverses farines naturelles des produits essentiellement composés de substances amylacées, et dont il est utile de dire quelques mots.

1° *L'amidon*. — Extrait de la farine de blé, et peu usité comme nourriture, il est constitué par un grand nombre de granules sphériques d'une grandeur variable.

2° *L'arrow-root*. — Fécule retirée de la racine du *maranta indica*. Elle s'obtient en râpant cette racine au-dessus d'un baquet d'eau, dans le fond duquel elle se dépose. Ses grains fins, nacrés, doux au toucher, sont employés comme une substance nourrissante.

3° *Fécule de pomme de terre*. — Extraite des tubercules des pommes de terre, elle est la base de tous les potages restaurants, et, sous ce rapport, elle agit absolument de même que l'arrow-root et que les autres fécules dont nous avons parlé.

4° *Fécule de manioc ou tapioca*. — Ce dernier n'est autre que la fécule de manioc desséchée sur des plaques chaudes, cuite et agglomérée en grumeaux durs, irréguliers et un peu élastiques.

— La fécule de manioc, pour être employée comme comestible, a besoin que le produit extrait de sa racine soit débarrassé par le feu des principes vénéneux qu'elle contient.

Le tapioca sert à faire des potages au lait et au bouillon, dont il augmente les qualités nutritives.

5° *Sagou*. — Cette fécule est extraite de la moelle du *sagus farinaria*. Avant d'être desséchée, elle est passée dans une sorte de tamis et séchée sur des plaques chauffées. Elle est alors en grains arrondis, gris, rougeâtres, durs, élastiques, sans odeur et presque sans saveur.

6° *Salep*. — Cette fécule s'extrait des bulbes de plusieurs orchidées qui croissent en Perse (*orchis mascula, Morio, bifolia*) ; elle contient, outre beaucoup d'amidon, une quantité notable de bassorine, de gomme soluble et de sel marin. Le salep, comme le sagou, est employé à faire des potages.

Racines féculentes, champignons.

Cette classe comprend deux aliments particuliers et différents : 1° les racines féculentes (pomme de terre, patate, igname); 2° les champignons.

1° *Racines féculentes.* — *A. Pomme de terre.* — C'est un des aliments les plus précieux dont l'homme puisse disposer. Ces tubercules sont composés en grande partie de fécule, qui est déposée dans des cellules ligneuses, molles, tendres, et d'une cuisson très-facile. Leur analyse donne, d'après M. Payen : eau, 74 ; fécule amylacée, 20,06 ; substances azotées, 1,60 ; matières grasses, huile essentielle, 0,10 ; substances sucrées, 1,69 ; cellulose, 1,65 ; sels, 1,56.

La pomme de terre unie à un peu de farine de froment donne un pain d'une saveur douceâtre, assez agréable, et bien nutritif. Elle est employée, en général, d'une tout autre manière, et simplement cuite dans l'eau, à l'étuvée ou frite. C'est un aliment non azoté, agréable, nourrissant, et qui convient surtout lorsqu'on l'associe à des aliments azotés, tels que les viandes, qu'il sert à étendre, et dont il modère les qualités nourrissantes et stimulantes. On peut l'employer avec beaucoup de succès pour détruire ce qu'on a quelquefois appelé la pléthore azotique, c'est-à-dire l'abus des aliments azotés, et l'état général de l'organisme qui en est la conséquence. Plus la pomme de terre est farineuse quand elle est cuite, plus elle est d'une digestion facile et plus elle est nourrissante. La pomme de terre nouvelle ne contient pas encore beaucoup de fécule, et elle n'est pas aussi nutritive.

En 1843, une maladie spéciale aux pommes de terre commença à se manifester aux États-Unis et au Canada. En 1845, elle pénétra en Europe, dont elle envahit successivement presque tous les États. La maladie frappe d'abord les feuilles, puis les tiges anciennes. Elle gagne de là les tiges souterraines, puis les tubercules, et enfin, en suivant les vaisseaux, les yeux ou bourgeons.

Il est probable que cette maladie est produite par une végé-

31.

tation parasite, dont les sporules, d'une très-grande ténuité, sont transportées par les vents, et dont la chaleur humide favorise le développement. C'est surtout dans les mois de juillet, d'août et de septembre qu'elle sévit.

Cette maladie fait perdre aux pommes de terre leur qualité nutritive, car elle détruit la fécule. Elle ne paraît pas leur communiquer des propriétés nuisibles.

[Les graves conséquences de cette maladie au point de vue de l'alimentation publique, ont engagé à chercher d'autres plantes qui pussent remplacer la pomme de terre ou la suppléer au besoin ; on a donc encouragé la culture des deux espèces suivantes :

B. *Patate douce*. — Les racines tuberculeuses, surtout celles de la variété rouge, renferment presque autant de fécule que la pomme de terre, malheureusement la proportion de sucre qu'elle renferme s'oppose à ce qu'elle puisse être mangée avec de la viande. Enfin elle s'altère assez promptement et n'est pas à l'abri de la maladie.

C. *Igname*. — Les rhizomes en massue de cette dioscorée peuvent atteindre au poids de 2 et même de 3 kilogr., et contiennent une assez grande proportion de fécule pour être très-nourrissants. Cette plante est d'une acclimatation facile dans nos contrées, mais surtout en Algérie. Elle ne renferme pas de sucre comme la patate, se conserve bien, et son goût la rapproche tout à fait de la pomme de terre.

D. Enfin, toujours dans la même intention, on a proposé diverses racines telles que celles de la *fritillaire impériale*, de l'*arum italicum*, du *cerfeuil bulbeux*, etc.]

2° *Champignons*. — Les champignons comestibles sont constitués par des fibres végétales denses et nombreuses. Ces végétaux ont été analysés ; on y a trouvé : 1° de la fongine et de l'acide fongique, qui, du reste, paraissent être des substances inertes ; 2° deux matières animales, dont l'une est tout à fait analogue à l'osmazôme, et dont l'autre, azotée et soluble dans l'alcool, est de nature indéterminée. On trouve encore dans les champignons du sucre, de l'adipocire, de l'huile, de la bassorine, et une matière gommeuse.

Une question importante relative aux champignons et qui prime toutes les autres, est la suivante : il y a des champignons comestibles, mais il y a aussi des champignons vénéneux, et il est important de distinguer les uns des autres. Nous ne pouvons entrer ici dans l'exposé des caractères qui permettent de faire cette distinction, et nous y entrerons d'autant moins que ces caractères sont fort incertains.

Nous dirons seulement qu'à Paris, les seuls champignons dont la vente soit autorisée sont les champignons de couche (*agaricus edulis*), la chanterelle (*agaricus cantharellus*), la morille comestible.

Les champignons cuits sont un aliment nourrissant, mais qui, en raison de la densité de ses fibres, est très-indigeste ; c'est un point qu'il ne faut pas perdre de vue.

[Peut-on rendre comestibles les champignons vénéneux ? Des expériences nombreuses et parfaitement concluantes, corroborées par la pratique ancienne et traditionnelle des peuples du Nord, ont fait voir que des lavages répétés avec de l'eau salée et vinaigrée, peuvent faire disparaître le principe toxique des espèces nuisibles.]

Les truffes, qui sont une espèce de champignon, ont une composition spéciale, et une densité de tissus plus grande encore que celle des autres espèces de ces végétaux ; elles sont très-indigestes, et fort souvent même elles ne sont pas digérées du tout.

Herbes potagères.

Les herbes potagères proprement dites sont celles dont on fait usage après leur avoir fait subir une coction préliminaire. On peut les diviser en sous-classes, qui sont les suivantes :

1° *Herbes potagères parenchymateuses.* — Elles consistent en racines, tiges, fleurs ou parties de fleurs, et feuilles. On peut y comprendre l'asperge, l'artichaut, le céleri, le cardon, le chou, le chou-fleur, la scorsonère, la carotte, le navet et la laitue. Leurs caractères généraux et les parties élémentaires qui les constituent, envisagés exclusivement sous le point de vue de l'alimentation, sont les suivants :

1° Une quantité plus ou moins considérable de fibres ligneuses et de cellulose à tissu plus serré, plus dense et plus compacte dans certaines espèces que dans d'autres ; 2° un suc qui imprègne toutes les cellules du tissu, et qui est composé d'eau, de beaucoup d'albumine végétale, d'un peu de fibrine végétale, de matières gommeuses sucrées et extractives. Le principe sucré prend un grand développement dans la carotte et le navet.

A l'exception de l'artichaut, de la laitue et du céleri, toutes se mangent cuites. — L'effet de la cuisson est le suivant : elle commence par coaguler la fibrine et l'albumine végétales, puis, en se prolongeant, l'eau au milieu de laquelle on les fait bouillir, ou le suc lui-même des plantes, finit par pénétrer jusqu'aux parties les plus internes de l'aliment, en imbibe et en dissocie les fibres, le transforme, enfin, en matière pulpeuse, on pourrait presque dire en hydrate. L'aliment ainsi ramolli, et assaisonné d'une manière convenable, peut être mangé. La cuisson dans l'eau remplit souvent, pour quelques-unes de ces plantes, une autre indication, qui consiste à dissoudre les principes extractifs, âcres et amers, qui rendent quelques-uns de ces aliments peu agréables au goût. Notons encore que chacun de ces légumes possède des principes particuliers, qui donnent à chacun d'eux leur goût spécial.

Le degré de digestibilité et le pouvoir nutritif des différents légumes ne sont point semblables. On peut admettre, d'une manière générale, que leur digestibilité est facile et leur pouvoir nutritif faible. Les effets qu'ils produisent varient suivant les circonstances de temps, de saison, et le caractère plus ou moins aqueux des plantes. L'usage de ces végétaux est essentiellement avantageux dans les pays chauds et dans l'été de nos climats. On a longtemps attribué à leur privation le développement du scorbut dans les voyages de long cours ; ce fait, toutefois, n'est pas encore démontré d'une manière positive.

L'asperge. — On en mange les jeunes pousses ou turions. Les éléments qu'elle renferme sont l'asparagine, principe peu actif et qui cependant paraît diurétique ; de l'albumine végétale, une résine visqueuse douée d'une certaine âcreté, et une notable proportion de substance amylacée. Cuite, l'asperge constitue un aliment sain et d'une digestion facile. Elle nourrit peu.

Le céleri. — Ache odorante (ombellifère), se mange cru ou cuit : c'est sa racine qui est employée. Crue, elle est légèrement stimulante, et parfois assez difficile à digérer, ce qui tient à la dureté de ses fibres végétales. Cuite, elle n'est pas plus nourrissante, mais d'une digestion plus facile. Elle contient, outre l'albumine végétale, une certaine quantité de mannite.

Le cardon (synanthérée). — Il donne, après la cuisson, un aliment agréable, d'une digestion facile, et chargé d'albumine et de fibrine végétales, ainsi que de sucre.

L'artichaut (synanthérée). — On recueille les capitules avant l'épanouissement des fleurs, et on n'en mange que le réceptacle, ainsi que la base des feuilles. On en fait usage cru ou cuit. Cru, il est lourd, indigeste, et fatigue les estomacs délicats, en raison de la densité de ses fibres. Cuit, c'est un aliment doux, d'une facile digestion, et assez nourrissant. Il convient aux convalescents.

Le chou cultivé. — On en connaît plusieurs espèces, qui sont : le chou cavalier ou vert, le chou de Bruxelles, le chou frisé, le chou pommé, le chou-fleur.

Le chou proprement dit est un aliment qui contient beaucoup d'albumine végétale, mais la grande quantité de fibres végétales dont celle-ci est accompagnée le rend d'une digestion difficile ; il est peu nourrissant et détermine souvent le dégagement de beaucoup de gaz. Les estomacs délicats, atteints de dyspepsie, les convalescents, doivent éviter les choux, quelque bien cuits qu'ils soient. Il en est une préparation spéciale, fort goûtée dans le nord de la France et dans une partie de l'Allemagne, c'est celle à laquelle on a donné le nom de *choucroute.*

La choucroute se prépare en superposant dans des tonneaux des couches alternatives de chou, additionné de sel et de condiments divers. Le chou y subit un premier degré de fermentation, qui ne tarde pas toutefois à s'arrêter à mesure qu'il s'imprègne de sel et qu'il reçoit l'action des aromates. La choucroute est un mauvais aliment ; outre qu'il nourrit peu, il est indigeste, excitant, et son emploi longtemps répété peut déterminer des embarras gastriques et même de véritables gastrites. On ne doit pas en faire un usage habituel.

Le chou-fleur. — Il se digère très-vite. Les fibres végétales qui le constituent sont tendres, molles, et ne résistent pas à la cuisson. Elles contiennent une certaine quantité d'albumine végétale, du sucre et beaucoup d'eau. C'est un aliment peu nourrissant.

La laitue (synanthérée). — On emploie surtout la laitue dite romaine et la laitue pommée. On les mange crues ; leurs fibres, en cet état, sont assez tendres ; elles contiennent beaucoup d'albumine végétale et un peu de fibrine. Cuite, la laitue est plus facilement digérée encore, et elle a même une puissance nutritive assez grande.

La carotte (ombellifère). — La carotte a les fibres denses et serrées ; elle contient du gluten, de l'albumine végétale, beaucoup de sucre de canne, de la mannite, de la gomme, de l'acide pectique, du ligneux, et une matière résineuse jaune, qui lui donne sa couleur. La carotte, sauf lorsqu'elle est encore jeune, petite et tendre, est un aliment d'une digestion difficile, et il faut une ébullition longue et prolongée pour en hydrater les fibres. La purée de carotte, faite avec cette racine longtemps soumise à l'ébullition, est d'une digestion beaucoup plus facile.

Le navet. — Le navet contient une faible proportion de matière nutritive, à peine 4 pour 100. Il a très-peu de mucilage, peu d'albumine, beaucoup de sucre ; ses fibres sont moins denses que celles de la carotte ; il contient, en outre, une huile essentielle un peu irritante et qui peut fatiguer l'estomac. C'est un aliment dont on ne fait usage que cuit, et qui est peu nourrissant et peu digestible.

La scorsonère. — Racine qui contient beaucoup d'albumine végétale, dont les fibres se laissent facilement ramollir par la cuisson. Elle se digère facilement et nourrit assez bien.

Le panais (ombellifère). — Racine alimentaire, d'une saveur sucrée, aromatique et légèrement stimulante. Elle exige une longue cuisson et est difficile à digérer.

Herbes proprement dites. — Les herbes proprement dites comprennent la chicorée, l'oseille et les épinards. La chicorée et les épinards sont fades. L'oseille contient une assez grande quantité d'oxalate de potasse ; la cuisson prolongée dans l'eau en enlève une partie et en diminue l'acidité. Ce sont les feuilles de ces trois végétaux qui servent d'aliments. Après leur avoir fait subir une cuisson assez longue, on les égoutte, on les hache, et on les soumet à une deuxième cuisson, pendant laquelle on y incorpore les divers assaisonnements. Ces trois aliments sont aqueux, très-peu riches en principes azotés, c'est-à-dire en albumine et en fibrine végétales ; ils sont donc peu nourrissants. Les épinards et la chicorée sont cependant très-facilement digestibles, ce qui s'explique par l'état de division extrême auquel ils sont réduits. Quant à l'oseille, les principes acides qu'elle contient la rendent plus excitante, et il est des estomacs qui, en raison de leur peu de sympathie pour les acides, doivent y renoncer. Ces trois aliments s'associent très-bien aux viandes, dont ils atténuent les qualités parfois trop excitantes et trop stimulantes. Ils les étendent en quelque sorte et en facilitent ainsi la digestion.

3° *Herbes légumineuses.* — Elles comprennent deux sections bien différentes, et les végétaux qu'on peut y ranger exercent sur le tube digestif et la nutrition une influence qui est loin d'être la même. Dans une première, on place ces plantes encore très-jeunes, à l'état vert, et sans attendre qu'elles soient parvenues à leur maturité ; on peut y comprendre les pois verts, les haricots dits haricots verts, qui ne sont que des haricots encore très-petits et entourés de leurs jeunes gousses, les haricots proprement dits, encore jeunes et tendres ; enfin, les fèves nouvelles. Dans une deuxième section, on range les haricots, les lentilles, les pois et les fèves, bien développés et à l'état de maturité. Les propriétés des unes et des autres sont différentes.

Les légumes de la première catégorie sont herbacés et verts ; leurs fibres végétales sont molles, douces, tendres, et se laissent facilement hydrater par la cuisson dans l'eau. Les parties nutritives qu'elles contiennent renferment peu de fécule, peu de dextrine et peu de sucre, mais beaucoup de caséine végétale ; leur enveloppe corticale ne résiste pas à la digestion. Dans cet état et bien cuits, ce sont des aliments excellents, nourrissant bien et se digérant avec une certaine facilité. On ne peut toutefois se dissimuler qu'à l'exception peut-être des haricots verts, les autres espèces, c'est-à-dire les pois, les petits haricots et les fèves, donnent presque toujours naissance, pendant le travail de la digestion, à une certaine quantité de gaz ; on doit en conclure qu'il ne faut jamais en manger beaucoup, et qu'il est bon, lorsque cela est possible, de les associer à une certaine quantité de viande.

Les légumes de la deuxième catégorie, c'est-à-dire ceux qui ont atteint leur développement et qui sont à leur maturité complète, se présentent dans d'autres conditions. Ces végétaux renferment une grande quantité de fécule, qui est contenue dans des enveloppes épidermoïdes dures, d'une hydratation difficile et essentiellement rebelles à la digestion. La digestion de ces légumes (pois, lentilles, haricots, fèves) est, en général, assez difficile ; elle s'accompagne du développement de gaz ; et lorsqu'on les prend en excès, ils produisent facilement des indigestions, dont la répétition fatigue l'estomac. La manière la plus saine de manger ces aliments, est d'en faire usage à l'état de purée, après leur avoir fait subir, toutefois, une première cuisson dans l'eau. La seconde coction à laquelle on les soumet est destinée à y incorporer les assaisonnements. A cet état, ces légumes se digèrent avec beaucoup plus de facilité ; ils peuvent être pris en quantité plus considérable, et sont assez nourrissants. Ils se digèrent encore mieux quand la purée qu'on fait avec eux est associée à la viande.

Végétaux qui se mangent crus.

1° *Des salades, des radis et des concombres.* — Les aliments employés en salade sont la laitue et ses variétés, la chicorée, la mâche, le céleri, le cresson de fontaine, le cresson de jardin.

Les salades sont servies à l'état de crudité, et aromatisées avec des condiments plus ou moins forts. L'huile, le vinaigre, le sel et le poivre, quelquefois un peu d'ail, sont ceux qu'on emploie de préférence. Elles constituent un aliment peu nourrissant, dont l'albumine végétale, associée à un arome spécial pour chaque espèce, fait la base. Les estomacs solides et robustes les digèrent parfaitement; elles sont, au contraire, essentiellement indigestes pour les estomacs faibles, débiles, pour les convalescents, les dyspeptiques, etc. Les salades servent souvent à faciliter la digestion des viandes nourrissantes, et à atténuer leurs qualités stimulantes. Quelques-unes d'entre elles, et en particulier le cresson et la chicorée, conviennent parfaitement aux individus disposés aux affections scorbutiques.

Radis (crucifère). — Les racines de trois espèces de radis sont employées comme aliment. Ce sont d'abord le radis ordinaire et la petite rave. Ces deux racines ont une chair peu dense, des fibres végétales peu serrées et peu dures; elles contiennent une certaine quantité d'eau, de l'acide pectique, un peu d'albumine végétale, et une huile essentielle qui fait surtout partie de l'écorce de la racine; l'huile essentielle et le principe âcre sont d'autant moins prononcés que la plante est plus jeune. Lorsqu'elle vieillit, l'eau en augmentant de proportion, et les fibres en s'isolant les unes des autres et en durcissant, finissent par rendre les radis immangeables. Broyé par de bonnes dents, mâché avec soin, le radis est un aliment frais, apéritif et agréable. Il est alors bien digéré, mais il nourrit peu. Sans ces conditions, et pris en grande quantité, il peut être indigeste. La troisième espèce de radis est le radis noir ou gros radis, dont l'épiderme est dur et rugueux, et dont la chair est dense, coriace, et extrêmement piquante. Ce dernier est un apéritif énergique et un puissant stimulant. Il est d'une digestion difficile.

Concombre. — Le concombre a besoin d'être cuit pour pouvoir être mangé. Quelquefois, cependant, on en fait usage à l'état de salade. Sa chair fade, aqueuse, et même nauséabonde, doit alors être assaisonnée avec de l'huile et du vinaigre ; mais elle n'est pas toujours facilement digérée pour cela.

2° *Des fruits*. — On a souvent cherché à établir, sous le rapport de l'alimentation, une classification des diverses espèces de fruits. La division que l'on admet généralement comprend les classes suivantes : 1° fruits charnus ; 2° fruits pulpeux ; 3° fruits à noyau ; 4° noix. Il est néanmoins assez difficile de rester fidèle à cette classification, et il est plus utile d'examiner à part chaque espèce de fruit.

Il semble que la répartition des fruits dans les divers climats, soit en rapport avec les besoins naturels de l'homme et les maladies dont il est atteint. Ainsi, dans les climats froids, où le fruit n'a d'utilité que pour combattre la tendance âcre et putride résultant d'une nourriture tout animale, les fruits sont acides, antiseptiques, très-peu nourrissants ; dans les pays chauds, au contraire, où ils doivent à la fois étancher la soif, calmer la chaleur et nourrir, ils sont pulpeux, doux, sucrés et succulents.

Il est une autre remarque importante, c'est que l'âge des fruits exerce une influence très-grande sur leurs qualités et sur leur action digestive. Dans la première période de leur développement et avant que le fruit soit arrivé à la maturité, les caractères généraux des différentes espèces sont les suivants : les fibres ligneuses qui les constituent sont plus denses, plus nombreuses et plus dures ; il y existe, en quantité notable, un acide de nature organique : c'est l'acide malique, l'acide acétique, l'acide citrique, l'acide tartrique, ou d'autres encore. L'eau est peu abondante ; l'albumine végétale n'y est qu'à l'état rudimentaire ; il y a aussi de la fécule. A cet état, l'usage des fruits a sur l'homme les plus fâcheux effets. La diarrhée, la dysenterie, en sont fréquemment la conséquence. L'usage habituel, mais non abusif, de fruits qui ne sont pas arrivés à l'état de maturité complète, détermine encore bien souvent le développement d'ascarides lombricoïdes.

A mesure qu'on s'approche de la période du développement complet des fruits, les caractères précédents changent, se modifient ; et à l'époque de la maturité complète, ils sont remplacés par les suivants : les fibres ligneuses sont devenues moins nombreuses, plus minces et plus molles ; l'acide n'y est plus qu'en quantité très-peu considérable ; il n'y a plus de fécule, mais du sucre de raisin et de la pectine. Les fruits, à cet état, sont excellents pour l'homme, qui les digère alors avec facilité ; ils le nourrissent également assez bien. L'abus, toutefois, est près de l'usage, et le développement de diarrhées, de dysenteries, est souvent encore à redouter.

La saison influe sur la qualité des fruits, et, par conséquent, modifie leur action sur l'homme. Ainsi, une saison trop froide ne permet pas à ces végétaux d'arriver à leur maturité complète ; ils ont alors tous les inconvénients des aliments acides. Une saison trop humide les rend trop aqueux, trop fades et trop peu sucrés ; ils sont alors indigestes.

1° *Raisin*. — A l'état de maturité, la pulpe du raisin est succulente et d'une saveur douce et sucrée, avec une légère acidité qui tempère cette saveur. Ce sont des fruits essentiellement rafraîchissants ; ils peuvent devenir laxatifs quand on en mange une quantité un peu considérable.

Les raisins secs, souvent servis sur nos tables, ont une saveur beaucoup plus sucrée. On les prépare ordinairement en les faisant sécher au four, après les avoir plongés dans une lessive alcaline. Les raisins des contrées méridionales sont surtout ceux que l'on destine à cet usage.

2° *Orange*. — Les oranges mûres sont un des fruits les plus délicieux dont l'homme puisse faire usage. Leur saveur douce, sucrée, en même temps qu'acide, les rend très-agréables, rafraîchissantes, et légèrement laxatives. La pulpe, toutefois, doit être rejetée, car elle est indigeste. Les oranges servent encore à préparer l'orangeade, boisson légèrement acidule. Ce fruit est généralement considéré comme un aliment antiscorbutique.

3° *Citron*. — Le citron n'est guère employé que comme condiment, ou pour la fabrication de la limonade. Son acidité, qu'il doit à l'acide citrique, et qui est assez considérable, ne permet pas de le manger comme fruit, du moins dans nos climats. Comme l'orange, il jouit de propriétés antiscorbutiques caractérisées.

4° *Fraises*. — Elles contiennent beaucoup de mucilage, des acides malique et citrique en petite quantité, du sucre et une huile essentielle, qui donne aux fraises leur saveur et leur arome. Les fraises bien mûres, mâchées avec soin, sont facilement digérées.

5° *Framboises*. — Elles sont moins acides que les fraises, contiennent les mêmes éléments, et, de plus, une huile essentielle spéciale. Leur degré de digestibilité est à peu près le même.

6° *Groseilles*. — Les groseilles contiennent une quantité notable d'acide citrique, beaucoup d'acide pectique, et peu de sucre de raisin. Elles sont plus laxatives et plus rafraîchissantes que les fruits précédents ; leur abus amène facilement la diarrhée et la dysenterie, surtout quand elles ne sont pas très-mûres.

Les fruits à noyau contiennent une grande quantité de mucilage. En général, ils sont digérés d'autant plus facilement qu'ils sont plus aqueux et plus sucrés, moins charnus et moins acides.

7° *Pommes et poires.* — La digestibilité de ces fruits est plus ou moins grande, selon qu'ils sont plus ou moins acides. Lorsque leur tissu est mou, leur acidité faible et leur saveur sucrée très-prononcée, ils sont d'une digestion plus facile, et cependant ils fatiguent toujours un peu les organes digestifs. La cuisson influe peut-être davantage sur la digestibilité des pommes et des poires que sur celle de tous les autres fruits. Elle agit probablement en hydratant la chair du fruit, en pénétrant et en ramollissant les fibres nombreuses qu'il contient. Les poires et les pommes cuites sont des aliments assez nourrissants, d'une digestion facile, et que supportent souvent très-bien les estomacs faibles, débiles, ainsi que les convalescents.

8° *Prunes.* — Les prunes bien mûres contiennent du mucilage, de l'acide pectique, et beaucoup de sucre ; elles sont facilement digérées. Desséchées et cuites, elles constituent les pruneaux cuits, qui sont un aliment digestif, légèrement nourrissant, et jouissant de quelques propriétés laxatives.

9° *Abricots, pêches.* — Les abricots et les pêches sont des fruits qui contiennent des fibres molles, beaucoup d'eau, de sucre de raisin, peu d'acide, et des huiles essentielles spéciales. Leur digestibilité est en raison directe du développement de la matière sucrée. L'élévation de la température du climat ou de la saison, agit puissamment sur le développement de cette matière sucrée, et, par conséquent, sur les propriétés digestives de ces fruits.

10° *Melon.* Le melon est un aliment indigeste, ce qu'il doit à la grande quantité de mucilage qu'il contient, ainsi qu'à l'huile essentielle qui lui donne son goût et sa saveur. Quand il est bien mûr, d'une odeur aromatique suave, à fibres suffisamment ramollies, sans l'être trop, et à saveur sucrée largement développée, il réunit toutes les conditions de digestibilité. L'addition du poivre rend sa saveur moins agréable, mais facilite sa digestion. Le melon produit sur l'homme des effets différents, suivant le climat dans lequel on en fait usage. Dans les pays chauds, on peut en manger beaucoup plus que dans les régions tempérées, et sans qu'il produise aucun accident. Son usage immodéré dans nos climats produit très-facilement des indigestions.

11º *Figues.* — Les figues sont généralement considérées comme laxatives, ce qu'il faut sans doute attribuer à l'action mécanique des pepins, qui sont insolubles dans le suc gastrique, et qui agissent comme corps étranger sur la muqueuse intestinale.

12º *Noix.* — Ce fruit contient beaucoup de fécule et beaucoup d'huile ; ses fibres sont denses et compactes, surtout quand elles sont vieilles. Les noix sont, en général, un aliment d'une digestion difficile, et leur degré de digestibilité est en rapport avec la quantité de matière huileuse qu'elles renferment, quantité qui est d'autant plus considérable, que le fruit est plus vieux.

13º *Châtaigne.* — La châtaigne contient une quantité considérable de fécule. Lorsqu'elle est cuite d'une manière suffisante, elle constitue un aliment excellent et d'une digestion facile. Une partie des habitants du Limousin se contentent de ce seul aliment. La châtaigne renferme, outre la fécule, une certaine quantité d'albumine et de fibrine végétales.

[14º Nous devons, pour compléter cette énumération, faire connaître un certain nombre de fruits exotiques que la rapidité toujours croissante des moyens de transport, la facilité de jour en jour plus grande des transactions, et, enfin, la possibilité d'une exploitation plus intelligente de l'Algérie, mettront peut-être bientôt à notre disposition. Tels sont, le *cocotier* dont la noix renferme d'abord un liquide gommeux et sucré susceptible de fermentation alcoolique, et, plus tard, une amande très-riche en huile. Le *bananier*, dont les grappes énormes ou régimes, fournissent, avec une prodigieuse abondance et une incessante fécondité, la nourriture de nombreuses populations. L'*arbre à pain*, qui produit un fruit, de la grosseur d'un melon, rempli d'une pulpe amylacée et renfermant, en outre, une amande du volume et du goût de la châtaigne. C'est la nourriture de la plupart des peuples de la Polynésie. L'*ananas*, dont nos serres nous offrent de fades spécimens. Le *palmier-dattier*, qui présente tant de ressources, de différents genres, aux habitants des contrées sablonneuses et torrides de l'Afrique et de l'Asie... enfin nous mentionnerons encore, la *mangue*, la *mangouste*, la *goyave*, etc., etc.]

Bibliographie. — Aliments végétaux en général. — FIERA (B.), *Cœna (de herbarum virtutibus et eâ medicœ artis parte quœ in victûs ratione consistit), notis illustrata* à Carolo ARANTIO, etc. Patav., 1649, in-4º. — ROTH (J. P.), *De salubritate esculentorum vegetabilium prœ carnibus animalium.* Halæ, 1746, in-4º. — PARMENTIER (A. A.), *Indiquer les végétaux* qui pourraient suppléer en temps de disette à ceux qu'on emploie communément à la nourriture des hommes, et quelle en devrait être la préparation. Mém. couronné par l'Acad. de Besançon, 1772, in-12. — CADET DE VAUX, Moyens de prévenir le retour des disettes. Paris, 1812, in-8. — MAS (G. A.), Considérations sur les aliments à base de fécule. Th. de Strasb., 1826, n° 767. — LIEBIG (J.) Ueber die stickstoffhaltigen Nahrungsmittel des Pflanzenreichs, in Allg. Ztg. f. Chir., etc., 1841, n°s 1-8. — MOUCHON (E.), Dictionnaire de bromatologie végétale exotique, contenant en outre, etc. Paris, 1848, in-8. — SMITH (J.), Fruits and farinacea the proper food of man, being an attempt to prove from history, etc. London, 1849, in-8. — CORPUT (Van den), Des fécules et des substances propres à les remplacer au point de vue de l'alimentation ou des applications techniques. Bruxelles, 1857. — ROUTH (C. H. F.), On vegetable substitutes for human milk, in The med. Times and Gaz. 1858, t. I, p. 185, 214.

Blé, Pain. — PARMENTIER (A.A.), Le parfait boulanger ou Traité complet sur la fabrication et le commerce du pain. Paris, 1778, in-8. — DU MÊME, Rapp. (inédit) sur le pain des troupes, annoté par M. POGGIALE, in Rec. de mém. de méd. milit., 2e sér., t. XVIII, p. 406 ; 1856. — TILLET, Exp. et observ. sur le poids du pain au sortir du four, et sur le règlement par lequel, etc. Paris, 1781, in-8. — BÉGUILLET, Traité de la connaissance générale des grains et de la mouture économique. Dijon, 1775, 3 vol. in-8. — DU MÊME, Traité des substances et des graines qui servent à la nourriture de l'homme. Dijon, 1782, 2 vol. in-4° et nouv. édit., Dijon, 1802, 6 vol. in-8. — Instruction concernant la panification des blés avariés. Paris, 1817, in-8. — RODRIGUEZ, Sur le mélange de la farine de froment avec d'autres farines in Ann. d'hyg., 1re sér., t. VI, p. 1991, 1831. — BONARD, Rapp. sur le nouveau four de M. Sochet, pour la cuisson du pain, ibid., t. XI, p. 77 ; 1834. — CHEVALIER (A.), Essai sur la vente du pain à Paris, ibid., t. XIII, p. 214 ; 1835. — BUSSY, Examen de farines servant à la fabrication d'un pain de qualité inférieure, ibid., t. XXXII, p. 315 ; 1844. — FAUTIER, De la fabrication du pain dans la classe agricole et de ses rapports avec l'économie politique. Paris, 1845. — ROLLET, Mém. sur la meunerie, la boulangerie et la conservation des grains et des farines, contenant une description complète, etc., avec atlas, etc. Paris, 1847, in-4°. — HAUSSMANN (N. V.), Des subsistances de la France, du blutage et du rendement des farines, et de la composition du pain de munition, in Ann. d'hyg., 1re sér., t. XXXIX, p. 5, 42 ; 1848. — PÉLIGOT (E.), Sur la composition du blé, in Compt. rend. de l'Acad. des sc., t. XXVIII, p. 182 ; 1849. — MILLON, De la proportion d'eau et de ligneux contenue dans le blé et dans ses principaux produits, in Ann. d'hyg., 1re sér., t. XLI, p. 451 ; 1849. — DU MÊME, Analyse du blé, ibid., t. XLII, p. 464 ; 1849. — DU MÊME, Sur l'hydratation du blé de la récolte de 1850, in Compt. rend. de l'Acad. des sc., t. XXXI, p. 746 ; 1851. — DU MÊME, Diverses communications à l'Acad. des sc., 1854. — BERGASSE, Notes sur l'alimentation dans les pays chauds et sur les blés de Russie. Rouen, 1850, in-8. —

GAULTIER DE CLAUBRY (H.), *Rapp. sur le rendement de la farine en pain*, in *Ann. d'hyg.*, 1re sér., t. XLIII, p. 88, 290 ; 1850. — DUREAU DE LA MALLE, *Note sur le blé germé et mouillé de 1850*, in *Compt. rend. de l'Acad. des sc.*, t. XXXI, p. 897 ; 1851. — MAGNUS, *Untersuchung des Brodes in der Stadtvoigteigefangenen-Anstalt zu Berlin, Amtl. Bericht*, in *Casper's Vjschr. f. gerichtl.*, etc., t. I, p 113 ; 1852. — HERVELEU (A. L. J.), *Quelques considérations sur la panification et les qualités d'un bon pain.* Th. de Paris, 1853, in-4°, n° 140. — DELAMARRE, *Le pain, réserves de grains, avances sur les céréales, destruction des insectes* (extr. du *Journ. la Patrie*). Paris, 1853, in-12. — PEYRAT (A.), *Du gluten et de son emploi.* Th. de Paris, 1854, in-4°, n° 8. — BOUCHARDAT, *Rapp. sur la farine, la semoule et le pain de gluten, présentés par MM. Martin* (de Vervins) *et Durand* (de Toulouse), in *Bullet. de l'Acad. de méd.*, t. XIX, p. 523 ; 1854. — POGGIALE, *Du pain de munition distribué aux troupes européennes et de la composition chimique du son*, in *Recueil de mém. de méd. milit.*, 2e sér., t. XII, p. 351 ; 1853. — BOLAND, *Appareils de panification, pétrin mécanique, four à air chaud et à sole tournante.* Paris, 1855, in-8. — LASSAIGNE (J. L.), *Des moyens de constater les propriétés panifiables des farines de froment et le degré d'altération qu'elles ont éprouvé*, in *Ann. d'hyg.*, 2e sér., t. IV, p. 84 ; 1855. — SCHWEBES, *Gutachten über die Beschaffenheit des den Gefangenen des Central-Gefängniss zu Königsberg, i. d. N. M. verabreichten Brodes*, in *Casper's Vjschr.*, t. IX, p. 167 ; 1857. — RENZI (A.), *Précis historique sur la panification ancienne et moderne.* Paris, 1857, in-8. — CHEVREUL, *Rapp. sur un mém. de M. Mège-Mouriès, intitulé : Recherches chimiques sur le froment, sa farine, sa panification*, in *Compt. rend. de l'Acad. des sc.*, t. XLIX, p. 40, 419 ; 1857. — KRÜGELSTEIN, *Von der Ansicht der Gesundheit polizeit auf die gute Beschaffenheit des Mehles und des Brodes*, in *Henke's Ztschr.* 1858, et *Canstatt's Jahresb.*, t. VII, p. 56 ; 1859. — BIBRA (F. von), *Die Getreidearten und das Brod.* Nürnberg, 1860, in-8. — MÈGE-MOURIÈS, *Du froment et du pain de froment*, pl.   , in *Mém. de la soc. imp. et centr. d'agric.*, 1860. — *Ueber Brodbacken mit Steinkohlenheizung*, in *Dingler's Journ.* 2 Febr. hft 1861, et *Pappenheim's Beiträge*, etc., 2 hft, p. 21, 1861. — RIGAUD, *Sur la boulangerie, au point de vue de l'hygiène publique*, in *Gaz. hebd.*, t. IX, p. 581 ; 1862.

Céréales diverses, Fécules, etc. — PARMENTIER (A. A.), *Rapp. sur la substitution de l'orge mondé au riz, avec des observations sur les soupes aux légumes.* Paris, an X, in-8. — DU MÊME, *Traité de la châtaigne.* Bastia, 1780. — PIERRE (Is.), *Recherches analytiques sur le sarrasin considéré comme substance alimentaire.* Paris, 1858, in-8. — PARMENTIER (A. A.), *Le maïs ou blé de Turquie apprécié sous tous ses rapports* (*Mém. cour. par l'Acad. des sc. de Bordeaux*, 1784), nouv. édit. Paris, 1812, in-8. — DUCHESNE, *Du maïs pour la nourriture de l'homme, des femmes qui allaitent et des enfants en bas âge*, in *Mém. de l'Acad. de méd. de Paris*, t. II, p. 206 ; 1833. — BONAFOUS, *Du maïs considéré dans ses rapports avec l'hygiène et la médecine.* Th. de Montpell., 1834, in-4°. —

PALLAS (E.), *Recherches historiques, chimiques, agricoles et industrielles sur le maïs ou blé de Turquie, suivies*, etc. Saint-Omer, 1837, in-8. — ROUSSEL (Th.), *Notice sur le maïs et sa culture*, in *De la pellagre*. Paris, 1845, p. 345-376. — Question de la pellagre, voir surtout MARZARI (G. B.), *Saggio medico-politico sulla pellagra e scorbuto*. Venezia, 1810. — BALARDINI (L.), *Della pellagra, del grano turco quale causa precipua di quella malattia e dei mezzi per curarla*, in *Ann. univ. di med.* t. CXIV, 1845, et quelques autres recherches, in *même recueil*, t. CXXVII, p. 571; 1848; t. CXXVIII, p. 555; 1848; t. CXXXII, p. 272; 1849. — ROUSSEL (Th.), *De la pellagre, de son origine, de ses progrès, de son existence en France, de ses causes et de son traitement*, etc. Paris, 1845, in-8. — MARCHANT (L.), *Document pour servir à l'histoire de la pellagre des Landes*, fig. Paris, 1847, gr. in-8. — DUPLAN (D.), *Pellagre, rapport du conseil départemental d'hygiène*, etc., à M. le baron Massy, préfet. Tarbes, 1858, in-8. — COSTALLAT (A.), *Étiologie et prophylaxie de la pellagre*, in *Ann. d'hyg.*, 2e sér., t. XIII, p. 5; 1860. — LANDOUZY, *De la pellagre sporadique*, in *Arch. gén. de méd.*, 5e sér., t. XVI; 1860 et *Leçons publiées dans la Gaz. des hôp.*, 1861, 1862. — Plusieurs thèses à Paris et à Montpellier, et les bibliographies de l'article *Pellagre*, in *Dict. d'hyg.* de TARDIEU; et du Mém. de M. BOUDIN in *Ann., d'hyg.*, 2e s., t. XV, p. 5; 1861.

Pommes de terre. — MUSTEL, *Mém. sur les pommes de terre et sur le pain économique*. Rouen, 1767, in-8. — Du MÊME, *Mém. sur la culture des pommes de terre, faisant suite au précédent*. Rouen et Paris, 1770, in-8. — BERCHER, MACQUER, etc. *Rapp. fait à la faculté de méd. de Paris sur l'usage des pommes de terre*. Paris, 1771, in-4o. — PARMENTIER (A. A.), *Examen chimique des pommes de terre, dans lequel*, etc. Paris, 1773, in-12. — Du MÊME, *Ouvrage économique sur les pommes de terre*. Paris, 1774, in-12. — Du MÊME, *Manière de faire le pain de pommes de terre sans mélange de farine*. Paris, 1779, in-8. — Du MÊME, *Instruction sur la conservation et les usages de la pomme de terre*. Paris, 1787, in-8 et in-12. — Du MÊME, *Traité sur la culture et les usages de la pomme de terre, de la patate et du topinambour*. Paris, 1789, in-8. — GALLOT, *Observ. sur la manière de préparer la fécule de pommes de terre pour la nourriture des enfants et des malades*, in *Hist. et mém. de la Soc. roy. de méd. de Paris*, 1776, hist., p. 329. — CADET DE VAUX (A. A.), *L'Ami de l'économie aux amis de l'humanité, sur les pains divers dans la composition desquels entre la pomme de terre*, etc. Paris, 1816, in-8. — BOUCHARDAT et DE LUYNES, *Mém. sur la panification de la fécule et de la pomme de terre* in *Ann. d'hyg.*, 1re sér., t. XI, p. 463, 470; 1834. — BALY (W.), *On the prevention of the scurvy in prisons, pauper lunatic asylums*, etc., in *The Lond. med. Gaz.*, t. XXXI, p. 699; 1843. — MAYER, *Die Kartoffel als Nahrungsmittel, in Rein. u. Westfäl. Corresp. Bl.*, 1844, no 23. — RITTER (B.), *Die Kartoffel als Nahrungsmittel in gesunden und kranken Zustande, und ihre Beziehung*, etc., in *Ver. d. Ztschr. f. d. Staatsarzneik.*, t. I, 1; 1847. — Champignons. Voir les traités avec atlas de BULLIARD (Paris, 1791-1812), de PAULET, (Paris, 1793, 2 vol.

in-4°) et Éd. LÉVEILLÉ, 1855, in fol.). — BOLTON (I.) (Berlin, 1795-1820); DE PERSOON (Gottingen, 1801); DE KROMBHOLZ (Prag, 1831-1843); DE ROQUES (2e édit. Paris, 1841), etc. — CHEVALLIER (A.), *Sur les précautions à prendre relativement à la vente des champignons comestibles*, in *Ann. d'hyg.*, 1re sér., t. XXVII, p. 361; 1842. — SCHLOSSBERGER (I.), *Ueber die Nährkraft der Schwämme vom Standpunkte der Chemikers aus*, in *Oesterlen's Jahrbb.* et *Canstatt's Jahresb.* 1846, t. VII, p. 5. — LAVALLE, *Traité pratique des champignons comestibles*, *comprenant*, etc. Paris, 1852, in-8. — CADET-GASSICOURT (F.), *Désintoxication des champignons vénéneux*, in *Monit. des hôp.*, t. I, p. 950; 1853. — LEFORT (J.), *Études chimiques du champignon comestible, suivies d'observations sur sa valeur nutritive*, in *Compt. rend. de l'Acad. des sc.*, t. XLII, p. 90; 1856. — GOBLEY, *Recherches chimiques sur les champignons vénéneux*, in *Journ. de chim.*, février, 1856. — *Instruction relative aux champignons comestibles et vénéneux par le conseil de santé des armées*, in *Rec. de mém. de méd. milit.*, 3e sér., t. II, p. 114; 1859. BERTILLON et POGGIALE, Polémique à ce sujet, in *Union méd.*, 2e sér., t. IX et X; 1861. — Voir les cas nombreux d'empoisonnement, annuellement publiés par les journaux politiques et scientifiques.

Fécules et végétaux divers. — BAUMÉ, *Mém. sur les marrons de l'Inde*, Paris, 1797, in-8. — FLANDIN, *Communicat. à l'Acad. des sc. sur les préparations de la fécule de marrons d'Inde*, in *Compt. rend.*, t. XXVII, p. 391; 1848; t. XXVIII, p. 138; 1849. — CHATIN, *Rapp. sur un mém. de M. Lepage intitulé : Faits pour servir à l'histoire chimique et technologique du marron d'Inde*, in *Bullet. de l'Acad. de méd.*, t. XXI, p. 550; 1855-56. — GAUDICHAUD, *Rapp. sur un mém. de M. Lamare-Picquot, relatif à une nouvelle plante alimentaire, qu'il a recueillie dans l'Amérique septentrionale*, etc., in *Compt. rend. de l'Acad. des Sc.*, t. XXVI, p. 326; 1848. — ROBINET, *Note sur la racine de fritillaire* in *Monit. des hôp.*, 1853. — DECAISNE, *Note sur le Dioscorea Batatas (Igname), nouvelle racine alimentaire*, in *Compt. rend. Acad. des sc.*, t. XL, p. 77; 1855. — PAYEN, *Note sur la racine charnue du cerfeuil bulbeux*, ibid., t. XLIII, p. 769; 1856. — LASSAIGNE (J. L.), *Notice sur les propriétés chimiques de la salicorne*, in *Ann. d'hyg.*, 2e sér., t. IV, p. 329; 1855. — CHEVALLIER (A.), *Rapp. sur la salicorne herbacée comme aliment*, in *Bullet. de l'Acad. de méd.*, t. XXII, p. 813; 1856-57. — BESNOU, *Note sur la valeur nutritive de la salicorne herbacée*, in *Journ. de chim. méd.*, 4e sér., t. IV, p. 368; 1858. — WALLIS, *Ueber die Tauglichkeit des Brodes aus Holz oder Rinde als Nahrungsmittel, nämentlich*, etc. in *Casper's Vchnschr.*, 1840, n. 44,45 — REDTEL (E. F.), *De fructibus horæis.* Halæ Magdeb., 1734, in-4°. — HAUSSLEUTNER (S. F.), *De virtutibus fructuum horæorum.* Lipsiæ, 1753, in-4°. — SEGNITZ (G. A.), *De salubritate fructuum horæorum.* Gottingæ, 1754, in-4°. — LEBLOND (F. F.), *Étude spéciale sur les fruits de la Guyane française, de leurs rapports hygiéniques et de leur influence malfaisante sur la santé de l'homme.* Bordeaux, 1855. — KLETZINSKI (V.), *Die Dattelfrucht, und die sogenannte Arecanuss. Ein diätetischer Béitrag*, in *Oesterr. Ztschr. f. prakt. Heilk.*, t. III. p. 785; 1857. — O'RORKE, *Du suc de citron et de son emploi comme agent préventif et curatif du scorbut*, in *Rev. col. et Gaz. des hôp.*, 1857, p. 495.

CHAPITRE XV

Les condiments

1° Condiments sucrés.

Les sucres qui forment cette section tiennent une place intermédiaire entre les aliments et les condiments. Il est donc nécessaire de les considérer successivement comme substance alimentaire et comme assaisonnement.

Les deux principales espèces de sucre sont le sucre de canne et le sucre de raisin.

Le *sucre de canne*, extrait de la canne ou de la betterave, est maintenant le seul qui soit en usage.

Le *sucre de raisin*, plus répandu peut-être dans la nature, se trouve dans le raisin, le miel; il existe dans presque tous les fruits, qui lui doivent leur saveur sucrée. Ce sucre est aussi le produit de la fermentation de l'amidon et de la gomme soumis à l'action de la diastase. Il est encore le résultat de l'action de l'acide sulfurique concentré sur ces substances et sur le ligneux. C'est à l'état de sucre de raisin que le sucre de canne doit être réduit, pour pouvoir être assimilé. Le sucre de raisin peut être considéré, en effet, comme une forme affaiblie du sucre de canne; il contient 7 pour 100 d'eau de plus. Le sucre de canne, soumis à l'action de la plupart des acides en dilution, se transforme en sucre de raisin.

Le sucre de canne est quelquefois d'une digestion assez difficile; il est aisé de s'en rendre compte. Ce sucre est cristallisé, et non-seulement une substance est difficilement digestible par cela seul qu'elle est cristallisée, mais encore parce qu'il faut qu'elle détermine la sécrétion d'une quantité suffisante de liquide pour la dissoudre. D'un autre côté, le sucre de canne ayant besoin, pour être assimilé, d'être transformé en sucre de raisin, ne peut l'être qu'à la condition qu'il déterminera la sécrétion d'une certaine quantité de suc gastrique, la présence de l'acide que celui-ci contient étant nécessaire pour effectuer cette transformation. C'est en produisant ainsi une quantité anormale de suc gastrique que le sucre de canne peut devenir indigeste.

Le sucre, en tant que pouvant fournir du carbone à la respiration, peut être considéré comme un aliment respirateur. Ce principe immédiat, de même que tous les principes végétaux isolés, est d'une digestion et d'une assimilation beaucoup plus difficiles que celui des mêmes principes combinés avec d'autres matières végétales. C'est ainsi que le sucre pur est moins facile à digérer que le miel ; le sucre de lait, moins facile à digérer que le petit-lait. Cette observation est applicable à l'amidon, et même aux principes de nature animale, tels que la fibrine, l'albumine, la caséine. C'est ainsi que plus est considérable la quantité de substances animales ou végétales avec laquelle ces principes immédiats sont combinés, plus la facilité de leur digestion augmente, leur pouvoir nutritif restant néanmoins le même. Ce principe est encore vrai pour les acides organiques, qui, employés purs et libres, dérangent souvent les organes digestifs, tandis que dans les fruits ils sont digérés, et passent souvent inaperçus. De même encore pour les alcools, etc. En définitive, le sucre sert à fournir du carbone à la combustion ; il contribue, de plus, selon quelques physiologistes, à renouveler les tissus graisseux, et il est enfin d'autant plus digestif, qu'il est mêlé à plus de matières étrangères.

L'usage trop répété, l'abus du sucre, peut-il exercer une fâcheuse influence sur l'économie ? C'est une question qui a été souvent débattue, et qui doit être résolue par l'affirmative. Le sucre, en effet, ayant besoin, pour être absorbé, d'être converti en sucre de raisin, et exigeant pour cela l'action d'une quantité assez considérable de suc gastrique, oblige l'estomac à un travail anormal ; il est ainsi capable de le fatiguer et même de l'irriter. On a tous les jours occasion d'observer de pareils faits. Bien des gastralgies et des dyspepsies sont dues à l'usage immodéré du sucre. A l'époque du jour de l'an, on voit ces effets se produire chez beaucoup d'enfants, et, dans quelques cas même, déterminer de véritables inflammations gastro-intestinales.

Envisagé comme condiment, le sucre, ainsi que tous ses dérivés, est un des plus précieux que nous possédions, et si on sait en user avec modération, il rend de grands services. Sans parler ici de son goût agréable et du plaisir avec lequel il fait prendre des substances dont il modifie avantageusement la sapidité, ce

qui est déjà une condition nécessaire pour une bonne diges-
tion, il est encore utile par la stimulation qu'il détermine dans
l'estomac. Cette stimulation, conséquence de la sécrétion et de
l'intervention d'une quantité plus considérable de suc gastri-
que, contribue à la digestion et à l'assimilation des substances
dans lesquelles il est incorporé, et qui n'auraient probable-
ment pas été digérées aussi facilement sans cette addition.
L'usage du sucre, dans des limites convenables, est donc une
chose avantageuse, et il est à souhaiter que le prix auquel il
revient s'abaisse encore, pour qu'une partie plus considérable
de la population puisse y avoir recours.

La *mélasse*, ou partie incristallisable du sucre, contient plus
d'eau, et se digère moins bien que ce dernier. Elle est laxative,
et son usage répété peut fatiguer et irriter le tube digestif.

Le *miel*. — Le miel est un mélange de sucre de canne et de
sucre de raisin, de mucilage, de cire et d'huile essentielle aro-
matique. Cette dernière varie selon les pays et selon les fleurs
qui ont servi à la nourriture des abeilles. Le miel contient sou-
vent aussi des traces d'acides organiques. Il est laxatif, plus
même que la mélasse, et il est peut-être moins facilement assi-
milable qu'elle. Il est, toutefois, d'observation, qu'il se digère
plus facilement quand il contient encore un peu de la cire du
rayon, que lorsqu'il est tout à fait pur ; les huiles essentielles
qu'il peut contenir lui donnent la même faculté. De même que
toutes les formes concentrées de matière saccharine, le miel se
digère difficilement quand l'estomac n'est pas en bon état.

2° Condiments salés.

Le chlorure de sodium, extrait de la mer ou des mines de sel
gemme, est le seul dont on fasse usage, bien, cependant, que
quelques-uns des sels de potasse et de soude jouissent de pro-
priétés analogues. Le sel est un des principes constituants les
plus importants de notre économie. Il y en a près de 5/1000 dans
le sang. Il fait partie de tous nos tissus, de tous nos produits de
sécrétion, et sa proportion est toujours beaucoup plus considé-
rable que celle de tous les autres sels inorganiques réunis. Un
corps si répandu ne peut jouer un rôle secondaire. Mais quel est
ce rôle ? C'est ce qu'il est difficile de préciser, et on ne peut
faire, à cet égard, que des conjectures. Il est probable que sa
présence dans les aliments n'est pas sans influence sur leur as-
similation, et qu'elle facilite leur dissolution dans le suc gas-
trique. Beaucoup de physiologistes admettent maintenant, que
c'est le chlorure de sodium qui, par sa décomposition et son

partage, fournit l'acide chlorhydrique au suc gastrique, et la soude à la bile. Ils pensent que ces deux éléments, se recombinant après avoir accompli les fonctions qui leur étaient dévolues, sont absorbés et retournent dans le sang. Il est probable encore, que la présence du chlorure de sodium n'est pas sans influence sur la composition du sang et sur les conditions d'équilibre des composés qui y sont dissous (albumine et fibrine), et de ceux qui y sont suspendus (globules). Il est probable, enfin, que le sel joue un rôle important dans la nutrition interstitielle, et que, facilement éliminé dans les différentes sécrétions, il sert à entretenir l'action des organes sécréteurs, et à faciliter la désagrégation des matières qui ne conviennent plus à l'économie et qui ne pourraient y demeurer sans inconvénients.

D'après Liebig, le chlorure de sodium a pour usage de convertir en phosphate de soude une partie du phosphate de potasse que les aliments, ou la résorption qui s'exerce dans les tissus, font parvenir au sang. On sait, en effet, que le phosphate de soude facilite singulièrement l'absorption de l'acide carbonique par le sang veineux, et, consécutivement, son départ de l'organisme.

Le sel est donc un condiment indispensable à l'homme, et sans lequel la digestion s'effectuerait mal, ou quelquefois même pas du tout. Le sel doit être pris dans des proportions convenables. En trop grande quantité, il stimule l'estomac, et, sympathiquement, le pharynx et la bouche ; il détermine une irritation légère et superficielle de la membrane muqueuse de ces parties, et provoque la soif.

En trop petite quantité, il rend la digestion languissante. On peut admettre d'une manière générale que plus les aliments sont difficilement assimilables, plus le sel est essentiel dans le régime. Les matières oléagineuses et les formes pures des principes amylacés, demandent à être accompagnées d'une proportion de sel plus considérable que les matières alimentaires animales et végétales plus composées et moins pures.

Un régime animal trop exclusif, et qui n'est pas accompagné d'une quantité suffisante de substances végétales, ne peut compenser ce défaut que par l'addition d'une certaine quantité de sel.

La quantité de sel que l'homme doit consommer en vingt-quatre heures, à l'état de pureté ou plutôt mélangé aux aliments, est estimée par Barbier de 12 à 30 grammes. — D'après M. Plouviez, le sel est un aliment en même temps qu'un condiment; il donne de la force, de la vigueur, favorise l'embonpoint et convient aux constitutions faibles et délicates. La privation du sel dans plusieurs provinces de la Russie, dans lesquelles on avait essayé de le supprimer aux serfs, a permis de reconnaître qu'elle détermine la langueur, la faiblesse, la tendance à l'œdème des membres inférieurs, enfin, les symptômes de l'anémie, par diminution de la proportion des globules de l'albumine du sang.

On peut conclure de tout cela, que le sel est un condiment non-seulement indispensable à la facilité de la digestion, mais encore essentiel à l'entretien de la vie et à la régularité des diverses fonctions; il faut donc toujours en faire usage, et le considérer comme l'assaisonnement indispensable de tous nos aliments. Il doit être employé en quantité modérée, et ne jamais aller jusqu'à exciter la soif et irriter l'estomac.

3° Condiments acides.

Il est deux condiments acides qui sont à peu près exclusivement employés : c'est l'acide acétique qui fait partie du vinaigre, et l'acide citrique, qui est la partie essentielle du jus de citron. — Ce que nous dirons de ces deux condiments s'appliquerait, du reste, également aux acides malique, tartrique, oxalique, qui peuvent accidentellement faire partie des condiments.

Ces deux assaisonnements, pris à l'état de pureté, se digèrent très-difficilement; ils peuvent déranger l'assimilation, interrompre ou retarder la digestion des autres aliments, troubler, enfin, l'activité de l'absorption et de la réparation des divers tissus et organes.

L'abus des condiments acides produit surtout les résultats suivants : tantôt ils agissent comme irritants spéciaux de la membrane muqueuse de l'estomac, et ils peuvent y développer, soit des gastralgies rebelles et des dyspepsies opiniâtres, soit même des phlegmasies; tantôt ils troublent la nutrition interstitielle et amènent un amaigrissement rapide. Dans l'intention d'obtenir ce résultat et de se faire maigrir, on voit quelquefois des femmes, et surtout des jeunes filles, contracter la malheureuse habitude de boire du vinaigre : si elles atteignent leur but, ce n'est qu'aux dépens des maladies chroniques de l'estomac qu'elles ont provoquées.

Les formes pures d'acide acétique et d'acide citrique, sont moins bien digérées que les formes, plus étendues et plus mélangées, de vinaigre et de jus de citron sous lesquelles on les prend habituellement. C'est pour cette raison que le vinaigre qu'on prépare avec le vin est mieux digéré que celui qui provient de la distillation du bois et qui est plus pur.

Les effets des condiments acides mélangés avec les aliments varient beaucoup suivant les circonstances. En très-petite quantité et mêlés aux sauces et aux mets, ils en relèvent le goût, les rendent plus apéritifs, plus frais, et facilitent leur dissolution dans le suc gastrique. Il est deux circonstances dans lesquelles leur emploi est plus immédiatement utile : c'est, d'abord, lorsqu'il s'agit d'aliments oléagineux ; nul doute que les acides ne facilitent beaucoup leur digestion ; le deuxième cas, c'est lorsque les aliments ont subi un commencement d'altération et tendent à se putréfier ; les condiments acides agissent alors comme antiseptiques et s'opposent à leurs mauvais effets sur l'économie.

On peut conclure de ce qui précède, que l'emploi des condiments acides, spécialement dans ces deux derniers cas, est une chose avantageuse ; il faut toutefois n'en faire usage qu'avec une grande modération.

4° Condiments âcres.

1° Le poivre (pipérinée). Le fruit et la graine dont on fait usage contiennent : 1° une matière cristalline particulière analogue aux résines (pipérin) ; 2° une huile concrète très-âcre colorée en vert ; 3° une huile volatile balsamique ; 4° une substance gommeuse colorée ; 5° un principe extractif analogue à celui qu'on trouve dans les légumineuses ; 6° de la bassorine ; 7° des acides malique et tartrique ; 8° du ligneux et divers sels terreux. Mélangé avec les aliments, il stimule les forces digestives de l'estomac et favorise la digestion de substances qui, sans lui, ne seraient probablement pas assimilées ; tels sont surtout les aliments végétaux, et, en particulier, les choux, les navets, etc.

On en fait un abus énorme dans les pays chauds, et il entre pour beaucoup dans le développement des maladies du tube digestif, qui y sont produites par l'abus des condiments âcres et des épices. Le poivre a non-seulement une action locale irritante, mais encore une action générale ; il détermine un sentiment de chaleur à la peau, de l'ardeur dans l'émission des urines, et une accélération de la circulation.

2° Le poivre long, le bétel, le piment (fruit du *capsicum annuum*), sont des condiments qui jouissent de propriétés analogues. On ne saurait troprecommander de les employer tous avec les plus grands ménagements, si l'on ne veut voir se développer des gastrites aiguës ou chroniques.

5° *Condiments caractérisés par la présence d'une huile essentielle.*

— On doit y ranger la noix muscade, le macis (laurinée), le girofle, la cannelle. L'action de ces condiments divers est moins énergique que celle des plantes de la famille des pipérinées; cependant c'est par une stimulation spéciale qu'ils agissent sur la muqueuse de l'estomac, et, sympathiquement, sur le pharynx, la bouche et les glandes salivaires. Ces condiments activent les fonctions digestives, et leur emploi, en quantité trop considérable, est presque toujours suivi d'un sentiment de chaleur à l'estomac, de sécheresse à la gorge et de soif. — Leur abus amène, comme celui du poivre, des irritations aiguës et chroniques de l'estomac. On ne saurait donc être trop réservé dans leur emploi, et on doit s'élever avec force contre l'usage immodéré qu'on en fait dans les pays chauds.

Il est d'autres condiments qui doivent leurs propriétés à des huiles essentielles plus douces, et qui sont d'un usage plus général dans les climats tempérés. Tels sont les feuilles de laurier, le genièvre, la badiane, etc., qui, mélangés aux aliments, non-seulement leur communiquent un arome agréable que les cuisiniers savent varier à volonté, mais encore n'exercent aucune action fâcheuse, tout en stimulant doucement et convenablement les fonctions digestives.

6° *Condiments sulfurés.*

Il est une série de condiments auxquels un certain nombre d'auteurs donnent le nom de sulfurés ; ils contiennent une huile essentielle qui en fait des assaisonnements agréables et utiles. Ces condiments sont fournis par des plantes de la famille des crucifères. On y trouve le cochléaria, le raifort sauvage, et surtout la moutarde. Tous ces condiments contiennent du soufre, qui se trouve dans l'huile volatile en proportion assez considérable. Cette huile volatile, qu'on retrouve du reste dans presque toutes les crucifères, existe dans toutes les parties de ces plantes, mais en proportion variable; elle est douée d'une grande âcreté. Les effets de l'huile essentielle qui provient de la moutarde, sont trop connus pour qu'il soit utile d'en parler ici. Elle peut donner une idée du mode d'action des substances végétales provenant de la famille des crucifères ; c'est précisément, du reste, en raison de cette activité, qu'il faut les employer avec modération. Ces substances, et en particulier la moutarde, sont néanmoins de bons condiments, capables de faciliter la digestion d'un grand nombre de substances alimentaires. L'ail, l'oignon, la ciboule, sont ordinairement compris dans les assaisonnements sulfurés. On en fait usage surtout dans les pays tempérés; ils n'ont aucun inconvénient, et, employés avec modération, ils sont de bons condiments.

7° *Condiments aromatiques.*

La vanille, un certain nombre de labiées, telles que la menthe, les écorces de quelques fruits qui contiennent des huiles essentielles, tels que l'orange, le citron, sont employées fréquemment comme condiments. Leur action est peu énergique, et leur saveur agréable est surtout ce que l'on recherche en eux.

8° *Condiments astringents.*

On y classe ordinairement : le cachou, la noix d'arèque, les fruits amers, les végétaux riches en tannin ; ils sont d'un usage très-borné, et leur emploi modéré ne saurait avoir une mauvaise influence sur la santé.

9° *Condiments huileux.*

Les diverses espèces d'huiles d'origine animale ou végétale, ainsi que le beurre, sont fréquemment employés comme condiments, et cette association avec des aliments, lorsqu'elle est faite dans des proportions modérées, enlève à ces matières grasses une partie de leurs qualités indigestes. On les emploie à la température ordinaire et à l'état de simple mélange avec du vinaigre, ou bien cuits.

Mélangés au vinaigre et battus avec lui, les condiments huileux servent à assaisonner les salades, quelques végétaux crus, et un certain nombre de viandes et de substances végétales cuites, mais froides ; ils contribuent à faciliter leur digestion. En cette circonstance, le rôle des matières grasses consiste surtout à étendre le vinaigre, et à l'empêcher d'exercer une action aussi irritante sur la muqueuse gastrique.

Cuits, les condiments huileux constituent les éléments de certaines sauces. Leur rôle consiste à pénétrer et à ramollir des substances alimentaires que la simple cuisson dans l'eau ne pourrait effectuer, et à permettre d'opérer cette même cuisson à une température beaucoup plus élevée qu'on n'aurait pu le faire avec des liquides aqueux. De cette manière, ils ramollissent les tissus, dissocient leurs fibres et rendent les aliments plus facilement digestibles. A l'état de condiment, les matières grasses ne doivent pas être prises en trop grande quantité, car alors elles reprendraient toutes leurs propriétés indigestes.

10° *Condiments masticatoires.*

Les condiments masticatoires sont encore employés dans beaucoup de pays. Les principaux sont : le piment, le gingembre, le bétel et le tabac. Ils agissent d'abord comme stimulants des glandes salivaires et des cryptes muqueux de la cavité buccale, en même temps qu'ils déterminent de la soif. Leur emploi répété finit par en amener l'habitude ; il diminue la quantité de salive, rend le goût moins exquis et souvent même le pervertit complétement. Si l'on joint à ces modifications l'action légèrement stupéfiante produite par la petite quantité de ces substances, et en particulier du tabac, qui imprègne toujours la salive et qui est avalée, on ne trouve dans les condiments masticatoires aucun motif qui doive engager à les conseiller. Il est d'une bonne hygiène de les rejeter complétement.

Bibliographie. — ROUGNON (N. F.), *De origine, naturâ et usu condimentorum.* Vesuntione, 1764, in-4°.—ROCHELEDER (F.), *Die Genussmittel und Gewürze in chemischer Beziehung.* Wien, 1852, in-8. — CHOSSAT, *Expériences sur les effets du régime sucré,* in *Ann. d'hyg.,* 1re sér., t. XXXI, p. 449 ; 1844.— HOPPE (F.), *Ueber den Einfluss des Rohrzuckers auf die Verdauung und Ernährung,* in *Virchow's Archiv,* t. X, p. 144 ; 1856. — COSNIER (L. J. B.), *An acetum ciborum condimentum salubre?* Resp. affirm. Th. de Paris, 1749, in-4°. — FEIST (F.), *De acidi et salsi usu diætetico.* Halæ Magdeb., 1750, in-4°. — THILOW (G. H.), *Ueber die Wirkung des Salpeters und Küchensalzes auf den thierischen Körper.* Erfurt, 1802, in-8.— DU MÊME, *Einige Worte über die schädlichen Folgen des zu häufigen Salzgenusses,* in *Allg. med. Annal.* 1826. Marz, p. 423. — BARBIER, *Note sur le mélange du sel marin aux aliments de l'homme,* in *Gaz. méd. de Paris,* 3e sér., t. VI, p. 301 ; 1838. — MATEER (W.), *On the injurious effects of salt on the animal system,* in *Dublin Journ. of med. sc.,* t. VI, p. 406 ; 1835. — BARDELEBEN, *Note sur l'action qu'exerce le sel de cuisine lorsqu'on l'introduit directement dans l'estomac,* in *Compt. rend. de l'Acad. des sc.,* t. XXV, p. 601 ; 1847. — PLOUVIEZ, *Rôle que joue le chlorure de sodium dans l'alimentation chez l'homme,* in *Bullet. de l'Acad. de méd.,* t. XIV, p. 1021 ; 1848-49. — ROBINET, *Rapport sur ce travail,* in *ibid.,* p. 1077. — BLUMLEIN, *Die Wirkung des Kochsalzes auf Hausthiere,* in *Casper's Vjschr.,* t. XVIII, p. 16 ; 1860. — ENGENHAGEN (J. H.), *De drimyphagiâ (acrium esu).* Gottingæ, 1744, in-4°.

CHAPITRE XVI

Conservation des substances alimentaires

Entre l'instant où un aliment est enlevé à la vie qui lui est propre, et celui où il est consommé, il s'écoule un espace de temps qui est variable, et pendant lequel les substances organiques qui constituent les aliments peuvent s'altérer. Ces altérations sont produites sous l'influence de causes extérieures ou de circonstances inhérentes à l'aliment lui-même. Les causes extérieures sont : 1° le contact de l'air atmosphérique, qui agit exclusivement par son oxygène ; 2° l'humidité de l'atmosphère, qui favorise singulièrement ces altérations ; 3° la température élevée, qui agit dans le même sens ; 4° l'action de la lumière, qui, d'après quelques expériences, semblerait hâter la décomposition organique ; 5° l'état électrique de l'atmosphère ; 6° les émanations putrides qui, une fois développées, agissent sur les substances organiques encore intactes pour les décomposer.

Les causes inhérentes à l'aliment lui-même sont : 1° l'humidité de l'aliment et sa mollesse trop considérable, qui hâtent sa décomposition ; 2° la composition chimique de l'aliment. — C'est ainsi que les substances végétales subissent les fermentations alcoolique et acide, et les substances animales la décomposition putride.

Il est un autre ordre de circonstances qui agissent dans un sens opposé aux précédentes, et qui retardent, arrêtent ou empêchent l'altération des substances organiques, ce sont les suivantes :

1° La soustraction des substances à l'action de l'oxygène. C'est ce que l'on peut obtenir en conservant des substances organiques dans le vide, ou en employant le procédé Appert, dont nous allons parler tout à l'heure ; ce dernier remplit très-bien cette indication.

2° La soustraction de l'oxygène en contact avec la substance alimentaire par les substances qui en sont avides ; telle serait l'action de l'hydrate de protosulfure de fer, de l'acide sulfureux, du bioxyde d'azote, au milieu desquels on placerait les aliments qu'on voudrait préserver de la putréfaction ; telle serait encore leur immersion, leur conservation dans le sucre, le sel, l'ail, la moutarde, etc.

Voilà les principes qu'on ne doit pas perdre de vue; ce sont eux qui ont conduit aux procédés pratiques proprement dits.

1. *Conservation des viandes.* — Pour conserver fraîches les viandes destinées à être immédiatement consommées, la construction et la disposition convenables des abattoirs, des marchés, des boucheries, sont les conditions les plus importantes à remplir. Si l'on joint à cela l'emploi de la glace dans les chaleurs, on pourra retarder, autant que possible, la décomposition des substances alimentaires. Mais ces moyens ne suffisant pas, on a imaginé divers procédés destinés à conserver les aliments pendant un temps beaucoup plus long.

Le premier, celui qui est de beaucoup supérieur aux autres, est le procédé Appert. Il consiste à renfermer les viandes ou les aliments qu'on veut conserver dans des boîtes de verre, ou mieux de fer-blanc; à les fermer hermétiquement, et à les soumettre ensuite pendant quelque temps au bain-marie, à une température de 75 à 100°. On obtient ainsi, 1° la réduction au minimum de la quantité d'oxygène en contact avec la viande; 2° le non-renouvellement de cet oxygène; 3° la combinaison de cet oxygène avec les substances alimentaires, d'où résulte la coagulation ou plutôt la concrétion des substances alimentaires; 4° il ne reste plus que de l'azote et de l'acide carbonique, qui sont des substances antiseptiques. Le procédé Appert conserve parfaitement, et avec toute leur fraîcheur, les viandes, ainsi que toute espèce d'aliments. D'après les expériences tentées par ordre de l'amirauté anglaise, des boîtes préparées d'après ce procédé ont passé la ligne et ont séjourné un certain temps dans les contrées tropicales; revenues en Angleterre, elles ont été confiées au capitaine Parry, qui les a abandonnées dans les glaces polaires, où elles ont été retrouvées par le capitaine Ross et ouvertes seize ans après leur préparation : les viandes qu'elles contenaient étaient excellentes. — Les conserves par le procédé Appert sont maintenant l'objet d'un commerce extrêmement important.

[MM. Fastier et de Lignac ont proposé, avec succès, quelques modifications au procédé Appert, qui en assurent la parfaite efficacité. M. de Lignac a aussi employé la dessiccation incomplète des viandes suivie de la compression pour en diminuer le volume. Ces moyens expérimentés lors de la guerre de Crimée ont fourni d'excellents résultats.]

On a proposé d'autres moyens pour la conservation des viandes. Ce sont :

1° La coagulation extérieure de l'albumine, en plongeant un instant la viande dans l'eau bouillante, de manière à former une coque albumineuse, imperméable à l'air, et qui préserve le reste de la viande ; l'expérience a démontré que ce moyen n'avait aucune efficacité.

2° La conservation dans l'eau pure et privée d'air. Les viandes s'y altèrent assez vite, ou pour le moins s'y saponifient assez rapidement.

Les autres moyens qui restent à examiner sont un peu meilleurs. Ce sont les suivants :

3° La dessiccation des viandes à l'air sec et chaud : une livre de viande ainsi préparée correspond à quatre livres de viande fraîche ; dans cet état, l'aliment conserve toujours une partie de la dureté que lui a communiquée la dessiccation :

4° La dessiccation opérée en faisant passer la viande entre deux cylindres chauds remplis de vapeur. Les viandes ainsi préparées sont toujours dures et difficiles à digérer.

[M. Cellier joint la pulvérisation à la dessiccation faite à l'étuve. Cette poudre est réduite au quart du poids de la viande maigre, et au sixième de la viande avec la graisse et les os. Elle se conserve bien, pourvu qu'elle ait été préparée avec de la chair bien dégraissée et qu'elle soit maintenue à l'abri de l'humidité.]

5° *Le boucanage*. — Ce procédé consiste à faire sécher à la fumée, après l'avoir salée, la viande de bœufs sauvages, ou de sangliers tués par des chasseurs qui portent le nom de boucaniers. La viande ainsi préparée est dure, coriace et difficile à digérer.

6° *La salaison*. — La salaison est une véritable combinaison : il faut avoir soin, toutefois, que la viande qu'on emploie soit bien fraîche, qu'elle soit salée immédiatement après l'abatage ; qu'elle soit séparée en fragments, pour que le sel agisse plus facilement et plus complétement sur elle ; enfin, qu'elle soit complétement arrosée de saumure. Les viandes salées constituent des aliments nourrissants, mais difficiles à digérer, et qui, souvent, stimulent trop énergiquement l'estomac. Celles qui proviennent d'Irlande se conservent beaucoup mieux que toutes les autres, et sont les seules qui puissent passer la ligne sans s'altérer.

[Malheureusement, le sel ajouté enlève à la viande une quantité considérable d'eau, qui entraîne avec elle des substances très-utiles, et diminue souvent dans une proportion considérable la valeur nutritive de la viande.]

7° La macération de la viande dans le vinaigre a plutôt pour but de la ramollir que de la conserver longtemps.

[La macération dans l'acide sulfurique dilué n'a pas fourni de bons résultats. Il en a été de même de la conservation dans l'acide sulfureux gazeux.]

8° Une très-basse température conserve bien la viande, de même qu'une température très-élevée. C'est en raison de cette circonstance que l'emploi de la glace s'est tant généralisé pour la conservation des viandes fraîches. On doit toutefois se rappeler qu'à l'instant où un aliment cesse d'être congelé, il est plus que jamais sur le point de se décomposer.

9° On a conseillé encore l'emploi de divers agents dits antiseptiques. Le charbon tient, à cet égard, la première place, mais son usage a un inconvénient sérieux, c'est qu'il est difficile d'en débarrasser la viande. On a encore proposé, pour atteindre ce but, les substances amères et astringentes contenant du tannin ; elles seraient avantageuses, si elles ne communiquaient pas leur amertume à la viande ; c'est ce qui a obligé d'y renoncer. L'ail, la moutarde, conviennent mieux pour cet usage, mais ne conservent pas très-longtemps les substances alimentaires.

10° [L'enrobement des viandes en grosses pièces à l'aide d'une couche de gélatine, a été expérimenté pendant la guerre d'Orient. Ces viandes se dessèchent peu à peu sans éprouver d'altération tant qu'on les conserve isolées et suspendues. Mais l'altération de l'enveloppe par des frottements un peu rudes, lors de l'emmagasinement, ou dans les voyages de transport, expose la chair musculaire à l'action de l'air et en détermine promptement la putréfaction.

11° Viennent enfin les biscuits-viandes dont le goût est peu agréable, et le pouvoir nutritif médiocre, par suite de modifications subies pendant la manipulation.

12° Un moyen très-utile et très-précieux consiste dans l'emploi déjà anciennement proposé des extraits de viandes. M. Bellot en a préparé d'excellents (Poggiale).]

Conservation de quelques autres substances animales. — Œufs. — Le seul moyen de les conserver longtemps est de plonger leur coquille dans l'eau de chaux. On bouche ainsi leurs pores, et on empêche l'action de l'oxygène.

Lait. — Braconnot avait conseillé de traiter le lait par un peu d'acide chlorhydrique, de jeter le sérum, et, plus tard, d'employer le caséum et le beurre, en y ajoutant une solution de bicarbo-

33

nate de soude, qui saturait l'acide et dissolvait le caséum et le beurre. Le lait qui en résulte est mauvais. Il est bien préférable d'évaporer le lait sous un courant d'air froid ou frais, mais qui ne dépasse pas 30°, de l'achever dans le vide, et, quand on veut s'en servir, d'y ajouter les trois quarts d'eau. Ainsi préparé, le lait est aussi bon que lorsqu'il est frais.

[M. Mabru conserve aussi le lait dans des vases à l'aide d'un procédé analogue à celui d'Appert.]

Beurre. — L'altération du beurre est due au sérum et au caséum qu'il conserve presque toujours infiltrés dans son tissu. On a conseillé les procédés suivants pour le débarrasser de ces substances :

1° Le lavage à grande eau, après quoi on entoure le beurre de glace; elle congèle le sérum, et l'exprime en quelque sorte du beurre;

2° La fusion au bain-marie, séparant le caséum et le sérum, qui surnagent. Ce procédé est bon, mais il ôte au beurre une partie de sa saveur;

3° La salaison du beurre. Cette opération se fait dans la plus grande partie de la Bretagne et de la Normandie. Elle conserve longtemps au beurre sa saveur fine et son goût agréable.

Fromage. — Il se conserve facilement de lui-même; le sel qu'on y ajoute en le fabriquant aide beaucoup à sa conservation; il est, du reste, regardé comme d'autant meilleur qu'il a subi un commencement plus notable de décomposition.

3° *Conservation des féculents.* — Les farines qui contiennent du gluten sont, par cela même, très-hygrométriques ; aussi sont-elles susceptibles, lorsqu'on les expose à une température un peu élevée, d'éprouver un commencement de fermentation putride, qui est due à l'altération de ce gluten. Cette décomposition s'opère quelquefois assez rapidement. On la reconnaît à ce que la farine s'agglutine, se pelotonne, et forme des masses qui durcissent parfois beaucoup. Le seul moyen qu'on puisse employer pour les préserver de la fermentation, est de maintenir les farines dans un grand état de sécheresse ; les silos des pays chauds remplissent parfaitement cette indication. Parmi les moyens qu'on a proposés, on ne peut qu'indiquer ici : 1° les bonnes conditions de construction des greniers, qui doivent être larges, grands, aérés, et placés sur des endroits élevés; 2° le choix des grains, qui ne doivent jamais être emmagasinés que lorsqu'ils sont bien sains, bien secs, et exempts de toute maladie.

La conservation du pain est un point important pour l'hygiène. On sait que le pain, abandonné à lui-même, perd chaque jour une partie de son poids; ce qui est dû à l'eau qui s'évapore. D'après M. Chevallier, un pain de 2 kilogr. perd en un jour de 45 grammes à 77 grammes de son poids, et en deux jours de 80 grammes à 100 grammes. Il est donc important de ne pas conserver le pain dans un lieu trop sec ou trop ventilé, pour qu'il ne se dessèche pas complétement. Conservé dans un lieu trop humide, il se produit dans le pain des moisissures, qui sont dues au développement d'un champignon particulier.

Le biscuit de marine ou d'embarquement est une espèce de pain beaucoup moins sujet à s'altérer que le pain ordinaire. Sa préparation consiste à délayer et pétrir de la farine de froment de bonne qualité avec 1/10 de son poids d'eau seulement. Une fois la pâte fermentée, on l'étend au rouleau, on la découpe en tablettes rectangulaires ou en disques; on la laisse fermenter légèrement, puis on la cuit pendant vingt-cinq minutes dans les fours surbaissés, et un peu moins chauffés que pour les pains ordinaires. Malgré sa cohésion et sa siccité, le biscuit s'altère encore quelquefois, par suite de la présence de larves que conserve une partie de la substance farineuse.

Les *plantes légumineuses* se conservent très-bien par le procédé Appert; c'est un usage qui commence à se répandre, et qu'il est bon de favoriser.

Mais ce procédé, quelque bon qu'il soit, doit céder le pas au procédé Masson, que l'Académie des sciences et l'administration de la marine ont hautement approuvé. Ce dernier procédé consiste en une dessiccation des légumes à une température modérée dans une étuve, dessiccation prolongée suffisamment pour enlever l'eau en excès, qui n'est pas indispensable à la constitution des végétaux. Une fois opérée, on les soumet, à l'aide de la presse hydraulique, à une compression énergique.

Lorsqu'on veut s'en servir, on hydrate les légumes desséchés en les plongeant dans l'eau à 45 et 50 degrés, pendant 30 à 40 minutes.

Ce mode de conservation est excellent. Les légumes se conservent parfaitement et sans altération aucune. Lorsqu'ils ont été préparés avec soin et cuits, il serait souvent difficile de les distinguer des légumes frais.

4° *Conservation des substances sucrées, acides, et de quelques autres végétaux.* — Les racines, telles que carottes, betteraves, navets, se conservent très-bien dans un lieu un peu frais et pas trop humide; il faut en couper le collet pour empêcher leur germination. Il en est de même des bulbes d'oignon et d'ail, ainsi que du chou. Ce dernier se conserve, ainsi que nous l'avons dit, à l'état de choucroute.

Les seuls champignons dont la vente soit permise à Paris sont les champignons de couche, la morille et le mousseron. Leur décomposition est souvent rapide, et ils peuvent quelquefois acquérir en peu de temps des qualités vénéneuses. Des inspecteurs sont chargés de visiter les champignons qui se trouvent chez les marchands, et de faire jeter ceux qui ont trois ou quatre jours de boutique, alors même qu'ils ne sont pas encore décomposés.

Les truffes gèlent souvent : pour s'y opposer, on n'a pas imaginé autre chose que de les entourer d'un papier de soie.

Les fruits amers, sucrés, plus ou moins acides, et qui, en même temps, sont consistants, se conservent bien par la dessiccation. Tels sont les abricots, les poires, les figues, les prunes, les raisins. D'autres se cuisent et se confisent au sucre : la cerise, la groseille, la fraise, etc.

Dans la préparation des conserves de gelées faites avec les fruits rouges, il faut éviter d'élever trop la température, afin de ne pas transformer le sucre de canne en sucre de raisin, qui sucre moins. C'est un effet qui se produit, du reste, spontanément, à mesure que les confitures vieillissent.

C'est avec le suc de ces mêmes fruits que l'on fait les glaces et les sorbets, qui ne sont autre chose que des sirops très-épais, congelés en fragments très-fins.

Bibliographie. — APPERT (G.), *le Livre de tous les ménages, ou l'Art de conserver, pendant plusieurs années, toutes les substances animales ou végétales*, pl. 1, 1re édit. ; 1810 ; 3e édit. Paris, 1813, in-8. — FOURNIER et LENORMAND, *Essai sur la préparation, la conservation et la désinfection des substances alimentaires*, etc. Paris, 1818, in 8. — MARTFELD (C.), *Traité sur la salaison des viandes et du beurre en Irlande, et manière de fumer le bœuf à Hambourg*. Trad. du danois, par T. C. BRUNN-NEERGARD. Paris, 1821, in-8. — BROUSSAIS (Cas.), *Des différents moyens de conservation des substances alimentaires ; comparer ces divers moyens sous le rapport hygiénique*. Th. de conc. Paris, 1838, in 4°. — CADET-GASSICOURT, *Note sur les pastilles nutritives des convalescents et des voyageurs*, in *Gaz. méd. de Paris*, 3e sér., t. VIII, p. 20 ; 1853. — MORIN, *Rapp. sur les procédés de conservation des substances alimentaires végétales de M. Masson*, in *Compt. rend. de l'Acad. des sc.*, t. XXXII, p. 735 ; 1851. — POGGIALE, *Conservation des substances alimentaires*, in *Gaz. méd. de Paris*, 3e sér., t. XI, p. 576, 700 ; 1856. — GIRARDIN, *Analyse comparative des viandes salées d'Amérique*, in

Compt. rend. de l'Acad. des sc., t. XLI, p. 746; 1855. — CHAMPOUILLON, *Conservation des substances alimentaires d'origine animale*, in *Gaz. des hôp.*, 1856. — CHEVALLIER (A.) et CHEVALLIER (fils), *Recherches chronologiques sur les moyens appliqués à la conservation des substances alimentaires de nature animale et de nature végétale*, in *Ann. d'hyg.*, 2ᵉ sér., t. VIII, p. 27, 290; 1857; et t. IX, p. 77; 1858. — POLLI, *Della conservazione delle carni comestibili coll' acido solforoso e coi solfiti*, in *Ann. di chim.*, aprile 1861; et *Ann. univ. di med.*, t. CLXXVI, p. 190; 1861. — GAULTIER DE CLAUBRY (H.), *De la conservation du lait*, in *Ann. d'hyg.*, 2ᵉ sér., t. XIII, p. 81; 1860. — CHEVALLIER (A.), *Les œufs conservés à la chaux sont-ils nuisibles à la santé?* ibid., 1ʳᵉ sér., t. XXVII, p. 75; 1842. — GESNER (J.), *De variis annonæ conservandæ methodis, earumque delectu.* Turici. 1741, in-4°. — DARCET, *Note sur la construction et l'emploi des silos dans le nord de la France*, in *Ann. de l'agric. fr.*; 1841. — CAILLAT, *Sur l'emploi du goudron pour préserver le blé de l'attaque du charançon*, in *Compt. rend. de l'Acad. des sc.*, t. XXIX, p. 421; 1849. — DOYÈRE, *Rech. sur l'alucite des céréales, l'étendue de ses ravages et les moyens de les faire cesser, suivies*, etc. Paris, 1852, gr. in-8. — DU MÊME, *Mém. sur l'outillage rationnel; système nouveau pour conserver les graines*, etc. Paris, 1856, in-8. — SCOUTETTEN, *Mém. sur la conservation des farines, principalement au point de vue de l'alimentation des troupes en campagne.* Metz, 1859. — Voir les ouvrages et les Recueils d'économie domestique et d'agriculture.

CHAPITRE XVII

Aliments nuisibles ou toxiques

[Il est des animaux et des végétaux appartenant à des espèces voisines d'autres espèces dont l'homme peut faire impunément sa nourriture, qui déterminent des accidents très-graves, quelquefois même mortels, quand ils viennent à être ingérés dans les voies digestives. Tels sont certains poissons, appelés pour cette raison *toxicophores*, le *Tood-Fish* du Cap, quelques variétés du genre *Diodons*, le *Ndju*, etc., divers mollusques et un grand nombre de végétaux, parmi lesquels on peut citer le *manihot* ou *manioc*, racine féculente qui est un violent poison à l'état de crudité, mais par-dessus tout, les champignons. Ces substances ne doivent donc pas entrer dans l'alimentation de l'homme, ou du moins pour quelques-uns, les végétaux surtout, sans avoir subi certaines préparations destinées à faire disparaître le principe toxique. Enfin, des substances habituellement comestibles peuvent contracter, par accident, des qualités nuisibles ; c'est d'elles particulièrement que nous voulons entretenir le lecteur dans ce chapitre additionnel.

On a, depuis longtemps, observé des cas très-graves d'empoisonnement causés par l'usage de boudins, de saucisses, de jambons fumés et conservés. Ces faits ont été plus spécialement observés en Allemagne, et notamment dans le Wurtemberg, où ce genre d'aliments est très-employé. D'autres fois, ce n'est plus la viande de porc, mais celle de veau, de bœuf ou de mouton ayant déjà subi un commencement de putréfaction qui a déterminé des phénomènes d'intoxication. Les cas de ce genre, pour être moins communs que les précédents, n'en sont pas moins parfaitement authentiques. Enfin, on a encore cité quelques exemples d'accidents ayant succédé à l'ingestion de viandes qui avaient successivement subi, dans un espace de temps très-court, plusieurs préparations culinaires.

Les désordres notés par les auteurs consistent surtout dans de violentes coliques, avec diarrhée abondante et fétide, vomissements, sueurs froides, pâleur de la face, faiblesse et petitesse du pouls, tendance aux syncopes, aux lipothymies... La mort en a été plusieurs fois la conséquence, et, dans les cas graves suivis de guérison, la convalescence a été souvent longue et pénible.

A quelle cause faut-il rapporter ces accidents? On les attribuait généralement autrefois à un principe putride dû à l'état de décomposition des substances ingérées. Quelques auteurs allemands en ont accusé un acide gras particulier qu'ils ont nommé acide gras des boudins. Une opinion plus récente veut y voir la présence d'une production cryptogamique, une *mucédinée*. Si cette dernière explication peut être adoptée dans certaines circonstances, et, en particulier, quand on a trouvé des moisissures, elle ne saurait être admise pour les cas où les cryptogames n'ont pas eu le temps de se former, quand, par exemple, il s'agissait de viandes cuites de différentes manières et à plusieurs reprises. Suivant le docteur Reuss, les phénomènes produits par les mucédinées se manifesteraient assez tard, de vingt-quatre heures à deux ou trois jours après l'ingestion de l'aliment, tandis que ceux qui résultent de la putridité se montreraient quelques heures seulement après le repas.

Il faut encore tenir compte de quelques particularités, la viande d'animaux morts dans certaines conditions, après des fatigues excessives ou bien au milieu des angoisses de la souffrances, de l'épouvante ou de la fureur, ont quelquefois entraîné lieu à des intoxications analogues à celles dont nous venons de parler. La viande d'animaux empoisonnés, ou qui ont mangé des substances toxiques seulement pour notre espèce, peut également ment devenir dangereuse. Nous noterons encore la présence des cysticerques ladriques du porc comme pouvant donner lieu au tænia, quand la chair en était mangée crue ou mal cuite, et enfin l'existence des trichines qui détermine des phénomènes d'apparence rhumatismale et typhoïde, et qui, dans un cas, ont causé la mort (Virchow).

Le lait de chèvres ou de vaches qui avaient brouté des herbes innocentes pour elles, mais nuisibles pour l'homme, a produit des accidents plus ou moins graves; des fromages gâtés, du beurre, des graisses rances, du bouillon aigri, des œufs pourris agiront encore d'une manière nuisible; les faits sont là pour le prouver.

Des poissons sains et très-bons dans certaines localités deviennent très-dangereux dans d'autres. Il a été question plus haut des moules et des circonstances particulières qui peuvent les rendre toxiques. La même remarque s'applique aux huîtres et à quelques autres mollusques. Enfin, des végétaux divers, racines, légumes, fruits gâtés ou moisis, ont fourni des exemples d'empoisonnements analogues.

Parmi les *condiments*, nous devons indiquer la *saumure*, résidu liquide provenant de la salaison des viandes conservées, et qui est constitué par le sel dissous à l'aide des sérosités et autres parties aqueuses provenant de la viande. Cette saumure est souvent employée, par économie, comme condiment par des populations pauvres. Or les expériences de M. Reynal ont démontré qu'elle peut acquérir des propriétés vénéneuses, surtout quand elle a plusieurs mois de préparation. Toutefois, suivant M. Goubeaux, autre médecin vétérinaire également très-distingué, les phénomènes observés seraient dus au sel lui-même qui, à dose élevée, devient toxique, et non à son mélange avec les sérosités de la viande : cette importante question d'hygiène n'est donc pas résolue.

Bibliographie. — Viandes altérées. — KERNER (J.), und STEINBUCH (J. C.), *Vergiftung durch verdorbene Würste*, in *Tübing. Blätt. für Naturwiss. und Arzn*, t. III, nº 1; 1817. — KERNER, *Neue Beobachtungen über die in Würtemberg so häufig vorfallenden tödtlichen Vergiftungen*

durch den Genuss geräucherter Würste. Tübingen, 1820, in-8. — Du
MÊME, *Fettgift oder die Fettsäure und ihre Wirkungen,* etc. Stuttgard
et Tübingen, 1822, in-8. — Du MÊME, *Divers articles,* in *Henke's
Ztschr.,* t. III, p. 227 ; t. IV, p. 221 ; 1822; t. VIII, p. 217 ; 1824 ; in *Hu-
feland's Journ. f. d. prakt. Heilk.,* t. XLVIII, Junii, p. 78 ; 1829. —
*Ueber die im Königreich Würtemberg Vergiftungen durch den Genuss
verdorbener geräucherter Würste,* in *Henke's Ztschr.,* t. I, p. 191, et t. II,
p. 195 ; 1821. — WEISS, *Die neuesten Vergiftungen durch verdorbene
Würste, beobachtet an 29 Menschen,* etc. Carlsruhe, 1824, in-8. — SCHU-
MANN (A. W.), *Ueber das Wurstfettgift,* in *Archiv. der Apoth. Ver.,*
t. XXXI, p. 312 ; 1829. — HAUFF, *Vergiftung durch geräuchertes Schwei-
nefleisch,* in *Hufeland's J. f. d. prakt. Heilk.,* t. XLVIII, p. 53 ; 1829.
— OLLIVIER (d'Angers), *Obs. sur les effets délétères produits par l'usage
de certaines viandes altérées,* in *Arch. gén. de méd.,* 1re sér., t. XXII,
p. 191, 1830. — DU MÊME, *Sur l'empoisonnement causé par les viandes
altérées,* in *Ann. d'hyg.,* 1re sér., t. XX, p. 407 ; 1838. — CHEVALLIER
(A.), *Note sur l'altération des viandes et sur les accidents qui peuvent en
résulter,* in *Journ. de chim. méd.,* 1re sér., t. VIII, p. 726 ; 1832. —
HANKEL, *Vergiftungszufälle nach dem Genusse vom gekochten, aufge-
wärmten und wieder aufgebratenem Fleische,* in *Med. Zeit. d. Ver. f.
Heilk.* in *Preuss.* 1834, no 39. — PAULUS, *Neue Beiträge zur Geschichte
der Vergiftung durch verdorbene Wurstmasse,* in *Heidelberg. Ann.,* t. X,
Hft. 3 ; 1834. — POINTE, *Recherches sur les accidents produits par l'usage
de la charcuterie avariée,* in *Rev. du Lyonnais,* août 1855. — THORER,
Vergiftung durch Schinken, in *Casper's Wchnschr.,* no 24 ; 1837. —
BOUTIGNY, *Lettre à M. Ollivier à l'occasion de son article sur l'empoi-
sonnement par les viandes altérées,* in *Ann. d'hyg.,* 1re sér., t. XXI,
p. 234 ; 1839. — DELASIAUVE, *Mém. sur plusieurs faits d'empoisonne-
ment qui seraient dus à l'altération spontanée des substances alimentaires,
et notamment des viandes,* in *Rev. méd.,* 1840, t. IV. p. 182. — *Vergif-
tung mit ungesunden Fleischspeisen im Bezirke Andelfinden (Bericht des
Gesundheitsrathes,* etc.), in *Schweiz. Ztschr.,* t. II, Hft. 3 ; 1839. —
ROESER, *Vergiftung durch Leberwürste,* in *Würtemb. Corr. Bl.,* t. XII,
no 1-2 ; 1842. — TRITSCHLER, *Ueber Wurstgiftung, ibid.,* t. XII, no 13 ;
1842. — TAYLOR (A. S.), *Case of suspected irritant poisoning, with re-
marks on the poisonous properties of certain kinds of decayed animal
matter used as food,* in *Guy's hosp. Rep.,* 2e sér., t. I, p. 1 ; 1843. —
LUSSANA (F.), *Del creosote come causa degli avvelenamenti prodotti
da carne affumicate,* in *Ann. univ. di med.,* t. CXIII, p. 449 ; 1845.
— KUSSMAUL, *Vergiftung durch verdorbene Würste,* in *Ver. deutsch
Ztschr.* 1849. — SCHLOSSBERGER (J.), *das Gift verdorbener Würste mit Be-
rücksichtigung seiner analogen in andern thierischen Nahrungsmitteln,*
in *Arch. f. phys. Heilk.,* t. XI, Erg. Hft., p. 709 ; 1852. — UNGEFUG, *Zur
Frage von Fettgift-Vergiftungen durch geräucherte Gänsebruste,* in
Casper's Vjschr., t. II, p. 48 ; 1852. — RIECKE, *Wurstvergiftung bei
einem Kinde,* in *Journ. f. Kinderkrank.,* t. XIX, 1-2, 1852. — BOSCH,
Wurstvergiftung und deren Behandlung, in *Würtemb. corresp. Bl.* ; 1853.

— THURNAM et BARR (S.), *Poisoning with insound bacon*, in *Lond. med. gaz.*, t. XIX, p. 378, 415, 455; 1837. — *Obs.* de FABER, in *Würt. corresp. Bl.*, 1854 ; *de* SCHÜZ, *ibid.*, 1855 ; *de* BERG., *ibid.*; *de* REUSS (J.), *ibid.*; *de* SCHWANDNER, *ibid.*, 1857. — *Ueber die Natur des in geräuchertem Fleisch und Würsten sich bildenden Giftes*, in *Casper's Vjschr.*, t. XIII, p. 155 ; 1858. — TRIPE, *On poisoning by sausages*, in *The British and for. Rev.*, 2e sér., p. 197 ; 1860. — PLANTA (A.), *Ueber Vergiftungsfälle nach dem Genuss eines geräucherten Ochsenschlundes*, in *Jahresb. d. Naturf.*, etc., et *Schmidt's Jahrbb.*, t. CVIII, p. 30 ; 1860. — DELME, *Vergiftung durch verdorbenes Fleisch, verdorbene Fleischbrühe und altes Fett*, in *Nass. med. Jahrb.*, etc., et *Schmidt's Jahrb.*, t. CXI, p. 25 ; 1861. — LUNEL (B.), *Des accidents toxiques dus à la chenille de l'aglosse de la graisse (aglossa pinguinalis)*, in *Abeille méd.*, 1861, et *J. de chim. méd.*, 4e sér., t. VII, p. 612 ; 1861. — LEIHEBY, *the Effects of diseased food on man.*, in *British med. Journ.*, 2e sér., t. I, p. 348 ; 1862.

Viandes d'animaux malades. — FROMMANN (J. C.), *De salubritate carnium animalium hepate verminoso laborantium*, in *Misc. Act. nat. cur.*, dec. I, an 6, 7, p. 255 ; 1675, 1676. — FEHR (J. M.), *De noxâ carnis animalium ægrotantium cum addendis* Lentilii, *ibid.*, p. 269 et dec. III, an. 7, 8, p. 139 ; 1699, 1700. — RIEDLIN, *De pecorum lue defunctorum carne merito suspectâ*, in *Ephem. Acad. nat. cur.*, cent. 5, 6, p. 123 ; 1717. — LANZONI (J.), *De innoxio esu carnis boum, lue pessimâ contagiosâ de natorum. Ibid.*, cent. 7, 8, p. 264 ; 1719. — TH*, *Von der Schädlichkeit, des Fleisches vom krepirten Rindvieh*, in *Oekon. Nachr. der Gesellsch. in Schles.*, t. I, p. 311, 319. — RICOU (B. J. F.), *Obs. sur le danger qu'il y a de manger de la chair et de toucher des animaux péris de maladie contagieuse telle que le quartier ou le charbon*, in *Museum des Heilk.*, t. III, p. 11 ; 1795. — NURNBERGER (C. F.), *De vano morbi boum gallici, carnisque inde malè infectæ et insalubris metu.* Wittembergæ, 1790, in-4°. — TOGGIA (F.), *Obs. sur une maladie qni affecte les bœufs destinés aux salaisons de la marine.* Turin, an XII, in-8. — HUZARD père, *Rapp. sur l'insalubrité de la viande des porcs ladres*, in *Ann. d'hyg.*, 1re sér., t. X, p. 193; 1833. — HUZARD fils, *Rapp. sur la vente de la chair provenant d'animaux morts de maladie. Ibid.*, p. 80. — SCHNEIDER, *Ist das Fleisch vom Blitze erschlagener Thiere geniessbar ?* in *Henke's Ztschr. Ergänzghft.*, t. XIX, 1833, et *Schmidt's Jahrbb.*, t. I, p. 231 ; 1834. — PARENT-DUCHATELET, *Peut-on sans inconvénient pour la santé publique permettre la vente, l'abatage et le débit des porcs engraissés avec de la chair de cheval, etc.*, in *Ann. d'hyg.*, t. XIV, p. 240 ; 1835. — ALBERS, *Ueber den Genuss des Fleisches von kranken Thieren*, in *Rust's Magaz.*, t. LV, p. 195 ; 1840. — COSTA (E.), *Storia di avvelenamento da carni carbonchiose*, in *Ann. univ. di med.*, t. XCIX, p. 449 ; 1841. — *Ueber den Genuss des Fleisches von kranken Thieren*, in *Med. corresp. Bl. Bayer*, 1842, et *Canstatt's Jahresb.*, 1843, t. VII, p. 70. — ROESER, *Vergiftung durch ein in Schlinge gefangenes Reh*, in *Hufeland's Journ. f. prakt. Heilk.*, t. XCII, st. 6, p. 3 ; 1841. — EULENBURG, *Ueber*

Milzbrand beim Menschen und den Genuss des Fleisches von milzbrand-kranken Rindvieh. Pr. ver. Ztg., 1850, et *Schmidt's Jahrbb.*, t. LXVIII, p. 197; 1850. — GRAETZEN, *Ueber die Krankheiten der Thiere, welche den Genuss des Fleisches nachtheilig machen, und über die Pflichten, etc.* in *Henke's Ztschr.*, 1850, et *Canstatt's Jahresb.*, 1852, t. VII, p. 20. — MOLL (O.), *Pustula maligna, nach Genuss von milzbrandigem Fleische,* in *Deutsche Klinik*, et *Schmidt's Jahrbb.*, t. LXX, p. 299; 1851. — RITTER (B.), *Der Milzbrand in seiner Beziehung zur Staatsarzneikunde,* in *Henke's Ztschr.*, 1851, et *Canstatt's Jahresb.*, 1852, t. VII, p. 20. — RENAULT, *Études expérimentales et pratiques sur les effets de l'ingestion de matières virulentes dans les voies digestives de l'homme et des animaux domestiques,* in *Compt. rend. de l'Acad. des sc.*, t. XXXIII, p. 552; 1851. — CHAPELLE (A.), *Rapp. sur la ladrerie dans la race porcine,* in *Union méd.*, 1re sér., t. VII, p. 510; 1853. — ROSENTHAL, *Beitrag zur Erledigung der Frage, ob der Genuss des Fleisches milzbrand-kranker Thiere schädlich sei oder nicht,* in *Casper's Vjschr.*, t. VI, p. 347; 1854. — RIECKE, *Der Bandwurm, die Schweinefinnen, der Drehwurm bei den Schafen und die Sanitätspolizei,* in *Henke's Ztschr.*, 1855, et *Schmidt's Jahrbb.*, t. LXXXVIII, p. 365; 1855. — SCHWEBES, *Ueber die Schädlichkeit des Genusses von Fleisch kranker Hausthiere,* in *Casper's Vjschr.*, t. VII, p. 56; 1855. — SUTTON, in *Mém. sur une épizootie de la race porcine,* in *North. Amer. med. chir. Rev. May, 1858,* *Schmidt's Jahrbb.*, t. CIII, p. 237; 1859. — DUCHESNE (E.), *De l'insalubrité des volailles nourries de viandes en état de putréfaction,* in *Ann. d'hyg.*, 2e sér., t. XI, p. 63; 1859. — VIRCHOW (R.), *Sur le trichina spiralis,* in *Compt. de l'Acad. des sc.*, t. LI, p. 13; 1860. — GAMGEE, *Is the produce of diseased animals unwholesome as human food?* in *Edinb. veter., Rev. July, 1862.* — TAYLOR (F.), *Poisonous partridges,* in *Med. Times and Gaz. 1862,* t. II, p. 282. — DELPECH, *De la ladrerie du porc au point de vue de l'hygiène privée ou publique,* in *Bullet. de l'Acad. de méd.*, t. XXVIII, p. 353; 1862-63. — BEYHER (O.), *Die Trichinen Krankheit.* Leipzig.

Lait. — OLLIVIER (d'Angers), *Observations d'empoisonnement par le lait d'un animal empoisonné,* in *Journ. gén. de méd.*, 3e sér., t. IV, p. 255; 1827. — BONORDEN, *Vergiftung durch Ziegenbuttermilch,* in *Rust's Magaz.*, t. XXVII, p. 193; 1828. — CHEVALLIER, *Rapp. sur un cas de suspicion d'empoisonnement par du lait,* in *Ann. d'hyg.*, 1re sér., t. XXXV, p. 139; 1846. — STADELMANN, *Ueber die gesundheitschädlichen Veränderungen der Milch der Kühe durch Krankheiten des Rindviehs,* in *Casper's Vjschr.*, t. II, p. 318; 1852. — *Action nuisible du lait provenant d'animaux malades,* par MM. FELICÉ, FOSSATI, LESSINA, in *Gazz. sard.*, 1852. — MAYER (Al.), *Sur un lait vénéneux (Swill Milk) qui se consomme aux États-Unis,* in *J. de chim. méd.*, 4e sér., t. IV, p. 696; 1858. — ROUTH, *Adulterated and unhealthy milk,* in *British med. J.*, april 1858, et *Ranking's Abstr.*, t. XXVIII, p. 3; 1858. — MACKAY (A. E.), *Case of poisoning by goat's milk,* in *Edinb. med. J.*, t. VII,

p. 825 ; 1862. — Fromage. — KUEHN (D. C.G.), *De venenatis casei comesti effectis.* Lipsiæ, 1824, in-4°. — WESTRUMB (A.), *Ueber Vergiftung durch Käse, nebst Bemerkungen, etc.,* in *Horn's Archiv. f. med. Erfahr.,* 1828, t. I, p. 65, 96. — ROSENDAHL, *Fälle von Vergiftung durch Käse,* in *Schmidt's Jahrbb.,* t. XXI, p. 162 ; 1839. — POLLIUS, *Vergiftung mehrerer Personen durch Handkäse,* in *Badisch. Ann., etc.,* et *Schmidt's Jahrbb.,* t. XXXIV, p. 155 ; 1842. — MARCHAL, *Obs. relative à un cas d'empoisonnement par des œufs pourris,* in *Gaz. méd. de Paris,* 1839, p. 396. — Poissons, mollusques, crustacés. — FRANCK DE FRANCKENAU (G.), *Ova barbi comesta noxia,* in *Miscell. Acad. nat. cur.,* dec. II, a. 2 ; 1682, p. 6. — HAGENDORN, *De esu cancrorum noxio, ibid.,* dec. II, a. 3 ; 1684, p. 98. — HANNEUS (G.), *Ex esu squillarum minorum pruritus, ibid.,* p. 411. — LEUEL (S.), *De gammarum esu noxio, ibid.,* dec. III, a. 3 ; 1695, 1696, p. 199. — ZANDICK, *Observat. sur une perturbation aigüe dans les voies digestives occasionnée par l'ingestion des huîtres,* in *Journ. univ. des sc. méd.,* t. XIV, p. 116 ; 1819. — MOREAU DE JONNÈS, *Recherches sur les poissons toxicophores des Indes occidentales.* Paris, 1821, in-8. — KRIMER, *Vergiftung mit Seemuscheln,* in *Hufelands Journ. f. prakt. Heilk.,* t. LXXIX, St. 2, p. 26 ; 1834. — BULLOCK (H.), *Case of poisoning by Fish,* in *Lond. med. Gaz.,* t. IX, p. 85 ; 1836. — THOMPSON (T.), *Accidents cholériformes produits par l'usage de moules vénéneuses,* in *Med. quart. Rev.,* n° 5, 1834, et *Schmidt's Jahrbb.,* t. IX, p. 185 ; 1836. — BOUCHARDAT, *Note sur l'empoisonnement par les moules,* in *Ann. d'hyg.,* 1re sér., t. XVII, p. 358 ; 1837. — POUGET, *Observat. d'empoisonnement par du thon,* in *Rec. de la Soc. de méd. de Bordeaux,* et *Gaz. méd. de Paris,* 2e sér., t. V, p. 265 ; 1837. — VAHL, *Vergiftungszufälle nach dem Genusse von Muscheln bei zwei Personen,* in *Schmidt's Jahrbb.,* t. XXVI, p. 57 ; 1840. — WOLFRING, *Vergiftung durch Squilla,* in *Würtemb. Corresp. Bl.,* t. X, ibid., t. XXXV, p. 33 ; 1842. — SENGBUSCH (E.), *Ueber das Fischgift, mit besonderer Berücksichtigung der in Russland vorgekommenen Vergiftungen durch gesalzene Fische,* in *Med. Ztg. Russl.,* 1844, et *Schmidt's Jahrbb.,* t. LXVI, p. 170 ; 1845. — FAYRER, *Vergiftung durch in Fäulniss übergegangene Häringe,* in *Vjschr. der Aerzte zu Prag* et *ibid.,* t. XLVI, p. 169 ; 1845. — CLARKE (V. C.), *Poisoning by fish,* in *Med. Times and Gaz.,* t. XII, p. 182 ; 1845. — KRÜGELSTEIN, *Ueber die polizeiliche Aufsicht auf den Fischhandel und über die Vergiftung durch Fische und Schaalthiere,* in *Henke's Ztschr.* 4, Hft., 1847, et *Canstatt's Jahresb.,* 1849, t. VII, p. 15. — LICHTENSTADT, *Ueber die Vergiftung durch gesalzene Fische, in Russland,* in *Preuss. Ver. Ztg.,* 1848, et *Schmidt's Jahrbb.,* t. LXIII, p. 163 ; 1849. — JAEHNICHEN, *Vergiftung durch Fische,* in *Med. Ztg. Russl.,* 1850, et *ibid.,* t. LXX, p. 97 ; 1851. — SIMON (Max.), *Des accidents déterminés par les crustacés ou poissons toxicophores et de leur traitement,* in *Bullet. de thérap.,* t. XXXVII, p. 49 ; 1849. — CHEVALLIER (A.) et DUCHESNE, *Mém. sur les empoisonnements par les huîtres, les moules, les crabes et par certains poissons de mer et de rivière,* in *Ann. d'hyg.,* 1re sér., t. XLV, p. 387, et t. XLVI, p. 108 ;

1851.—DESMARTIS (T.P.), *Deux cas d'empoisonnement occasionné par des sardines* (clupea sardina), in *Rev. thérap. du Midi*, t. II, p. 225 ; 1851. — DU MÊME, *Nouveaux cas d'empoisonnement attribué à des sardines*, ibid., t. III, p. 164 ; 1852, et t. VII, p. 32 ; 1854. — BROECKS, *Empoisonnement par les crevettes communes*, in *J. de chim. méd.*, 3e sér., t. VIII, p. 721 ; 1852. — LIÉGEY, *Accidents typhiques déterminés chez six personnes de la même famille par l'usage passager de poisson mal conservé*, in *Union méd.*, 1re sér., t. X. p. 610 ; 1856. — MORVAN (A.), *De l'empoisonnement par le soudon* (cardium edule) *et par les bonites* (scomber palamys), in *Monit. des hôp.*, t. V, p. 801 ; 1857. — KOCH (Th.), *Ueber das Fischgift*, in *Med. Ztg. Russl.*, 1857, et *Schmidt's Jahrbb.*, t. CXVIII, p. 30 ; 1858. — *Des empoisonnements déterminés par certaines substances alimentaires*, in *Gaz. des hôp.*, 1857, p. 178. — DUCHESNE (E.), *Empoisonnement par des moules*, in *Journ. de chim. méd.*, 4e sér., t. III, p. 650 ; 1857. — *Empoisonnement par des crevettes*, ibid., p. 659. — *Vergiftung durch verdorbene Fische* (Extr. d'ouvr. russes), in *Schmidt's Jahrbb.*, t. CXIV, p. 267, 367 ; 1857 ; t. CXVIII, p. 30 ; 185 ; et t. CXIX, p. 29 ; 1858. — WOLFF, *Vergiftung mehrerer Personen durch den Genuss von gebratener Störleber*, in *Casper's Vjschr.*, t. XIV, p. 232 ; 1858. — FRANQUE (A.), *Fall der Vergiftung durch die Eier der Barbe*, in *Deutsche Klinik*, t. X, p. 153 ; 1858. — REIL, *Zur Lehre von den Fischgiften*, in *Casper's Vjschr.*, t. XV, p. 341 ; 1859. — ROUX DE BRIGNOLLE, *Des poissons vénéneux à propos de la relation d'un cas d'empoisonnement observé par M. le docteur Gasquet dans la Nouvelle-Calédonie*, in *Bullet. des trav. de la Soc. imp. de Marseille*, juillet 1860. — FONSSAGRIVES et LEROY DE MÉRICOURT, *Recherches sur les poissons toxicophores des pays chauds*, in *Ann. d'hyg.*, 2e sér., t. XVI, p. 326 ; 1861. — TENNENT (E.), *Poisonous Turtle and Sardines*, in *Med. Times and Gaz.*, 1862, t. II, p. 648. — BIDIE, *Poisoning from eating common honey*, in *Madras quart. Journ. of med. sc.*, Oct., 1861, et *Ranking's Abstr.*, t. XXXV, p. 11 ; 1862.

Végétaux, Céréales. — BOURGEOIS, *Notice sur des accidents vénéneux produits par les pommes de terre nouvelles*, in *Journ. gén. de méd.*, 2e sér., t. XXXI, p. 69 ; 1852. — KAHLERT (E. W.), *Vergiftung durch verdorbene Erdäpfel*, in *Clarus u. Radius Beiträgen*, etc., et *Schmidt's Jahrbb.*, t. V, p. 165 ; 1835. — TROSCHEL, *Giftiger Dunst faulender Kartoffeln*, in *Med. Ztg.*, etc., 1838, et *Schmidt's Jahrbb.*, t. XXII, p. 288 ; 1839. — LIEBER, *Vergiftung durch faulende Mohrrüben*, in *ibid.* et *Schmidt's*, etc., t. XXXV, p. 279 ; 1842. — DUPUY, *Empoisonnement par les citrouilles et les betteraves moisies*, in *Un. méd. de la Gironde*, 1861, et *Journ. de chim. méd.*, 4e sér., t. VII, p. 345 ; 1861. — *Poisoning from diseased grapes*, in *Pharm. Journ.*, Jan., 1862. — GOHIER, *Obs. et expér. faites à l'École vétérinaire imp. de Lyon sur le pain moisi et sur quelques poisons*, etc. Lyon, 1807, in-8. — Voir les travaux sur le seigle ergoté ; les Traités et Journaux d'agriculture sur les maladies des céréales et les moyens d'y remédier. — CHEVALLIER (A.), *Série de travaux sur les différentes causes d'altérations des céréales et du pain*, in *Ann. d'hyg.*, etc. — Falsifications. — CHEVALLIER (A.), *Dictionnaire des altérations et fal-*

sifications des substances alimentaires, médicamenteuses, etc., 3e édit. Paris, 1857, 2 vol. in-8. — GARNIER et HAREL, *Des falsifications des substances alimentaires et des moyens chimiques de les reconnaître.* Paris, 1844, in-12. — MITCHELL (J.), *Treatise on the falsifications of food and the chemical means employed to detect them*, etc. London, 1848, in-8. — GILLES, *Falsifications et autres défectuosités des principales substances alimentaires.* Bruxelles, 1860, in-12. — PAYEN, *les Maladies des pommes de terre, des betteraves, des blés et des vignes de 1845 à 1853 avec l'indication*, etc., pl. 5. Paris, 1853, in-12. Voir le *Dict. d'hyg. de* TARDIEU, art. BLÉ, FARINES, PAIN, etc. — REYNAL, *De la saumure et de ses propriétés toxiques*, in *Rec. de méd. vétér.*, 4e sér., t. II, p. 401 ; 1855. — GOUBAUX (A.), *Du sel marin et de la saumure*, in *Compt. rend. de l'Acad. des sc.*, t. XLIII, p. 152, 1856. — TARDIEU (A.), *De l'emploi de la saumure et de ses propriétés*, in *Ann. d'hyg.*, 2e sér., t. V, p. 456 ; 1856. — *Ordonnance de police concernant l'emploi du sel de morue par les traiteurs* ; 1856. — *Amtliche Verfügung betreffend die giftige Wirkung der Pökelbrühe und Häringslake auf das Vieh*, in *Casper's Vjschr.*, t. XVI, p. 337 ; 1859.

CHAPITRE XVIII

Du Régime

Le régime est relatif à la quantité et à la qualité des aliments dont l'homme peut faire usage.

I. — Régime quantitatif.

Pour apprécier l'influence du régime quantitatif, il est utile d'établir plusieurs propositions qui ne doivent point être perdues de vue, et qui sont les suivantes :

1° La quantité de nourriture que l'homme est obligé de prendre chaque jour, est en raison directe de l'exercice qu'il fait, et des efforts musculaires qu'il est obligé de déployer.

Plus l'exercice est considérable, plus il faut d'aliments ; car l'exercice suppose une combustion considérable de carbone, provenant, soit de la décomposition interstitielle des tissus, soit de l'assimilation des aliments respirateurs, tels que fécules, gommes, sucre, etc., etc.

2° La quantité d'aliments consommés par l'homme, est en raison inverse de l'élévation de température de l'atmosphère. Plus la chaleur est forte, moins il a besoin de nourriture ; car il lui faut moins de calorique, et, partant, il brûle une moindre quantité de carbone.

En combinant ces deux influences, on est conduit à conclure que c'est en ne faisant aucun exercice, et en résidant dans une contrée tropicale, que l'homme peut être réduit, sans inconvénients, au minimum de nourriture, et que c'est en séjournant dans les climats froids, et en faisant des efforts musculaires considérables, qu'il est obligé de faire usage de la quantité la plus considérable d'aliments.

3° L'homme n'a besoin pour vivre que d'une quantité de nourriture très-inférieure à celle qu'il consomme habituellement. C'est l'habitude, l'usage et l'imitation qui règlent la quantité d'aliments qu'il consomme chaque jour. On peut donc regarder comme une circonstance hygiénique favorable, et qui constitue la sobriété, l'habitude de manger très-peu. Les annales de la science sont remplies d'exemples d'individus qui ont soutenu leur vie pendant très-longtemps avec des quantités très-peu considérables d'aliments. J'ai rapporté plus haut, un fait qui prouve de quelle faible proportion de nourriture les hommes peuvent se contenter dans les pays chauds.

Ces préliminaires bien établis, la question du régime peut être maintenant examinée.

1° *Diète.* — La diète est la privation absolue d'aliments. Ses effets sont différents, suivant qu'on la considère chez un individu sain ou chez un individu malade. Chez un individu sain, la diète prolongée et absolue finit par amener la mort au bout d'un temps variable, et dont la durée dépend de l'âge de l'individu, de sa santé antérieure, de la force de sa constitution, et, enfin, de son degré de résistance vitale. La mort n'arrive, en général, qu'à la suite d'une série de phénomènes que plusieurs exemples consignés dans la science ont permis d'étudier. Ces phénomènes aboutissent presque toujours au développement d'une gastro-entérite aiguë bien caractérisée, accompagnée d'un délire intense, au milieu duquel arrive la mort.

Dans les maladies aiguës, la diète est parfaitement supportée, et ne détermine aucun phénomène appréciable. C'est à elle, toutefois, qu'il faut attribuer la diminution de proportion des globules qui survient dans toute maladie aiguë, et qui, persistant pendant la convalescence, contribue à la faiblesse des malades, et détermine un état d'anémie plus ou moins caractérisé.

Dans les maladies chroniques, la diète, lorsqu'elle est observée trop rigoureusement, contribue beaucoup à affaiblir les malades, à diminuer la proportion des globules de leur sang, et à éloigner l'instant où la convalescence s'établira : une diète trop sévère éternise quelquefois des maladies chroniques.

Dans la convalescence, une diète trop complète produit des effets analogues; elle laisse le malade dans un état de faiblesse et de débilité qui le rend accessible à de nouvelles causes de maladies; elle donne à l'estomac une susceptibilité qui, plus tard, empêche cet organe de recevoir avec autant d'avantages les premiers aliments; enfin, elle prolonge indéfiniment la convalescence.

RÈGLES HYGIÉNIQUES. — 1° Dans les maladies aiguës, et surtout dans les maladies aiguës avec état fébrile, une diète rigoureuse et absolue est de toute nécessité. Cette nécessité se fait encore plus particulièrement sentir dans les maladies du tube digestif.

2° Dans les maladies chroniques autres que celles du tube digestif, il n'est pas nécessaire de garder une diète sévère. L'alimentation doit être légère, peu excitante, et répétée souvent. Pour déterminer la quantité et la qualité des aliments dont on doit faire usage, on se guidera sur la manière dont les organes digestifs les supportent, et sur l'absence d'un léger mouvement fébrile pendant le travail de la digestion. Dans les affections chroniques du tube digestif, la diète, sans être absolue, devra être plus rigoureuse, et les aliments légers et en très-petite quantité. C'est souvent en pareil cas qu'on se trouve bien du régime lacté.

Dans la convalescence, on fera cesser progressivement la diète. On commencera par des bouillons légers, par du lait, avant d'arriver aux aliments solides. Pour augmenter la quantité des aliments et leurs qualités nutritives, on se guidera sur les données suivantes : 1° la facilité de leur digestion; 2° l'absence de pesanteur épigastrique et de développement de gaz; 3° la chaleur naturelle de la peau pendant l'acte digestif.

2° *Régime insuffisant.* — *Alimentation insuffisante.* — On entend par ces expressions l'état qui résulte pour l'homme d'une nourriture insuffisante, par la quantité trop faible des aliments, ou par leur composition, qui est telle qu'ils renferment une proportion trop peu considérable de principes nutritifs.

On doit à Chossat des recherches curieuses sur les pertes de poids que la diète ou une alimentation insuffisante font éprouver à l'homme considéré dans son ensemble ou dans ses principaux appareils.

Pour que l'homme arrive à succomber à la suite de la diète ou d'une nourriture insuffisante, il faut, d'après Chossat, que le poids de l'homme soit réduit de 1 à 0,4. Tous les organes ne subissent pas au même degré cette déperdition de poids. La graisse est réduite de 0,933 ; le foie, 0,520 ; le cœur, 0,469 ; les muscles, 0,435 ; le tube digestif, 0,424 ; les reins, 0,379 ; les os, 0,167. Le système nerveux ne subit presque aucune perte.

Il est curieux d'étudier l'influence de l'alimentation insuffisante sur les principales fonctions de l'organisme.

Digestion. — Quelquefois la faim est vive, mais souvent aussi, comme le fait remarquer M. Bouchardat, dans sa thèse sur l'alimentation insuffisante, il y a absence du sentiment irrésistible de la faim. — Le suc gastrique ne se produit que quand il y a introduction d'aliments dans l'estomac, sa quantité est donc en rapport avec celle des aliments ; il y a, en général, inaction des fonctions digestives. Vers la fin de la vie des individus qui succombent à la diète ou à une alimentation insuffisante, il se manifeste souvent une diarrhée colliquative.

Absorption. — L'absorption redouble d'activité, et souvent on voit des produits morbides disparaître, des éruptions cesser d'être visibles, des tumeurs se fondre rapidement ; mais quelquefois aussi de nouveaux accidents en sont la conséquence. Ainsi les plaies ne se cicatrisent pas ; les fractures se consolident difficilement ; enfin, des foyers purulents ont pu être résorbés.

Circulation. — L'alimentation insuffisante exerce une puissante influence sur la composition du sang, d'après les travaux que nous avons faits avec M. Rodier. Voici les conséquences auxquelles nous sommes arrivés :

1° La quantité d'eau contenue dans le sang augmente souvent dans une proportion considérable, tandis que la somme des matières solides qu'elle tient en dissolution est notablement diminuée.

2° La quantité des globules est notablement diminuée, et on les voit descendre à 120, 110, 100, etc., et au-dessous.

3° L'albumine est également notablement diminuée, et on l'a vue descendre de 80 à 60 et même à 50.

4° La fibrine diminue rarement ; cependant, cette diminution a lieu dans quelques cas.

5° Les sels inorganiques diminuent.

Ces modifications survenues dans le sang expliquent bien des phénomènes morbides, qu'on voit apparaître comme conséquence de l'alimentation insuffisante.

La diminution des globules explique l'anémie qui s'observe si souvent.

La diminution de l'albumine rend compte des hydropisies, qui sont si souvent la conséquence de l'alimentation insuffisante dans les disettes. Tel est, par exemple, ce qui eut lieu dans l'épidémie décrite par Gaspard (*Journal de physiologie*), dans celle, plus récente, décrite par M. Meersmann sous le nom de fièvre de famine.

La diminution de la fibrine, qui n'arrive que dans quelques cas, rend compte des hémorrhagies, qui se produisent alors par différentes voies.

Respiration. — D'après les recherches de MM. Regnault et Reiset, la diminution de l'alimentation amène un ralentissement de la respiration et une absorption plus grande d'azote.

Calorification. — La température tend à s'abaisser sous cette influence. D'après Chossat, la diminution moyenne de la température, quelque temps avant la mort, serait de 16° centigr. — Cela m'étonne, car cette diminution est énorme. — D'après Chossat, du reste, la mort, qui est la conséquence de la diète et de l'alimentation insuffisante, serait due au refroidissement, dans le plus grand nombre de cas.

Sécrétions. — Elles sont, en général, diminuées : les urines sont rares, la salive est moins abondante. Chez les nourrices, il y a quelquefois agalaxie.

Un certain nombre de circonstances peuvent modifier ces divers effets.

L'âge. — Ce sont les enfants d'abord, puis les vieillards, puis les adultes, qui offrent le moins de résistance à la suppression de l'alimentation.

Le sexe. — La femme a besoin de moins d'aliments que l'homme ; aussi, ce qui lui suffit ne suffit pas toujours à ce dernier.

L'exercice. — Plus un individu est obligé de travailler, de faire de l'exercice, plus il a besoin d'aliments.

Le climat. — Sous l'influence d'un climat chaud, il faut beaucoup moins d'aliments que dans un climat froid.

Le poids du corps. — Un homme petit, faible, délicat, a besoin de beaucoup moins d'aliments qu'un homme grand, fort et robuste.

L'habitude. — Il est évident qu'elle doit exercer une influence ;

ainsi, un homme habitué à beaucoup manger, supportera plus difficilement la diminution ou la privation d'aliments.

Pour bien apprécier le degré qui sépare l'alimentation suffisante de l'alimentation insuffisante ; il faudrait que la première fût fixée d'une manière définitive, or, cela n'est pas et ne saurait être. Il y a un si grand nombre de circonstances qui modifient un poids moyen qu'on essayerait d'établir, qu'on a dû y renoncer ; il faudrait, en effet, tenir compte de l'âge, du sexe, du climat, de l'exercice, des habitudes, de la force, de la constitution, etc. Nous rappellerons seulement, pour nous en servir en temps et lieu, que la quantité d'azote qui doit se trouver dans la somme quotidienne des aliments d'un adulte, bien développé et se nourrissant bien, a été fixée par Liebig, Dumas, etc., à 25 ou 27 grammes.

Alimentation insuffisante par ses qualités. — Il y a des aliments complets, c'est-à-dire qui contiennent à la fois des éléments plastiques et respirateurs ; tel est le lait, par exemple, qui peut, à la rigueur, servir complétement à sustenter un homme ; mais les aliments de ce genre sont rares, et, la plupart du temps, les aliments sont plutôt incomplets. Examinons, sous ce rapport, les aliments de nature animale et ceux de nature végétale.

1° Parmi les premiers se trouve la gélatine. Le rapport de M. Magendie a surabondamment démontré que, seule, elle ne nourrit pas, et que les chiens qui étaient soumis à l'usage exclusif de cette substance, succombaient. La fibrine seule, l'albumine seule, la caséine seule, la graisse seule, détermineraient absolument les mêmes effets.

Si deux éléments nutritifs étaient réunis, il y aurait un aliment moins insuffisant. Ainsi, l'union de la fibrine et de la graisse, de l'albumine et de la graisse, etc., soutiendrait mieux et plus longtemps, quoique cependant ils ne soient pas complétement suffisants.

2° Parmi les aliments végétaux, il y a encore des aliments complets. — Le pain, qui contient de la fécule, du gluten (fibrine, albumine végétale, et de la graisse) ; mais ces principes ne sont peut-être pas en quantité tout à fait suffisante. Cependant, le pain est généralement considéré comme aliment suffisant. Ne voit-on pas, dans nos campagnes, cet aliment fait, soit avec du froment, soit avec du seigle, former la base à peu près exclusive de l'alimentation ?

En dehors de ces cas, l'alimentation exclusivement végétale

constitue évidemment un régime insuffisant. Voici quelles peuvent en être les conséquences :

a. La diminution de proportion des globules (anémie, portée souvent à un degré assez considérable) ;

b. La diminution de proportion de l'albumine du sérum : de là des hydropisies consécutives, comme cela eut lieu dans l'épidémie décrite par Gaspard, dans celle de M. Meersmann ;

3° L'affaiblissement de la constitution, l'amaigrissement, la grande excitabilité du système nerveux ;

4° Les vers intestinaux, qui sont, en général, un des accidents qui se produisent le plus rapidement.

Il y a encore une alimentation insuffisante par suite de privation de végétaux frais. Telle est celle qui résulte de l'usage habituel des viandes salées dans les voyages maritimes, et qui peut amener le scorbut.

Certains aliments végétaux pris, sinon d'une manière exclusive, du moins d'une manière prédominante, sont considérés comme pouvant amener certaines maladies; telle serait la pellagre. Nous avons, du reste, discuté plus haut cette question.

D'après M. Debreyne, le régime végétal, loin d'abréger la vie et d'avoir même de sérieux inconvénients, est le moyen le plus certain de conserver la santé et d'assurer la longévité. Ses observations portent sur les trappistes. Si ses résultats sont exacts, c'est que les aliments végétaux dont font usage les trappistes contiennent des éléments azotés (fibrine, albumine, caséine végétales).

M. Bouchardat, dans son intéressante thèse, admet que le régime peut devenir insuffisant par suite de l'adultération des aliments, et de modifications plus ou moins profondes, survenues dans leurs qualités. Voici les principaux faits qu'il rapporte : Les viandes altérées, le pain contenant de l'ergot de seigle, le pain fait avec de la farine altérée avec de la poudre de talc, le lait altéré, additionné d'une quantité plus ou moins considérable d'eau ; l'eau contenant une proportion de sels calcaires plus considérable que 1/1000, l'eau privée d'oxygène, d'acide carbonique ou d'iode, constituent, d'après le savant professeur, autant d'aliments insuffisants. Le défaut de coction des aliments; l'absence de condiments ; la quantité trop peu considérable de sel marin; la proportion trop faible des phosphates, et, en particulier, du phosphate de chaux, sont dans le même cas.

D'après le même auteur, il y a encore une autre source d'insuffisance des aliments. Ce sont les conditions dans lesquelles se trouvent les individus que l'on considère, conditions que l'on peut facilement établir, en rappelant que *ce n'est pas ce qu'on mange qui nourrit, mais ce qu'on digère.*

Voici quelques exemples :

Les vieillards, les individus qu'une paralysie retient constamment au lit, les convalescents, se trouvent mal d'une trop grande quantité ou d'une trop grande variété d'aliments. Chez le diabétique, une alimentation suffisante pour tout autre, est insuffisante pour lui.

Il y a encore d'autres circonstances à prendre en considération.

A. *L'âge.* — Pendant la première année de la vie, un aliment mal réglé, l'insuffisance du lait, et son remplacement par du bouillon ou de la viande, peuvent amener le rachitisme. Chez les vieillards, il faut des aliments qui n'exigent pas un dissolvant gastrique énergique, ou bien il faut y ajouter des stimulants qui favorisent cette dissolution : tel est le vin.

B. *Le climat.* — La différence des climats peut rendre la même alimentation insuffisante, tandis qu'elle est suffisante dans une autre localité. Ainsi, un régime suffisant et tonique dans un climat chaud, est insuffisant dans un climat froid.

C. Les *saisons* exercent la même influence.

D. *L'exercice.* — Une alimentation suffisante pour un individu au repos, devient tout à fait insuffisante pour le même individu qui se livre à un exercice plus ou moins violent.

E. *Convalescence.* — Une alimentation trop peu considérable maintenue pendant trop longtemps, a souvent des inconvénients sérieux, qu'on évite beaucoup mieux à notre époque qu'on ne le faisait il y a un certain nombre d'années.

F. *Les habitudes.* — L'habitude de manger beaucoup peut quelquefois rendre insuffisante une alimentation qui serait suffisante pour beaucoup d'autres.

Hygiène publique. — L'alimentation insuffisante, quand elle frappe les masses, prend le nom de famine ; fléau moins fréquent certainement de nos jours que dans des temps plus reculés.

La famine a des rapports remarquables avec la mortalité. Ainsi, elle a pour conséquence de diminuer la population ; on peut, en effet, établir que la prospérité d'un État est liée à la facilité des subsistances. Messance a trouvé, pour une période de 90 ans, en France, de 1674 à 1764, que la mortalité annuelle était d'autant plus forte, que le prix du blé était plus élevé. John Barton est arrivé aux mêmes résultats pour l'Angleterre.

La disette a non-seulement pour effet d'augmenter la mortalité, mais encore d'amener des troubles, des émeutes, des perturbations de tout genre. En 1846 et 1847, il y eut, ainsi que chacun de nous se le rappelle, une demi-disette, occasionnée par le haut prix et la rareté des subsistances. M. Bouchardat, dans sa thèse, estime à un million, pour l'Europe, le nombre de victimes qui en est résulté. Meersmann a décrit les résultats terribles de la disette sur la population des Flandres (fièvre de famine).

L'enchérissement du blé se fait sentir non-seulement la même année, mais encore l'année suivante, et quelquefois pendant plusieurs années. Les effets se font encore sentir dans l'année vigésimale, c'est-à-dire vingt ans après, et le recrutement à cette époque montre qu'il y a un déficit de population.

Comment prévenir les disettes. — Cette question regarde beaucoup plus l'agriculteur et l'administrateur que l'hygiéniste ; cependant, nous en dirons quelques mots, d'après Moreau de Jonnès. Sur trois récoltes, deux peuvent suffire aux besoins des populations ; il faut donc s'attendre à ce que la troisième exige un supplément de substances alimentaires, et, en particulier, de céréales. En conséquence, il faut s'occuper de la conservation des blés, s'attacher à les préserver de l'influence de l'humidité, des insectes, des rats, des mulots ; et, si la disette menace, il faudra essayer, ainsi que M. Millon le conseille, d'avoir recours à la mouture du son, afin de faire sinon complétement du pain avec ce produit, du moins de le mélanger en certaine proportion au blé ; l'analyse a démontré, ainsi que j'ai eu occasion de le dire plus haut, que le son est riche en gluten et en matières grasses.

Voyons maintenant l'influence de la famine sur quelques professions particulières.

Soldats. — Dans l'année, année commune, il meurt sur 100 soldats, âgés de 20 à 40 ans, 2,25, tandis que, dans la population civile du même âge, il n'en meurt que 1,25. M. Michel Lévy attribue ces résultats au brusque changement de climat, à la fatigue, aux veilles, et surtout à la répartition alimentaire qui est la même pour celui qui mange beaucoup que pour celui qui mange peu. La mortalité dans l'armée, se règle sur le tarif de la solde. En Angleterre, la mortalité de toute l'armée est de 17 sur 1,000, tandis que celle des officiers n'est que 12 sur 1,000. En France, elle est de 19 sur 1,000 pour toute l'armée, 10,8 pour les officiers, et 22,3 pour les simples soldats.

D'après M. Michel Lévy, les jeunes soldats ont besoin d'une nourriture plus substantielle que celle qui leur est donnée. Il faut, de plus, y joindre des boissons fermentées et distillées.

Marine. — L'établissement d'une marine à vapeur, les conserves d'Appert, et surtout les nouvelles conserves obtenues par les procédés Masson, ont singulièrement diminué les chances de famine sur mer. Il y aurait encore une amélioration à y obtenir : ce serait de donner aux marins du vin au lieu d'eau-de-vie. (Bouchardat.)

Hôpitaux et hospices. — L'insuffisance de l'alimentation se fait sentir dans beaucoup d'établissements de ce genre. C'est évidemment ce qui résulte des recherches consignées dans le rapport de M. Pons, au conseil général des hôpitaux, pour l'année 1837. Pour obtenir ces résultats, il fallait comparer le chiffre de la mortalité avec le prix de la journée. Eh bien, à Bicêtre et à la Salpêtrière, où le prix de la journée est de 80 à 92 centimes, la mortalité est de 1 sur 4,43 ; dans les cinq autres hospices, où le prix de la journée varie de 1 fr. à 1 fr. 78 c., la mortalité n'est plus que de 1 sur 7,99.

Établissements pénitenciers. — Voici, d'après M. Villermé, la mortalité sur 1,000. Grande-Force, 41 ; Madelonnettes, 38 ; Conciergerie, 32 ; Petite-Force, 27 ; Sainte-Pélagie, 24 ; Bicêtre, 18 ; Saint-Lazare, 17 ; Dépôt de Saint-Denis, 3 1/2 ; — moyenne générale, 11,12. Cette progression est également l'inverse de celle que présente le prix de la journée. Or, ces différences résultent de l'insuffisance de l'alimentation.

Établissements d'éducation. — Dans les maisons d'éducation dont le prix ne dépasse pas 1,000 fr. par an, on peut avancer que, dans un grand nombre, et même un très-grand nombre, l'alimentation est tout à fait insuffisante, et, de plus, souvent d'une assez mauvaise qualité. Dans les établissements d'un prix plus élevé, on n'évite pas toujours cet inconvénient, et j'en connais, à Paris, où le prix de 2,400 fr. par an n'a pas empêché un jeune homme de 15 ans d'acquérir un tempérament lymphatique, qu'il n'avait pas primitivement, par suite d'une alimentation insuffisante. Je dis donc ici ce que j'ai déjà dit plus haut, que l'administration, qui veille si bien, par ses inspecteurs, sur l'instruction qui se donne dans ces établissements particuliers, néglige totalement la partie matérielle : logement, nourriture, etc. Dans les établissements qui dépendent de l'État, les choses se passent beaucoup mieux ; la nourriture est meilleure, plus abondante et bien suffisante. Depuis le rapport excellent fait, au ministre de l'instruction publique, par M. le professeur Bérard, cette alimentation est réglée d'une manière uniforme. Voici, du reste, l'ordonnance qui est sortie du rapport de l'inspecteur général. Elle est destinée à régler l'alimentation dans les colléges.

ARRÊTÉ.

Le Ministre au département de l'instruction publique et des cultes,

Vu le rapport de la Commission spéciale chargée d'apprécier le régime alimentaire des trois lycées à pensionnat de Paris ;

Vu les observations présentées par les inspecteurs généraux de l'enseignement secondaire, à la suite de leur dernière inspection dans les lycées des départements ;

Considérant, qu'un travail intellectuel journalier peut devenir, chez les enfants, la cause d'un état de langueur ou d'épuisement, si le corps n'est soutenu par une alimentation suffisamment réparatrice ;

Considérant, que si d'importantes améliorations ont été déjà introduites dans le régime alimentaire des lycées, il est permis d'en espérer de nouvelles, pour la généralisation de certaines pratiques, dont l'utilité a été reconnue ;

Considérant que des prescriptions réglementaires seraient inefficaces si un contrôle sérieux n'assurait pas aux élèves des lycées les avantages que l'autorité supérieure entend leur accorder :

Arrête :

ARTICLE 1ᵉʳ. Le poids de la viande cuite, désossée et parée, délivrée à chaque élève, est réglé ainsi qu'il suit :

Pour les grands, 70 grammes par tête et par repas ;

Pour les moyens, 60 grammes ;

Pour les petits, 50 grammes.

Lorsque le repas se composera de deux plats de viande, les deux parts devront peser un tiers en sus du poids ci-dessus fixé.

Les parts des maîtres nourris dans l'établissement seront de 100 grammes par tête et par repas.

Quelques minutes avant l'heure des repas, tantôt le matin, tantôt le soir, et sans que ces vérifications aient jamais lieu à jour fixe, l'économe, le proviseur ou son délégué, feront mettre, en leur présence, dans une balance, le contenu d'un plat destiné à une table de grands, de moyens ou de petits élèves : ils diviseront le poids obtenu par 10, 8 ou 6, suivant le nombre d'élèves admis à la table, et s'assureront ainsi que cette moyenne est égale au poids réglementaire.

Les mêmes vérifications seront faites fréquemment par le recteur ou par un membre délégué du Conseil académique.

Le vin, suivant sa force, entre pour un quart, ou pour un tiers, dans la composition de la boisson donnée aux élèves.

ART. 2. Au commencement de chaque semaine, le menu des repas présenté par l'économe, approuvé par le médecin, est arrêté par le proviseur, qui se conformera aux règles suivantes :

Le repas du matin se composera, non pas seulement pour les plus jeunes enfants, mais pour tous les élèves indistinctement, en hiver, d'une soupe ou d'un potage, et, en été, d'une tasse de lait ou de quelques fruits, avec une ration de pain convenable.

Le bœuf bouilli ne figurera dans le menu du dîner que trois fois par semaine au plus, et, ces jours-là, les élèves auront un second plat de viande.

Lorsque le menu du dîner ne se composera que d'un plat de viande, cette viande sera rôtie ou grillée.

Les jours gras, un plat de viande sera toujours servi au souper.

Les jours maigres, aux légumes aqueux, aux confitures et fruits secs, etc., on substituera, comme second plat, des mets plus substantiels, consistant en poissons, œufs, farineux, etc.

La durée du dîner est d'une demi-heure; celle du souper, de vingt minutes au moins.

ART. 3. Les maîtres nourris dans l'établissement seront servis en même temps que les élèves et dans les mêmes salles.

Les agents et domestiques prennent leurs repas après les élèves, et, autant que possible, dans une salle commune.

Tant que les élèves n'ont pas été servis, tout prélèvement à un titre quelconque sur les aliments préparés pour chaque repas, est formellement interdit.

ART. 4. Les recteurs des Académies et les proviseurs des Lycées sont chargés, chacun en ce qui le concerne, de l'exécution du présent arrêté.

H. FORTOUL.

Paris, 1er septembre 1853.

3° *Régime surabondant.* — Le régime surabondant chez un individu qui fait très-peu d'exercice, et qui habite un lieu dont la température est élevée, détermine chez lui des effets bien appréciables, et qui se reproduisent dans des circonstances analogues; ces effets consistent dans une augmentation de la masse du sang, et ils ont pour résultat une véritable pléthore; en même temps la proportion des globules du sang est portée au maximum des limites physiologiques, et l'augmentation de l'embonpoint vient également s'y joindre. Un régime semblable, longtemps continué, prédispose aux congestions ainsi qu'aux hémorrhagies cérébrales, et peut même les déterminer. — La gravelle et la goutte, manifestations habituelles de la diathèse urique, sont la conséquence la plus ordinaire d'un régime surabondant. — Il est facile, du reste, d'expliquer ce résultat. Les aliments réparateurs arrivent aux tissus en quantité plus considérable qu'il n'en faut pour les remplacer : de là l'embonpoint et la pléthore. D'un autre côté, les aliments respirateurs fournissant beaucoup de carbone à la respiration pour la production de la chaleur animale, les tissus détruits en vertu de la loi de décomposition interstitielle ne peuvent absorber tout l'oxygène qui leur est utile, et ils sont brûlés moins complétement ; le résidu qui passe dans les urines, au lieu d'être alors de l'urée, produit complétement brûlé, et qui se forme lorsque les tissus détruits ont tout l'oxygène qui leur est nécessaire, n'est plus que de l'acide urique, produit moins complétement brûlé. Or c'est l'existence dans le sang et au sein de l'organisme de ce principe immédiat qui constitue la diathèse urique, qui se traduit par la gravelle ou la goutte.

Influence de la pénurie ou de l'abondance de l'alimentation sur la population.

Cette influence a surtout été étudiée en France. Voici quelques-uns des résultats qui ont été obtenus :

M. Benoiston de Châteauneuf a comparé la durée de la vie du riche à celle du pauvre, en se fondant sur ce que la différence qui les sépare consiste surtout dans la richesse de l'alimentation : il a démontré ainsi que la perte annuelle, sur 100 individus, était plus du double chez le deuxième que chez le premier.

D'après M. Villermé, le 1er arrondissement de Paris perd annuellement 1 habitant sur 52, tandis que le 12e en perd 1 sur 26. La durée de la vie moyenne dans les quartiers pauvres ou riches varierait donc de vingt-quatre à quarante-deux ans. D'après cet auteur, dans les départements riches, où la vie est aisée et l'alimentation facile, la vie moyenne est de douze ans plus longue que dans les départements misérables. — M. Villermé, en France, et M. Quételet, en Belgique, ont trouvé la taille plus élevée dans les contrées riches que dans les localités pauvres.

La fécondité se trouve également en rapport avec la richesse de l'alimentation. Les ordres monastiques imposaient aux religieux le régime végétal et de longues abstinences pour diminuer leur énergie prolifique. Il résulte des documents statistiques rapportés plus haut, que le nombre des conceptions est plus faible dans le carême ; mais ce résultat n'a pas une grande signification, attendu que, pendant ce temps, le nombre des mariages est moins considérable.

Les disettes diminuent également le nombre des naissances. D'après M. Gaspard, qui donna une bonne description des effets des disettes de 1816 et 1817, il y eut, dans un grand nombre de communes des départements les plus maltraités, moitié moins de conceptions dans les trois mois de cette famine que dans les trois mois qui la précédèrent et dans les trois mois qui la suivirent.

On peut établir que le meilleur élément de la population d'une contrée, c'est la fertilité qu'elle présente. La densité de la population d'un pays est, en effet, partout proportionnelle à la richesse de la culture des céréales ; le nombre des habitants s'y accroît sans cesse, jusqu'à ce qu'il ait atteint une certaine limite, à laquelle il s'arrête devant les nombreuses causes préventives ou répressives qui ne manquent jamais de se produire. Parmi ces causes, les disettes sont celles qui exercent l'action la plus manifeste. Non-seulement elles arrêtent l'accroissement de la population, mais quelquefois même elles la font rétrograder. Ce sont là les éléments de la doctrine de Malthus.

En Chine, où le climat rend la fécondité excessive, la famine et les maladies viennent réduire la population ; mais cela ne suffit pas encore pour la faire rentrer dans de justes limites, et la mort barbare de jeunes enfants est, chez ces peuples, le terrible niveau qui rétablit la balance. — Dans l'Europe, dont les conditions climatologiques ne déterminent qu'une fécondité raisonnable, la diversité de la richesse des terres, la fertilité des unes, la pauvreté des autres, la circulation assez facile des subsistances, empêchent jusqu'à présent la densité des populations de devenir trop considérable. Si la doctrine de Malthus se vérifie, nous ne savons pas ce que l'avenir nous réserve.

Avant de terminer ce qui est relatif à ce sujet, il n'est peut-être pas sans intérêt pour le lecteur de connaître les ressources de la France, et ce qu'elle est capable de produire, tant sous le rapport de·la nature que sous celui de la quantité des subsistances. Nous emprunterons les renseignements statistiques qui suivent à un excellent travail de M. Boudin (*Annal. d'hyg.*, 1850).

En France, le sol livré à la culture des céréales a été, par habitant : en 1700, de 60 ares, d'après Vauban ; en 1764, 64 ares, d'après Mirabeau ; en 1788, 60 ares, d'après Lavoisier ; en 1813, 56 ares, d'après Chaptal ; en 1840, 41 ares, d'après la Statistique de la France.

La surface cultivée a donc diminué ; eh bien ! malgré cela, la production des céréales a presque doublé depuis cent cinquante ans, et la part de chaque habitant, bien que la population se soit accrue de près de 70 pour 100, a également augmenté. Voici, d'après les mêmes autorités : 1° le nombre d'hectolitres produits dans l'année ; 2° le nombre d'hectolitres produits par chaque hectare ; 3° le nombre de litres de céréales pour chaque habitant ; 4° la quantité de froment consommée en France par chaque habitant.

ANNÉES.	HECTOLITRES.	RENDEMENT EN HECTOLITRES par chaque habitant.	LITRES PAR HABITANT.	QUANTITÉ DE FROMENT consommée en France par habitant.
1700	92,856,000	8	472	118 l.
1760	94,500,000	7	450	108
1788	115,816,000	8	484	125
1813	132,435,000	8	441	133
1840	182,516,000	13 1/4	541	173

Ces résultats ne doivent pas être pris à la lettre, car ils n'indiquent que des moyennes fictives. En effet, d'après M. Charles Dupin, parmi les deux tiers des Français qui sont privés d'alimentation animale, un tiers ne consomme que de l'avoine, du seigle et du sarrasin ; mais le deuxième tiers a du seigle et du froment. Voici donc un tableau indiquant la proportion des habitants se nourrissant de froment en France :

1700..............	39	sur 100
1760..............	36	—
1764..............	39	—
1784..............	41	—
1811..............	41	—
1818..............	45	—
1840..............	60	—

En continuant ces évaluations approximatives et les rapportant à chaque habitant, on arrive, d'après M. Boudin, aux résultats suivants :

En France, on compte, par habitant, 17 ares cultivés en froment. Le sol livré à la culture du froment est, en Pologne, de 2 ^{h}, 2 ^{a} par habitant ; en Suède, 3 ^{h}, 3 ^{a} par habitant ; en Prusse, 3 ^{h}, 5 ^{a} ; en Belgique et en Hollande, 4 ^{h}, 0 ^{a} ; dans le Royaume-Uni, 9 ^{h}, 0 ^{a} ; en Espagne, 20 ^{h}, 0 ^{a}.

En divisant la production du froment de chaque pays par sa

population, on trouve par habitant : en Suède, 8 litres ; en Pologne, 25 litres ; en Prusse, 46 litres ; en Hollande et en Belgique, 57 litres ; en Autriche, 62 litres ; en Espagne, 127 litres ; dans le Royaume-Uni, 163 litres ; en France, 208 litres. Ainsi, en moyenne, et en tenant compte du déchet, la France, qui est la contrée la plus riche en froment, ne peut donner à chacun de ses habitants que 1/2 litre de froment par jour.

La consommation totale de la viande a été en France, en 1840, de 673,389,781 kilog., ce qui donne une moyenne de 20 kilog. par habitant. — Dans les autres États de l'Europe, cette consommation en viande a été par habitant :

		kil.				kil.
1840.	Prusse	17,50	1803.	Espagne	21,00
1840.	Saxe	18,75	1828.	Pays-Bas	21,00
1828.	Suède	20,00	1840.	Wurtemberg	22,00
1843.	Bavière	21,00	1843.	Bade	24,00

On a dit qu'en Angleterre elle était de 82 kilog. par habitant, mais aucun document statistique officiel ne le prouve.

La production annuelle moyenne de la France est estimée aux quantités ci-après :

Céréales	182,515,000	hectolitres.
Vin	36,783,000	—
Eau-de-vie	1,088,000	—
Bière	3,885,000	—
Cidre	10,881,000	—
Pommes de terre	96,234,000	—
Sarrasin	8,470,000	—
Légumes secs	3,561,000	—
Betteraves	14,741,000	q. m.
Colza	2,280,000	hectolitres.
Houblon	886,000	kilogr.
Tabac	89,000	q. m.
Garance	160,000	—
Huile d'olive	167,000	hectolitres.
Chanvre, filasse	67,507,000	kilogr.
Lin, filasse	56,835,000	—
Châtaignes	3,478,000	hectolitres.
Paille	226,708,000	q. m.
Foin	152,460,000	—
Bois de construction et à brûler	34,570,000	stères.

Avec une pareille production, si beaucoup de provinces sont pauvres, si leurs habitants sont misérables, et si le blé est si souvent à vil prix, cela tient au défaut de circulation suffisante des produits, et à leur accumulation dans certaines provinces, dans lesquelles ils ont pris naissance.

II. — Régime qualitatif.

On doit examiner à part le régime animal, le régime végétal, le régime gras, le régime maigre et le régime mixte.

1º *Régime animal.* — Le régime animal consiste dans l'emploi presque exclusif des substances animales pour l'alimentation, les végétaux n'y entrant qu'en quantité très-peu considérable et exceptionnellement.

La nourriture animale presque exclusive détermine les effets physiologiques suivants : le tube digestif, tout en fonctionnant bien, est dans un état de stimulation permanente ; la soif est augmentée ; la constipation est habituelle ; les matières fécales sont peu abondantes, dures, foncées en couleur ; la peau est habituellement le siége d'une chaleur anormale, qui tient, en quelque sorte, le milieu entre la chaleur naturelle et la chaleur fébrile ; le pouls est, en général, plus fréquent et plus vif ; il y a de la maigreur ; l'embonpoint, s'il existait avant, disparaît sous l'influence de ce régime.

Le sang se modifie, la quantité d'eau diminue, la proportion des globules et celle de la fibrine augmentent ; l'urine est, en général, peu abondante, peu aqueuse ; elle est un peu foncée en couleur, très-acide et chargée d'urée et d'acide urique. Ce régime est celui que suivent un grand nombre d'habitants des pays froids, en même temps qu'ils se livrent à un exercice musculaire énergique. C'est par ce moyen qu'ils produisent la quantité de chaleur animale nécessaire pour résister à la basse température du climat.

Dans les climats tempérés, la nourriture animale, à peu près exclusive, continuée longtemps, peut déterminer des maladies spéciales. Telles sont en particulier les phlegmasies, auxquelles ce régime dispose évidemment ; l'augmentation physiologique de la fibrine produite par cette alimentation explique suffisamment ce résultat.

Certaines matières de nature animale atténuent singulièrement les qualités irritantes d'un tel régime ; tel est le lait : il le doit à ce qu'il contient du sucre de lait, qui peut être comparé, à tous égards, aux substances végétales. L'œuf agit dans le même sens, mais beaucoup moins efficacement.

Le régime animal exclusif doit être rejeté toutes les fois qu'on

34.

peut faire autrement, et il est toujours nécessaire qu'on lui associe une certaine quantité de substances végétales. On a reproché à l'abus longtemps répété des viandes salées de produire le scorbut ; il est probable que, dans les circonstances où il en est ainsi, comme dans les voyages de long cours, d'autres conditions hygiéniques défavorables viennent s'y joindre. On doit, toutefois, attacher une certaine importance à cette influence des viandes salées, car il peut se faire que la grande quantité de chlorure de sodium qui y est contenue, contribue à augmenter la proportion de soude renfermée dans le sang, et à dissoudre la fibrine.

2° *Régime végétal.* — Le régime végétal exclusif exerce peut-être une influence moins fâcheuse sur la santé que le régime animal ; il est probable que ce résultat est dû à ce que la plupart des végétaux contiennent des matières azotées, qui sont, ainsi que nous avons déjà eu occasion de le dire, la fibrine, l'albumine et la caséine végétales.

Le régime végétal presque exclusif, continué sans interruption pendant un certain temps, produit les résultats suivants : l'appareil digestif est languissant ; les digestions sont longues, pénibles et souvent accompagnées de développement de gaz ; les matières fécales sont abondantes, de couleur claire, et même quelquefois semi-liquides ; la diarrhée est assez fréquente ; la chaleur animale est peu intense, le refroidissement facile ; la constitution s'affaiblit, les forces sont peu énergiques. Dans quelques cas où le régime végétal exclusif est très-abondant, et où, en même temps, les individus qui y sont soumis font peu d'exercice, l'embonpoint se développe, comme conséquence presque nécessaire.

Le régime végétal est propre à certaines populations plutôt qu'à d'autres. Les peuples des pays chauds y sont plus particulièrement soumis : c'est le genre de nourriture qu'ils préfèrent, en même temps qu'ils exercent peu leur système musculaire.

L'usage exclusif des substances végétales longtemps continué, peut déterminer quelques maladies spéciales ; nous citerons les suivantes :

1° L'appauvrissement du sang, qui consiste dans la diminution simultanée et proportionnelle des globules, de l'albumine et de la fibrine. Il est des cas où cet appauvrissement est porté très-loin, et produit soit une anémie par diminution des globules, soit une hydropisie regardée autrefois comme essentielle, et qui est due à l'abaissement du chiffre de l'albumine. La diminution de la fibrine est rarement portée assez loin pour déterminer le développement du scorbut.

2° L'usage habituel des substances végétales produit des gastralgies, des dyspepsies flatulentes, des diarrhées, etc.

3° Les entozoaires sont souvent la conséquence d'un régime végétal exclusif ou prédominant.

4° Le diabète est généralement considéré comme pouvant être la suite de l'usage excessif des féculents. Si cela est, la grande quantité de sucre produit par le foie, ne peut être brûlée par l'oxygène absorbé dans l'acte de la respiration ; il passe en partie, sans être attaqué, dans le sang artériel, qui s'en débarrasse par les reins.

De tout ce qui vient d'être dit, on peut conclure que, tout en ayant moins d'inconvénients que le régime animal, le régime végétal ne doit cependant pas être employé plus que le dernier d'une manière tout à fait exclusive, et que c'est leur association, ou le régime mixte, qui est celui qui convient le mieux à l'habitant de nos contrées.

3° *Régime mixte.* — Le régime mixte, composé d'une quantité modérée de substances alimentaires, est celui qui réussit le mieux à l'habitant des pays tempérés.

Le régime mixte doit consister dans une quantité déterminée des substances animales et des substances végétales. D'après M. Dumas, un homme bien constitué, mangeant bien, doit consommer par jour 154 grammes de carbone, et 22,5 d'azote. Pour représenter des quantités d'aliments correspondantes, il faut les proportions suivantes à un cavalier de l'armée :

	POIDS.	MATIÈRE azotée sèche.	MATIÈRE non azotée sèche.
Viandes fraîches............	125 gr.	70	»
Pain de munition...........	750		
Pain blanc de soupe.........	316	64	595
Légumineuses...............	200	20	150
	1391	154	745

Les proportions d'azote contenues dans divers végétaux peuvent être représentées, d'après M. Boussingault (la quantité de ce principe contenue dans la farine de froment étant 100), par les équivalents suivants : riz, 77 ; pois, 67 ; lentilles, 56 ; haricots, 56.

Les aliments composant le régime mixte, pris en quantité trop copieuse, ont fréquemment pour effet de produire la diathèse urique ; elle se traduit alors, comme de coutume, par la gravelle et la goutte ; les principes qui ont été développés tout à l'heure rendent suffisamment compte de ce résultat.

L'emploi du régime mixte doit être subordonné à certaines règles qui constituent la distribution des repas et les heures où ils doivent s'accomplir. C'est là une question importante et qu'il s'agit d'examiner :

C'est une nécessité pour l'homme de prendre ses repas à des heures fixes et déterminées. Aussi doit-on établir en principe qu'il ne faut pas plus de cinq heures d'intervalle, et pas moins de quatre entre chacun des repas qui ont lieu dans le cours d'une journée.

Il est un certain nombre de personnes qui prennent, deux à trois heures après le repas, et surtout après celui du soir, une infusion de thé. C'est une assez bonne habitude, et qui contribue à faciliter la digestion, à la condition que la quantité de liquide ne sera pas trop considérable, et qu'on n'y ajoutera pas de substances solides.

Selon l'opinion de beaucoup de médecins, le déjeuner devrait être le principal repas ; pour donner ce conseil, ils s'appuient sur les raisons suivantes :

1° Il est nécessaire de réparer assez rapidement les pertes éprouvées pendant le sommeil.

2° Les organes digestifs sortant d'un long repos, ont toute leur puissance et toute leur énergie, pour exercer leur fonction et pour digérer.

3° L'action de la lumière, l'exercice modéré du jour, contribuent à favoriser la digestion.

4° Le sommeil est aussi éloigné que possible de l'instant du déjeuner, et la digestion complète et radicale a le temps de s'effectuer avant qu'il revienne.

Sans admettre complétement cette opinion, je dirai qu'il est un grand nombre d'individus qui sont obligés d'en user ainsi, et de faire du déjeuner leur principal repas ; la digestion s'opère, en effet, infiniment mieux pendant la journée que le soir et pendant le sommeil.

La disposition suivante des heures des repas paraît convenable sous le rapport de l'hygiène.

En s'éveillant, ou une demi-heure ou une heure après, il est bon de faire un léger repas, consistant dans l'emploi d'un liquide nourrissant, tel que bouillon, soupe, chocolat, lait, café au lait ; il peut être pris à 7 ou 8 heures du matin. — Ce liquide nourrissant sert à réparer les pertes les plus importantes faites pendant la nuit.

Le déjeuner peut alors être attendu, et il est bon qu'il ait lieu vers 10 heures 1/2 ou 11 heures du matin, et qu'il soit précédé d'un exercice modéré, qui prépare l'appétit et rende plus facile la digestion des aliments pris pendant le déjeuner.

Le deuxième repas, ou le dîner, doit avoir lieu cinq ou six heures après le déjeuner, c'est-à-dire vers cinq heures du soir.

Dans le cas où il ne peut en être ainsi, et où il faut attendre six heures, six heures et demie ou sept heures, il faut intercaler entre les deux repas, et à égale distance de chacun, une collation légère, composée d'un aliment solide et léger. Un peu de pain et quelques confitures, par exemple.

Le repas qui prend actuellement le nom de dîner doit comprendre le reste de la nourriture dont l'homme a besoin pour vingt-quatre heures ; il doit être séparé du coucher par un intervalle de trois à quatre heures.

A chaque repas, on doit faire usage de liquides en même temps que de solides ; il est avantageux que les liquides soient intercalés entre les diverses substances alimentaires dont se compose un repas. Avant ou après le repas, il est d'observation que leur ingurgitation en une seule fois est capable de troubler le travail digestif.

On doit établir comme précepte hygiénique, qu'il est utile de ne pas trop multiplier les mets, de ne pas leur faire subir une élaboration trop compliquée ou trop étudiée, et enfin, de ne pas introduire de condiments trop énergiques.

Il est également nécessaire de manger très-lentement, de soumettre les aliments à une mastication complète, et de ne jamais sortir de table complétement rassasié, et la faim parfaitement satisfaite. — Lorsqu'on mange trop vite, on s'expose aux indigestions, et le défaut de mastication et de broiement, joint à l'absence d'insalivation, explique cet effet. En général, ainsi que j'ai déjà eu occasion de le dire, dans les pays civilisés on mange trop, et la quantité de nourriture dont on fait usage est bien supérieure à celle qui est nécessaire pour entretenir longtemps l'existence.

Le régime est modifié par l'âge, le sexe, le climat et les habitudes.

Ages. — Dans la première année de la vie, l'enfant doit trouver des aliments réparateurs et respirateurs tout préparés, et ayant en quelque sorte subi une espèce de digestion préliminaire. C'est précisément la condition que remplit le lait, qui contient de l'eau, une matière azotée et nutritive (la caséine), des matières hydrocarbonées et servant à la respiration (le beurre et le sucre de lait). Ces aliments suffisent chez le jeune être à l'accroissement des tissus, et à la production considérable du calorique qui lui est nécessaire.

Après la lactation, il faut également aux enfants des aliments réparateurs, destinés à fournir les matériaux de leur accroissement, et des aliments respirateurs, pour fournir le carbone dont la consommation est rendue nécessaire par les exercices continuels auxquels ils se livrent; chez eux, les repas doivent être multipliés et séparés par un intervalle moins considérable que chez les adultes : chacun d'eux doit être moins abondant. — Les stimulants de toute sorte doivent être rejetés pour les enfants, et on doit s'arranger de manière à ne jamais satisfaire trop complétement leur appétit.

Dans l'âge adulte, le régime mixte est celui qui doit être employé.

Dans la vieillesse, la nourriture doit être modérée, peu abondante, mais surtout composée de viandes facilement digestibles. On peut permettre l'usage de vins généreux en très-petite quantité. Si l'on peut décider les vieillards à prendre de l'exercice avant et après les repas, mais surtout après, on leur rend un grand service.

Sexe. — Les femmes font moins de mouvement que les hommes, se livrent à moins d'exercice ; aussi un grand nombre d'entre elles peuvent-elles se contenter d'une alimentation dans laquelle dominent les substances végétales. — Il est nécessaire, toutefois, de faire en sorte que cette prédominance ne soit pas trop exclusive.

Climats chauds et saisons chaudes. — Ils indiquent plus particulièrement la nécessité d'une alimentation peu abondante, et le choix d'une nourriture composée plus spécialement de substances végétales.

Climats froids et saisons froides. — Le froid indique des conditions opposées ; c'est ainsi qu'une nourriture abondante et plus particulièrement composée de substances animales, est nécessaire, et est beaucoup mieux tolérée.

Habitudes. — Les habitudes exercent une influence notable à l'égard de l'alimentation, et elles doivent toujours être respectées. La disposition d'esprit influe également beaucoup sur la digestion ; c'est ainsi qu'il est mauvais de s'appliquer fortement, après les repas, à un travail quelconque.

Lorsqu'on s'est livré à un exercice un peu violent, que la fatigue se fait sentir, et, en même temps, que la faim est impérieuse, il est toujours préférable de ne pas la satisfaire immédiatement : il est d'observation qu'en pareille circonstance on est rassasié rapidement, et qu'une indigestion est fréquemment la conséquence d'un repas fait dans de telles conditions. Il est d'une bonne hygiène de laisser écouler un certain espace de temps entre l'instant où cesse l'exercice et celui du repas. — Si cet exercice a été forcé et si la fatigue est très-grande, un peu de sommeil, pris avant de se mettre à table, rétablit l'équilibre et permet à la digestion de s'accomplir sans difficulté.

4° *Régime dit gras.* — C'est le régime mixte ordinaire, et dû à la réunion de substances animales et végétales, qu'on désigne plus particulièrement sous ce nom, par opposition à celui du régime maigre.

5° *Régime maigre.* — Ce régime, suivi par un grand nombre d'individus pendant la saison du carême, résulte de l'emploi de quelques produits azotés mélangés à des substances végétales, qui sont en proportion beaucoup plus considérable. Il consiste principalement : 1° dans l'emploi presque exclusif de végétaux, auxquels on joint quelques substances animales, telles que du lait, du beurre, ainsi que du poisson ; 2° dans la distribution des heures des repas, qui sont réduits à deux. Le premier, auquel on donne le nom de collation, consiste en légumes cuits à l'huile, en pain. — Le lait, le beurre, le poisson, sont destinés au repas du soir.

Le régime maigre n'est pas toujours facilement supporté. Les sujets d'une bonne constitution, à estomac solide et robuste, n'en éprouvent aucun mauvais effet ; chez certains autres, et surtout chez les personnes débiles, délicates, le régime maigre, employé pendant longtemps, fatigue l'estomac, ne permet pas une réparation suffisante, et est fréquemment le point de départ de gastralgies et de dyspepsies avec sécrétion gazeuse ; il faut alors s'en abstenir.

Bibliographie. — HIPPOCRATE, *Du régime dans les maladies aiguës*, in *Œuvres*. — POLYBE (?), *Du régime des gens en santé, ibid*. — Auteur-inconnu, *Du régime* (en 3 livres), *ibid*. — GALIEN (C. DE). *Attenuante victûs ratione*, Liber I, in *Opera omnia* — LOBERA (L.), *Vergel de sanidad que por otro nombre se llamava Banquete de cavalleros y órden de vivir*. Alcala, 1542, in-fol. — CORNARO (L.), *... ovvero Discorsi della vita sobria*. Patav., 1558, in-8. — NONNIUS (L.), *Diæteticon, sive De re cibariâ*, libri IV. Antuerpiæ, 1627, in-8. — MANELPHUS (J.), *Mensa romana sive urbana victûs ratio*. Romæ, 1650, in-4°. — BRUCKMANN (E. L.), *De noxiis ex cibis oriundis effectibus*. Helmstadt, 1751, in-4°. — MESSENCE, *Recherches sur la population des généralités d'Auvergne, de Lyon, etc., avec des réflexions sur la valeur du blé, tant en France qu'en Angleterre, depuis 1674 jusqu'en 1764*. Paris, 1766, in-4°. — SCHAFFER (J. J.), *De qualitate et quantitate alimentorum in quantum veterum Romanorum robori, vel conservando vel debilitando, contulerint*. Argentorati, 1775, in-4°. — VIREY (J. S.), *Du régime alimentaire des anciens et des résultats de la différence de leur nourriture avec celle des modernes*. Paris, 1813, in-8. — ALEXANDRE (F. D. A.), *Influence des aliments excitants sur l'homme considérés comme cause de maladie*. Th. de Paris, 1822, in-4°, n° 103. — MÊLIER, *Études sur les subsistances dans leurs rapports avec les maladies et la mortalité*, in *Mém. de l'Acad. de méd.*, t. X, p. 170; 1842. — HAYN (J.), *Die Nahrungsmittel in ihren diätetischen Wirkungen*. Berlin, 1842, in-8. — HEBERT (N. A.), *Des substances alimentaires et des moyens d'en régler le choix et l'usage pour conserver la santé, pour favoriser*, etc. Paris, 1842, in-8. — TRUMANN (M.), *Food and its influence on Health and disease, or an Account of the of different kinds of aliment on the human body*, etc. London, 1843, in-12. — PEREIRA (J.), *A treatise on Food and Diet, with observations on the dietetical regimen suited*, etc. London, 1843, in-8. — LA GARENNE (P. de), *Essai sur l'alimentation du peuple en France*. Paris, 1843, in-8. — DAVIDSON (W.), *A treatise on diet, comprising the natural history, properties, composition, etc., of the vegetables, animals fishes, etc., used as food*. London, 1843, in-12. — ROYER-COLLARD (H.), *De l'alimentation en général considérée comme moyen d'amélioration et de perfectionnement des espèces vivantes*, in *Gaz. méd. de Paris*, 3e sér., t. IV, p. 137; 1849. — MAGENDIE, *Études et expériences concernant l'influence du régime sur la composition du sang*, in *Union méd.*, 1re sér., t. VI, p. 280; 1852. — PAPPENHEIM, *Ueber die Nahrungsmittel, Production und ihr Verhältniss zu den Epidemien, mit besonderer Rücksicht*, etc.; in *Henke's Ztschr.*, 1852, et *Canstatt's Jahresb.*, 1853, t. VII, p. 17. — CODET (J. B.), *De l'influence du régime sur l'organisation animale*. Th. de Paris, 1854, n° 313, in-4°. — HILDESHEIM (W.), *Die normal Diet. Physologisch-chemischer Versuch zur Ermittelung des normalen Nahrungsbedürfnisses des Menschen*, etc. Berlin, 1856, in-8. — SAUCEROTTE, *Essai sur le régime alimentaire des anciens*, in *Union méd.*, 2e sér., t. V, 1860. — PLACE (F. M. Ch.), *De l'alimentat. des classes ouvrières, choix, conservation, etc., des substances alimentaires*. Bruxelles, 1860, in-12. — FONSSAGRIVES, *Hygiène alimentaire des malades, des convalescents et des valétudinaires, ou Du régime envisagé comme moyen thérapeutique*. Paris, 1861, in-8.

Alimentation insuffisante. — RITTER (J. J.), *De impossibilitate et possibilitate abstinentiæ a cibo et potu, occasione puellæ Frutengensis inediam simulantis*. Basileæ, 1737, in-4°. — COMBALUSIER, *An diù possit homo sine cibo potuque et vivere et valere?* Resp. vivere non valere. Th. de Paris, 1750, in-4°. — GIRAUDY, *De l'abstinence des aliments, ou Du jeûne, du carême et du maigre sous le rapport de la santé*. Paris, 1821, in-8. — COLLARD (de Martigny), *Recherches expérimentales sur les effets de l'abstinence*, in *Journ. de physiol.* de MAGENDIE, t. VIII, p. 150, 218; 1828. — HÉBRAY, *De l'influence de l'alimentation insuffisante sur l'économie animale*. Th. de Paris, 1829, in-4°, n° 270. — PIORRY, *De l'abstinence, de l'alimentation insuffisante et de leurs dangers*, in *Journ. hebd.*, t. VII, p. 161; 1830. — BUDD (G.), *Lectures on disorders resulting from defective nutriment*, in *Lond. med. gaz.*, t. XXX, p. 906; 1842. — CHOSSAT, *Recherches expérimentales sur l'inanition* (Mém. cour.), in *Mém. de l'Acad. des sc.*, t. VIII; 1843. — CORRIGAN (D. J.), *On famine and fever, as cause and effect, in Ireland;* 1846, in-8, Analyse, in *The British and for. med. Rev.*, 2e sér., t. I, p. 285; 1848. — KENEDY (H.), *Observation on the connexion between famine and fever in Ireland, and elsewhere*, 1847, in-8, Analyse, in *Même journ.* — DONOVAN, D. *Observ. on the diseases to which famine of 1847 gave origin, and on the morbid effects of insufficient nourishment*, in *The Dublin med. Press.*, t. XIX; 1848. — BOTTOMLEY (G.), *On the famine fever as it occurred at Croydon, Surrey, during July, August and September*, 1847, in *the Lancet;* 1848, t. I, p. 338. — MARESKA (J.), *Recherche des moyens d'arrêter la propagation du typhus dans les Flandres*. Rapport, etc., in *Bullet. de la Soc. de méd. de Gand*, 1848. — MERSSEMAN (de), *De la fièvre typhoïde et de la fièvre de famine*, in *Bull. de l'Acad. de méd. de Bruxelles*, t. VIII, p. 87, 167 (1848-49). — BOUCHARDAT, *De l'alimentation insuffisante.* Th. de conc. Paris, 1852, in-8.

Régime qualitatif. — PORPHYRE, *De non necandis ad epulandum animalibus*, libri IV (græcè et latinè). Lugduni, 1620, in-8, trad. fr., par BURIGNY. Paris, 1747, in-8. — LINAND (B), *L'abstinence de la viande rendue aisée, ou moins difficile à pratiquer*. Paris, 1700, in-8. — HECQUET, *Traité des dispenses du carême dans lequel on découvre la fausseté des prétextes qu'on apporte,* etc. Paris, 1709, in-12, 2e édit., 1715, 2 vol. — ANDRY (N.), *Le régime du caresme considéré par rapport à la nature du corps et des aliments.* Paris, 1710, in-12. — DU MÊME, *Traité des aliments de carême.* Paris, 1713, 2 vol. in-12. — COCCHI, *Régime de Pythagore*, trad. fr. avec Notes. Lahaye, 1762, in-8. — POISSONNIER DES PERRIÈRES, *Lettre d'un chirurgien à M**, armateur, au sujet du régime végétal proposé pour les gens de mer*. Londres, 1773, in-8°. — GASPARD, *Effets des aliments végétaux herbacés sur l'économie humaine*, in *Journ. de physiol.* de Magendie, t. I, p. 237; 1821. — COULIER, *Examen comparatif du développement des forces musculaires chez divers peuples soumis* *à des régimes alimentaires différents*, in *Compt. rend. de l'Acad. des sc.*, t. XIII, p. 554 ; 1841. — *Influence du régime animal sur la santé et les forces de l'homme*, in *Union méd.*, 1re sér., t. 1, p. 7 ; 1847. — MARCHANT, *De l'influence comparative du régime animal et du régime végétal sur le physique et le moral de l'homme* (ouvr. récompensé par l'Acad. de méd.). Paris, 1849, in-8. — SEGOND, Même titre (Mém. cour.), in *Mém. de l'Acad. de méd.*, t. XV ; 1850. — CHAMPOUILLON, *Le carême*, in *Gaz. des hôpit.*, 1854, p. 149. — RICHTER, *Was ernährt den menschlichen Organismus? Zur Aufklärung über den Werth der Pflanzen- und Fleischnahrung*, in *Canstatt's Jahresb.*, 1860, t. VII, p. 34.

CHAPITRE XIX

Des Boissons

Les boissons peuvent être divisées en boissons aqueuses, boissons alcooliques, boissons aromatiques et boissons acides.

§ 1. — BOISSONS AQUEUSES.

Nous avons exposé longuement tout ce qui se rapporte au choix et à la distribution des eaux ; nous nous sommes occupés sous ce rapport des eaux qui doivent servir de boisson, nous n'y reviendrons donc pas ici. Nous rappellerons seulement, avant d'étudier l'influence de l'eau sur l'homme, la composition de quelques eaux potables.

COMPOSITION DE QUELQUES EAUX POTABLES

LIEUX de PRODUCTION.	AUTEURS.	CARBONATE de chaux.	CARBONATE de magnésie.	SULFATE de chaux.	SULFATE de magnésie.	CHLORURE de sodium, calcium, magnésium.	POIDS TOTAL.
Seine avant d'entrer à Paris...	Bouchardat.	0,108	0,0086	0,0325	0,0125	0,015	0,1826
Seine au sortir de Paris.........	Id.	0.108	0,006	0,030	0,0100	0,821	0,1810
Marne	Id.	0,105	0,009	0,131	0,0121	0,017	0,1801
Canal de l'Ourcq.	Id.	0,175	0,020	0,0153	0,070	0,041	0,4790
Eaux du Rhône..	Dupasquier.	0,226		0,0293	0,0103	0,0101	0,2657

L'eau du puits de Grenelle contient, d'après M. Payen : carbonate de chaux, 0,068 ; carbonate de magnésie, 0,1042 ; bicarbonate de potasse, 0,0296 ; sulfate de potasse, 0,012 ; chlorure de potassium, 0,0109 ; silice, 0,0057 ; substance jaune, 0,0002 ; matières organiques, 0,0024.

Nous rappellerons encore que, d'après M. Bouchardat, pour qu'une eau soit potable, il ne faut pas qu'elle contienne plus de 1/1000 de parties solides.

Examinons l'influence, sur l'homme, de l'eau prise enboisson.

1° *Quantité.*

Une quantité d'eau modérée, ingérée par l'homme, est indispensable à l'entretien de sa vie. L'eau, en effet, est la base de son organisation ; on la trouve toujours dans les mêmes proportions, soit qu'elle fasse partie intégrante des tissus et des organes, soit qu'elle constitue un des éléments les plus importants du sang et des humeurs. Une certaine quantité de cette eau se dégage à chaque instant du sein de l'organisme par les perspirations cutanée et pulmonaire, par les selles, les urines, etc., etc. Il est donc utile qu'à chaque instant une quantité nouvelle soit introduite pour réparer ces pertes. C'est cette réparation qui est effectuée par l'ingestion de l'eau en boisson. On peut, du reste, établir que, quelle que soit la quantité d'eau qu'on avale, l'organisme ne prend jamais que ce qu'il lui faut pour maintenir l'intégrité de la composition des liquides et des solides ; le surplus sort par les sécrétions diverses, et surtout par les urines et les sueurs.

La quantité exagérée de l'eau avalée comme boisson, bien qu'elle soit évacuée par les sueurs, les urines ou les selles, n'en a pas moins de sérieux inconvénients pour l'homme ; d'abord, à l'instant de l'ingurgitation, elle remplit l'estomac, le distend, délaye le suc gastrique et l'empêche d'agir efficacement sur les aliments introduits. Cette eau trop abondante, fatiguant l'estomac, peut finir par amener la dyspepsie, surtout si l'on prend l'habitude de boire ainsi une quantité d'eau trop considérable. Cette fatigue de l'estomac n'est, du reste, que de peu de durée, car les veines absorbent bientôt cette eau, et elle est éliminée par les sueurs ou les urines. Mais là est une cause de débilitation.

L'eau, en effet, sortant par les sueurs ou les urines, ne sort pas à l'état d'eau pure, mais à l'état de produit de sécrétion. Elle ne se borne donc pas à délayer, à étendre ces liquides, mais elle augmente la proportion des parties solides qu'ils contiennent, et devient ainsi une cause d'épuisement pour l'économie.

Dans d'autres cas, c'est par les selles et en produisant la diarrhée que l'eau en excès est éliminée.

L'eau en trop petite quantité ne suffit pas pour étancher la soif et pour réparer les pertes de ce liquide éprouvées par l'organisme ; il en résulte une concentration de l'eau du sang, ainsi que de celle des sécrétions, et il ne tarde pas à se manifester une soif tellement intolérable, qu'il n'y a pas de supplice qui puisse lui être comparé. Lorsqu'il y a privation complète et absolue d'eau, la mort survient en général assez rapidement.

2° *Température de l'eau.*

A une température ordinaire, l'eau ne produit que des effets salutaires ; mais il n'en est pas toujours ainsi, et l'eau peut être froide ou chaude.

Eau froide à 0° ou au-dessous.

1° Lorsque l'homme est dans son état ordinaire et que la surface de sa peau n'est pas couverte de sueur, l'introduction dans l'estomac d'une certaine quantité d'eau à cette température impressionne immédiatement les parois de ce viscère, rend latente une certaine quantité de leur calorique, et leur soustrait en définitive de la chaleur, soustraction à laquelle participe l'organisme entier. Mais bientôt la réaction survient, et la muqueuse de l'estomac est vivement stimulée. Telle est, en effet, dans la grande majorité des cas, l'action de l'eau glacée sur l'estomac ; elle agit en même temps, d'abord comme sédatif du système nerveux de cet organe, et, secondairement, comme un tonique léger et un digestif salutaire. L'eau glacée, en raison de ces propriétés, réussit dans un grand nombre de cas de gastralgie, de dyspepsie et de névroses de l'estomac, surtout quand ces affections sont accompagnées d'atonie, et c'est ce qui a lieu la plupart du temps.

2° Lorsque le corps est en sueur et qu'on introduit dans l'estomac, soit de l'eau simplement très-froide, soit de l'eau glacée, les effets sont variables et souvent bien graves. Dans quelques cas, les résultats sont nuls, et le refroidissement momentané fait bientôt place à une réaction assez vive, accompagnée plutôt d'une sensation de bien-être. Il n'en est pas toujours ainsi, et cette ingestion produit quelquefois le refroidissement général du corps ; ce refroidissement a lieu de la manière suivante : le corps est échauffé et en sueur à l'instant où l'eau froide est avalée ; cette eau soustrait une certaine quantité de calorique aux parois de l'estomac, qui, lui, ne participait pas à la chaleur de la peau ; or, l'équilibre se rétablit presque immédiatement, et

le calorique qui manque à l'estomac et aux viscères voisins, par
suite de la fusion de la glace, est emprunté à la peau ; il en ré-
sulte que la température de cette membrane s'abaisse et que sa
sécrétion exagérée s'arrête. Rarement les choses en restent là ;
cet appel de sang vers les parties internes dépasse toujours le
rétablissement de l'équilibre, et des congestions ou des phleg-
masies intérieures selon les prédispositions spéciales, peuvent
être la conséquence de ce refoulement du sang.

M. Guérard a étudié, dans un mémoire intéressant, les acci-
dents qui peuvent succéder à l'ingestion des boissons d'eau
froide, lorsque le corps est échauffé. Ces accidents se manifestent
surtout du côté du système nerveux et des appareils digestif et
respiratoire.

Les phénomènes nerveux qu'on peut voir apparaître à la suite
de l'ingurgitation de l'eau froide, sont, en particulier, certaines
douleurs locales, le trismus, divers phénomènes spasmodiques,
des syncopes, la mort instantanée. M. Guérard en rapporte plu-
sieurs observations curieuses.

Du côté des organes de la digestion et de la respiration, l'ap-
parition subite d'une phlegmasie aiguë, aussitôt après l'ingestion
de la boisson froide, ne permet pas de méconnaître le rapport
qui existe entre la maladie et la cause à laquelle on l'attribue.

L'embarras gastrique, les vomissements spasmodiques, la diar-
rhée, la dysenterie, le choléra sporadique, la gastro-entérite
proprement dite, et même la péritonite aiguë : voilà les phleg-
masies abdominales qui ont été observées à la suite de l'inges-
tion d'eau froide.

L'hémoptysie, la pleurésie et la bronchite sont les trois
phlegmasies de l'appareil respiratoire qu'on a observées en pa-
reil cas.

La relation est plus difficile à établir quand il se passe un
certain temps entre l'ingestion de l'eau froide et la manifesta-
tion de la lésion, comme cela a lieu dans certaines ascites. On
ne saurait cependant révoquer en doute cette relation.

D'après M. Guérard, la gravité de ces accidents divers est liée
aux quatre conditions suivantes : 1° échauffement préalable du
corps ; 2° vacuité actuelle de l'estomac ; 3° grande quantité de
boisson ingérée dans un temps donné ; 4° basse température de
cette boisson. La réunion de ces quatre conditions constitue les
chances les plus grandes pour la manifestation des accidents.

Les préceptes hygiéniques qu'on doit suivre, et qui sont des-
tinés à prévenir de semblables accidents, sont les suivants :

1° Ajouter à l'eau quelque substance étrangère, ou au moins du sucre et un peu de vin;

2° Boire à petites gorgées, et conserver le plus longtemps possible le liquide dans la bouche, avant de l'introduire dans l'estomac;

3° Faire précéder la boisson froide d'un aliment solide, fût-il en très-petite quantité, tel que pain, biscuit, chocolat, etc.;

4° Dans les bals et les réunions, il est préférable, lorsqu'on est échauffé, de faire usage de thé léger, de punch et d'une boisson chaude quelconque;

5° Dans le cas où l'on brave les inconvénients qui y sont attachés, et où l'on veut faire usage de liquides glacés, les sorbets au rhum, légèrement stimulants, ont moins d'inconvénients que les glaces à la crème, et surtout que les glaces aux fruits;

6° Les accidents divers et nombreux qui peuvent succéder immédiatement à l'ingestion d'un liquide glacé cèdent quelquefois rapidement à l'emploi d'une boisson chaude; dans les réunions, le thé, le punch, contre-balancent bien souvent les effets fâcheux des glaces.

Eau chaude. — L'eau chaude est loin d'avoir les inconvénients qui sont attachés à l'eau froide. Ses effets sont les suivants:

Elle stimule tout l'organisme, augmente la quantité de calorique qu'il renferme, active la circulation, stimule les fonctions digestives, ainsi que celles de la peau, et le résultat final est une transpiration plus ou moins forte, surtout si l'individu qui en fait usage est soustrait au froid extérieur. Les boissons chaudes sont un des sudorifiques les plus certains et les meilleurs dont on puisse disposer.

Composition de l'eau. — L'eau privée d'air est fade et peu digestive; elle détermine un sentiment de pesanteur dans la région épigastrique. On l'a accusée de produire le goître et le crétinisme (eau des neiges); mais il n'est pas prouvé qu'il en soit ainsi, car il est un grand nombre de localités dans lesquelles on ne boit que de l'eau qui provient de la fonte des neiges ou des glaciers, et où ces deux maladies n'existent pas. Lorsqu'on n'a que de l'eau privée d'air pour boisson, il est bien facile d'y porter remède; il suffit simplement de la faire battre avec une verge de bois pour l'aérer. Il est toujours bon de recourir à la même opération lorsqu'on emploie pour boisson des eaux qui ont été obtenues par l'ébullition ou par la distillation.

Les eaux distillées, suffisamment aérées, mais privées de sels, sont souvent lourdes et pesantes pour l'estomac et difficiles à digérer. L'addition d'une très-petite quantité de chlorure de sodium fait disparaître ces inconvénients.

La présence d'une quantité trop considérable de sels calcaires, un peu plus de 1/1000, comme nous l'avons dit, rend souvent l'eau indigeste et lui donne quelquefois des propriétés laxatives. Pour y remédier, il suffit de la soumettre à l'ébullition et de l'aérer ensuite. Une partie des sels, dissous à l'aide d'un excès d'acide carbonique qui se dégage à la température de 100°, se dépose sur les parois des vases pendant le refroidissement.

L'eau chargée d'acide carbonique, qu'on y introduit à l'aide d'une pression considérable et dont on fait maintenant un grand usage, produit souvent des résultats avantageux ; elle tonifie légèrement la muqueuse gastrique et stimule doucement l'estomac.

On peut résumer ainsi, d'une manière générale, les règles hygiéniques relatives à l'eau. L'homme doit boire, dans l'espace de vingt-quatre heures, une quantité d'eau modérée (un litre à peu près, au moins), à une température de 10 à 15 degrés, suffisamment aérée, et contenant une proportion de sels dans les rapports qui sont indiqués dans le tableau précédent.

§ 2. — DES BOISSONS FERMENTÉES.

Les boissons fermentées comprennent les vins, les eaux-de-vie, la bière, le cidre, le poiré, et quelques autres boissons d'un usage moins général.

Des vins

Le vin est le produit de la fermentation du jus du raisin. Le sucre qui est contenu dans ce fruit est transformé en alcool, par suite de l'action spéciale d'un principe fermentescible qui s'y trouve, et après avoir été soumis à une série d'opérations dont ce n'est pas ici le lieu de parler.

Le vin, considéré d'une manière générale, contient les principes suivants : 1° de l'eau ; 2° de l'alcool, dont la quantité varie de 8 à 24 ou 25 pour 100 ; 3° du sucre non décomposé ; 4° de la gomme ; 5° de l'extractif, qui provient en partie des raisins ; 6° des acides acétique, tannique et carbonique ; 7° du bitartrate de potasse ; 8° des tartrates de chaux, de fer, d'albumine et de potasse ; 9° du sulfate de potasse ; 10° du chlorure de sodium ;

11° du tannin ; 12° une matière colorante rouge, une matière colorante bleue et une matière colorante jaune ; 13° de l'éther œnanthique, qui communique au vin une odeur particulière que l'on désigne sous le nom de bouquet ; 14° une matière mucilagineuse extractiforme.

C'est la différence de proportion entre ces diverses matières qui constitue les nombreuses variétés des vins.

[On comprend que les différences de climat, et, dans une même localité, que les différences d'exposition des terrains, la variété du raisin, la température particulière de l'année, le mode de préparation du vin, la nature des vases dans lesquels on les renferme, doivent exercer une notable influence sur la composition, la saveur des vins, leur degré de conservation, etc.]

M. Chevallier a donné, dans son *Dictionnaire des falsifications des substances alimentaires,* une énumération complète des vins, considérés d'après les localités. Nous engageons le lecteur curieux de ce sujet à consulter cet ouvrage.

1° *Vins spiritueux.*

Les vins spiritueux sont caractérisés par la grande quantité d'alcool qu'ils renferment ; leur saveur est chaude et spiritueuse. On en distingue deux espèces :

A. *Vins spiritueux sucrés.* Ces vins sont ceux dans lesquels tout le principe sucré n'a pas été converti en alcool, soit que le sucre qui s'y trouve naturellement y soit en proportion trop considérable pour que la transformation soit complète, comme dans les vins de Frontignan, de Lunel, de Malvoisie, etc., etc. ; soit qu'on ait arrêté la fermentation en détruisant le ferment par la cuisson, comme dans les vins cuits de Grenache, d'Alicante, etc., etc. 2° *Vins spiritueux secs.* Ce sont, au contraire, les vins dans lesquels tout le sucre a été converti en alcool ; tels sont les vins de Madère, de Xérès, etc. Voici la proportion d'alcool contenue dans quelques-uns de ces vins, d'après Brandes. Ce sont les quantités d'alcool absolu en volume contenues dans 100 parties de vin.

Vin de Porto............. .. .	19,82 à 24,95
Madère.....................	18,00 à 22,61
Constance..................	18,29
Xérès......................	17,00 à 18,37
Madère, du Cap	16,77
Malaga	15,98
Frontignan................	11,84

Le Xérès, suffisamment vieux et pur, est un des vins qui conviennent le mieux aux convalescents qui ont l'estomac en bon état. C'est une des boissons alcooliques qui sont le plus facilement digérées et assimilées. Ce vin est astringent, et il doit probablement cette qualité aux outres dans lesquelles on le renferme. Il est bien entendu qu'il doit être pris en petite quantité et étendu d'eau, car il est chaud, stimulant, et porte rapidement au cerveau. C'est surtout de cette manière que les convalescents doivent en faire usage.

Le Madère jouit de propriétés analogues quant aux qualités digestives ; il ne le cède qu'au Xérès, et il doit cette légère infériorité à une petite quantité d'acide libre qu'il contient. Il s'emploie de la même manière.

Le Porto contient beaucoup d'alcool et beaucoup de tannin, il fatigue rapidement l'estomac et le stimule trop énergiquement. Ce vin est, du reste, presque toujours additionné d'alcool ou d'eau-de-vie, et il est préférable de n'en pas faire un usage habituel.

B. *Les vins sucrés,* quand le principe qui leur donne cette qualité est parfaitement combiné avec les autres matières qu'ils tiennent en dissolution, sont assez salutaires et d'une digestion facile. Cependant il est d'observation que les individus qui ont un estomac débile, et qui sont atteints de dyspepsie, les supportent mal. Il faut encore ajouter que l'alcool étant masqué presque complétement par le sucre, on est toujours porté à en prendre une plus grande quantité que cela n'est nécessaire, et il en faut, au contraire, très-peu.

2° Vins âpres ou légèrement astringents.

On comprend, en général, dans cette classe de vins ceux de Bordeaux, de Bourgogne, du Rhône, du Languedoc, etc. Leur saveur, surtout lorsqu'ils sont jeunes, est légèrement âpre ; à mesure qu'ils vieillissent, cette saveur âpre s'affaiblit et se transforme en un bouquet fin et délicat, qui assure surtout aux vins de Bourgogne et de Bordeaux une supériorité incontestable sur la plupart des vins de l'univers. Ces vins contiennent du tannin ; ce principe, très-développé dans les vins du Languedoc et du Roussillon, est en moindre quantité dans les vins de Bordeaux, et en plus faible proportion encore dans ceux de Bourgogne : dans ces derniers, indépendamment de l'alcool qu'ils renferment, il y a une proportion assez forte de tartrates.

Voici, d'après M. Bouchardat, la composition de quelques-uns de ces vins : la quantité d'alcool sur 100 parties est représentée par les moyennes suivantes :

Moyenne des vins de Tonnerre............... 10,70
Moyenne des vins du Lot (terrains calcaires). 11,36
Moyenne des vins du Lot (terrains argileux).. 10,00
Vins de Bagnols........................... 15,16
Moyenne des vins rouges de la Gironde 9,21
Moyenne des vins blancs de la Gironde...... 11,57
Vin de Saint-Émilion....................... 9,18
Vin de Château-Laffite 8,70
Vin de Château-Margaux.................... 8,75
Vin blanc de Sauterne..................... 15,00

Voici, d'après Brandes, la composition de quelques-uns de ces vins en alcool absolu estimé en volume sur 100 parties de vin :

Ermitage blanc.... 16,14
Roussillon.......... 15,96
Bourgogne............................. 12,32
Bordeaux rouge................ 12 à 15,11
Vin du Rhin........................... 13,31
Tokay................................. 10,46

Il est probable que les chiffres de Brandes sont un peu forts.

Les premières analyses, faites avec un grand soin, par M. Bouchardat, et que nous aurions pu multiplier, suffisent pour donner une idée satisfaisante de la composition en alcool des principales espèces de vins. Un mot, maintenant, relativement à leur action sur l'organisme.

Les vins de Bordeaux qui ne sont pas de qualité inférieure contiennent peu d'acide, peu de tartrates, une proportion notable de tannin et de matière colorante. Ils sont légèrement toniques et nullement excitants ; ce sont ceux qui conviennent le mieux dans les cas de dyspepsie, et qui sont les plus convenables dans la convalescence pour rétablir les forces.

Les vins de Bourgogne de qualité supérieure contiennent moins de tannin, mais un peu plus d'acide libre et de tartrates acides que les vins de Bordeaux. Le principe aromatique y est plus développé, surtout dans certaines espèces (Chambertin, Nuits, Volney, etc.). Ces vins sont toniques et un peu plus excitants que les vins de Bordeaux ; ils conviennent moins que ces derniers aux estomacs délicats. Les vins de Bourgogne communs contiennent notablement plus d'alcool, en moyenne, que les vins de Bordeaux également de qualité inférieure.

Les vins du Rhin sont quelquefois assez légers. Ils contiennent moins d'alcool que les deux espèces précédentes, mais plus d'acides. Ils ne conviennent qu'aux estomacs qui ne redoutent pas ces derniers.

Les vins du Rhône sont riches en alcool et très-stimulants ; ils agissent rapidement sur le système nerveux.

Les vins du Lot et du Périgord sont très-riches en tannin et en matière colorante. Leur force en alcool est un peu plus grande que celle des vins de Bordeaux ; ils sont âpres, chauds à l'estomac et stimulants. Ils conviennent peu dans les cas de dyspepsie. En général, ils supportent, bien l'eau.

3° *Vins acides des climats froids.*

La vigne qui croît dans les climats moins favorisés, et la partie du centre de la France et tout le Nord sont dans ce cas, fournit des vins dans lesquels il y a peu d'alcool, 5, 6, 7 pour 100, beaucoup d'acide, peu d'arome, et des tartrates en abondance ; tels sont les vins des environs de Paris. Ils sont fort mauvais, fatiguent rapidement l'estomac, déterminent des embarras gastriques, des dyspepsies, et souvent la diarrhée.

4° *Vins mousseux.*

Les vins mousseux sont ordinairement blancs, et doivent leur propriété mousseuse à ce qu'ils ont été mis en bouteilles avant que la fermentation fût terminée. L'acide carbonique, qui continue à se former, se dissout dans le vin, et tend à se dégager quand on enlève le bouchon. Tels sont principalement les vins de Champagne, qu'on imite maintenant dans plusieurs parties de la Bourgogne, sur les bords du Rhin, en Franche-Comté (Arbois). La quantité d'alcool qu'ils contiennent est moindre que celle des vins de Bourgogne et de Bordeaux. D'après Brandes, il y a en volume, sur 100 parties de vin, 11,84 d'alcool absolu dans le champagne blanc, et 10,65 dans le champagne rouge. Ils sont légèrement stimulants, portent rapidement au cerveau ; mais leur action cesse aussi vite. Ils jouissent également de propriétés diurétiques.

Nous empruntons à l'excellent ouvrage de M. Chevallier, les proportions, en volume, d'alcool pur contenu dans 100 parties de quelques espèces de vin.

Vin de Marsala	23,83	Vin de Champagne mousseux	11,77
— de Madère rouge	20,52	— de Cahors	11,36
— de Madère blanc	20	— de l'Hermitage rouge	11,33
— de Porto	20	— de Côte-Rôtie	11,30
— de Constance blanc	18,17	— de Mâcon blanc	11
— de Malaga	17,42	— de Volnay	11
— de Bagnols	17	— d'Orléans	10,66
— de Roussillon	16,68	— de Bordeaux rouge	10,10
— de Johannisberg	15,16	— de Larose	9,85
— de Malaga ordinaire	15	— de Pouillac	9,70
— de Chypre	15	— de Vouvray blanc	9,66
— de Rivesaltes	14,60	— de Château-Latour	9,33
— de Jurançon rouge	13,70	— de Léoville	9,10
— de Lunel	13,70	— de Pouilly blanc	9
— d'Angers	12,90	Vins vendus en détail à Paris	8,80
— de Champagne non mouss.	12,77	— de Château-Margaux	8,75
— de Grave	12,30	— Château-Laffite	8,73
— de Beaune blanc	12,20	— de Sancerre rouge	8,33
— de Frontignan	11,80	— de Châblis blanc	7,88

Les vins sont l'objet de falsifications fréquentes, dont quelques-unes peuvent exercer une influence funeste sur la santé.

Un certain nombre de ces falsifications consistent dans ce qu'on peut appeler de simples fraudes commerciales. Tels sont les mélanges des diverses espèces de vins, l'addition d'alcool, celle de matière colorante, le coupage avec de l'eau, l'addition d'une certaine quantité de poiré, celle du sucre. Toutes ces falsifications, blâmables certainement, n'exercent aucune action bien déterminée sur l'estomac : il est incontestable cependant que tout vin artificiel, frelaté, mélangé ou coupé, convient infiniment moins à l'estomac, et est plus excitant et moins facilement digéré qu'un vin naturel.

Le vin peut être altéré de différentes manières.

Plomb. — Le vin peut contenir du plomb, sans toutefois qu'une main criminelle l'y ait introduit. — Tel est, par exemple, ce qui arrive quand le vin est repris d'un comptoir qui contient du plomb, lorsqu'on s'est servi pour le transvaser de vases ou de conduits en plomb. Lorsque, enfin, des grains de plomb ont été laissés dans les bouteilles. Il est presque inutile de faire ressortir les accidents plus ou moins formidables qui peuvent en être la suite.

Cuivre. — On peut rencontrer du cuivre dans le vin quand on se sert des baquetures qui s'écoulent à travers des tuyaux de cuivre, quand des vins ont été additionnés d'eau-de-vie conservée dans des estagnons de cuivre.

Lorsque les vins sont dépourvus de qualité, dégénérés, ou altérés, on les coupe ou on les modifie de manière à leur rendre leur qualité première. Ces mélanges sont quelquefois si bien faits qu'il faut un dégustateur exercé pour les reconnaître. M. Chevallier a donné un bon exposé de ces mélanges dans son article VIN du *Dictionnaire des falsifications*. Nous ne pouvons mieux faire que de le suivre.

Vins astringents. — Les vins trop astringents doivent être collés plusieurs fois avec de la gélatine.

Vins trop colorés. — L'excès de couleur s'enlève par le collage.

Vins peu colorés. — On les coupe avec des vins plus colorés, et en particulier avec des vins faits avec du raisin teinturé.

Vins troubles. — C'est ce qui arrive quand une nouvelle fermentation s'empare du vin. — On y remédie par le soufrage, qui arrête la fermentation, et par le collage, qui précipite les matières troubles.

Vins brandés. — Les vins soufrés contiennent quelquefois aussi un sulfure de carbone gazeux, qui donne au vin une odeur désagréable. — Bischoff, qui l'a étudié, prétend faire disparaître cette odeur en ajoutant au bondon un tube de $0^m,14$ à $0^m,16$, que l'on remplit de vin. — D'après lui, ce procédé chasse le principe gazeux.

Acidité des vins. — Elle est due aux excès d'acide acétique. Berzelius conseille d'y insuffler de l'air avec un soufflet : les bulles d'air qui le traversent enlèvent l'acide acétique, qui est volatil. — On emploie avec plus de certitude le tartrate neutre de potasse, qui forme un tartrate et un acétate de potasse, tous deux cristallisables.

On emploie quelquefois le carbonate de chaux, mais le dépôt abondant qui en résulte gâte le liquide.

Graisse des vins. — Cette altération arrive aux vins qui, manquant de tannin, comme les vins blancs, deviennent souvent filants et visqueux. Elle est due, d'après M. François, à une matière azotée, la gliadine; on y remédie en ajoutant 15 grammes de tannin pour 250 litres de vin.

Goût de fût. — Il est la conséquence des moisissures développées dans les parois des tonneaux. On le fait disparaître en mettant le vin dans des fûts neufs, ou bien en l'agitant avec de l'huile d'olive, qui surnage ensuite.

Amertume. — On l'observe sur les vins trop vieux, et on la fait disparaître en les mélangeant avec des vins plus jeunes.

Vins tournés ou piqués. — On appelle ainsi les vins dans lesquels il s'est développé des champignons blanchâtres, qui y nagent. On s'oppose à leur formation en maintenant les vins dans des caves fraîches, en les arrosant avec de l'eau froide, ou encore en y ajoutant quelques morceaux de glace.

Vins bleus. — Ils sont la conséquence d'un commencement de fermentation putride, due à ce que le bitartrate de potasse y est changé en carbonate, qui altère la couleur du vin. On le corrige en y ajoutant de l'acide tartrique.

Pousse des vins. — On appelle ainsi une fermentation tumultueuse, qui est quelquefois telle, qu'elle fait éclater les tonneaux. Pour s'y opposer, il faut soutirer le vin dans des tonneaux préalablement soufrés, et y ajouter de l'eau-de-vie.

Inertie des vins. — On appelle ainsi ce qui arrive lorsque les vins destinés à devenir mousseux ne fermentent pas ; il faut, dans ce cas, élever la température des lieux où s'opère la fermentation.

Altération des vins en voyage. — C'est ce qui arrive surtout aux vins légers. On la corrige, ou l'on s'y oppose, en ajoutant un peu d'eau-de-vie.

Altération provenant des bouchons. — On la constate quand les bouchons se moisissent. On ne peut s'y opposer qu'en goudronnant les bouchons, ou en les entourant d'une capsule de plomb ou d'étain.

Altération des bois employés à la confection des tonneaux. — — L'ordre qu'on doit adopter dans le choix de ces bois est le suivant : essence de chêne ; essence de châtaignier ; sapin.

Les vins peuvent se falsifier avec les matières suivantes, qu'on y ajoute en plus ou en moins grande quantité. Ce sont autant de fraudes qui peuvent nuire à la santé : l'eau ; le cidre ; le poiré ; l'alcool ; le sucre ; la mélasse ; les acides acétique, tartrique et tannique ; la craie ; le plâtre (1) ; l'alun ; le sulfate de fer ; les carbonates de potasse et de soude ; les matières colorantes étrangères ; les amandes amères ; les feuilles du laurier-cerise.

Quelquefois même on fabrique des vins de toutes pièces. En voici trois exemples : on fait fermenter dans l'eau des baies de

(1) La question du plâtrage des vins a été récemment l'objet d'études et de discussions suivies. Les uns ont vu là une fraude dangereuse, donnant au vin des qualités nuisibles ; d'autres, au contraire, ont fait voir que cette opération était indispensable pour la conservation de certains vins qui, sans cela, seraient promptement altérés et ne pourraient être transportés ni même conservés et consommé, sur place ; enfin l'expérience séculaire tirée de beaucoup de populations du Midi qui n'en éprouvent aucun inconvénient, démontre que le plâtrage des vins n'a pas les dangers qu'on lui avait attribués et qu'il peut être autorisé.   Bod.

genièvre, des semences de coriandre, du pain de seigle séché au four et coupé par morceaux ; puis on le colore en y ajoutant une infusion de betterave rouge. D'autres fois, on mêle de l'eau, du vinaigre, du vin du Midi et du bois de Campêche. C'est ainsi qu'on fait beaucoup de vins communs à Paris.

On fabrique du vin de Malaga avec de l'eau, de la mélasse, des raisins secs écrasés et de l'eau-de-vie, qu'on fait cuire ensemble.

Il est presque inutile de faire observer combien tous ces mélanges sont loin d'exercer l'heureuse influence que les vins naturels peuvent avoir sur la santé.

Bière.

On donne le nom de *bière* à des infusions d'orge germée, très-légèrement torréfiée, nommée *malt*, que l'on mêle avec une infusion de houblon, et auxquelles on fait éprouver la fermentation alcoolique. La bonne bière de France contient 2 à 3 pour 100 d'alcool au plus, du gluten, de la dextrine, la matière aromatique du houblon, et deux fois et demie à peu près son volume d'acide carbonique.

[Dans beaucoup de localités on emploie d'autres céréales, le blé serait excellent, n'était son prix trop élevé. Le seigle, l'avoine, donnent des liquides de qualité inférieure et tournant facilement à l'aigre. Le maïs et le riz fournissent d'assez bons produits. — Enfin dans certains pays on substitue au houblon la décoction de feuilles ou de bourgeons d'arbres résineux, tels que le pin, le sapin (sapinette) ; cette préparation est très-salubre.]

La bière est une boisson excellente qui apaise la soif, stimule légèrement l'estomac, et est en même temps légèrement alimentaire. Il est cependant beaucoup d'estomacs qui ne la supportent que difficilement, et qui sont obligés d'y renoncer.

On peut distinguer les bières en fortes et faibles.

1° *Bières fortes*. — Le porter, qui se fabrique en Angleterre, est une bière dans laquelle on emploie du houblon de choix, et, outre le malt ordinaire, du malt torréfié à une température si élevée, qu'il a contracté une odeur de brûlé qu'il communique à la boisson. Il contient, selon Brandes, 6,33 pour 100 d'alcool anhydre. Le porter affaibli n'en contient que 3,89 pour 100. Ces boissons agissent comme la bière.

[On peut encore rapprocher de cette préparation le faro des Belges, le mumme des Allemands, etc.

2° Les *bières faibles* contiennent moins d'alcool, se conservent moins bien que les précédentes ; telles sont la plupart des *ales* des Anglais, les bières ordinaires de Belgique, les bières de Paris, etc. Elles sont en général plus facilement supportées par les estomacs délicats, leur ivresse est moins pénible que celle des bières fortes.]

Cidre.

Le cidre est employé dans le nord de la France et dans quelques parties de l'Allemagne. Cette boisson est fabriquée avec des pommes mûres d'une qualité spéciale, écrasées et abandonnées, à l'état de jus, à la fermentation. Quand on met le cidre en bouteilles avant la fermentation complète, il est mousseux.

[Dans les conditions ordinaires, le cidre renferme d'abord en abondance des principes mucoso-sucrés ; puis la fermentation alcoolique achevant de se faire aux dépens de ceux-ci, le liquide devient plus riche en alcool, plus excitant ; enfin, au bout de quelques années, il perd ses propriétés sapides, agréables, et cesse d'être potable.]

Le cidre contient des proportions variables et très-peu considérables d'alcool, et beaucoup d'acide. Pour les personnes qui n'y sont pas habituées, il est laxatif, et détermine avec une grande facilité des diarrhées, et quelquefois même, quand il a été fait avec des pommes peu mûres, des dysenteries. Lorsqu'on peut disposer d'autres boissons, il est préférable de ne pas faire un usage habituel du cidre.

[Existe-t-il une colique végétale caractérisée par des douleurs abdominales très-vives, avec constipation opiniâtre et due aux acides, notamment à ceux du cidre ? De même que, pour la colique sèche des pays chauds, on a voulu voir ici l'intervention du plomb. Cependant, des recherches récentes de M. Houssard, médecin distingué d'Avranches, bien placé par conséquent pour étudier la question, semblent confirmer les anciennes observations, et l'ont porté à rétablir dans le cadre nosologique la colique végétale.]

Poiré.

Cette boisson est le résultat d'une opération semblable à celle qu'on fait subir aux pommes pour fabriquer le cidre, et à laquelle on soumet les poires. Bien préparé, le poiré ressemble un peu au vin blanc, et est assez riche en alcool.

Boissons distillées.

Eaux-de-vie. — L'eau-de-vie est le produit de la distillation du vin et des diverses autres liqueurs fermentées. La distillation des vins du Midi, ou plutôt des vinasses qu'on a préparées en épuisant par l'eau le marc des raisins qui ont servi à fabriquer le vin, produit les meilleures eaux-de-vie, celles qu'on appelle de Cognac ou de Montpellier. Le tafia est le produit de la distillation de la mélasse fermentée. Le rhum est une eau-de-vie plus forte, obtenue à l'aide des sirops provenant du raffinage du sucre, et soumis à la fermentation et à la distillation. Le rack est une eau-de-vie préparée avec le vin et les fruits de l'*areca catechu*. Le kirsch s'obtient par la distillation du produit de la fermentation des cerises noires. Le wiskey se fait par un mélange d'orge brassée et non brassée, soumis à la fermentation, puis à la distillation. Le genièvre se prépare avec une infusion d'orge brassée et de riz, à laquelle on ajoute le jus de la graine de genièvre, et qu'on soumet ensuite à la fermentation et à la distillation.

Les eaux-de-vie dites de grains se préparent, soit avec le froment, qui est la céréale qui en fournit le plus, mais à laquelle on préfère, par économie, le seigle et l'orge, soit avec les autres céréales. Elles sont le résultat de la fermentation et de la distillation du mélange de ces farineux avec l'eau.

L'eau-de-vie de pommes de terre est un produit qu'on obtient de la manière suivante : on fait cuire les pommes de terre à la vapeur ; on les écrase ensuite un peu ; on les mélange avec une certaine quantité de potasse caustique, puis avec de l'eau et du malt d'orge broyé ; on soumet ensuite le mélange à la fermentation et à la distillation. L'eau-de-vie de pommes de terre a presque toujours une légère odeur empyreumatique, dont on la débarrasse difficilement.

L'eau-de-vie, et surtout celle qui provient de la distillation du vin, est une liqueur stimulante, chaude, et qui agit rapidement sur le cerveau, en raison de la forte proportion d'alcool qu'elle contient. C'est surtout l'usage de l'eau-de-vie, porté jusqu'à l'abus, qui produit sur le tube digestif et sur l'organisme entier les fâcheux effets dont il va être question tout à l'heure. L'eau-de-vie, étendue d'une quantité d'eau suffisante, agit comme un bon tonique, et remplace bien le vin. L'estomac, cependant, supporte infiniment mieux les vins naturels et de choix que l'eau-de-vie ; cette observation, vraie pour les personnes bien portantes, l'est à plus forte raison pour les convalescents. Parmi toutes les liqueurs alcooliques obtenues par distillation, s'il fallait choisir celle qui est capable d'exercer l'action la moins fâcheuse sur la santé, l'eau-de-vie de vin est certainement celle qui est la plus saine et la moins pernicieuse.

Bibliographie. — Boissons en général et boissons aqueuses. — *De l'usage des liquides* (auteur inconnu), in *Œuvres d'Hippocrate.* — GALIEN, RUFUS, PHILAGRIUS, etc., in ORIBASE, *Collect. med.*, lib. V. — MERCURIALI (H.), *Tractatus de vino et aquâ.* Venetiis, 1597, in-fol. - SEDGWICK (J), *A new treatise on liquors, wherein the use and abuse of wine, malt, drinks, water, etc., are considered.* London, 1725, in-8. — RIEM, *Die Getränke der Menschen, oder Lehrbuch, die natürlichen und künstlichen Getränke kennen zu lernen, und nach,* etc. Dresden, 1803. in-8. — STAAB (O.), *Potographie oder die Beschreibung der Getränke aller Volker der Welt.* Frankfurt, 1807, in-8. — AULAGNIER, *Dictionnaire des aliments et des boissons en usage dans les différents climats, et chez les différents peuples,* etc. Paris, 1839, in-8. — PERAMATI (M.), *De potu frigido tractatus.* Neapoli, 1618, in-4°. — PORRAS (M. DE), *Breves Animadversiones de nivis in potu usu.* Limæ, 1621, in-8. — CARDOSO (F.), *Utilidades del agua y de la nieve, del bever frio e caliente.* Madrid, 1637, in-8. — BARRA (P.), *L'usage de la glace, de la neige et du froid.* Paris, 1671, in-12. — BÖDER, *De potu calido.* Argentorati, 1772, in-4°. — HANNEMANN (J. L.), *De potu calido ejusque utilitate,* in *Miscell. Acad. nat. cur.* Dec. II, an 5 ; 1636 ; p. 223. — MEIBOM, *De aquæ calidæ potu.* Helmstadii, 1689, in-4°. — GERBER (M.), *De frigido potu jejunis funesto,* in *Miscell. Acad. nat. cur.* Dec. III, an 2 ; 1694 ; p. 253. — LANZONI (J.), *De morte a frigido potu. Ibid.,* dec. III, an. 7, 8 ; 1699, 1700 ; p. 118. — MEYER, *De noxâ potûs frigidi.* Halæ, 1721, in-4°. — SCHLINGTING (J. D.), *De noxâ potulentorum frigidorum,* in *Acta Acad. nat. cur.,* t. VII, p. 100, 1744. — Un grand nombre de dissertations soutenues sur ce sujet dans le siècle dernier. — GUÉRARD (A.), *Mém. sur les accidents qui peuvent succéder à l'ingestion de boissons froides lorsque le corps est échauffé,* in *Ann. d'hyg.,* 1re sér., t. XXVII, p. 43 ; 1842.

Vin. — GRATAROLI (G.) *De vini naturâ, artificio et usu, deque re omni potabili.* Argentorati, 1585, in-8. — PALMARIUS (Le Paulmier), *De vino et pomaceo.* Paris, 1588, in-8. — BACCIUS (A.), *De naturali vinorum historiâ, de vinis Italiæ et de conviviis antiquorum.* Romæ, 1595, in-fol. — CASERTA (F. A.), *De naturâ vinorum tum in sanis quum in ægris corporibus.* Neapoli, 1623, in-4°. — CANONHERIUS (P. A.), *De admirandis vini virtutibus.* Libri III. Antuerpiæ, 1627, in-8. — MEYSSONNIER (L.), *Œnologie ou Discours des vins.* Lyon, 1638, in-12. — BARRY (E.), *Observat. histo-*

rical, critical and medical, on the wines of the ancients, and the analogy between them and the modern. London, 1775, in-4°. — CADET DE VAUX, *Instruction sur l'art de faire le vin.* Paris, an VIII, in-8. — CHAPTAL (J. A. C.), *L'art de faire et de gouverner le vin.* Paris, an X, in-8. — LOEBENSTEIN-LOEBEL, *Traité sur l'usage et les effets des vins dans les maladies,* etc., trad. par LOBSTEIN. Strasbourg, 1817, in-8 (avec une bibliogr. très-étendue). — PFEUFER, *Ueber den Wein und seine Veredlung,* in *Henke's Ztschr,* t. XI, p. 86; 1826. Voir les traités technologiques modernes de FRANCK, de DUBIEF, de BATILLAT, de FAURÉ, de GUYOT, de BOUCHARDAT, etc., etc. — DELAMARRE, *Les vins* (extrait du journal *la Patrie).* Paris, 1853, in-12. — CHAMPOUILLON, *Du vin consommé dans la ville de Paris,* in *Gaz. des hôp.* 1853, p. 499.

Bière. — HAGECIUS (TH.), *De cervisiá ejusque conficiendi ratione, naturá, viribus et facultatibus.* Francofurti, 1585, in-8. — BOURGES (DE), *Ergo cervisiæ nutrientes.* Paris, 1629. — SCHOOK (M.), *Liber de cervisia,* in *quo omnia ad illam pertinentia, discutiuntur.* Groningæ, 1661, in-12. — MEIBOM, *De cervisiis, potibus et inebriaminibus extra vinum aliis, commentarius.* Helmstadii, 1668, in-4°. — BAIER, *An cervisia cretæ et pulverum injectione fiat insalubris?* Altorfii, 1706. — WAUIERS (P. E), *Dissertation sur la manière de faire l'uytz et sur sa salubrité comparée avec celle des autres bières et autres boissons,* etc. Gand, an VI, in-8. — GÜNTHER, *Ueber die Biere, als Gegenstand öffentlicher und privater Gesundheitspflege,* in *Henke's Ztschr.,* t. XI, p. 56; 1826. — KURHESS, *Medicinischpolizeiliche Betrachtung des Biers in besonderer Beziehung auf Deutschland. Ibid Erghft.,* t. XI, p. 49; 1829. — SCHNEIDER, *Die medicinischpolizeilichen Untersuchung und Prüfung der Biere Deutschlands, hinsichtlich ihrer Güte und ihres Gehaltes. Ibid.* et *Canstatt's Jahresb.* 1847; t. VII, p. 17. — GRÜNBAUM, *Welche der Gesundheit des Menschen nachtheilige Zusätze sind erfahrungsgemass angewendet worden, und was hat die Medicinalpolizei dabei zu thun? Ibid.* et *Canstatt's Jahresb.* 1853; t. VII, p. 23. — RITTER (B.), *Das Bier von Seiten der Medicinalpolizei. Ibid.* et *Canstatt's Jahresb.* 1855; t. VI, p. 48. — KRÜGELSTEIN, *Ueber die nöthig Aufsicht auf die Reinheit und Aechtheit des Bieres. Ibid.* 1856 et *Canstatt's Jahresb.* 1859, t. VII, p. 59. — MULDER, *De la bière, sa composition chimique, sa fabrication, son emploi comme boisson,* trad. du holl. par A. DELONDRE. Paris, 1861, in-12. — Cidre. — PALMARIUS (LE PAULMIER), *De vino et pomaceo.* Paris, 1588, in-8. — WORLIDGE (J.), *Vinetum Britannicum, or a Treatise of cider, and other wines or drinks extracted from fruits growing in this kingdom.* London, 1678, in-8. — VOGEL, *Der Aepfelwein in therapeutischer und sanitätspolizeilicher Beziehung,* in *Casper's Vjschr.,* t. XII, p. 64; 1857. — RABOT, *Du cidre, de son analyse, de sa conservation et des falsifications qu'on lui fait subir.* Th. de pharm. de Paris, 1861. — HOUSSARD, *Observations pratiques sur l'usage et l'abus du cidre et des liqueurs alcooliques, la colique végétale,* etc., in *Bullet. de l'Acad. de méd.,* t. XXVIII, p. 53; 1862-63. — GOSSE, *Des boissons fermentées économiques.* Genève, 1857. — Boissons distillées. Voyez plus bas, Alcoolisme.

Falsifications, altérations. — Hardy (A. F.), *Expériences sur les cidres, les poirés et les bières, sur les falsifications de ces boissons, sur les différents moyens de les découvrir*, etc. Rouen, 1785, in-4°. — Bussy et Boutron-Charlard, *Procès-verbal d'expertise pour l'examen des liquides saisis chez un marchand de vins de Paris*, in *Ann. d'hyg.*, 1re sér., t. XVII, p. 425 ; 1837. — Rochoux, *Causes qui peuvent rendre insalubres les boissons, moyens pour reconnaître cette insalubrité*. Th. de conc. Paris, 1838, in-4°. — Lespiau, *Des altérations des boissons alcooliques fermentées au point de vue de la médecine légale et de l'hygiène*. Th. de Paris, 1850, n° 138, in-4°. — Richter, *Ueber die Verfälschung des Branntweins, mittels einer Mischung aus fettem Oele und Vitriolöle*, in *Henke's Ztschr. et Canstatt's Jahresb.* 1851, t. VII, p. 57. — Bourguet, *Action des raisins malades et du vin qui en provient sur l'économie animale*, in *Ann. d'hyg.*, 1re sér., t. XLVI, p. 445 ; 1851. — Champouillon, *Falsification de la bière*, in *Gaz. des hôpit.*, 1852, p. 349, 363. —Meurin, *Recherches chimiques sur les bières plombifères*, in *Journ. de chim. méd.*, 3e sér., t. IX, p. 595 ; 1853. — Chevallier (A.), *Sur les accidents causés par l'usage du cidre ou des boissons clarifiés ou adoucis au moyen des préparations de plomb*, in *Ann. d'hyg.*, 1re sér., t. XLIX, p. 69 ; 1853. — Du même, *Note sur la coloration artificielle des vins, ibid.*, 2e sér., t. V, p. 5 ; 1856. — Du même, *Du plâtrage des vins et de ses effets sur l'économie, valeur des vins plâtrés comme boisson*, etc., *ibid.*, 2e sér., t. X, p. 79, 299 ; 1858. — Du même, *Sur les accidents déterminés par le plomb, de la colique dite végétale, ibid.*, t. XI, p. 296 ; 1859. — Muspratt, *Analyse de la bière : histoire des falsifications de cette boisson, moyen* etc. (extr. de la *Chimie*), trad. par L. F. Hoffmann, in *Journ. des conn. méd. prat.*, t. XXII, p. 399, 414 ; 1854. — Lévy (Michel), *Vins plâtrés, Rapport à la commiss. sup. et consultative des subsistances*, in *Rec. des mém. de méd. milit.*, 2e sér., t. XIII, p. 160 ; 1854. — Cellarius, *Die künstliche Weinfabrication der neuern Zeit vom aerztlichen Standp.*, in *Casper's Vjschr.*, t. IX, p. 49 ; 1856. — Baumann, *Giftiges Bierklärungsmittel. Ibid.*, t. X, p. 146 ; 1856. — Lassaigne, *Obs. nouvelles sur les caractères physiques et chimiques que présentent les vins rouges additionnés d'alun*, in *Ann. d'hyg.*, 2e sér., t. V, p. 414 ; 1856. — Barascut, *Note sur l'usage des vins plâtrés*, in *Gaz. des hôp.*, 1858, p. 417. — Dauvergne, *Note sur le plâtrage du vin, ibid.*, p. 441. — Pfaft, *Untersuchung einer Bierverfälschung und Vorschläge zu einer sanitätspolizeilichen Beaufsichtigung der Biere*, in *Henke's Ztschr. et Canstatt's Jahresb.*, 1861, t. VII, p. 69. Voir les ouvrages, dictionnaires ou monographies sur les falsifications, divers recueils d'hygiène, mais surtout le *Journ. de chim. méd.* de M. Chevallier.

§ 3. — DES EFFETS DU VIN ET DES DIVERSES LIQUEURS FERMENTÉES ET DISTILLÉES SUR L'ORGANISME.

L'alcool, une fois introduit dans l'estomac, est rapidement absorbé par les veines et entraîné dans le torrent circulatoire ;

il ne tarde pas à pénétrer les tissus et à se mettre en contact avec l'oxygène qui est absorbé par le sang, dans son passage à travers les poumons. L'alcool, ainsi en contact avec l'oxygène qui circule en dissolution dans le sang artériel, se combine avec lui, et donne pour produit de l'eau et de l'acide carbonique. Il résulte de cette combustion rapide de l'alcool dans le sang : 1° un accroissement momentané de la température du corps, indépendant de toute altération de tissu et de toute transformation de sang veineux en sang artériel ; 2° une stimulation générale des systèmes vasculaire et nerveux, qui survient comme effet secondaire (1).

Il se manifeste ensuite un état d'abattement et de prostration, proportionnel à l'excitation produite, et qui est suivi du retour à l'état normal. Ces effets varient suivant la quantité d'alcool, sa qualité, l'état de combinaison ou de liberté dans lequel il se trouve, l'habitude que l'on a d'en faire usage. Le mode d'action de l'alcool explique bien la fréquence de la diathèse urique à la suite d'une alimentation abondante, combinée avec l'usage des spiritueux. En pareil cas, l'oxygène employé à brûler le principe nouveau introduit dans le sang ne suffit plus pour détruire et enlever complétement les tissus qui doivent cesser de faire partie de l'organisme. Il en résulte une combustion incomplète, et, par conséquent, le produit, au lieu d'être de l'urée, est de l'acide urique. Cet effet, se produisant à la fois dans tout l'organisme, constitue la diathèse urique, qui se manifeste par le développement de la gravelle et de la goutte.

Les effets physiologiques de l'alcool peuvent se résumer dans l'accélération de la circulation, la chaleur et la turgescence de la peau ; ces effets rendent bien compte des modifications suivantes, qui surviennent dans l'organisme :

Le visage rougit, les yeux brillent ; toutes les fonctions s'exé-

(1) Les physiologistes ne sont pas d'accord sur la manière dont l'alcool se comporte dans l'économie. Suivant l'opinion exprimée ci-dessus et qui est celle de Liebig, l'alcool serait un aliment respiratoire promptement detruit dans le sang comme on vient de le voir. MM. Lallemand, Perrin et Duroy ont, dans un travail récemment publié, cherché à établir, à l'aide d'expériences très-bien faites, que l'alcool est porté en nature dans les differents organes, comme on le pensait autrefois, et qu'il est éliminé par les divers organes sécrétoires sans avoir subi d'altérations. Ainsi l'alcool ne serait pas un aliment, mais un modificateur spécial du système nerveux, produisant une stimulation générale, et simulant l'alimentation par la reconfortation passagère qui suit son ingestion Quant au mode d'action, Marcet donne comme résultant de ses recherches : 1° que l'alcool agit sur les centres nerveux, principalement mais non exclusivement par l'intermédiaire de la circulation ; 2° qu'en outre il agit encore par l'intermédiaire du système des nerfs. E. Bgd.

cutent avec plus d'énergie, le système musculaire devient plus fort, une sensation de plaisir et de bien-être se développe en même temps ; on jouit du présent et on oublie l'avenir ; le courage s'accroît, le cœur s'épanouit, la langue se délie, l'intelligence s'illumine. Après un peu d'affaissement et un sommeil réparateur, le calme renaît, et il ne reste plus aucun effet de l'alcool.

Si la mesure est dépassée, l'excitation se change en ivresse, la circulation du sang s'exagère, le pouls devient plus fréquent, la tête se congestionne ; l'aspect de la face devient farouche, les yeux fixes et sans expression ; les sens s'émoussent, la démarche devient incertaine, la parole embarrassée ; un bavardage, composé de paroles sans liaison, traduit un flux désordonné d'idées ; un délire véritable, enfin, se développe ; le caractère change, les individus les plus calmes et les plus tranquilles deviennent souvent querelleurs, méchants et grossiers. A part le sommeil, qui survient et fait cesser ces effets divers, on est, pendant dix-huit à vingt-quatre heures, apathique, indifférent, las et courbaturé.

Le caractère physique de l'individu habitué à boire ne tarde pas à se modifier. L'incertitude et le peu de sûreté des actions, la difficulté et la lenteur des conceptions, la diffusion des idées, la perte de la mémoire et du jugement, sont les résultats de cette transformation du caractère. En même temps, ces individus deviennent pusillanimes, lâches, mous ; ils n'ont de goût pour rien ; l'appétit vénérien diminue ; enfin, la décadence morale et physique ne tarde pas à frapper prématurément les hommes qui ont contracté cette malheureuse habitude. Il ne reste plus que l'imagination, sous l'influence de laquelle naissent des hallucinations qui, plus tard, conduisent à un délire continuel.

Tel est le tableau de la dégradation qui survient chez les individus qui s'adonnent à l'ivrognerie ; mais il est nécessaire d'entrer dans des détails plus circonstanciés, et, sous ce rapport, on ne peut mieux faire que de suivre la division admise par Roesch dans son excellent article sur l'abus des boissons spiritueuses. (*Annales d'hygiène.*)

Roesch distingue : 1° l'inhumanité ébrieuse ; 2° l'ivrognerie proprement dite ; 3° les hallucinations ébrieuses ; 4° la folie ébrieuse.

1° *Inhumanité ébrieuse.* — L'inhumanité ébrieuse se produit sous deux formes différentes, qui sont : A. La férocité ébrieuse, qui se manifeste chez les hommes robustes, forts, dépourvus d'éducation. Elle les pousse à la jactance, aux injures, aux coups et aux blessures, dont ils ne sont pas avares.

B. La morosité ébrieuse, qui se manifeste chez les sujets plus faibles. Elle les rend sombres, mécontents, querelleurs, faisan, à propos de tout et à tous, des reproches; ils sont en même temps fainéants et bavards.

2° *Ivrognerie.* — L'ivrognerie est plutôt une maladie morale qu'un vice. On doit en distinguer trois degrés, qui sont :

A. Le désir des boissons spiritueuses, se développant chez des individus, en raison de l'hilarité qu'ils savent se procurer avec elles.

B. Le désir plus violent, qui est la conséquence du besoin qu'on éprouve de réparer ses forces.

C. Le désir irrésistible, se manifestant souvent sous forme périodique et constituant déjà une manie véritable.

L'usage et l'abus de l'eau-de-vie conduisent plus tôt à l'ivrognerie que le vin. L'oisiveté, les habitudes voluptueuses, les chagrins, les fatigues intellectuelles, favorisent son développement.

3° *Hallucinations ébrieuses des sens.* — Elles sont nombreuses et variées, et n'ont aucun caractère spécial.

4° *Folie ébrieuse.* — La folie ébrieuse comprend :

A. Le *delirium tremens*, qui peut être défini un trouble des fonctions cérébrales et nerveuses, accompagné d'insomnie, de délire, d'agitation, de tremblement des membres, d'hallucinations, auxquels vient succéder la tendance au collapsus, puis le collapsus critique lui-même. L'abus de l'eau-de-vie le détermine plus tôt que celui du vin. On le voit quelquefois se développer chez des gens qui ne s'enivrent pas, mais qui boivent un peu plus que ne le comporte leur constitution.

B. La manie aiguë des buveurs (*mania à potu*) est constituée par une irrésistible propension à tout briser, tout détruire, accompagnée de troubles divers et nombreux des sens. La volupté et le penchant au coït sont accrus momentanément pendant l'accès.

C. La folie mélancolique, qui est plutôt secondaire.

[On s'est beaucoup occupé dans ces derniers temps des funestes effets de l'abus de plus en plus fréquent de la liqueur d'absinthe. Les législateurs ont même été mis en demeure de prendre des mesures efficaces pour combattre l'extension de ce vice qu'un membre du sénat a qualifié de fléau. Suivant quelques personnes, et notamment Motet, auteur d'une très-bonne thèse sur cette question, on pourrait attribuer à l'absinthe tout un ensemble de phénomènes spéciaux affectant tantôt une forme aiguë, chez ceux qui arrivent promptement à en prendre des quantités considérables, tantôt une forme chronique que l'on observe chez les buveurs de profession, et qui les conduit au tombeau à travers les accidents d'une caducité anticipée. M. Moreau, tout en reconnaissant la réalité du mal, croit devoir en décharger l'absinthe, et cependant, il résulte de ses propres observations, que l'*émulsion aqueuse*, faite d'une certaine manière avec cette liqueur, porte sur le système nerveux une action plus rapide et plus énergique que ne le fait l'eau-de-vie ou même l'absinthe pure. Il y a donc, dans le fait de la présence des huiles essentielles, une action véritablement toxique, comme l'avait constaté, dans une discussion au sénat, l'illustre chimiste Dumas.]

Les *causes* de l'ivrognerie sont nombreuses; on peut les classer de la manière suivante :

1° Certaines professions qui exigent, soit le séjour devant un feu ardent, soit un grand déploiement de forces; 2° les rudes travaux corporels, ou ceux qui exposent les individus à toutes les intempéries de l'air ; 3° une vie sédentaire, oisive, le défaut d'occupation ; 4° le métier de débitant de vin ou de liqueurs, celui d'aubergiste; 5° les mauvais exemples, les mauvais conseils et une compagnie capable de les donner ; 6° la misère, qui commence par engager le malheureux à boire un peu pour se soutenir et apaiser sa faim : l'habitude arrive ensuite.

Il est une autre série de causes qui agissent dans le même sens. Ce sont : 7° le goût de la dissipation, la légèreté de caractère ; 8° les passions, tant excitantes que déprimantes, le dépit, la colère, les chagrins de toute sorte; 9° les travaux intellectuels, surtout ceux qui exigent l'intervention de l'imagination : ainsi, les poëtes, les artistes, les musiciens; 10° certains besoins moraux : ainsi, l'affaiblissement des organes qui demandent un stimulus, lequel, chaque jour insuffisant, a sans cesse besoin d'être augmenté, et conduit de l'emploi du vin à l'usage de l'eau-de-vie ; 11° l'abus des plaisirs de la société, un tempérament ardent qui pousse à rechercher de nouvelles jouissances.

Voyons maintenant quelles sont les *maladies des ivrognes.*

1° La plus fréquente est l'ivresse, qui constitue un véritable empoisonnement aigu par l'alcool. Elle peut amener une congestion ou une hémorrhagie cérébrale, capable, dans certains cas, de déterminer la mort.

2° L'habitude de boire, ou l'empoisonnement chronique par l'eau-de-vie en particulier, est la source de beaucoup de maladies. Ces effets qu'elle produit sont très-variables ; ce sont, en particulier, les suivants :

A. L'habitude de boire détermine le développement de certaines maladies qui, dans l'état ordinaire, sont dues à de tout autres causes.

B. Certaines maladies, également dues à d'autres causes, sont aggravées et modifiées d'une manière spéciale par l'usage des alcooliques.

C. Souvent l'invasion d'une maladie aiguë, ou même seulement d'une influence morbide quelconque, est la cause occasionnelle d'une des maladies dues à l'ivrognerie elle-même. Tel est, par exemple, le cas du delirium tremens, qui n'éclate souvent qu'à propos du développement d'une affection aiguë quelconque.

Pour pénétrer plus avant dans la question, il est nécessaire d'étudier les effets pathologiques locaux des alcooliques sur l'estomac, et leurs effets généraux sur l'organisme :

1° *Effets locaux sur l'estomac et le tube digestif.*

Les effets de l'alcool porté au point de déterminer un état morbide de ces organes sont en particulier les suivants :

A. Une irritation habituelle, puis une inflammation chronique de la membrane muqueuse digestive ou de ses annexes.

B. Par suite de cette irritation incessante, il n'est pas rare de voir se développer des dégénérescences plus graves, telles que le cancer de l'estomac, que beaucoup de médecins attribuent à l'usage de l'eau-de-vie prise à jeun chaque matin.

C. Le retard et la difficulté de la digestion sont souvent le résultat de l'usage des alcooliques. Quelquefois l'ingestion de ce liquide dans l'estomac remplace presque complétement l'alimentation solide.

D. [On a constaté, dans ces derniers temps, un état ictérique, lié à différentes lésions organiques du foie.]

2° *Effets généraux sur la constitution.*

C'est d'abord une modification du sang, inconnue dans sa nature, et qui est due à l'action incessante d'un agent toxique étranger, l'alcool. Roesch l'a bien caractérisée lorsqu'il l'a définie un accroissement du caractère veineux du sang.

Les maladies que l'on attribue généralement à l'ivrognerie sont les suivantes : 1° les affections tuberculeuses, et en particulier la phthisie pulmonaire ; 2° les maladies organiques du

36

cœur; 3° la cirrhose du foie; 4° la maladie de Bright; 5° les congestions cérébrales, les apoplexies sanguines et séreuses; 6° le scorbut; 7° l'épilepsie. — Si l'ivrognerie ne détermine pas positivement ces maladies, elle exerce au moins une grande influence sur leur production.

Les affections calculeuses, pour les raisons qui ont été données plus haut, sont fréquemment la conséquence de l'usage habituel du vin, associé à une nourriture très-azotée, et au défaut d'exercice.

La combustion humaine spontanée est un sujet qui a largement défrayé l'imagination des médecins, et qui, cependant, est loin d'être résolu.

Il n'y a pas encore très-longtemps, l'existence de la combustion spontanée n'était mise en doute par personne, et on admettait la possibilité que des individus adonnés aux boissons alcooliques prissent feu spontanément, de manière à être totalement consumés dans l'espace de quelques minutes.

Plus tard, cette croyance fut ébranlée, et, tout en admettant la possibilité de la combustion humaine, on regarda comme nécessaire l'intervention d'un corps ou d'un foyer en ignition pour produire un tel effet. En même temps on admettait, comme un des modes de la combustion humaine, l'inflammation des vapeurs alcooliques faisant partie de l'exhalation pulmonaire des individus adonnés aux boissons spiritueuses. Assez généralement admise dans ces derniers temps, la combustion spontanée a de nouveau été battue en brèche dans les discussions médico-légales qui ont eu lieu dernièrement en Allemagne, à propos d'un procès célèbre (*Annales d'hygiène*, assassinat de la comtesse de Gœrlich). Il résulte de ces faits et des discussions auxquelles ils ont donné naissance, que l'existence de la combustion spontanée est très-probablement une chose imaginaire.

L'abus des boissons spiritueuses détermine fréquemment l'impuissance, la stérilité, et exerce une influence sur la progéniture des individus des deux sexes qui y sont livrés. D'après Lippick, l'abus des spiritueux éteint en germe les deux tiers des enfants, et, chez ceux qui naissent et qui vivent, il détermine des morts prématurées, une constitution faible, débile, délicate; quelquefois le rachitisme, les scrofules, des convulsions et des méningites.

Chez les peuples adonnés à l'ivrognerie, les générations qui se succèdent en ressentent toutes les conséquences, et elles naissent frappées de tous ces maux.

R**ègles hygiéniques**. — La nécessité où est l'homme, dans un pays civilisé, de chercher sa nourriture et de trouver le moyen de satisfaire son esprit, le met dans l'obligation de recourir à des excitants factices. Parmi ces excitants, le plus simple comme le meilleur est l'alcool, ou plutôt les liquides dont il est une des parties constituantes. A doses modérées, en effet, ce liquide stimule doucement et vivifie ; il soutient le corps, excite les facultés de l'esprit, réjouit le cœur, ranime les vieillards, relève l'homme abattu par le chagrin et lui rend son courage.

Comment et à quel instant le vin doit-il être pris ? Il est incontestable que l'instant le plus opportun est celui des repas. La quantité moyenne de cette boisson, qu'il est convenable d'interposer entre les aliments qui composent chacun d'eux, peut être évaluée de 150 à 200 grammes ; le vin doit être mélangé avec l'eau, et de manière à ce que ce liquide en forme à peu près les deux tiers et le vin le tiers.

Pris dans ces proportions, ce liquide est d'un usage presque général dans beaucoup de contrées. Quand on n'en a pas l'habitude, il n'y a pas grand inconvénient à s'en passer. Une fois que cette habitude est contractée, le vin est à peu près indispensable pour faciliter la digestion. Si alors on vient à en cesser l'usage, on est presque toujours obligé d'y revenir, à moins toutefois que cette cessation ne soit rendue nécessaire par une maladie de l'estomac ou des intestins.

Age. — L'âge exerce une certaine influence relativement à l'emploi du vin : aux enfants, il faut en donner très-peu et même pas du tout ; aux adultes, les proportions indiquées plus haut sont convenables. Quant aux vieillards, on peut leur en accorder une quantité un peu plus considérable.

Sexe. — Les femmes font, en général, un usage moins fréquent des boissons alcooliques que les hommes ; beaucoup d'entre elles n'en prennent même jamais. Il faut, à cet égard, respecter les habitudes acquises ; le vin leur est du reste moins nécessaire qu'aux hommes, en raison de la vie moins active qu'elles mènent.

Constitution. — Les sujets à constitution faible, débile et délicate, à tempérament lymphatique, ont beaucoup plus besoin de faire usage d'un peu de vin que les sujets qui présentent un tempérament sanguin, nerveux ou bilieux.

Convalescence. — Dans la convalescence des ma'adies, excepté peut-être dans celles qui suivent des phlegmasies aiguës, on se trouve bien de faire usage d'un peu de vin, et surtout de vin de bonne qualité et contenant des quantités notables de tannin et d'alcool. C'est pour cette raison que les diverses espèces de vin de Bordeaux de bonne qualité réussissent en pareille circonstance. Il est utile de le prendre d'abord coupé d'eau, afin de ne pas éveiller la susceptibilité de l'estomac.

Climats et saisons. — L'habitation dans un climat froid et l'existence d'une saison froide indiquent l'emploi du vin ; le passage de l'alcool dans le sang produisant en peu de temps une quantité assez considérable de chaleur animale, on s'explique l'effet avantageux qu'il produit pour aider l'homme à lutter contre le froid extérieur. C'est, du reste, pour ce même motif qu'on doit employer le vin avec une modération beaucoup plus grande dans les pays chauds et pendant les saisons chaudes. En pareille circonstance, son excès détermine souvent, ainsi que cela a déjà été dit, des maladies du tube digestif ou de ses annexes.

Bière. — A doses modérées, la bière est légèrement stimulante et tonique ; il est un certain nombre d'individus qui la digèrent difficilement, sans que rien puisse rendre compte de ce fait. En pareil cas, il est inutile d'y insister, car cette insistance peut amener la diminution de l'appétit et de la dyspepsie.

Les principes nutritifs que contient la bière, joints à son bas prix, la rendent précieuse pour les classes inférieures de la société. En somme, c'est une boisson saine, agréable, nourrissante, et que l'hygiène doit recommander toutes les fois qu'elle est supportée par l'estomac.

Cidre. — Les conseils précédents sont également applicables au cidre. Il est, en effet, un beaucoup plus grand nombre d'individus qui le supportent mal, et chez lesquels il produit la diarrhée et divers troubles digestifs. Toute la question se réduit ici à une affaire de tolérance, et il n'est pas difficile de la juger d'après l'effet produit sur le tube digestif par cette boisson.

Eau-de-vie. — L'eau-de-vie est une boisson si répandue et dont l'usage est malheureusement devenu si général, que ses effets sur l'organisme sembleraient ne devoir donner lieu à aucune dissidence. Il n'en est rien cependant, et les opinions à cet égard sont bien partagées.

A dose modérée, l'eau-de-vie, selon Roesch, Robertson et d'autres, est une boisson essentiellement salutaire, que le peuple peut se procurer facilement à cause de son bas prix, qui flatte son goût, lui donne du courage, lui permet de résister aux intempéries de l'air. Elle n'exerce, enfin, aucune action nuisible sur la santé.

S'il en est ainsi, que penser de l'opinion des médecins qui croient que l'usage d'un petit verre d'eau-de-vie à jeun, tous les matins, est capable d'exercer une grande influence sur le développement du cancer de l'estomac?

Avant les auteurs que je viens de citer, Frank avait émis une opinion favorable relativement à l'usage de l'eau-de-vie: il la regardait, lorsqu'elle est prise en petite quantité, comme une boisson salutaire et précieuse, qui réchauffe l'homme, le ranime, donne du courage à l'ouvrier et au pauvre. D'après ce médecin, elle contribue à lui fournir le calorique nécessaire pour résister aux intempéries de l'atmosphère auxquelles il est exposé, favorise sa circulation, supplée en quelque sorte aux vêtements qui ne le couvrent pas assez chaudement, et enfin est surtout utile dans les pays froids et pendant les saisons froides des climats tempérés.

Les effets de l'eau-de-vie prise en quantité trop considérable ne sont mis en doute par aucun médecin, et l'abus de ce liquide peut avoir toutes les fâcheuses conséquences qui ont été décrites plus haut. Depuis le commencement du dix-neuvième siècle, l'abus de l'eau-de-vie s'est répandu et s'est généralisé dans la plus grande partie de l'Europe, et surtout au centre et dans les pays septentrionaux; toutes les villes, tous les villages, ont des débitants d'eau-de-vie et de liqueurs. Son usage s'est répandu chez les sauvages, qu'il a plus décimés que le fer des Européens et les progrès de la civilisation.

On a cherché à arrêter la funeste extension de l'usage de l'eau-de-vie, et c'est surtout pour arriver à ce but que les sociétés de tempérance ont été instituées. Établies d'abord dans quelques localités des États-Unis, elles furent importées en Angleterre en 1829. Le but des sociétés de tempérance est de chercher à déraciner l'usage des alcooliques, et surtout de l'eau-de-vie, par l'exemple que donnent les membres de ces sociétés et leurs familles, en même temps qu'elles répandent dans la population des idées plus justes sur les fâcheux effets des alcooliques.

Un journal anglais a donné des détails statistiques curieux sur l'état actuel des sociétés de tempérance et sur la consommation des boissons spiritueuses en Angleterre. L'Angleterre, l'Irlande et l'Écosse comptent actuellement 850 sociétés de tempérance ayant 1,640,000 membres adhérents. Dans le Canada, la Nouvelle-Écosse et le Nouveau-Brunswick, il y a 950 sociétés de tempérance avec 370,000 membres. Dans l'Amérique du Sud, 70,000 personnes portent les médailles de tempérance. En Allemagne, sans compter la Prusse et l'Autriche, où, de même qu'en Italie, il n'y a pas de sociétés de tempérance, le nombre de ces dernières monte à 1,500 et celui des adhérents à 1,300,000. La Suède et la Norwége possèdent 510 sociétés de tempérance, 120,000 personnes en font partie. Dans les îles Sandwich, 5,000 personnes se sont vouées à l'abstinence des spiritueux, et 900 au cap de Bonne-Espérance.

Il est prouvé que, dans la Grande-Bretagne, 7,000 personnes périssent chaque année par suite d'accidents occasionnés par l'ivrognerie, et que 550 millions de dollars sont dissipés en boissons, dans le même espace de temps, par les classes ouvrières. En 1848, la somme colossale de 490 millions de dollars a été dépensée dans la Grande-Bretagne en boissons enivrantes, et on y a fabriqué 520 millions de gallons de bière. Dans les États-Unis, il existe 3,712 sociétés de tempérance, ayant 3,615,000 membres, parmi lesquels on distingue une secte particulière, appelée *les fils de l'Abstinence.*

En Russie, l'empereur a défendu la création de ces sociétés. En France, les sociétés de tempérance n'ont encore eu aucun succès. En Allemagne, la plus ancienne société de tempérance a été fondée le jour de Noël 1600.

On a proposé, pour diminuer les terribles ravages que font les alcooliques dans la population ouvrière et industrielle des grandes villes, des moyens qu'il est malheureusement difficile d'appliquer et de faire pénétrer dans nos habitudes. Ce sont en particulier les suivants : 1° la punition sévère des ivrognes qui se donnent en spectacle; 2° la diminution du nombre des débitants de vins et d'eau-de-vie, et les entraves apportées à leur commerce; 3° la surveillance de la qualité des vins et des eaux-de-vie, qui sont si souvent altérés; on atténuerait peut-être le nombre des accidents dus aux boissons de mauvaise qualité, mais on diminuerait bien peu le nombre des buveurs. Cette surveillance est, du reste, écrite dans la loi et les ordonnances, et il est du devoir du gouvernement et des administrations de les faire exécuter. En somme, les moyens destinés à s'opposer à l'extension de l'habitude des boissons spiritueuses dans le peuple sont encore à découvrir.

Bibliographie. ETMULLER (M.) *de temulentia* (Lipsiæ, 1778), in *Opp.*, t. II, p. 870. — KHON (A.), *A nimia spiritus vini ingurgitatione mors* *repentina*, in *Miscell. Acad. nat. cur.*, 3 déc., an V-VI (1697-1696), p. 166. — SEUFFERHELD (G. N.), *De morbis bibonum.* Altorfii, 1720, in-4. — SEDGWICK (J.), *A new treatise on liquors, wherein the use and abuse of wine, malt-drink, water, etc. are considered.* London, 1725, in-8. — BÖTTICHER (J. G. de), *De universali humorum dyscrasiâ scorbuticâ, gravissimis et plane insolitis symptomatibus stipatâ, ex abusu potulentorum spirituosorum et feculentorum prognatâ*, in *Acta Acad. nat. cur.*, t. VIII, p. 191; 1748. — REINICK (J. E.), *De potu vinoso digestionem impediente magis quam adjuvante.* Argentorati, 1736, in-4. — HORUS (P. S.), *Abhandlung von der Trunkenheit.* Stralsund, 1747. — GÉVIGLAND (de), *An a potibus spirituosis præmatura senectus?* Resp. affirm. Th. de Paris, 1749, in-4. — BERG (J. C.), *De inappetentiâ ex abusu spirituosorum.* Helmstadii, 1758, in-4. — POHL (J. C.), *De callositate ventriculi ex potis spirituosi abusu.* Lipsiæ, 1771, in-4. — STICHEL, *Réflexions sur la cachexie causée par l'abus des boissons spiritueuses et sur le traitement qui convient à cette maladie*, in *Act. de la Soc. de méd.*, etc. de Bruxelles (*ægrotantibus*), t. I, pars 2, p. 168; 1798. — TROTTER (Th.), *Essay medical, philosophical and chemical on Drunkness and its effects on the human Body.* London, 1804, in-8. — RUSH (B.), *An inquiry into the effects of ardent Spirits upon the human Body and mind; with an account*, etc. Philadelphie, 1805, in-8. — HUBBE (K.), *Ueber die Schädlichkeit des Branntweins, als eines gewöhnlichen Getränkes*, in *Verhandl. und Schr. der Hamburg. Gesellsch*, t. VII, p. 531; 1808. — SUTTON (Th.), *Tracts on Delirium tremens, on peritonitis*, etc. London, 1813, in-8. — *Lettre aux médecins sur l'abstinence de toute substance fermentée.* Paris, 1816, in-8. — RAYER, *Mém. sur le delirium tremens.* Paris, 1819, in-8. — BUSCH (von dem), *Beobachtungen und Bemerkungen über das Delirium tremens aus den americanischen Zeitschriften gesammelt*, in *Nasse Ztchr. f. Anthropol.* Hft. I, p. 209; 1824; *Fortsetzung.* Hft. IV, p. 336; 1825. — LÉVEILLÉ, *Mém. sur la folie des ivrognes ou sur le délire tremblant*, in *Mém. de l'Acad. de méd.*, t. I, p. 181; 1828. — SPEYER, *Gutachten über die plötzliche wahrscheinlich durch übermässigen Genuss der Branntweins herbeigeführte, Todesart dreier Personen*, in *Henke's Ztschr.*, t. XX, p. 27; 1830. — BLAKE (A.), *A practical essay on the disease generally known under the denomination of delirium tremens, written principally with a view to elucidate its division into distincts stages*, etc. London, 1830, in-8. — WARE (J.), *Remarks on the history and treatment of delirium tremens;* Boston, 1831, in-8. — BONNET-BONNEFOY, *Dissert. sur l'ivresse produite par les boissons alcooliques.* Th. de Strasbourg, 1832, n° 991, in-4. — BAIRD (R.), *Histoire des Sociétés de tempérance des États-Unis d'Amérique avec quelques détails sur celles de l'Angleterre, de la Suède et autres contrées.* Paris, 1836, in-8. — ROYER-COLLARD (H.), *De l'usage et de l'abus des boissons fermentées, et des boissons fermentées et distillées.* Th. de conc. Paris, 1838, in-4. — ROESCH, *De l'abus des boissons spiritueuses considéré sous le point de vue de la police médicale et de la médecine légale*, in *Ann. d'hyg.*, 1re sér., t. XX, p. 1; 1839. — MARSHALL (H.), *Observations on the abuse of spirituous liquors by the European troops in India*, in *Edinb. med. and surg. Journ.*, t. LXI ; 1844. — *Proceeding of the world's temperance convention held in London, aug.* 4th 1846 ; *with the papers*, etc. London, 1846, in-8. — Chambers (R.), *On dilatation of the Heart consequent upon teetalism*, in *Provinc. med. and surg. J*, n° 36, *Canstatt's Jahresb.*, 1847 ; t. VII, p. 7. — Marcel, *De la folie causée par l'abus des boissons alcooliques*. Th. de Paris, 1847, n° 18, in-4. — Tardieu (A.), *Observations médico-légales sur l'état d'ivresse, considéré comme complication des blessures et comme cause de mort prompte et subite*, in *Ann. d'hyg.*, 1re sér., t. XL, p. 390 ; 1848. — Carpenter (W.), *On the use and abuse of alcoholic liquors in health and disease.* (Prize Essay) ; London, 1850, in-8. — Carpenter, *The physiology of temperance.* London, 1858. — Wittemer, *Die Ursachen und Folgen des habituellen Branntweingenusses in sanitätspolizeilicher Rücksicht*, in *Ver. deut. Ztschr. f. St. A.* 1849, et *Canstatt's Jahresb.* 1850, t. VII, p. 52. — Bergeret, *De l'abus des boissons alcooliques, de ses funestes effets sur la société, et des moyens d'en modérer les ravages.* Lons-le-Saulnier, 1851, in-18. — Huss (Magnus), *Cronische Alcoholskrankheiten, oder Alcoholismus chronicus.* Stokholm und Leipzig, 1852, in-8. — Waring, *The relation of teetotalism to the Diseases of Europeans in India* in *Indian Ann. of med.* ; 1856 ; et *Ranking's Abstr.*, t. XXIV, p. 2 ; 1856. — Thomeuf (P. L.), *Essai clinique sur l'alcoolisme.* Th. de Paris, 1859, n° 74, in-4. — Motet (A. A.), *Considérations générales sur l'alcoolisme et, plus particulièrement, des effets toxiques produits sur l'homme par la liqueur d'absinthe.* Th. de Paris, 1859, n° 250, in-4. — Lecoeur (J.), *Études sur l'intoxication alcoolique.* Caen, 1860, in-8. — Racle (V. A.), *De l'alcoolisme.* Th. de conc., 1860, in-8. — Leudet (E.), *Études sur l'ictère déterminé par les boissons alcooliques*, in *Soc. de biol. et Journ. de chim. méd.* 4e sér. t. VI, p. 609 ; 1860. — Marcet (W.), *On chronic intoxication, or Alcoholic stimulants in connexion with the nervous system ; with a synopsical table*, etc. London, 1860, in-8. — Du même, *An experimental inquiry into the action of alcool on the nervous system*, in *Med. Times and Gaz.*, 1860, t. I, p. 214, 264, 312. — Lefebvre-Duruflé, *Rapp. sur une pétition*, et Dumas, *Observations sur l'abus de l'alcool et de l'absinthe.* Séance du Sénat du 27 juin 1861. — Contesse, *Études sur l'alcoolisme et sur l'étiologie de la paralysie générale.* Th. de Paris, 1862, n° 115, in-4. — Franque (J. B. V.), *Das Vorkommen des Säuferwahnsinns in dem Herzogthum Nassau in den Jahren* 1818-58 ; *nach der Sanitätsberichten bearbeitet* in *Jarhb. f. d. St. Nassau* ; 1861 ; et *Canstatt's Jahresb.* 1862, t. VII, p. 58. — Anselmier, *De l'empoisonnement par l'absinthe.* Paris, 1862, in-12. — Krans, *De la phthisie chez les buveurs*, in *Soc. méd. chir. de Liége*, et *Gaz. des Hôp.* 1862. — Bouchardat, *De l'usage et de l'abus des boissons fermentées et des liqueurs fortes* (Conför. de l'assoc. polytechn.), in *Ann. de thérap.* 1862, p. 208. — Moreau (J. M. F.), *De l liqueur d'absinthe et de ses effets.* Paris, 1863, in-8.

§ 4. — BOISSONS AROMATIQUES.

Sous ce titre, on comprend trois infusions végétales, qui sont le café, le thé et le chocolat; elles ont pour caractère commun de renfermer chacune une quantité notable d'un principe azoté nutritif, et de pouvoir servir d'une manière efficace à la nourriture de l'homme. Ces trois principes sont la caféine, la théine et la théobromine, dont la composition est à peu près identique, et qui paraissent être des principes immédiats de même nature.

D'après M. Liebig, il est singulier de voir dans deux plantes d'une famille aussi éloignée, deux substances, le thé et le café, qui contiennent un même principe, auquel il faut en rapporter les bons effets. La caféine et la théine, en effet, sont des substances identiques. En mélangeant avec de la caféine ou de la théine de l'oxygène et de l'eau, on obtient de la taurine, qui est le composé particulier à la bile. — En faisant la même expérience avec la théobromine, on obtient les éléments taurine et urée, acide carbonique et ammoniaque, ou urine et acide urique. En se reportant à la composition de la bile, on peut voir que $0^{gr},14$ de caféine peuvent fournir à 30 gr. de bile l'azote, qu'ils contiennent sous forme de taurine; d'où l'on doit conclure que l'action de l'un de ces trois principes ne doit pas être regardée comme indifférente.

1° *Du café.*

Le café est la graine du caféier (*coffœa arabica*) soumise à la torréfaction. C'est cette opération qui donne au café sa saveur suave et son arome délicieux, car, avant de la subir, il est dur et n'a qu'une saveur herbacée peu agréable. — L'arome qui se développe en cette circonstance est dû à une huile empyreumatique qui se produit par l'action du feu, en même temps que le tannin est mis à nu. L'analyse a démontré dans le café les matières suivantes : 1° un acide, qui est l'acide gallique, selon quelques chimistes, et un acide spécial, l'acide cafique, selon d'autres ; 2° une matière azotée et cristallisée, la caféine ; 3° une huile empyreumatique, etc.

D'après MM. Robiquet et Boutron, on trouve les quantités suivantes de caféine dans 500 grammes de chacune des différentes espèces de café : café Martinique, 1,79 ; café d'Alexandrie, 1,26 ; café de Java, 1,26 ; café de Moka, 1,26 ; café de Cayenne, 1,06 ; café de Saint-Domingue, 0,85. D'après M. Payen (1846), le principe actif qu'on retire du café est une matière cristallisée, qui est un chloroginate double de caféine et de potasse. Ce chimiste donne les rapports suivants comme exprimant la composition moyenne des diverses espèces de café : cellulose, 34 ; eau hygroscopique, 17 ; substances grasses, 10 à 13 ; glucose, dextrine, acide végétal indéterminé, 15,5 ; légumine, caséine, gluten, 10 ; chloroginate de caféine et de potasse, 3,5 à 5 ; organisme azoté, 3 ; caféine libre, 0,8 ; huile essentielle concrète, insoluble, 0,001 ; substances minérales, 6,697. La torréfaction du café doit s'opérer à 250° à peu près, et voici les phénomènes qui se passent dans cette opération. A cette température, l'eau interstitielle commence par se vaporiser, le chloroginate double se tuméfie, se colore en roux, se gonfle, désagrége les tissus, et laisse en liberté une partie de la caféine qu'il tenait en combinaison. La cellulose éprouve une légère caramélisation, et donne des produits pyrogénés. Les huiles grasses se répandent dans la masse devenue poreuse, en entraînant avec elles les huiles essentielles modifiées.

La caféine est une matière azotée et jouissant de propriétés nutritives énergiques. D'après M. Payen, le café au lait représente six fois plus de substances solides et trois fois plus de substance azotée que le bouillon de viande de bœuf.

L'infusion des graines de café, préalablement torréfiées et réduites en poudre, préparée avec soin dans des vases clos, est une boisson très-agréable, et qui est à la fois nourrissante, tonique et stimulante. L'action du café sur l'organisme n'est pas du reste tout à fait la seule ; il faut en même temps tenir compte de trois autres, qui ne sont pas sans influence. Ces trois conditions sont : 1° la présence de l'eau qui tient en dissolution les principes du café ; 2° la température de cette eau ; 3° le sucre qui y est joint. La température de l'eau donne à l'infusion de café des qualités plus stimulantes, en même temps qu'elle lui donne la faculté de communiquer à l'économie une quantité surabondante de calorique. — Le sucre en facilite souvent la digestion, en déterminant une sécrétion plus abondante des sucs gastriques.

Pour bien apprécier l'action du café, il faut l'étudier à l'état d'infusion froide et sans sucre ; on obtient alors les résultats suivants :

Le café est un stimulant spécial et énergique, lorsqu'il est pris à des doses modérées ; dans ces conditions, il détermine souvent de l'insomnie. A doses plus élevées, il est légèrement narcotique. Le café ne détermine ni chaleur ni stimulation locale épigastrique ; son action est générale, il accélère la circulation, augmente la caloricité, favorise les sécrétions et les excrétions, réchauffe et vivifie l'organisme. Son action calorifique en fait un des agents qui préparent le mieux l'homme qui va s'exposer aux intempéries de l'atmosphère à les subir sans accident. L'infusion de café est nourrissante, et il est rare qu'elle soit indigeste ; c'est cependant ce qui a lieu dans la gastralgie, la dyspepsie, la faiblesse et la débilité de l'estomac, dont il aggrave souvent les symptômes ; il est probable qu'il faut attribuer ces effets à la quantité assez considérable de principes astringents qu'il renferme. M. de Gasparin, dans un travail intéressant lu à l'Académie des sciences (mars 1850), a présenté des documents curieux, propres à éclairer sur le rôle que le café peut être appelé à jouer dans la nutrition, et à lui en assigner un plus important qu'on ne l'avait fait jusqu'à présent. — Partant de ce résultat, généralement admis actuellement, que la quantité d'azote contenue dans les aliments d'un homme adulte bien portant pouvait être estimée à 20 ou 26 grammes dans l'espace de vingt-quatre heures, et ayant observé que les ouvriers mineurs des environs de Charleroi avaient résolu le problème de se nourrir d'une manière suffisante et de conserver une bonne santé, une grande vigueur musculaire, avec des aliments qui, dans leur ensemble, contenaient une quantité moitié moins considérable de principes azotés, et qui était représentée par le chiffre moyen de 14^{gr},82 d'azote, M. de Gasparin a recherché la cause de ce fait remarquable, et l'a attribuée à ce que ces ouvriers faisaient un usage habituel du café à tous leurs repas.

Les renseignements recueillis par ce savant lui ont prouvé que la quantité d'aliments prise chaque jour par ces ouvriers peut être représentée par 1 kilogrammes de pain, 60 grammes de beurre, 30^{gr},59 de café, et 750 de pommes de terre et de légumes cuits ensemble. — Il y a de plus d'un demi-kilogramme de viande par semaine, ou 73 grammes par jour, en moyenne ; 2 litres de bière par semaine, ou 286 grammes par jour, en moyenne.

Les calculs présentés par M. Gasparin conduisent à admettre, ainsi que je l'ai dit, que ces aliments divers ne représentent que 14^{gr},82 d'azote par jour, et qu'ils constituent une nourriture inférieure à celle que s'imposent par mortification les corps religieux les plus austères, tels que ceux de la Trappe, dont les aliments ne renferment que 15 grammes d'azote et 402 grammes de carbone et d'hydrogène réunis.

La nourriture de ces mineurs est également inférieure à celle des prisonniers des maisons centrales, dont le travail mécanique est très-peu fatigant et se réduit à de légers mouvements des bras, et qui consomment 16^{gr},56 d'azote et 475 grammes de carbone et d'hydrogène réunis. D'après M. de Gasparin, c'est à l'usage seul du café que les mineurs de Charleroi doivent de supporter ce régime. Ce n'est pas comme substance nourrissante qu'il agit, car il n'entre pas pour plus de 1/35 dans le chiffre des proportions nutritives des aliments; il faut donc qu'il ait un autre mode d'action. Or, est-ce en rendant l'assimilation plus complète? ou est-ce en retardant les mutations des organes, de manière à rendre moins fréquemment nécessaire l'introduction dans l'organisme des aliments réparateurs ? C'est ce qu'il est impossible de décider, bien que ce soit vers cette dernière opinion que paraisse incliner M. de Gasparin. Quoi qu'il en soit, le travail de ce savant a soulevé de vives discussions ; on a cherché à atténuer la valeur des faits qu'il présentait, on a même été jusqu'à les nier. C'est donc une question qui n'est pas encore définitivement tranchée, et pour la solution de laquelle il faut attendre de nouveaux faits.

RÈGLES HYGIÉNIQUES. — Le café est une boisson salutaire et dont les estomacs bien constitués peuvent faire un usage habituel. On l'emploie surtout à la fin du repas, pour faciliter le travail de la digestion. C'est une faculté que les propriétés stimulantes de cette infusion lui donnent. L'usage a démontré qu'il était plus convenable de le prendre immédiatement après le repas, que de laisser écouler un certain intervalle de temps.

Le café favorise les travaux intellectuels; il donne au cerveau une stimulation légère et utile pour les conceptions de l'esprit.

L'habitude exerce une grande influence sur l'usage du café. Une fois contractée, cette habitude se perd difficilement, et sa suppression a presque toujours des inconvénients qui obligent à y recourir de nouveau. Parmi les inconvénients attachés à la suppression de cette habitude, on doit signaler spécialement la céphalalgie congestive.

Lorsqu'on fait usage du café froid, préparé à froid et sans sucre, son infusion est aussi salubre que possible. Toutefois nos habitudes nous le font prendre chaud, préparé à chaud et sucré, et les avantages de la première méthode sur la seconde ne sont pas assez grands pour nous la faire changer.

On a imaginé depuis quelque temps de faire usage d'un certain nombre de substances végétales torréfiées, qu'on prend comme succédanés du café. Parmi ces substances, on peut citer la châtaigne, les pois, la chicorée, et surtout le gland doux. Soumises à la torréfaction et préparées comme le café, ces substances diverses sont légèrement stimulantes, et elles le remplacent assez bien. Elles sont astringentes comme lui, ce qu'elles doivent au tannin qu'elles renferment; elles contiennent des principes azotés, et, en particulier, de la caséine, que la torréfaction altère un peu. Ces succédanés sont de légers toniques qui facilitent la digestion et jouissent quelquefois de propriétés légèrement laxatives; on les emploie plus particulièrement chez les enfants faibles, délicats et lymphatiques.

2° *Du thé.*

Le thé est l'infusion des feuilles du *thea sinensis*. Il en existe un grand nombre de variétés, qui dépendent surtout de l'état plus ou moins avancé de développement où l'on a cueilli les feuilles, du soin avec lequel elles ont été blanchies et roulées, et surtout de leur grillage plus ou moins longtemps prolongé. Ces variétés peuvent se réduire à deux classes, qui sont : 1° les *thés verts*, de couleur verte ou grisâtre, plus âcres et plus aromatiques; 2° les *thés noirs*, de couleur plus ou moins brune, plus doux et donnant une infusion de couleur plus foncée.

Les principales variétés de thé vert sont le thé Hyson, le thé Hayswen, le thé perlé, le thé poudre à canon, le thé impérial, le thé Schulong. Des variétés de thé noir comprennent le thé Saoutchong ou Souchong, le thé Pékao ou Péko, le thé Congo, le thé Pouchong.

La composition du thé, d'après Mulder, est la suivante :

	THÉ VERT.	THÉ NOIR.
Huile essentielle	0,79	0,60
Chlorophylle	2,22	1,84
Cire	0,28	»
Resine	2,22	3,64
Gomme	8.56	7,28
Tannin	17,80	12,88
Théine (nombre trop faible)	0,43	0,46
Matière extractive	22,80	19,88
Matière foncee	»	1,48
Matière colorante du thé	23,60	19,12
Albumine	3,60	2.80
Fibres	17,08	28,32
Cendres	5,56	5,24

La théine est un principe absolument identique à la caféine, et contenant comme elle une quantité énorme d'azote (20 0/0). Elle peut, comme cette dernière, être considérée comme un principe alibile, et elle agit comme tel chez les personnes qui font habituellement usage du thé.

M. Péligot, dans le travail qu'il a fait récemment sur le thé, a trouvé des quantités de théine beaucoup plus considérables que Mulder : 100 parties du thé poudre à canon lui ont donné 2,34 de théine ; 100 parties du mélange à parties égales de Souchong, poudre à canon, Hyson, impérial, Péko, 2,93 ; 100 de thé Hyson, 2,79 ; 100 poudre à canon, 3,00.

Les quantités d'azote contenues dans 100 parties de thé desséché à la température de 110° sont les suivantes, d'après le même auteur : Péko, 6,58 azote ; poudre à canon, 6,62 azote ; Souchong, 6,15 azote ; Assam , 5,16 azote. Cette proportion d'azote est plus forte que celle qui existe dans aucun des végétaux examinés jusqu'à ce jour, soit dans les plantes fourragères (Boussingault), soit dans les végétaux employés comme engrais (Payen et Boussingault).

Ces quantités d'azote font des feuilles de thé une plante alimentaire. Jacquemont rapporte que les habitants du nord de la Chine jettent l'eau dans laquelle ils mettent infuser le thé et mangent ses feuilles comme un véritable légume.

L'infusion de thé, telle que nous la prenons dans les usages ordinaires de la vie, agit par l'eau, par la température élevée de cette eau et par le sucre qui y est ajouté, aussi bien que par ses principes azotés. Froid et sans sucre, le thé a beaucoup moins de saveur et constitue une boisson peu agréable.

L'infusion de thé chaude et sucrée est nourrissante, un peu moins cependant que celle de café. D'un autre côté, elle est mieux supportée que lui et plus facilement digérée. A dose modérée, le thé active la circulation, accélère le pouls, facilite les sécrétions et les excrétions, stimule doucement les fonctions cérébrales, aide les travaux intellectuels et donne une certaine activité à l'esprit. A doses plus élevées, il agit comme astringent sur le tube digestif et comme léger narcotique sur le cerveau.

Les estomacs faibles, débiles, délicats et atteints de dyspepsie, le supportent mieux que le café. Cependant, si l'on en fait excès, le thé devient nuisible et peut contribuer au développement des gastralgies.

On emploie surtout le thé pour favoriser la digestion, et on l'associe bien souvent, pour cet usage, à une petite quantité de lait ; on le prend, en général, deux à trois heures après le repas, et il jouit de la propriété d'activer la fin de la digestion.

Règles hygiéniques. — Le thé est une boisson dont l'usage tend beaucoup à se généraliser en France, et surtout dans les villes.

L'hygiène indique que l'infusion de thé peut être prise à la fin du déjeuner, en l'associant au lait comme on fait de celle de café : il est plus facilement digéré que ce dernier et nourrit moins que lui. Le soir, il est préférable de le prendre deux heures après le dîner ; deux à trois tasses n'ont rien d'excessif. S'il est pris très-chaud et immédiatement avant de se mettre au lit, il agit comme sudorifique.

3° *Cacao chocolat.*

Le chocolat se fait avec la graine ou noix du *theobroma cacao.* Cette graine contient un principe, la théobromine, qui est presque identique, sous le rapport de sa composition, avec la théine et la caféine.

[Voici au total, d'après Payen, la composition du cacao avant toute préparation.

Substance grasse (beurre de cacao).........	52
Albumine, fibrine et autres matières azotées.	20
Caféine...................................	2
Amidon....................................	10
Cellulose.................................	2
Matière colorante, essence aromatique......	traces.
Substances minérales......................	4
Eau hygroscopique.........................	10
	100

On voit d'après cette composition que le cacao constitue un aliment complet, c'est-à-dire pouvant suffire à la réparation par ses principes azotés, son beurre et ses éléments minéraux ; et à la respiration par les principes amidonnés. On pourra remarquer que l'amande de cacao contient plus de matière azotée que la farine de froment, mais surtout une très-forte proportion de matière grasse.]

On fait usage de ce végétal en simple décoction, que l'on prépare avec la graine écrasée ou bien sous la forme de chocolat. Cet aliment se prépare en torréfiant légèrement les graines, en les réduisant en pâte, en y mêlant divers aromates, et en particulier de la vanille et des clous de cinnamome et du sucre. Le chocolat est d'un aspect oléagineux ; sa saveur est légèrement âcre. On le prend cru, ou cuit dans de l'eau ou du lait; il se digère plus difficilement que le café et le thé; beaucoup de personnes même ne le digèrent pas.

Le chocolat est analeptique et convient aux individus épuisés par de longues maladies, affaiblis par les excès vénériens, la masturbation, etc. Lorsqu'il est digéré, il nourrit bien, donne un peu de ton et relève rapidement les forces; il est rare que les dyspeptiques puissent le digérer; cependant, pour décider cette question, il faut expérimenter avant de se prononcer. L'habitude du chocolat ne peut être contractée que quand il est facilement digéré; c'est à chacun d'expérimenter sur soi-même avant de se décider à en faire usage.

La décoction de chocolat doit toujours être légère et en même temps épaisse. Elle réussit mieux lorsqu'elle est prise au déjeuner qu'au dîner.

§ 5. — BOISSONS ACIDES OU ACIDULÉES.

Les boissons acidulées dont on fait usage sont les suivantes : la limonade (eau et jus de citron), l'orangeade (eau et jus d'orange), le sirop de groseilles, etc. C'est surtout en été, à l'époque des grandes chaleurs, qu'on fait usage de ces diverses boissons. A petites doses, elles n'ont pas beaucoup d'inconvénients; mais, à doses plus élevées, elles fatiguent inévitablement l'estomac et déterminent des irritations aiguës ou chroniques de ce viscère. La diarrhée est une de leurs conséquences les plus ordinaires. En été, ce sont des boissons dont il ne faut pas faire un usage habituel, en raison de leur action sur le tube digestif; il est infiniment préférable de prendre de l'eau sucrée, additionnée d'une très-petite quantité d'eau-de-vie ou de rhum, lorsque la soif le réclame.

Les eaux chargées d'acide carbonique favorisent beaucoup la digestion, et agissent simplement comme de légers stimulants.

[L'usage des eaux gazeuses naturelles, mais surtout de l'eau de Seltz artificielle préparée en grand ou par chaque consommateur, à l'aide d'appareils plus ou moins simples, a pris, depuis quelques années, une grande extension. L'abus de ces eaux, spécialement des eaux artificielles généralement beaucoup trop chargées d'acide carbonique, n'est pas sans inconvénients; elles déterminent chez beaucoup de personnes de la gastralgie et une légère irritation gastrique ou œsophagienne; les eaux préparées en grand renferment quelquefois un peu d'acide sulfhydrique provenant de réactions de l'acide sulfurique qui a servi à leur fabrication ; elles ont aussi quelquefois un goût de croupi dû à la présence de matières organiques qui peuvent se trouver mêlées avec la craie qui, traitée par l'acide sulfurique, doit fournir le gaz carbonique. Les appareils particuliers valent donc beaucoup mieux ; seulement il faut faire en sorte que les tubes, robinets et armatures de ces appareils ne renferment pas de plomb ; le mieux est qu'ils soient en étain pur ; que le vase principal soit entouré d'un réseau à mailles métalliques pour empêcher la projection des éclats en cas d'explosion.]

Bibliographie. — Les boissons de thé, café et chocolat ont été, dans les premiers temps surtout, l'objet d'un très-grand nombre de monographies ; nous n'en citerons nécessairement qu'un certain nombre. — Colmenero de Ledesmas, *Chocolata Inda*, tr. lat. de M. A. Severino. Norimbergæ, 1644. Pet. in-12, tr. franç. de R. Moreau. Paris, 1643, in-4°. — Girin (J.), *De l'usage du caphé, du thé et du chocolat.* Lyon, 1671, in-12. — Bontekoe (C.), *Tractaet van het excellenste Kruyd Thee.* Haag, 1678, in-12, 3e édit.; *ibid.*, 1685, in-8. — Blegny (De), *Le bon usage du thé, du caffé et du chocolat pour la préservation et pour la guérison des maladies, fig.* Lyon, 1687 ; in-12. — Dufour (P. S.), *Traitez nouveaux et curieux du café, du thé et du chocolat.* Lahaye, 1693 ; in-12. — Tozzi (G.), *Tractatus novus de potu cophe, de Sinensium thee et de chocolate.* Francofurti, 1693 ; in-12. — Galland (H.), *De l'origine et du progrès du café, traduit sur un manuscrit arabe,* etc. Caen et Paris, 1699 ; in-12. — Duncan, *Avis salutaire à tout le monde contre l'abus des choses chaudes et particulièrement du café, du chocolat et du thé.* Rotterdam, 1705 ; in-8. — Andry, *Le Thé d'Europe.* Paris, 1712 ; in-12. — Meissner (L. F.), *De caffe, chocolatæ, herbæ thee ac nicotianæ naturâ, usu et abusu,* etc. Norimbergæ, 1721 ; in-8. — *Questio medica : Litteratisne salubris cafe usus?* Paris, 1741 ; in-8. — Eloy (N. F. J.), *Réflexions sur l'usage du thé.* Mons, 1750 ; in-12. — Du même, *Réflexions sur une brochure intitulée « Apologie du thé ».* Mons, 1751 ; in-12. — Du même, *Question,* etc., *si l'usage habituel du café est avantageux ou doit être mis au rang des choses indifférentes à la santé ; s'il peut se concilier,* etc. Mons, 1781, in-8. — Moseley, *Traité sur les propriétés et les effets du café,* trad. de l'anglais par Lebreton. Paris, 1786 ; in-12. — Gentil, *Dissertation sur le café et sur les moyens propres à prévenir les effets qui résultent de la préparation communément vicieuse,* etc. 1 pl. Paris, 1787 ; in-8. — Cadet (C. L.), *Le thé est-il plus nuisible qu'utile? ou histoire,* etc. Paris, 1808 ; in-8. — Percival (Edw.), *Some brief notice on the deleterious and medical effects of green tea. Dublin hospit. rep.,* t. I, p. 219 ; 1818. — Kurhess et Schneider, *Der Kaffee als Gegenstand der medizinischen Polizei,* in *Henke's Ztschr.,* t. XVIII, p. 303 ; 1829. — Colet, *Des accidents que déterminent le thé et le café pris à hautes doses,* in *Arch. gén. de méd.,* 2e sér., t. III, p. 433 ; 1833. — Girardin, *Rap-*

port sur un café avarié par l'eau de mer, in *Ann. d'hyg.*, 1re sér., t. XI, p. 87 ; 1834. — *Rapport sur une poudre destinée à remplacer le café*, ibid., p. 96. — PÉLIGOT, *Recherches sur la composition chimique du thé*, in *Compt. rend. de l'Acad. des sc.*, t. XVII, p. 107 ; 1843. — MÉRAT, *Mém. sur la possibilité de cultiver le thé en pleine terre et en grand en France, avec des observations*, etc. Paris, 1844 ; in-8. — PLEISCHL, *Ueber den Thee in chemischer und diätetischer Beziehung ; nebst einer Anweisung*, etc., in *Med. Jahrbb. der K. K. Gesellsch. Oesterr. St.*, t. LVIII, p. 1, 163, 299 ; 1844. — SAINT-ARROMON (A.), *De l'action du café, du thé et du chocolat sur la santé et de leur influence*, etc. Paris, 1845, in-8. — WEITENWEBER, *Diätetisch-medizinische Wirkung des Kaffee's*, in *Oesterr. med. Wchnschr.*, 1845, p. 1583. — DU MÊME, *Medizinisch polizeiliche Bemerkungen über den Kaffee*, in *Prag. med. Jahrbb. des Oesterr. St.*, t. LXVI, p. 41, 151 ; 1848. — PAYEN, *Mém. sur le café*, 1re part., in *Compt. rend. de l'Acad. des sc.*, t. XXII, p. 724 ; 1846. — MASSON (V. P.), *De l'usage et de l'abus du thé et du café.* Th. de Paris, 1848, n° 179, in-4°. — JACKSON (S.), *On tea and caffee in the dietary of children and the labouring classes*, in *Dublin med. Press*, t. XXII, p. 233 ; 1849. — GASPARIN (DE), *Du régime alimentaire des mineurs belges, et discuss. acad. sur l'usage du café*, in *Compt. rend. de l'Acad. des sc.*, t. XXX, p. 397, 729 ; 1850. — ABADIE (D'), *Emploi du café dans le régime alimentaire en Arabie et en Abyssinie. Ibid.*, t. XXX, p. 749 ; 1850. — ZOBEL, *Reflexionen über Kaffienhaltige Genussmittel*, in *Vjschr. f. d. prakt. Heilk. in Prag*, t. XXXVIII, p. 105 ; 1853. — CHEVALLIER (A.), *Sur les falsifications que l'on fait subir au chocolat. Nécessité de les réprimer*, in *J. de chim. méd.*, 3e sér., t. IX, p. 254 ; 1853. — DU MÊME, *Du café, son historique, son usage, son utilité, ses altérations, ses succédanés, les falsifications qu'on lui fait subir : condamnations*, etc., in *Ann. d'hyg.*, 2e sér., t. XVII, p. 2 ; 1862. — CHICOU (J. B.), *Du café en hygiène et en thérapeutique.* Th. de Paris, 1859, n° 133, in-4°. — MANGIN (A.), *Le cacao et le chocolat considérés aux points de vue botanique, chimique, physiologique*, etc. Paris, 1860, in-18. — CHEVALLIER (fils), *De la chicorée dite café-chicorée ; origine de son emploi, fabrication, falsifications*, etc., in *J. de chim. méd.*, 3e sér., t. X, p. 561 ; 1854. — SOUBEIRAN, *Mém. sur la falsification des eaux acidules gazeuses*, pl. 1. Paris, in-8.

CHAPITRE XX

Enveloppes et coloration des aliments. — Ustensiles divers.

[1° *Enveloppes et coloration.*

Il faut tenir compte, au point de vue de l'hygiène, des couleurs nuisibles qui servent quelquefois à orner différentes sortes d'aliments ou qui recouvrent divers objets, des papiers particulièrement destinés à les envelopper.

Certaines gelées, des pâtisseries, mais surtout les bonbons, sont souvent colorés avec des substances éminemment toxiques, le vert de Schweinfurt, par exemple : il en résulte de véritables empoisonnements. D'autres fois, ce sont des papiers peints de différentes nuances dans lesquels on place des substances alimentaires : celles-ci étant humides, dissolvent ou détachent une partie de la couleur et rendent l'aliment vénéneux, quand cette couleur est de nature toxique. Les accidents souvent fort graves que nous signalons n'auraient pas lieu, si l'ordonnance de police applicable seulement à Paris, qui défend l'emploi des matières colorantes nuisibles dans la confiserie, dans la préparation des papiers d'enveloppe des bonbons, etc., était rendue obligatoire pour toute la France. Une instruction très-détaillée, rédigée en 1858 par M. Beaude, au nom du Conseil de salubrité, fait connaître les couleurs toxiques qui doivent être rejetées et celles qui sont innocentes et dont on peut faire usage. Des ordonnances analogues existent dans beaucoup de villes d'Allemagne, où, en général, l'hygiène est très-rigoureusement observée.

2° *Ustensiles divers.*

La diversité des matières dont sont formés les vases et ustensiles destinés à la préparation et à la conservation des aliments, a également une très-grande importance.

1° *Ustensiles en bois.* — Ils ont été généralement négligés par les auteurs classiques. Nous empruntons en partie ce qui suit à un célèbre hygiéniste allemand, le docteur Krügelstein. Les vases dont il s'agit ne peuvent guère servir qu'à la conservation passagère ou prolongée des substances alimentaires ; mais, à ce sujet, se présentent quelques considérations dignes d'intérêt. Certains bois, érable, frêne, bouleau, coupés en séve et ouvrés immédiatement, contiennent une matière sucrée et fermentescible qui amènerait la prompte altération des substances alimentaires ; le hêtre est imprégné d'une matière narcotico-âcre qui pourrait leur communiquer des propriétés nuisibles. Les bois tendres et résineux leur donneront un goût acerbe et désagréable. L'eau qui, autrefois, dans les voyages de long cours, était placée dans des tonnes de bois, ne tardait pas à se corrompre et à prendre une saveur saumâtre ; elle se conserve actuellement pure et intacte dans des caisses de fer-blanc. Les marins se louent beaucoup de ce changement, auquel ils attribuent une grande part dans la santé meilleure dont jouissent aujourd'hui les équipages. Les inconvénients des vases de bois sont donc de s'altérer et de faciliter l'altération des substances qu'ils contiennent. Il faut dès lors chercher des bois très-durs, ne s'imprégnant que difficilement des substances molles des liquides que l'on y renferme, et non susceptibles de laisser échapper eux-mêmes les éléments liquides ou solubles qui font partie de leur composition. On aura recours, pour empêcher ces effets, aux lavages, à la lixiviation, au soufrage, etc.

B. *Vases de cuivre.* — On sait que ce métal est facilement attaqué, même à froid, par une foule de substances, mais surtout par les acides, par divers sels, par les corps gras. Ces vases ne peuvent donc servir que pour des préparations de coction aussi rapidement terminées que possible, et les aliments ne devront jamais y séjourner, ni même y être laissés à refroidir. On sait combien d'accidents arrivent journellement pour avoir négligé ces précautions. C'est vainement que, renouvelant la thèse paradoxale autrefois défendue par Eller et Formey, quelques auteurs soutiennent l'innocuité du cuivre ; il est bien évident qu'il ne s'agit pas ici du métal lui-même, mais bien des composés formés à ses dépens, à l'aide des éléments chimiques que contiennent les corps que l'on met en contact avec lui (acétates, carbonates, etc., de cuivre), composés essentiellement vénéneux.

Pour obvier à ces inconvénients, on emploie l'*étamage*, opération déjà connue des anciens, particulièrement pratiquée par les Gaulois, et qui consiste à revêtir l'intérieur du vase de cuivre d'une couche d'étain. « *Stannum illitum vasis æneis saporem gratiorem facit et compescit æruginis virus,* » a dit Pline. (*Hist. Nat.*, l. XXXIV, c. 17.) A part l'inconvénient de s'user assez promptement, l'étamage constitue une excellente précaution. Seulement il faut veiller à ce que l'étain soit pur et qu'il ne contienne pas de plomb, ou du moins que la proportion de celui-ci ne soit pas assez considérable pour constituer un danger. Diverses ordonnances de police, rendues soit à Paris, soit dans quelques villes de province, fixent à 1/10 la limite extrême de cette proportion. Comme nous le verrons plus bas, le zinc doit être rejeté de l'étamage.

C. Le *plomb* est trop facilement attaqué pour que l'on puisse le laisser en contact avec des substances destinées à l'alimentation ; qu'il soit sous forme de vases, de réservoirs, de tuyaux de conduite, d'enveloppes en feuilles, etc., le plomb doit être absolument rejeté. Dans ces derniers temps, plusieurs hygiénistes allemands ont signalé les dangers que peuvent présenter les biberons ou bouts de sein en caoutchouc volcanisé, dans lesquels une fraude coupable a introduit du plomb. Nous n'avons pas à insister sur ce point.

D. Le *zinc*, quoique infiniment moins dangereux, ne peut non plus être accepté, surtout s'il s'agit d'y placer des substances acides (vins, cidres, vinaigres). Ces acides ne tardent pas à former avec le métal des combinaisons salines douées de propriétés émétiques, qui, si elles ne mettent pas la vie en danger, comme le font les composés saturnins, peuvent cependant déterminer des accidents très-pénibles.

E. L'*étain* pur ou avec un faible alliage, peut servir, comme nous l'avons vu, pour former un enduit aux vases de cuivre, ou pour faire des ustensiles dans lesquels on peut renfermer sans dangers des boissons de diverses sortes.

F. L'*argent* pur serait sans inconvénients ; mais, pour le travailler, on y ajoute du cuivre, et c'est la présence de celui-ci, en quantité plus ou moins considérable, qui rend la vaisselle plate dangereuse, quand on y laisse séjourner ou refroidir des aliments.

G. Il en est de même pour l'*or* et pour le *platine*, mais le prix trop élevé de ces métaux s'oppose à ce qu'on les emploie pour les usages ordinaires.

H. On se sert beaucoup aujourd'hui, et avec raison, du *fer battu*, comme ustensile culinaire. Il n'a guère d'autre inconvénient que de donner quelquefois aux aliments un goût de fer, et de communiquer une couleur noirâtre aux gelées et aux confitures qu'on prépare avec ces vases. Le *fer-blanc* ou fer étamé est d'un excellent usage pour renfermer les conserves alimentaires.

I. On a importé chez nous, de l'Allemagne, l'usage des vases de *fonte émaillée*, qui n'offrent aucun danger au point de vue de l'intoxication. Mais l'enduit interne ou émail, ne se dilatant pas par la chaleur de la même manière que le métal, ne tarde pas à se fendiller et par suite à s'écailler. La tôle émaillée en couches très-minces, au moyen d'un vernis de silicate de plomb boraté, présente les avantages des vases de fonte émaillée, moins l'inconvénient du craquelé.

K. *Des poteries.* Les anciens ne connaissaient probablement pas l'art d'enduire les poteries d'une couche vitrifiée qui les rend imperméables. Cette découverte paraît remonter seulement au treizième ou au quatorzième siècle. Cet enduit est d'ordinaire un sel de plomb, le silicate, chauffé de manière à en amener la vitrification. Quand celle-ci n'est pas complète, ce qui tient à une cuite insuffisante ou à la présence d'une trop forte proportion de plomb, celui-ci est promptement attaqué et détaché du vernis par les corps acides, salins, etc.; de là les dangers de l'intoxication saturnine; la science en offre d'assez nombreux exemples, sans compter le grand nombre de ceux qui passent inaperçus. Les chimistes et les industriels ont fait une foule d'essais pour remplacer le plomb par d'autres substances vitrifiables. Les terres argileuses mêlées au verre pilé (Chaptal); la pierre ponce et les scories d'origine volcanique (Fourmy); divers composés dont le borax forme la base, etc., etc., ont été proposés; mais, jusqu'à ce jour, les fabricants ont toujours préféré le plomb qui se vitrifie bien plus facilement. Du reste, quand *la température a été portée au degré convenable* et que *le plomb n'était pas en proportion trop grande*, le vernis est très-solide et résiste parfaitement à toutes les épreuves avec les acides froids et même bouillants. Toute la question est là. Cependant l'attention de l'autorité a été récemment appelée sur ce sujet; une enquête a été ordonnée (1861), et les résultats de celle-ci ont confirmé les faits déjà anciennement connus, et que nous venons de rappeler. Des inspections destinées à s'assurer de l'état de ces vases devraient avoir lieu de temps en temps, afin que l'on forçât les fabricants à ne donner que des produits de bonne qualité.

L. Le *verre* bien préparé est difficilement attaquable par les acides et les alcalis les plus énergiques; mais il n'en est pas de même des verres de basse qualité; c'est encore là une question qui mérite d'être examinée de près.

M. La *porcelaine*, qui va sur le feu, et dont la composition est exempte de tout métal nuisible, serait préférable à tous les autres corps pour la composition des ustensiles destinés aux usages alimentaires, mais sa fragilité extrême et l'impossibilité d'en fabriquer des vases de grandes dimensions restreignent nécessairement son emploi.]

Bibliographie. — Couleurs nuisibles. — ANDRAL (G.), *Rapp. sur le danger qui peut résulter de l'usage des bonbons coloriés*, in *Ann. d'hyg.*, 1re sér., t. IV, p. 48; 1830. — GAULTIER DE CLAUBRY (H.), *Rapport (au Préfet de police) sur les visites faites chez les confiseurs, distillateurs et débitants de bonbons et liqueurs. Ibid.*, t. VII, p. 114; 1832. — CHEVALLIER (A.), *Note sur les pains à cacheter et sur les matières colorantes* *qu'on y fait entrer. Ibid.*, t. XXVI, p. 395; 1841. — Du même et Habert, *Nécessité d'indiquer légalement les matières colorantes que doivent employer les confiseurs, pastilleurs*, etc. *Ibid.*, t. XXVIII, p. 55; 1842. — Du même et Duchesne, *Des dangers que présente l'emploi des papiers coloriés avec des substances toxiques. Ibid.*, 2e sér., t. II, p. 66; 1854. — Cramer, *Färbung der Gemüse mit Kupfer, und Vergiftung einer Familie*, in *Rhein. Monatschr. f. prakt. Aerzte. Febr.* 1850 et *Canstatt's Jahresb.* 1851, t. VII, p. 25. — Kletschke, *Die Aufgabe der Medicinal-Polizei zur Verhütung von Vergiftungen durch schädliche Farben*, in *Casper's Vjschr.*, t. VI, p. 139; 1854. — Voir un grand nombre d'ordonnances de police sur les couleurs qu'il faut rejeter et celles qu'on peut admettre, soit dans les journaux allemands de Henke, de Casper, soit dans les *Annales d'hygiène publique.*

Ustensiles. — L'importance et l'actualité de cette question nous engagent à donner une certaine extension à notre bibliographie. — Bayfius (L.), *De vasculis, libellus*, etc. Parisiis, 1535, in-8. — Lanzoni, *Noxa ex cibo cocto in vase æneo*, in *Miscell. Acad. nat. cur.* Dec. III, a. 7, 8, p. 169; 1699. — Mauchart, *Mors in ollâ, seu de cuprorum vasorum noxâ*, in *Ephem. Acad. nat. cur.* Cent. 1, 2, p. 54; 1712. — Schulze (J. H.), *Mors in ollâ, sive metallicum contagium in ciborum, potuum et medicamentorum præparatione et asservatione cavendum.* Altorfii, 1722, in-4°. — Hellot et Geoffroy, *Sur un étain présenté à l'Académie des sciences*, in *Hist. de l'Acad des sc.*, 1741, p. 81. — Maloin, *Expériences qui découvrent l'analogie entre l'étain et le zinc. Ibid.*, 1742, p. 44, et *Mém.*, p. 76. — Thierry, *An ab omni re cibariâ vasa ænea prorsus ableganda?* Resp. affirm. Th. de Paris, 1749, in-4°. — Amy, *Réflexions sur les vaisseaux de cuivre, de plomb et d'étain*, etc. Paris, 1752, in-12. — Du même, *Extrait d'un livre intitulé*, etc. Paris, 1752, in-12. — Du même, *Réfutation d'une lettre de MM. Eller et Formey, qui tend à prouver que l'on peut se servir avec sécurité des vaisseaux de cuivre dans les cuisines et les pharmacies.* Paris, 1757. *Anal.* in *Journ. de méd.*, t. VII, p. 340; 1757. — Hœffler (J. A. C.), *De circumspecto usu stanneorum ad potuum ciborumque, speciatim ex ovis conficiendorum, præparationem necessario.* Halæ Magdeb., 1753, in-4°. — Quelmalz (S. Th.), *Vasa ænea coquinæ famulantia.* Lipsiæ, 1753, in-4°. — Lind (J.), *Figulinorum vasorum plumbeo encauste obductorum noxa*, in *The Gentleman's Mag.*, t. XXIV, p. 277; 1754; et *Comment Lips.*, t. V, p. 443; 1754. — Polt (J. B.), *Nützliche Gedanken und gründliche Untersuchung der metallenen Geschirre, ob solche in den Küchen zu lassen sind, und was für welche?* Dresden, 1754, in-8. — Missa, *Observation medicochymique et œconomique sur les différents usages de l'étain*, in *Journ. de méd.*, t. II, p. 283; 1755. — Eller (J. Th.), *Rech. sur l'usage prétendu dangereux de la vaisselle de cuivre dans nos cuisines*, in *Mém. de l'Acad. roy. des sc. de Berlin;* 1756, t. X, p. 3. — Stempling, *Experimenta et observatio de actione quorumdam liquorum in cuprum et stannum.* Pragæ, 1756. — Travis (J.), *Letter tending to show, that the use of Copper-Vessels in the navy is one of the principal causes of the sea-scurvy* (oct. 1757), in *Med. obs. and inquir.*, etc., t. II, p. 1 ; 1764. — RAMSAY (J.), *O Copper-Vessels* (1758). *Ibid.*, p. 146 ; 1764. — MARGGRAF, *Expériences chimiques sur l'étain*, in *Journ. de méd.*, t. IX, p. 449 ; 1758. — ZWINGER (J. R.), *Historiola colicæ cœnohialis in monasterio Bemvilensi*, etc., in *Acta Helvetica*, t. V, p. 249 ; 1762. — MOLINELLI (P. P.), *De veneficâ æris indole*, in *Commentar. Bonon.*, t. V. pars II, p. 7 ; 1767. — DESESSARTS (J. C.), *An ab omni re cibariâ vasa ænea prorsus ableganda?* Resp. affirm. Th. de Paris, 1767, in-4°. — MODEL (J. G.), *Von den aus verschiedenen Metallen verfertigten Gefässen im œconomischen Gebrauch, nebst,* etc., in *Abhandl. der œkonom. Gesellsch. in St. Petersburg.* Th. I, p. 81, 94 ; et trad. par PARMENTIER, in *Récréations physiq.*, etc., t. II, p. 266 ; 1774. — Prix proposés par diverses sociétés, soit pour l'étamage, soit pour la confection des ustensiles ; *J. de méd.*, t. XLIX, p. 478 ; 1778 ; t. LII, p. 564 ; 1779, etc. — *Compte rendu d'expériences sur les casseroles de Doucet et sur les étamages, ibid.*, t. LII, p. 362, 365 ; 1779 ; t. LXII, p. 636 ; 1784. — RINMANN (S.), *Ueber die Verbesserung der Gefässe zum Kochen*, in *Schwed. Akad. Abhandl.*, 1779, p. 174. Anal., in *J. d. Med.*, t. LX, p. 598 ; 1783. — *Vom Gebrauch des metallenen Haus- und Küchen Geräthes*, in *OEkon. Nachr. der Gesellsch.*, in *Schlesien*, t. I, p. 108 ; 1780. — BAYEN et CHARLARD, *Recherches chimiques sur l'étain*. Paris, 1781, in-8. — BÜCHNER, *De circumspecto usu vasorum stanneorum ad potuum ciborumque speciatim ex ovis conficiendorum præparationem necessario.* Halæ, 1783. — ROCHOW, *Ueber die Schädlichkeit der Bleiglasur in den irdenen Küchengefässen, nebst Vorschlägen zu deren Abhelfung*, in *Annal. der œk. Gesellsch. in Potsdam*, t. II, p. 1. — *Aperçu général et pièces diverses sur l'étamage à couche épaisse.* Paris, 1784, in-4°. — BLIZARD (W.), *Experiments and observations on the danger of copper and Bell metall.* London, 1786. — CADET DE VAUX, *Mém. sur les inconvénients qui peuvent résulter de l'emploi du cuivre dans la préparation des aliments*, in *Mém. d'agric. de Paris*, 1787, p. 86. — NIETO DE PINNA (don Chr.), *Disertacion del grave perjuicio, que causa á la salud el uso de los licores conservados en vasijas de plomo, y zelo que debe tener el magistrado sobre este punto*, in *Mem. acad. de la real Soc. de Séville*, t. VI, p. 338 ; 1787. — CHAPTAL, *Sur les moyens de fabriquer de bonne poterie à Montpellier, et sur un vernis qu'on peut employer pour les enduire*, in *Ann. de chim.*, 1re sér., t. II, p. 73 ; 1789. — *Der Tod in Töpfen, zur Warnung für diejenigen, die gesund sein wollen ; oder,* etc. Hildburghausen, 1790, in-8. — AXIMAN, *Prærogativæ ferreorum (Lettre,* etc.), in *Hamburg-Mag.*, t. VII, n° 3. — HAYES (Th.), *On the danger of using of lead, copper and brass vessels in dairies*, in *Letter on agric. of the Bath Soc.*, t. IV, p. 183. — MÉRA (de), *De colicâ Pictaviensi per cibos in vasis æneis elixos inductâ*, in *Acta reg. soc. Hafn.*, t. II, p. 34 ; 1791. — KOLBANI (P.), *Abhandlung über die herschenden Gifte in den Küchen, nebst den Gegengiften.* Bresburg, 1792. — BUSCH (C. F. W.), *Noxæ ex incauto vasorum æneorum usu profluentes, exemplis atque experimentis quibusdam illustratæ.* Gottingen, 1791. — PIEPENBRING (G. H.), *Ueber die*

Schädlichkeit der Bleiglasur der gewöhnlichen Töpferwaaren. Lemgo, 1795, in-8. — Westrumb (J. F.), *Ueber die Bleiglasur unserer Töpferwaaren und ihre Verbesserung.* Hannover, 1795, in-8, et *Fortsetzung*, etc., *ibid.*, 1797. — Weehof (M.), *Observationes de utensilibus stanneis et veneno plumbi.* Groningæ, 1800, in-8. — Vauquelin, *Expériences sur les alliages de plomb et d'étain avec le vinaigre,* in *Ann. de chim.*, 1re sér., t. XXXII, p. 243, an VIII. — Du même et Deyeux, *Extrait d'un rapport sur l'emploi du zinc pour fabriquer des ustensiles de cuisine,* in *Bullet. de la Soc. de méd.*, t. III, p. 209; 1812. — Fourmy, *Sur les ouvrages de terres cuites, et particulièrement sur les poteries.* Paris, an X, in-8. — Du même, *Mém. qui a remporté le prix proposé par l'Instit. nat.* « *Indiquer les substances terreuses et les procédés propres à fabriquer une poterie résistante,* » etc., in *Journ. des mines,* t. XIV; 1803. — Proust, *Recherches sur l'étamage du cuivre, la vaisselle d'étain et la poterie,* trad. par Dibarrart, in *Ann. de chim.*, 1re sér., t. LI, p. 44, 117, 237; an XII. — Du même, *Supplément au traité de l'étamage,* t. LVII, p. 73; 1806. — Poidevin, *Obs. sur les dangers de l'usage des faïences et poteries de mauvaise qualité,* in *Ann. de chim.*, 1re sér., t. LV, p. 97, an XIII. — Jousselin, *Sur le perfectionnement général des poteries, ou l'art de faire à moindres frais des vaisselles,* etc. Paris, 1807, in-8. — Müller, *Abhandlung über das gefährliche Haushaltungsgeschirr des Bleizinner,* etc., 1809, in-8. — Chaussier, *Rapp. sur l'emploi des bidons de zinc pour les troupes,* in *J. de méd. de Corvisart,* t. XXVI, p. 225; 1813. — Schlegel (J. H. G.), *Gutachten über die Verwendung der Silberglätte zur Töpferglasur,* in *Henke's Ztschr.*, t. XII, p. 207; 1820. — Witting (Expériences sur les poteries vernissées), in *Archiv des Apothek. Ver. im Nordl. Deutschl.*, t. I, Hft. 1, 1822. — Meade (*Cas d'empoisonnement par des pommes cuites dans une terrine à vernis plombique*), in *New-Egl. Journ. of med. and Surg.*, t. I, et *Henke's Ztschr. Ergangz.*, t. VI, p. 209; 1826. — Hohnbaum (C.), *Bleivergiftung durch Töpfergeschirre,* in *Henke's Ztschr.*, t. XIII, p. 151; 1827. — Sainte-Marie, *De l'empoisonnement par le vert-de-gris qui se forme à la surface des ustensiles en cuivre,* in *Lect. relativ.*, etc. Lyon, 1829, in-8. — Parent-Duchatelet, *Observations sur les comptoirs en étain dont se servent les marchands de vin à Paris,* in *Ann. d'hyg.*, 1re sér., t. VI, p. 58; 1831. — Chevallier (A.), *Accidents causés par des vases de cuivre mal entretenus, ibid.*, t. VIII, p. 436; 1842. — Du même, et Arthaud, *Note sur l'usage du zinc et sur les inconvénients qui résultent de l'emploi de ce métal. Ibid.*, t. XVIII, p. 353; 1837. — Du même, (*Rapp. à l'Acad. de méd., sur une lettre de MM. Paris, proposant l'emploi de vases recouverts d'un enduit vitreux dans les laboratoires et les officines,* in *Bullet. de l'Acad. de méd.*, t. XVII, p. 164; 1851-52. — Du même, *Sur la nécessité :* 1° *de proscrire les vases de plomb ou d'alliages de ce métal pour la préparation et la conservation des matières alimentaires, solides ou liquides;* 2° *de défendre,* etc., etc., in *Ann. d'hyg.*, 1re sér., t. L, p. 314; 1853, et 2e sér., t. I, p. 334; 1854. — Du même, Un grand nombre de notes et d'extraits dans son *Journ. de chimie méd.* — DARCET, *Note sur l'étamage*, in *Ann. d'hyg.*, 1ʳᵉ sér., t. XII, p. 457; 1834. — BARRUEL, *Sur les inconvénients des vases de cuivre et de plomb employés dans la préparation des aliments. Ibid.*, t. XIV, p. 131; 1835. — BLUMENSATH, *Versuche über die Schädlichkeit der Bleiglasur der Kochgeschirre*, in *Casper's Wchnschr.*, 1838, et *Schmidt's Jahrbb.*, t. XXIII, p. 39; 1839. — BATILLAT, *Sur l'emploi du nickel ursenical dans la confection des ustensiles employés dans les usages domestiques*, in *J. de chim. méd.*, 2ᵉ sér., t. VIII, p. 154; 1842. — MEURER, *Ueber die Bleiglasur der Kochgeschirre*, in *Casper's Wchnschr.*, 1843, et *Canstatt's Jahresb.*, 1844; t. VII, p. 68. — SIEBENHAAR, *Herstellung einer probehaltigen Töpferglasur*, in *Vjschr. f. d. prakt. Heilk.*, in *Prag*, t. IV; *Anal.*, p. 214; 1844. — STEUDNER, *Ueber die Benützung des Zinks, in medizinal-polizeilicher Beziehung*, in *Casper's Wchnschr.* et *Canstatt's Jahresb.* 1845, t. VII, p. 60. — KRÜGELSTEIN, *Von den nothwendigen Eigenschaften der zur Zubereitung und Aufbewahrung von Speisen und Getränken und*, etc., in *Bad. Annal.* et *Canstatt's Jahresb.* 1845, t. VII, p. 60. — MARCHAND (E.), *Colique de plomb produite par des cornichons ayant séjourné dans un pot de terre verni*, in *Gaz des hóp.*, 1848, p. 195. — PLEISCHL (Ad.), *Ueber die Beiglasur der gewöhnlichen Töpfergeschirre und ihre nachtheilige Einwirkung auf den menschlichen Organismus*, in *Oesterr-Jahrbb.*, t. LXV, p. 167, 287. — DU MÊME, *Verfahren die schlechte Bleiglasur der gewöhnlichen Töpfergeschirre, leicht, schnell und sicher zu erkennen*, in *Oesterr. med. Wchnschr.*; 1848, p. 1095. — DU MÊME, *Unverzinnte kupferne Kochgeschirre, auch wenn sie sehr rein gehalten und mit grösster Vorsicht behandelt werden, sind für die Gesundheit nachtheilig*, in *Ztschr. der K. K. Gesellsh. der Aerzte zu Wien*, t. I, p. 319; 1853. — DU MÊME, *Ueber die Einwirkung des Brunnenswasser's und des distillirten Wassers auf blankes unverzinntes Kupfer bei gewöhnlicher Temperatur. Ibid.*, t. II, p. 39. — DU MÊME, *Kupfer ist Gift, und unverzinntes oder schlechtverzinntes kupfernes Kochgeschirre gesundheitsschädlich*, in *Vjschr. f. prakt. Heilk. in Prag.*, t. LXVIII, p. 138; 1860.— REDTENBACHER, *Gutachten der Prager med. Facult. in Betreff der Glasur irdener Geschirre*, in *Vjschr. f. d. prakt. Heilk. in Prag.*, t. XXIII; *Anal.*, p. 102; 1849. — GAULTIER DE CLAUBRY (H.), *De l'emploi des vases de zinc dans l'usage domestique*, in *Ann. d'hyg.*, 1ʳᵉ sér., t. XLII, p. 347; 1849. — DU MÊME, *De l'emploi du fer émaillé sous le point de vue de la salubrité et de l'hygiène pour la confection*, etc. *Ibid.*, t. XLIII, p. 71; 1850. — CHATIN, *Note sur les eaux gazeuses rendues toxiques par les siphons de plomb*, in *Monit. des hópit.*, t. I, p. 319; 1853. — TOUSSAINT, *Kupfer kein Gift und kupferne Geschirre unschädlich*, in *Casper's Vjschr.*, t. XII, p. 228; 1857. — GÜNTHER (R. B.), *Ueber Bleivergiftung. Vortrag gehalten in der öffentlichen Sitzung des Vereins für Staatsarzneikunde zu Dresden*, 1856; in *Henke's Ztschr.* et *Canstatt's Jahresb.* 1858; t. VII, p. 63. — SÉBILLE (Ch.), *Considérations générales sur les tubes en plomb étamés à l'intérieur.* Nantes, 1858; in-8. — DU MÊME, *Note concernant les tubes en plomb étamés intérieurement et ex-*

térieurement. Nantes, 1858 ; in-8. — LEFÈVRE (A.), *Accidents saturnins déterminés dans plusieurs familles par l'usage d'une boisson dite piquette préparée dans des vases en terre recouverts d'un vernis dû à un composé plombique,* in *Gaz. des hôp.,* 1858, p. 481. — DU MÊME, *De la nécessité d'établir une surveillance sur la fabrication des poteries communes vernissées au plomb,* in *Ann. d'hyg.,* 2e sér., t. XV, p. 175 ; 1861. — GOURIET, *La colique de plomb et les vases vernis,* in *Gaz. des hôpit.,* 1859, p. 454. — BEAUGRAND (E.), *Des dangers que présentent les vases de cuivre dans la préparation des aliments. De l'étamage ; examen,* etc., in *Ann. d'hyg.,* 2e sér., t. XV, p. 435 ; 1861. — DU MÊME, *De l'enquête sur les poteries vernissées. Examen,* etc. *Ibid.,* t. XVII, p. 207 ; 1862. — DEPAIRE, *Sur les émaux qui protégent les vases alimentaires,* in *J. de pharmacie d'Anvers* et *Répert. de pharmacie,* t. XVII, p. 517 ; 1861. — GIORGINO, *Recherches sur les vernis de la poterie commune,* in *Gaz. méd. de Strasbourg,* 1862 ; p. 67. — BOBIERRE (A.), *Études chimiques sur l'étamage des vases destinés aux usages alimentaires,* in *Ann. du Cons. d'hyg. de la Loire-Inférieure,* Nantes, 1861, in-8°. — LEPIEZ, *Empoisonnement par des vases mal étamés,* in *J. des conn. méd. prat.,* t. XXIX, p. 443 ; 1862. — KEIL (F.), *Ueber die Einführung porzellanener Arbeitsgeräthe an Stelle der jetzt in den Apotheken üblichen zinnernen,* in *Pappenheim's Beiträge zur exact. Forsch.,* etc. *Hft. 3,* p. 26 ; 1862. — DENNINGHOFF (Fr.), *Ueber den Zinngehalt der in zinnernen Infundirbüchsen bereitete Infusa und Decocte. Ibid. Hft. 4,* p. 1 ; 1862. — POGGIALE, *Extr. d'un rapp.* (au Conseil de Salubrité de la Seine) *sur les poteries vernissées,* in *Journ. de pharm. et de chimie,* t. LXII, p. 282 ; 1862. — Voir pour les recherches sur les biberons en caoutchouc plombifère (p. 34). — Pour les ordonnances de police, les divers journaux d'hygiène, le *Journ. de chimie médicale,* le *Dictionn. de Tardieu,* etc.

TROISIÈME CLASSE. — GESTA.

CHAPITRE XXI

Exercice. — Mouvement.

On peut définir l'exercice : un ensemble de mouvements résultant de la contraction de plusieurs muscles, se produisant simultanément, se mêlant, se combinant et s'associant entre eux, de manière à produire un acte qui reçoit en général le nom d'*exercice.*

L'exercice est donc basé sur l'accomplissement de la contraction musculaire, et c'est elle qui rend compte des principaux phénomènes physiologiques qui le caractérisent.

L'accomplissement de la contraction musculaire suppose deux actes particuliers : l'un qui se passe dans le centre encéphalo-rachidien, l'autre dans le muscle qui est le siége de la contraction.

1° L'acte cérébral consiste dans le développement de la volonté, sous l'influence de laquelle va s'accomplir le mouvement, et dans une dépense nerveuse qui accomplit cette contraction elle-même. Ce travail cérébral double, et qui est inconnu dans sa nature, n'en est pas moins appréciable par ses effets, qui sont : 1° exercice de la volonté ; 2° dépense de force nerveuse pour mettre la fibre musculaire en action.

2° L'acte musculaire, la contraction, exige également l'intervention du système nerveux, et, de plus, il détermine des effets physiologiques et physiques qui expliquent d'une manière satisfaisante beaucoup de résultats de l'exercice dont jusqu'à présent on ne se rendait pas bien compte. Ces effets sont de deux sortes :

1° *Raccourcissement de la fibre musculaire à l'instant de la contraction.* — Ce fait physiologique est maintenant généralement admis ; il explique très-bien les effets de la contraction. En effet, le raccourcissement et la contraction de la fibre musculaire exercent nécessairement une pression sur les interstices de ces fibres ou plutôt sur les organes qui s'y distribuent. Or, l'effet de cette pression portant surtout sur les vaisseaux capillaires, et ces derniers étant alternativement comprimés et relâchés, il en résulte une stimulation directe de ces vaisseaux, et consécutivement une accélération du cours du sang. Cette stimulation des capillaires détermine, cela est de toute évidence, une augmentation de la vitalité des tissus, un renouvellement plus rapide et plus fréquent de leurs éléments azotés, une activité plus grande des sécrétions et des excrétions. Ces dernières modifications rendent compte du deuxième effet de la contraction musculaire, qui est le suivant.

2° *Augmentation de la température du muscle pendant la contraction musculaire.* — Ce fait physiologique important a été découvert par MM. Becquerel et Breschet, et publié dans leurs *Recherches sur la chaleur animale.* Ces savants ont reconnu, à l'aide des appareils thermo-électriques de M. Becquerel, que l'augmentation de température du muscle qui se contracte va souvent jusqu'à un demi-degré. Or, cette augmentation de température s'explique très-bien par la vitalité plus grande des tissus, par l'activité de leur circulation capillaire, ainsi que par le renouvellement plus rapide de leurs éléments constituants.

Ces deux effets, raccourcissement de la fibre musculaire et augmentation de la chaleur du muscle, rendent bien compte des résultats ordinaires des mouvements et de l'exercice. C'est ce qu'il est facile de démontrer.

1° L'exercice accélère le mouvement circulatoire général et augmente, par conséquent, la fréquence des battements du cœur. Ce n'est pas seulement, en effet, dans la trame interstitielle des tissus, et dans les vaisseaux capillaires, que le cours du sang est accéléré; l'effet produit dans ces parties n'y reste pas borné, et le résultat général de toutes les petites stimulations capillaires locales est une accélération du cours du sang dans tout le système vasculaire. Cette accélération est proportionnelle à l'intensité du mouvement, à sa durée et au nombre de muscles qui sont entrés en contraction pour l'accomplir. Ce n'est pas, du reste, seulement par son action directe sur le système artériel que l'exercice accélère la circulation, mais encore en facilitant le cours du sang dans les veines et en aidant au jeu des valvules.

2° L'exercice détermine une combustion plus abondante de carbone dans le sang. Ce fait a été positivement démontré par Magnus, par MM. Andral et Gavarret, etc., etc. Il est positif que plus l'exercice est violent, plus le nombre de muscles mis en action pour l'accomplir est considérable, et plus la quantité d'acide carbonique exhalé par la muqueuse pulmonaire est forte. Il y a entre ces deux actes rapport proportionnel et direct. Ce résultat se conçoit parfaitement, puisqu'il y a une vitalité plus grande des tissus, un renouvellement plus rapide de leurs éléments, et, par conséquent, une quantité plus considérable de principes immédiats brûlés et qui cessent de faire partie de l'organisme.

3° L'exercice favorise la production de l'azote, dont il se fait une si grande consommation dans l'économie. Il produit cet effet par le renouvellement rapide des tissus, et par le nombre plus considérable d'éléments brûlés et, dès lors riches en azote, qui cessent de faire partie de l'organisme.

4° L'exercice accroît la température générale du corps. C'est surtout ce qui a lieu lorsque l'exercice est prolongé, et qu'il est exécuté avec une certaine énergie. Ce résultat s'explique facilement, puisque la chaleur générale du corps n'est que la somme des chaleurs particlles des organes et des tissus, et qu'en définitive, la quantité de carbone brûlée pendant l'exercice est plus considérable que celle qui l'est pendant le repos.

5° L'exercice entraîne nécessairement la consommation d'une quantité plus grande d'aliments réparateurs et d'aliments respirateurs. Cela se conçoit, puisqu'il est nécessaire de fournir à l'organisme une quantité plus considérable de carbone. Ce sont, toutefois, les premiers surtout qui sont indispensables; ce qui est dû à ce que la combustion du carbone, dans l'exercice, a lieu d'abord aux dépens des tissus brûlés et qui cessent de faire partie de l'organisme.

Il résulte de là, qu'il est surtout nécessaire de fournir des aliments azotés, pour remplacer les éléments de même nature qui ont été consommés. Quant aux aliments respirateurs et aux alcooliques, ils aident, il est vrai, à la réparation des pertes occasionnées par l'exercice, et ils contribuent à fournir le carbone nécessaire pour la combustion, lorsque la quantité qui est contenue dans les éléments détruits de nos tissus n'est pas suffisante.

Des effets de l'exercice.

1° *Exercice modéré.* — L'exercice modéré est nécessaire et même indispensable à l'homme. Il favorise le développement de l'intelligence, détermine un accroissement convenable du système musculaire et donne de la vigueur à une constitution naturellement débile; de plus, il est presque toujours accompagné d'un sentiment de bien-être et presque de plaisir. Il entretient l'appétit, favorise la digestion et rend régulière l'expulsion des fèces. — Un exercice modéré régularise la circulation, l'établit au même degré dans toutes les parties, et prévient ainsi des congestions que des prédominances d'organes ou des prédispositions spéciales pourraient produire. Enfin, il maintient une chaleur douce et agréable de la peau. L'exercice modéré, pour produire ces résultats divers, ne doit pas être continu. Il est nécessaire, lorsqu'il commence à s'accompagner d'un peu de fatigue, qu'il soit suivi d'un repos suffisant. Quant aux rapports qui doivent exister entre le temps de l'exercice et celui du repos, ils sont surtout réglés par l'habitude, l'âge, le sexe, le tempérament, la profession. La seule règle générale qu'on puisse établir, c'est que le repos est indiqué dès que la fatigue arrive.

2° *Exercice immodéré ou exagéré.* —'L'exercice immodéré

produit des effets fâcheux sur la santé, et il est facile de le comprendre. Il détermine une accélération plus considérable du cours du sang, augmente la température, et, par conséquent, brûle une quantité anormale de carbone. Ces effets se produisent soit aux dépens des éléments des tissus qui vont cesser de faire partie de l'organisation, soit aux dépens des aliments respirateurs, soit enfin aux dépens de la graisse du corps. La conséquence forcée d'un exercice exagéré est, en premier lieu, la courbature. Les phénomènes qui la caractérisent se développent rapidement, et on doit les attribuer à la compression des filets nerveux interfibrillaires, produite par la contraction incessante et répétée des muscles. Il se fait en même temps une dépense considérable de force nerveuse, et le résultat final est bien souvent l'épuisement de l'individu.

La conséquence de la répétition fréquente de la courbature est l'amaigrissement. Cet effet est dû à la destruction de la graisse, qui est brûlée pour suffire à la quantité de calorique que dégage l'exercice exagéré, et à la combustion de carbone qui en est la conséquence. Les individus qui se livrent à un exercice immodéré éprouvent encore d'autres accidents, et, sous ce rapport, on ne peut mieux les comparer qu'aux animaux surmenés et qui succombent à des affections adynamiques, à des gangrènes, à des altérations du sang. L'exercice immodéré produit, en effet, les résultats suivants : il prédispose les individus qui s'y sont livrés, à contracter, plus facilement que d'autres, toute espèce d'états morbides, et, en particulier, les maladies générales (fièvre typhoïde, fièvres intermittentes, etc., etc.); de plus, ces affections une fois développées chez ces individus, ont une tendance assez grande à présenter la forme typhoïde. Dans d'autres circonstances, l'exercice immodéré produit le scorbut par défibrination du sang.

La production de ces états généraux divers, et dont on ne peut révoquer en doute l'existence, est assez difficile à expliquer. Les raisons suivantes paraissent toutefois en rendre un compte assez satisfaisant. La consommation énorme d'éléments organiques et de carbone qui se fait dans un temps donné, par suite d'un exercice immodéré, épuise d'abord les tissus élémentaires, et ensuite la graisse; puis, enfin, elle agit sur les éléments du sang. Ce liquide s'altère, s'appauvrit; sa fibrine, qui en est l'élément en quelque sorte le plus vital, diminue, et cette diminution explique soit les états typhoïdes aigus qui se développent alors, soit le scorbut chronique qu'on rencontre également.

Pour qu'il en fût autrement, il serait indispensable que cette consommation énorme de tissus, de graisse et de fibrine du sang, fût compensée par une nourriture abondante et mixte. Malheureusement il ne peut en être ainsi. D'une part, le tube digestif ne pourrait digérer, même dans l'état normal, la somme d'aliments réparateurs et respirateurs nécessaire pour subvenir aux pertes déterminées par l'exercice immodéré ; et, d'une autre part, cet organe fonctionne lui-même, en pareil cas, avec moins d'énergie que d'habitude, l'appétit est moins grand, et l'estomac et les intestins participent à l'atonie que l'épuisement du système nerveux général a produite. L'exercice immodéré est donc une des causes pathogéniques les plus capables d'influencer l'homme et de déterminer chez lui la production d'états morbides de diverse nature.

3° *Exercice insuffisant*. — L'exercice insuffisant, combiné avec une très-petite quantité de nourriture, n'a pas des effets bien sensibles sur l'organisme. On consomme peu d'aliments, mais aussi on brûle peu de carbone, et il faut bien savoir que la perte des atomes organiques du corps, provenant directement de la respiration, n'est pas aussi grande que celle qui provient de l'exercice musculaire. Si la nourriture est plus abondante ou même très-abondante, et que l'exercice soit presque nul, alors on voit la graisse s'accumuler dans les tissus, l'embonpoint augmenter et, fréquemment, la diathèse urique s'établir et se traduire soit par la goutte, soit par la gravelle. En même temps, les muscles, qui ne fonctionnent pas d'une manière suffisante, en perdent l'habitude, leurs interstices fibrillaires se pénètrent de matière grasse, leurs fibres s'atrophient ; enfin, si cet état se prolonge, l'habitude du mouvement se perd de plus en plus ; il devient difficile, pénible, et les individus ne s'y livrent qu'avec répugnance. Un repos absolu détermine l'atrophie des membres et une soudure dans les articulations ; c'est ce que l'on prétend exister chez les fakirs de l'Inde.

Effort.

Il est un grand nombre de mouvements dans lesquels il est nécessaire qu'il intervienne un déploiement de forces plus considérable. Ce déploiement ne peut avoir lieu qu'à l'aide de l'effort.

Certaines conditions sont nécessaires pour que l'effort s'accomplisse. C'est d'abord la fixité et la solidité de la poitrine qui doit servir de point d'appui aux muscles divers qui vont se contracter; or, pour que la cavité de la poitrine, composée essentiellement de pièces mobiles, puisse être transformée en point d'appui solide, il est nécessaire qu'elle conserve momentanément, et pendant un certain temps, une quantité d'air assez considérable dans les poumons. Voici comment cette conservation s'opère :

Il se fait d'abord une inspiration large et profonde; puis, presque immédiatement, les muscles expirateurs de la poitrine et de l'abdomen et le diaphragme se contractent pour expulser l'air introduit par l'inspiration; mais, au même instant, et en vertu d'une contraction synergique des muscles destinés à mouvoir la glotte, cette ouverture se contracte et se ferme complétement. Il résulte de là que le thorax, comprimé d'une part entre les muscles expirateurs qui poussent l'air, et la glotte, qui résiste à ce gaz qui est comprimé de toutes parts sans pouvoir s'échapper, forme une cage solide présentant un point d'appui énergique à tous les muscles qui s'y insèrent, et qui en ont besoin pour exécuter des mouvements exigeant un déploiement de forces un peu considérable.

[Suivant M. Verneuil, il y aurait trois variétés d'effort : 1° *effort général* ou *thoraco-abdominal*. Contraction des quatre sphincters qui livrent passage à l'air (glotte), aux aliments (cardia), aux fèces (anus), aux urines (col de la vessie); cet effort peut durer assez longtemps, il est destiné à soulever, à tirer des fardeaux, etc.; 2° *effort abdominal* ou *expulsif*, contraction des muscles expirateurs et rétrécissement du thorax et de l'abdomen ; les sphincters sont en partie ouverts, en partie fermés. C'est ce qui se passe dans le travail de la parturition ; 3° *effort thoracique*, contraction brusque et énergique des muscles dilatateurs du thorax, sans qu'il y ait suspension de la respiration; il peut être soutenu pendant assez longtemps.]

L'accomplissement de l'effort a pour conséquence les phénomènes suivants : 1° une suspension momentanée de l'acte respiratoire ; 2° un obstacle à l'entrée du sang veineux dans la cavité thoracique ; 3° une compression, par l'air, des troncs vasculaires et nerveux qui y sont contenus. — Ces trois phénomènes exagérés peuvent être le point de départ d'accidents souvent fort graves. Ce sont, en particulier, les suivants qu'on observe :

1° La production des hernies. En pareil cas, elles sont dues à la compression énergique exercée par le diaphragme sur les viscères abdominaux, et, sous l'influence de cette compression, à la sortie de ces mêmes viscères par le canal inguinal ou le canal crural.

2° Des congestions et des hémorrhagies cérébrales. Ces affections sont la conséquence de l'obstacle que le sang éprouve à pénétrer dans la poitrine, et, en raison de cette circonstance, ce liquide reste dans les parties supérieures, où il peut déterminer ces accidents.

3° L'emphysème pulmonaire. Cette affection est la conséquence de la rupture des parois vésiculaires, et de l'infiltration de l'air soit dans le tissu cellulaire intervésiculaire, soit dans le tissu interlobulaire. Quelquefois cet emphysème est assez considérable pour produire une asphyxie rapide.

4° La rupture des gros troncs vasculaires ou du cœur lui-même. Elle est déterminée par la compression énergique que l'air renfermé dans le thorax exerce sur ces organes. Cette rupture ne se produit guère que dans les cas où il existait quelque maladie antérieure de l'organe central de la circulation ou des grosses artères.

Bibliographie. *Physiologie du mouvement;* voir surtout : Borelli (J. A.) et Bernouilli (J.), *De motu animalium ac de motu musculorum.* Neapoli, 1734, 2 vol. in-4°. — Prevost et Dumas, *Mém. sur les phénomènes qui accompagnent la contraction musculaire,* in Journ. de physiol., t. III, 1823. — Becquerel et Breschet, *Mém. sur la chaleur animale,* in Ann. des Sc. nat., t. III, p. 267, t. IV, p. 243; 1835. — Maissiat, *Études de physiologie animale.* Paris, 1843, in-4°. — Matteucci, *Leçons sur les phénomènes physiques et chimiques des corps vivants* (trad. fr.). Paris, 1847, in-18. — Du même, *Fenomeni fisici e chimici della contrazione muscolare.* Torino, 1856, in-8. — Helmholtz, *Ueber der Stoffverbrauch bei der Muskelaction,* in Muller's Archiv, 1845, p. 72. — Du même, *Ueber die bei der Muskelaction entwickelte Wärmemenge,* ibid., 1848, p. 144. — Béclard (J.), *De la contraction musculaire dans ses rapports avec la température animale,* in Arch. gén. de méd., 5e sér., t. XVII, p. 21, 157, 257; 1861. — De l'exercice en général. Une multitude de dissertations parmi lesquelles : Hoffmann (Fr.), *Motus, optima corporis medicina.* Halæ, 1701, in-4. — Stahl (G. E.), *De motûs voluntarii usu medico.* — Andry, *An præcipua valetudinis tutela exercitatio?* resp. affirm., Th. de Paris, 1823, présentée de nouveau en 1741, mais avec des fautes, et insérée à la fin de l'*Orthopédie,* t. II, 1741. — Richter (A. C. Fr.), *De motûs corporis noxio usu.* Halæ Magdeb., 1734, in-4°. — Richardson (H), *De efficaciâ exercitationum in sanitate tuendâ.* Lugduni Batav., 1735, in-4°. — Alberti (M.), *De medicinâ peripateticâ sive ambulatoriâ.* Halæ Magdeb., 1740, in-4°. — Nicholson, *De exercitatione sanitatis præsidio.* Lugduni Batav., 1741, in-4°. — Kotschke (C. G.), *De speciebus quibusdam motûs* *corporis, certis morbis accommodandis.* Halæ Magdeb., 1745, in-4°. — HEBENSTREIT (J. E.), *Exercitationes adolescenti ætati salubres.* Lipsiæ, 1745, in-4°. — STRUENSEE (J. F.), *De incongrui corporis motûs insalubritate.* Halæ, 1757, in-4°. — LINNÉ (C.), *Motus polychrestus.* Upsaliæ, 1763, in-4°. — GERDY (P. N.), *Influence de la musculation sur la santé et sur la vie,* in *Physiol. didact.,* t. I, p. 606-624. Paris, 1832, in-8. — MAUREL (N.), *Des exercices dans lesquels le corps entier est en mouvement.* Th. de Paris, 1840, n° 125, in-8°. — BOUCHARDAT, *Le travail; son influence sur la santé.* — Paris, 1861, in-12. — BALME, *Mém. de méd. pratique sur les efforts.* Le Puy, 1791, in-12. — CLOQUET (J.), *De l'influence des efforts sur les organes renfermés dans la cavité thoracique.* Paris, 1820, in-8. — MAGENDIE, *De l'influence des mouvements de la poitrine et des efforts sur la circulation du sang,* in *J. de physiol.,* t. I, 1821.— JARJAVAY, *De l'influence des efforts sur la production des maladies chirurgicales.* Th. de conc. Paris, 1847, in-8. — V. *Gymnastique.*

CHAPITRE XXII

Des mouvements combinés ou des exercices spéciaux

I. — Exercices proprement dits.

1° *De la station.* — La station debout est un exercice, car elle exige la contraction permanente des muscles extenseurs et fléchisseurs des membres inférieurs et du tronc; ces muscles sont obligés de se contracter pour se faire équilibre, annuler ainsi leur action réciproque et maintenir la station. C'est un exercice des plus fatigants et qui amène rapidement la courbature des membres inférieurs, par suite de la compression des filets nerveux interfibrillaires. La station n'exerce aucune influence sur les fonctions organiques; et, pour cette raison, cet exercice mérite en quelque sorte le nom de passif; il n'accroit pas la consommation du carbone, n'augmente pas la chaleur animale, et, par conséquent, il ne saurait stimuler les fonctions de la digestion et de la circulation.

2° *De la marche.* —La marche est le mouvement le plus simple et celui qui est le plus avantageux à l'homme, car il permet l'action simultanée d'un grand nombre de muscles, et il s'exécute avec la facilité la plus grande. C'est donc un exercice des plus hygiéniques, et qui, autant que possible, doit être pratiqué chaque jour par tout individu. On a cherché à estimer l'étendue qu'un homme adulte et en bon état de santé devait parcourir chaque jour dans le but de conserver sa santé et d'entretenir son appétit. Une pareille moyenne est bien difficile à établir, en raison des nombreuses circonstances qui peuvent la modifier; on est convenu cependant de la fixer entre deux et quatre kilomètres.

On doit établir une distinction entre la marche en plaine et celle qui a lieu sur un plan incliné, pour monter une montagne, par exemple. Cette dernière a de sérieux inconvénients pour les individus atteints de maladies chroniques du cœur ou des poumons; elle augmente quelquefois d'une telle manière leur dyspnée, qu'ils sont obligés d'y renoncer. — Dans les maladies du cœur ou les anévrysmes de l'aorte, parvenus déjà à un degré avancé, on a vu la marche forcée déterminer quelquefois la rupture de ces organes.

3° *Du saut.* — Le saut est un mouvement en vertu duquel le corps est séparé du sol, sur lequel il repose, par un mouvement d'extension brusque de plusieurs leviers préalablement fléchis.

L'intensité du saut est relative à l'influence nerveuse qui agit, à la vitesse imprimée aux muscles, à la force musculaire de contraction déployée, et enfin au nombre d'articulations mises en jeu.

Dans un premier saut, le sol ne communique aucune impulsion au corps; la réaction d'un sol solide, facilement appréciable sur un plancher élastique, ne peut guère être appréciée qu'aux sauts suivants.

On distingue 1° le saut vertical : il est perpendiculaire au sol et exige plus d'efforts que les autres ; 2° le saut tangentiel qui décrit une courbe au-dessus du sol.

On distingue encore le saut compliqué, dans lequel les membres prennent un point d'appui sur l'objet que l'on se propose de franchir. Tel est, par exemple, l'usage d'un bâton sur lequel on prend un point d'appui pour s'élever plus haut et franchir un obstacle plus considérable.

Le saut est un bon exercice, car il met en jeu un nombre de muscles assez considérable, tels que les muscles extenseurs des membres inférieurs, les muscles des lombes, du dos, de l'abdomen et du thorax. Il facilite ainsi beaucoup le développement du système musculaire général. Le saut, entraînant des efforts considérables, doit être toujours évité par les personnes qui sont atteintes d'affections organiques du cœur, d'emphysème et de maladies chroniques des poumons. Les malades qui en sont affectés supporteraient, du reste, difficilement cet exercice, ou, s'ils venaient à l'exécuter, il en résulterait de sérieux accidents. Le saut est un exercice qu'il faut laisser aux enfants ou aux saltimbanques.

4° *Course.* — La course est un mélange de la marche et du saut. Dans son exécution, le centre de gravité du corps est successivement et rapidement porté d'un pied à l'autre, et, par conséquent, il est des instants où le corps reste en quelque sorte suspendu, et dans un état d'équilibre instable. Il résulte de cette condition que les chutes sont fréquentes dans les courses, surtout lorsque quelque obstacle imprévu vient se présenter aux membres inférieurs. La course ne peut avoir lieu sans le développement de contractions musculaires énergiques, et, par conséquent, sans un effort. Toutes les conséquences de l'effort peuvent donc s'observer dans une course énergique et rapide, surtout chez les individus qui présentent déjà des affections du cœur ou des poumons, ou du moins qui y sont prédisposés.

L'homme qui se livre à la course doit nécessairement être plutôt maigre que gras ; l'embonpoint s'y oppose, et, si l'on parvient à vaincre cet obstacle, il ne tarde pas à disparaître sous l'influence de la répétition de cet exercice. On s'explique facilement ce résultat en songeant à la grande quantité de carbone qui est brûlée dans l'accomplissement d'un exercice aussi énergique, et à la consommation de la graisse qui, à un instant donné, devient indispensable.

La course est surtout exécutée par des enfants; elle est excellente pour eux, elle fortifie leur constitution, développe leur système musculaire, aiguise leur appétit et favorise leur digestion.

Le pas gymnastique est une espèce de course que l'on a introduite depuis quelques années dans des corps spéciaux de l'armée. C'est un excellent exercice pour les soldats, chez lesquels il développe le système musculaire des membres inférieurs.

5° *Danse.* — La danse est un exercice composé de la course, de la marche et du saut. Elle a été en usage chez tous les peuples, depuis l'antiquité jusqu'à nos jours, et le rôle qu'elle a été appelée à jouer a diminué successivement d'importance, à mesure que la civilisation s'est perfectionnée. On distinguait autrefois trois sortes de danses : 1° la danse religieuse : elle était grave, sérieuse et faisait partie des cérémonies religieuses ; 2° la danse guerrière ou pyrrhique ; 3° la danse simple : cette dernière était destinée à exprimer le plaisir et la gaieté. De nos jours les deux premières sont reléguées au théâtre, et la troisième seule jouit de la faveur d'être exécutée dans nos salons pendant les réunions d'hiver.

La danse actuelle comprend deux exercices différents : 1° la danse simple, qui n'est qu'une marche cadencée ; 2° la valse et tous ses dérivés. Cette dernière est véritablement une danse composée de courses et de sauts exécutés rhythmiquement et par une série de mouvements de rotation. La valse est une danse qui ne s'est jamais généralisée et ne se généralisera pas, attendu qu'elle cause chez un grand nombre de personnes de la céphalalgie, des vertiges, des nausées, des vomissements, et parfois des syncopes plus ou moins complètes. La danse, surtout lorsqu'on l'apprend, est un bon exercice gymnastique, car alors on fait exécuter des mouvements variés à un grand nombre de muscles, et on développe ainsi le système musculaire. L'étude de la danse est, sous ce rapport, excellente pour les jeunes filles faibles, débiles et à tempérament lymphatique. La danse exécutée dans les salons est mauvaise, en raison des circonstances dont elle est accompagnée. Ces circonstances sont la chaleur, l'encombrement et l'altération de l'air, etc., etc., qui caractérisent les réunions d'hiver.

[6° *Escrime*. — Telle qu'elle fut importée d'Italie au milieu du seizième siècle par les maîtres italiens, l'escrime se composait d'attitudes et d'évolutions diverses, variées à l'infini. Les deux adversaires tournaient autour l'un de l'autre, s'avançaient, reculaient, se repliaient, sautaient de côté, multipliant les feintes et les parades. C'était là un exercice très-actif et très-fatigant, qui développait à la fois la force et l'adresse. Depuis lors, le jeu des armes a été bien simplifié, et, à part la projection du corps en avant pour se *fendre*, et le redressement pour la *reprise de position*, presque tous les mouvements se passent dans le membre supérieur droit. Cependant, tel qu'il est encore, il est très-utile pour donner de la souplesse et de l'aplomb, de la grâce et de l'assurance, de la justesse dans le coup d'œil, de la fermeté dans les mouvements du poignet, de la force dans le membre supérieur, pour développer la poitrine par l'*effacement*, etc. On devra donc conseiller l'escrime dans les cas où ces résultats doivent être obtenus ; il est bon aussi d'exercer alternativement les deux côtés, afin de répartir la force et l'adresse entre les deux membres supérieurs, chose trop souvent négligée.]

7° *Chasse*. — La chasse est un exercice complexe ; il suppose l'intervention de la marche, de la course, du saut, l'exercice de la vue, de l'ouïe, du tact ; il entraîne même la mise en jeu de l'intelligence, la ruse, l'amour-propre. On s'explique ainsi qu'il puisse devenir une véritable passion. La chasse est conseillée avec fruit aux personnes atteintes d'affections nerveuses, et en particulier d'hypocondrie ou de mélancolie encore à leur début. On la conseille encore pour détourner les jeunes gens vigoureux d'autres passions, et les empêcher de se livrer prématurément aux plaisirs de l'amour.

8° *Billard.* — Il est peu d'exercices qui soient plus exempts de fatigue et qui cependant mettent plus en jeu le système musculaire. L'homme qui s'y livre marche, se penche, exécute des mouvements des bras qui se communiquent au tronc, et en même temps son esprit entre en jeu : il imagine des combinaisons, il anime le jeu par des saillies et une conversation enjouée. Le billard est un exercice qui favorise essentiellement le travail de la digestion, en raison des mouvements qu'il fait exécuter et, cependant, du peu de fatigue qu'il détermine. Il est bien entendu que nous parlons ici du jeu de billard chez les particuliers, à la ville ou à la campagne, et non pas dans les estaminets enfumés, où l'on respire un air vicié par l'acide carbonique, aussi bien que par les produits des exhalations pulmonaire et cutanée. Celui-ci a plus d'inconvénients que d'avantages.

9° *Natation.* — L'exercice de la natation a pour but de permettre à l'homme de se soutenir à la surface de l'eau. L'art du nageur consiste à exécuter des mouvements de telle nature, qu'ils rendent la pesanteur spécifique du corps à peu près égale à celle du poids du volume d'eau qu'il déplace. La nature et l'énergie des mouvements qu'il faut accomplir dépendent de la densité du liquide dans lequel la natation s'opère, de sa température, de la nature des sels qu'il tient en dissolution, enfin de l'état de repos ou d'agitation de l'eau. Cuvier a comparé la natation à une suite de sauts semblables à ceux qui constituent le vol de l'oiseau, et qui s'exécutent au milieu d'un fluide résistant au lieu d'être faits dans l'air.

La natation exige le concours d'un grand nombre de muscles. Ainsi les extenseurs, les fléchisseurs, les abducteurs et les adducteurs, ceux du thorax, de la région cervicale, entrent en jeu et concourent tous au même but. De plus, la traction que les bras exercent sur la cavité thoracique tend à agrandir cette cavité, et, en même temps, s'accomplissent tous les phénomènes de l'effort ; il en résulte que les muscles peuvent prendre sur le thorax un point d'appui plus solide et plus résistant pour exécuter tous les mouvements que la natation exige.

Le résultat de tout ceci est un travail énergique d'un grand nombre de muscles ; le développement et l'ampliation active de la cavité thoracique, et, en somme, un excellent exercice pour développer tous ces muscles et leur donner du ton et de l'énergie, et qu'il est bon de faire apprendre à tous les jeunes garçons et à toutes les jeunes filles. Chez les sujets prédisposés aux maladies organiques du cœur ou des poumons, la natation peut exercer une influence semblable à celle de la course; aussi doit-on alors s'y livrer avec une grande modération.

II. — Exercice de la voix.

L'exercice de la voix comprend quatre sortes d'exercices différents, qui sont les suivants : 1° l'action de parler; 2° la lecture à haute voix ; 3° la déclamation ; 4° le chant. Ces quatre exercices, qui ont entre eux une grande analogie, se rapprochent en effet les uns des autres par un certain nombre de points de contact. Ils exigent un travail plus actif de l'inspiration et de l'expiration, et, par conséquent, des muscles inspirateurs et expirateurs. Ils introduisent dans la poitrine une quantité d'air plus considérable que dans la simple respiration. Enfin, ils mettent en jeu les muscles du thorax, du pharynx et de la bouche.

Exécutés avec modération, les mouvements qui produisent la voix n'ont aucune influence fâcheuse sur la santé, et ils ont lieu, la plupart du temps, sans que l'individu qui les opère en ait la conscience. Exagérés, ces mouvements divers produisent des effets appréciables : les muscles se fatiguent ; la bouche, le pharynx et les voies aériennes se dessèchent ; quelquefois même il en résulte un petite toux sèche, la voix se voile, s'affaiblit, et peut s'éteindre complétement. En pareil cas les contractions synergiques des muscles des autres parties du corps qui s'exécutent toujours en même temps, déterminent de plus un sentiment de fatigue et de courbature générale.

1° *Action de parler.* — Lorsqu'il s'agit de parler en public, et au milieu d'une assemblée nombreuse et bruyante, la fatigue arrive rapidement, et elle est due aussi bien à l'action de parler qu'aux efforts violents que l'orateur est obligé de faire pour que sa voix domine le tumulte, ou bien se fasse entendre à l'extrémité d'une vaste salle.

Les règles hygiéniques que doit suivre l'orateur, aussi bien que le professeur, pour atténuer, autant que possible, les fâcheux effets de ces efforts musculaires, sont les suivantes :

Quelle que soit la position que l'on ait en parlant, que l'on soit debout ou assis, on doit éviter de faire entrer en contraction synergique les muscles des membres inférieurs et ceux du tronc. On doit, au contraire, se servir largement des bras et des épaules pour donner à la parole l'animation et l'expression nécessaires. Les gestes des membres supérieurs sont non-seulement utiles pour animer les discours, mais encore ils contribuent à faire sortir le son avec plus d'énergie, et ils prennent en quelque sorte, pour eux, une partie de la fatigue que les muscles qui concourent à l'articulation des sons, auraient seuls éprouvée par suite de leur contraction.

Les gestes expressifs des bras et de la partie supérieure du thorax, doivent être subordonnés à l'idée exprimée par la parole. Forts et énergiques quand il s'agit de l'affirmation, de la menace, de la colère et de l'expression des idées ou des passions violentes ; doux et modérés, au contraire, quand il ne s'agit que de descriptions calmes, d'expositions mesurées, d'idées riantes ou paisibles.

On doit encore observer de faire marcher les gestes parallèlement à la parole, faisant marcher l'une et les autres simultanément, sans que l'un des deux précède ou suive l'autre.

Tels sont les caractères du geste, caractères qu'il est de la plus haute importance pour l'homme qui parle en public d'observer, car il atténue singulièrement la fatigue que peuvent causer soit un discours, soit une leçon.

La voix et la parole doivent être articulées nettement et avec le plus de lenteur possible ; il faut que le geste se trouve en rapport d'énergie ou de douceur avec l'idée que l'on veut exprimer et le sujet que l'on traite. Il est encore un autre conseil qu'il est toujours bon de suivre : c'est de faire des phrases plutôt courtes que longues ; rien ne fatigue plus les muscles de l'expiration et de la prononciation que ces dernières.

La manière de respirer est encore une circonstance qui est loin d'être sans importance pour l'orateur. La respiration ne doit être ni trop énergique ni trop faible, et elle doit se borner à fournir la quantité d'air suffisante à l'émission du son et de la parole.

Les conséquences de l'abus de la parole en public, avec tous les effets que cet abus entraîne, ne sont à redouter que pour les poitrines faibles, délicates et prédisposées aux tubercules, à l'emphysème du poumon, aux maladies organiques du cœur, ainsi qu'aux laryngites aiguës ou chroniques. On peut craindre alors de voir ces maladies se développer.

L'abus de la parole, dans les habitudes ordinaires de la vie et dans la conversation intime, exigeant, en général, peu d'efforts, n'est que bien rarement suivi d'inconvénients sérieux. Tout au plus voit-on se développer la sécheresse de la bouche, du pharynx, la soif, et plus rarement de l'enrouement.

2° *Lecture à haute voix.* — 3° *Déclamation.* — Ces deux exercices exigent un travail analogue à celui de la voix de la part des muscles destinés à l'émission du son et à l'articulation de la parole. On doit noter, toutefois, que la lenteur dans le débit, presque toujours nécessaire dans la lecture à haute voix et la déclamation, le peu d'efforts dont ces actes sont accompagnés, le caractère rhythmique enfin qu'ils présentent, doivent les faire considérer comme des exercices parfaitement salutaires. Ils sont propres, sous tous les rapports, à favoriser le développement de la poitrine, et à perfectionner le ton, le timbre et l'énergie du son articulé. En résumé, on doit regarder la lecture à haute voix et la déclamation comme des exercices hygiéniques dont on peut tirer un grand parti dans l'éducation des enfants et des jeunes gens.

4° *Chant.* — Le chant exige des efforts assez énergiques. Il nécessite l'introduction dans la poitrine d'une quantité d'air assez considérable, et la conservation de cet air et sa sortie ménagées à l'aide de la retenue opérée par une semi-contraction des muscles expirateurs. Le chant demande, en outre, une contraction énergique des muscles expirateurs du thorax, et cette contraction est nécessaire pour donner une impulsion plus vive et plus étendue, ainsi qu'une force plus grande, au son modulé. Cet exercice, surtout lorsqu'on l'exagère, ne saurait donc se produire sans une contraction musculaire intense et sans un effort assez considérable ; il peut amener, par conséquent, tous les accidents qui surviennent quelquefois à la suite de l'effort.

La fatigue de la voix chantée, sa raucité, le changement de son timbre, son usure prématurée, si l'on peut ainsi dire : voilà quelles sont les conséquences de l'abus du chant. Des accidents plus fâcheux peuvent s'observer. Dans quelques cas, ce sont des laryngites aiguës ou chroniques, d'autres fois un emphysème pulmonaire plus ou moins intense. L'exercice du chant, à peu près impossible pour les individus atteints de maladies organiques des poumons ou du cœur, détermine, lorsqu'on parvient à vaincre la dyspnée qui les accompagne, une fatigue plus grande de ces organes, une aggravation de la maladie, et quelquefois des accidents plus sérieux.

Il résulte de tout ceci qu'il est très-important de surveiller l'exercice du chant, et de le modérer le plus possible. Si l'on suivait ces préceptes, on ne verrait pas si fréquemment les belles voix de nos grands théâtres s'user avant le temps, et s'éteindre prématurément. Il est vrai que dans quelques théâtres lyriques il faut tenir compte, en outre, de la vaste étendue de la salle, de leur propre résonnance acoustique, de l'énergie et de la force de l'orchestre, ainsi que des masses chorales. Ce sont là autant de circonstances qui contribuent à fatiguer rapidement l'organe vocal des chanteurs, et à leur faire perdre la voix. Est-il encore utile d'ajouter que, s'il existe une prédisposition aux hémoptysies, aux tubercules, l'abus du chant peut favoriser le développement de ces maladies?

Quelquefois on observe, à la suite d'un chant forcé, les conséquences de l'effort, telles que des hernies, des congestions cérébrales, etc.

III. — Instruments à vent.

On peut appliquer au jeu des instruments à vent tout ce qui vient d'être dit du chant et de ses abus. Les inspirations et les expirations alternatives et énergiques qu'il faut exécuter pour le jeu de ces instruments, et les contractions musculaires intenses du thorax qu'ils nécessitent, peuvent, non-seulement fatiguer la poitrine avec une grande facilité, mais encore amener toutes les conséquences de l'effort. L'exercice des instruments à vent doit être formellement interdit aux individus atteints de maladies chroniques des poumons ou du cœur, et même à ceux qui y sont seulement prédisposés. Plus l'instrument est volumineux, comme le basson, plus il faut mettre en mouvement la contraction énergique des muscles thoraciques, et plus les conséquences morbides sont à redouter.

IV. — De la gestation.

La gestation est l'exercice dans lequel le corps reçoit un mouvement qui provient d'une force étrangère. On distingue trois espèces de gestation : la navigation, la voiture et l'équitation.

A. *Navigation*. — Sur un lac paisible, sur une pièce d'eau, ou sur un cours d'eau tranquille, l'exercice communiqué est aussi doux que possible. Il est toutefois d'observation que le balancement d'un bateau détermine quelquefois des vertiges chez les personnes très-impressionnables. Cet effet se produit surtout quand on a les yeux fixés sur le rivage, et que les personnes placées sur les barques semblent le voir fuir rapidement.

Dans les voyages sur mer, le balancement des bâtiments, déterminé par le flux et le reflux, occasionne fréquemment un ensemble de symptômes qui a reçu le nom de mal de mer, et qui est caractérisé par des vertiges, des nausées et des vomissements. Ces symptômes, plus intenses à l'instant où le flot se retire et laisse descendre le vaisseau, sont souvent accompagnés d'un sentiment d'oppression, de constriction épigastrique et de serrement de la région temporale. Le mal de mer, inconnu dans sa nature, est probablement le résultat d'une névrose cérébrale, et il peut alors s'expliquer par l'action du système nerveux sur l'estomac.

[M. Aronssohn, pour combattre le mal de mer, conseille aux novices de se tenir debout sur le pont, les jambes écartées, les yeux fixés sur la ligne fixe de l'horizon, et, dans cette situation, de suivre tous les mouvements du bâtiment à l'aide de la flexion alternative des membres inférieurs, le tronc restant toujours dans la verticale. Mais, jusqu'à ce que l'on soit accoutumé à ces oscillations, et que l'on puisse imiter exactement la manière dont les marins marchent et se tiennent sur le pont, il faut éviter de regarder les vagues ou le navire lui-même.]

On a préconisé les voyages sur mer comme pouvant déterminer des effets avantageux dans certaines maladies, et, en particulier, dans la phthisie pulmonaire. Il est probable qu'en pareil cas ce n'est pas à la production du mal de mer que l'amélioration est due, lorsqu'elle arrive, mais plutôt à la respiration d'un air imprégné de molécules salines, au changement de climat, aux émotions d'un voyage, etc., etc.

Le seul balancement du navire est un exercice insuffisant pendant un voyage de long cours; aussi les marins, pour conserver leur santé et maintenir leur vigueur habituelle, font-ils chaque jour une série de mouvements assez nombreux, en montant sur les mâts, et exécutant des exercices périlleux, au milieu des cordages et des voiles; c'est à l'aide de ces mouvements qu'ils conservent leur appétit et leurs forces.

[Lorsqu'à la promenade en bateau se joint l'action de ramer, il en résulte un exercice partiel dont l'effet est de développer d'une manière très-avantageuse l'ampleur de la poitrine et la force musculaire des bras. Mais, pour être salubre, cet exercice doit être pris sur des lacs étendus, sur des rivières où règne un courant d'air suffisant : il serait dangereux sur des eaux stagnantes peu profondes, ou sur des rivières bordées de marécages. On ne peut donc, à ce point de vue, qu'approuver le goût pour le *canotage*, qui s'est emparé de beaucoup de jeunes gens, depuis un certain nombre d'années.]

B. *Voiture.* — L'exercice de la voiture produit des effets variables, selon le véhicule dont on fait usage. Ainsi quelle différence n'y a-t-il pas, sous ce rapport, entre les chariots sans ressort des anciens, et nos molles voitures supportées par des ressorts d'une souplesse extrême! La somme du mouvement qui se communique alors est relative aux irrégularités du sol, à la vitesse des chevaux, et à la perfection des ressorts, qui brisent la violence des chocs.

Les secousses réitérées des voitures non suspendues, telles que les chariots, charrettes, etc., égalent certainement les exercices les plus violents; elles ébranlent les organes, tiraillent les muscles, et activent la circulation. Les effets de pareilles secousses peuvent avoir quelques résultats pour diminuer l'embonpoint, ou pour combattre certaines maladies, telles que l'hypocondrie, l'aménorrhée. Il est bien entendu qu'elles doivent être sévèrement proscrites dans la grossesse, les maladies des organes circulatoires, les lésions de la vessie et de l'utérus.

Les voitures modernes traduisent leurs effets par un doux balancement et par un mouvement ondulatoire, qui se transmettent au corps d'une manière presque insensible. Sous leur influence, le système musculaire est presque dans l'inaction, et il y a à peine une légère excitation des principaux organes. Si le mouvement de la voiture était le seul exercice auquel on eût recours, il serait insuffisant pour l'homme adulte et bien portant. Les promenades en voiture sont, tout au plus, suffisantes pour les convalescents qui viennent d'avoir des maladies aiguës ou chroniques. En pareille circonstance, la promenade dans une bonne voiture est plutôt un moyen de respirer et de changer d'air qu'un exercice proprement dit. Un convalescent, qui sort pour la première fois, effectue presque toujours sa sortie en voiture ; il est toutefois nécessaire que ce soit dans une voiture fermée, autrement on pourrait craindre que l'impression de l'air ne déterminât l'accumulation du sang dans quelque organe, et ne produisît des congestions diverses, ou encore une rechute de la maladie. Si l'on est dans une belle saison et si les forces du convalescent le lui permettent, il est préférable pour lui d'effectuer les trois ou quatre premières sorties à pied et doucement, dût-il même ne faire que quelques pas. Si les forces ne sont pas suffisamment revenues pour cela, il est douteux qu'une sortie, même en voiture, puisse faire du bien. L'exposition à un air un peu vif ne convient jamais à un individu qui sort de maladie.

Dans les affections organiques du cœur, les promenades en voiture sont excellentes, et procurent aux malades une grande sensation de bien-être.

Les voitures favorisent, en général, la digestion. Elles réussissent parfaitement aux personnes nerveuses et impressionnables.

[Les voyages ayant lieu forcément aujourd'hui en *chemin de fer*, on doit tenir compte de ce système de locomotion. Et, il faut bien le dire, ce mode de transport s'accomplit dans de détestables conditions pour les voyageurs qui, en France surtout, semblent avoir été sacrifiés à la cupidité des entrepreneurs. Rien de plus odieux que ces wagons de troisième classe, où les malheureux sont entassés sur des banquettes de bois, exposés à un froid glacial pendant l'hiver, étouffés dans les chaleurs de l'été. Il est impossible d'afficher plus ouvertement et plus insolemment un mépris de l'humanité, auquel il serait bien temps de mettre un terme. Comme le dit excellemment M. Lévy, « un convoi de voyageurs entraîné par une locomotive sur des rails représente une navigation à vapeur par un temps calme, et comporte, non une série de diligences, ou plutôt de voitures cellulaires, mais une suite de salons roulants, avec terrasses et galeries extérieures communiquant à l'intérieur dans toute l'étendue du train, permettant ainsi aux voyageurs de s'étendre, de circuler au dedans comme au dehors, de jouir de beaux sites en été, de satisfaire librement aux besoins d'alimentation et d'exonération, non aux heures fixes et durant les instants fugitifs des arrêts de station, en même temps qu'aux agents de service d'exercer leur contrôle sans perte de temps, à l'abri des intempéries, et d'assurer la sécurité physique et morale de toute une population sous leur garde. » Il serait bien à désirer que, pour cette question et pour tant d'autres, il se formât une société protectrice de l'homme comme il y en a une pour les animaux.

— Quant aux employés des chemins de fer, mécaniciens et chauffeurs, les courants d'air les exposent à toutes les conséquences du refroidissement et, en particulier, aux affections rhumatismales. Dans les premiers temps ils éprouvent de grandes fatigues dans les jambes avec courbature générale et quelquefois lumbago : plus tard, des douleurs avec sentiment de faiblesse et d'engourdissement dans les membres inférieurs, qui rendent très-pénibles la marche et la station debout. Ces effets sont attribués par M. Duchesne à une affection de la moelle due au mouvement de trépidation de la machine. C'est la *maladie des mécaniciens*. Bien que la maladie des mécaniciens ait été niée par les médecins attachés aux chemins de fer, MM. Bisson, Devillier, Gallard, etc., les observations de M. Duchesne subsistent, du moins en grande partie.]

Pour compléter ce tableau, il faudrait examiner les effets des litières antiques, ou des palanquins sur lesquels se font porter les riches asiatiques ; il faudrait passer en revue l'influence des lits suspendus des Romains efféminés, des hamacs des créoles nonchalants, ou des chaises à porteurs, à peu près généralement hors d'usage aujourd'hui ; il faudrait, enfin, apprécier la valeur du jeu de l'escarpolette, de la balançoire, etc. ; mais il suffit de nommer tous ces exercices, pour en comprendre le mécanisme et pour concevoir dans quelles circonstances on peut les mettre à profit.

C. *Équitation.* — L'équitation est un mode de gestation particulier, et qui consiste à monter à cheval. Cet exercice a été pratiqué dès la plus haute antiquité. Les anciens ne se servaient pas d'étriers ; actuellement, au contraire, l'usage en est à peu près général ; leur emploi a pour résultat de diviser le choc communiqué aux parties qui sont en contact immédiat avec le cheval, et d'en faire supporter la plus grande partie aux pieds et aux membres inférieurs.

L'ébranlement que l'homme supporte dans l'équitation dépend du terrain sur lequel marche l'animal, de sa vitesse, de son pas rude ou léger, et, enfin, de ses différentes allures. On distingue la marche au pas, qui est douce, agréable, et qui réussit parfaitement à beaucoup de personnes qui ont recours à l'exercice du cheval ; le trot, qui communique au cavalier une série d'ébranlements qui peuvent être nuisibles aux individus atteints de maladies chroniques de l'abdomen, des poumons ou du cœur. On a imaginé de rompre la rudesse du trot ordinaire, et on a inventé le trot dit à l'anglaise, qui consiste dans une série de mouvements d'élévation et de descente, de flexion et d'extension, qui s'accomplissent à l'aide des membres inférieurs, et en prenant pour point d'appui les étriers. Cet exercice est assez violent, surtout pour les malades, auxquels on recommande de ne pas faire beaucoup d'efforts. L'équitation au galop secoue moins ; mais, en raison de la rapidité avec laquelle elle s'accomplit, elle détermine la gêne de la respiration, une activité plus grande de la circulation, et elle produit quelquefois une sueur abondante.

L'exercice du cheval est un excellent stimulant des voies digestives ; il est important, toutefois, de ne pas s'y livrer à l'instant où l'on quitte la table, et où l'on vient de faire un repas un peu copieux ; une digestion pénible, quelquefois une indigestion, pourraient en être la conséquence. L'équitation se distingue des autres espèces d'exercice par les caractères suivants : elle n'accélère que faiblement la circulation, elle ne produit que peu de calorique, et, conséquemment, elle ne brûle pas une grande quantité de carbone. Si l'on prend soin d'éviter les mouvements trop violents, les secousses trop dures et une rapidité trop grande, on peut regarder l'équitation comme favorisant l'hématose, qu'elle rend plus complète. Les effets toniques de cet exercice sont incontestables : on peut le prescrire aux individus qui présentent une constitution faible et délicate, ou un tempérament lymphatique. Les promenades à cheval hâtent la puberté, modifient avantageusement la surexcitabilité nerveuse, procurent un exercice agréable, sans fatigue, et qui rompt bien la monotonie de la vie sédentaire ; de plus, elles stimulent l'appétit, que le repos trop prolongé tend à diminuer, et, enfin, dans certains cas, elles raniment utilement la langueur des fonctions génitales.

L'équitation, du reste, n'est pas exempte d'inconvénients, et on peut la regarder comme prédisposant à certaines affections : telles sont, en particulier, les hernies, les varices des membres inférieurs, le varicocèle et les hémorroïdes.

RÈGLES HYGIÉNIQUES SPÉCIALES. — 1° *Age.* — L'enfant, dès sa naissance, a besoin de mouvements ; mais, en raison de sa nature même et de l'impossibilité où l'on est de lui en faire prendre directement, on lui en communique d'une manière presque continue. Tel est le but qu'on se propose en promenant, en agitant doucement et en berçant les enfants qui viennent de naître ou qui sont encore dans leur première enfance. Ce mouvement communiqué facilite leur digestion et développe leur système musculaire. Le berçage a un autre but, celui de les endormir à l'aide du mouvement rhythmique qui le constitue.

Dès que l'enfant est plus avancé, et qu'il peut lui-même se mouvoir et marcher, il est dans un état de mouvement presque continuel. C'est encore une circonstance heureuse et qui est en rapport avec les exigences de son évolution organique. Ce mouvement incessant lui fait consommer plus de carbone, développe son système musculaire, favorise sa croissance et contribue à assurer la prédominance du mouvement de composition. L'hygiène doit intervenir pour régler ces mouvements ; c'est ainsi que, lorsque les enfants présentent quelques parties plus débiles, il est utile de leur faire exécuter des mouvements gymnastiques spéciaux, dont il sera question tout à l'heure.

A l'époque de la puberté, l'exercice doit encore être surveillé et réglé avec soin, si l'on veut qu'il favorise son établissement et qu'il développe la force des membres. Dans l'âge adulte, les conditions qu'il doit suppléer, ont été suffisamment établies ; il est donc inutile d'y revenir.

Dans la vieillesse, l'exercice doit toujours être continué ; il est une des conditions de la conservation de la santé de l'homme âgé, il régularise sa circulation et prévient les congestions diverses qui pourraient se former. L'homme doit continuer, jusque dans un âge très-avancé, les exercices auxquels il s'est habitué pendant tout le cours de sa vie, en les modifiant, toutefois, de manière à les mettre en rapport avec l'état de ses forces.

Sexe. — La plupart des femmes ne font pas assez d'exercice ; elles sortent à peine de leur habitation, où, fréquemment, elles respirent un air confiné et vicié. De plus, ce défaut d'exercice les empêche de consommer une quantité suffisante de carbone pour stimuler leur appétit et assurer la liberté de leur digestion. C'est ce défaut d'exercice qui détermine chez un certain nombre de femmes la pléthore, les congestions, le ralentissement de la circulation. Elles manquent de ton et de vigueur, la circulation capillaire est languissante, l'assimilation incomplète. La dyspepsie, l'hystérie, le dérangement des fonctions de l'utérus, la leucorrhée, la stérilité, les avortements fréquents, une progéniture faible, maladive et prédisposée à toutes les affections atoniques résultant de la débilité des parents : voilà quels sont les résultats du peu d'exercice que prennent les femmes. On doit donc leur conseiller la promenade à pied le plus souvent possible, en été la natation, et, si la position de fortune le permet, l'équitation.

Constitution. — La constitution faible et délicate est souvent améliorée et rendue plus forte par l'exercice musculaire ; c'est surtout ce qui arrive, s'il est employé dès l'enfance et avant que les muscles aient éprouvé leur développement complet. La gymnastique proprement dite est le genre d'exercice qui remplit le mieux cette indication.

Tempérament. — Le tempérament lymphatique présente les mêmes indications ; la gymnastique doit seulement, en pareil cas, être employée avec de grandes précautions, et on doit la proportionner au degré de résistance des enfants, sans arriver cependant jusqu'à la fatigue et à la courbature. — La promenade modérée, à pied, au grand air et répétée chaque jour, convient parfaitement aux sujets qui présentent ce tempérament.

Le tempérament sanguin indique la nécessité d'un exercice à pied et prolongé, qu'on doit chercher, la plupart du temps, à pousser jusqu'à la fatigue ; mais cet exercice à pied et à l'air ne sera utile qu'autant qu'il sera accompagné d'une grande sobriété, de l'usage d'une quantité peu considérable d'aliments et de l'emploi, en boisson, d'eau pure ou d'eau légèrement rougie, au lieu de vin pur.

Le tempérament nerveux indique expressément l'exercice musculaire ; il en résulte un développement physique et matériel qui peut, jusqu'à un certain point, contre-balancer et annihiler la surexcitabilité nerveuse.

L'accumulation de graisse, l'embonpoint, indiquent la nécessité d'un exercice énergique ; la marche à pied, longtemps prolongée, est, sous ce rapport, excellente pour les individus obèses ; combiné avec une alimentation peu substantielle et, en même temps, peu abondante, ce genre d'exercice remplit encore beaucoup mieux cette indication.

Habitudes. — On doit tenir compte de l'habitude, dans les conseils hygiéniques relatifs à l'exercice. Ainsi, quelque utilité qu'il y aurait à faire prendre beaucoup de mouvement à un homme replet, très-gras, habitué à beaucoup manger et à peu se remuer, il est évident que le développement de force musculaire qu'on pourra exiger de lui dans les premiers temps ne sera jamais très-considérable, et qu'il devra procéder lentement et progressivement avant d'arriver à la somme d'exercice qui lui est nécessaire.

Climats. — L'influence des climats est grande sur la somme de force musculaire qu'un homme peut déployer. D'après les observations de Coulomb, un ouvrier, dans les contrées tropicales, n'est pas capable de développer la moitié de l'action musculaire que produit celui de nos climats tempérés, dans le même espace de temps. On ne pourrait donc raisonnablement exiger des habitants des pays chauds un déploiement de force musculaire aussi considérable que de ceux de nos contrées.

[Mais c'est surtout l'altitude qui, pour les étrangers, constitue un obstacle à l'activité et à l'énergie des mouvements.

Professions. — Elles modifient également la somme d'exercice musculaire qu'on peut être appelé à demander. Il est incontestable que l'individu qui exerce une profession sédentaire et dans laquelle il déploie peu de forces, ne pourrait supporter sans fatigue un exercice qui serait peut-être même trop peu considérable pour un homme habitué aux travaux de force.

Il reste maintenant à parler de deux exercices d'ensemble, destinés à atteindre un but différent. L'un est la gymnastique proprement dite, et l'autre l'entraînement.

Bibliographie. — Des exercices en particulier. — HERMANN, *De situ corporis erecto excedente sanitati contrario.* Ienæ, 1769, in-4°. — DORER (J. L.), *De saltatione sanitatem conservante, morbos inducente, indicante, curante.* Argentorati, 1762, in-4°. — PASQUALI (P.), *Della danza progetto in medicina conghiettura.* Napoli, 1795, in-8. — REMY (P. E.), *Dissertation médicale sur l'exercice de la danse.* Th. de Paris, 1824, n° 12, in-4°. — JAEGER (W. S.), *Medica venationis consideratio.* Altorfii Noric., 1734, in-4°. — HERT (J. C.), *De venationis in tuendâ studiosorum valetudine usu et abusu.* Gissæ 1737, in-4°. — ALBERTI (M.), *De venatione morbificâ.* Halæ Magdeb., 1739, in-4°. — LEGRAND DU SAULLE, *Le froid et l'abus de la chasse, considérés comme cause occasionnelle de congestion cérébrale,* in *Gaz. des hôpit.*, 1862, p. 18. — PITSCHEL (F. L.), *Ex hygiene de sphæristerio dissert.* Lipsiæ, 1741, in-4°. — BAJOT, *Éloge de la paume et de ses avantages,* sous le rapport de la *Santé et du développement des facultés physiques.* Paris, 1806, in-8. — BACHSTROM (J. F.), *L'art de nager ou Invention à l'aide de laquelle on peut toujours se sauver du naufrage, et, en cas de besoin,* etc. Amsterdam, 1741, in-8. — THEVENOT, *L'art de nager, avec des avis pour se baigner utilement, précédé,* etc., 4° édit. Paris, 1781, in-12 et in-8. — FOURNIER (P. P.), *Théorie du nager de l'homme.* Th. de Montpellier, 1815, n° 95, in-4°. — BENTEJAC, *De la nage sous le rapport de l'hygiène.* Th. de Paris, 1839, n° 35, in-4°. — JULIA DE FONTENELLE, *Manuel complet des nageurs, des baigneurs,* etc. pl. II, nouv. édit. Paris, 1848, in-18. — ANTYLLUS, *De sermone et vociferatione,* in *Coll. med. Oribasii,* lib. VII, cap. VII-X. — PAUL (d'Égine), *De vociferatione et exclamatione,* in *De arte med.,* lib. I, cap. XIX. —

HEBENSTREIT (J. E.), *De declamatione antiquæ gymnasticæ parte*. Lipsiæ (sans date), in-4°. — ALBERTI (M.), *De concione salubri mensurâ*. Halæ Magdeb., 1749, in-4°. — BROQUIN (L. P.), *Considérations sur l'utilité que la médecine peut retirer du chant*. Th. de Montpellier, 1807, n° 15, in-4°. — COLOMBAT, *Traité des maladies et de l'hygiène de la voix*. Paris, 1838, in-8. — SEGOND (L. A.), *Hygiène du chanteur, influence du chant sur l'économie animale*. Paris, 1846, in-12. — MANDL (L.), *De la fatigue de la voix dans ses rapports avec le mode de respiration*, in *Gaz. méd. de Paris*, 3e sér., t. X; 1855. — MARCHAL, *De la brièveté de la respiration chez les chanteurs*, in *Monit. des hôpit.*, t. III, p. 377; 1855. — BREITENBACH (C. F.), *De equitationis eximio usu medico*. Lipsiæ, 1713, in-4°. — ROSEN, *De equitatione ejusque in medicinâ usu*. Upsaliæ, 1738, in-4°. — ERPEL (J. P.), *De commodis et incommodis equitationis, in hominum sanitatem redundantibus*. Halæ, 1749, in-4°. — BENVENUTI (G.), *Reflessioni sopra gli effetti del moto a cavallo*. Lucca, 1760, in-4°. — FREIDIER-LAFFONT, *Essai sur l'équitation*. Th. de Montpellier, an XII, in-4°. — GAFFIÉ, *Essai sur l'équitation considérée comme moyen thérapeutique*. Th. de Montpellier, 1818, in-4°. — VICARY (C. H.), *Essai sur l'équitation considérée sous les rapports hygiénique et thérapeutique*. Th. de Montpellier, 1827, n° 69, in-4°. — PIERRON (P. P. A.), *Dissertation sur l'équitation*. Th. de Strasbourg, 1828 (t. XXXVIII, n° 839). — FITZ-PATRICK, *Considérations sur l'exercice du cheval employé comme moyen hygiénique et thérapeutique*. Paris, 1836, in-8 — SCHEFFER (J.), *De re vehiculari veterum*, libri II. Francofurti, 1671, in-4°. — ROSA (E. H.), *De nauseâ et vomitu eorum qui curru vehuntur*. Halæ Magdeb., 1751, in-4°. — *Zur Statistik der Unglücksfälle durch Eisenbahnbetrieb*, in *Allgem. med. Ctrl. Ztg*, et *Canstatt's Jahresb*. 1855, t. VII, p. 68. — *Ein Wind über die Eisenbahnen in medicinischer Beziehung* in *Hufeland's Journ.*, t. LXXXII, t. 3, p. 119, 1836. — WUNDT (E.), *Das Eisenbahnwesen in seinem Verhältnisse zur Sanitätspolizei*, in *Ungar. Ztschr.*, t. XI, n°s 47, 48, 49. — DUCHESNE, *Des chemins de fer et de leur influence sur la santé des mécaniciens et des chauffeurs*. Paris, 1857, in-12. — DEVILLIERS (C.), *Recherches statistiques et scientifiques sur les maladies des diverses professions du chemin de fer de Lyon*. Paris, 1857, in-8. — CAHEN, *Rapp.* (à l'administr.) *sur les maladies auxquelles seraient sujets les mécaniciens et les chauffeurs*, in *Un. méd.*, 1re s., t. XI, p. 385; 1857. — *Polémique* entre MM. DUCHESNE et DEVILLIERS et BISSON, in *Monit. des hôpit.*, juin et juillet; 1858. — BISSON, *Guide médical à l'usage des employés de chemin de fer*. Paris, 1858, in-12. — BERTHERAND, *De l'influence du transport par les chemins de fer sur la santé des animaux destinés à la boucherie et à l'engraissement*. Paris, 1859, in-8. — PIETRA SANTA (P. de), *Chemins de fer et santé publique, hygiène des voyageurs et des employés*. Paris, 1861, in-18. — *Jahresbericht über den Sanitätsdienst auf den Bahnlinien, bei den Fabriken, Berg- und Hüttenwerken*, etc., in *Wchnbl. der KK. Gesellsch. d. Aerzte in Wien;* 1861, p. 380 et 388. — *The influence of railway travelling on public Health* (Rapp. of the commiss.), in *The Lancet*, 1862, t. I. —

Gallard, *Influence des chemins de fer sur l'hygiène publique*, in *Compt. rend. de l'Acad. des sc.*, t. LIV, p. 1106; 1862. — Bourguet (E.), *Considérations sur l'insalubrité de la ligne du littoral.* Aix, 1862, in-8. — Pour le mal de mer, voir la bibliographie de l'article Eau, p. 294.

Gymnastique proprement dite.

La gymnastique est un ensemble d'exercices qu'on devrait enseigner à tous les enfants, et auquel il serait nécessaire de les habituer de bonne heure. Elle développe le système musculaire, fortifie la constitution, modifie d'une manière heureuse le tempérament, stimule l'appétit et favorise la digestion. En même temps qu'on donne à l'enfant une instruction qui repose sur des travaux intellectuels, il est avantageux, au moyen de la gymnastique, de mettre le développement physique en harmonie avec le développement intellectuel, et de s'opposer ainsi à la prédominance trop grande de ce dernier, prédominance qui peut, dans quelques circonstances, exercer une influence débilitante sur la constitution de l'enfant.

La gymnastique se compose d'une série d'exercices nombreux et variés, qu'il est assez difficile d'exposer dans un ouvrage élémentaire. Voici cependant l'excellent résumé que M. Motard en a donné dans son *Essai d'hygiène générale*. Je ne saurais mieux faire que de le reproduire textuellement.

Exercices relatifs aux membres supérieurs.

Attitude des bras tendus, de manière à former une ligne droite horizontale ou verticale; — croisés devant ou derrière la poitrine; — armés d'un bâton tenu par les deux bouts et qui reçoit des positions diverses devant, au-dessus ou derrière le corps; — armés chacun d'un poids quelconque, comme seraient, par exemple, deux sphères métalliques unies par une courte tige facile à manier. — Les deux bras prennent alors des attitudes diverses, pareilles ou dissemblables.

Exercices des bras qui soutiennent le poids du corps.

Un bâton soutenu dans l'air par les deux extrémités, au moyen de deux cordes, sert à faire pratiquer cette première série d'exercices.

A. Les deux mains saisissent le bâton, les deux pieds traînent sur le sol, et un aide fait avancer à lui le bâton.

B. Les deux mains saisissent le bâton, les pieds sont détachés du sol, et le corps exécute un mouvement de balancement comme au jeu de l'escarpolette.

C. La partie supérieure du corps se place entre les deux cordes montantes, les deux mains dirigées en bas saisissent le bâton, et les bras tendus détachent les pieds du sol et soutiennent le corps.

D. Le dos est tourné vers le bâton, les bras tendus en arrière saisissent les deux bouts du bâton pendant que la jambe se fléchit sur la cuisse et que les pieds, détachés du sol, viennent se placer entre les mains, et appuyer sur le bâton les deux cous-de-pied.

Des barres parallèles et horizontales servent à exécuter d'autres exercices analogues. Le corps s'y trouve suspendu par les bras. La progression en avant ou en arrière s'exécute alors au moyen des mains.

Une corde tendue horizontalement, ou une échelle placée dans la même direction, peuvent servir de même à la progression, au moyen des mains, le corps restant suspendu par les bras.

Exercices des bras qui soulèvent le poids du corps.

Ils s'exécutent : 1° au moyen de cordes verticales à nœuds ou sans nœuds, simples ou tendues verticalement. Chaque bras empoigne la corde alternativement, de manière à produire l'ascension du corps; 2° au moyen d'échelles de dimensions diverses et placées dans leur situation ordinaire.

Le poids du corps reste suspendu par les mains qui empoignent un échelon par le revers de l'échelle, et celles-ci, saisissant alternativement l'échelon supérieur, déterminent l'ascension du corps par le seul effort des membres thoraciques. Cet exercice se varie de diverses sortes. On peut l'exécuter aussi au moyen de barres verticales traversées par des échelons, ou même le long d'un mur abrupt, dans lequel on a pratiqué des trous à diverses hauteurs; les mains se logent dans des trous de plus en plus supérieurs, et bientôt le corps est élevé à la hauteur du mur.

On donne le nom de grand portique à une poutre horizontale supportée à chaque extrémité par une poutre verticale, et à laquelle sont adossés ou suspendus les échelles, les cordes, les mâts, etc., nécessaires aux exercices précédents.

Des roues à tourner, des poids à tirer, des dynamomètres divers à manier, forment une autre série d'exercices destinés aux membres supérieurs.

Exercices relatifs aux membres inférieurs.

1° Positions des pieds et marches diverses ; évolutions d'ensemble réglées par un rhythme musical ;

2° Divers sautillements exécutés sur place ;

3° Danses diverses ;

4° Courses exécutées sur un terrain droit, ascendant ou descendant, uni ou inégal, ferme ou mou. Les coureurs peuvent être libres ou porter des fardeaux dans les mains, sur les épaules ou sur le dos;

5° Sauts divers, vertical en hauteur ou en profondeur, horizontal, avec ou sans perche à la main. Les mains peuvent être libres ou porter des fardeaux.

Exercices plus généraux.

Luttes diverses. — Pugilat, escrime, natation. — Action de grimper aux mâts, de lancer le disque, le javelot, les boules, la balle, etc., etc.

Une commission nommée par M. le ministre de l'instruction publique a été chargée de donner son avis sur l'emploi de la gymnastique dans les établissements d'éducation, et d'en formuler le programme. A la suite d'un rapport très-complet de M. le professeur Bérard, le règlement suivant a été adopté. En raison de son importance, nous croyons devoir le donner ici intégralement.

Les exercices de gymnastique, appropriés aux élèves des lycées, se divisent en neuf séries :

PREMIÈRE SÉRIE. — EXERCICES PRÉPARATOIRES.

Formation des pelotons. — Alignements. — Demi-tour à droite. — Marche de front. — Marche de flanc. — Conversion de pied ferme, en marche. — Changements de direction. — Ouvrir et resserrer les intervalles.

IIᵉ SÉRIE — MOUVEMENTS PARTIELS ET ASSOUPLISSEMENTS.

§ 1ᵉʳ. *Mouvements partiels et assouplissements des membres supérieurs.*

Élever et abaisser les bras sans flexion. — Mouvements des bras avec flexion. — Circumduction latérale des bras. — Mouvement horizontal des avant-bras. — Étendre les bras latéralement. — Étendre les bras verticalement. — Lancer alternativement les poings en avant.

§ 2. *Mouvements partiels et assouplissements des membres inférieurs.*

Fléchir la jambe. — Fléchir simultanément la cuisse et la jambe. — Fléchir sur les membres inférieurs. — Cadence modérée. — Cadence accélérée. — Cadence de course. — Flexions simultanées des jambes. — Flexion simultanée des cuisses et des jambes.

§ 3. *Mouvements de la tête et du tronc.*

Fléchir la tête en avant. — Mouvement d'extension de la tête. — Mouvement de rotation de la tête. — Fléchir le corps en avant. — Opérer l'extension du corps.

III° SÉRIE. — MARCHES, COURSES, SAUTS, EXERCICES PYRRHIQUES.

Marche au pas gymnastique. — Marcher sur la pointe des pieds. — Marcher sur les talons. — Fléchir sur les extrémités inférieures et marcher dans cette position. — Courir dans les chaînes gymnastiques. — Sautillement sur une jambe ou sur les deux jambes. — Saut de pied ferme en largeur et en hauteur. — Saut avec élan. — Saut en profondeur. — Saut à la perche. — Exercices pyrrhiques.

IV° SÉRIE. — ÉQUILIBRES.

Se tenir sur une jambe, l'autre ployée en avant. — Se tenir sur une jambe, l'autre ployée en arrière. — Se pencher en avant, sur un pied. — Se pencher en arrière, sur un pied. — Se pencher à droite ou à gauche, sur un pied. — Poser les genoux à terre et se relever.

V° SÉRIE. — EXERCICES AVEC LES HALTÈRES ET LES MILS.

1° Avec les haltères : Élever alternativement les haltères en avant, jusqu'à la hauteur des épaules. — Élever simultanément les haltères en avant, jusqu'à la hauteur des épaules. — Élever alternativement les haltères vers la droite et vers la gauche, jusqu'à la hauteur des épaules. — Élever simultanément les haltères vers la droite et vers la gauche, jusqu'à la hauteur des épaules. — Élever alternativement les haltères verticalement au-dessus des épaules. — Élever simultanément les haltères verticalement au-dessus des épaules. — Élever alternativement les haltères à hauteur des épaules et tendre les bras devant soi, en les dirigeant en haut. — Élever simultanément les haltères devant soi à hauteur des épaules et tendre les bras devant soi en les dirigeant en haut. — Mouvement alternatif de circumduction autour de la tête, en commençant le mouvement par devant. — Mouvement alternatif de circumduction autour de la tête, en commençant le mouvement par derrière. — Tenir les haltères à bras tendu le plus horizontalement possible. — Élever alternativement les haltères avec les pieds, en pliant les jambes. — Élever alternativement les haltères avec les pieds, les jambes restant tendues en avant

2° Avec les mils : Porter le mil à l'épaule. — Porter le mil en arrière. — Renverser le mil en arrière. — Porter le mil en avant. — Porter le mil en dehors, à droite. — Porter le mil en dedans, à gauche. — Porter le mil horizontalement en avant et le passer par-dessus la tête. — Élever le mil verticalement et le passer derrière la tête. — Abaisser le mil et le passer autour du corps. — Passer le mil en cercle par la gauche (ou par la droite). — Poser le mil à terre. — Porter le mil à bras tendu.

VIᵉ SÉRIE. — EXERCICES AVEC LES MACHINES.

§ 1ᵉʳ. *Exercices par suspension.*

Suspension par les deux mains (ou par une main), etc. — Élever la tête au-dessus de la barre. — Suspensions par le pli des bras. — Suspensions par les pieds et les mains. — Suspension par le pli du bras et de la jambe. — Passer de l'état de suspension à une position de repos ou d'équilibre au-dessus des barres. — Rétablissement sur la jambe. — Rétablissement par renversement. — Rétablissement sur les avant-bras. — Rétablissement sur les poignets. — Progression latérale vers la droite (ou vers la gauche). — Progression par le flanc droit (ou gauche). — Progression par brasses.

§ 2. *Exercice des poutres.*

Passage sur la poutre. — Passer à cheval, en avant. — Passer à cheval, en arrière. — S'asseoir sur la poutre et se mouvoir de côté. — S'enlever sur les poignets, face à la poutre, et se mouvoir de côté. — Étant à cheval, se mouvoir sur les mains en avant ou en arrière. — Suspension avec mouvement de progression au-dessous de la poutre. — Se mouvoir à l'aide des pieds et des mains, étant suspendu à la poutre. — Se suspendre, face à la poutre, et se mouvoir de côté. — Se suspendre à la poutre en la saisissant avec une main de chaque côté, et se mouvoir en avant (ou en arrière). — Établissement et rétablissement sur la poutre. — Descendre de la poutre. — Étant à cheval, passer la jambe droite par-dessus la poutre et descendre.

§ 3. *Exercice du portique et de ses agrès.*

1º Échelles de bois : Monter et descendre par devant. — Monter à l'aide des pieds et des mains, faisant face à l'échelle. — Monter à l'aide des pieds et des mains, en tournant le dos à l'échelle. — Monter à l'aide des pieds seulement. — Monter par les montants, à l'aide des pieds seulement. — Monter par les montants, à l'aide des mains et des jambes. — Descendre à l'aide des pieds et des mains, faisant face à l'échelle. — Descendre à l'aide des pieds et des mains, en tournant le dos à l'échelle. — Descendre en se laissant glisser le long des montants. — Monter et descendre par derrière. — Monter à l'aide des pieds et des mains. — Monter aux échelons, en plaçant les mains l'une après l'autre sur un échelon différent. — Monter aux échelons par saccades. — Monter en saisissant un échelon d'une main et un montant de l'autre. — Monter par les deux montants. — Monter par les deux montants, par saccades. — Monter en saisissant tour à tour, par saccades, les montants et les échelons. — Descendre à l'aide des pieds et des mains. — Descendre les échelons en plaçant les mains l'une après l'autre sur le même échelon.

— Descendre les échelons en plaçant les mains l'une après l'autre sur un échelon différent. — Descendre les échelons par saccades. — Descendre en saisissant un échelon d'une main et un montant de l'autre. — Descendre par les deux montants. — Descendre par les deux montants par saccades. — Descendre en saisissant tour à tour, par saccades, les montants et les échelons. — Passer du devant de l'échelle par derrière, et réciproquement.

2° Cordages simples et mixtes : Monter par une échelle de cordes à l'aide des pieds et des mains, et descendre. — Monter à l'aide des pieds et des mains et descendre. — Monter à l'aide des pieds et des mains par devant une échelle de corde inclinée et descendre. — Monter à l'aide des pieds et des mains par derrière une échelle de corde inclinée et descendre. — Monter par une corde à consoles et descendre. — Monter par une corde à nœuds et descendre. — Monter par une corde lisse, à l'aide des mains seulement, et descendre. — Monter à deux cordes, à l'aide des mains seulement, et descendre. Relever la corde pour s'y donner un point d'appui, soit sous la cuisse, soit sous le pied. — Monter à l'échelle de bois rasé et descendre.

3° Exercice des perches : Monter à la perche à l'aide des pieds et des mains et descendre. — Monter à la perche à l'aide des mains seulement et descendre. — Monter par une perche et descendre par l'autre. — Monter par deux perches et descendre. — Monter par deux perches, par saccades, et descendre. — Monter par-dessous une perche inclinée et descendre. — Monter par-dessus une perche inclinée et descendre.

4° Escalade du portique par émulation.

§ 4. *Exercices des mâts verticaux.*

Se lancer en avant au moyen de la corde. — Se lancer en avant et revenir au point de départ.

§ 5. *Exercices de voltige sur les poutres, les barres et le trapèze.*

1° Voltige sur la poutre : Se mettre à cheval sur la poutre. — Faire face en arrière, étant à cheval sur la poutre. — Étant à cheval sur la poutre, sauter à terre. — Franchir la poutre.

2° Voltige sur les barres parallèles : Suspension sur les mains. — Se porter en avant ou en arrière par un mouvement alternatif des mains. — Se porter en avant ou en arrière, par saccades. — Descendre le corps et le remonter par la flexion et l'extension des bras. — Balancer les jambes en avant et en arrière. — Suspension par les mains et les pieds. — Porter les jambes en avant sur la barre droite, ensuite sur la barre gauche. — Porter les jambes en arrière, sur la barre droite, ensuite sur la barre gauche. - Soutenir le corps sur les poignets, dans une position horizontale, les jambes en arrière. — Se lancer à terre, en avant, vers la droite (ou vers la gauche). — Se lancer à terre, en arrière, vers la droite (ou vers la gauche). — Franchir les barres en trois temps, en s'élançant en avant, à droite (ou à gauche). — Franchir les barres en quatre temps, en s'élançant en arrière (à droite ou à gauche). — Franchir les barres en deux temps. — Se suspendre par les mains et se porter en avant et en arrière. — S'établir sur les barres, le corps suspendu sur les mains. — Se suspendre par les mains et les pieds, le dos vers la terre. — S'établir debout sur les barres. — Étant debout sur les barres, s'y suspendre par les mains et les pieds, la face vers la terre.

3° Voltige sur le trapèze : Saisir la base du trapèze et élever le corps en faisant effort des poignets. — Saisir la base du trapèze, se balancer et se lancer le plus loin possible. — S'établir sur la base du trapèze en s'y appuyant sur le ventre, et descendre. — S'établir sur la base du trapèze, s'y asseoir et descendre.— Saisir la base du trapèze, s'y suspendre en accrochant les pieds aux montants du trapèze et descendre. — Monter par les montants du trapèze et descendre. — S'établir sur la base du trapèze et se tenir dessus, puis au-dessous, dans une position horizontale.

§ 6. *Exercices de la course volante.*

§ 7. *Exercices des poignées brachiales.*

§ 8. *Exercices de la balançoire brachiale.*

VIIIe SÉRIE. — ESCRIME. — TIR A L'ARC. — LANCER LA BARRE.

VIIIe SÉRIE. — NATATION. — EXERCICES HORS DE L'EAU. — EXERCICES DANS L'EAU.

IXe SÉRIE. — (EXERCICE FACULTATIF). — ÉQUITATION.

PARIS, 13 mars 1854.

H. FORTOUL

De l'entraînement.

On peut définir l'entraînement : la manière de préparer les hommes à supporter un exercice extraordinaire et à les rendre propres à déployer toute l'activité et toute la force dont ils sont capables. Voici, d'après Robertson, la manière de produire l'entraînement. On choisit un lieu élevé, où l'air est très-pur ; dans les montagnes, autant que possible.

Le régime doit être exclusivement animal ; du pain rassis, trois repas par jour, dont un qui ne compte guère. Déjeuner à huit heures, avec du bœuf ou du mouton, du pain rassis ou du biscuit, peu de liquide. Dîner à deux heures, côtelettes, viande rôtie, cuisses de volaille, pain rassis, un peu de bière ou d'eau rougie, sans liqueurs. A huit heures du soir, deux heures avant le coucher, on permet un peu de viande froide et du biscuit.

Lever à cinq heures, en été ; au jour, en hiver ; immédiatement après, trois ou quatre heures d'exercice ; course, saut, équitation, marche. Exercices semblables entre le déjeuner et le dîner, ou bien exercice de la balle, de la boxe, des dumbells. Après le dîner, il faut encore se promener, courir ou monter à cheval, et toujours de manière à transpirer.

Sept heures de sommeil sur un lit dur ; frictions répétées, si cela est nécessaire, pour obvier à l'excès de sueur.

On obtient ainsi les résultats les plus étonnants, dans un espace de temps qui varie de trois semaines à trois mois. Des hommes tremblants sur leurs jambes, incapables de supporter la moindre fatigue, affaiblis par la débauche et le vice, deviennent vigoureux, robustes et capables d'endurer les exercices les plus violents et les plus prolongés. Il serait à désirer, ajoute M. Robertson, que ce procédé se généralisât et ne fût pas exclusivement appliqué à former des jockeys.

[C'est qu'en effet, pour cette dernière intention, c'est-à-dire pour rendre l'homme aussi léger que possible, les résultats, précisément l'inverse des précédents, sont désastreux pour l'homme qui les subit. A l'aide de transpirations abondantes, de purgatifs répétés, d'exercices violents, d'une alimentation insuffisante, on amène une atténuation de l'individu, une sorte de phthisie artificielle, qui agit sur la constitution d'une manière très-défavorable et abrége les jours de ces victimes des amusements si chers à nos très-philanthropes voisins.]

Bibliographie. — *Du régime* (auteur inconnu', livre II à la fin, et livre III, in HIPPOCRATE, *OEuvres*. — GALIEN (Ch.), *De exercitio parvæ spheræ*. — DU MÊME, *Num ratio tuendæ sanitatis ad medicinalem artem an ad exercitatoriam spectet*. — DU MÊME, in *De sanitate tuendâ*, libri II et V ; in *OEuvres*. — HÉRODOTE, ANTYLLUS, etc., in ORIBASE, *Collect. med.*, liber VI. — PAULUS ÆGINETA, in *De arte med.*, lib. I, cap. XVIII. — MERCURIALI (H.), *De arte gymnasticâ*, libri VI, *in quibus exercitationum omnium vetustorum genera, loca, modi, facultates, et quidquid denique ad corporis humani exercitationes pertinet, diligenter explicatur.* Venetiis, 1575, in-4°; edit. auctior cum fig. Amsterdam, 1672, in-4°. — JOUBERT (Laur.), *De gymnasiis et generibus exercitationum apud antiquos celebrium liber*, in *Opp. omn.* Francofurti, 1645, in-fol. — FULLER (Fr.), *Medicina gymnastica : or a Treatise concerning of the power exercise with respect to animal œconomy ; and the great necessity*, etc. London, 1704, in-8. — PLATNER (J. Z.), *De arte gymnasticâ veterum.* Lipsiæ, 1724, in-4°. — BOERNER (Fr.), *Ars gymnastica nova.* Helmstadii, 1748, in-4°. — GERIKE (P.), *Invitatio propempticon de gymnastica medicæ veteris in-*

ventoribus, ad dissert. Boernerii. Helmstadii, 1748, in-4°. — Felici (A.), *Dissertazione dell' antiqua ginnastica,* in *Dissert. epistol.* dec. 1, dissert. 8. Venezia, 1748, in-8. — Sabatier, *Les exercices du corps chez les anciens pour servir à l'éducation de la jeunesse.* Châlons-sur-Marne, 1772, 2 vol. in-12. — Tissot, *Gymnastique médicinale et chirurgicale, ou Essai sur l'utilité des mouvements ou des différents exercices du corps,* etc. Paris, 1780, in-12. — Daignan, *Gymnastique des enfants convalescents, infirmes, faibles, délicats, faisant suite,* etc. Paris, 1787, in-8. — Du même, *Gymnastique militaire ou Essai sur les moyens de rendre nos soldats sains, robustes,* etc. Besançon, 1790, in-8°. — Gutsmuths, *Gymnastik für die Jugend enthaltend eine praktische Anweisung zu Leibesübungen. Ein Beitrag zur nöthigsten Verbesserung der körperlichen Erziehung.* Schnepfenthal, 1796, in-8. — Du même, *Spiele zur Uebung und Erholung des Körpers und Geistes, für die Jugend, ihre Erzieher,* etc. Schnepfenthal, 1796, in-8. — Wieth (G. U. A.), *Versuch einer Encyclopedie der Leibesübungen.* Berlin, 1794-95, 2 vol. in-8. — Boettiger (C. A.), *Ueber Verziehrungen gymnastischer Uebungsplätze durch Kunstwerke in antikem Geschmacke.* Weimar, 1795, 3 vol. in-8. — Canard, *De la gymnastique et de son influence sur le développement des facultés physiques et morales.* Th. de Strasbourg, 1812 (t. XVIII, n° 356). — Harnisch (W.), *Das Turnen in seinen allseitigen Verhältnissen.* Breslau, 1819, in-8. — Clias (P. H.), *Gymnastique élémentaire, ou Cours analytique et gradué d'exercices propres à développer et à fortifier l'organisation humaine.* Paris, 1819, in-8. — Londe (Ch.), *Gymnastique médicale, ou l'Exercice appliqué aux organes de l'homme d'après les lois de la physiologie, de l'hygiène et de la thérapeutique.* Paris, 1821, in-8. — Bégin (L. J.), *Mém. sur la gymnastique médicale* (Extrait du *Dict. abr. des sc. méd.*). Paris, 1823, in-8. — Broussais (C.), *De la gymnastique considérée comme moyen thérapeutique et hygiénique,* in *Ann. de la méd. physiol.,* t. XII, p. 43; 1827. — Bouvier (H.), art. *Gymnastique,* du *Dict. de méd. et de chir. pratique,* 1832. — Amoros, *Manuel de gymnastique et d'éducation physique,* atl. Paris, 1832, 2 vol. in-18. — Ling (P. H.), *Gymnastikens almänna Grunder.* Upsala, 1834, in-8. — *Reglemente für Gymnastik,* pl. III, tab. Stockholm, 1836, in-8. — Du même, *Schriften über Leibesübungen aus dem Schwed. übersetzt, von H. F. Massmann.* Magdeburg, 1847, in-8. — Foissac (P.), *De la gymnastique des anciens comparée avec celle des modernes sous le rapport de l'hygiène.* Th. de conc. Paris, 1838, in-8. — Dittel (L.), *Einige Grundsätze für die specielle medicinische Gymnastik auf Anatomie und Physiologie zurückgeführt,* in *Med. Jahrbb. des KK. Oesterr. St.,* t. LX; 1842. — Pinette, *Précis de la gymnastique moderne, et application,* etc. Paris, 1842, in-8. — Berend (H. W.), *Berichte über das gymnastisch-orthopädische Institutes zu Berlin.* 6 Ber. Berlin, 1842-53, in-4°. — Koechly (H.), *Ueber das Princip des Gymnasialunterrichts, der Gegenwart, u. s. w. Eine Skizze.* Dresden u. Leipzig, 1845, in-8. — Du même, *Zur Gymnassialreforme, theoretisches und praktisches. Ibid.,* 1846, in-8. — Richter (H. E.), *Die Schwedische* nationale und medicinische Gymnastik. Vortrag gehalten, etc. Dresden u. Leipzig, 1845, in-8. — DU MÊME et REICHENBACH, Der naturwissen-schaftliche Unterricht auf Gymnasien, mit besonderer Rücksicht auf die Zustände in K. Sachsen. Leipzig, 1847, in-8. — DU MÊME, Bericht über die neuere Heilgymnastik (analyse très-étendue des travaux modernes), in Schmidt's Jahrbb., t. LXXXI, p. 359; t. LXXXII, p. 241, 1854; t. CXVI, p. 229, 1857; t. CXVIII, p. 89, 1859. — Der Turner, Ztschr. gegen geistige und leibliche Verkrüppelung, herausg., etc. Dresden Jahrg., 1846 bis, 1852, in-8. — GEORGII (A.) Kinésithérapie, ou Traite-ment des maladies par le mouvement, suivant la méthode de Ling, suivi, etc. Paris, 1847, in-8. — ROTHSTEIN, Die Gymnastik nach dem System des gymnasiarchen P. H. Ling. Th. I, II, III, IV...? Berlin 1847-51. — Translated with addit. by M. ROTH, 53 illustr. London, 1853, in-8. — JAUSEN (O.), Ueber Gymnastik der Kinder von ihrer Ge-burt an, in Journ. für Kinderkrankh. Nov. u. Dec. 1848. — THIERRY (Al.), Sur l'enseignement et les exercices gymnastiques. Rapport, etc., in Ann. d'hyg., 1re sér., t. XXXIX, p. 292; 1846. — DALLY (G. N.), Gym-nastique. De la régénération physique de l'espèce humaine par la gym-nastique rationnelle. Paris, 1848, in-8. — DU MÊME, Gymnastique hygié-nique et médicale. Notice sur le dynamogène, etc. Paris, 1850, in-8. — DU MÊME, Cinésiologie, ou Science du mouvement dans ses rapports, etc. Paris, 1857, in-8. — LAISNÉ (N.), Gymnastique pratique contenant la description des exercices, la construction et le prix des machines, etc., fig. Paris, 1850, in-8. — DU MÊME, Gymnastique des demoiselles, pl. 6. Paris, 1854, in-12. — ZINK (A.), Die Turnübungen als Schutz- und Heil-mittel gegen Krankheiten, in Wien. Zeitschr. Oct. 1849. — NEUMANN (A. C.), Ueber Heilgymnastik, in Casper's Wchnschr., 1849, nos 30, 31. — ARGY (C. d'), Extrait de l'instruction pour l'enseignement de la gym-nastique dans les corps de troupe, etc. Paris, 1850, in-18. — BACHELET, Sur l'utilité et la nécessité de la gymnastique, in Gaz. méd. de Lyon, t. III, p. 233; 1851. — BÉRARD (P.), Rapport sur l'enseignement de la gymnastique, et Règlement par le ministre de l'instruction publique. Mars 1854. — HEISER, Traité de gymnastique raisonnée au point de vue orthopédique, hygiénique et médical, pl. 7. Strasbourg, 1854, in-8, avec Supplément, pl. 1, ibid. — CHIOSSO (C.), Gymnastics an essential branch of national Education, both public and private. London, 1854, in-8. — PICHERY, Éducation du corps. Le gymnaste médecin. Paris, 1855, in-16. — SCHREBER (D. G. M.), Aertzliche Zimmer-Gymnastik oder Darstellung und Beschreibung der unmittelbaren keiner Gerathschaft, etc., fig. Leipzig, 1855, in-8, trad. fr. p. H. VON OORDT. Paris, 1856, in-8. — STENDEL (H.), Praktik der Heilgymnastik. Stuttgard, 1860, in-8. — HOWARD (J. H.), Athletic and Gymnastic exercises, fig. London, 1860, in-12. — NITSCHE (F. R.), Die duplicirten Widerstand-Bewegungen und deren planmässige Anwendung im Turnunterrichte, fig. 100, tabl. 17. Dresden, 1861. — MARINUS, Rapp. sur un mém. de M. Ulrich, intitulé: Sur la nécessité d'une éducation physique de l'espèce humain, in Bullet. de l'Acad. de méd. de Bruxelles, 2e sér., t. IV, p. 730; 1861. — Entraînement. The *art of Manual defence or a system of boxing.* London, 1789. — STRULT, *Account of the sport and pastime of the people of England.* London, 1801, in-4°. — ROYER-COLLARD (H.), *Sur l'organoplastie hygiénique*, in *Mém. de l'Acad. de méd.*, t. X, p. 499 ; 1842. — COOTES (R.), *L'art de se défendre, ou Traité des principes du pugilat anglais, connu sous le nom de boxe.* Paris, 1843, in-8. — *Fistiana, or the Oracle of the ring, result of prie battles, from 1700 to 1854, alphabetically arranged. New rules*, etc. London, 1855. — DE FRANCE (F. J.), *De l'entraînement.* Th. de Paris, 1859, in-4°, n° 141. — AMOUREL (Th.), *Essai sur l'entraînement et ses applications en médecine.* Th. de Montpellier, 1860, in-8. — BOUCHARDAT (A.), *De l'entraînement des pugilistes, des résultats qu'on peut espérer de leur application, pour perfectionner, rétablir et consolider la santé*, in *Suppl. à l'Ann. de thérap. pour* 1861, p. 181-267, in-32.

QUATRIÈME CLASSE. — PERCEPTA.

Les percepta comprennent dans leur ensemble d'abord les sensations, c'est-à-dire les impressions faites sur nos sens par tous les modificateurs extérieurs. Viennent ensuite les facultés intellectuelles, qui se rapportent au développement des idées, à leur conservation par la mémoire, ou à leur combinaison par le jugement. Enfin, sous le titre d'*Affections de l'âme*, Hallé rassemble et l'*imagination* qui crée des idées ou des rapports, et les passions qui sont un état violent de l'intelligence, un état grave qui donne lieu à des troubles fâcheux dans toutes les fonctions. C'est cet ordre qui sera suivi.

CHAPITRE XXIII

Des sens externes

Les organes des sens, destinés à mettre l'homme en rapport avec les objets externes, à lui permettre de s'appliquer les choses qui lui sont les plus avantageuses et à le prémunir contre les dangers qui peuvent l'entourer, doivent, autant que possible, conserver toute leur intégrité pour atteindre ce triple but ; c'est ce que l'hygiène doit chercher à assurer autant que possible.

L'action des sens se compose de trois phénomènes distincts et qui sont également indispensables ; ce sont : 1° l'impression des objets ou de l'agent impondérable extérieur qui s'exerce sur les sens et en constitue l'excitant ; 2° la transmission de cette impression au cerveau par l'intermédiaire du système nerveux, et, enfin, 3° la perception par le cerveau lui-même. Ces trois phénomènes exigent l'intégrité absolue des organes destinés à les accomplir, c'est-à-dire de l'organe des sens, des cordons nerveux destinés à transmettre l'impression, enfin, du cerveau qui les reçoit. De plus, le cerveau n'est pas seulement destiné à percevoir l'impression et à se l'approprier, mais encore à la modifier et à en faire une véritable éducation.

Bibliographie. — Pour les divers articles contenus dans ce chapitre, nous renvoyons, une fois pour toutes, aux traités généraux de physiologie et aux travaux spéciaux dont M. J. Béclard a donné l'indication très-étendue dans de savantes bibliographies dont est enrichi son excellent traité élémentaire.

Organe de la vue.

L'œil est destiné, ainsi qu'on le sait, à apprécier les corps qui nous environnent, au moyen de la lumière qui les éclaire, et à permettre d'en saisir la forme, le volume et les autres qualités extérieures. Outre la lumière, qui peut varier d'intensité suivant beaucoup de circonstances, il y a encore la couleur, qui est due aux qualités particulières des corps et à la lumière, plus ou moins complète, dont ils réfléchissent ou absorbent les divers rayons et dont les nuances varient à l'infini; on doit donc examiner successivement : 1° l'intensité de la lumière; 2° la nature des couleurs.

1° *Intensité de la lumière.*

Une lumière très-vive stimule puissamment la rétine et donne lieu à la contraction de la pupille, au resserrement des paupières, à l'abaissement des sourcils et à tous les mouvements du visage les plus capables de diminuer l'éclat de cette lumière. Enfin, si elle est trop vive, les paupières se referment complétement, et la vision est abolie. C'est ce qui arrive quand on regarde le soleil, quand on reçoit son image réfléchie dans un miroir, ou bien encore quand, dans la nuit, on est ébloui par un éclair. Ces phénomènes, bien que passagers, peuvent avoir des suites fâcheuses et quelquefois conduire à l'amaurose. Dans les cas les plus ordinaires, il survient un grand éblouissement, et la vision est difficile pendant un certain temps. Il reste dans l'œil une image ronde et rouge, quand c'est le soleil que l'on a regardé, et cette image se peint sur tous les objets que l'on aperçoit. Lorsque, par suite de nécessité ou d'imprudence, on parvient à résister au besoin de rapprocher les paupières, les accidents sont plus graves et la cécité complète peut en être le résultat.

D'autres lumières très-vives peuvent amener les mêmes conséquences ; c'est ce qui arrive chez les artisans qui travaillent au feu de forge, qui fondent les métaux, qui reçoivent sur leur ouvrage la lumière concentrée par un objectif ou par un globe de verre plein d'eau. Avant d'observer chez ces ouvriers des accidents aussi graves que l'amaurose, on voit souvent survenir des phlegmasies de la conjonctive, de l'iris, de la rétine et quelquefois même, à ce que l'on prétend, des accidents cérébraux.

La lumière éclatante du gaz produit également de pareils résultats ; on voit encore une lumière de médiocre intensité, mais agissant d'une manière permanente, déterminer, à la longue, une irritation de l'œil et épuiser rapidement la sensibilité de cet organe. Les horlogers, les bijoutiers, les graveurs, les dessinateurs et tous ceux qui exécutent des travaux minutieux, et qui ont besoin, par conséquent, d'une lumière assez vive et prolongée, se trouvent dans ce cas.

En Égypte et dans l'intérieur de l'Afrique, où resplendit un soleil éblouissant, dont l'action est encore exaltée par les sables blancs qui le réfléchissent, on voit qu'un grand nombre de leurs habitants sont atteints de phlegmasies des yeux. Ces phlegmasies y sont endémiques. Les pays froids, couverts de neiges perpétuelles qui réfléchissent la lumière avec une grande intensité, déterminent souvent sur la vue des accidents presque aussi intenses.

La diminution d'intensité de la lumière, et sa privation plus ou moins absolue, comme cela a lieu dans l'obscurité, produisent certains effets sur la vue.

L'œil, privé de ce stimulant habituel, perd une grande partie de sa sensibilité, ou plutôt cette sensibilité se dénature ; elle devient un état pathologique, et le plus léger rayon lumineux produisant alors un éblouissement considérable, l'œil ne peut plus supporter la dose de lumière habituelle, et si l'on persiste, une amaurose peut en être la conséquence. Quelquefois l'œil acquiert une telle sensibilité, qu'il peut distinguer des corps plongés dans une obscurité presque complète. C'est une nyctalopie semblable à celle de certains animaux (p. 148).

2° *Coloration des objets.*

Les couleurs diverses des objets n'agissent pas sur l'œil de la même manière. Les unes ne causent aucune fatigue, comme le vert et le bleu, qui sont les couleurs le plus généralement répandues dans la nature. D'autres, comme le rouge, le violet, produisent une sensation pénible, donnent naissance assez rapidement à la céphalalgie et fatiguent la vue.

Influence de la constitution sur la vue. — L'œil a besoin, pour bien voir, d'un degré d'énergie qui dépend de la constitution générale. Si cette énergie est trop grande, comme cela a lieu chez les individus pléthoriques, il peut arriver des congestions sanguines du cerveau ou de l'appareil de la vision, qui troubleront la vue. D'un autre côté, lorsque l'organisme est affaibli par des pertes abondantes, des privations prolongées, il y a un affaiblissement proportionnel de l'appareil de la vision.

Vices de conformation de l'œil. — L'œil n'est pas toujours doué d'un même degré de sensibilité primitive ; il y a dans sa conformation des variétés qui entraînent une différence notable dans la vision. On décrit, en général, trois espèces de modifications qui indiquent l'application de lunettes et de verres disposés d'une manière spéciale.

1° La première est une *impressionnabilité trop vive de l'œil*, que la moindre lumière fatigue, qui ne peut supporter l'aspect d'objets un peu vivement éclairés, ou de très-petites dimensions. On atténue singulièrement cette impressionnabilité, en plaçant au-devant de l'œil des lunettes avec des verres plats, colorés en bleu ou en vert léger ; c'est avec des verres analogues que l'œil des sujets qui sont convalescents des maladies des yeux peut exercer impunément la vision.

2° *La myopie.* — Elle dépend de la réfringence trop grande des milieux transparents de l'œil. Il en résulte que le foyer de la vision est beaucoup plus rapproché de cet organe et qu'on ne peut voir que les objets situés très-près. Ce sont les verres concaves, présentant une courbure en rapport avec le degré de convexité de l'œil ou de réfringence de ses milieux transparents, qui permettent de corriger ce vice de conformation et de distinguer les objets à la même distance que tout le monde.

3° *La presbytie.* — Elle consiste, au contraire, dans l'aplatissement de la cornée transparente ou dans la trop faible réfringence des milieux. Elle a pour conséquence d'éloigner le foyer de la vision et de ne permettre de voir distinctement que les objets situés très-loin. On atténue la presbytie en faisant usage

de verres convexes, qui agissent dans le sens opposé à l'alté-
ration des yeux. La presbytie est très-fréquemment une consé-
quence de l'âge, et on la voit survenir chez un grand nombre
de vieillards; c'est à l'aide de verres analogues qu'on peut la
corriger chez eux.

Devons-nous parler ici des abat-jour, si utiles lorsqu'on
travaille le soir au foyer de lampes dont la lumière est très-vive,
et qui sont destinés à atténuer la vivacité de leur action sur des
yeux fatigués ou naturellement faibles ? On ne saurait trop les
recommander, ainsi que les visières que l'on emploie souvent
dans le jour, en cas analogue, pour se préserver de l'ardeur des
rayons du soleil.

Influence de l'âge. — Chez les jeunes sujets, l'exercice de la
vision a une grande influence sur l'encéphale. Ainsi, les jeunes
enfants soumis à l'action d'une vive lumière en ressentent fré-
quemment une douleur qui peut aller jusqu'à occasionner de
la fièvre, de l'agitation, des cris et parfois des convulsions fort
graves. On observe surtout de pareils accidents dans les villes et
chez les personnes aisées. Les enfants élevés dans le luxe, expo-
sés à veiller et à séjourner dans des appartements très-éclairés,
présentent souvent des phénomènes assez graves, et quelquefois
mortels d'irritation cérébrale, qu'on ne saurait attribuer à d'au-
tres causes.

On sait également que les enfants cherchent la lumière et que
leurs yeux se dirigent constamment vers le point d'où elle ar-
rive; il en résulte souvent des strabismes latéraux, surtout
quand le petit lit de l'enfant est mal placé, et qu'il est obligé de
regarder de côté pour voir le jour. Signaler ces influences sur la
vision des jeunes sujets, c'est suffisamment indiquer qu'on doit
chercher avec le plus grand soin à les éviter.

Chez les adultes, l'influence d'une lumière trop vive ou trop
rare a été exposée avec soin; il est inutile d'y revenir. Je ferai
seulement observer qu'on a pu mettre à profit, avec beaucoup
de succès, la diminution d'intensité de la lumière, pour éviter
une cause d'excitation de plus au cerveau des malades, dans un
grand nombre d'affections. C'est ce que l'on fait, en général,
dans les phlegmasies, les fièvres, les affections du cerveau. L'ob-
scurité est agréable aux malades, elle apporte du calme dans
les fonctions du cerveau, et ce calme réagit favorablement sur
les autres fonctions.

Dans des circonstances opposées, lorsque le corps est affaibli
par des pertes abondantes, que l'organisme est en proie à une

anémie plus ou moins profonde, caractérisée par la diminution de proportion des globules, accompagnée ou non de celle de l'albumine, on obtient souvent d'excellents effets de l'exposition à l'influence directe des rayons solaires, en se mettant toutefois à l'abri de leur trop grande intensité. Leur action modérée relève les forces circulatoires, vivifie l'organisme, augmente les forces et amène rapidement une amélioration générale.

La vieillesse détermine chez l'homme une diminution dans l'énergie de la vision, et un affaiblissement dans le degré de réfringence des milieux de l'œil. On remédie au premier par des verres plats, colorés en bleu ou vert tendre, et on combat le second à l'aide de verres convexes.

Sexe. — Les femmes présentent, en général, une délicatesse plus grande de la vue et une sensibilité plus exquise de cet organe ; mais aussi il est plus impressionnable et se fatigue plus facilement. L'occasion, du reste, lui manque plus qu'à l'homme pour de pareils résultats, car la femme n'a besoin ni de s'exposer comme lui aux vicissitudes atmosphériques, ni de travailler tous les soirs, ou même une partie des nuits, à des travaux fatigants et d'une minutie extrême. On doit toutefois en excepter certaines professions, telles que les dentelières et les brodeuses, dont le travail journalier, et souvent nocturne, fatigue la vue.

Tempéraments. — On doit tenir compte, sous le rapport de l'hygiène de la vue, de la plus vive impressionnabilité de l'œil chez les individus à tempérament nerveux, de sa faiblesse et de sa disposition aux phlegmasies de la conjonctive et de la cornée chez les sujets lymphatiques ; enfin, de la prédisposition aux congestions, qui existe chez les individus sanguins et pléthoriques. Ce sont autant de causes de maladies que l'on doit chercher à éviter.

Habitudes. — Les habitudes permettent de supporter des fatigues de la vue qui, sans cela, ne pourraient être tolérées. Ainsi, le travail des horlogers, des graveurs, etc., etc., auxquels on s'est habitué de bonne heure et progressivement, ne saurait être supporté, même quelques jours, par des individus qui n'y seraient pas accoutumés. Il déterminerait assez rapidement, chez ces derniers, ce qu'il faut des années pour produire chez les ouvriers de ces professions, et ce qui bien souvent n'arrive même pas, c'est-à-dire l'amaurose complète ou incomplète. C'est encore une circonstance qu'il ne faut pas perdre de vue en hygiène.

RÈGLES HYGIÉNIQUES RELATIVES A LA LUMIÈRE ARTIFICIELLE. — Il est important de ne pas travailler le soir avec une lumière insuffisante. Rien ne fatigue plus la vue et ne conduit plus rapidement à la paralysie de la rétine. Il est probable que c'est à cette cause que les couturières doivent d'être si fréquemment atteintes de maladies aux yeux.

Dans certaines professions, les ouvriers qui ont besoin de beaucoup de lumière pour éclairer un objet de petite dimension, ou de couleur sombre, font usage de globes de verre, remplis d'un liquide légèrement coloré en vert. Cet appareil constitue une sphère imparfaite, qui, rassemblant les rayons lumineux d'une lumière placée derrière, les concentre sur un petit espace. C'est là que l'ouvrier place l'objet qu'il veut travailler. Si cet objet est d'une teinte sombre, il n'y a aucun inconvénient. S'il est doué d'un pouvoir réflecteur, ce procédé fatigue la vue. Un autre inconvénient résulte encore de l'emploi de la loupe, comme le font les horlogers et les graveurs ; cet instrument concentrant dans l'œil des rayons déjà réunis en faisceau une première fois, y fait pénétrer un cône de très-vive lumière qui peut amener à la longue une grande sensibilité de l'œil et un affaiblissement de la vue. Les teintes de la lumière artificielle fatiguent l'œil d'une manière différente. C'est ainsi que les verres blancs, ou bien rouge éclatant, occupent, sous ce rapport, le haut de l'échelle. Les verres d'éclairage colorés en bleu ou en vert, les lunettes colorées en bleu, ou, si l'on écrit, l'emploi de papiers plutôt bleus que d'un blanc mat, voilà les moyens qu'on doit préférer pour travailler le soir.

Les oscillations d'une lumière artificielle fatiguent extrêmement la vue, attendu que l'œil est obligé à chaque instant de changer son état statique pour suivre la flamme. Il faut donc les éviter autant que possible, et, sous ce rapport, les lampes sont bien préférables aux bougies et aux chandelles.

Le renvoi de la lumière par des surfaces réfléchissantes produit des effets analogues à ceux de son trop grand éclat. Quand on lit à la lampe, il ne faut point placer le livre dans le champ des rayons réfléchis, mais l'exposer à la lumière directe.

Dans les professions qui s'exercent sur des surfaces réfléchissantes, comme les glaces, les métaux polis, les ouvriers doivent, pour cette même raison être, fréquemment obligés de travailler à la lumière artificielle ; lorsqu'il en est ainsi, il est utile de placer entre la lumière réfléchie et la pièce qu'ils travaillent une toile tendue, une gaze ou un papier huilé, qui ne laissent passer que de la lumière diffuse.

Les couches d'air voisines d'une lumière artificielle s'échauffant beaucoup, il est indispensable de ne pas travailler, les yeux trop près du foyer lumineux ; il peut en résulter l'irritation de l'œil, le dessèchement de l'humeur lacrymale et une ophthalmie.

Bibliographie. — GLEIZE, *Règlement de vie, ou Comment doivent se gouverner ceux qui sont affligés de faiblesse de la vue, avec les moyens de s'en préserver.* Orléans et Paris, 1787, in-8. — FAMIN (P. N.), *Considérations sur le danger des lumières trop vives pour l'organe de la vue et sur les moyens de s'en garantir.* Paris, an X, in-8. — BEER (G. J.), *Moyens infaillibles de conserver la vue en bon état jusqu'à une extrême vieillesse et de la rétablir,* etc., trad. de l'allemand, 3e édit. Paris, 1807, in-8. — GOULIN (J. A.), *Hygiène des yeux, ou Traité des moyens d'entretenir la vue, de fortifier la vue faible,* etc., 2e édit. Paris, 1843, in-8. — RÉVEILLÉ-PARISE (J. H.), *Hygiène oculaire, ou Conseils aux personnes dont les yeux sont faibles et d'une grande sensibilité, avec de nouvelles considérations,* etc. Paris, 1816, in-18. — MAGNE, *Hygiène de la vue, ou Conseils sur la conservation et l'amélioration des yeux, s'adressant,* etc. Paris, 1847, in-8. — ARLT, *Die Pflege der Augen im gesunden und Kranken Zustande,* etc. Prag , 1846, in-8. — SICHEL, *Leçons cliniques sur les lunettes et les états pathologiques consécutifs à leur usage rationnel.* Paris, 1848, in-8. — DUMONT, *Recherches statistiques sur les causes et les effets de la cécité.* Paris, 1856, in-8. — CHEVALIER (A.), *Hygiène de la vue.* Paris, 1861, in-12, 2e édit. avec fig., 2 pl. Paris, 1862, in-8. — Voir surtout les *Traités d'ophthalmologie.*

Audition.

L'ouïe est en rapport direct avec le cerveau, et, comme l'œil, cet organe se lie plus intimement, peut-être, que les autres sens avec les fonctions intellectuelles. Il sert à établir des relations entre les êtres raisonnables, et ces relations ont une grande influence sur le développement des facultés affectives et morales.

1° *Agents à l'aide desquels se produit l'audition.* — Pour se rendre compte de l'audition, on admet l'existence des ondes sonores, propagées par suite de l'élasticité de l'air, et venant exercer une impression quelconque sur les extrémités du nerf auditif qui se répand dans les cavités de l'oreille interne ; mais cette impression dépend elle-même de la nature du son, et l'on sait combien cette nature est variable. La sonorité des corps offre des changements nombreux, suivant la manière dont elle est excitée. Il y a des sons réguliers, dépendant de vibrations déterminées des corps sonores, que l'on peut mesurer d'une manière rigoureuse, et qui tiennent les uns aux autres par des rapports numériques positifs. Tels sont la voix, la parole, les sons musicaux, etc. ; d'autres qui sont confus, obscurs ; ce sont peut-être les plus nombreux ; d'autres, enfin, qui, fort distincts cependant, ne peuvent être rapportés à des types spéciaux.

La musique est le résultat de combinaisons harmoniques des sons entre eux ; c'est l'oreille qu'elle impressionne, mais elle est en même temps un des modificateurs les plus puissants de l'appareil cérébral. On sait les succès obtenus, à l'aide de la musique, dans une foule de maladies. De nos jours, la musique est devenue bien plus savante, et c'est peut-être à cette extrême perfection qu'elle doit d'avoir perdu une grande partie de son efficacité. Le vulgaire, en effet, est peu sensible à ces combinaisons d'accords qui constituent nos opéras ; et si, dans quelques circonstances, les masses populaires sont agitées par un air comme la *Marseillaise* ; c'est que cet air est simple et expressif, et qu'il frappe mieux les oreilles qui n'ont pas reçu une éducation musicale. On ne peut disconvenir cependant que certains sons ne puissent influer beaucoup sur l'état mental, et cela dépend, non pas de leur intensité, mais de leur caractère, de leur mode, de leur ton, toutes choses qui sont la base du système musical moderne.

2° *De l'intensité du son.* — L'intensité du son exerce une grande influence sur l'organe de l'ouïe. On sait que les détonations de grosse artillerie peuvent rendre sourd, soit par paralysie du nerf auditif, soit par la rupture de la membrane du tympan, bien que cette dernière n'entraîne pas toujours la surdité. Certains bruits vibrent avec une telle force que l'oreille en est ébranlée douloureusement ; on désigne ces bruits sous le nom de cris perçants, et cette expression rend bien la sensation que l'on éprouve.

Il y a des circonstances accessoires qui modifient l'intensité du son, et, par conséquent, son mode d'action. Telles sont 1° la densité de l'air : ce gaz est d'autant plus élastique que cette densité est plus considérable ; il en résulte une plus grande intensité du son ; 2° la raréfaction de l'air : cette raréfaction diminue à un tel point la force du son, qu'on entend à peine ce dernier. Ainsi, un coup de pistolet tiré au sommet du Mont-Blanc (Saussure) est à peine perçu par les individus qui sont à côté. Dans le vide, le son ne se transmet pas du tout.

L'habitude de sons ordinairement trop intenses, quelle que soit la cause qui leur ait donné naissance, fatigue l'organe de l'audition, émousse sa sensibilité, finit par le rendre moins impressionnable, et quelquefois par abolir presque complétement sa fonction. La surdité, en un mot, en est la conséquence, comme l'amaurose est la suite de l'impression d'une lumière trop vive et trop ardente.

De même la privation des sons, ou la perception des sons habituellement très-faibles, donne à l'ouïe une sensibilité en quelque sorte pathologique, lui permet de distinguer les impressions sonores les plus fugaces, enfin lui rend insupportables les sons que le vulgaire trouve d'une intensité ordinaire.

3° *Nature des sons.* — Les uns flattent agréablement l'oreille; telle est la musique ; et, pour peu que la prédisposition et le travail existent, on acquiert, par l'habitude, la faculté de distinguer le ton, le timbre et la qualité des divers sons musicaux. — Dans d'autres cas, ce sont des sons graves ou aigus. Les sons graves fatiguent beaucoup moins l'oreille, sauf les cas où ils rachètent leur gravité par une intensité extrême, comme le bruit du canon. Quant aux sons ou aux bruits aigus, l'oreille en souffre infiniment plus que des précédents, et on ne peut longtemps les tolérer. Ces résultats s'expliquent facilement, si l'on réfléchit qu'il faut un nombre d'ondulations sonores beaucoup plus considérable pour produire les sons aigus que pour les sons graves.

RÈGLES HYGIÉNIQUES SPÉCIALES. — 1° *Age.* — Dans le jeune âge, il est indispensable de ne pas exposer les enfants à des bruits trop intenses; on voit à leur air étonné et presque stupéfait, et presque toujours à leurs pleurs et à leurs cris, que de tels bruits les ont impressionnés désagréablement. Les bruits aigus et trop souvent répétés autour des enfants peuvent agir comme une lumière trop ardente sur l'œil et produire immédiatement, dans quelques cas, des convulsions.

Dans l'âge adulte, l'intensité des sons et leur nature plus ou moins agréable à l'oreille, peuvent seules fixer l'hygiène qui leur convient.

Dans la vieillesse, l'organe de l'ouïe s'émousse, s'affaiblit ; la surdité, ou, comme on dit, l'ouïe dure, est un des tristes apanages de l'âge avancé. Aussi faut-il des bruits plus intenses, une musique plus énergique pour fixer l'attention des vieillards, ou se faire écouter avec plaisir. L'usage des cornets acoustiques est très-bon pour les vieillards. Leur volume et leur forme peu gracieuse et peu commode empêchent cependant un grand nombre de personnes âgées d'y avoir recours.

2° *Sexe.* — L'ouïe de la femme est, en général, plus sensible et plus délicate que celle de l'homme ; elle se fatigue également avec plus de facilité ; ce sont des détails que l'hygiène ne doit point oublier.

3° La *constitution* et le *tempérament* ne présentent aucune considération spéciale applicable à l'organe de l'audition.

4° *Maladie et convalescence.* — En pareille circonstance, il faut chercher à donner le son dans de justes mesures, afin d'empêcher les inconvénients qui résultent de trop d'action ou d'un défaut de cette même action. Dans un grand nombre de maladies, le son, venant à dépasser ses limites ordinaires, peut déterminer des accidents cérébraux. C'est ce qui explique pourquoi tant de malades désirent non-seulement rester dans l'obscurité, mais encore loin de tout bruit, dès que paraissent des phénomènes fébriles. Il est rarement utile de faire du bruit autour d'un malade. C'est seulement dans certaines affections nerveuses, dans des accès de mélancolie, d'hypocondrie, qu'on détermine avec quelque avantage des secousses vers l'organe cérébral, secousses qui consistent surtout dans des bruits d'une certaine intensité.

Le silence est tout à fait nécessaire pendant le repos de la nuit, c'est-à-dire pendant le sommeil ; l'organe de l'audition obéit ici à la loi de tous les organes, qui ne peuvent continuer de fonctionner longtemps sans prendre un repos dont la durée est presque égale à celle du travail.

Bibliographie. — ETMULLER, *De effectibus musicæ in hominem.* Lipsiæ, 1714, in 4. — ALBRECHT (D. J. W.). *Tractatus physicus de effectibus musices in corpus animatum.* Lipsiæ, 1734, in-8°. ROGER, *Tentamen de vi toni et musices in corpus humanum.* Avenione, 1758, in-8, tr. par V. MAIRE. Lyon, 1803. — SPRENGEL, *De musicæ artis cum medicinâ connubio.* Halæ, 1800, in-8. — MOJON (B.) *Mém. sur l'utilité de la musique tant dans l'état de santé que dans celui de maladie*, trad. par C. D. MUGETTI, Paris, 1800, in-8. — DESESSARTS, *Réflexions sur la musique considérée comme moyen curatif.* Paris, an XI, in-8. Quelques dissertations à la Faculté de Paris. — DELAGRANGE (an XI, n° 261). — LAMARCHE (1815, n° 125.) — GUILLAUME, (1817, n° 125). — DURAND (1819, n° 123), etc. — FOURNIER-PESCAY, art. *Musique* in *Dict. des Sc. méd.* t. XXXV. — ROLLAND, *De l'influence de la musique sur la guérison des maladies* in *Union méd.*, t. VII ; 1853.

Odorat.

L'organe de l'olfaction doit surtout être considéré comme une annexe de l'appareil digestif ; il a pour but de juger par un procédé spécial la qualité des corps, et surtout de ceux qui sont destinés à notre nourriture. L'appareil destiné à accomplir l'olfaction est simple : c'est une surface muqueuse, propre à recevoir le contact des matières odorantes, et qui recèle un nerf spécial, capable de recevoir ce mode d'impression ; le cerveau juge ensuite. Mais là le contact est immédiat : il y a transport d'un corps, d'un agent ayant des propriétés palpables, physiques et chimiques, qui pénètrent en quelque sorte dans l'organe.

L'air et le calorique sont les agents destinés à volatiliser certaines parties des corps, et ce sont ces particules ainsi volatilisées qui, portées sur la pituitaire, déterminent l'olfaction. Ces particules constituent les odeurs ; elles sont incoercibles, et on ne possède aucun moyen d'analyse pour en constater les propriétés. Les classifications qu'on a essayé d'en donner ont peu de valeur, attendu qu'on a été obligé de les baser sur l'impression même de l'organe qui les reçoit, et sur le jugement individuel qui, en pareille matière plus qu'en toute autre, est sujet à erreur. Les odeurs sont des corps matériels ; la perte de poids des corps d'où elles émanent le prouve suffisamment. Elles diffèrent entre elles sous un grand nombre de rapports. Ainsi, certaines odeurs ne se font sentir que le jour, d'autres que la nuit, quelques-unes ne se développent que le matin, d'autres que le soir ; telles substances ont besoin d'être échauffées, à d'autres il faut de l'humidité ; celles-ci, combinées avec d'autres, donnent lieu à des émanations abondantes, celles-là voient leurs propriétés détruites par le mélange.

Quoi qu'il en soit, on ne saurait mettre en doute l'action des émanations sur le cerveau ; elles produisent une stimulation remarquable sur l'encéphale, et cette stimulation est en rapport avec la nature de l'odeur, avec son intensité et, aussi, avec la susceptibilité particulière de l'individu. Dans le plus grand nombre des cas, les odeurs habituelles agissent sur le cerveau de manière à l'exciter légèrement. On peut en voir un exemple dans les cas où l'on veut ranimer l'action cérébrale affaiblie, comme cela arrive dans les asphyxies et les syncopes. Une irritation portée sur la pituitaire (ammoniaque, acide acétique) agit immédiatement sur la masse cérébrale, réveille toutes ses fonctions et ranime tous les appareils qui en dépendent, comme ceux de la respiration et de la circulation.

Intensité des odeurs. — Si l'on observe de bons effets toniques d'un certain nombre d'odeurs aromatiques, il n'en est plus de même lorsque ces odeurs sont trop fortes. On sait, par exemple, les fâcheux effets qui sont dus à la viciation de l'air par la présence d'une trop grande quantité de vapeurs aromatiques dégagées des plantes de la famille des liliacées ; il en résulte une céphalalgie plus ou moins forte, et quelquefois même, si ces odeurs sont trop énergiques, on peut observer des vomissements sympathiques, et quelquefois, mais plus rarement, des altérations spéciales des organes des sens voisins. C'est ainsi qu'on voit fréquemment, en pareil cas, les stimulants des nerfs olfactifs agir sur les nerfs optiques et rendre la vue plus faible. Dans d'autres cas, l'inspiration de vapeurs de beaucoup de solanées peut donner lieu à des éblouissements, des vertiges, et produire une cécité momentanée.

L'inspiration habituelle d'odeurs trop énergiques peut émousser l'olfaction et lui faire perdre, sinon toute sa sensibilité, au moins une partie. L'inspiration d'une même odeur, continuée pendant quelques minutes sans interruption et placée immédiatement sous le nez, finit par ne plus être perçue.

L'olfaction peut être nulle chez certains individus ; et, en pareil cas, on n'a pas observé de fâcheux effets qu'on pût rapporter à la privation de cette fonction. Cette disparition de l'odorat arrive quelquefois d'une manière lente, graduée, d'un seul côté ou des deux côtés ; quelquefois elle survient tout d'un coup, et résulte d'une lésion cérébrale, du développement d'une tumeur dans la partie antérieure de l'organe, d'un polype fibreux au sommet des fosses nasales. Dans tous ces cas, cette privation est moins grave que la maladie dont elle provient.

2° *Age.* — Dans la première enfance, alors que la nourriture est fournie par la mère, et que cet aliment tout préparé n'a pas besoin d'être apprécié, l'odorat n'est pas développé, et l'hygiène n'a rien à prescrire. — Plus tard, et à l'époque où il commence à manifester son action, alors que l'âge est encore tendre et les appareils délicats, il faut éviter les impressions profondes d'odeurs trop énergiques, il faut ménager la sensibilité de l'odorat, pour ne pas l'émousser trop rapidement. Plus tard, l'instinct et l'expérience sont un guide sûr à cet égard.

3° Le sexe ne présente aucune indication spéciale ; l'odorat des femmes paraît, en général, doué d'une sensibilité plus exquise que celui des hommes, et doit être plus ménagé.

4° Les habitudes jouent un rôle dans l'influence des odeurs et des parfums. — Il arrive souvent qu'on s'habitue tellement à une odeur qu'on respire constamment, que l'olfaction ne l'apprécie plus ; tandis qu'elle a conservé toute sa délicatesse à l'égard des autres parfums. On s'habitue aussi bien, à cet égard, aux odeurs agréables qu'à celles qui le sont peu.

Certains individus ont de singulières antipathies pour des odeurs tantôt fort peu actives, et d'autres fois agréables : tel est quelquefois le parfum de la rose, celui de la violette, etc. ; pour d'autres, c'est l'odeur de la graine de lin ou bien celle des pommes. Les règles hygiéniques se déduisent de ces idiosyncrasies.

L'odorat donne quelquefois lieu à des jugements faux, et la sensibilité de quelques individus perçoit des odeurs fort différentes là où il y a un même point de départ. Les aberrations de ce sens sont nombreuses, et plus, peut-être, que celles de tous les autres. Beaucoup de maladies ont pour symptômes des hallucinations de cette espèce. — Un grand nombre d'hypocondriaques, de femmes nerveuses, sont poursuivis par des odeurs fort singulières, et rien ne saurait rendre raison de la singularité de ce phénomène.

Bibliographie. — Voir p. 378.

Du goût.

Le sens du goût se rapporte plus spécialement à l'homme matériel et à sa conservation ; l'intelligence n'en reçoit ordinairement aucune impression ; toutefois l'état social modifie ce sens, lui donne une extension considérable et sert ainsi à réunir les hommes par les liens gastronomiques, qui ne sont pas toujours à dédaigner.

L'appareil dégustateur, placé à l'orifice supérieur du canal digestif, est évidemment destiné à percevoir des sensations qui se rapportent à la nature des aliments, et leur contact avec la langue fournit des lumières exactes sur la nature de la substance ingérée. Lorsque les coutumes bizarres de la société n'ont pas altéré ce sens si délicat, il suffit presque toujours pour accepter les substances salutaires ou repousser les substances nuisibles à l'individu.

L'appareil de la gustation est simple ; c'est un nerf qui se répand sur une membrane muqueuse et subit le contact des corps sapides. Quel est le phénomène qui s'opère à la surface de la langue ; quelle combinaison se fait entre les molécules sapides des corps et les extrémités des nerfs glosso-pharyngiens? On l'ignore. Si, dans quelques cas, la composition chimique et le plus ou moins de solubilité des corps déterminent leur saveur, il n'en est pas de même dans une foule d'autres circonstances, et l'on ne connaît guère mieux les saveurs que les odeurs.

L'intégrité de la langue est une condition indispensable pour la gustation. Si cet organe est enflammé, les saveurs y font une impression trop vive, douloureuse, insupportable même, surtout quand la substance est très-soluble et sapide. Si le mucus qui recouvre la langue est rare, le sens est obtus; s'il est nul et que la langue soit sèche, il n'y a pas de sensation. Il faut, pour bien apprécier les saveurs, que le mucus soit en quantité suffisante pour bien humecter l'organe et pour dissoudre le corps sapide; si la langue a été soumise à une légère torréfaction, et si les papilles sont brûlées, il y a absence momentanée de goût.

1° *Intensité des saveurs*. — Les saveurs trop énergiques, trop stimulantes, agissent sur le sens du goût comme la lumière sur l'œil, les sons sur l'oreille : elles stimulent énergiquement la langue, et, si cette stimulation est répétée trop souvent avec la même énergie, elles finissent par émousser le sens et par faire disparaître pour lui l'appréciation des saveurs fines et délicates. Quelquefois même les saveurs trop énergiques peuvent abolir complétement le goût. Il est rare d'avoir à constater la diminution d'intensité de ce sens. Il n'y a, du reste, aucun accident spécial qui puisse en être le résultat.

2° *Nature des saveurs*. — La nature des saveurs agit d'une manière particulière sur chaque individu. Ainsi, la saveur acide, qui est fraîche, agréable, émousse pour quelques instants le goût, mais il ne tarde pas à reprendre sa finesse : si les acides sont trop énergiques, ils l'abolissent. — Les condiments âcres émoussent également beaucoup le sens du goût, et le rendent incapable d'apprécier des saveurs plus délicates.

Le sens du goût, plus peut-être que les autres, a besoin d'une sorte d'éducation qui le conduit à trouver bonnes, des choses qui avaient d'abord paru très-mauvaises, et à dédaigner des substances qui avaient été considérées comme très-agréables. C'est sur cette éducation qu'est fondée la profession d'expert-dégustateur des vins, qui est exercée avec une grande habileté par un certain nombre d'individus. La pratique de la gastronomie est entièrement fondée sur cette éducation, et ne s'acquiert qu'après de longs exercices.

3° Les *climats* exercent une influence. Ainsi, dans les pays chauds, si les aliments simples, les végétaux farineux et presque insipides, sont choisis de préférence, c'est presque toujours à condition qu'on y ajoute des condiments stimulants, qui sont nécessaires pour donner du ton aux organes et leur permettre de résister à toutes les causes débilitantes de ces climats. — Les habitants des pays froids font aussi bien souvent usage d'aliments et de boissons excitants. Les substances animales altérées, les graisses rances et d'un goût détestable, certaines liqueurs enivrantes, de la saveur la plus violente, font les délices des Lapons, des habitants du nord de la Russie, et rien ne peut rebuter leur organe gustateur.

4° *Age*. — Le goût existe dès la naissance, car on ne peut changer la nourriture habituelle des nouveau-nés sans leur arracher des cris. Ils ont des organes dont la structure est en rapport avec la nature de l'aliment qui leur convient ; aussi, lorsqu'on vient à leur donner quelque substance très-sapide, ils témoignent par des grimaces et des cris, le mal que leur cause cette sensation. Plus tard, à mesure que l'organisation se perfectionne et que de nouveaux besoins se font sentir, des aliments plus substantiels sont nécessaires, et le goût se modifie suivant les exigences ; mais arrivent alors les habitudes singulières, les bizarreries que l'on observe dans certains pays, et, dès lors, le goût se déprave, s'altère, et l'on trouve du plaisir à des impressions qui seraient fort pénibles, et même insupportables dans d'autres circonstances.

Dans la vieillesse, le goût bien souvent s'émousse, s'affaiblit, et il est besoin de saveurs plus énergiques pour flatter le goût des personnes âgées.

5° Les femmes ont, en général, le sens du goût plus délicat que celui de l'homme, ce qui tient sans doute à ce qu'elles font beaucoup moins que lui usage d'excitants énergiques capables de l'émousser.

6° Certaines maladies dépravent le goût et font trouver agréables des substances insipides. Beaucoup de jeunes filles chlorotiques ont une grande propension à manger du charbon, de la craie, de l'argile, du papier, etc., etc. Dans d'autres cas, un état pathologique de l'estomac ou des centres nerveux vicie la sensation et détermine une sorte d'hallucination singulière, en vertu de laquelle on attribue des saveurs exquises ou très-fortes à des substances qui en sont tout à fait dépourvues. Dans les maladies fébriles ordinaires, le sens du goût se trouve aboli, et les aliments paraissent mauvais. C'est une sorte de mouvement instinctif de la nature qui excite de la répugnance pour des objets inutiles ou nuisibles.

Du toucher.

L'impression du tact a lieu à la surface de la peau ; elle s'opère sur les houppes nerveuses des papilles recouvertes par l'épiderme, et le rôle de cette couche inorganique n'est pas sans importance, car elle protége l'organe du toucher contre les violences extérieures et contre les corps étrangers et nombreux qui pourraient le blesser. — L'excitant de la peau n'a rien de spécial, tout corps matériel palpable peut provoquer la sensation du toucher.

L'intégrité de la peau est indispensable pour que le tact conserve sa finesse et sa perfection ; il y a cependant une distinction à faire à cet égard. Quand la peau est dépouillée de son épiderme, la sensibilité est au contraire augmentée ; car les papilles nerveuses sont mises à nu ; ce n'est donc pas ce genre d'altérations qui diminue la sensibilité du tact. Lorsqu'au contraire la peau est complétement détruite et remplacée par une cicatrice, ou bien lorsqu'il existe des épaississements épidermiques considérables, le toucher est beaucoup moins parfait et quelquefois même aboli complétement.

Les corps qui agissent avec trop d'énergie sur la peau finissent par émousser la sensibilité de cette membrane. Les contusions répétées, les frottements rudes et continuels, ont pour résultat d'augmenter la couche épidermique, et de diminuer la sensibilité du tact. Tel est le résultat qu'amène bien souvent l'exercice de certaines professions. On trouve une autre série de causes dans les affections du cerveau, et l'anesthésie n'est souvent que le symptôme de quelque maladie de l'encéphale.

Dans un autre ordre de causes, on voit l'augmentation de la sensibilité cutanée déterminer des accidents spéciaux. Qui ne connaît les souffrances que font éprouver de simples démangeaisons, produites par des maladies de la peau de peu d'importance ? Elles déterminent quelquefois de l'insomnie, une agitation très-grande et même un état névro-sthénique général. On les a vues, chez les enfants, aller jusqu'à provoquer des convulsions. Les démangeaisons qui se produisent dans le voisinage des organes génitaux déterminent quelquefois un état d'éréthisme de cet appareil.

L'*âge* exerce une influence sur le sens du toucher. Cet organe est d'autant plus développé, que le sujet est plus jeune : moins sensible peut-être, mais plus expérimenté et plus instruit dans l'âge adulte, il diminue notablement dans la vieillesse.

Sexe. Les femmes ont, en général, le sens du toucher plus délicat et plus perfectionné. Elles sont plus vivement impressionnées par les corps qui agissent sur lui.

Les sujets doués d'un *tempérament* nerveux ont, en général, la sensibilité portée à un haut degré de perfection. Les autres tempéraments ne présentent rien de particulier à cet égard.

L'*habitude* donne une grande perfection au sens du tact, et c'est sur l'éducation ainsi que sur les habitudes auxquelles on peut soumettre cet organe, que sont fondées la plupart des professions manuelles délicates.

Dans les *convalescences*, le toucher augmente quelquefois de sensibilité pour revenir ensuite à son état normal.

RÈGLES HYGIÉNIQUES. — Elles consistent à protéger la peau contre les violences extérieures et contre les corps dont le contact pourrait la souiller ; il faut, en même temps, y entretenir une grande liberté de circulation. Les bains, les lotions, les lavages fréquemment répétés, remplissent bien ces indications. Il faut faire attention, toutefois, de ne pas donner à la peau une sensibilité trop vive ; car, alors, on favoriserait l'action des agents atmosphériques, et on verrait se développer, spécialement pendant la saison froide, les inflammations chroniques de cette membrane auxquelles on donne le nom d'engelures. L'usage des gants est indispensable dans les circonstances suivantes : 1° pendant le froid : ils doivent alors être en peau ou bien en laine ; 2° pendant la chaleur : l'usage du fil est préférable. On doit encore avoir recours à l'usage de gants appropriés à cette destination spéciale, toutes les fois que les mains sont obligées d'accomplir des travaux auxquels elles ne sont pas habituées.

De l'usage du tabac, de l'opium et du haschisch, du bétel, et de l'arsenic.

Les coutumes de certains peuples les ont conduits à l'usage de substances qui n'ont aucune utilité pour conserver la santé de l'homme, ou pour contribuer à le nourrir par suite de leur absorption. Leur usage mériterait plutôt le nom de bizarrerie. Mais enfin des millions d'individus ont adopté ces coutumes, et il est indispensable d'en examiner ici la valeur hygiénique.

1° Du tabac.

Le tabac peut être pris de trois manières différentes : 1° en feuilles et mâché ; 2° en poudre ; 3° à l'état de fumée.

En traitant des condiments, nous avons vu que le tabac est fréquemment employé à l'état de mastication, et qu'aucun avantage ne vient justifier son usage. Les résultats qu'il détermine consistent d'abord dans une salivation abondante; plus tard, la persistance de cette habitude produit la sécheresse de la bouche, et finit quelquefois par détériorer le goût; enfin, lorsqu'il est absorbé, il peut en résulter de légers symptômes de narcotisme auxquels on s'habitue, et dont on ne peut plus ensuite se passer. L'hygiène ne peut donc que proscrire cette forme d'emploi du tabac.

2° Le tabac en poudre et appliqué sur la pituitaire, par suite de son introduction dans les fosses nasales, agit comme sternutatoire ; il active d'abord la sécrétion nasale, puis il dessèche consécutivement la membrane muqueuse. Son usage répété finit par détruire la finesse de l'odorat. A l'état de poudre, le tabac agit rarement comme narcotique ; son inconvénient le plus grand est d'être une habitude peu agréable pour ceux qui en sont témoins, et peu commode pour ceux qui en font usage. Du reste, cette habitude n'a aucune utilité et ne remplit aucune indication. L'action sternutatoire qu'elle exerce agit quelquefois comme un révulsif puissant ; on a même été jusqu'à prétendre qu'en cette qualité, il pouvait dissiper des coryzas, des ophthalmies légères, des odontalgies et quelquefois même des céphalalgies opiniâtres. Quelques médecins regardent les éternuments comme capables de déterminer la rupture des poches anévrysmales du cœur ou des vaisseaux ; si le fait est vrai, il faut au moins que les maladies organiques dont ils hâtent ainsi la fin, soient déjà bien avancées.

3° Le tabac aspiré ou fumé agit d'une manière différente, suivant que l'on commence à en faire usage ou qu'on en a déjà contracté l'habitude.

Dans le premier cas, la fumée du tabac, aspirée par la bouche, agit par sa causticité, sa chaleur et les produits pyrogénés et narcotiques qu'elle renferme ; elle détermine une véritable ivresse caractérisée par la céphalalgie, les vertiges, la décoloration de la face, les nausées, les vomissements et une singulière prostration des forces. A mesure qu'on acquiert l'habitude de fumer, ces accidents diminuent et finissent par ne plus être appréciables ; mais sont-ils nuls? Là est toute la question. Aux yeux de beaucoup de personnes et même de médecins, ils sont nuls en effet, et l'habitude de fumer n'exerce aucune action quelconque sur la santé. Cette conclusion est une erreur. Le tabac ne cesse jamais d'exercer une action locale et une action générale.

L'action locale n'est pas toujours la même : tantôt elle produit la diminution de l'appétit, d'autres fois des pertes de salive abondantes, ou bien encore l'impossibilité d'en sécréter sans avoir recours à l'emploi de la fumée du tabac. La diminution de la sensibilité du goût peut également en être la conséquence.

[On se rappelle que Roux attribuait à l'action de la pipe les cancroïdes de la lèvre inférieure. M. Bouisson a repris cette question et l'a étayée de faits assez nombreux.]

L'action générale de la fumée du tabac, bien que peu intense, est cependant incontestable; elle consiste dans un très-léger état de stimulation cérébrale, sous l'influence de laquelle l'esprit est plus lucide, le travail plus facile, l'intelligence plus ouverte. Son action une fois cessée, la stimulation disparaît, et elle est souvent remplacée par un certain degré de langueur qui rend l'homme plus lourd, plus apathique et moins propre au travail; il se trouve alors dans la nécessité de recommencer à fumer, et c'est dans cette série d'alternatives que se passe une partie de son existence. Le fumeur, en effet, est voué désormais à aspirer la fumée du tabac toutes les fois qu'il veut faire usage de ses facultés intellectuelles.

[Et ce n'est pas seulement pour réveiller l'intelligence que le retour de l'excitant habituel devient une triste nécessité, cela a lieu également pour d'autres fonctions; le fumeur est obligé d'avoir recours à la drogue infecte dont il fait ses délices, pour stimuler son appétit avant le repas, puis, après encore, pour faciliter la digestion, puis encore pour provoquer les garde-robes. En un mot, le fumeur est devenu l'esclave de sa pipe ou de son cigare. Quant aux effets généraux sur les facultés intellectuelles, nous signalerons la remarque faite par M. Danet et vérifiée par M. Bertillon, qu'à l'école polytechnique les *fruits secs* sont de grands fumeurs. M. Fleury, que sa position a mis à même d'étudier un grand nombre d'affections du système nerveux, est porté à croire qu'il faut rapporter à l'extension si considérable qu'a prise en France la déplorable habitude du tabac, le développement vraiment digne de remarque, depuis une vingtaine d'années, qu'ont pris ces paralysies à marche lente et progressive qui se montrent en dehors de toute lésion appréciable du système nerveux. M. Beau lui attribue également ment une part considérable dans l'étiologie de l'angine de poitrine.]

Bien que cette conclusion puisse paraître un peu sévère, je crois qu'on ne doit pas hésiter à signaler l'habitude de fumer le tabac comme une coutume inutile, mauvaise et dont l'hygiène doit, le plus possible, chercher à détourner ceux qui l'ont contractée.

[Une autre observation que nous devons faire ici, c'est que l'habitude d'envelopper le tabac dans des feuilles de plomb, ou de le serrer dans des boîtes de ce métal, surtout pour le tabac en poudre, a produit des accidents graves d'intoxication saturnine. Enfin on a signalé, dans certains cigares, la présence de l'arsenic. Comme si ce n'était pas assez de la nicotine!]

2° De l'opium.

Il semble que ce soit une nécessité pour l'homme de chercher à se soustraire aux préoccupations de la vie réelle et d'entrer dans un monde imaginaire, au sein duquel il oublie momentanément ses maux. Cette nécessité, plus grande encore peut-être chez les Orientaux que chez beaucoup d'autres peuples, les a conduits à remplacer en partie l'usage du vin, qui leur est interdit, par celui de l'opium. Cette substance servant maintenant, chaque année, à altérer la santé de plusieurs millions d'hommes, il est du devoir du médecin d'en étudier l'action.

L'opium est employé de deux manières : introduit par la bouche et avalé, ou bien fumé ; ces deux modes produisent des effets sensiblement différents.

1° *Opium introduit en nature dans le tube digestif.*

C'est le mode d'emploi de l'opium chez les Turcs et dans la plus grande partie de l'Orient ; on fait avec cette substance des espèces de pilules que l'on avale et qui déterminent assez rapidement des effets spéciaux.

Ces effets consistent dans une espèce d'ivresse rêveuse, accompagnée d'une excitation momentanée et suivie d'un sommeil quelquefois profond, et, dans d'autres cas, mêlé de rêves. La nécessité d'augmenter sans cesse les doses de la substance narcotique, pour produire les mêmes effets, conduit les mangeurs d'opium à en prendre des quantités assez considérables ; c'est ainsi qu'on a vu des Orientaux en avaler jusqu'à 2^g,50 à 3 grammes par jour, et même davantage.

La répétition continuelle de ces excitations finit par user la sensibilité. Les forces se perdent, l'appétit disparaît, les digestions s'altèrent, le dégoût pour les aliments arrive. Au bout d'un certain temps, on voit se développer l'incapacité du travail, la stupidité, auxquelles ne tardent pas à succéder le marasme, une décrépitude prématurée et la mort. Dans cette série de phénomènes, il y en a un bien remarquable, c'est le défaut d'appétit et la possibilité où sont fréquemment les mangeurs d'opium de ne prendre que des quantités d'aliments très-inférieures à celles qui sont ordinairement nécessaires pour vivre. Pour expliquer ce fait, on peut déjà invoquer le repos habituel, l'état d'immobilité et la stupeur dans laquelle les mangeurs d'opium passent une partie de leur vie; mais cela ne suffit pas, et la quantité d'aliments est encore trop faible, même pour des individus qui ont suspendu presque complétement toute espèce d'exercice.

Il faut donc nécessairement supposer que l'usage habituel de l'opium a pour effet de diminuer l'activité du mouvement de nutrition interstitielle, de ralentir la composition et la décomposition moléculaire des tissus, et de rendre ainsi beaucoup moins nécessaire l'usage aussi répété et aussi abondant des aliments réparateurs.

2° Usage de l'opium sous forme de fumée.

C'est ce mode d'emploi de l'opium qui est en usage chez les Chinois(1), les Malais, les Indiens, etc. ; il semble que ses effets soient différents de ceux que produit l'opium introduit dans les voies digestives. On doit à M. Botta (thèse, 1829) des observations curieuses sur le mode d'action de la fumée de l'opium sur l'économie.

L'opium, fumé comme le tabac, doit subir préalablement une préparation particulière qui le transforme en extrait aqueux parfaitement sec, dont le poids est au moins le tiers et quelque-

(1) En Chine, jusqu'à l'année 1787, l'opium n'était connu que comme médicament, et on n'importa cette même année que 200 balles de cette substance. En 1796, cet usage était tellement répandu, qu'il fallait des lois répressives de l'importation de l'opium. Sa consommation s'est accrue à un tel point, qu'en 1837, on en introduisit 40,000 balles, ou la valeur de 125 millions de francs. M. Little, à qui j'emprunte ces détails, dit qu'on peut évaluer approximativement à 9 millions les hommes qui se livrent à l'habitude de fumer de l'opium. A Singapour, sur une population de 70,000 habitants, il y a 15,000 fumeurs d'opium.

fois la moitié de celui de l'opium brut. Cette préparation lui enlève son odeur vireuse et nauséabonde. L'extrait d'opium, ainsi préparé, est fumé d'une manière particulière dans des pipes spéciales, par aspiration de la fumée, que l'on conserve un certain temps dans la bouche et que l'on avale en partie. La quantité d'opium consommé varie beaucoup, suivant les individus ; cette quantité peut être énorme. Ainsi, d'après M. Little, un homme a pu fumer, par jour, jusqu'à une demi-once (15 gr.) d'opium. Dans un relevé de la consommation de 603 personnes, on peut établir que la moyenne est de 29 grains d'extrait, ce qui équivaut à 50 grains d'opium brut par jour.

Les effets de la fumée d'opium sont primitifs ou consécutifs.

Effets primitifs. — C'est d'abord une langueur, une faiblesse musculaire, un besoin impérieux de repos qui augmente à chaque aspiration. La faiblesse fait des progrès, se répand dans tout le corps. Les paupières sont à demi fermées, les mains agitées d'un léger tremblement, la démarche chancelante ; en même temps le pouls diminue de fréquence, et devient un peu irrégulier, la respiration tend à devenir haletante. Bientôt se manifeste un certain degré d'excitation cérébrale ; la tête se congestionne légèrement, les facultés intellectuelles s'exaltent, et, malgré les images qui passent devant les yeux, le jugement et la raison sont parfaitement sains ; c'est même là le caractère particulier de l'action de la fumée d'opium. On éprouve un sentiment de bien-être, les chagrins sont oubliés, la douleur n'est pas perçue, et un calme parfait est la sensation des fumeurs. La peau n'est pas le siége d'une chaleur anormale, mais il y existe des démangeaisons. Le fumeur ne rêve ni au jour ni au lendemain ; le sourire sur les lèvres, il remplit sa pipe, et pendant qu'il l'achève, ses yeux se dérident et il tombe dans une béatitude complète. La pipe tombe de sa bouche, la tête repose lourdement sur l'oreiller, les yeux se ferment, les traits s'affaissent, les inspirations deviennent de plus en plus profondes, et toute perception a cessé ; les objets peuvent frapper les yeux, mais ils ne sont pas vus ; les sons peuvent frapper les oreilles, mais ils ne sont pas entendus ; il tombe dans un sommeil troublé et peu réparateur, pour recouvrer, au lever, le sentiment de ses misères. A cet état de béatitude succèdent une langueur, une incapacité complète pour tous les mouvements et pour tous les exercices, ainsi que le dégoût pour tous les aliments ; un sentiment de brisement dans tous les membres, un aspect d'accablement et d'hébétude profonde : tout cela persiste jusqu'au moment où le malade revient à l'usage de ses habitudes favorites.

Effets consécutifs. — D'après M. Little, c'est à tort que l'on a dit que l'usage de l'opium n'entraînait aucune suite fâcheuse pour la santé et pour la vie. D'abord, il y a des troubles dans le sommeil, des étourdissements, des tournoiements de tête ; quelquefois de la céphalalgie, un appétit capricieux, une langue blanche, souvent de la constipation, un sentiment d'oppression indéfinissable et la perte d'expression du regard. Plus tard, une sécrétion abondante de mucus se fait par les yeux et souvent par le nez, les digestions sont troublées, la miction difficile, et un écoulement muqueux se fait par les organes de la génération. Les organes sexuels, d'abord anormalement excitables, perdent peu à peu leur tonicité, le corps maigrit, les muscles s'émacient et sont le siége de douleurs souvent intenses dans la première moitié de la journée ; peu à peu les traits s'affaissent et prennent un aspect particulier d'hébétude caractéristique. En même temps les sourcils se froncent, les paupières inférieures s'entourent d'un cercle noirâtre, les yeux s'excavent et prennent un aspect hagard et stupide, les traits acquièrent l'expression d'une vieillesse prématurée, les facultés génitales s'affaiblissent, et, chez les femmes qui ont des enfants, la sécrétion lactée ne s'établit pas. Bientôt les aliments et les boissons sont vomis presque continuellement ; il y a des douleurs d'estomac, même quand le fumeur n'est pas sous l'influence de l'opium. Souvent il y a de la diarrhée, les urines sont troubles, rendues à des intervalles plus rapprochés ; des maladies de la vessie se développent assez souvent. Dans d'autres cas, c'est une dyspnée qui peut aller jusqu'à la suffocation ; ou bien, ce sont les signes d'une affection organique du cœur qui se développe ; d'autres fois, ce sont des affections strumeuses et des éruptions furonculeuses ou charbonneuses très-graves. D'après M. Little encore, l'influence sur le moral n'est pas moindre. Il y a une grande indolence ; le fumeur néglige ses travaux et ses occupations habituelles ; la misère arrive, et une dépravation profonde conduisant au crime. M. Little rapporte que sur 40 Chinois criminels, renfermés dans les prisons de Singapour, 35 étaient fumeurs d'opium, et 14 d'entre eux dépensaient en opium 8 schellings de plus par mois qu'ils ne gagnaient, de sorte qu'ils demandaient au vol ce qui leur manquait. Les crimes sont, du reste, beaucoup moins communs pendant l'intoxication de l'opium que pendant celle de l'alcool.

Il n'est pas facile de renoncer à cette habitude, surtout quand le fumeur est arrivé à une prostration profonde des forces, et qu'il y a des troubles digestifs, de la diarrhée et des vomissements.

3° Haschisch.

Le haschisch est le produit du suc extrait du chanvre (*cannabis indica*). Cette préparation est peut-être plus employée encore que l'opium, dans une grande partie de l'Orient, et même dans l'Inde. On doit avouer cependant que ces deux narcotiques sont souvent associés ensemble. Le haschisch entre dans plusieurs préparations, conserves ou gâteaux, dont il n'est pas utile de parler ici.

Le haschisch produit une ivresse dont l'intensité est en rapport avec la proportion du principe résineux que contient le chanvre. Cette ivresse est caractérisée par un état d'extase tout particulier, pendant lequel paraissent des hallucinations de toute sorte, mais sans phénomènes convulsifs. Le haschisch produit des hallucinations au moral comme au physique : on voit mal ce qui existe, ou on voit ce qui n'existe pas; on juge mal ce qu'on est, ou on le juge autrement que l'on n'est.

D'expériences tentées en France par beaucoup de personnes bien portantes, il semblerait résulter que cette substance procure des jouissances fort vives et des sensations fort agréables, exemptes du malaise et du sentiment de courbature, qui accompagnent les excès alcooliques.

[Le haschisch a surtout pour effet de produire une gaieté folle, avec éclats de rire, hallucinations bizarres, scènes burlesques, se succédant avec une rapidité inouïe et dont on conserve le souvenir.]

Il y a en Orient un grand nombre d'individus qui font usage du haschisch, dans le but de se procurer des jouissances qui ont quelque analogie avec celles de l'opium. Lorsque cet usage devient une habitude, il arrive un instant où les suites sont bien funestes. La dégradation physique et morale des individus se produit peu à peu, les forces diminuent, la stupidité, mêlée de folie, se développe, et une mort prématurée arrive au milieu de la décrépitude. Le haschisch, pas plus que l'opium, ne saurait trouver en nous des approbateurs.

4° Du bétel.

[Parmi les habitudes ridicules ou nuisibles qu'enfante un goût dépravé, il faut ranger l'usage du bétel si cher aux Hindous et aux peuples de la Malaisie. Le bétel est une espèce de poivrier dont les feuilles excessivement âcres employées comme masticatoire sont, dit-on, apéritives, mais ont surtout pour effet de teindre les dents en noir, et la muqueuse buccale en rouge foncé. Pour modifier l'âcreté des feuilles du bétel et leur donner une saveur plus agréable, on y mêle de la chaux, de l'amande d'areck coupée par morceaux, du cardamome, du clou de girofle et de la cannelle. Ce masticatoire, qui devient un besoin impérieux, ne paraît avoir d'autre inconvénient que celui de se colorer les dents d'une manière désagréable à nos yeux et, dit-on, d'altérer l'émail des dents.]

5° Arsenic.

[Il paraît, d'après les observations du Dr Tschudi que, dans certaines parties de la basse Autriche et de la Styrie, mais surtout dans les montagnes qui la séparent de la Hongrie, on rencontre, parmi les paysans, la singulière habitude de manger de l'arsenic. Les toxicophages ont un double but : 1° de se donner de la fraîcheur et de l'embonpoint, aussi est-ce surtout parmi les jeunes sujets que cet usage est répandu ; 2° de se rendre plus *volatils*, c'est-à-dire de faciliter la respiration pendant la marche ascendante. A chaque longue excursion dans les montagnes ils prennent un petit morceau d'arsenic qu'ils laissent fondre peu à peu dans la bouche. L'effet en est surprenant, dit M. Tschudi ; ils montent aisément des hauteurs qu'ils ne sauraient gravir qu'avec la plus grande peine sans cette pratique. Ils font souvent la même chose à leurs chevaux, dans le même but, et avec le même succès.

La quantité d'arsenic avec laquelle commencent les toxicophages représente un petit morceau de la grosseur d'une lentille, ce qui ferait un peu moins d'un demi-grain. Ils s'arrêtent généralement à cette dose qu'ils avalent plusieurs fois par semaine ; ils augmentent peu à peu la dose, mais quelquefois ils vont trop vite, alors l'intoxication se déclare et fait des victimes. Mais on n'observe pas les phénomènes de l'empoisonnement arsenical chronique chez ceux qui savent approprier la dose parfois assez considérable (jusqu'à 3 et 4 grains) de toxique à leur constitution et à leur tolérance. Il faut encore remarquer que la suspension de l'emploi de l'arsenic, est toujours suivie de phénomènes morbides assez semblables à ceux de l'intoxication arsenicale à un faible degré, et que fait disparaître le retour de l'usage du toxique.]

Bibliographie. — Tabac. Un nombre très-grand de monographies, de dissertations, etc., parmi lesquelles : GOHORI (J.), *Instr. sur l'herbe petun dite l'herbe de la royne ou medicée.* Paris, 1572, in-8. — EVERARTUS (Ægid.), *De herbô panacæâ quam alii tobacum, alii petun aut nicotianam vocant, brevis commentariolus.* Antuerpiæ, 1583. — NEANDER, *Tabacologia,* fig. Lugd. Batav., 1622, in-4°; trad. fr., intit. du *Tabac ou Nicotiane ;* 1626, in-8. — *Collectio opusculorum de tabaco,* EVERARTI, — NEANDRI, — de MERES (Guil.), — JACOBI I (roi d'Anglet.), *Misocapnus.* — THORIE (Roph.), *Hymnus.* Utrecht, 1644, in-16. — MALTOT, *Ergò ex tabaco calvities.* Th. de Paris, 1676. — PRADE (de), *Histoire du tabac où il est traité particulièrement du tabac en poudre.* Paris, 1677, in-12. — *Question agitée le 26 mars de l'année 1699 aux écoles de médecine de Paris, sous la présidence de* M. FAGON, *savoir si le fréquent usage du tabac abrége la vie,* rép. affirm. Paris, 1699, in-12. — HECQUET, *Si le tabac rompt le jeûne ;* in *Traité des dispenses de carême,* 2ᵉ édit. Paris, 1715, t. II, p. 479-512. — ANDRY, *Même question,* in *Le régime de carême.* Paris, 1710, in-12, p. 517-565. — MEISNER (L. F.), *De caffe, chocolatæ, herbæ thæ ac nicotianæ usu et abusu.* Norimb., 1721, in-8. — GARBENFELD, *De tabaci usu et abusu.* Argentorati, 1744, in-4°. — BECK (G. L.), *De succione fumi tabaci.* Altorfii, 1745, in-4°. — TRILLER, *De tabaci abusu.* Vitebergæ, 1761, in-4°. — MENURET (J. J.), *Observations sur le débit du tabac après la suppression du privilége,* etc. Paris, in-8. — CADET (C. L.), *De quelques tabacs du commerce et des sternutatoires en général,* in *Bullet. de pharm.,* t. I, p. 263 ; 1809. — GAST (C. A.), *De usu et abusu tabaci.* Th. de Strasb., 1811 (t. XVI, n° 302). — ROQUES, *Observations sur un cas de consomption produit par un usage abusif du tabac à fumer,* in *Ann. cliniq. de Montpellier,* 2ᵉ sér., t. I, p. 87. — *Nouveau fait qui prouve le danger de l'usage abusif du tabac à priser,* in *Gaz. de santé,* 1818, n° 33. — WATERHOUSE (B.), *Cautions to young persons concerning health, in a lecture showing the evil tendency of the use of tobacco, more especially the pernicious effects of smoking cigars,* 5ᵗʰ edit. Cambridge, 1822. — SZERLECKI (Vl. Al.), *Monographie über Tabak, dessen Einwirkung auf den menschlichen Organismus und Heilkräfte,* etc. Stuttgard, 1840, in-8. — SCHMIDTMANN, *Uebermässiges Tabakrauchen und nachtheilige Wirkung davon,* in *Hufeland's Journ.,* t. CXI, St. VI, p. 112 ; 1840. — MONTAIN (G.), *Quelques considérations sur le tabac, de son abus et de son influence sur la santé,* etc. Lyon, 1810, in-8. — MÜLLER (J.), *Der Tabak in geschichtlicher, botanischer, chemischer und diätetischer Hinsicht.* Emmericht, 1842, in-12. — WÜRTH, Sa-

nitäts-polizeiliche Vürdigung des Tabaks und seines zunehmend schäd-liches Gebrauchs, in *Ann. der St. Arzn.*, t. VIII, p. 63, 1843. — Boussi-ron, *De l'action du tabac sur la santé et de son influence sur le moral et l'intelligence de l'homme*, 4e édit. Paris, 1845, in-8. — Allnatt (R. H.), *On the effects of Tobacco*, in *Lond. med. Gaz.*, t. XXXVI, p. 236; 1845. — Wright and Laycock, *On the diseases resulting from immo-derate use of Tobacco, including some results*, etc., in *Lond. med. Gaz.*, 2e sér., t III, p. 590; 1846; trad. par Guérard, in *Ann. d'hyg.*, 1re sér., t. XXXVIII, p. 337; 1847. — Liébaut, *Recherches sur le tabac, son his-toire, son Action physiologique, toxique et thérapeutique*. Th. de Paris, 1851, no 234, in-4o. — Guérard (A.), *Sur le tabac et les principales substances enivrantes*, in *Ann. d'hyg.*, 1re sér., t. XLVIII, p. 321; 1852. — Malapert, *Un mot aux consommateurs de tabac sur la nicotine*, in *Bullet. de la Soc de méd.* de Poitiers, 2e série, no 19, p. 20; 1852. — Danet, *Mém. sur le tabac*, in *Journ. de la Soc. acad. de la Loire-Infé-rieure*, t. XXIX, p. 219; 1853. — Tiedmann (F.), *Geschichte des Tabaks und anderer ähnlicher Genussmittel*. 18 Abbild. Francfurt an M. in-8, 1853. — Ravoth, *Nachtheilige Wirkung des Tabakrauchens*, in *Med. Ctrlztg.* 1855, no 72, et *Schmidt's Jahrbb.*, t. LXXXIX, p. 24; 1856. — *The great question of Tobacco*: sorte d'enquête ouverte dans le jour-nal *The Lancet*, 1856, t. II, et 1857, t. I. — Fiévée (de Jeumont), *Du tabac, de son usage, de ses effets médiats et immédiats sur l'économie, et de son influence sociale*. Paris, 1857, in-16. — Fermond, *Monographie du tabac contenant l'historique, les propriétés thérapeutiques, physiolo-giques et toxicologiques, les diverses espèces*, etc. Paris, 1857, in-fol. — Morand, *Essai sur l'hygiène du tabac, principalement au point de vue de l'hygiène militaire*. Épinal, 1859, in-12. — Prudent (L. A.), *Du tabac, de ses différents usages et de ses effets*. Th. de Paris, 1859, no 162, in-4o. — Bouisson, *Du cancer buccal chez les fumeurs*, in *Gaz. méd. de Paris*; 1859. — Brodie (sir B.), *On the use and abuse of Tobacco*, in *Edinb. med. J.*, t. VI, p. 397; 1860. — Beau (S.), *Fumée de tabac considérée comme cause de l'angine de poitrine*, in *Compt. rend. de l'Acad. des sc.*, t. LIV, p. 1179; 1862. — Pfaff, *Das Tabakrauchen*, in *Henke's Ztschr.* 1862, 4 Hft., et *Canstatt's Jahresb.* 1863, t. VII, p. 5.

Tabac rendu toxique. Chevallier (A.), *De la présence de divers sels de plomb dans le tabac*, in *Ann. d'hyg.*, 1re sér., t. VI, p. 197; 1831. — Schwartz, *Ueber Tabakshüllen, deren Papier mit giftigen Farben ge-färbt ist*, in *Henke's Ztschr.*, t. XXXVI, et *Schmidt's Jahrbb.* Spl. III, p. 312; 1842. — Otto, *Bleivergiftung durch Maccubaschnupftabak*, in *Hamburg. Ztschr. f. d. ger. Med.*, t. XXII, Hft. 3, et *Schmidt's Jahrbb.*, t. LXI, p. 167, 1844. — Abbène (A.), *L'arsenic ou d'autres poisons vola-tils introduits dans les cigares peuvent-ils donner lieu à un empoison-nement chez ceux qui les fument?* in *Ann. d'hyg.*, 2e sér., t. V, p. 225; 1856. — Granara, Multedo e Ageno. *Saggio di alcune esperienze ese-guite allo scopo d'investigare la possibilità dell' avvelenamento per mezzo di sigari preparati coll' arsenio*, etc., in *Annali univ. di med.* t. CLVIII, p. 1; 1856. — Bunsen, *Ueber die Möglichkeit der Vergiftung durch Cigarren* (arsenic), in *Casper's Vjschr.*, t. XI, p. 33; 1857. — GUENTHER (R. B), *Ueber chronische Bleivergiftung durch Schnupftabak*, in *Archiv. d. deutsch. medic. Gasetzg.*, etc., t. II, n° 42-44 : 1858. — SONNENKALB, *Ueber Bleigehalt der Schnupftabak, mit besonderer Beziehung, zu Leipzig*, in *deutsche Ztchr. f. d. St. A.*, t. XIII, Hft. 2, et *Can statt's Jahresb.* 1860, t. VII, p. 82. — PAPPENHEIM (L.), *Eine Notiz betreffend den in Blei verpakten Schnupftabak*, in *Beiträge zur exact Forsch.*, etc. 3 Hft., p. 73; 1862.

Opium. — SIEBOLD (G. C.), *Commentatio de effectibus opii in corpus animale sanum, maxime respectu ad ejus analogiam cum vino.*Gottingæ. 1789, in-4°. — *Documents pour servir à l'histoire de l'opium et de la philanthropie anglaise*, in *Revue d'Orient* et *Union méd.*, t. I, p. 636; 1847. — LITTLE (R.), *On the habitual use of opium*, in *Journ. of the eastern archipelago*, Jan. 1848, et *Monthly Journ.*, t. X, p. 524; 1850. — REVEIL (P. O.), *Recherches sur l'opium; des opiophages et des fumeurs d'opium.* Th. de Paris, 1856, n° 193, in-4°. — LIBERMANN (H.), *Les fumeurs d'opium en Chine; étude médicale.* Paris, 1860, in-8. — Pour l'opium comme pour le bétel, voir surtout les *Voyages en Asie et dans le grand Archipel indien.*

Haschisch. — AUBERT (L.), *Du haschisch et de son emploi dans le traitement de la peste*, in *De la peste ou typhus d'Orient*, p. 210. Paris, 1840, in-8. — LALLEMAND (F.), *Le haschisch.* Paris, 1843, in-18. — LAWRIE, *Cases illustrating some of the effects of indien hemp.*, in *Monthly Journ.*, t. IV, p. 939; 1844. — LIAUTAUD, *Mém. sur l'histoire naturelle et les propriétés médicales du chanvre indien*, in *Comptes rendus de l'Acad. des sc.*, t. XVIII, p. 149; 1844. — MOREAU (de Tours), *Du haschisch et de l'aliénation mentale.* Paris, 1845, in-8. — *Accidents occasionnés par le haschisch*, in *Gaz. des hôp.*, 1847, p. 447. — COURTIVE (Ed. de), *Haschisch; étude historique, chimique et physiologique.* Th. de pharm. de Paris, 1848, in-4°. — DORVAULT, *Hist. naturelle, chimique et pharmacologique du haschisch; ses préparations diverses en usage en Orient*, etc., in *Bull. de thérap.*, t. XXXV, p. 360; 1848. — BERTAULT, (J. M. E.), *Du haschisch; son histoire, ses effets physiologiques et thérapeutiques.* Th. de Paris, 1854, n° 258, in-4°. — JUDÉE, *De quelques hallucinations produites par le haschisch*, in *Gaz. des hôp.*, 1855, p. 279. — MARTINS (G.), *Pharmacologisch-medicinische studien über den Hanf.* Erlangen, 1855. — HAMBERG, *Versuche mit dem Haschisch und dem Extr. cannabis indicæ*, in *Hygiea*, t. XV, p. 626; 1856. — SCHROFF (K. D.) *Vergiftung durch Haschisch* in *Wien. Wochnbl.*, 1857, n°s 40, 41. — NICOLAU-BARRAGUÉ, *Dégénérescences de l'espèce humaine produite par l'abus des boissons alcooliques et de l'opium.* Th. de Montpellier, 1863, n° 72, in-4°.

Arsenic. — TSCHUDI, *Sur les arsenicophages*, in *Wien. med. Wchnschr.*, trad. in *Journ. de Bruxelles* et *Union méd.*, 1854, p. 249, 253. — KESTEVEN (W. B.), *On arsenic-eating*, in *Assoc. med. Journ.*, sept. 1856. — HEISCH, *On arsenic-eaters of Styria*, in *Pharm. Journ.*, May, 1860, et *Ranking's Abstract.*, t. XXXI, p. 15; 1861.

CHAPITRE XXIV

Des sens internes

Les sens internes ne peuvent être définis d'une manière exacte, car on ne connaît ni leur siége positif ni leur nature. Le système nerveux qui y préside n'offre pas de modifications appréciables, et rien n'indique qu'il y ait dans les principaux viscères, aucune circonstance d'organisation capable de rendre compte des sensations singulières qui y ont leur siége. On ignore, du reste, si ce siége est bien réel, et si ce n'est pas le cerveau lui-même qui éprouve le sentiment général du besoin, lequel serait à son tour modifié par l'action directe de chaque organe en particulier.

Ces sens internes sont ainsi appelés, parce qu'ils se rapportent aux fonctions des principaux viscères des grandes cavités, et que leur action a pour but d'indiquer les besoins de l'économie. La plupart de nos fonctions organiques s'exécutent sans notre volonté. Ainsi, l'on respire, le cœur bat, sans que ces actions viscérales dépendent de nous ; tandis que d'autres fonctions, comme la digestion, ont besoin que nous leur fournissions tous les matériaux nécessaires. Or, il fallait qu'une sensation intérieure nous indiquât la nécessité de donner aux organes les éléments de cette réparation indispensable, et c'est cette sensation que l'on nomme le sens de la faim. La soif est dans le même cas. L'hygiène doit s'occuper de régler les conditions de santé de ces instincts divers.

De la faim.

De tous les sens internes, le premier, le plus impérieux, celui qui se renouvelle le plus souvent, c'est le besoin de manger, c'est l'appétit qui précède la faim. Cette sensation varie suivant les âges, la constitution, les habitudes, les climats, et une foule d'autres circonstances locales ou individuelles.

1° *Age*. — Les enfants éprouvent le besoin de se nourrir beaucoup plus souvent que les adultes ; l'accroissement rapide du corps exige une nutrition très-active, aussi, l'enfant nouveau-né mange-t-il sans cesse. Cet énergique sentiment d'appétit ne diminue que quand le corps a acquis tout son développement, et alors il n'est plus qu'en proportion des pertes journalières. Les hommes robustes, qui font une grande dépense de force musculaire, éprouvent le besoin de manger plus fréquemment que ceux qui sont en repos et d'une faible constitution. Dans la vieillesse, on mange moins encore, en raison des pertes moins nombreuses que l'on fait d'une part, et, de l'autre, en raison de la prédominance du mouvement de décomposition interstitielle des tissus sur celui de composition.

2° *Sexe.* — Le sexe ne détermine, sur le sentiment de la faim, d'autre influence que celle qui résulte, pour la femme, du défaut d'exercice et de travail physique, ainsi que de la force moins grande de la constitution. Ces conditions font moins souvent naître chez elle le sentiment de la faim.

3° *Habitudes.* — Les habitudes déterminent bien souvent, à l'égard de la faim, des besoins artificiels, qui, une fois développés, doivent être satisfaits. En pareil cas, les heures de repas sont marquées par l'apparition de ce besoin, et beaucoup de personnes éprouvent un vrai tourment, quand on ne le fait pas cesser par l'ingestion des aliments.

4° *Climats.* — Les climats exercent une notable influence sur le sentiment de la faim ; la chaleur l'atténue singulièrement, et les habitants des contrées chaudes se voient souvent obligés de faire naître un appétit artificiel par l'usage de condiments énergiques. Dans les climats froids, c'est le contraire ; la faim devient un sentiment vif et impérieux, qui engage les habitants à prendre fréquemment une quantité considérable de nourriture, qui leur permette de développer la chaleur animale nécessaire pour résister à la basse température de la contrée.

5° *Maladies.* — La plupart des maladies abolissent le sentiment de l'appétit, comme si la nature prévoyante engageait l'homme à s'abstenir d'aliments inutiles ou dangereux. Les animaux, qui obéissent à l'instinct, font diète avec une exactitude bonne à imiter. Le retour du sentiment de la faim annonce la convalescence, et l'on sait avec quelle intensité se manifeste le besoin de manger, surtout chez les jeunes sujets qui ont été épuisés par le mal et par les pertes qu'il a entraînées. La faim des convalescents exige les plus grandes précautions, et il faut surtout se garder de la satisfaire dans certaines maladies, comme la fièvre typhoïde, par exemple.

Dans quelques circonstances rares, l'appétit est factice, c'est-à-dire fondé sur un prétendu besoin. C'est ce qu'on observe dans certaines gastralgies, et, en pareil cas, si l'individu cède à cette suggestion de ses organes malades, il ne tarde pas à sentir de vives douleurs d'estomac, ou à rejeter les aliments qu'il a pris. Dans d'autres cas, plus remarquables encore, la faim devient une sorte de monomanie, dans laquelle on observe des boulimies, des polyphagies fort extraordinaires. Quelquefois l'appétit se déprave, et il porte des individus à manger des substances d'un goût détestable ou nul.

Les plaisirs que cause l'action de manger sont vifs, et le sentiment de bien-être engage à recommencer cette opération plus souvent que ne l'exige le besoin réel. La gourmandise en est la conséquence, et on peut dire que c'est maintenant une des plaies de notre société. L'histoire consacre des faits qui surprennent. Les Romains se faisaient vomir pour manger de nouveau. On voit encore de nos jours des Romains de ce genre. Il est aussi mauvais de solliciter un appétit factice, que de refuser de satisfaire un besoin réel quand il se développe. Des établissements religieux ont souvent imposé de grandes tortures aux estomacs, en prescrivant des jeûnes plus ou moins rigoureux, dans le but de diminuer la pléthore produite par une alimentation abondante. On a souvent dépassé le but, et beaucoup de maladies en ont été la conséquence. Il est bon, sans doute de régler les besoins, et de les restreindre dans des limites convenables; mais il ne faut pas imposer des lois dont l'observation est presque impossible.

Soif.

La soif est une sensation analogue à la faim, et qui peut donner lieu aux mêmes observations. Elle se fait sentir d'une manière différente, en raison des âges, des climats, des habitudes, etc.

1° *Age*. — Les enfants boivent beaucoup plus, proportion gardée, que les adultes, et leur nourriture doit être sous forme liquide, pour s'accommoder aux facultés digestives de leurs organes. Dans l'adolescence, les mouvements continuels, et les pertes nombreuses qui se font, exigent, à la fois, et beaucoup d'aliments et beaucoup de boissons. Le sang a besoin d'eau pour conserver toujours au sérum la même composition, car la plupart des sécrétions lui en enlèvent beaucoup. Plus tard, les travaux fatigants, les grands exercices auxquels se livrent les adultes, rendent les liquides fort nécessaires. A mesure qu'on arrive à la vieillesse, la soif devient moins impérieuse, et on peut se dispenser de recourir aussi souvent aux liquides.

2° Le *sexe*, la *constitution*, le *tempérament*, ne présentent rien de particulier à noter sous le rapport de la soif.

3° *Habitudes*. — De même que pour la faim, les habitudes jouent un grand rôle à l'égard du sentiment de la soif. Elles font contracter l'habitude de boire, à de certaines heures, des quantités de liquides déterminées, et, lorsqu'on ne satisfait pas à des habitudes ainsi contractées, elles deviennent un besoin factice très-impérieux.

Climat. — Dans les pays chauds, les pertes continuelles qui se font par les surfaces cutanée et pulmonaire, font naître le besoin impérieux de boire abondamment pour réparer ces pertes, et la sensation de la soif se fait sentir avec une énergie extrême. On sait tout ce que souffrent les personnes qui parcourent les déserts brûlants de l'Afrique, et l'importance que l'on attache aux sources trop rares qui rafraîchissent ces contrées.

Le sentiment de la soif est plus pénible que celui de la faim, et ceux qui ont éprouvé les plus grandes privations ont enduré ce dernier beaucoup moins difficilement. Les personnes qui ont résolu de se laisser mourir de faim ne peuvent presque jamais résister au désir de boire. La privation absolue de liquide donne lieu à une fièvre ardente accompagnée de délire, et qui est probablement la conséquence d'une gastro-entérite aiguë.

Certaines maladies exaltent singulièrement le besoin de boire. Toutes les grandes pertes ont ce résultat; les grandes hémorrhagies sont encore dans ce cas. Chez les hydropiques, alors qu'une sécrétion anormale enlève au sang la plus grande partie de son sérum, la soif s'allume avec force. Chez les diabétiques, ce besoin est continuel, et il devient un tourment insupportable.

En résumé, il faut, en bonne hygiène, donner aux organes digestifs la quantité nécessaire de liquides; il faut que cette sensation capricieuse soit satisfaite, car la santé en dépend. On observe quelquefois des personnes qui ne paraissent pas éprouver le sentiment de la soif, et qui ne boivent presque jamais. Cela est rare. On sait que les bains et les lotions remplacent l'action de boire, et que la peau absorbe une grande quantité de liquide. La présence d'une plus ou moins grande quantité de vapeur d'eau répandue dans l'atmosphère donne lieu à des variations dans le sentiment de la soif.

Bibliographie. — Pour la faim et la soif, voir les traités de physiologie et de pathologie générale; voir aussi la bibliographie des articles *Ages, Climats, Régime*, etc.

Du coït.

Le besoin de perpétuer l'espèce constitue une nécessité non moins impérieuse que celle de la faim et de la soif. L'instinct de la propagation est naturel à l'homme, et, si les conditions sociales y apportent des modifications, quant aux formes du moins, le fond reste parfaitement le même.

1° Influence de l'âge, du sexe, de la constitution et du climat sur le coït.

1° *Age*. — On sait que la puberté n'arrive pas à la même époque de la vie dans les deux sexes; que ce phénomène d'évolution de l'appareil génital est placé sous l'influence de la chaleur du climat, de la nourriture, et de beaucoup d'autres modificateurs externes. Les différentes races qui occupent les pays offrent une précocité qui varie, et qu'il faut connaître. Mais, quel que soit l'âge où apparaissent ces symptômes d'une virilité complète, il importe beaucoup de ne rien faire pour en hâter l'apparition, car ces développements précoces sont presque toujours suivis d'une vieillesse anticipée. Ainsi donc, le meilleur système d'éducation physique sera celui dans lequel un régime et les soins convenables, fortifieront l'économie, et laisseront les organes génitaux dans un repos complet. Il ne faut jamais solliciter leur action avant le terme fixé par la nature; il faut que cette fonction s'établisse spontanément, et sans aucune provocation physique ou morale. Plus l'imagination des enfants restera étrangère à ces impressions, plus l'économie aura le temps d'acquérir de la force, et de pourvoir aux pertes que nécessitera, plus tard, l'accomplissement de ce grand acte.

La puberté, bien qu'elle annonce l'époque de la possibilité de la reproduction, ne doit cependant pas engager au coït; il faut attendre, en général, que le corps ait acquis son accroissement. Tous les législateurs de l'antiquité avaient reculé l'époque du mariage, et rien, en effet, ne donne d'aussi pauvres résultats que ces unions précoces.

L'homme, dans nos climats tempérés, est arrivé au point de complète organisation physique vers l'âge de vingt ans, et c'est alors seulement tout au plus qu'il est apte à procréer des enfants robustes. Il serait à désirer que l'on attendît plus longtemps qu'on ne le fait d'habitude pour marier les femmes, car les gestations précoces sont une cause de la faible santé des enfants. Ce n'est guère que lorsque les femmes ont vingt ans accomplis, qu'elles sont capables de donner le jour à des enfants vigoureux, et de les nourrir. Souvent, il est vrai, on peut trouver des exceptions à cette règle, et ces exceptions sont en faveur des individus d'une constitution robuste : dans la grande majorité des cas, toutefois, on fera bien d'attendre que les organes aient atteint leur entier développement.

Si l'exercice du coït est fâcheux pour les individus très-jeunes, il l'est plus encore pour ceux qui ont atteint un âge avancé. Chez les vieillards, en effet, cet acte est suivi de graves accidents, qui sont, en particulier, les congestions et les hémorrhagies cérébrales, l'apoplexie pulmonaire. Dans le cas de maladie organique du cœur antécédente, ou même simplement d'ossifications un peu considérables de l'endocarde, on voit quelquefois la rupture du cœur, ou celle de poches anévrysmales de l'aorte, s'opérer pendant l'acte du coït et déterminer une mort rapide. Une syncope plus ou moins grave est encore un des accidents qui peuvent se développer en pareil cas. Les vieillards doivent donc s'abstenir du coït. Quant à fixer l'âge, cela est difficile ; il dépend de beaucoup de circonstances, qui sont la constitution robuste, l'abstinence observée pendant une partie de la vie, la bonne santé antérieure, l'absence d'excès. Lorsque ces conditions se présentent, l'âge où l'on doit cesser le coït est nécessairement reculé, tandis que dans les circonstances contraires il est avancé. On peut, en tout cas, fixer en moyenne à soixante ans le maximum de l'âge auquel l'homme doit cesser d'exercer le coït. En général, du reste, le sentiment de ce besoin ne se fait guère sentir que dans la période moyenne de la vie, et tout ce qui dépasse ce terme entraîne souvent des dangers.

En bonne hygiène, on doit proscrire le plaisir et ne permettre cet acte que comme satisfaction d'un besoin. Par malheur, les circonstances dénaturent cette sensation ; on en fait une chose habituelle qui, sous ce rapport, occasionne des besoins factices et souvent dangereux. A défaut de conventions sociales et d'intérêts moraux, il y a de très-bonnes raisons en faveur de la chasteté et de la continence, et le médecin peut prêcher une doctrine que ne désavoueraient pas les casuistes les plus sévères. Oui, il y a de grands avantages à ne se livrer au coït que quand le besoin s'en fait sentir ; il y a de grands avantages à ne pas provoquer des besoins artificiels par une habitude ou des stimulants appropriés, et, sous ce rapport, le *Traité de macrobiotique* d'Hufeland est parfaitement fondé. Mais cette doctrine ne plaît à personne, et le plus grand nombre ne consent pas à se soumettre au régime que nous préconisons. Dès l'adolescence, les sociétés, les lectures, l'exemple de chacun, excitent les désirs des jeunes gens des deux sexes, la puberté est provoquée, accélérée par tous les moyens imaginables; le délire des passions accroît ce feu, et la déplorable facilité que l'on trouve partout à satisfaire ce besoin impérieux, augmente son exigence, et ne permet pas d'y résister. Il est vraiment déplorable d'entendre dire à des jeunes gens de quinze à dix-huit ans qu'ils ne peuvent se passer de femmes, et le dégoût que cause cette dépravation morale plus encore que physique, ne peut être égalé que par celui que produit la lubricité d'un grand nombre de vieillards. De part et d'autre, il y a une honteuse aberration de sensibilité, qui entraîne les lésions les plus graves.

Le coït n'appartient donc qu'à la période moyenne de la vie, alors qu'il y a nécessité pour l'homme de se donner des successeurs et de perpétuer son espèce. Ce besoin physique reçoit une impulsion plus rapide, par suite du sentiment moral qui détermine un choix, une prédilection spéciale. En effet, la répugnance qui naît entre deux êtres efface bientôt ce sentiment, et l'homme le plus robuste peut être nul en pareil cas; toutes les impressions morales un peu vives peuvent avoir ce résultat, et l'on connaît un grand nombre d'exemples d'un anéantissement complet des facultés viriles, d'hommes jusque-là bien portants.

Il faut donc qu'en vertu d'une sorte de consensus, toutes les autres sensations cérébrales favorisent l'action du coït; car il n'en est aucune qui puisse offrir des changements plus considérables que cette dernière, sous l'influence des agents moraux ou nerveux.

2° *Sexe*. — Quant aux femmes, leur action étant presque toujours nulle dans l'exercice de cette fonction, elles peuvent demeurer passives, sans que cela nuise à son accomplissement; aussi n'y a-t-il rien de particulier à en dire.

3° *Constitution*. — La sensation de plaisir qu'occasionne le coït, a toujours été considérée comme ayant une influence très-grande sur l'état du cerveau; on sait, en effet, qu'après des excès dans ce genre, les facultés intellectuelles sont notablement affaiblies, que les sens eux-mêmes sont dans le même cas, et que, par conséquent, c'est le cerveau lui-même qui souffre de cette violation d'un bon régime. D'un autre côté, l'accomplissement régulier et modéré de cette importante fonction a de notables avantages, et beaucoup d'hommes doués d'une certaine énergie vitale, ne peuvent s'en abstenir longtemps sans un trouble évident de toutes les fonctions sensitives. On doit donc avoir égard à la constitution de l'individu, à son âge, à ses prédispositions organiques, et ne pas exposer l'organisme à des lésions qu'il est toujours facile de prévenir.

Certaines fonctions ont une influence remarquable sur le coït. Les actions excessives de tous les organes de la vie de relation détruisent les désirs, et l'on sait, depuis longtemps, que le travail prolongé laisse peu de place aux idées d'amour physique. D'un autre côté, ce genre de sensation a l'inconvénient de troubler des fonctions importantes ; le phénomène de la digestion, par exemple, ne peut s'accomplir régulièrement quand on pratique le coït peu de temps après le repas ; il en résulte souvent des accidents sérieux, tels que de violentes indigestions ou des congestions cérébrales. Quoique des gens robustes et jeunes puissent se permettre de tels écarts de régime, sans beaucoup d'inconvénients, il faut cependant se régler sur les faits généraux et non pas sur les exceptions.

4° *Climat*. — Dans l'appréciation des circonstances qui peuvent exercer une influence sur le besoin du coït, on ne doit pas oublier l'action des climats. La chaleur, ainsi que cela a déjà été dit plus haut, augmente la sécrétion spermatique, excite le besoin du coït, favorise les excès vénériens, et conduit les habitants des pays chauds à des abus qui sont la cause de la polygamie, de la sodomie, etc. Ce sont ces excès qui, malgré la grande fécondité des peuples méridionaux, amènent la décadence physique et morale des habitants de ces contrées. Dans les climats froids, on observe précisément le contraire ; le besoin du coït se fait moins sentir, le froid engourdit les facultés génitales, et la nécessité de les satisfaire est plus rare. Il en résulte une génération plus robuste et plus active.

2° De l'abstinence du coït.

La privation du coït peut-elle déterminer des accidents spéciaux ? La solution de cette question n'est pas aussi simple qu'on pourrait le croire. Si l'on met d'abord de côté les individus à constitution faible, débile et délicate, à tempérament lymphatique, il est incontestable que la privation des plaisirs vénériens ne saurait avoir aucune influence fâcheuse sur la santé de pareils sujets. Mais chez des individus d'une constitution forte, robuste, il en est autrement.

Dans le plus grand nombre des cas de ce genre, aucun accident particulier ne se développe, et des pollutions nocturnes abondantes, accompagnées de rêves érotiques, viennent presque toujours rétablir l'équilibre et servir de phénomènes critiques. Il est rare qu'il n'en soit pas ainsi, mais enfin cela peut être, et, quand les pollutions critiques n'arrivent pas, on peut observer certains phénomènes sur la nature desquels tous les médecins ne sont pas d'accord, et qu'on attribue généralement à la pléthore spermatique.

Ces accidents sont : un sentiment général de torpeur, de malaise et d'impatience ; des érections fréquentes et répétées se développent spontanément à la simple vue d'une femme, ou sous l'influence de stimulations de diverse nature ; ces érections constituent fréquemment les principaux accidents, et elles sont quelquefois tellement violentes, qu'elles peuvent conduire celui qui les subit à des actes de folie criminelle.

Si la pléthore spermatique est portée au dernier degré, le caractère change, s'altère de plus en plus, et la plupart des médecins s'accordent à reconnaître que de véritables accès de folie peuvent se développer. On ne saurait trop répéter toutefois que de tels accidents sont rares, et que, la plupart du temps, des pollutions nocturnes critiques servent, en quelque sorte, de soupape de sûreté à la pléthore spermatique.

3° Abus du coït.

A quel instant finit l'usage raisonnable et commence l'excès ? C'est la première question à décider, et ce n'est pas toujours facile. Doit-on s'appuyer sur la persistance ou la cessation des érections ? Évidemment non, car elles se montrent bien souvent énergiques et persistantes chez les gens épuisés, et à la seule vue ou à l'attouchement de l'objet qui les a déjà provoquées. Il est plus juste de faire commencer l'excès à l'instant où l'accomplissement du coït n'est plus le résultat d'un besoin, mais la conséquence de provocations de toutes sortes.

Le coït nécessaire est accompagné d'un sentiment de bien-être général, d'un renouvellement de la vigueur et de la souplesse du corps. Un coït inutile est suivi, au contraire, de fatigue, de courbature, d'affaissement des facultés physiques et intellectuelles.

Un grand nombre de circonstances conduisent aux excès vénériens. Parmi les plus importantes, on doit citer les suivantes : l'orgasme génital qui se développe à l'époque de la puberté; une constitution forte, sanguine, avec une disposition prononcée au coït; un tempérament nerveux; le développement sexuel (ce développement n'est pas toujours suivi de désirs vénériens bien énergiques); la fréquentation habituelle des femmes; le contact incessant d'un objet aimé; la mauvaise compagnie; les mauvais conseils; l'oisiveté; souvent la forfanterie, qui pousse tant d'hommes à vouloir montrer une vigueur dont ils ne sont pas toujours capables, et qu'ils sont obligés de provoquer par des excitations anormales.

Les excès vénériens produisent sur la santé des effets fâcheux qu'on ne saurait méconnaître.

En premier lieu, ce sont les changements physiques qui surviennent dans la constitution, et qui se traduisent par les caractères suivants : la peau devient pâle, le teint d'un blanc mat, l'embonpoint disparaît, les yeux s'entourent habituellement d'un cercle noir; le visage est triste, languissant, les yeux mornes et sans expression, la démarche traînante ; la résistance au froid et à la fatigue est peu considérable. En revanche, l'appétit est augmenté et la digestion s'opère avec facilité ; l'exercice physique est difficile et pénible ; le caractère change; l'apathie, l'indifférence arrivent, l'intelligence est paresseuse. Chez ceux qui excellaient par la vivacité de leur esprit, il ne paraît plus que de rares éclairs.

En résumé, l'abus du coït détermine un affaissement simultané dans les forces physiques et dans les facultés intellectuelles.

D'autres accidents ne tardent pas à se montrer. On observe la difficulté des érections, l'impuissance, la stérilité par modification dans la composition du sperme et par disparition des spermatozoïdes.

Plus tard, des gastralgies, des palpitations nerveuses, des névralgies de diverse nature, enfin une hypocondrie véritable, ne tardent pas à survenir. En même temps, les sujets sont disposés à contracter plus aisément toute espèce de maladie, et ils sont plus facilement impressionnés par toutes les causes morbifiques. Plus tard, enfin, l'abus des plaisirs vénériens conduit au mal de Pott (consomption dorsale des anciens), aux pertes séminales et à la phthisie pulmonaire.

On voit, d'après ce tableau abrégé, quelle sobriété il faut apporter dans l'exercice du coït, et quelle résistance on doit opposer à toutes les séductions que présente la constitution de la société à notre époque.

[A côté des effets fonctionnels que déterminent les abus dans la répétition de l'acte de la génération, il faut placer certains accidents locaux qui peuvent survenir par le fait de manœuvres violentes, ou de ces mouvements brusques et irréguliers que provoque l'orgasme vénérien; on les observe surtout chez l'homme. Tels sont les excoriations du prépuce, le paraphimosis, la déchirure de la muqueuse du gland dans le point où elle se réfléchit sur le prépuce, la rupture du frein, la déchirure du méat urinaire, ou du canal de l'urètre, la rupture du pénis lui-même, etc. Chez la femme, des violences dans le coït ont amené des déchirures de la vulve et du vagin, surtout dans le cas de disproportion entre les organes ; des hémorrhagies utérines ou rétro-utérines, etc. ; des excès répétés produiront des irritations de la muqueuse génitale avec écoulement habituel (leucorrhée), des engorgements, des déplacements de l'utérus ; des abcès des grandes lèvres, etc. ; l'avortement paraît être la conséquence des abus dans le coït.]

4° De l'onanisme.

L'onanisme est un vice malheureusement bien répandu, surtout chez les jeunes gens, parmi lesquels il exerce de grands ravages. Sans aucun doute, dans quelques ouvrages, et en particulier dans celui de Tissot, on en a exagéré les effets, et cette exagération, dans un livre qui n'a malheureusement été que trop répandu, a pu faire croire à la jeunesse que cette exagération était absolue, et que la masturbation n'avait aucun mauvais effet. C'est cette pensée qu'il s'agit de rectifier.

La masturbation s'observe à tous les âges ; mais c'est particulièrement de 10 à 15 ans qu'elle est le plus répandue ; on l'observe quelquefois à l'âge de 5 à 6 ans, et on la voit d'autres fois se prolonger pendant toute l'adolescence.

Les deux sexes y sont exposés. Elle est cependant plus fréquente chez les garçons.

C'est dans les endroits où des enfants sont rassemblés en certain nombre, et en vertu de la contagion si facile de l'imitation, que l'onanisme est malheureusement répandu : tels sont les pensionnats, les maisons d'éducation, les colléges. — On l'observe encore quelquefois chez des sujets voués à une abstinence trop absolue des fonctions génitales.

Les effets les plus ordinaires que l'onanisme exerce avec une certaine fréquence sont les suivants : la maigreur, malgré un bon appétit et des digestions faciles ; une pâleur générale, et quelquefois un teint légèrement plombé de la face ; les yeux cernés d'un cercle bleuâtre, et, quelquefois, un peu enfoncés dans l'orbite ; une certaine paresse intellectuelle, et même une grande inaptitude au travail. Parmi d'autres accidents, nous signalerons encore la débilité musculaire, une susceptibilité nerveuse ; des battements du cœur, des étouffements et des intermittences dans le pouls.

On doit aussi mentionner le désir de la solitude, une tristesse que rien n'explique, de la céphalalgie, de la gastralgie.

Des phénomènes plus graves peuvent encore se manifester. Voici le tableau qu'en donne Georget :

« Langueur générale, intelligence affaiblie, moments d'absence, mémoire infidèle, vertiges, yeux entourés d'un cercle livide, pupilles habituellement dilatées ; indifférence et aversion pour les objets qui excitent l'attention des autres, pour les individus du sexe opposé en particulier ; palpitations fatigantes, sommeil troublé par des rêves voluptueux, par des érections et des pollutions nocturnes ; syncopes faciles, flaccidité des organes génitaux chez l'homme, uréthrite chronique, qu'on a prise pour une spermatorrhée ; irritation du clitoris et du vagin chez la femme, flueurs blanches. Enfin les excès de l'onanisme causent des maladies déterminées, toujours difficiles à guérir et souvent incurables. Telles sont l'espèce de folie appelée démence, l'épilepsie, l'hypocondrie, l'hystérie ; des phlegmasies chroniques de divers organes, qui se terminent par le marasme, le *tabes dorsalis* et la mort. »

J'ajouterai à ce tableau deux faits : 1° la phthisie, pour peu qu'il y ait prédisposition chez les sujets, est souvent le résultat de l'onanisme : dans d'autres cas, l'onanisme produit lui-même la prédisposition à la tuberculisation.

A l'hôpital de Lourcine, consacré aux femmes vénériennes, et dont j'ai été quelque temps médecin, malgré une surveillance sévère, il règne une grande corruption. Entre autres vices, les femmes pratiquent l'onanisme entre elles. J'ai vu, comme résultat, la transmission de la syphilis de femmes infectées à des femmes qui n'en étaient pas atteintes auparavant.

Comment remédier à ce vice malheureusement si répandu et quelquefois enraciné d'une manière si incurable ? Il faut au moins essayer. Voici les points auxquels il faut faire attention.

Une surveillance sévère, et de tous les instants, des sujets que l'on suppose en proie à cette malheureuse habitude. Cette surveillance, dans les établissements publics, doit être pratiquée, dans ce cas comme dans l'autre, de jour et de nuit. On doit éviter de laisser l'enfant et les jeunes gens dans les endroits isolés ou cachés.

L'exercice porté même jusqu'à la fatigue, surtout avant de se mettre au lit, est un excellent moyen. Telles sont la gymnastique, l'équitation, les longues promenades à pied.

Les occupations de l'esprit, les distractions, en excluant toutefois les tableaux voluptueux et les spectacles, les voyages, sont des moyens qui peuvent venir en aide aux parents qui veulent, et avec raison, délivrer à tout prix leurs enfants de ce vice honteux. Les bains froids, aidés de la natation, sont encore un moyen adjuvant excellent.

Que penser des ceintures exploitées par le charlatanisme, des bandages de diverse nature, des gantelets durs, etc.? Ce sont tout au plus des ressources qu'il faut réserver pour les cas où les moyens précédents ont échoué. Pour ma part, j'y ai peu de confiance.

5° Des pollutions.

Les pollutions se distinguent en pollutions nocturnes et pollutions diurnes.

Les pollutions nocturnes sont utiles ou nuisibles. Elles sont utiles quand elles se produisent chez des individus forts, bien constitués, et qui usent avec une très-grande sobriété des plaisirs vénériens ; elles sont alors un véritable bien. On reconnaît que tel est leur caractère à ce qu'elles sont abondantes, accompagnées d'une érection énergique, de l'orgasme vénérien, et, enfin, à ce qu'elles ne sont pas suivies de fatigue et de courbature.

Les pollutions nocturnes sont nuisibles quand elles se répètent trop souvent, quand elles ont lieu chez des sujets débiles, ou bien chez des individus bien constitués, mais qui usent déjà assez largement du coït ; elles sont encore nuisibles, lorsqu'elles sont provoquées par des conversations ou des idées licencieuses, et lorsqu'elles sont suivies de courbature et de fatigue.

La limite entre les unes et les autres est souvent assez difficile à établir ; et on la franchit quelquefois insensiblement. C'est, par exemple, ce qui arrive lorsque des pollutions, d'abord nécessaires, se produisent ensuite par le seul fait de leur prémière apparition, deviennent habituelles, et, par leur renouvellement trop fréquent, débilitent les sujets qui les présentent.

Lorsque les pollutions nocturnes dépassent le caractère critique qu'elles auraient dû conserver, il faut essayer de les faire cesser. On y parvient souvent en faisant coucher sur un lit plus dur, en conseillant des couvertures moins chaudes et moins épaisses, en éloignant les lectures, les conversations et les contacts qui peuvent les provoquer. On se trouve encore très-bien, en pareil cas, des bains froids ; ou, si la saison ne le permet pas, des lotions froides. L'usage du vin, du café et des liqueurs, doit en même temps être interdit.

Les pollutions diurnes semblent être d'une autre nature que les précédentes. Elles constituent plutôt un acte passif, qui se produit sans érection, sans orgasme vénérien, et dont on a bien certainement exagéré la fréquence. En pareil cas, tantôt le sperme sort avec les urines, d'autres fois en même temps qu'une selle ; plus rarement, il s'écoule spontanément par le canal de l'urètre et sans qu'on en ait la conscience. Les causes qui peuvent les produire sont mécaniques, ou bien elles résultent d'un état général de l'organisme. Parmi les premières, on place la constipation opiniâtre, les calculs de la vessie, la présence d'oxyures vermiculaires dans le rectum, les diverses maladies de cet intestin, les affections de la prostate ; on y range encore l'équitation habituelle.

Parmi les causes générales, on place la débilité congéniale de la constitution et l'épuisement déterminé par la masturbation ou l'abus du coït. Enfin, les causes qui les produisent peuvent être inconnues.

Les effets des pollutions diurnes sont exactement les mêmes que ceux qui sont amenés par les excès de masturbation et de coït, dont ils ne sont, pour ainsi dire, qu'un des modes d'expression. Quant à leur traitement, l'hygiène doit indiquer l'emploi des bains froids et surtout des bains de mer, l'entretien de la liberté du ventre, la suppression de l'exercice du cheval, une vie sobre, régulière, et l'éloignement de toutes les causes capables d'exciter les organes génitaux. Le reste appartient à la thérapeutique.

6º De quelques autres sensations spéciales.

Au nombre des sensations qui sont du ressort de l'hygiène, qui n'appartiennent ni aux sens externes ni aux sens internes, et qui ne peuvent se rapporter à aucune des modifications locales des organes, et surtout du système nerveux, se trouvent certains sentiments; non pas moraux, puisqu'ils se rencontrent chez les animaux, mais cependant bien voisins de ces derniers, et se joignant aux facultés de l'âme pour donner lieu aux plus nobles élans de notre intelligence. De ce nombre sont les deux instincts d'association et d'imitation, celui de la famille qui en dérive, et celui de la paternité qui sert de base à tous les autres. Ces modifications particulières de la sensibilité constituent des sentiments qui ne sont pas positivement du domaine de l'intelligence, mais qui sortent des sensations purement physiques. Comme l'hygiène a souvent l'occasion de diriger ces instincts, il importe de les connaître, de savoir quelles sont leurs conséquences dans l'ordre social et dans la vie particulière, afin de favoriser leur développement, ou de les restreindre quand ils menacent d'aller à l'excès.

Il y a, en effet, des individus qui sont évidemment destinés à vivre en public, dans des rapports continuels avec leurs semblables; qui sont organisés de façon à contracter un mariage et à déployer toutes leurs facultés viriles, par conséquent, à vivre comme époux et comme pères. Si l'on détourne ces individus de la voie indiquée par leur constitution physique, et par les prédispositions sensitives qui en résultent, on compromet grandement et leur santé et leur bonheur ; il faut donc donner une grande attention aux signes extérieurs qui indiquent ces caractères, afin d'imprimer une direction utile à ceux qui demandent des conseils à cet égard.

Il est encore quelques sensations internes, dépendant d'une modification particulière du système nerveux, ou peut-être développées dans les organes généraux, sans que les nerfs soient modifiés. On ne connaît pas bien toutes les fonctions que remplit cet appareil, et certaines manières d'être ne sont peut-être que le résultat de son existence. Ainsi les instincts, les sympathies, les antipathies, appartenant à tous les animaux comme à l'homme, sont des sens internes fort remarquables et qui ont des résultats du plus haut intérêt pour la conservation des individus. Il en est de même de la douleur et du plaisir, deux modes de sensation fort différents, et qui impriment une puissante impulsion à nos mouvements. Ces phénomènes divers doivent être l'objet d'une étude toute spéciale de la part des médecins hygiénistes, parce qu'ils influent sur tout l'organisme et que l'on peut, soit les exciter, soit les diminuer, soit, enfin,

leur donner une autre direction par un mode spécial d'éduca-
tion ; de plus, on peut aussi les modifier par des habitudes nou-
velles, et, pour y arriver, il est nécessaire d'agir avec beaucoup
de force sur l'ensemble de l'organisation.

Bibliographie. — (Auteur inconnu), *Traité de la génération*, in
OEuvr. d'Hippocrate. — CAGNATI (M.), *De continentiâ vel de sanitate
tuendâ.* Romæ, 1591, in-4°. — Dans le siècle dernier un grand nombre
de dissertations parmi lesquelles : HOFFMANN (Fr.), *De morbis a nimiâ
et intempestivâ venere oriundis*, 1725, in-4°, et in *Diæt. germ.*, t. VII,
1727, in-8. — GRUNER (Ch. L.), *De coitu ejusque variis formis quatenus
medicorum sunt.* Jenæ, 1792, in-4°. — VIREY, art. *Coït*, in *Dict. des
sc. méd.*, t. V ; 1813 (très-grand nombre de cas d'accidents, suite d'un
coït intempestif dans la bibliographie de cet article). — DEVAY (F.),
*Mém. sur l'impotence des membres inférieurs à la suite des excès véné-
riens*, etc., in *Mém. de la Soc. d'émul. de Lyon*, 1841. — HUGUIER,
*Mém. sur les maladies des appareils sécréteurs des organes génitaux
externes de la femme*, in *Mém. de l'Acad. de méd.*, t. XV, p. 527,
pl. 5 ; 1850. — KOBELT, *De l'appareil du sens génital des deux sexes,
dans l'espèce humaine et dans quelques mammifères*, etc., trad. fr. par
KAULA ; pl. Paris, 1851, in-8. — BETZ (F.), *Aus dem Geschlechtsleben der
Menschen*, in *Würtemb. corresp. Bl.*, 1854, n° 36. — KLEIN, *Ueber
Beziehung des Coitus und der Conceptionsfähigkeit zur Menstruation*,
in *Deutsche Klinik*, 1856, n° 44. — DU MÊME, *Ist und inwiefern ist der
Beischlaf während der Menstruation dem Weibe nachtheilig*, etc. *Ibid.*
t. VIII, p. 450.— TARDIEU (A.), *Étude médico-légale sur les attentats aux
mœurs*, in *Ann. d'hyg.*, 2e sér., t. VIII ; 1857, et t. IX ; 1858. — BOURBON
(A. A.), *De l'influence du coït et de l'onanisme dans la station, sur la
production des paralysies.* Th. de Paris, 1859, n° 115, in-4°. — FLEURY
(L.), *Des fonctions génitales et des pollutions chez la femme*, in *Journ.
le Progrès*, t. III, p. 85 ; 1859. — ACTON, *The functions and disorders of
the reproductive organs in youth, in adult age and in advanced Life
considered*, etc., 2e édit. London, 1860, in-8. — DEMARQUAY et PARMEN-
TIER, *Des lésions du pénis déterminées par le coït*, in *Monit. des sc.
méd.*, 1861. — V. dans les traités et recueils de médecine légale, les
articles relatifs aux *attentats à la pudeur*, et les traités de pathologie sur
les organes génitaux.

Onanisme. — TISSOT, *Tentamen de morbis ex manustupratione.* Lou-
vain, 1760, in-8 ; trad. fr. sous le titre : *L'onanisme ou dissertation phy-
sique sur les maladies produites par la masturbation.* Louvain, 1760,
in-12. — *Instruction courte mais intéressante sur les suites fâcheuses
auxquelles on expose la santé par les pollutions volontaires.* Paris, 1775,
in-8. — BORNER (Chr. Fr.), *Praktisches Werk von der Onanie.* Leipzig,
1780, in-8. — VOGEL (S. G.), *Unterricht für Aeltern, Erzieher und Kin-
deraufscher wie das Laster der Selbstbefleckung am sichersten zu ent-
decken, zu verhüten und zu heilen.* Stendal, 1786, in-8. — BOETTICHER

(J. G.), *Winke für Aeltern, Erzieher und Jünglinge, die Selbstbefleckung betreffend*. Konigsberg, 1791, in-8. — ROTHE (J. V.), *Von den wahren Ursachen der Selbstbefleckung und Ausschweifung in der Liebe, nebst den einzigen Heilmitteln*. Leipzig, 1798, in-8. — DAEHNE (C. F. A.), *Ueber den Nachtheil welchen das tiefe Stillschweigen unserer Erzieher in Rücksicht des Geschlechtstriebs) nach sich zieht*. Leipzig, 1807, in-8. — DOUSSIN-DU-BREUIL (J. L.), *Lettres sur les dangers de l'onanisme, et conseils*, etc. Paris, 1806, in-12. — DESLANDES, *De l'onanisme et des autres abus vénériens considérés*, etc. Paris, 1835, in-8. — ROSEMBAUM (J.), *Die Onanie oder Selbstbefleckung, nicht sowohl Laster oder Sünde, sondern*, etc. Leipzig, 1845, in-8. — ROBERTH (C.), *Schutz wider « den persönlichen Schutz » oder die wirklichen*, etc. Bockenheim, 1851, in-8. — BEHREND (J.), *Ueber die Reitzung der Geschlechtstheile, besonders über Onanie*, etc., in *Journ. für Kinderkr.*, t. XXVII, p. 321 ; 1860. — DEMEAUX, *Note sur l'onanisme et sur les moyens d'en prévenir ou d'en réprimer les abus*, etc., in *Monit. des sc. méd.*, 1861.

Pollution. — LALLEMAND, *Des pertes séminales involontaires*. Paris, 1836, 3 vol. in-8. — DONNÉ (A.), *Nouvelles expériences sur les animalcules spermatiques, et sur quelques-unes des causes de la stérilité chez la femme, suivies*, etc. Paris, 1837, in-8. — PAULI (Fr.), *Ueber pollutionen, mit besonderer Beziehung auf*, etc. Speyer, 1841, in-8. — DICENTA, *Studien und Erfahrungen über Samenverluste*, in *Deutsche Klinik*, 1857, nᵒˢ 2, 18, 19, et 1858, nᵒ 11.

CHAPITRE XXV

Des facultés intellectuelles proprement dites.

Les phénomènes de l'intelligence doivent être étudiés à la suite de ces sensations, qui tiennent de très-près aux facultés les plus relevées de notre nature physique et morale. Ces phénomènes, sur la nature desquels on a émis tant d'opinions différentes, sont des sensations d'un ordre spécial, qui s'exercent aux dépens des idées fournies par les sens, et qui deviennent ainsi le motif, la base de déterminations, de jugements appartenant à l'intelligence proprement dite. Or, ce travail intellectuel, comme celui de nos organes, entraîne une fatigue, occasionne des pertes de forces ou de sensibilité, et, par conséquent, nécessite le repos de l'organe qui est spécialement en action. On sait que le cerveau est l'instrument de l'intelligence, que les travaux de l'esprit se font à ses dépens, et que, si l'on épuise son énergie normale, il en résulte des troubles dans les fonctions. A tous ces titres, ce sujet si intéressant rentre spécialement dans le domaine de l'hygiène, puisqu'il s'agit surtout de régler ses travaux, de les développer dans un ordre convenable, et d'éviter une fatigue capable d'altérer l'organe qui y préside.

1° *Attention.* — Toutes les idées viennent des sens internes ou externes. Après l'impression reçue par le cerveau, il y a appréciation de la part de cet organe ; mais cette appréciation varie de rapidité et d'intensité, suivant que l'organe central était disposé par l'attention. L'attention est, en effet, nécessaire pour que l'idée qui résulte de l'action des sens soit acquise, qu'elle soit conservée, et qu'elle fournisse un élément des jugements ou des raisonnements auxquels l'esprit se livre. A chaque instant, on a la preuve de l'utilité de l'attention, puisque les impressions des sens ne laissent pas de traces dans l'esprit quand l'organe central n'est pas attentif à les recevoir, à les apprécier, et, par conséquent, à les conserver. Cette attention est le cerveau actif, et cette activité n'appartient pas à tous les âges, aux deux sexes et à d'autres états de l'homme d'une égale manière ; il en résulte que l'on doit surveiller cette manière d'être en raison de ces circonstances ; car, si l'on exigeait du cerveau d'un enfant le degré d'attention qui appartient à l'adulte, on ne tarderait pas à voir survenir des accidents, qui sont fréquemment le point de départ de la plupart des maladies des méninges ou du cerveau, chez les enfants. Cette attention anormale n'est obtenue chez eux qu'aux dépens des forces physiques ; ces dernières, en effet, sont d'autant moins développées, et s'exécutent avec d'autant moins de régularité et de perfection, que l'attention a été plus fortement mise en jeu.

Il est nécessaire que les idées se succèdent dans un ordre convenable, afin de se classer distinctement, de ne pas se confondre et s'effacer les unes les autres. C'est à ce prix que l'on obtient un raisonnement juste et, par suite, un jugement rigoureux. Il y a donc une méthode à suivre dans la production de ces actes cérébraux, et l'on ne peut espérer arriver à de bons résultats pour l'intelligence et son organe, que quand on s'attache à suivre un ordre régulier et méthodique. C'est en cela que les systèmes d'éducation réclament l'intervention du médecin, puisque l'étude anatomique et physiologique de l'homme, prouve que le cerveau n'est pas également apte à percevoir toute espèce de sensations pendant la jeunesse, aussi bien qu'à un âge plus avancé.

Les sens ont leur éducation progressive, ils se perfectionnent peu à peu par l'habitude, et, si l'on exige trop d'eux, ils ne tardent pas à s'altérer. Il en est de même du cerveau qui succombe à un exercice trop violent, trop prolongé, et hors de proportion avec les forces qu'il a acquises à tel ou tel âge. Tel est le point de départ de beaucoup de méningo-céphalites chez les enfants et les adolescents, et d'un grand nombre d'aliénations mentales chez les adultes.

2° *Mémoire.* — Les idées, ainsi développées par suite de l'attention donnée aux sensations, sont acquises à l'esprit, et elles peuvent être reproduites par une faculté précieuse, que l'on appelle la mémoire. Cette faculté consiste dans le pouvoir singulier de garder le souvenir de ces sensations et des idées qui en sont le résultat, et, ensuite, de les rappeler en quelque sorte à volonté, comme si ces idées étaient choses matérielles, palpables, et qu'elles fussent rassemblées et déposées dans un lieu où il serait possible d'aller les prendre au besoin. La mémoire est une des opérations les plus merveilleuses de notre intelligence; mais elle n'appartient pas à tous les esprits dans une proportion égale; elle diffère également de force et de développement, suivant les âges et suivant beaucoup de circonstances accessoires. Les impressions produites les premières sont souvent les plus durables, celles qui restent le plus longtemps dans nos souvenirs; aussi voit-on souvent des vieillards se rappeler avec une grande précision les faits passés depuis longtemps, tandis qu'ils oublient ceux arrivés la veille. La mémoire est souvent mise en défaut par suite d'un trop grand nombre d'impressions survenues dans un temps très-court, chacune d'elles ayant dû promptement céder la place à d'autres et laisser peu de traces. Mais cette faculté acquiert un grand degré de développement par la culture. Beaucoup de personnes peuvent charger leur mémoire d'une foule de choses qui y restent fidèlement, tandis que beaucoup d'autres essayent en vain de retenir un vers, une date, etc.

La mémoire, comme toutes les facultés intellectuelles, est soumise, jusqu'à un certain point, à la volonté. Il faut de l'attention pour sentir et apprécier; il en faut aussi pour se souvenir; mais quelquefois ce phénomène est tout à fait involontaire. Il y a des souvenirs qui nous poursuivent, nous obsèdent et persistent en dépit des distractions que l'on recherche avec empressement. Cette mémoire tenace et spontanée se fait remarquer même dans les songes, le délire, et le cerveau ne peut s'en débarrasser : c'est une sorte de maladie. Quelquefois cette mémoire importune a lieu pour des objets très-variés : tantôt c'est l'image d'un lieu, comme dans la nostalgie ; tantôt c'est un nom, une date, quelque couleur tranchée, quelque figure, et ces souvenirs ont une force tout à fait indépendante de l'intérêt qu'on pourrait y attacher.

L'activité de la mémoire amène la fatigue de cette faculté, et, comme toutes les autres facultés ou fonctions, elle a besoin de repos. On peut donc, à volonté, la diminuer ou l'augmenter par l'exercice ou le repos ; et ce pouvoir sur des sensations si élevées est bien digne d'attention. D'ailleurs, l'âge affaiblit la mémoire, ou du moins il diminue la faculté de sentir et de produire de nouvelles idées. Il y a dans l'exercice de cette propriété du cerveau une cause fréquente de lésions organiques ; et les personnes qui font abus de la mémoire éprouvent très-souvent des céphalalgies, des congestions cérébrales, et autres accidents qui peuvent avoir les suites les plus fâcheuses.

3° *Jugement*. — La mémoire des idées sert à baser le jugement : c'est, en effet, grâce à cette faculté de rassembler des idées passées et présentes, que l'on peut les comparer entre elles, en tirer des inductions, des conséquences, et, par suite, des déterminations physiques ou morales. L'esprit procède ainsi d'une manière progressive et méthodique et arrive à des résultats positifs. Ces résultats sont le vrai ou la vérité, que l'on recherche toujours quand on est doué d'un sens droit, et par conséquent d'un jugement de même nature. Mais, souvent, il y a des circonstances accessoires qui modifient nos jugements, les dénaturent, et conduisent à des erreurs complètes. Il y a d'ailleurs dans ce travail de l'esprit, qui a pour but de porter un jugement à la suite de la comparaison des idées, une grande fatigue ; il ne faut pas s'y abandonner indifféremment à tout âge et dans les diverses circonstances de la vie. Ainsi le travail intellectuel ne peut exister sans danger, lorsque les fonctions digestives sont en grande activité. Ce même travail, poussé à l'excès, est dangereux à tout âge, mais plus particulièrement encore dans l'enfance, alors que les organes subissent leur développement et ne sont pas capables d'une action durable. Il faut avoir égard à toutes ces circonstances dans la direction des études.

4° *Imagination*. — Ce n'est pas tout ; notre esprit possède encore une qualité plus merveilleuse que les précédentes, l'imagination. L'imagination consiste, en effet, dans la puissance de créer des idées, ou plutôt de supposer entre elles des rapports que les sens n'ont pas aperçus, et de parcourir ainsi un monde qui n'a de réalité que dans l'organe cérébral de l'être pensant. Cette faculté brillante offre une foule de différences, suivant les individus, et l'on comprend tout ce qui sépare un poëte d'un calculateur. Le génie, c'est-à-dire la faculté de concevoir, de deviner des idées nouvelles, ou de suivre des rapports inconnus jusque-là ; le génie, qui arrive à des conséquences inaperçues, est la plus noble comme la plus rare des attributions cérébrales, et souvent elle est un gage de malheurs et de souffrances pour ceux qui ont reçu ce don brillant. Les hommes de génie sont fort excentriques, le monde réel n'est pas fait pour eux ; ils y sont mal à l'aise, et de là les écarts auxquels ils se livrent ; de là leur misanthropie, leur tristesse habituelle, et cette éclipse presque complète de raison, qui bien fréquemment est leur apanage presque assuré. C'est que la raison et le génie ne peuvent pas habiter souvent le même esprit ; c'est que la première, qui juge rigoureusement et voit avec précision, ne peut permettre les écarts de la seconde, et que ce conflit entraîne alors une séparation violente.

5° *Intelligence en activité.* — L'application des facultés diverses qui viennent d'être analysées, leur développement, les modifications qu'on leur fait subir, constituent le travail de l'intelligence. — Dans l'enfance et l'adolescence, ce travail, c'est l'éducation. Plus tard, s'il est régulier et contenu dans de justes limites, il forme un des plus beaux apanages de l'homme et une de ses plus douces occupations.

Mais peut-on, par l'exercice, développer ces diverses facultés qui composent l'intelligence ? Sans doute, il est possible d'augmenter la masse des idées par les expériences et l'observation des faits ; sans doute il est possible d'agrandir le domaine de l'esprit, en lui prodiguant des connaissances variées, mais on ne pourra donner la faculté de bien juger à ceux qui n'ont pas reçu les éléments de cette puissance. Il y a des personnes qui voient mal, qui entendent mal, chez qui les sensations n'ont pas la même valeur que pour d'autres ; et celles-là ne peuvent jamais apprécier aussi juste au moyen d'éléments qui manquent eux-mêmes de justesse. De même, aussi, on ne pourra pas donner d'imagination à ceux qui ne possèdent pas les bases de cette faculté, et toute culture restera stérile. Il y a donc des facultés limitées et en rapport avec une organisation plus ou moins parfaite. L'instrument influe beaucoup sur la nature et la forme des produits; et le médecin qui partagerait les croyances de ceux qui ont voulu créer l'art de produire de grands hommes, celui-là se tromperait grandement. Beaucoup d'individus naissent avec une capacité intellectuelle fort inférieure à celle qui est l'apanage de tout le monde, et rien n'est moins fondé que l'opinion de beaucoup de gens, que chaque homme peut également comprendre et juger. Toutes les facultés de l'homme sont limitées, et les différences extrêmes que l'on constate dans l'organisation, entraînent une différence semblable dans les facultés de l'esprit.

Lors donc qu'on veut franchir cette limite, et faire produire aux instruments ce qu'ils ne sont pas capables de produire, lorsqu'on veut donner aux facultés intellectuelles une application, des modifications et un développement dont elles ne sont pas susceptibles, en les livrant à des travaux intellectuels exagérés, il arrive souvent que ces travaux modifient l'organisme, et sont le point de départ de maladies nombreuses.

6° *Conséquences du travail exagéré de l'intelligence.* — Chez l'enfant et l'adolescent, chez lesquels tous les appareils organiques concourent à faire prédominer le mouvement de composition interstitiel sur le mouvement de décomposition, et à produire l'accroissement du corps, l'application trop grande et trop soutenue de l'intelligence, surtout si elle a trait à des matières ardues et abstraites, constitue un des vices de l'éducation et peut avoir de sérieux inconvénients. Ce travail anormal et disproportionné de l'intelligence détermine des troubles dans les diverses fonctions. L'appétit diminue, les digestions sont moins faciles, la constipation est habituelle; des palpitations nerveuses se montrent fréquemment, la résistance au froid est moins facile, l'exercice plus pénible et plus fatigant; en même temps l'embonpoint est peu considérable, la peau est pâle, les traits sérieux, et l'aspect sévère. — Ces caractères varient d'intensité, suivant le degré et l'importance des travaux intellectuels auxquels on astreint les enfants et les adolescents.

Cette constitution ainsi affaiblie par des travaux intellectuels opiniâtres, ou trop relevés, prédispose à un certain nombre de maladies, et favorise la manifestation des affections héréditaires; d'autres fois, cette débilité, persistant une partie de la vie, conduit les victimes de cette fatigue cérébrale à donner, plus tard, le jour à des enfants d'une constitution frêle et délicate. Chez d'autres, elle développe des céphalalgies nerveuses, des névralgies de diverses espèces, et enfin conduit bien souvent à des méningites aiguës mortelles.

RÈGLES HYGIÉNIQUES APPLICABLES AU TRAVAIL DE L'INTELLIGENCE. — 1° *Enfance et adolescence.* — Chez les enfants et les adolescents, quel que soit le système d'éducation que l'on veuille adopter, et le genre d'occupation que l'on préfère, chaque jour, le temps qui n'est pas consacré au sommeil, doit être partagé entre les travaux physiques et les travaux intellectuels, espacés et mélangés d'une manière convenable.

On doit éviter d'appliquer longtemps de suite les jeunes sujets au même travail ; — trois heures consécutives sont déjà beaucoup. La nécessité de ces interruptions se fait d'autant plus sentir, que l'enfant est plus jeune.

La nature des travaux doit être variée, et cette variété même fatigue moins le cerveau qu'un travail de même espèce et portant sur le même sujet. De même qu'il est nécessaire de changer plusieurs fois dans le même jour la nature des travaux intellectuels, de même il faut varier, autant que possible, l'espèce d'exercice que l'on fait exécuter aux jeunes sujets : la promenade, la gymnastique, la natation, la danse, l'escrime, seront tour à tour conseillées ; elles favorisent le développement du système musculaire et des forces physiques, et le mettent en rapport avec celui des facultés intellectuelles. Ces exercices divers ne devront toutefois jamais être exagérés, de manière à produire de la fatigue ou de la courbature. C'est un juste équilibre entre les occupations intellectuelles et physiques, qui constitue les conditions les plus favorables pour le développement régulier du jeune sujet. Voici, à cet égard, de quelle manière on peut disposer la journée de travail d'un enfant de huit à quinze ans.

Huit à neuf heures de sommeil sont nécessaires. Il faut qu'ils se couchent de bonne heure, afin de pouvoir se lever de bon matin. Le réveil et le lever, à 5 h. 1/2 en été et à 6 heures en hiver commencent la journée ; ils sont suivis de deux heures de travail, de 6 à 8. — A 8 heures, on leur donne un liquide nourrissant : tel qu'un potage, du chocolat, etc. — De 8 à 9 heures, les enfants doivent se livrer à l'exercice physique, et une récréation atteint ce but. — De 9 à 11 heures du matin, on les occupe pendant deux nouvelles heures de travail. A 11 heures doit avoir lieu le déjeuner, composé de viandes et de légumes ; il doit être suivi d'une nouvelle récréation d'une demi-heure de durée, de 11 h. 1/2 à midi. De midi à 2 h. 1/2 de nouvelles occupations sérieuses et un travail suivi d'une récréation de 2 h. 1/2 à 3 heures, récréation accompagnée d'une légère collation solide. Le travail recommencera de 3 à 5 h. 1/2 du soir, et à 5 h. 1/2 le dîner aura lieu.—De 6 à 6 h. 1/2 doit avoir lieu la dernière récréation de la journée, et une dernière étude, de 6 h. 1/2 à 9 h. du soir la terminera. C'est à 9 heures qu'il est bon de faire coucher.

On regarde comme une chose utile pour les jeunes sujets de leur accorder le jeudi une demi-journée de congé, et le dimanche une journée entière.

2º *Adultes*. — Chez les hommes faits et suffisamment développés, l'exercice anormal des facultés intellectuelles influe puissamment sur leur organisation physique. Les effets, toutefois, sont moins prononcés que dans le jeune âge. Parmi les conséquences de cet exercice anormal des facultés cérébrales, on doit citer la diminution de l'appétit, les digestions languissantes, et, fréquemment, des gastralgies et des dyspepsies.

Chez d'autres, ce sont des palpitations nerveuses, des névroses du cœur et une prédisposition singulière aux affections organiques de l'organe central de la circulation, ou bien encore des migraines, des céphalalgies nerveuses, des névralgies de diverses espèces. Plus tard, enfin, lorsqu'on a négligé les premiers phénomènes qui annonçaient déjà une fatigue cérébrale, on peut voir se développer un notable affaiblissement des organes des sens, une impossibilité de travail, des éblouissements et des vertiges continuels. Enfin, dans quelques cas, ce sont des maladies mentales, ou bien des congestions et des hémorrhagies cérébrales, qu'on voit se développer. En même temps, l'organisation physique ressent les atteintes du travail forcé de l'encéphale, l'embonpoint se perd, le teint pâlit, les forces diminuent, et l'exercice musculaire est supporté avec peine.

Il est évident, d'après cela, qu'il est toujours utile de ne pas se livrer avec trop d'ardeur aux travaux intellectuels. On doit, autant que possible, chercher à les équilibrer par des exercices physiques convenables.

C'est ainsi que les personnes qui sont placées dans cette position se trouvent très-bien de promenades à pied, réitérées chaque jour et exécutées surtout après chaque repas. Il est, en effet, de la plus haute importance de ne pas se livrer, immédiatement après le repas, à des occupations sérieuses et à une application soutenue, si l'on ne veut voir des troubles digestifs se développer, et quelquefois même, plus tard, survenir des phénomènes cérébraux. Les hommes livrés aux travaux de l'esprit doivent toujours consacrer un temps suffisant à un sommeil tranquille et réparateur, destiné, sinon à neutraliser, du moins à diminuer la fatigue cérébrale. (Voyez plus bas hygiène des gens de lettres.)

Bibliographie. — HOFFMANN (F.), *De imaginationis naturâ ejusque viribus*. Jenæ, 1687, in-4°. — ZIMMERMANN (J. G.), *Betrachtung über die Einsamkeit*. Zürich, 1756, in-8. — DU MÊME, *Von der Einsamkeit*. Leipzig, 1784-85, 4 vol. in-8 ; trad. fr. sous le titre : *La solitude considérée relativement à l'esprit et au cœur*, par M. MERCIER. Paris, 1790, 2 vol. in-8. — CABANIS, *Rapp. du phys. et du moral de l'homme*. Paris, 1802, in-8. — ROSENTHEIL (L. F.), *De animi perturbationibus*. Th. de Strasb., 1813 (t. XVIII, n° 369). — SPURZHEIM, *Observ. sur la phrénologie, ou la Connaissance de l'homme moral et intellectuel fondée sur les fonctions du système nerveux*; fig. Paris, 1818, in-8. — GALL, *Sur les fonctions du cerveau et sur celles de chacune de ses parties, avec des observations*, etc. Paris, 1825, 6 vol. in-8. — DEMANGEON, *Du pouvoir de l'imagination sur le physique et le moral de l'homme*. Paris, 1834, in-8. — DU MÊME, *Physiologie intellectuelle, ou l'Esprit de l'homme considéré dans les causes physiques et morales, d'après la doctrine de Gall*. 3e édit. Paris, 1843, in-8. — BROUSSAIS (F. J. V.), *Traité de l'irritation et de la folie*. Paris, 1828, in-8; 2e édit., Paris, 1839, 2 vol. in-8. — DU MÊME, *Cours de phrénologie professé*, etc. Paris, 1836, in-8. — BROUSSAIS (C.), *Hygiène morale ou Application de la physiologie à la morale et à l'éducation*. Paris, 1837, in-8. — NEWNHAM (W.), *The reciprocal influence of body and mind considered; as it affects the great question of education, phrenology*, etc. London, 1842, in-8. — COLLINEAU, *Analyse physiologique de l'entendement humain, d'après l'ordre dans lequel se manifestent*, etc. Paris, 1843, in-8. — GERDY (P. N.), *Physiologie philosophique des sensations et de l'intelligence fondée*, etc. Paris, 1846, in-8. — LALLEMAND (F.), *Éducation publique*, 1re part. ; *Éducation morale*. Paris, 1848-52, in-12. — FICK, *Ueber die Hirnfunction* in *Müller's Archiv.*; 1851, p. 385. — FEUCHTERSLEBEN (E. de), *Hygiène de l'âme*; trad. de l'allemand par SCHLESINGER-RAHIER, sur la 9e édit. Paris, 1853, in-12. — FOISSAC (P.), *De l'influence du moral sur le physique*. Paris, 1857, in-8. — DU MÊME, *Hygiène philosophique de l'âme*. Paris, 1860, in-8. — BOURDET (F.), *Des maladies du caractère. Hygiène morale et philosophie*. Paris, 1858, in-8. — V. aussi les traités et recueils de *Psychologie* et d'*Aliénation mentale*, et plus bas bibliographie de l'hygiène des *gens de lettres*.

CHAPITRE XXVI

Des passions

Les idées acquises, conservées par la mémoire, jugées par comparaison, grandies par l'imagination, pourraient laisser l'esprit dans un état d'indifférence complète, et le calme qui en résulterait serait, sans doute, un bonheur pour l'homme ; du moins, certains philosophes anciens, les stoïciens, ont-ils considéré cette absence d'émotion comme le souverain bien. Mais nos sensations n'en restent pas là d'ordinaire, et nous allons bien plus loin.

Les choses sur lesquelles nous avons des notions sont appréciées, et, en raison de cette appréciation, naissent en nous des sentiments de prédilection ou de répugnance, qui ne sont plus spontanés comme la sympathie ou l'antipathie, mais qui viennent d'un jugement. Les goûts ainsi développés persistent, changent, ne se bornent pas aux choses physiques matérielles, mais ils envahissent le monde moral, les caractères ; nous aimons et détestons les personnes tout aussi bien que certains objets à notre usage. Les sentiments qu'éprouve le cœur humain sont une source de jouissances et de douleurs ; mais, entre les premiers degrés de l'affection qui détruit et remplace l'indifférence, et les passions qui entraînent l'homme dans les écarts les plus extrêmes, il y a bien des nuances qu'il importe de connaître. Il faut, en outre, que le médecin hygiéniste apprécie l'influence de ces mouvements moraux sur les organes, car cette influence est grande et d'un haut intérêt.

Division. Il est très-difficile, pour ne pas dire impossible, de donner une classification exacte de toutes les passions. Comme c'est surtout au point de vue médical qu'on doit les considérer, on pourrait plus aisément les réunir sous deux titres généraux. En effet, ces grandes émotions de l'âme sont ou agréables ou pénibles, et, suivant qu'elles offrent ces qualités générales, elles produisent des résultats tout à fait différents sur l'économie.

Une autre division a été proposée, c'est celle qui est basée sur l'influence exercée par les passions sur les principaux viscères, et sur les altérations organiques ou de fonctions qui en résultent. Sous ce point de vue, on a rapporté toutes ces impressions à deux formes générales : suivant qu'elles portent le sang du dedans au dehors, elles sont dites *passions expansives*; ou bien, suivant qu'elles refoulent ce fluide vers l'intérieur, et alors on les nomme *dépressives*. Les premières sont plus favorables que les secondes. Mais ce mode de distribution, qui paraît ingénieux quand on ne s'occupe que du système circulatoire, ne suffit plus aux besoins des autres appareils. Il est préférable de ne pas chercher à établir de division ; on doit se borner à passer en revue les accidents qui arrivent dans chacun des principaux appareils organiques, sans prétendre suivre un ordre qui permette de ranger dans un cadre unique, les passions diverses, auxquelles nous conservons rigoureusement l'expression étymologique qui signifie *trouble, désordre*.

Influence des passions sur les principaux actes organiques.

Influence des passions sur l'encéphale. — Les causes morales ont une action très-vive sur le cerveau ; certaines impressions subites et violentes peuvent tuer en un instant l'homme le plus robuste, sans que l'autopsie cadavérique révèle aucune lésion appréciable. La frayeur, par exemple, portée à un point excessif, produit un ébranlement nerveux, qui est subitement mortel.

A des degrés moindres, des causes analogues produisent des effets moins violents. Ainsi, la colère, l'effroi ont souvent eu pour conséquence des congestions ou des hémorrhagies cérébrales plus ou moins graves et suivies de paralysie. La joie immodérée n'est pas moins dangereuse, et tous les mouvements expansifs les plus puissants peuvent entraîner les mêmes désordres. Si l'on suppose plus de force de résistance de la part de l'organe, plus de jeunesse, et des vaisseaux plus souples, plus élastiques, moins faciles à déchirer, on aura des congestions avec perte de connaissance, ou bien un délire aigu, violent, suivi d'un retour à la raison. Ces circonstances heureuses arrivent souvent dans le jeune âge, car plus tard les organes cèdent davantage et ne reprennent pas leur état primitif. Enfin, chez un certain nombre d'individus débiles, le cerveau ainsi altéré conserve en germe un travail morbide, et de profondes altérations se développent souvent à la suite d'une profonde impression qui a jeté le trouble dans les phénomènes de sa nutrition intime.

La plupart des accidents dus à l'*amour* se rapportent aux fonctions cérébrales proprement dites, ou à la réaction sympathique qu'elles exercent sur la plupart des autres viscères. Ainsi, cette passion, considérée du côté moral, dans sa forme la plus platonique, réagit sur le cerveau, et cause tous les inconvénients attachés à une joie trop vive, aux grandes peines, à la jalousie, au dépit, et, dans tous ces cas, le cerveau et le cœur ressentent surtout cette première et funeste influence ; mais lorsqu'au sentiment moral vient se joindre l'exaltation du sens génital, lorsque les excès vénériens répétés viennent solliciter l'action du système nerveux, alors on voit des accidents graves se développer.

Si l'amour des autres a cette influence, l'*amour de soi* n'en a pas moins ; et toutes les passions égoïstes, comme l'avarice, l'orgueil, l'ambition, entraînent de nombreux désordres dans l'innervation et ses organes principaux. Les mêmes remarques sont applicables aux nuances diverses de la sensibilité interne. Il est à remarquer que la plupart des suicides arrivent après des impressions morales qui ont agi principalement sur le cerveau, et que la plupart des grands désordres causés par les passions expansives et dépressives, tiennent au même mode d'action.

Influence des passions sur le système circulatoire. — Le cœur et le système circulatoire sont fortement influencés par les passions, et beaucoup de lésions de cet organe doivent leur développement à des sensations morales qui ont retenti sur lui. Ainsi, toutes les grandes joies, comme toutes les grandes douleurs, frappent au cœur, comme on le dit dans le langage ordinaire ; et c'est, en effet, dans la région précordiale que l'on ressent la première secousse. C'est dans ce point que se porte la main de l'individu qui souffre, et souvent cette douleur est telle, que la mort subite peut en être le résultat.

Il faut noter qu'à l'ouverture des cadavres d'individus morts dans cette circonstance, on ne trouve quelquefois aucune lésion appréciable. C'est une syncope profonde, une abolition subite de l'innervation de l'organe, et la mort définitive de l'individu est la suite de cette mort partielle. Les choses ne vont pas toujours jusque-là, et on observe seulement que de tels accidents sont le point de départ de palpitations nerveuses, ou même d'hypertrophies. Un grand nombre d'affections organiques du cœur n'ont pas d'autre origine, et les anévrysmes des gros troncs vasculaires du thorax sont dans le même cas. Les sympathies qui unissent le cerveau et le cœur sont donc telles, que tout ce qui agit sur l'un de ces organes réagit sur l'autre, et produit à la fois un trouble énorme dans les principales fonctions de l'économie. C'est spécialement sous le rapport de leurs effets sur la circulation, que les passions peuvent être appelées expansives ou dépressives, et l'on voit assez bien, en effet, les mouvements du cœur indiquer ce mode de lésions. Ainsi la joie, le bonheur, les émotions vives et agréables, donnent à la circulation une rapidité inaccoutumée. Le cœur chasse le sang, et la peau se colore d'une nuance éclatante. Dans d'autres cas, au contraire, les passions tristes, comme l'amour contrarié, la jalousie, ralentissent la circulation, donnent lieu à un affaissement général, à une pâleur de la peau, qui indiquent le défaut d'énergie de la part du cœur.

Influence des passions sur l'appareil respiratoire. — Les poumons sont influencés par les passions, comme les deux organes précédents ; cependant cela est plus rare, et, à cela près de quelques dyspnées subites, qui surviennent sous l'influence d'une nouvelle fâcheuse, d'une joie immodérée, on a rarement l'occasion de constater des phénomènes isolés dans cet organe. Mais le cœur et le cerveau ont des relations trop intimes avec les poumons, pour que les troubles éprouvés dans ces deux premiers appareils ne réagissent pas sur ceux-ci ; et c'est en effet ce qui arrive. On a vu survenir des apoplexies pulmonaires à l'occasion d'une frayeur profonde, d'une colère, d'une joie immodérée, et ces hémorrhagies sont quelquefois mortelles. Il en est de même de ces irritations bronchiques si souvent dues aux abus du coït, surtout chez les sujets prédisposés à la tuberculisation pulmonaire.

Influence des passions sur l'appareil digestif. — L'appareil digestif ressent vivement l'influence des passions. L'estomac se soulève, rejette avec force les aliments qui le remplissent, ou bien les fonctions ne s'accomplissent pas, et il y a indigestion complète. Très-souvent les accidents ne sont que consécutifs, lents, et l'on voit survenir peu à peu des lésions, d'abord peu graves en apparence, et qui finissent par altérer profondément cet organe. C'est à la suite de passions tristes, dépressives, que beaucoup de cancers de l'estomac se développent. Chez les jeunes filles, les troubles digestifs sont bien souvent le résultat des contrariétés qu'elles éprouvent dans leurs goûts. Une vie trop sédentaire, la contrainte qu'on leur impose, les privations qu'elles éprouvent, entraînent des névroses digestives de tout genre, que l'éloignement de la cause qui les a déterminées peut seul faire disparaître. La diarrhée est bien souvent la suite de la frayeur ou de toute autre émotion vive et désagréable. Les militaires qui assistent à la première bataille éprouvent bien souvent ce singulier effet. Il en est de même des urines, qui sont expulsées en abondance, et, sous ce rapport, la vessie et le rectum subissent la même influence.

L'ambition, la jalousie et les diverses passions dépressives, qui concentrent la sensibilité dans les grands appareils, produisent des constipations rebelles et opiniâtres. Il en est de même des fortes contentions d'esprit. La constipation a souvent, du reste, de singulières conséquences. Beaucoup de personnes qui en sont affectées ont l'humeur bizarre, et beaucoup d'actes de dureté et de justice sévère et inflexible sont liés à cette disposition de l'intestin. Le contraire s'observe dans le cas de diarrhée. Les grands courages s'affaiblissent, et l'énergie physique et morale diminue singulièrement sous l'influence des pertes qui ont lieu par cette voie.

Influence des passions sur les appareils de sécrétion. — Le foie joue un grand rôle dans les passions. Une émotion très-vive, une frayeur subite, une colère violente, sont souvent suivies d'un ictère plus ou moins intense. Si ce fait est vrai pour l'état aigu, il ne l'est pas moins pour l'état chronique. Un grand nombre de dégénérescences, qu'on observe dans le tissu hépatique, doivent leur origine aux passions concentrées qui agissent sur lui. Souvent les calculs biliaires, les tumeurs encéphaloïdes du foie, les kystes hydatiques, la cirrhose, doivent leur origine à des chagrins prolongés, aux grandes douleurs morales persévérantes et concentrées, à l'ambition trompée, aux revers de fortune, et à cette multitude de tribulations qui assaillent l'homme dans presque toutes les positions sociales.

Il a été question tout à l'heure de la vessie, qui, sous l'influence de la frayeur, chasse subitement l'urine qui s'y trouve contenue. Mais, indépendamment de cette action, on doit considérer celle des reins, qui sécrètent avec une très-grande rapidité une quantité considérable d'urine. En pareil cas, la peau ne transpire pas, la circulation est concentrée, et l'appareil urinaire supplée les autres fonctions dans les pertes que doit faire l'économie.

D'autres glandes sont encore soumises à l'influence des passions. Ainsi, tout le monde sait que les glandes lacrymales sécrètent en abondance, dès qu'une cause morale triste vient à agir sur le cerveau; le même phénomène, mais plus rare et plus faible, se passe aussi quelquefois par suite d'une joie immodérée; le rire va jusqu'aux larmes.

La salive est aussi soumise à l'action de quelques passions. La colère sèche la bouche, ou bien, au contraire, la remplit de salive écumeuse, qui donne à la bouche et aux lèvres une expression fort étrange.

De tous les organes sécréteurs, le testicule est celui qui est le plus modifié par les passions. Le sperme, dans l'état de calme, et en l'absence de toute excitation, est sécrété d'une manière presque insensible, et il faut des stimulants directs pour déterminer son expulsion. L'amour, l'habitude du coït, les idées libidineuses, que nos habitudes de vie ont rendues si influentes, agissent sans cesse sur cette glande, et provoquent de nombreuses pertes de liqueur spermatique. La frayeur, la colère, la honte, la pudeur, s'opposent, au contraire, à cette excrétion, et, dans ces conditions, les exemples d'anéantissement physique ne sont pas rares.

Chez les femmes, l'utérus ressent aussi de nombreuses influences de la part des passions. L'amour, et ses mille nuances de peine et de plaisir, entraîne à sa suite une foule de lésions de la sensibilité de cet organe si irritable. Il y a des hémorrhagies, des leucorrhées, des aménorrhées, et une foule de lésions de fonctions, qui se développent subitement ou lentement, suivant le mode d'action de la cause déterminante. Un grand nombre d'altérations de tissus surviennent lentement, et entraînent de fâcheuses dégénérescences. Les cancers de l'utérus peuvent aussi bien être le résultat de l'abus du coït que celui de la privation de cet acte.

Chez les femmes qui nourrissent, la sécrétion du lait est soumise à l'action continue de toutes les impressions morales fortes. On voit, en effet, sous de pareilles influences, ce liquide changer de nature, prendre des qualités fâcheuses, et provoquer, chez l'enfant des accidents graves. On voit donc combien il importe de soustraire les nourrices à l'influence de passions un peu vives. La colère, l'amour exalté, des jouissances profondes, entraînent ou la suspension de la sécrétion lactée, ou l'altération du liquide lui-même.

La peau est souvent le siége de changements notables, sous l'influence des passions. La pâleur et la rougeur, qui se manifestent au visage pour la moindre émotion morale, sont une preuve de cette action.

La chair de poule, éprouvée dans la frayeur, appartient à un phénomène nerveux de resserrement fibrillaire. Dans certains cas, la peau se recouvre de sueur, ou bien elle devient sèche, aride; elle se colore en brun chez les personnes que frappe une grande tristesse. Le cercle brun des yeux et des ailes du nez n'est que le premier degré de ce phénomène. Chez les lypémaniaques, on voit cette couleur être portée au point de rendre leur visage méconnaissable. Elle pâlit et disparaît, à mesure que l'esprit reprend sa sérénité première.

Influences de l'âge et du sexe sur les passions.

Ages. — On sait que certaines passions sont réservées à certaines époques de la vie. Chaque âge a ses plaisirs et ses goûts et ses mœurs, a dit le poëte ; et Horace avait donné, il y a longtemps, un tableau fidèle de ces particularités.

L'enfance est assez calme et les impressions sont alors trop nombreuses pour être durables : les dernières effacent les précédentes ; et, si l'on observe quelques cas graves de jalousie ou de fureur, ils sont très-rares. Plus tard, les passions se développent en raison des besoins ; et, chez l'adolescent, elles ont toujours le caractère de sensations nécessaires, et dont la satisfaction entraîne le plaisir que l'on cherche surtout à cette époque de la vie. Chez les adultes, apparaissent les passions individuelles, l'ambition, l'orgueil ; le moi prédomine, il entraîne à sa suite tous les actes de l'économie, et ce temps des grandes pensées d'avenir est aussi l'époque des grands orages, des déceptions profondes, et, par conséquent, des grands troubles dans les principaux organes. Enfin, dans la vieillesse, les sens se calment, les passions expansives disparaissent, et il ne reste plus de place que pour l'avarice, l'ambition, l'humeur chagrine, etc., etc.

Sexe. — Il y a des différences générales tenant à une plus grande dose de sensibilité chez les femmes. Les impressions sont plus vives, les habitudes plus molles ; et, par conséquent, il y a moins d'énergie pour résister aux causes morales qui nous affectent sans cesse. Aussi voit-on beaucoup plus de désordres nerveux chez les femmes, et ces accidents ont toujours de plus fâcheux résultats que chez les hommes. L'appareil génital joue chez elles un bien plus grand rôle que chez nous, et les aberrations de sensibilité qui se manifestent de ce côté entraînent une foule de lésions qui nous sont entièrement inconnues.

Règles hygiéniques. — En bonne hygiène, l'art de modérer les passions est un des points les plus importants de la pratique médicale. La médecine du cœur a été l'objet de bien des écrits éloquents, profonds, et où excellent les plus beaux sentiments de philanthropie. Mais, à l'expérience, les préceptes de ces hommes de bien sont d'un usage difficile, et peu de médecins peuvent obtenir quelques résultats heureux. C'est qu'il est difficile de connaître le cœur de l'homme, plus difficile encore de faire entendre le langage de la raison à ceux que pousse une passion quelconque : il faut cependant tenter quelques efforts dans ce genre, et ce n'est que par l'éducation qu'on pourra y parvenir. On agira sur l'encéphale par les sens, en ayant soin de soustraire les personnes prédisposées à tel ou tel penchant, aux impressions capables d'exciter les organes qui prédominent. L'éducation morale a des résultats non moins heureux, et les préceptes et les exemples entraînent au bien ceux qui ne sont pas poussés en sens contraire par des appétits organiques trop énergiques ; et puis, l'on modifiera d'ailleurs cet organisme par des soins de régime. Le séjour dans un lieu froid ou chaud, sec ou humide, modifiera les appareils ; l'exercice du corps, la fatigue, les aliments choisis parmi les excitants ou les calmants, pourront diminuer la vigueur de certains viscères : et l'homme ainsi instruit, élevé, conduit, nourri, vêtu, arrivera à un état moyen qui convient le mieux à la plupart des individus. C'est dans ces agents hygiéniques que se trouvent les modificateurs les plus puissants de l'économie, ceux qui servent avec efficacité au traitement des passions portées au point de constituer presque des genres de folie. On peut aussi arriver à des guérisons remarquables, par l'effet contraire de passions opposées. L'homme, qui est si souvent le jouet de ses passions, trouve ainsi en elles les éléments d'une guérison complète. Cela arrive surtout, lorsque l'apathie menace d'entraîner une organisation fatiguée d'émotions trop vives. On ranime en quelque sorte cette vitalité qui s'éteint, en suscitant quelques secousses, et les impressions nouvelles arrachent au suicide et à la mort des personnes qui ne comptaient plus dans le monde social. C'est là un des points les plus ardus de la médecine pratique, et un médecin ami peut seul espérer quelques succès, dans une voie où le cœur humain se perd dans les profondeurs de toutes nos passions les plus intimes.

Bibliographie. — GALIEN, *De cognoscendis curandisque animi morbis*, lib. I, *in Opp. omn.* — DU MÊME, *Quod animi mores corporis tempetamenta sequantur*, lib. I, *ibid.* — DU MÊME, *De cujuslibet animi peccatorum dignotione atque medelâ libellus*, *ibid.* — ALOYSIUS (L.), *De compescendis animi affectibus per moralem philosophiam et medici* *artem*. Basileæ, 1562, in-8.— STAHL (G. E.), *De passionibus animie corpus humanum varie alterantibus*. Halæ, 1695, in-4. — LECAT (A. N.), *Traité des sensations et des passions en général et des sens en particulier*. Paris, 1767, 2 vol. in-12. — FABRE (P.), *Essai sur les facultés de l'âme considérée dans ses rapports et la sensibilité et l'irritabilité de nos organes*. Paris, 1787, in-12. — TISSOT (C. J.), *De l'influence des passions de l'âme dans les maladies, et des moyens d'en corriger les mauvais effets*, in Œuvres, t. I. Paris, 1809. — COGAN, *A Philosophical Treatise on the passions*. Bath, 1800, in-8. — LEVISON (G.), *Ueber die Leidenschaften der Menschen, und deren Einfluss auf Gesundheit*. Goslar, 1800, in-8. — ROYER (G. M.), *De l'influence des passions considérées sous le rapport médical*. Th. de Paris, an XI, n° 197, in-8. — LENHOSSEK (M.), *Untersuchungen über die Leidenschaften und Gemüthsaffecten als Ursachen und Heilmittel der Krankheiten*. Pesth, 1804, in-8.— ESQUIROL (E.), *Des passions considérées comme causes, symptômes et moyens curatifs de l'aliénation mentale*. Th. de Paris, 1805, n° 574, in-4. — LIARD, *Considérations sur les phénomènes physiologiques et pathologiques des passions et des affections de l'âme*. Th. de Paris, 1805, n° 47, in-4. — VIREY, *Dict. des sc. méd.*, article *Passions*, t. XXX, p. 411 ; 1819. — GASC, *De la passion du jeu considérée dans ses effets moraux et pathologiques*, in *Arch. gén. de méd.*, 1re sér., t. XV, p. 128 ; 1827. — DESGUIDI (S.), *Dissertation sur l'influence des passions de l'âme sur le corps humain*. Th. de Strasbourg, 1830, n° 27, in-8. — ALIBERT, *Physiologie des passions ou Nouvelle Doctrine des sentiments moraux*. Paris, 1825, in-8, fig. — DAVIDSON, *Ueber die Leidenschaften und Geistesstörung. Ein Beitrag zur Psychologie und gerichtlichen Medicin*, in *Rust's Mag.*, t. XL, p. 3 ; 1833. — DESCURET, *La médecine des passions ou les Passions considérées dans leurs rapports avec les maladies*, etc. Paris, 1841, in-8. — ROUBAUD, *Des passions*. Th. de Paris, 1844 ; n° 91, in-4. — JOUX (A.), *De la jalousie considérée comme cause de maladies dans le jeune âge*, in *Gaz. des hôpit.*; 1853, p. 447. — BOURGEOIS (L. X.), *Les passions dans leurs rapports avec la santé et les maladies*. Paris, 1860, in-12. RICHARD (J. D.), *De l'influence des passions et de l'imagination sur les maladies*. Th. de Paris, 1851, n° 268, in-4. — V. les traités d'*Aliénation mentale*.

CHAPITRE XXVII

Du sommeil

Le sommeil est le grand moyen dont l'homme peut disposer pour compenser la consommation trop grande des tissus, rétablir l'équilibre des forces vitales et les maintenir dans un état satisfaisant.

Toute action entraîne une consommation de tissus. Qu'elle soit la conséquence de la mise en jeu du système nerveux, de l'activité de l'appareil locomoteur ou des fonctions des organes de sécrétion et d'excrétion, le résultat est le même : c'est une dépense d'aliments azotés. Cette dépense varie considérablement, suivant une foule de circonstances qui ont été successivement passées en revue ; et c'est pour y subvenir, pour rétablir l'équilibre entre les facultés et les fonctions, pour laisser reposer celles des forces vitales qui, plus ou moins soumises au contrôle de la volonté, sont de nature à être inégalement exercées, que le sommeil a été donné à l'homme.

L'homme, du reste, ne peut volontairement se priver de sommeil ; et, s'il y résiste quelque temps, au prix de lésions graves du cerveau et des organes des sens, qui ne tardent pas à survenir, il faut qu'il y succombe, et le sommeil arrive malgré lui.

Causes du sommeil et influences qui le modifient. Les causes qui obligent l'homme à se livrer au sommeil sont de plusieurs ordres. Ce sont, en particulier : l'âge, le sexe, la constitution, le tempérament, le climat, l'alimentation, l'exercice, les travaux intellectuels et les maladies. Nous allons les passer rapidement en revue.

1° *Age.* — Dans l'enfance et la jeunesse, les forces vitales n'ont pas encore toute leur énergie. On en fait d'ailleurs une dépense continuelle, et cette dépense est justifiée par la croissance et le développement des tissus. Aussi, plus on est jeune, plus le besoin de dormir est impérieux, et plus la privation de sommeil est dangereuse. Les personnes chargées de l'éducation des enfants devraient mieux savoir qu'il ne faut pas exciter trop longtemps l'attention de leurs jeunes élèves, et qu'il est nécessaire de les laisser se livrer au sommeil, quand ils en éprouvent le besoin.

Chez les enfants au berceau, le sommeil est impérieux ; il occupe plus de la moitié des vingt-quatre heures du jour, et pour eux le temps se partage entre manger et dormir. D'ailleurs, il y a liaison entre ces actes ; et, si les adultes résistent à ce besoin de sommeil qui suit le repas, c'est par suite d'habitudes sociales qui effacent le désir naturel.

A mesure qu'on avance en âge, la nécessité du sommeil devient moins impérieuse, et le temps qui lui est consacré moins long.

Chez les vieillards, l'économie fait moins de pertes, la nutrition est moins active, et, par conséquent, le besoin de réparation moins grand.

2° *Sexe*. — Les femmes dorment, en général, plus que les hommes, et cependant l'exercice moins considérable auquel elles se livrent rend chez elles les pertes moins fortes, et la consommation des tissus beaucoup moindre. Il est probable que cette durée plus longue du sommeil est, chez les femmes, une affaire d'habitude et qu'elle dépend du temps plus long dont elles peuvent disposer.

3° *Constitution. Tempérament.* — Le besoin de sommeil est moins impérieux chez les personnes robustes, fortes et sanguines, que chez les individus faibles, nerveux et irritables. Chez les individus à tempérament sanguin, le sommeil lourd et profond auquel ils sont enclins, peut être déjà considéré comme un des phénomènes qui annoncent un état morbide, la pléthore.

L'obésité porte beaucoup au sommeil et en prolonge la durée.

4° *Idiosyncrasie*. — Certaines personnes éprouvent la nécessité de dormir plus longtemps que d'autres, auxquelles il ne faut que très-peu d'heures de sommeil ; rien ne rend compte de ces différences.

5° *Habitudes*. — L'habitude est pour quelque chose dans le besoin de dormir. Cependant, il est un minimum de sommeil nécessaire à tout individu et auquel on se gardera bien de rien retrancher, si l'on veut qu'il jouisse de la plénitude de ses moyens. La privation d'une partie du sommeil, que l'on consacre aux offices nocturnes dans plusieurs ordres monastiques, devient une habitude ; mais c'est aux dépens de la santé. La maigreur de ceux qui y sont soumis, la débilité de leur constitution, l'absence de désirs vénériens, la résistance moindre aux influences pathogéniques, enfin la mort prématurée, trouvent en partie leur explication dans le peu de sommeil qu'ils peuvent se procurer.

6° *Professions*. — Il y a des professions qui, par la privation de sommeil qu'elles entraînent, ont de sérieux inconvénients. Tels sont les veilleurs de nuit dans certains pays, les veilleurs de nos hôpitaux, les hommes préposés à la sûreté publique, les gardes-malades ; tous éprouvent bien souvent de mauvais effets du changement des heures que l'on consacre habituellement au sommeil. Un sommeil d'une durée convenable est loin de procurer le même repos, selon qu'il est pris dans le jour ou dans la nuit. Dans le premier cas, son influence heureuse est beaucoup moindre, et on doit attribuer ce résultat à la lumière et au bruit qui sont des stimulants, dont l'action se fait toujours sentir. Dans certains métiers les mêmes inconvénients existent ;

les boulangers travaillent la nuit, les vidangeurs en font autant, et beaucoup d'entre eux ne peuvent s'accoutumer à ce changement de régime. Les marins dorment peu en général; les quarts de nuit sont un régime fort pénible et auquel beaucoup d'entre eux ont de la peine à s'habituer.

7° *Climats.* — Le sommeil est plus nécessaire dans les pays chauds que dans les pays froids. En s'approchant de l'équateur, on voit les peuples prendre des habitudes de sommeil inconnues aux Européens. La sieste et la méridienne sont à peu près indispensables, pour permettre à l'économie de réparer les grandes pertes que subissent les habitants de ces climats.

Dans les pays froids, le sommeil serait moins malsain et moins long, si la chaleur artificielle, que l'on ne manque pas de développer soit dans des appartements bien échauffés, soit en s'entourant de couvertures épaisses, ne plaçait ceux qui s'y soumettent, dans les mêmes conditions que les habitants des contrées chaudes.

Les saisons chaudes et les saisons froides des climats tempérés, agissent dans un sens analogue aux climats auxquels elles correspondent; et le besoin de sommeil est toujours plus grand en été, où les pertes de l'économie sont plus considérables.

8° *Alimentation.* — Le besoin de sommeil est plus grand quand on mange beaucoup, et surtout quand on consomme beaucoup de viande; il est moins impérieux dans les circonstances contraires. Un régime végétal et peu abondant le réduit au minimum.

L'usage des liqueurs et des alcooliques pousse au sommeil, et rend ce dernier plus lourd et plus pesant.

9° *Exercice.* — L'exercice physique, le déploiement de forces musculaires, déterminent le sommeil de deux manières différentes et pour deux raisons opposées :

1° Lorsque l'exercice est en excès, et qu'il est porté jusqu'à la fatigue, les pertes déterminées par l'exercice, produisent un besoin impérieux de sommeil ;

2° Le défaut d'exercice produit des effets analogues, surtout quand l'individu qui est en repos fait usage d'une alimentation trop abondante. Le sommeil a lieu ici en vertu d'un autre mécanisme; il est dû à une pléthore momentanée et aux efforts congestifs du sang vers le cerveau.

10° *Travaux intellectuels.* — Le travail de l'esprit ne rend pas le sommeil moins nécessaire que l'exercice corporel; cependant le sommeil ne peut pas toujours s'accomplir dans ces conditions, et l'excitation causée par le travail amène quelquefois l'insomnie; en pareil cas, et lorsque cette application de l'intelligence est momentanée, les inconvénients ne sont pas très-grands, attendu que le lendemain on regagne presque toujours le sommeil dont on n'a pas joui la veille.

11° *Fonctions génitales*. — Le coït, et par conséquent les excès vénériens, en raison des pertes qu'ils déterminent, rendent le besoin de sommeil impérieux.

12° *Maladies*. — Dans un grand nombre de maladies, et surtout de maladies aiguës, il y a une insomnie plus ou moins complète ; ou bien le sommeil, quand il a lieu, est incomplet, interrompu par des rêvasseries, agité et peu réparateur. Dans la convalescence, au contraire, le besoin de sommeil est impérieux; il est profond et répare les forces du malade. Son rétablissement indique même souvent le commencement de la convalescence.

Caractères du sommeil. — Nous avons ici à considérer :

1° *Durée du sommeil*. — La durée du sommeil varie suivant une foule de circonstances. Elle est, en général, directement proportionnelle aux pertes qui ont été subies par l'organisme, et, par conséquent, à la consommation des tissus qui a eu lieu. — Le sommeil est plus long dans le jeune âge, chez les femmes, chez les sujets faibles, lymphatiques, à tempérament nerveux. Il en est de même à la suite d'une alimentation trop abondante ou trop azotée, d'un exercice musculaire exagéré, d'un travail intellectuel prolongé, de l'abus du coït, enfin dans les convalescences. — Il est plus court dans les circonstances contraires, et, depuis le sommeil de trois à quatre heures de durée jusqu'à celui de douze à quinze heures, on peut observer tous les intermédiaires.

2° *Effets du sommeil*. — Le sommeil exerce une influence heureuse sur l'ensemble de l'organisme : il procure une sensation agréable, repose les facultés intellectuelles, redonne à l'esprit sa fraîcheur et sa vigueur habituelle.

La fatigue musculaire, la courbature, disparaissent, et au réveil on se sent disposé à recommencer le même genre de vie que la veille.

L'influence du sommeil sur la digestion mérite un examen particulier. Lorsqu'on s'endort après le repas, son effet est de précipiter la digestion. Les aliments passent alors dans les intestins grêles avant d'avoir subi la digestion stomacale complète, et une partie est encore à l'état de crudité. — Il peut en résulter un dérangement des fonctions digestives, qui se manifeste surtout au réveil.

Quand la première période de la digestion est accomplie, le sommeil n'a plus aucun inconvénient ; on y est moins porté, il est vrai, mais il est plus calme, plus tranquille et plus réparateur.

Deux heures d'intervalle, au moins, sont nécessaires entre le repas et l'instant où l'on se met au lit ; il est même préférable qu'il y en ait trois ou quatre d'écoulées.

Un sommeil trop prolongé laisse, au réveil, celui qui s'y est livré dans un état d'apathie et de langueur, qui persiste souvent une partie de la journée. L'appétit est languissant, et souvent une céphalalgie gravative en est la conséquence. Le sommeil trop prolongé, joint à très-peu d'exercice et à une alimentation abondante, constitue une des causes principales de la pléthore sanguine.

Variétés du sommeil. — On distingue plusieurs espèces de sommeil ; ce sont les suivantes :

1° *Sommeil complet.* — Lorsqu'il existe, il y a une abolition complète de la conscience, repos complet du sensorium et des facultés de l'esprit. Les fonctions de la vie organique s'accomplissent seules.

2° *Sommeil incomplet.* — Le cerveau reçoit encore en partie les impressions par le moyen des sens externes ; la volonté qui commande aux muscles du mouvement n'est pas complétement suspendue ; la mémoire et l'imagination se donnent carrière. Il n'y a ni jugement ni sensation précise.

3° *Sommeil avec rêves.* — Dans cet état, il ne reste plus rien que l'imagination : il n'y a ni jugement ni sensation ; et cette faculté se déploie avec une force extraordinaire ; elle est infatigable. Les idées changent et se succèdent avec une rapidité extraordinaire ; de là vient que, lorsqu'on se réveille après quelques instants de sommeil, on se figure que l'on a dormi longtemps.

Tout ce qui rend le sommeil imparfait doit amener les rêves. Aussi les malades, et surtout ceux qui ont quelque affection organique, rêvent-ils, d'habitude, beaucoup plus que les personnes bien portantes. On rêve, en général, davantage vers la fin de la nuit. Ce qui tient à ce que le sommeil est moins profond.

Somnambulisme. — Les actes de somnambulisme ont lieu quand la volonté reprend complétement ou incomplétement son empire sur les muscles volontaires. Il y a alors trois facultés : l'imagination, la mémoire et la volonté, qui agissent, mais sans perceptions sensoriales et sans jugement. — Lorsqu'on est dans un tel état, on résout quelquefois des problèmes qu'on eût vainement cherchés étant éveillé ; on retrouve sur un instrument les airs oubliés depuis longtemps, etc., etc.

[Il faut bien noter que les somnambules, en raison des actes et des mouvements auxquels ils se livrent pendant leur sommeil, sont, quoi qu'on en ait dit, sujets à une foule d'accidents : chutes, contusions diverses, etc.]

Somnolence. — La somnolence est un sommeil lourd et pesant qui affaiblit plutôt qu'il ne repose. On peut l'expliquer par la manière dont se fait la circulation cérébrale. Lorsque le sang arrive avec trop de vitesse dans les vaisseaux du cerveau, on est agité; mais, si la vitesse augmente encore, on tombe dans un sommeil plus ou moins profond qui affaiblit au lieu de réparer les forces, et qui est alors un des effets d'une légère congestion du cerveau. — Il faut, pour que le sommeil soit parfait, que la circulation cérébrale se fasse d'une manière uniforme.

Dans le cas d'oxygénation insuffisante du sang, le sommeil est incomplet. Quelquefois, lorsque ce défaut d'oxygénation est porté à un degré plus élevé, le sommeil devient léthargique.

Règles hygiéniques spéciales. — *Age.* — Faut-il provoquer artificiellement le sommeil chez les jeunes enfants ? Cette question a de l'importance, car les opinions sont partagées à cet égard.

On peut avoir recours à plusieurs moyens pour endormir les enfants.

Le plus simple consiste à les bercer et les secouer doucement et uniformément. Cela n'est cependant pas nécessaire, car ces petits êtres dorment fort bien tout seuls; mais les gardiens ont toujours le désir de les voir dormir, afin d'être libres du soin de les surveiller. Quand un enfant crie et ne dort pas dans les circonstances ordinaires, c'est qu'il souffre, et il faut chercher avec soin quelle en peut être la cause : c'est un vêtement qui le serre, une position incommode, une épingle qui le blesse, des coliques, et mille autres incommodités qui chassent le sommeil; l'action de bercer, de balancer, de secouer en chantant les jeunes enfants, ne vaudra jamais une surveillance attentive, et la recherche des causes de la souffrance.

Chez les adultes, on provoque quelquefois le sommeil par des aliments copieux, des boissons spiritueuses, etc. Cela est mauvais, car, en se livrant au sommeil, on obéit à un instinct régulier, et il est inutile de provoquer un acte qui s'accomplira dès qu'il sera nécessaire.

Chez les vieillards et les adultes qui, livrés à de graves préoccupations, voient souvent fuir le sommeil, on fait quelquefois usage de narcotiques ; c'est une coutume qu'on ne saurait trop blâmer. La congestion, qui est la conséquence de l'ingestion de ces substances, peut, à force d'être répétée, être le point de départ d'accidents plus graves. De plus, on en contracte l'habitude, le cerveau ne peut plus s'en passer, et l'on est sans cesse obligé d'accroître la dose des narcotiques. Il en résulte, à la longue, une altération de la sensibilité normale, un engourdissement habituel des facultés intellectuelles, et toutes les conséquences de l'abus de l'opium.

Dans les divers âges, et en mettant de côté les idiosyncrasies spéciales, la durée du sommeil doit être la suivante : chez les jeunes enfants qui viennent de naître, le temps se partage entre la nourriture et le sommeil ; chez les adolescents, de huit à dix heures de sommeil ; chez les adultes, six à huit ; la plupart des vieillards ont assez de six heures.

L'habitude peut modifier toutes ces règles. La durée du sommeil est à peu près la même, chaque jour, pour le même individu, et l'habitude a tellement d'empire sur lui, qu'il s'endort, de même qu'il s'éveille, à la même heure.

Les constitutions faibles, délicates, ainsi que les tempéraments lymphatiques, doivent s'abandonner au sommeil pendant plus longtemps.

Dans les climats chauds, l'usage de la sieste est une bonne habitude, et on ne peut que l'encourager. On s'en trouve très-bien dans nos contrées, en ne la mettant en usage que dans les semaines les plus chaudes de l'été.

Tout exercice physique ou tout travail intellectuel anormal exige à sa suite un sommeil plus prolongé que d'habitude. C'est le seul moyen de réparer convenablement les pertes opérées sous leur influence.

Dans les convalescences, le besoin de sommeil doit être pleinement satisfait, et on doit aller, sous ce rapport, bien au delà des limites adoptées dans les habitudes ordinaires de la vie. En pareil cas, il est même souvent utile de consacrer, au milieu de la journée, une heure ou deux au sommeil ; il contribue à accélérer le rétablissement des forces.

Une dernière règle à observer est d'éviter le réveil en sursaut ; il a quelquefois pour conséquence des spasmes nerveux d'une certaine intensité.

Bibliographie. — *Des songes*, in *Œuvres d'Hippocr.* — ARGENTORIUS (J.), *De somno et vigiliâ.* Parisiis, 1568, in-8.— ETTMÜLLER (M. E.), *De vitiis circa somnum vigiliasque.* Lipsiæ, 1720, in-4.— STIEFE (J. E.), *De morbis ex somno.* Lipsiæ, 1743, in-4. — MARTIN (A. R.), *Erfahrungen, zu beweisen dass der Schlaf den menschlichen Körper abkühlt*, in *Schwed. Abhandl.* 1768, p. 198. — DAVIDSON (W.), *Ueber den Schlaf. Eine medicinisch-psychologische Abhandlung.* Berlin, 1796, in-8.— CHABERT, *Du sommeil.* Paris, 1796, in-8. — MARET, *Dissertation sur l'usage de la méridienne*, in *Mém. de Dijon*, t. II, p. 1 ; 1774. — FERRAL (M.), *Examen des changements que subissent les fonctions vitales par l'état de sommeil.* Th. de Paris, an XI, nº 272, in-8. — CHOQUET, *Hypnologie ou du sommeil considéré dans l'état de maladie.* Th. de Paris, 1808, in-8. — MONFALCON, art. *Sommeil*, in *Dict. des sc. méd.*, t. LII, p. 68 ; 1821.— PHILIP (A. P. W.), *An inquiry into the nature of sleep and death, with a View*, etc. London, 1834, in-8.—SCHOENAUG (J. L.), *Psychologisch-medicinische Abhandlung über den Idiosomnambulismus*, oder, etc. Wien, 1838, in-8. — LÉLUT, *Mém. sur le sommeil, les songes et le somnambulisme.* Paris, 1852, in-8. — CAPPIE, *On immediate cause of sleep*, in *Edinb. med. J.*, t. LXXXI, p. 649; 1854. — LEMOINE (A.), *Du sommeil au point de vue physiologique et psychologique.* Paris, 1855, in-12. — L. M., *Der gesunde und ruhige Schlaf ohne Träume.* Leipzig, 1862.

CINQUIÈME CLASSE. — GENITALIA (*fonctions génitales*).

Cette classe comprend : 1º le besoin de reproduction ou le coït ; 2º la conception ; 3º la grossesse ; 4º l'accouchement ; 5º la lactation ; — et comme accessoires : 1º le mariage et le célibat ; 2º la stérilité et la fécondité ; 3º la prostitution.

L'histoire du besoin de la reproduction a été développée en traitant des sens internes (p. 538) ; celle de la conception, de la grossesse et de l'accouchement, constitue une science à part, et est traitée fort complétement dans la plupart des ouvrages spéciaux. Ce qui a trait à la lactation a déjà été exposé (p. 22).

Il ne reste à développer ici que les trois points suivants, qui sont : 1º le mariage et le célibat ; 2º la stérilité et la fécondité ; 3º la prostitution. C'est ce qui sera l'objet des trois chapitres suivants.

CHAPITRE XXVIII

Du mariage et du célibat.

Le mariage, considéré exclusivement sous le rapport de l'hygiène, est-il une institution utile à la santé de l'homme, lui permet-il d'éviter certaines maladies, l'expose-t-il moins à d'autres, prolonge-t-il enfin la durée de sa vie ? Telle est la première et la plus importante des questions qui se présentent. La solution de cette question peut être demandée aussi bien à l'observation particulière des faits, qu'aux résultats de la statistique relatifs à la comparaison, qu'on peut établir, entre les individus mariés et ceux qui ne le sont pas.

Au premier coup d'œil, les hommes et les femmes célibataires semblent placés dans les conditions les plus avantageuses. L'homme est plus libre, plus indépendant, plus à son aise ; il peut préférer ce qui lui plaît, choisir ce qui lui est utile, rejeter ce qui lui est nuisible. La femme n'a pas les embarras de ménage ; elle n'est pas exposée à ressentir les fatigues et les dangers de la grossesse, de l'accouchement et de l'allaitement ; plus tard, les soins de la maternité et l'éducation première des enfants n'absorbent pas une partie de ses instants. Cependant, toutes ces considérations doivent s'effacer devant les résultats de l'observation sérieuse et les déductions rigoureuses de la statistique.

L'homme marié est moins exposé à devenir malade. Sa vie a plus de chances de durée que celle des célibataires. La femme, bien que placée dans des conditions moins avantageuses que lui, se trouve cependant dans des rapports analogues à l'égard des filles non mariées.

Les résultats statistiques de Casper prouvent ces faits d'une manière évidente. — Voici un tableau dans lequel il a rapporté tous les calculs à 100.

AGE.	MORTALITÉ SUR 100.			
	HOMMES		FEMMES	
	non mariés.	mariés.	non mariées.	mariées.
De 25 à 30 ans....	31,3	2,8	28,0	7,7
30 à 45........	27,4	18,9	19,3	20,3
45 à 60........	18,7	30,2	15,5	22,6
60 à 70........	11,4	20,9	15,5	20,2
70 à 100........	11,0	26,9	23,6	28,7

On voit, d'après ce tableau, qu'après 70 ans il reste, pour 11,7 garçons non mariés, 26,9 individus mariés ; et pour 23,7 filles non mariées, 28,7 mariées.

Quelles sont les causes de ces avantages ? Voici celles qu'on peut raisonnablement leur assigner.

L'homme marié mène une vie plus régulière, il fait un usage plus modéré des plaisirs vénériens, émoussés par l'habitude et par l'absence d'excitations nouvelles. Ses repas sont plus réglés, son temps mieux organisé. Les soins dont sa femme et ses enfants l'entourent écartent de lui beaucoup de causes morbifiques. La vie de famille lui procure des jouissances qu'il apprécie, et une satisfaction qui contribue à son bien-être. En cas de maladie, il est entouré de soins, de consolations, qui ont une grande influence sur la terminaison heureuse des maladies.

Le célibataire, au contraire, se trouve dans de tout autres conditions. Sa vie est plus irrégulière, il n'a pas la consolation d'un intérieur, la satisfaction du besoin moral de l'association, la régularité des repas, des travaux, du sommeil. C'est même cette liberté qui lui plaît. Il se livre plus souvent aux plaisirs vénériens, et de nouvelles excitations le conduisent bien souvent à en augmenter la fréquence.

Les conséquences qui peuvent être considérées comme le résultat de la différence du genre de vie, sont spécialement les suivantes :

Les troubles digestifs sont plus fréquents, ce qui est probablement dû à l'irrégularité des repas, ainsi qu'aux excès plus fréquents des plaisirs de la table. C'est parmi les célibataires qu'on trouve le plus grand nombre d'individus adonnés à l'abus des liqueurs alcooliques. Les excès vénériens et toutes leurs conséquences se manifestent également plutôt chez les garçons que chez les hommes mariés. C'est également chez eux, que la maladie de Pott et les diverses affections de la moelle se montrent avec le plus de fréquence, et que la syphilis est certainement le plus commune. On peut dire la même chose d'un grand nombre de névroses, et, en particulier, de l'hypocondrie et des névralgies. L'aliénation mentale se rencontre également beaucoup plus souvent chez les célibataires que chez les hommes mariés. D'après le rapport de M. Desportes, il y a 60 célibataires pour 40 hommes mariés sur cent aliénés. Le suicide se manifeste plus fréquemment chez les célibataires ; d'après les relevés de Prévost de Genève, les garçons suicidés sont aux hommes mariés également suicidés comme 7 à 6.

Chez les femmes, les conditions sont moins avantageuses que chez l'homme, et il faut l'attribuer aux circonstances de grossesse, d'accouchement et d'allaitement, ainsi qu'aux maladies de l'utérus qui en sont si fréquemment la suite. Malgré ces conditions défavorables, la durée de la vie est encore plus longue chez les femmes mariées que chez les filles ; c'est, en effet, que, malgré les circonstances défavorables qui viennent d'être mentionnées, il y en a d'autres qui établissent la compensation et lui donnent la prééminence. Ces circonstances sont une aisance plus grande, les consolations de la famille, du mari, des enfants ; l'action de la vie de famille, qui, contenue dans des limites modérées, est favorable à la conservation de la santé. Chez les filles non mariées, les circonstances qui rendent la mortalité proportionnellement plus forte chez elles que chez les femmes, sont : la position peu aisée dans laquelle elles se trouvent bien souvent, l'isolement, la préoccupation de l'avenir, l'absence des consolations conjugales, de la vie de famille, la privation de soins affectueux en cas de maladie, enfin, dans quelques cas, la jouissance des plaisirs vénériens, contre lesquels rien ne les prémunit et rien ne les retient. Joignez à cela, dans un âge plus avancé, le mécontentement de l'isolement, on pourrait presque dire la jalousie du bonheur d'autrui, et quelquefois les excès d'une dévotion exagérée.

Il est intéressant de rechercher le nombre des mariages dans les principaux États de l'Europe, et les variations qu'il a pu subir depuis le commencement de ce siècle. Voici les résultats auxquels est arrivé M. Boudin.

Sur environ 225 millions d'habitants, l'Europe compte annuellement 1,850,000 mariages, ou un mariage sur 121 personnes. Ces mariages sont très-inégalement répartis. On a constaté :

En Russie......... en 1842.......	1 mariage sur 99 habitants.	
Prusse......... 1839-1841..	— 113	—
Autriche....... 1839-1845..	— 124	—
Angleterre..... 1840-1841..	— 131	—
France......... 1846.......	— 134	—

En Suède.......................	de 1 sur 22	en 30 ans.
Portugal.......................	— 13	30
Russie	— 6	30
Angleterre.....................	— 8	70
Hollande	— 6	36
Prusse.	— 5	127
France	— 2.5	41

En 1831, en France, il y avait 18,239,576 célibataires, et 12,164,677 individus mariés ; et 3,224,970 veufs, dont 722,611 hommes, et 2,502,359 femmes.

La proportion des mariés aux vivants a été comme 1 : 66 à Paris ; 1 : 65 dans les Pays-Bas (Quételet); 1 : 71 Wurtemberg (Schubler); 1 : 53 Londres ; 1 : 54 Angleterre ; 1 : 63 Suède (Suwmich) ; 1 : 66 Breslau (Reich) ; 1 : 65 Hambourg (Baets).

A quel âge doit-on permettre les mariages ? Cette question, dont nous nous sommes déjà occupé à propos du coït, est importante à décider ; la solution cependant en est difficile, attendu que la fixation des limites de cet âge dépend de la force de la constitution, du tempérament, de la santé antérieure, et, sous tous ces rapports, il est presque impossible d'établir des moyennes absolues.

La loi, en fixant les termes de 15 ans pour les femmes, et 18 ans pour les hommes, a certainement été trop généreuse ; il est heureux qu'on n'en profite pas plus souvent, et qu'on s'appuie instinctivement sur les circonstances individuelles propres à chacun. La véritable époque à laquelle on peut permettre le mariage est celle où le développement de l'organisme est terminé, et où la constitution est définitivement ce qu'elle sera plus tard. L'âge où il en est ainsi, peut être fixé en moyenne à 25 ans pour les hommes, et 20 ans pour les femmes.

A cet âge, l'homme a une raison plus solide, un jugement plus sain, des connaissances plus positives et un établissement plus assuré. En même temps, son organisation lui permet de résister aux excès vénériens que tant de jeunes époux accomplissent dans les premiers temps de leur mariage. Enfin, il est plus apte à procréer des enfants robustes et bien constitués.

Chez la femme, à 20 ans, l'organisation est achevée, et elle est ce qu'elle sera toujours. Sa raison est également plus mûre pour être à la tête d'une maison, et élever des enfants, sa constitution plus solide lui permet aussi de produire des jeunes êtres bien constitués. Chez les femmes d'une santé robuste, il y a moins d'inconvénients à baisser d'une ou deux années le terme de 20 ans et de le fixer à 19 ou même à 18 ans, tandis que, chez les hommes, la limite de 25 ans doit, autant que possible, être conservée.

[On trouvera à l'article Hérédité les conditions physiques ou morales qui doivent s'opposer à certaines unions. (V. p. 90.)]

Du célibat dans l'état ecclésiastique. — Cette question a donné naissance à bien des controverses, et les opinions sont encore partagées à cet égard. Si on met de côté, dans cette question, tout ce qui ne concerne pas l'hygiène, et si l'on ne tient pas compte des exceptions, la solution qu'on peut en donner est assez simple.

La continence est plus facile à observer dans l'état ecclésiastique que dans toute autre position sociale. La préparation sévère des grands séminaires a déjà amorti la constitution, et l'a disposée à subir les rigueurs de la chasteté.

Plus tard, le jeûne, le maigre, l'absence de repas succulents, les mortifications, l'éloignement des excitations produites par la fréquentation des femmes, par les conversations licencieuses, par les lectures et la mauvaise compagnie, rendent l'observation de la continence beaucoup moins difficile.

Enfin les pollutions nocturnes, critiques et salutaires, viennent rétablir l'équilibre.

Il y a des exceptions à tout cela, mais ces exceptions ne font jamais loi, et, dans l'état actuel de la société, on doit considérer la continence comme possible et même facile chez les ecclésiastiques.

Bibliographie. — V. après le chapitre suivant *Stérilité.*

CHAPITRRE XXIX

Fécondité — Stérilité

Tous les mariages ne sont pas féconds, et bon nombre d'époux n'ont jamais d'enfants. Les causes qui produisent de tels résultats dépendent, soit de l'homme soit de la femme, quelquefois de tous les deux.

Les causes inhérentes à la femme sont locales ou générales. Parmi les premières on doit ranger :

1° Les divers vices de conformation des organes génitaux, qui ont pour caractères l'absence ou l'occlusion du vagin ; l'absence de l'utérus, des trompes ou des ovaires ; l'occlusion de l'orifice du col ou des trompes ;

2° L'absence de menstruation, qui indique, en général, qu'il n'y a pas d'ovulation spontanée ;

3° La plupart des maladies du corps ou du col de l'utérus, et en particulier l'antéversion ou la rétroversion, la métrite chronique, l'inflammation catarrhale de la membrane interne de la cavité du col ou du corps de l'utérus, le cancer de cet organe.

Parmi les causes générales, on doit placer la faiblesse de la constitution, la mauvaise santé habituelle, les maladies chroniques déterminant un état cachectique, la chlorose, les diverses espèces d'anémies.

On regarde encore comme causes de stérilité, les travaux physiques exagérés, les marches forcées, l'équitation. L'abus des plaisirs vénériens et le tempérament génital très-prononcé conduisent souvent à ce résultat. La prostitution est une des causes les plus fréquentes d'infécondité.

Enfin, bien souvent, aucune cause ne peut rendre compte de la stérilité de la femme, et elle se produit malgré l'intégrité anatomique et physiologique de tous les appareils organiques, et malgré une belle et forte constitution.

Chez l'homme, les causes de stérilité ne sont pas moins nombreuses, et elles tiennent également aux organes génitaux ou à l'ensemble de l'organisme.

Parmi les premières, on trouve les vices de conformation de la verge, l'hypospadias, l'absence du pénis, l'absence des testicules (en supposant qu'ils ne sont pas restés dans l'abdomen), le volume trop considérable de la verge, qui s'oppose à son introduction ; l'impuissance proprement dite, consistant dans l'impossibilité de l'érection ; l'absence d'animalcules spermatiques (1), la liquidité trop grande du sperme ; les maladies de la prostate, de l'urètre et des vésicules spermatiques.

Les causes générales sont les excès vénériens, la spermatorrhée, la faiblesse primitive de la constitution, les cachexies diverses, les anémies symptomatiques de divers états généraux, telles que les fièvres intermittentes, les intoxications mercurielles et saturnines, une alimentation insuffisante ou insuffisamment réparatrice ; toutes ces influences générales déterminent probablement la disparition des spermatozoaires et la liquidité du fluide spermatique.

Enfin, de même que chez les femmes, il est un certain nombre de cas dans lesquels. avec une constitution excellente, absence complète de maladie, et composition normale du sperme, il y a une stérilité de l'homme que l'on ne sait à quelle cause rapporter.

L'hygiène et la thérapeutique indiquent les moyens de remédier à quelques-unes de ces altérations et de faire disparaître un certain nombre de ces causes.

Ce n'est pas, toutefois, ici, le lieu d'en parler, et il en a été suffisamment question en traitant des divers agents dont la matière de l'hygiène peut disposer.

En prenant la question d'un peu plus haut, on trouve des causes générales qui tiennent aux climats, à l'alimentation des peuples, à leur richesse, et qui ont une influence prononcée sur la fécondité des populations. Ce sont ces causes générales qu'il s'agit d'examiner.

Les *climats* exercent une grande influence sur la fécondité. Il a été démontré précédemment que cette fécondité était plus considérable dans les pays chauds et moindre dans les contrées septentrionales.

La *richesse d'un pays*, l'abondance de ses productions, la fertilité de son sol augmentent la fécondité de ses habitants. Les conditions contraires la diminuent dans une proportion notable.

(1) Il est généralement admis aujourd'hui, que les petits corps filiformes que le microscope fait reconnaître dans le sperme, ne sont pas des animalcules, mais des corps vibratiles ; aussi, a-t-on changé leur nom de *spermatozoaires* en celui de *spermatozoïdes*. Au total, ce que dit ici M. Becquerel n'en est pas moins vrai, leur présence est indispensable dans le sperme pour que ce liquide soit apte à féconder

E. Bgd.

On peut se faire une idée de la fécondité relative des mariages dans divers pays de l'Europe par le tableau suivant, emprunté à M. Boudin.

PAYS.	ANNÉES.	NOMBRE d'enfants par couple marié	PAYS.	ANNÉES.	NOMBRE d'enfants par couple marié.
Suède........	1821-1826	4,03	Mecklembourg, S.	1836	4,69
Pays-Bas.....	1825-1830	4,83	Autriche........	1828-1834	4,12
Prusse........	1820-1834	4,38	Wurtemberg.....	1821-1825	4,27
Angleterre...	1810-1820	3,98	Courlande.......	1828	4,23
France.......	1817-1826	3,90	Islande	1825-1827	5,18
Belgique.....	—	4,40	Genève	1814-1833	2,75
Hanovre	1825	4,21	Guanaxato.......	1825	4,34

On compte 1 naissance en Russie, en 1842, sur 23 habitants ; en Autriche, en 1840, 1 sur 26 habitants ; en Prusse, en 1840, 1 sur 27 habitants ; en Angleterre, en 1841, 1 sur 31 habitants.

En France, les naissances ont suivi depuis quatre-vingts ans une marche décroissante, et voici le tableau et les résultats que nous empruntons encore au travail de M. Boudin.

	HABITANTS pour 1 naissance.		HABITANTS pour 1 naissance
1772...............	24,50	1831...............	33,00
1784...............	25,70	1836...............	33,75
1801...............	29,77	1841...............	34,19
1811...............	31,40	1846...............	36,00
1821...............	31,55	1847...............	39,00
1826...............	32,11		

On voit, ajoute-t-il, que depuis 1772 la fécondité a diminué de plus de 40 pour 100. On comptait, en 1784, sur 24,800,000 habitants, 965,648 naissances. En 1841, le nombre de ces dernières ne dépassait pas 970,929, sur une population de 34,230,000 individus.

Quelle est la cause de cette diminution? Il faut l'attribuer, selon M. Boudin, à l'énorme proportion des anciens prolétaires devenus propriétaires par le fait de la Révolution.

La même diminution de fécondité se montre dans plusieurs autres contrées de l'Europe. Elle est, en Allemagne, de 1 sur 13, en 17 ans ; en Suède, 1 sur 9, en 61 ans ; en Russie, 1 sur 8, en 28 ans ; en Espagne, 1 sur 6, en 30 ans ; en Danemark, 1 sur 4, en 82 ans; en Prusse, 1 sur 3, en 132 ans; en Angleterre, 1 sur 3, en 100.

Bibliographie. — Hoffmann (Fr.), *De œtate conjugio opportunâ.* 1729, in-4. — Lignac (de), *De l'homme et de la femme considérés physiquement dans l'état de mariage.* Lille et Paris, 1772, 2 vol. in-12. — Bitaudeau, *Du mariage, ses avantages et ses inconvénients considérés sous le rapport médical.* Th. de Paris, 1807, n° 43, in-4. — Foderé, art. *Mariage,* in *Dict. des sc. méd.,* t. XXX, p. 26; 1819. — Bauduit, *Considérations médicales sur le mariage.* Th. de Paris, 1822, n° 183, in-4. — Casper, *De l'influence du mariage sur la durée de la vie humaine;* trad. par M. Paris, in *Ann. d'hyg.,* 1ʳᵉ sér., t. XIV, p. 227; 1835. — Ebers (I. J. H.), *Die Ehe und die Ehegesetze von naturwissenschaftlichen und ärztlichen Standpunkte beleuchtet und beurtheilt.* Erlangen, 1844, in-8. — Malach (G.), *Matrimonium respectu politico-medico.* Pest, 1844, in-8°. — Serrurier, *Du mariage considéré dans ses rapports physiques et moraux. Inconvénients,* etc. Paris, 1855, in-8. — Mayer (A.), *Des rapports conjugaux considérés sous le triple point de vue de la population, de la santé et de la morale publique.* Paris, 1857, 3ᵉ édit. — Devay (Fr.), *Traité spécial d'hygiène des familles, particulièrement dans ses rapports avec le mariage,* etc. Paris; 2ᵉ édit., 1858. — V. plus haut la bibliographie de l'hérédité et des mariages consanguins (p. 96). — Mondat, *De la stérilité de l'homme et de la femme et des moyens d'y remédier.* Paris, 1820, in-12; 5ᵉ édit., 1840, in-8. — Mistler, *Quelques mots sur la stérilité de la femme, des moyens propres à y remédier,* in *Gaz. méd. de Strasb.* 1851, p. 1. — Roubaud (F.), *Traité de l'impuissance et de la stérilité chez l'homme et la femme, comprenant,* etc. Paris, 1855, 2 vol. in-8. — Reich (Ed.), *Geschichte Natur- und Gesundheitslehre des ehelichen Lebens.* Cassel, 1863, in-8°. — Voir les traités d'accouchement et de médecine légale.

CHAPITRE XXX

De la prostitution et de la pédérastie

1° De la prostitution.

La prostitution est une des plaies de la société, et il est triste de penser qu'elle est répandue dans la plupart des villes de l'univers, et qu'elle remonte à la plus haute antiquité. Il ne sera question dans ce chapitre que de celle qui existe à Paris ; les considérations auxquelles on sera conduit pouvant tout aussi bien s'appliquer à la prostitution, dans quelque localité qu'on la considère.

On distingue deux espèces de prostitution : la prostitution publique et la prostitution clandestine.

Prostitution publique. — Elle comprend les filles inscrites à la préfecture de police, et faisant métier de leur ignominie ; les unes libres, les autres placées dans des maisons dites de tolérance.

A Paris, on compte 4,000 filles publiques (Frégier), qu'on doit distinguer en trois classes.

Les habitudes et les mœurs de celles que l'on peut ranger dans la première classe, dépendent de leur éducation, de leur intelligence et des penchants plus ou moins vicieux de leur cœur. Les unes sont libres, les autres placées dans des maisons de tolérance.

Parmi les filles libres, le genre de vie des plus distinguées, qui forment le plus petit nombre, consiste dans l'oisiveté, la promenade, la lecture, la musique et la toilette ; elles aiment le théâtre, la parure, et se distinguent par leur gourmandise et leur amour du champagne et du punch.

Les filles de la deuxième classe, qu'on peut appeler moyenne, se livrent, en général, en même temps à quelques travaux, ou bien elles tiennent quelque petit commerce. Un certain nombre d'entre elles y joignent le goût de l'économie, et parviennent à mettre quelque argent de côté.

Celles de la troisième et dernière classe occupent les barrières et les estaminets de nos faubourgs ; elles groupent autour d'elles des malfaiteurs, des escrocs, et sont elles-mêmes, pour la plupart, voleuses, recéleuses et livrées à l'ivrognerie.

L'âge des filles publiques varie. En général, celles de la première espèce sont les plus jeunes ; viennent ensuite les secondes, puis les troisièmes. — Parent-Duchâtelet, sur 3,248 prostituées dont il a déterminé l'âge, est amené à conclure que de 14 à 28 ans il y avait une progression croissante, de 28 à 40 ans il y avait une progression décroissante, et de 40 à 50 il y avait une décroissance telle, qu'à 50 il n'y en a plus. La classe des filles publiques se recrute de préférence dans les ouvrières des ateliers et des fabriques, ou bien dans les professions des femmes qui vendent sur la voie publique, telles que les bouquetières, les fruitières, les saltimbanques, les écaillères ; il

faut y ajouter les cuisinières, les bonnes d'enfants, les chiffon-
nières, les laitières, vachères, bergères, etc., etc.

Les causes qui les poussent à solliciter l'inscription à la pré-
fecture de police, quelque difficile qu'elle soit, sont : pour les
plus distinguées, le déclassement, l'absence d'aisance, et, mal-
gré l'éducation qu'elles ont reçue, la répulsion pour le travail,
la paresse, l'amour de l'oisiveté et du plaisir, et enfin la gour-
mandise.

Ces causes sont bien suffisantes pour rendre raison du grand
nombre de femmes qui se jettent dans la prostitution ; il faut
toutefois y joindre encore le salaire insuffisant de leur travail,
les mauvais conseils, la mauvaise compagnie, la séduction et la
corruption prématurées, le défaut de surveillance des parents,
les mauvais traitements qu'ils font subir à leurs filles, l'aban-
don d'individus avec lesquels elles vivaient en concubinage,
enfin, mais bien plus rarement, le désir de gagner quelque ar-
gent pour secourir leurs parents ou nourrir leurs enfants.

Les prostituées de la troisième espèce sont, ainsi qu'il a été
dit, le rebut de la société. Bien souvent celles des deux autres
classes, par l'âge plus avancé auquel elles sont parvenues, et
par la dégradation à laquelle les a conduites leur métier, peu-
vent être rangées parmi les filles publiques de cette troisième
classe.

Une partie des prostituées sont placées dans des maisons de
tolérance soumises à certaines règles, et dirigées par des
femmes dites maîtresses de maison. Ces dernières exercent
presque toujours en même temps l'ignoble métier de chercher
partout de nouvelles recrues, à l'égard desquelles elles em-
ploient sans scrupule les séductions, les embûches et le men-
songe.

Prostitution clandestine. — La prostitution clandestine est plus
dangereuse encore que la prostitution publique, car elle se
soustrait à toute surveillance de la part de l'autorité, et se pré-
sente avec un faux aspect d'honnêteté qui séduit plus d'un ado-
lescent et plus d'un étranger.

Elle comprend également plusieurs classes de femmes. Les
unes, dites femmes entretenues, femmes galantes, sont presque
toutes des femmes ou des filles déclassées, ayant reçu une édu-
cation qui n'est pas en rapport avec leur peu d'aisance ou leur
position sociale. Elles sont toutes paresseuses, aiment d'une
manière effrénée le luxe, la dépense, la toilette et les plaisirs
de tout genre. On peut y faire rentrer les femmes dites à par-

ties, qui tiennent des maisons où elles reçoivent à dîner et à jouer, et y attirent les jeunes gens et les étrangers avec une fausse apparence de luxe et d'honnêteté.

Viennent ensuite les ouvrières proprement dites, qui ajoutent la prostitution à leur état, afin d'éviter la misère et d'augmenter un salaire manifestement insuffisant, soit pour vivre, soit pour faire un peu de toilette. Ajoutons que le goût du plaisir, le désir d'imiter leurs compagnes, la fréquentation des hommes, viennent favoriser leur corruption. Un bien petit nombre d'entre elles font usage de leurs charmes pour aider leur famille à subsister ou pour nourrir leurs enfants.

Il est une classe d'ouvrières qui ne doivent pas être considérées comme des prostituées, et dont il doit être cependant question ici. Ce sont les ouvrières qui vivent en concubinage avec des ouvriers dont elles prennent le nom, et qu'elles considèrent presque comme un époux ; peu s'en faut même qu'elles ne regardent comme légitimes les enfants qui naissent de cette association. L'abandon des parents, l'isolement, la misère, la rencontre de deux caractères qui se conviennent, amènent souvent ce résultat, qui, dans beaucoup de cas très-heureusement (1), aboutit au mariage. Quelques-unes de ces malheureuses femmes, lorsqu'elles viennent à être abandonnées, n'ont souvent d'autre ressource que la prostitution.

Tels sont les divers éléments de la prostitution publique et de la prostitution clandestine. Il s'agit maintenant d'examiner l'influence de la prostitution, 1° sur la santé publique; 2° sur les malheureuses qui s'y livrent.

1° *Influence de la prostitution sur la santé publique.* — On peut attribuer à la facilité de mœurs des classes qui fournissent les prostituées, et à l'exercice de la prostitution elle-même, de graves et sérieuses conséquences.

En premier lieu, elle favorise la jouissance prématurée des plaisirs vénériens chez les jeunes gens, de l'exercice à l'excès il n'y a qu'un pas, et nous avons dit précédemment quelles pouvaient être les conséquences fâcheuses de l'abus du coït. Cet

----

(1) Depuis 1826, il a été fondé à Paris une Société qui, sous le nom de Saint-François Régis, a des ramifications considérables, et s'occupe de faire unir par les liens légitimes du mariage les individus qui vivent en concubinage, ou de faire légitimer les enfants nés de pareilles unions. Depuis 1826 jusqu'à 1850, cette Société a reçu 20,436 ménages vivant dans le désordre, et, par conséquent, a ramené aux bonnes mœurs 40,872 individus. Le nombre des enfants légitimés a été approximativement, dans le même espace de temps, de 14,438.

abus débilite la constitution des adolescents, les détourne d'occupations plus sérieuses, et les rend impropres à procréer plus tard des enfants robustes.

Un autre inconvénient sérieux, et qui est surtout à redouter dans la prostitution clandestine, c'est d'entraîner fréquemment les jeunes gens dans des liaisons d'une certaine durée. Ces liaisons, cimentées quelquefois par la naissance d'un ou de plusieurs enfants, enchaînent souvent leur volonté et brisent leur avenir.

Parmi les graves conséquences de l'existence de la prostitution, on doit signaler la communication de la syphilis sous toutes ses formes. On ne peut douter en effet que ce ne soit la prostitution qui propage cette maladie parmi les populations, et empêche le nombre des individus atteints de diminuer. Il est également vrai que c'est bien plutôt la prostitution clandestine que la prostitution autorisée qui maintient la fréquence de cette maladie. Le défaut d'inscription à la préfecture de police, et l'absence des visites par les médecins des dispensaires en rendent suffisamment compte.

2° *Influence de la prostitution sur la santé des femmes qui s'y livrent.* — Le cachet de la prostitution s'imprime presque toujours, au bout d'un certain temps, sur les traits, la physionomie et la démarche de la fille publique : sa figure prend un air effronté, ses traits s'accentuent davantage, ses yeux sont hardis, son regard est provoquant, sa démarche brusque, sans souplesse, sa tête est droite et presque roide, son geste licencieux.

Plus tard, d'autres caractères se manifestent : tel est surtout un embonpoint assez considérable, qui s'explique par la nourriture copieuse dont les filles publiques font usage, et, en même temps, par leur vie oisive, nonchalante, ainsi que par le défaut d'exercice musculaire. Les seins se développent presque toujours en même temps qu'ils se ramollissent ; les traits de la face se rident prématurément.

Les prostituées sont prédisposées à un certain nombre de maladies, et, sans parler ici de la syphilis, qui exerce tant de ravages parmi elles, il est certaines affections qu'on y observe de préférence ; telles sont, en particulier, les laryngites chroniques et les aphonies nerveuses, plus ou moins complètes. Ces deux maladies, quelquefois la conséquence de la syphilis, peuvent aussi se développer sans elle. On peut alors les attribuer, soit aux excès de la voix et aux cris, soit à l'abus des liqueurs fortes, soit enfin au refroidissement facile de leur col toujours découvert. Ces causes n'existent pas chez toutes, et il faut alors attribuer la production de ces affections laryngées à la sympathie spéciale, et inconnue dans sa nature, qui unit l'organe de la voix aux fonctions génitales.

Parmi les autres maladies auxquelles la prostitution prédispose évidemment, on doit citer les maladies de l'utérus, et, spécialement, la leucorrhée habituelle, l'engorgement du col et l'inflammation catarrhale de la membrane muqueuse de la cavité utérine. La stérilité des filles publiques a déjà été signalée précédemment. Quant au cancer de l'utérus, il n'est pas démontré qu'il soit plus fréquent chez les femmes qui font un usage immodéré des plaisirs vénériens que chez d'autres.

Un grand nombre de femmes entretenues, d'ouvrières livrées à la prostitution clandestine, et de filles publiques, succombent à la phthisie pulmonaire. C'est cette maladie qui sévit peut-être avec le plus de fréquence sur toutes ces femmes, et qui les envoie terminer leurs jours à l'hôpital. En pareille circonstance, la phthisie est due à l'irrégularité de leur vie et de leur conduite, ainsi qu'aux excès auxquels elles se livrent sans cesse.

Règles hygiéniques. — La prostitution publique, à Paris, est surveillée avec un soin extrême. L'inscription des filles à la préfecture de police est entourée de grandes difficultés. Pour les filles majeures, la demande de l'extrait de naissance et l'avis à la famille ; pour les mineures, les mêmes conditions, et de plus, la séquestration à Saint-Lazare jusqu'à la réponse des familles ; enfin, les tentatives du bureau des mœurs pour les ramener dans la bonne voie : voilà les obstacles sérieux qu'on oppose à l'inscription. Mais une fois cette inscription effectuée, la surveillance est aussi exacte que possible. L'inspection des agents de police ; l'exigence de la carte qui leur est délivrée ; l'examen des filles deux fois par mois, fait par les médecins du dispensaire de la préfecture, afin de constater la syphilis à son apparition ; la séquestration, comme moyen de correction ou de guérison dans la prison-hôpital de Saint-Lazare, ce sont là les mesures les meilleures, et, en même temps, les seules qu'on puisse prendre.

Quant à la prostitution clandestine, l'autorité est malheureusement désarmée complétement. Les mille formes qu'elle revêt, l'inviolabilité du domicile, les apparences d'honnêteté, d'aisance ou de luxe dont elle s'entoure dans certains cas, en rendent la destruction à peu près impossible. On surprend bien quelquefois et on inscrit d'office quelques-unes des malheureuses qui s'y livrent, mais le nombre en est bien peu considérable. Cette voie est cependant la seule ouverte à la surveillance, et, dans l'impossibilité de supprimer la prostitution clandestine, il est à désirer qu'on arme l'autorité administrative de pouvoirs suffisants pour la faire rentrer, autant que possible, dans la prostitution publique, et que l'on augmente beaucoup le nombre des agents chargés de ce service.

Quant aux jeunes gens qui peuvent avoir quelque goût pour de pareilles femmes, on ne peut que leur conseiller d'éviter les filles publiques, dont la fréquentation est si souvent la cause du développement de la syphilis, et de fuir les prostituées clandestines, qui ruineront leur santé, leur fortune et leur avenir.

2° De la pédérastie.

[A la suite de la prostitution, nous devons forcément parler de la pédérastie ou sodomie, ce vice si répandu dans tout l'Orient dès la plus haute antiquité, et qui semble aujourd'hui, comme autrefois la lèpre, vouloir atteindre la civilisation occidentale et s'y propager. Un travail très-remarquable, publié il y a quelques années par M. le professeur Tardieu, nous permettra d'esquisser à grands traits les conséquences de cette dépravation du sens génésique dont nous venons de parler. Suivant M. Tardieu, la réunion des deux prostitutions pédéraste et féminine est assez fréquente, et certaines maîtresses de maisons rassemblent chez elles des sujets des deux sexes. Voici, d'après l'examen de 205 individus sodomistes, comment se répartissent parmi eux les habitudes actives ou passives.

Habitudes exclusivement passives.......... 99
Habitudes exclusivement actives........... 18
Habitudes à la fois actives et passives....... 71
Habitudes non caractérisées.............. 17
                          TOTAL................ 205

Sans parler des allures efféminées et de la mise coquette et ridicule des pédérastes, occupons-nous des effets de ce vice sur les sujets qui s'y livrent. M. Tardieu a reconnu chez beaucoup un épuisement extrême, qui en conduit quelques-uns à la phthisie, à la paralysie, à l'aliénation mentale.

Chez ceux qui se livrent aux habitudes actives, l'auteur que nous suivons a signalé une singulière déformation du pénis ; chez les uns, le membre est mince, allongé, évidé par le bout (*canum more*) ; ceux, dont le pénis est volumineux, offrent une élongation du gland avec une torsion de l'organe sur lui-même, de sorte que le méat urinaire est rejeté de côté.

Les effets de la pédérastie passive sont : la déformation infundibuliforme de l'anus, le relâchement du sphincter, l'effacement des plis rayonnés de l'anus, des crêtes et des caroncules au pourtour de cet orifice, lui-même excessivement dilaté ; l'incontinence des matières fécales ; puis, des ulcérations, des rhagades, des hémorrhoïdes, des fistules, la blennorrhagie rectale, la syphilis, etc.

Nous n'avons pas à nous occuper de l'attentat récent opéré avec ou sans violence, mais plus particulièrement avec disproportion des organes, car les désordres, parfaitement reconnaissables, sont, comme ceux du viol en pareille circonstance, entièrement du ressort de la médecine légale. Nous n'avons pas davantage à nous occuper des autres conséquences de la pédérastie, telles, par exemple, que le *chantage*, exercé sur ceux qu'entraîne cette ignoble passion, par les pédérastes mercenaires, qui les exploitent, et, souvent, pendant de longues années, en les menaçant de divulguer leur turpitude ; juste châtiment d'un crime que, hors le cas de violence ou d'action sur des mineurs, la loi ne peut atteindre.

Bibliographie. — RESTIF DE LA BRETONNE (N. E.), *Pornographe ou idée d'un honnête homme sur un projet de règlement pour la prostitution.* Londres, 1769, in-8. — SABATIER, *Histoire de la législation des femmes publiques.* Paris, 1828, in-8. — SAINTE-MARIE (E.), *Prostitution et visite des filles publiques,* in *Lect. relatives,* etc. Lyon, 1829, in-8. — PARENT-DUCHATELET, *De la prostitution dans la ville de Paris, considérée sous le rapport de l'hygiène publique, de la morale et de l'administration ; ouvrage,* etc. Paris, 1836, 2 vol. in-8 ; 3e édit., avec *documents nouveaux et notes,* par MM. TRÉBUCHET et POIRAT-DUVAL ; et *Précis hygiénique, statistique et administratif sur la prostitution dans les principales villes de l'Europe.* Paris, 1857, 2 vol. in-8. — RATIER, *Quelles sont les mesures de police médicale les plus propres à arrêter la propagation de la maladie vénérienne,* in *Ann. d'hyg.,* 1re sér., t. XVI, p. 262 ; 1836. — BERAUD (F. F.), *Les filles publiques à Paris et la police qui les régit.* Paris, 1839, 2 vol. in-8. — RYAN, *The prostitution of London.* London, 1839, in-12. — POTTON, *De la prostitution et de ses conséquences dans les grandes villes et dans la ville de Lyon en particulier.* Lyon, 1841, in-8. — TAIT (W.), *An inquiry into the extent, causes and consequences of* *prostitution in Edinburgh.* 2ᵉ édit. Édimb., 1842. — ZIEGLER, *Die Prostitution in Hannover. Ein Beitrag zur Medicinal-Polizei*, in *Ctrl. Ztg.*, 1845, nᵒ 29, et *Schmidt's Jahrbb.*, t. XLVIII, p. 94 ; 1845. — WOLFFS-HEIM (F. S.), *Ueber Bordelle in medicinisch-polizeilichen Hinsicht.* Hamburg, 1845, in-8. — PATZE, *Ueber die Bordelle und Sittenverderbniss unserer Zeit.* Leipzig, 1845, in-8. — SIMON, *Ueber die mit dem Jahr 1846 beabsichtigte Aufhebung der öffentliche Prostitution in Berlin*, in *Henke's Ztschr.* 1846, et *Canstatt's Jahresb.* 1847, t. VII, p. 25. — *Die Prostitution in Berlin und ihre Opfer, in historischer, sittlicher und po-lizeilicher Beziehung beleuchtet.* Berlin, 1846, in-8. — ROSENBERGER (C.), *Bericht über die Leistungen der Syphilit. Weibeshospitals in St.-Peters-burg*, etc. *Nebst einem Anhange über die Lustdirnen und das Bordel-wesen daselbst*, in *Abhandl. Petersb*, t. VII; 1847. — MATTHYSSENS (F. J. et X.), *De la prostitution dans la ville d'Anvers*, in *Ann. de la Soc. de méd. d'Anvers.* 1848, p. 23. — HASSING (M.), *De colicâ scortorum inqui-sitio.* Havniæ, 1848, in-8. — LIPPERT, *Die Prostitution in Hamburg in ihren eigenthümlichen Verhältnissen.* Hamburg, 1848, in-8. — *DiePro-stitution in Algerien*, in *Med. Ctrl. Ztg*, t. XVII; 1848, et *Schmidt's Jahrbb.*, t. LXIII, p.101; 1849. — BEHREND, *Die Prostitution in Berlin, und die gegen sie und Syphilis zu nehmende Maasregeln*, in *Henke's Ztschr.* 1849. — Du MÊME, *Ueber die Wirksamkeit des Sittenpolizei in Berlin im J.* 1854, *namentlich*, etc. Erlangen, 1855, in-8. — ACTON (W.), *Prostitution in relation to public health.* London, 1851; extr. par GUÉRARD (A.), in *Ann. d'hyg.*, 1ʳᵉ sér., t. XLVI, p. 39 ; 1851. — Du MÊME, *Prostitution considered in its moral, social and sanitary aspects in London and other large cities*, etc. London, 1857, in-8. — SANDOUVILLE, *Mesures administratives à prendre pour empêcher la propagation des ma-ladies vénériennes*, in *Ann. d'hyg.*, 1ʳᵉ sér., t. XLVI, p. 72 ; 1851. — DUFOUR (P.), *Histoire de la prostitution chez tous les peuples du monde, depuis l'antiquité jusqu'à nos jours.* Paris, 1851-53, 6 vol. in-8. — RABU-TAUX, *De la prostitution en Europe depuis l'antiquité jusqu'à la fin du quinzième siècle, avec une bibliographie, par* P. LACROIX ; pl. 4. Paris, 1851, in-4. — NEUMANN (A. C.), *Zur Prostitutions-Frage*, in *Med. Ctrl. Ztg*, nᵒ 31 ; 1851. et *Schmidt's Jahrbb.*, t. LXXI, p. 218 ; 1851. — MÜL-LER, *Zur Bordell-Frage*, in *Preuss. ver. Ztg.* 1851, nᵒ 13. — DUGNIOLLE, *Rapport sur l'état sanitaire des prostituées à Bruxelles*, in *J. de Bruxelles*, janv. 1851. — GUMBINNER, *Die Ueberwachung der Prostitution vom sit-tlichen und sanitäts-polizeilichen Standpunkte betrachtet*, in *Casper's Wochnschr.* 1850, nᵒˢ 31, 32, 33. — REY (B.), *Die öffentliche und heimliche Prostitution und die prostituirten Frauen, nebst den Mitteln, den unglück-lichen Folgen*, etc. Leipzig, 1850, in-8. — LEHRS, *Ueber Bordelle*, in *Casper's Vjschr*, t. III. p. 197 ; 1853. — DUCHESNE, *De la prostitution dans la ville d'Alger depuis la conquête.* Paris, 1853, in-8. — LAGNEAU fils, *Mém. sur les mesures hygiéniques propres à prévenir la propagation des maladies vénériennes*, in *Ann. d'hyg.*, 2ᵉ sér., t. IV, p. 298 ; 1855, et t. V, p. 21, 211 ; 1856. — Du MÊME, *De la prostitution considérée sous le rapport de l'hygiène publique*, in *Arch. gén. de méd.*, 5ᵉ sér., t. XI,

p. 341; 1858. — *Prostitution the greatest of our social evil, as it now exists in London, Liverpool, Manchester, etc.* London, 1857, in-8. — GOLDHORN, *Ueber den jetzigen Stand der Bordelfrage*, in *Schmidt's Jahrbb.*, t. LXXVII, p. 248; 1855. — POLAK, *Ueber Prostitution in Persien*, in *Wochnbl. Ztschr. der KK. Gessellsch. der Aerzte in Wien.* 1861, p. 230. — CARZANI (C.), *Osservazioni intorno al vigente regolamento sulla prostituzione*, in *Ann. univ. di med.*, t. CLXXX, p. 607; 1862. — STEUBEL (C. W.), *Wie hat sich der Staat der Prostitution gegenüber zu verhalten*, etc. Leipzig, 1862. in-8. — PAPPENHEIM (L.), *Prostitutions-Polizei*, in *Beiträge zur exact. Forsch.* 4 Hft., 1862, p. 78.

SIXIÈME CLASSE. — EXCRETA.

[Les diverses excrétions sont destinées à débarrasser l'économie des matériaux usés, provenant de la décomposition interstitielle, ou qui n'ont pu être utilisés dans l'organisme. Ce sont de véritables émonctoires, chargés de la dépuration du fluide nourricier. Elles jouent également un grand rôle dans la calorification, celles surtout qui ont lieu par les grandes surfaces cutanée et pulmonaire.

Leurs altérations, les modifications variées qu'elles peuvent subir, exercent donc une influence très-grande sur la santé; aussi les pathologistes n'oublient-ils jamais de mentionner ces troubles divers, dans l'étiologie des maladies.

M. Lévy donne le tableau suivant des pertes éprouvées par l'homme en vingt-quatre heures.

	onces.		onces.
Vapeurs aqueuses à la peau....	28,70	Suc gastrique et intestinal......	31,00
Vapeurs aqueuses pulmonaires.	18,30	Bile...................	10,00
Gaz acide carbonique dans les poumons..................	48,28	Salive.................. ..	10,00
		Suc pancréatique............	2,00
Gaz acide carbonique à la peau.	0,72	Sérosité vésiculaire......... ..	2,00
Urine....................	40,00	Larmes, mucus nasal.........	1,00

C'est-à-dire, au total, 12 livres en vingt-quatre heures.

Dans l'état de santé, et à part certaines dispositions individuelles, les quantités des produits excrétés répondent nécessairement aux quantités ingérées d'aliments et de boissons.

Des différentes excrétions, nous examinerons seulement les suivantes :

Transpiration cutanée. — Excrétions buccales. — Urines. — Fèces.

1° *Transpiration cutanée.* — On la distingue en transpiration insensible et en transpiration sensible. La première se dissipe en vapeur et n'est appréciée que dans les expériences où l'on enferme le corps, ou bien une partie du corps, dans une enveloppe imperméable. On l'évalue à 1 kilogramme en vingt-quatre heures, c'est-à-dire le double de la transpiration pulmonaire. La transpiration sensible est celle qui devient assez abondante pour que le produit se rassemble en gouttelettes à la surface de la peau. Il ne faut pas la confondre avec la sueur proprement dite, qui résulte de la sécrétion des glandes sudoripares ; le liquide de la transpiration sensible ne contient guère que de l'eau et quelques produits volatils (acide carbonique et acétique, ammoniaque), tandis que la sueur contient beaucoup de substances solides, des sels, etc. Au total, ces deux liquides se mêlent quand les fonctions sécrétoires de la peau sont surexcitées, soit par la température ambiante, soit par un exercice violent, soit par toute autre cause. Certains individus transpirent avec une grande facilité ; ces sudations sont générales ou partielles, et quelquefois habituelles.

On a beaucoup exagéré les dangers de la suppression des sueurs partielles habituelles, et notamment de la sueur des pieds. Il faut cependant en tenir compte, et reconnaître que, lorsqu'une transpiration abondante, générale ou locale, accidentelle ou habituelle, vient à être arrêtée brusquement, il peut en résulter des accidents plus ou moins graves.

Fourcault a entrepris une série de recherches sur la suppression de la transpiration insensible. Ayant, chez des animaux, arrêté l'exhalation cutanée au moyen de l'application d'enduits imperméables, il a déterminé assez promptement des maladies mortelles. Chez des animaux dont toute la surface tégumentaire avait été ainsi recouverte, il a vu survenir une véritable asphyxie, avec engorgement des viscères et réplétion des veines par du sang noir. Ces effets sont dus, moins à la suppression de l'exhalation aqueuse qui peut être suppléée par les reins, qu'à celle de l'exhalation d'acide carbonique, que ne peut remplacer l'échange des gaz qui a lieu dans le poumon. C'est donc une asphyxie lente qui se manifeste alors ; comme effets de la suppression graduée et partielle, il a vu survenir des inflammations subaiguës, des irritations chroniques, des tubercules dans divers organes, et une altération profonde de la nutrition.

Il a été question plus haut des effets du froid sur l'économie ; ces effets sont aussi ceux qui peuvent survenir à la suite de la suppression brusque d'une transpiration abondante ; tels sont les diverses inflammations de la muqueuse des voies respiratoires, les pneumonies, les pleurésies, la péritonite, le rhumatisme articulaire aigu , etc. Le refroidissement ayant eu lieu sur une partie seulement, l'effet est souvent local. C'est ainsi qu'une névralgie faciale, une paralysie de la joue frappera un côté du visage, qui aura été subitement refroidi par un courant d'air. Un refroidissement du ventre pourra donner lieu à une diarrhée, à une dyssenterie ; de là, l'utilité des ceintures de laine dans les pays à transitions rapides de température.

Mais ce sont surtout les sueurs partielles habituelles, dont la brusque disparition expose à des accidents variés. Mondière a réuni, dans un mémoire spécial, 42 observations pour faire voir les dangers que peut amener la cessation de la sueur habituelle des pieds. Il a noté 15 cas d'affections des voies respiratoires ; 5 cas relatifs à des coryzas ; 4, à des affections de l'appareil digestif ; 7, à des maladies des voies génito-urinaires, etc. La conclusion de tout ceci, c'est qu'il faut respecter ces transpirations locales habituelles.

La sueur laisse à la surface cutanée des dépôts qui se mêlent avec les détritus de l'épiderme, les poussières venues du dehors, et forment une crasse qu'il importe d'enlever par les lavages, les bains, etc.

2° *Excrétions buccales.* — Elles sont constituées par le produit de la sécrétion des glandes salivaires et des follicules qui tapissent la cavité de la bouche. Ces liquides peuvent altérer les dents de différentes manières ; d'abord, par leur acidité, qui attaque l'émail et cause un agacement très-pénible ; cette acidité étant souvent l'effet d'une affection morbide, il est évident que c'est à celle-ci qu'il faut s'en prendre. Dans tous les cas, les collutoires ou dentifrices alcalins ne peuvent être que très-avantageux pour pallier les effets de l'acide. Mais l'effet nuisible le plus ordinaire de ces excrétions consiste dans le dépôt de phosphates terreux ou tartre, qui encroûte les dents des personnes qui n'ont pas le soin de les laver et de les brosser fréquemment.

Ces accumulations de tartre ont lieu surtout autour des dents de la mâchoire inférieure, ce qui s'explique par la situation déclive de celle-ci; elles produisent des irritations, des gonflements, des ramollissements des gencives, le déchaussement des dents, dont elles provoquent l'ébranlement et hâtent la chute. Elles donnent en même temps une odeur désagréable à l'haleine et un aspect repoussant à la bouche.

Le tartre doit être enlevé par le dentiste au moyen d'instruments appropriés. En cas d'irritation des gencives, on aura recours aux collutoires émollients; si elles sont pâles, ramollies, boursouflées, on emploiera les toniques et les astringents, mais surtout le quinquina. On empêchera l'accumulation du tartre par des soins de propreté minutieux et répétés; l'usage du cure-dents en plume ou en écaille après les repas, pour enlever tous les débris de matières alimentaires qui s'interposent entre les dents, les lotions à l'eau tiède légèrement animée par un alcoolat aromatique, secondés par l'emploi de la brosse douce, promenée alternativement en travers et verticalement; tels sont les moyens à mettre en usage.

3° *Urine.* — Les urines sont destinées à rejeter les liquides aqueux et certains produits, tels que l'urée provenant de la décomposition des tissus et les matières non assimilables qui ont été absorbées. Elles sont plus ou moins abondantes, suivant les individus, suivant l'abondance de la transpiration cutanée à laquelle elles font équilibre, et enfin, suivant la quantité des liquides ingérés; plus abondantes l'hiver que l'été, et dans les pays froids que dans les pays chauds, etc.

Chez nous, dans notre climat et avec notre régime, la quantité des urines peut s'élever à 1,250 grammes dans les vingt-quatre heures. Un régime animal, avec une faible quantité de boissons aqueuses, rend les urines plus chargées de principes azotés, plus rouges, plus irritantes.

L'urine arrive dans la vessie, la distend et provoque une sensation particulière, le besoin de l'expulsion. Les personnes qui résistent habituellement à ce besoin, ont la vessie plus ample, mais aussi moins énergiquement contractile. C'est donc là une sensation à laquelle il faut obéir aussitôt qu'elle se manifeste, sous peine d'amener à la longue l'inertie des parois de la vessie et, par suite, des rétentions d'urine, etc. Le séjour des urines dans leur récipient ordinaire peut, surtout quand elles sont chargées de principes salins, favoriser la formation des calculs, disposition à laquelle concourront aussi une alimentation très-substantielle, qui fournit à la sécrétion rénale une grande quantité d'urée, l'abus des boissons très-stimulantes, etc.

4° *Matières fécales*. — Elles sont formées par le résidu des aliments, dépouillés des parties assimilables, et mêlés à des liquides intestinaux et à de la bile. Leur proportion varie nécessairement suivant certaines dispositions individuelles, mais surtout, suivant la quantité et l'espèce des aliments ingérés. Les substances très-azotées, les viandes, les œufs, laissent peu de résidu ; les végétaux, et particulièrement les végétaux herbacés, en laissent, au contraire, beaucoup. Au total, un homme bien constitué, soumis à un régime mixte, rend de 150 à 200 grammes d'excréments dans les vingt-quatre heures. Les individus sobres, livrés à des occupations sédentaires, ont, en général, des matières dures et peu abondantes ; elles sont molles et copieuses dans les conditions opposées. On a ordinairement une selle toutes les vingt-quatre heures ; il est bon d'habituer l'intestin à s'exonérer périodiquement à une même heure ; le matin vaut mieux ; on est plus libre pour toute la journée. Aussi, un des meilleurs moyens de vaincre la constipation est-il de se présenter tous les jours à la selle à une même heure ; ce moyen sera secondé par un régime approprié à l'individu, rendu moins azoté par exemple, par le mouvement, l'exercice au grand air, etc. Les lavements quotidiens, à l'aide desquels on combat ordinairement la constipation, ont le grave inconvénient de relâcher l'intestin et de constituer une habitude qui finit par devenir indispensable. Les selles, molles ou liquides, et trop abondantes, seront aussi modifiées par le régime, à moins qu'elles ne dépendent d'une affection gastro-intestinale, pour laquelle des soins médicaux sont, avant tout, nécessaires. Les meilleurs moyens hygiéniques de combattre les simples relâchements, consistent dans l'emploi combiné et modifié, suivant les indications, de l'exercice, des vêtements chauds, des ceintures de flanelle, des frictions sèches, du massage, etc. Il va de soi que l'on ne doit jamais résister au besoin d'aller à la selle, sauf le cas où il s'agit de régulariser les évacuations.

Des poils et des cheveux.

A l'exemple de MM. Lévy, Fleury, etc., nous traiterons, à propos des sécrétions et des excrétions, de ces appendices de la peau, que l'on désigne en anatomie sous les noms de *poils* et d'*ongles*.

I. Les *poils*, qui doivent nous occuper particulièrement ici, sont ceux de la face (barbe et moustache), ceux de la tête (cheveux), et ceux des parties génitales.

1° *Barbe et moustaches.* — La partie inférieure de la face de l'homme, et surtout dans la race caucasique, est couverte de poils plus ou moins épais, plus ou moins abondants, suivant les individus. Plusieurs médecins ont fait ressortir l'utilité de cette portion du système pileux, qui, selon eux, ne serait pas un vain ornement.

D'après les observations qui ont été faites à cet égard, la barbe aurait à remplir un rôle de protection très-efficace pour les organes contenus dans la cavité buccale. M. Szokalski a relaté l'histoire de 33 individus vigoureux, bien portants, âgés de 25 à 45 ans, employés à un chemin de fer, et qui firent couper leur barbe à peu près en même temps. Voici ce qui se passa : tous éprouvèrent d'abord un sentiment de froid très-pénible, et 14 seulement s'accoutumèrent assez promptement et sans conséquences fâcheuses à ce changement, tandis que tous les autres eurent plus ou moins à en souffrir. 27 eurent des maux de dents très-intenses, et s'étendant à toute la mâchoire ; ces douleurs furent accompagnées, dans 11 cas, de névralgies faciales bien caractérisées, et dans 16 de fluxions des gencives avec ou sans abcès. Dans 6 cas, on observa des gonflements assez considérables des glandes sous-maxillaires. Chez 13 individus, la carie de dents déjà malades fit de rapides progrès... Ces accidents disparurent dès que l'on eut laissé repousser la barbe.

M. Szokalski a encore relaté le fait suivant observé sur 30 individus de l'âge moyen de 30 ans, dont la moitié portait de la barbe, l'autre moitié était rasée : chez les premiers, on n'avait eu à enlever que huit dents malades, et vingt-six chez les seconds. Tous les maux de dents chez ceux-ci furent très-opiniâtres, et dans deux cas, ils cédèrent quand on eut laissé le système pileux de la face pousser en liberté.

Suivant M. Mercer, la barbe protége et tient chaudement la bouche, les dents, les glandes salivaires, et conserve l'intégrité de ces organes si utiles pour la digestion. En outre, la barbe sert de *respirator*, car, non-seulement elle s'oppose à l'entrée des corps étrangers pulvérulents dans les voies respiratoires, mais, en même temps, elle diminue le froid de l'air inspiré en lui communiquant une partie de la chaleur provenant des parties qu'elle recouvre et qu'elle conserve en quelque sorte en dépôt.

La barbe serait donc essentiellement utile pour les personnes exposées à la respiration des particules solides, mais surtout aux courants d'air, aux vicissitudes atmosphériques : tels sont les employés divers des chemins de fer, les ouvriers dans une foule de professions, les matelots, les soldats, et, enfin, ajoute M. Mercer, les médecins. Il donne donc le conseil de favoriser par tous les moyens possibles la culture de la barbe, au lieu de la tourner en ridicule. A part peut-être un peu d'exagération, ces conseils ne sont assurément pas mauvais à suivre, mais à la condition de maintenir la barbe dans un grand état de propreté, à l'aide de lavages fréquents, secondés de l'action du peigne.

2° *Cheveux.* — Les cheveux sont aussi un ornement et une protection. En leur qualité de mauvais conducteurs du calorique, ils défendent la tête contre les températures extrêmes, en même temps qu'ils la protégent contre les violences extérieures.

Si l'on coupe les cheveux trop courts et trop souvent, on excite la vitalité des bulbes pilifères, et on fait de la peau du crâne un centre de fluxions qui, peu marqué chez l'adulte, peut être assez intense chez l'enfant pour déterminer du prurit, des démangeaisons et une éruption eczémato-impétigineuse. Il arrive alors que l'on va contre le but que l'on s'était proposé, au lieu de faire épaissir les cheveux, on hâte leur chute.

Dans nos pays tempérés, où la mode n'admet pas l'épais bonnet fourré des Septentrionaux, on s'expose en faisant couper les cheveux ras, aux otites, aux ophthalmies, aux coryzas, aux angines, surtout pendant l'hiver, et si on les portait longs auparavant. Faisons observer que l'usage des cheveux coupés en brosse, comme les portent habituellement beaucoup de personnes, et en particulier les militaires, n'a point ces inconvénients que l'on me paraît avoir exagérés, et permet d'entretenir une propreté rigoureuse. Cependant Lanoix a fait voir les graves dangers d'une section complète de la chevelure, dans les maladies et dans la convalescence. Dans tous les cas, il vaut mieux procéder par portions, afin d'habituer peu à peu les téguments de la tête à la différence de température qui résulte de la disparition d'une chevelure longue et épaisse.

L'usage du rasoir excite, à bien plus forte raison, l'irritabilité du cuir chevelu ; une pareille habitude n'est possible qu'en Orient, où la température constamment élevée maintient toute l'enveloppe cutanée dans un état d'activité très-considérable, et où la tête est habituellement couverte,

Chez beaucoup de personnes l'habitude des cheveux très-longs favorise les congestions cérébrales ; aussi la mode actuelle, d'accord en cela avec l'hygiène, ne laisse-t-elle à la chevelure de l'homme qu'une longueur de six à dix ou douze centimètres, et il est bon de la maintenir ainsi en la faisant *rafraîchir* tous les mois ou toutes les six semaines.

Les femmes ont l'habitude de porter les cheveux longs, et de les relever autour et au-dessus de la tête, en les disposant de différentes manières, selon le caprice de la mode. L'usage des bandeaux, des coques, des tire-bouchons, des tresses, des nattes, des chignons, le redressement à la chinoise, etc., etc., ne font que modifier diversement ces dispositions. Cependant les coiffures qui laissent circuler l'air entre les différentes masses de cheveux, sont les plus convenables.

La surabondance de la chevelure est souvent, chez la femme, une cause de névralgies, de congestions. Quand le système pileux a pris un énorme développement, il n'est pas rare de voir un véritable état d'anémie ou différentes affections nerveuses en être la conséquence. Il faut nécessairement alors faire le sacrifice d'une partie de cette production exubérante. Mais, dans ce cas encore, on ne procédera que graduellement et par petites portions; une section trop brusque pourrait avoir, comme nous l'avons dit, de graves inconvénients.

Du reste, pour les cheveux comme pour la barbe, une minutieuse propreté doit être entretenue. Il a été question plus haut de l'emploi des cosmétiques; en conséquence, nous n'y reviendrons pas ici.

Relativement aux productions pédiculaires, nous n'avons pas à en parler, si ce n'est pour signaler le préjugé ridicule et dégoûtant qui veut les respecter, en les considérant comme un émonctoire pour les mauvaises humeurs. Il faut les faire disparaître. Mais c'est là une question de pathologie plutôt que d'hygiène.

3° *Poils des parties génitales*. — Ils sont souvent envahis, chez les personnes malpropres, par des insectes d'une espèce particulière (*pediculus pubis, morpion*) que font disparaître les soins de propreté et les mercuriaux. On comprend l'usage qui existe en Orient, chez les femmes surtout, de s'épiler entièrement le pubis.

4° *Des ongles*. — Nous n'avons qu'un seul mot à en dire : c'est que les ongles des doigts de pieds doivent être coupés carrément et non en rond comme ceux des doigts de la main, afin d'empêcher les côtés de pénétrer dans les chairs pendant la marche, lésion des plus douloureuses et qui exige une opération chirurgicale.

Bibliographie. — Ces questions sont plus particulièrement du ressort de la physiologie et de la pathologie ; cependant nous citerons les travaux suivants. — Transpiration. — Vergne, *An salubris a labore sudor ?* Resp. negat. Th. de Paris, 1718, in-4°. — Alberti, *De sudoris ambulatorii salubritate et insalubritate.* Halæ, 1741, in-4°. — Boeckmann, *De sudore corroborante.* Gryphisvaldiæ, 1753, in-4°. — Buechner (A. E. de), *De noxiâ sudoris provocatione, præservationis causâ susceptâ.* Halæ, 1758, in-4°. — Du même, *De sudoris pedum, imprimis habitualis, noxiâ suppressione.* Halæ, 1762, in-4°. — Lasteyras (P. G.), *Essai sur certaines éphidroses locales et générales dont le médecin ne doit pas tenter la guérison.* Th. de Paris, 1813, n° 129, in-4°. — Lobstein (J. F. D.), *Observations sur la nature et l'importance de la sueur habituelle des pieds,* in *Bullet. de la Soc. d'émulat. (J. de méd. de Corvisart,* t. XXXIV, p. 162 ; 1815). — Mondière (J.), *Mém. sur les dangers de la suppression de la sueur habituelle des pieds,* in *L'expérience,* t. I, p. 481 ; 1838. — Fourcault (A.), *Expériences démontrant l'influence de la suppression mécanique de la transpiration cutanée, sur l'altération du sang et sur le développement des lésions locales attribuées à l'inflammation,* in *Compt. rend. de l'Acad. des sc.,* t. VI, p. 369 ; 1838 ; t. XII, p. 185 ; 1841 ; t. XVI, p. 139, 338 ; 1843.

Dents. — Beaupréau, *Dissertation sur la propreté et la conservation des dents.* Paris, 1764, in-8. — Dubois (L. E.), *Esquisse sur l'hygiène dentaire, ou Analyse des moyens propres à la conservation des dents et des gencives ; suivie,* etc. Paris, 1823, in-8. — Taveau, *Nouvelle Hygiène de la bouche, ou Traité complet des soins,* etc. 5ᵉ Édit. Paris, 1843, in-8. — Rottenstein, *Considérations sur le développement et la conservation des dents.* Paris, 1861, in-8. — Delestre (G.), *Du ramollissement des gencives.* Th. de Paris, 1861, in-4°, n° 41. — Voir les articles *Dents* des *Dictionnaires de méd.,* et les ouvrages des dentistes.

Cheveux et barbe. — Junius, *De comâ commentarius.* Basileæ, 1556, in-8. — Joubert (Laur.), *De affectibus pilorum cutis et præsertim capitis.* Genevæ, 1572, in-12. — Dana (J.), *Le chauve ou le mespris des cheveux.* Paris, 1621, in-8. — Saumaise (C.), *Epistola de cæsarie, virorum et mulierum comâ.* Lugduni-Batav., 1644, in-8. — Plempius, *De affectibus capillorum et unguium.* Lovani, 1662, in-4°. — Henning (J.), *Trichologia, id est, de capillis veterum collectanea historico-philologica.* Magdeburgi, 1678, in-12. — Guyart (P. P.), *An coma adscititia, nativâ salubrior ?* Resp. affirm. Th. de Paris, 1691, in-4°. — Lanoix (G.), *Observations sur le danger de couper les cheveux dans quelques cas de maladies aiguës,* in *Mém. de la Soc. méd. d'émulat.,* t. I, p. 1 ; 1797. — Boehmer, *De dignitate pilorum, remediisque eorum incrementum et promoventibus et impedientibus.* Vitebergæ, 1798. — Vauquelin, *Analyse chimique des cheveux,* in *J. gén. de méd.,* t. XXVI, p. 449 ; 1806. — Grellois (L.), *Dissertation sur les cheveux.* Th. de Paris, 1806, n° 22, in-4°. — Eble (B.), *Die Lehre von den Haaren in der gesammten organischen Natur. vollständig bearbeitet,* pl. 14, in-8. Wien, 1831, 2 vol. in-8. — Boucheron, *Traité anatomique, physiologique et pathologique du système pileux, et en particulier des cheveux et de la barbe.* Paris, 1838, in-8. — MANDL (L.), *Mém. sur quelques points des maladies des cheveux, précédé de recherches sur leur organisation,* in *Arch. gén. de méd.,* 3e sér., t. VII, p. 417 ; 1840. — FRÉDÉRICQ (A.), *De l'influence de la coupe des cheveux sur la santé,* in *Ann. de la Soc. méd. d'émulat. de la Flandre occid.,* t. II, p. 33 ; 1848. — CAZENAVE (A.), *Traité des malad. du cuir chevelu, suivi de conseils hygiéniques sur les soins à donner à la chevelure,* pl. 8. Paris, 1850, in-8. — ENGEL (J.), *Ueber das Wachsen abgeschnittener Haare,* in *Sitz. ber. der K. K. Akad. zu Wien. Kl. XIX,* p. 240 ; 1856 ; et *Schmidt's Jahrbb.,* t. CXIV, p. 15 ; 1857. — PERRET, *La pogotonie ou l'Art d'apprendre à se raser soi-même,* etc., pl. 2. Paris, 1769, in-12. — FANGÉ, *Mém. pour servir à l'histoire de la barbe de l'homme.* Lyon, 1770, in-8. — DULAURE (J. A.), *Pogonologie, ou Histoire philosophique de la barbe,* fig. Constantinople et Paris, 1786, in-12. — WEITENWEBER (W. R.), *Ueber das Bartabnehmen in Krankheiten* in *OEsterr. med. Wchnschr.* 1845, p. 506. — SZOKALSKI (V.), *De l'action physiologique des poils sur la face de l'homme, et de l'influence que leur suppression exerce sur la santé,* in *Un. méd.,* t. VIII, p. 39 ; 1854. — DUIGON (D. J.), *Sur l'utilité de la barbe chez les marins,* in *Sanitary Rev.,* t. IV, p. 361. — *The use of the moustache,* in *Med. Times and Gaz.,* 1862, t. I, p. 149. — MERCER (A. A.), *Is shaving injurious to the health ? a plea for the beard,* in *Edinb. med. Journ.,* dec. 1861.

APPENDICE

—

HYGIÈNE APPLIQUÉE

———

DES PROFESSIONS

La classification des principales espèces de professions, les modifications physiologiques qu'elles impriment aux sujets qui s'y livrent, ont été déjà traitées d'une manière sommaire (chap. IX, page 112).

Le but que je me propose actuellement est de développer cette classification, de montrer quelles sont les professions diverses qui peuvent être rattachées à tel ou tel groupe, et enfin d'examiner, dans chacun de ces groupes, quelles sont les maladies qui peuvent être le résultat de l'exercice de la profession elle-même. C'est surtout sous le point de vue étiologique qu'une telle étude est intéressante, et c'est, en effet, sous celui-là que nous la considérerons particulièrement. Quant aux règles hygiéniques spéciales, nous y insisterons moins, car elles peuvent se déduire de l'appréciation de l'influence pathogénique et de l'application des préceptes établis dans le cours de cet ouvrage.

Nous ferons observer que nous n'avons pas l'intention de traiter dans cet appendice l'histoire de toutes les professions. — Nous voulons seulement esquisser à grands traits toutes celles dont il n'a pas été question dans le cours de cet ouvrage. Il est en effet à peine utile de faire remarquer que l'hygiène des professions les plus communes, de celles qui sont les plus dangereuses, a déjà été traitée dans maintes et maintes parties de ce livre. Or, y revenir ici serait faire un double emploi.

[Vouloir compléter l'article très-étendu qui est consacré à l'hygiène des professions, ce serait faire ce que M. Becquerel a précisément voulu éviter, c'est-à-dire un traité des maladies des artisans. Nous nous bornerons donc ici à quelques généralités, plus loin à quelques additions de détail commandées par les progrès de la science. D'ailleurs, nos bibliographies permettront de donner à cette indication sommaire, toute l'étendue possible à ceux qui voudront remonter aux sources.

Dans toutes les questions d'hygiène professionnelle, il y a à distinguer et à étudier séparément :

1° *L'hygiène intrinsèque des professions*. — C'est celle qui s'occupe des conditions particulières dans lesquelles chaque industrie place les individus qui l'exercent, en raison des matériaux innocents, nuisibles ou insalubres qu'ils mettent en œuvre, du milieu forcé (ateliers, usines, etc.), dans lequel ils travaillent, des instruments qu'ils emploient, etc.

2° *L'hygiène extrinsèque*, — qui prend l'ouvrier lui-même en dehors de son genre d'occupation, recherche quelles sont les influences que le chiffre plus ou moins élevé du salaire, l'habitation saine ou malsaine, proche ou éloignée, etc., le régime habituel, certaines habitudes particulières, la régularité ou l'irrégularité de la conduite, etc., peuvent exercer sur la santé.

C'est faute d'avoir fait cette distinction que, trop souvent, on a mis sur le compte de la profession ce qui appartenait au genre de vie de l'ouvrier. Ramazzini, si souvent taxé d'exagération à propos des effets délétères qu'il attribue à une foule de professions fort inoffensives, traçait cependant un tableau exact de la population ouvrière, misérable, mal logée, mal nourrie, mal payée, qu'il avait évidemment sous les yeux.]

Bibliographie. — Des professions en général. — Statistiques. — RAMAZZINI (B.), *De morbis artificum diatriba*. Mutinæ, 1700; 3e édit., Patavii, 1713 (augm. de 12 chap.). — Trad. fr. par A. F. DE FOURCROY. Paris, 1777, in-12. — OTTO (C. F.), *De morbis laboriosorum chronicis*. Halæ Magdeb., 1745, in-12. — BÜCHNER (A. E), *De præservandis artificum et opificum morbis* (submitt. TRALLES). Halæ, 1745, in-4. — LINNÉ (C.), *Morbi artificum* (propos. SKRAGGE). Upsaliæ, 1764, in-8 ; et in *Amœnit. acad.*, t. VII, p. 84. — ACKERMANN (J. C. G.), *B. Ramazzini's Abhandlung von den Krankheiten der Künstler und Handwerker, neu bearbeitet und vermehrt*. Stendal, 1780-83, 2 vol. in-8. — *Der Artz für Künstler und Profesionisten*. Dortmund, 1798, in-8. — ADELMANN (G.),

Ueber die Krankheiten der Künstler und Handwerker. Würzburg, 1802, gr. in-8. — MAY (F.), *Die Kunst, die Gesundheit der Handwerker gegen die Gefahren ihres Handwerks zu verwahren.* Manheim, 1803. — BERTRAND, *Essai sur les professions.* Th. de Paris, an XII, n° 266. — GOSSE, *Des maladies causées par l'exercice des professions.* Th. de Paris, 1816, n° 201, in-4. — DU MÊME, *Sur l'hygiène des professions insalubres,* in *Bibl. univ. de Genève,* t. IV, p. 57 ; 1817. — CADET DE GASSICOURT, *Considérations statistiques sur la santé des ouvriers,* in *Mém. de la Soc. méd. d'émul.,* t. XXVIII, 1re part., p. 160 ; 10. — PATISSIER, *Traité des maladies des artisans et de celles qui résultent des diverses professions.* Paris, 1822, in-8. — ORGOLLET, *Influences des professions sur la santé.* Th. de Paris, 1825, n° 218, in-4.— BLACK (J.), *Remarks on the influence of physical habits and employment on the different classes of men,* in *London med. Gaz.,* t. XII, p. 143 ; 1833. — BENOISTON DE CHATEAUNEUF, *De l'influence de certaines professions sur le développement de la phthisie pulmonaire,* in *Ann. d'hyg.,* 1re sér., t. VI, p. 5 ; 1831. — PARENT-DUCHATELET, *Recherches sur la véritable cause des ulcères qui affectent fréquemment les extrémités inférieures d'un grand nombre d'artisans,* etc. *Ibid.,* t. IV, p. 239 ; 1830. — THACKRAH (Turner), *The effects of the principal arts, trades and professions etc., on Health and Longevity.* London, 1832, in-8. — LOMBARD, *De l'influence des professions sur la phthisie pulmonaire,* in *Ann. d'hyg.,* 1re sér., t. XI, p. 5 ; 1834. — DU MÊME, *De l'influence des professions sur la durée de la vie. Ibid.,* t. XIV, p. 88 ; 1835. — FUCHS (C. H.), *Ueber den Einfluss der verschiedenen Gewerbe auf den Gesundheitszustand und die Mortalität der Künstler und Handwerker,* etc..... von 1786 bis 1834, in N^e wissenschaftl. *Ann. der gesammt. Hlk. v. Hecker,* t. II, p. 385 ; 1835. — POPPE (J. H. M.), *Die Kunst, Leben und Gesundheit der Künstler, Handwerker, Fabrikanten,* etc. Heilbronn, 1838, in-8. — LOCHER-BALBER, *Statistiche Notizen über die Zahl der im Jahre 1836 im Canton Zürich Armenarztlich behandelten Kranken, und über den Einfluss der industriellen Thätigkeit auf den Gesundheitszustand,* in *Schw. Ztschr.,* t. III, hft. 2 ; 1838. — EDMOND (T. R.), *On the mortality and sickness of artisans in London,* in *The Lancet,* 1838-39, t. II, p. 185. — CLESS, *Beiträge zu einer Krankheits-Statistik der Gewerbe, tab.,* in *Archiv für die Gesammte Med. v. Hæser,* t. III, p. 258 ; 1842. — ROHATZSCH, *Krankheiten der Künstler und Handwerker.* Ulm, 1840.— BOUTILLIER-SAINT-ANDRÉ, *Dans quelles circonstances les professions peuvent-elles être considérées comme cause de maladies.* Th. de Paris, 1842, n° 30, in-4. — VAN DER BROECK (V. P.), *Aperçu sur l'état physique et moral de certaines classes ouvrières.* Bruxelles, 1843, in-8. — CHADWICK (Edw.), *Report,* etc., *or an Inquiry into the sanitary condition of the labouring poor of Great-Britain,* in *Dublin Journ.;* 1843. — HALFORT (A. C. L.), *Entstehung, Verlauf und Behandlung der Krankheiten der Künstler und Gewerbetreibenden.* Berlin, 1845, in-8. — GUY (W. A.), *On influence of employment on Health* in *The Lancet,* 1845, t. II, p. 147, 176. — WILLIS (Th.), *Facts connected with the social and sanitary condition of the working classes*

in the city of Dublin; with tables of sickness, etc. Dublin, 1845, in-8.
— *Ueber Einfluss der verschiedenen Beschäftigungen der Fabrikarbeiter auf deren Gesundheit*, etc., in *Schmidt's Jahrbb.*, t. L, p. 145; 1846.
— RAMPOLD, *Ueber die Mittel dem übeln Eiflusse mancher Gewerbe auf die Gesundheit der sie ausübenden vorzubauen*, in *Bad. Ann.*, t. XI; 1846. — BORETIUS, *Ueber die gesundheitsschädlichen Einflüsse, welche nur aus der Unkenntniss gewisser Gewerbetreibenden herbeigeführt werden*, in *Casper's Vjschr.*, t. IV, p. 199; 1853. — NEUMANN, *Die Todten des Berliner Gesundheitspflegvereins. Ein medicinsch-statistischer Bericht Ibid.*, t V, p. 20; 1854. — HENRY (J.), *Quelques considérations hygiéniques et médicales sur l'agglomération ouvrière de Lille et de ses environs.* Th. de Paris, 1854, n° 112, in-4. — NEUFVILLE (W. C. de), *Lebensdauer und Todesursachen zwei und zwanzig verschiedener Stände und Gewerbe, nebst vergleichender Statistik, der christlichen und israelitischen Bevölkerung Frankfurt's, nach*, etc. Frankfurt. A. M., 1855. — ESCHERICH, *Ueber die Lebensdauer in verschiedenen Stände. Hygien. Statist. Studien auf Grund von 15,730 nach den Geburtsjahren registrirten*, etc., in *Verhandl. der phys. med. Gesellsch. in Würzburg*, t. V; 1854; — et *Vjschr. f. prakt. Heilk. in Prag.*, t. XLVIII, p. 135; 1855. — LE PLAY (F.), *Les ouvriers européens. Études sur les travaux, la vie domestique et la condition morale des populations ouvrières de l'Europe, précédées*, etc. Paris, 1855, in-4. — KOBLANKS, *Vorläufige Bemerkungen zur Physiognomik der verschiedenen Handwerker und zu deren Pathologie und Therapie*, in *Henke's Ztschr.* et *Canstatt's Jahresb.* 1855, t. VII, p. 54. — *The influence of occupation upon mortality*, in *The registrar general* (fourteenth Rep.); and LETHEBY, in *Assoc. Journ.*, oct. 1856, in *Ranking's Abstr.*, t. XXIV, p. 4; 1856. — FONTERET (A. L.), *Hygiène physique et morale de l'ouvrier dans les grandes villes en général et dans la ville de Lyon en particulier, pour servir*, etc. Paris, 1858, in-12. — AUDIGANNE, *Les populations ouvrières et les industries de la France.* 2e édit. Paris, 1860, 2 vol. in-8. — VERNOIS (M.), *Traité d'hygiène industrielle et administrative, comprenant l'étude des établissements insalubres, dangereux et incommodes.* Paris, 1860, 2 vol. in-8.
— DU MÊME, *De la main des ouvriers et des artisans au point de vue de l'hygiène et de la médecine légale*, in *Ann. d'hyg.*, 2e sér., t. XVII, p. 105; 1862. — HALLER (C.), *Ueber Zusammenschlafen der Gewerbs-Arbeiter* in *Wchnbl. der Ztschr. der KK. Gesellsch. der Aerzte in Wien.* 1851, p. 141, 152. — GLATTER, *Morbilitäts und mortalitäts Verhältnisse der gewerblichen Arbeiter*, in *Oesterr. Ztschr. f. prakt. Heilk.* 1862, n° 26. — SHANN, *Diseases of artificers*, in *Dublin med. Press*, 2e sér., t. VI, p. 283; 1862. — HANNOVER (A.), *Die Krankheiten der Handwerker. Ein Beitrag zur Kenntniss zunächst der Verhaltnisse in Copenhagen*, in *Monatsbl. f. med. Stat.*, etc. (*Beilage zur deutsch. Klin.*). 1861, n°s 5, 6, 7, trad. par E. BEAUGRAND, in *Ann. d'hyg.*, 2e sér., t. XVII, p. 294; 1862. — *Der Einfluss der Beschäftigung auf die menschliche Lebensdauer*, in *Ctrl. Ztg.*, t. XXX, p. 56; et *Grævell's Not. N. F.*, t. V, p. 747; 1862.

CHAPITRE I

Des professions intellectuelles.

Les professions intellectuelles comprennent plusieurs subdivisions. Les caractères qui sont propres aux personnes qui s'y livrent, et les maladies qui se développent chez elles de préférence, sont les suivantes :

1° *Professions intellectuelles subordonnées.*

Telle est la dénomination qu'il est permis de donner au premier groupe. On peut y comprendre les employés de toute classe et les commis des différentes espèces, dont le nombre est si considérable.

Les conditions propres aux individus qui exercent ces professions sont faciles à établir : en effet, la nature des qualités qu'il faut déployer pour le travail des bureaux et des écritures, n'implique pas la nécessité de mettre en jeu les facultés les plus relevées de l'intelligence, telle, par exemple, que l'imagination ; ce sont des fonctions qui exigent peu de travaux préliminaires et peu d'études littéraires antérieures. L'habitude y supplée, et le travail auquel on est assujetti finit par s'exécuter presque mécaniquement.

Si les hommes livrés à ce genre d'occupations n'ont pas d'autres occasions de déployer leur intelligence, il n'y a point de crainte que les travaux qu'ils exécutent en qualité de commis ou d'employés, soient jamais exagérés et les conduisent aux maladies qui sont si fréquemment le résultat de l'attention et de l'application trop soutenue des facultés cérébrales. La plupart du temps, en effet, cette classe d'hommes vit de la vie commune, et, sous ce rapport, il n'y a aucune maladie spéciale, aucune règle particulière qui se déduise de l'exercice de la profession elle-même.

2° *Professions intellectuelles actives.*

On doit y comprendre la plupart des officiers publics, les notaires, avoués, magistrats, avocats, médecins, ingénieurs, architectes, etc., etc., et autres professions analogues. L'exercice de ces professions exige évidemment beaucoup plus d'intelligence que les précédentes. Il faut des connaissances plus étendues et plus spéciales, une attention plus soutenue, une mémoire plus fidèle, un jugement plus souvent à l'épreuve et plus sain. Néanmoins, sauf quelques cas exceptionnels, il y dans presque toutes ces professions une telle variété d'occupations, un tel mélange d'exercices physiques et de travaux intellectuels, que, si l'on ne considère que l'exercice seul de la profession, elle semble réunir les conditions les plus favorables pour le maintien d'une bonne santé, et pour l'équilibre des forces physiques et des facultés cérébrales. C'est donc dans ce mélange proportionnel et suffisant d'exercice physique et de travail de l'intelligence, que consistent les seules règles hygiéniques que l'on doit se borner à établir ici d'une manière générale. Quelques-unes de ces professions présentent, cependant, certaines particularités sur lesquelles il est nécessaire de dire quelques mots.

1° *Médecins.*

A. Les médecins sont exposés à contracter la plupart des maladies contagieuses et des affections miasmatiques qu'ils sont appelés à soigner.

B. A l'époque où ils commencent à pratiquer leur art, les médecins sont bien souvent exposés à se croire atteints des nombreuses maladies qu'ils observent successivement.

C. La fatigue, l'épuisement avant l'âge, les infirmités, sont bien souvent l'apanage du praticien, qui passe une partie de son existence à voir des malades et à gagner péniblement sa vie, plutôt que d'appliquer son esprit à des travaux intellectuels.

2° *Spéculateurs.* — Les hommes d'affaires, les spéculateurs, qui ont la tête sans cesse préoccupée des combinaisons relatives aux affaires, plus ou moins compliquées, dans lesquelles ils sont lancés, sont presque toujours dans une tension d'esprit considérable. En cas de revers, d'insuccès, les émotions qu'ils peuvent ressentir les conduisent quelquefois à la folie. En pareil cas, ce sont les passions qui sont mises en jeu, le travail cérébral est plus actif, plus violent, plus énergique, et on comprend les conséquences auxquelles il conduit.

3° *Professeurs.* — Le professeur est exposé à deux causes de maladies, dont l'origine se trouve dans l'exercice même de sa profession. La première consiste dans les travaux intellectuels ardus et opiniâtres qu'il est obligé de s'imposer pour se préparer à professer. La deuxième est la conséquence de l'exercice de la voix. Cet exercice nécessite quelquefois des efforts assez considérables, surtout lorsqu'il s'agit de parler dans un vaste amphithéâtre. Il peut aussi conduire à des perturbations plus ou moins intenses de l'appareil vocal, et fréquemment les excès de la chaire professorale ont déterminé des aphonies nerveuses, des laryngites chroniques, etc., etc.

4° *Professions intellectuelles dans lesquelles l'imagination est mise en jeu.*

Cette classe comprend les hommes qui ont pour base presque exclusive de leur travail l'imagination, et qui sont, par conséquent, exposés à se livrer à toutes les exagérations de cette faculté brillante de l'intelligence. On trouve dans cette série les peintres, les musiciens, les sculpteurs, les romanciers, les poëtes, les artistes dramatiques, etc., etc. L'imagination qu'il faut déployer est souvent exaltée. La société particulière au milieu de laquelle beaucoup d'entre eux se trouvent pour ainsi dire inféodés les conduit quelquefois à tous les écarts de l'imagination et des passions. Ces écarts exagérés peuvent aboutir au développement de la folie, et l'aliénation mentale est quelquefois la conséquence et le terme des exagérations des artistes. La folie, bien qu'elle s'observe quelquefois, est cependant moins fréquente que les excès de table ou de liqueurs alcooliques et les abus du coït. Lorsqu'il en est ainsi, on doit redouter les conséquences de ces excès, et les maladies qu'ils développent ordinairement.

5° *Savants.*

Les savants forment une classe à part, qui a aussi sa pathologie spéciale. Les conditions dans lesquelles ils se trouvent, consistent surtout dans la tension considérable de l'esprit vers des sujets très-ardus et très-compliqués, ou des problèmes à résoudre, etc. La nécessité où sont les savants de mener une vie à part et de s'isoler, pour que des circonstances étrangères ne viennent pas les détourner de leurs travaux, les condamne à une existence calme, sédentaire et tranquille. Ils réduisent ainsi notablement la quantité d'exercice physique nécessaire pour la conservation d'un bon état de santé. Le résultat de ces influences, c'est-à-dire la tension considérable des facultés intellectuelles et la vie sédentaire, est fréquemment le développement de la surexcitabilité nerveuse, bien décrite par M. Reveillé-Parise, dans son *Hygiène des hommes de lettres*. Cette surexcitabilité conduit fréquemment à des névroses de tous genres, et ces névroses elles-mêmes, simples troubles fonctionnels d'abord, finissent par se transformer quelquefois en maladies organiques véritables.

Parmi les affections qui paraissent se développer plus spéciaement chez les hommes qui mènent une vie sédentaire, et restent ainsi une partie de la journée assis et occupés à travailler, on doit citer les différentes formes de gastralgie, la constipation, les hémorrhoïdes, la rétention d'urine, et souvent même les calculs vésicaux. On peut encore y placer la céphalalgie nerveuse, les troubles divers de la vue et la plupart des névroses.

Les veilles prolongées et l'insuffisance du sommeil contribuent souvent encore à épuiser les hommes de lettres, à moins que des conseils dictés par une hygiène sévère et bien entendue ne viennent obliger les savants et les littérateurs à partager leur temps d'une manière plus égale entre des travaux intellectuels plus modérés, et des exercices physiques suffisants.

Il est encore d'autres règles qu'il faut également respecter. C'est ainsi qu'il est nécessaire que les repas soient réguliers, et ne soient pas immédiatement suivis d'un travail sérieux et ardu ; que le sommeil soit suffisamment prolongé ; enfin, que les occupations graves et sérieuses soient entremêlées de quelques distractions. Le séjour à la campagne, pendant une partie des mois d'été, les voyages plus ou moins lointains, sont toujours bons à conseiller aux savants. Il en résulte pour eux un changement dans le genre de vie, des distractions nombreuses, et l'obligation de se livrer à un exercice physique énergique, conditions qui, venant se joindre à l'inspiration d'un air plus pur, renouvellent en quelque sorte leur constitution débilitée, et rétablissent leur santé compromise par l'abus des travaux intellectuels.

Bibliographie. — Gratarolus (G.), *De litteratorum conservandâ valetudine liber*, in *De vini naturâ*, p. 751-859. Argentorati, 1585, in-8. — Du même, *De litteratorum et eorum qui magistratum gerunt conservandâ valetudine*. Francofurti, 1604, in-16. — Hoffmann (Fr.), *De præcipuo studiosorum morbo ejusque genuinis causis*. Halæ, 1699, et in *Diæt. Germ.*, t. IX. Halæ, 1718, in-8. — Salchow, *De litteratorum et honoratorum sanitate tuendâ*. Halæ, 1746, in-4º. — Stock (C.), *De tuendâ sanitate in meditationum laboribus*. Jenæ, 1751, in-4º. — Tissot (S. A. D.), *De valetudine litteratorum*. Lausanne, 1766, in-8. En français, sous le titre : *Avis aux gens de lettres sur leur santé*. Paris, 1768, in-12. — Reveillé-Parise, *Physiologie et hygiène des hommes livrés aux travaux de l'esprit*. Paris, 1834, 2 vol. in-8. — Lemonnier, *Influence du travail et des impressions littéraires sur le développement des névroses*. Th. de Paris, 1835, nº 286, in-4º. — Alexander (J.), *Pathological Researches illustrative of the diseases which are more particularly incidental to commercial life*, in *The Lancet*, 1835-36, t. II, p. 321, 385. — Benoiston de Chateauneuf, *De la durée de la vie chez les savants et les gens de lettres*, in *Ann. d'hyg.*, 1re sér., t. XXV, p. 52 ; 1841. —

Krankhafte Unfähigkeit zu schreiben, in *Schmidt's Jahrbb.*, t. XXXII, p. 306; 1841. — CAZENAVE (J. J.), *De quelques infirmités de la main droite qui s'opposent à ce que les malades puissent écrire, et du moyen de remédier à ces infirmités*, pl. 1. Paris et Bordeaux, 1846, in-8. — HAUPT, *Der Schreibekrampf mit Rücksicht auf Pathologie und Therapie*. Wiesbaden, 1860, in-8. — CASPER, *Durée probable de la vie chez les médecins*, in *Ann. d'hyg.*, 1re sér., t. XI, p. 375; 1834. — DU MÊME, *Ueber die wahrscheinliche Lebensdauer der Aerzte*, in *Wchnschr. f. d. Ges. Heilk.*, 1850, et *Canstatt's Jahresb.*, 1851, t. VII, p. 14. — REQUIN, *Hygiène de l'étudiant en médecine et des médecins*. Th. de concours. Paris, 1838. — STRATTON (Th.), *On the rate of mortality in the medical department of the British navy*, in *The Edinb. med. and surg. Journ.*, t. LXI, p. 237; 1844. — CUSAK (St. W.) *and* STOKES, *On the mortality of medical practitioners in Ireland*, in *Dublin quart. Journ*, t. V, p. 111, 1848.

CHAPITRE II

Profession militaire.

La profession militaire est une de celles dont on s'honore le plus dans chaque pays, et que les législateurs, les administrateurs et les hygiénistes ont entourée de plus de soins.

A l'époque actuelle, une armée se compose d'éléments essentiellement différents. Parmi ces éléments, les principaux sont les suivants : 1° les fantassins, tantôt fatigués par des marches pénibles, tantôt employés à de rudes travaux, tandis que, dans d'autres circonstances, ils sont presque dans l'oisiveté. L'infanterie coûte moins à l'État que les autres troupes; c'est elle, du reste, que l'on ménage le moins. 2° Les cavaliers. Les troupes qu'ils forment sont mieux payées, mieux vêtues; leurs travaux sont plus constants et plus réguliers. 3° Le génie et l'artillerie, formés de soldats d'élite. 4° L'administration militaire, constituant un corps hybride, et qui tient du civil autant que du militaire. 5° Le service de santé. Il est formé d'officiers (chirurgiens, médecins, pharmaciens) et d'infirmiers.

Une armée ainsi composée est soumise à des causes nombreuses de maladies, qui sont la conséquence de la manière dont elle est constituée, et que nous examinerons successivement :

1° Le recrutement fournit des troupes dont l'état sanitaire varie suivant les lois qui ont présidé à son organisation, et suivant le mode qui a été suivi pour les constituer. Ainsi, l'enrôlement volontaire n'introduit, en général, dans l'armée que la partie la plus mauvaise des populations, et la santé des soldats qu'il amène est en rapport avec ces mauvaises conditions. Le recrutement par le sort est préférable, à la condition toutefois d'une révision habile et consciencieuse. En temps de paix, cette révision est possible, et le choix que l'on fait des militaires est bon ; mais aux époques de calamités publiques, de revers, une bonne révision n'est plus possible. Aussi l'armée compte-t-elle alors beaucoup plus de soldats de constitution mauvaise, et qui sont même souvent impropres au service militaire. C'est ce qui est arrivé dans les dernières années de l'empire.

2° L'âge exerce une influence sur la santé des soldats qui composent une armée. Avant vingt ans, dans certaines localités, l'homme n'est pas encore développé d'une manière suffisante pour résister aux fatigues de la vie militaire. Dans les pays marécageux, la nécessité de fournir un contingent égal à celui des riches localités, et proportionnel au nombre d'individus qui ont atteint l'âge du service militaire, introduit souvent dans l'armée des sujets débiles et peu propres au service militaire.

3° La durée du service est à considérer. Lorsqu'il est trop court, la mortalité des nouvelles recrues est trop forte, et elle influe sur le chiffre total de la mortalité d'une armée. Lorsqu'il est trop long, l'épuisement des soldats exerce un autre mode d'influence, et compromet également leur santé.

4° Le changement complet des habitudes, en passant de la vie civile à la vie militaire, est souvent pour les recrues une cause de maladie. Il est nécessaire d'en tenir compte, et il faut que, dans la répartition des conscrits d'un pays, on ait égard à leur constitution, à leurs habitudes et à la nature de la région climatérique qu'ils occupaient avant leur enrôlement.

5° La nostalgie, surtout quand les recrues nouvelles sont complétement séparées de leurs compatriotes, fait souvent de grands ravages parmi les soldats.

6° Le genre de nourriture peut être une source de maladies pour les soldats. Ainsi des aliments plus riches, plus nourrissants, et, en même temps, plus abondants que ceux auxquels ils étaient habitués dans les pauvres localités qu'ils habitaient, produisent souvent, chez les jeunes recrues, la pléthore et la prédisposition aux phlegmasies. D'un autre côté, les aliments insuffisants et de mauvaise qualité dont les soldats sont obligés de se contenter, quand une armée est en campagne et dans un pays ennemi, sont autant de causes de maladies.

7° L'usage de boissons auxquelles les recrues ne sont pas habituées, telles que le vin, par exemple, a quelquefois de sérieux inconvénients. — Plus tard, l'habitude de l'ivrognerie, que les soldats contractent avec facilité, conduit à toutes les conséquences que nous avons décrites en traitant des excès alcooliques.

8° L'altération des aliments et leur mauvaise qualité, en campagne, déterminent souvent des maladies du tube digestif.

9° Les uniformes, auxquels les recrues ne sont pas encore habituées, ont quelquefois de sérieux inconvénients. Leur pesanteur, la constriction qu'ils exercent sur certaines parties du corps, le poids du fusil, du bagage, etc., ne sont pas sans exercer une influence sur la santé des soldats.

10° L'habitation est encore bien plus souvent une cause de maladies. Tantôt ce sont des casernes humides, ou bien encombrées; d'autres fois, dans des villes de guerre, des casemates humides, des fossés pleins d'eau stagnante, des quartiers de cavalerie encombrés d'hommes et de chevaux. En temps de guerre et en campagne, les logements accidentels dont on est obligé de se contenter, et qui, la plupart du temps, sont insalubres, peuvent être encore une source d'affections diverses.

11° L'exercice quotidien et la discipline sévère à laquelle le soldat est astreint sont souvent le point de départ d'états morbides de diverse nature.

12° Quand une armée est en campagne, il est encore d'autres causes morbifiques qui viennent assaillir le soldat; telles sont les marches en plein soleil ou par la pluie, la neige et toutes les intempéries des saisons. Dans d'autres circonstances, des marches forcées, en même temps que l'exposition à toutes les vicissitudes atmosphériques, viennent altérer la santé des soldats.

13° Les campements, les bivouacs, les stations dans des lieux plus ou moins insalubres, quelquefois dans le voisinage de marais, sont le point de départ d'affections diverses et quelquefois mortelles.

14° Dans une ville assiégée, il y a encore d'autres causes de maladies: l'entassement dans des lieux étroits, l'encombrement, le découragement qui s'empare d'une armée, la disette, les privations, sont la source de désordres graves. C'est alors qu'on voit souvent se développer le typhus, qui exerce de si grands ravages dans les armées, qu'il a décimées à plusieurs époques de l'histoire.

15° Le jour d'une bataille, les blessures ne font peut-être pas autant de ravages que toutes les influences précédentes réunies. Mais lorsqu'un combat a eu lieu, et qu'il a été suivi d'une défaite, c'est alors qu'on voit les terribles conséquences de l'affaiblissement du moral et du découragement d'une armée ; aux blessures, suite de la bataille, et à toutes les maladies dont nous avons parlé, viennent encore se joindre le typhus, les fièvres pernicieuses, etc., qui sévissent sur les soldats et contribuent à achever de décimer une armée.

16° Lorsque l'on est obligé d'envoyer les soldats dans des hôpitaux qui ne sont pas suffisamment pourvus et qui ont été établis à la hâte, comme cela arrive si souvent en temps de guerre ; lorsqu'en même temps ces hôpitaux sont insuffisants pour le nombre des soldats malades ou blessés, et que l'encombrement s'y produit, alors les causes de maladies et de mort agissent avec toute leur énergie, et le typhus, le scorbut, la pourriture d'hôpital, etc., se développent d'une manière épidémique.

Il existe encore quelques autres causes de maladies pour le soldat, mais elles ont moins d'importance peut-être que les précédentes : ce sont, chez le fantassin, les exercices trop pénibles, et chez les soldats de toutes armes, la malpropreté qui règne souvent au-dessous de leur uniforme, les querelles, les rixes, les duels, l'ivrognerie et le célibat, qui, le plus souvent, les entraînent à des excès de tout genre.

Maladies les plus fréquentes chez le soldat.

Les influences pathogéniques qui viennent d'être passées en revue sont bien nombreuses. Il s'agit maintenant de jeter un coup d'œil rapide sur les affections de diverse nature qu'elles peuvent développer chez les militaires :

1° Parmi ces maladies, on peut regarder comme les plus communes : la bronchite aiguë, la pneumonie et la pleurésie; ces inflammations sont la conséquence des vicissitudes atmosphériques auxquelles le soldat est exposé.

2° Les érysipèles de la face et du cuir chevelu, les méningites aiguës, se développent quelquefois à la suite des marches forcées exécutées par un soleil ardent. En pareil cas, on observe quelquefois, chez les sujets livrés aux abus des liqueurs alcooliques, la manifestation du *delirium tremens*.

3° La nostalgie est une des maladies les plus fréquentes chez les jeunes soldats enlevés de leur pays, et soumis à la rigueur de la discipline. Le regret du passé, le chagrin du présent et les craintes de l'avenir sont capables de produire cette névrose, sous l'influence de laquelle se développent, avec une grande facilité, tous les autres états morbides, et, en particulier, la fièvre typhoïde. Le typhus, la dysenterie, la phthisie pulmonaire, les diarrhées, les entéro-colites, sont fréquemment la conséquence des marches forcées, des refroidissements, de la mauvaise alimentation, des boissons de mauvaise qualité, des fruits qui ne sont pas parvenus à l'état de maturité. La fatigue, le découragement, viennent bien souvent favoriser l'action des influences précédemment étudiées. On doit regarder la dysenterie comme une des causes les plus fréquentes de la mortalité dans les armées.

4° Les rhumatismes aigus et chroniques se développent souvent chez les soldats, à la suite de brusques variations de température, ou bien quand, pendant une marche, ils sont soumis à l'action prolongée de l'humidité. C'est ce qu'on remarque souvent à la suite de bivouacs sur un sol humide ou dans une mauvaise saison.

5° L'ophthalmie est fréquente chez les soldats lorsqu'ils sont soumis à l'influence d'un soleil ardent, ou exposés à l'action de la lumière réfléchie par des sables.

6° Les fièvres paludéennes simples ou pernicieuses, développées à la suite de l'action d'effluves marécageux, exercent en temps de paix, comme en temps de guerre, de grands ravages dans les armées.

7° Le typhus, qu'on doit considérer, ainsi que j'ai déjà eu occasion de le dire, comme une fièvre typhoïde suraiguë, est une des plus graves maladies qui puissent sévir sur une armée. On le voit fréquemment se produire à la suite des revers ; son développement est alors favorisé par le découragement, la mauvaise alimentation, les privations de tout genre, l'encombrement des hôpitaux et des casernes, et toutes les vicissitudes atmosphériques.

Telles sont les maladies principales qui peuvent exercer une influence puissante sur la santé des soldats. — Il s'agit maintenant d'envisager ce sujet d'une manière un peu plus générale, et d'examiner les questions diverses qui se rattachent à l'état sanitaire et à la mortalité des armées. Ici la statistique est indispensable pour donner la solution de pareilles questions, et nous sommes heureux d'avoir pu faire plusieurs emprunts à l'excellent travail de M. Boudin sur ce sujet (*Ann. d'hyg.*, t. XXXV).

Maladies et mortalité des troupes servant dans leur pays natal.

Les maladies et la mortalité des troupes ne sont pas les mêmes dans les divers États de l'Europe. On doit à M. Boudin des recherches intéressantes sur ce sujet. Nous allons entrer, à cet égard, dans quelques détails, en prenant pour point de départ la mortalité moyenne de toute la population des cinq grandes puissances, pendant la période quinquennale de 1838 à 1842, et rapportée à 1,000 habitants.

1° *Mortalité de la population totale dans les cinq principaux États de l'Europe.*

L'examen des cinq années 1838 à 1842 a donné en moyenne les chiffres suivants.

Mortalité annuelle.

France...	23,97	
Angleterre	22,07	
Prusse	26,58	sur 1,000 habitants.
Autriche	29.98	
Russie	35,90	

2° *Mortalité de la population militaire.*

France. — De 1820 à 1826, sur un effectif moyen de 120,264 hommes d'infanterie (officiers non compris), dont 106,700 de ligne et 13,924 de garde royale, la mortalité a été de 21 sur 1,000. Cette mortalité est à peu près le double de celle de la population civile du même âge, qui n'est guère que de 10 sur 1,000. En décomposant cette mortalité, on trouve que celle du simple soldat, est de 19,9 sur 1,000 ; et celle des caporaux et des sous-officiers de 10,8 sur 1,000.

Dans cette même période, en examinant à part la mortalité dans la garde, on voit l'influence du bien-être s'exercer sur la santé et la longévité des militaires, — Mortalité générale des sous-officiers, caporaux et soldats, 14,7 sur 1,000; mortalité des soldats, 16,7 sur 1,000 ; mortalité des caporaux et sous-officiers, 9,0 sur 100.

Parmi les jeunes gens non militaires de 20 à 28 ans, le chiffre de la mortalité annuelle était, en 1846, de 13 sur 1,000. Pour l'armée servant à l'intérieur, le chiffre annuel des décès a été de 1841 à 1846, de 19 à 20 sur 1,000 ; — pour l'armée entière (intérieur et Afrique) et dans cette même période, le chiffre de la mortalité était de 28 sur 1,000.

Prusse. — Pendant la période de dix ans, de 1821 à 1830, la mortalité de l'armée a été, à bien peu de chose près, la même que dans la population mâle de tout le royaume, de 20 à 25 ans, c'est-à-dire de 11,7 sur 1,000 hommes d'effectif.

Angleterre. — Les documents statistiques démontrent que, de 1830 à 1836, l'armée anglaise n'a pas été très-favorisée. En effet, les dragons de la garde et de la ligne, sur un effectif de 44,611 hommes, ont eu une mortalité de 14 sur 1,000 ; — l'infanterie de la garde, sur un effectif de 34,538 hommes, 21,6 mortalités sur 1,000 ; — la cavalerie de la maison royale sur un effectif de 8,649, a eu une mortalité de 14,5 sur 1,000. Dans l'espace de trente-deux ans la mortalité de l'armée anglaise servant en Irlande a été de 15,5 sur 1,000. Les troupes britanniques auxiliaires, servant dans leur pays natal, ont donné des résultats assez variables ; la mortalité *minima* a été celle des Maltais, servant à Malte, ou 9 sur 1,000 ; — la plus forte a été de 25,8 sur 1,000 dans l'île de Ceylan, chez les indigènes amis.

3° *État sanitaire et mortalité des armées servant hors de leur pays natal.*

Parmi les conclusions auxquelles est arrivé M. Boudin, nous en choisirons quelques-unes qui résument parfaitement les résultats de la statistique à cet égard.

Dans les régions tropicales, le nombre annuel des décès oscille dans des limites très-larges d'une année à l'autre, en sorte que la mortalité d'une année ne peut servir de base à l'évaluation de la mortalité moyenne de ces contrées.

Cependant, voici quelques documents qui donneront une idée de l'influence des climats chauds sur la mortalité des armées :

A Alger, le rapport du nombre des morts sur 1,000 hommes d'effectif a été :

En moyenne de...   75 de 1830 à 1839.
Puis.............   104 en 1841.
                     69 en 1842.
                     60 en 1843.

L'action meurtrière des climats chauds n'est pas moindre sur l'armée anglaise. D'après les documents officiels, la proportion annuelle des décès s'est élevée, pendant une période de vingt ans, de 1827 à 1846 et sur 1,000 hommes d'effectif, aux chiffres énormes qui suivent :

56,2 à Ceylan.	143 à la Jamaïque.	
63 au Bengale.	200 à Bahama.	
85 aux Antilles.	483 à Sierra-Leone.	

Dans les contrées tropicales les plus insalubres, le choix de bonnes positions sur les lieux élevés suffira souvent pour assurer aux armées composées d'hommes de race caucasienne, un état sanitaire parfait, et semblable à celui des régions les plus salubres des pays tempérés.

L'accroissement de la mortalité des armées, spécialement dans les pays chauds, est déterminé en grande partie par l'influence marécageuse des localités occupées.

Dans les régions tempérées de l'Europe, la densité des populations des places de guerre tend à aggraver l'état sanitaire et à augmenter la mortalité des troupes.

La densité relative de la population des divers quartiers et des rues d'une grande ville, doit être sérieusement considérée dans le choix des lieux destinés au casernement et aux hôpitaux.

4° *Influence de l'âge sur la mortalité des troupes.*

Dans toutes les contrées où l'influence de l'âge a été étudiée jusqu'ici, la mortalité la plus faible a été reconnue être celle des militaires de 18 à 25 ans. M. Boudin s'est appuyé, pour admettre cette proposition, sur un tableau de M. Marshall, qui résume la proposition moyenne des décès sur 1,000 hommes d'effectif, parmi les troupes anglaises de tout âge, stationnant, de 1830 à 1836, dans un grand nombre de provinces britanniques ; je choisis quelques chiffres relatifs à l'âge des troupes dans le Royaume-Uni.

PROPORTION DE DÉCÈS SUR 1,000 HOMMES D'EFFECTIF.

	18 à 25 ans	25 à 33 ans	33 à 40 ans	40 à 50 ans	MOYENNE ANNUELLE de tous les âges.
Dragons de la ligne.....	13,9	14.0	17,8	26,7	15,3
Cavalerie de la maison royale	14,7	11,4	16,3	22.8	14,5
Infauterie de la garde..	22,3	22,5	17,7	27,5	21,6

Nous ne possédons pas en France de documents statistiques qui permettent de démontrer également cette proportion pour notre pays.

5° *Mortalité par suite de maladies, comparée à la mortalité par suite de combats en temps de guerre.*

M. Boudin, dans son intéressant travail, a résumé les documents que l'on possède sur ce sujet, et il est arrivé à cette conclusion, que la mortalité, par les maladies, est beaucoup plus grande que celle qui a lieu par suite des combats. Voici quelques-uns de ces documents :

Les pertes de notre armée d'Égypte, depuis son départ de France jusqu'au dernier jour complémentaire de l'an VIII, se trouvent réparties ainsi qu'il suit :

Tués dans les combats..........	3,614
Blessés, morts.................	854
Tués par accidents divers.......	290
Morts de maladies.............	4,157

D'après des documents officiels publiés par M. Marshall, les pertes de l'armée anglaise en Espagne, dans une période de quarante et un mois, de janvier 1811 à mai 1814, et sur un effectif de 61,511 combattants, furent de 24,930 décès par maladies, et seulement 8,889 décès par le fer ou le feu de l'ennemi.

Dans l'expédition de Walcheren, en août 1809, sur un effectif de 39,219 hommes, et d'août en décembre, l'armée anglaise perdit, sur 1,000 hommes d'effectif, 167 par blessures, et 332 par maladies.

La profession militaire a été surtout envisagée sous le point de vue de l'étiologie et des résultats de la statistique comparée. Pour compléter l'histoire de l'hygiène militaire, il eût été nécessaire d'étudier successivement le remplacement, l'âge de l'entrée et celui de la sortie du service, la taille des recrues, les devoirs respectifs des officiers et des soldats, sous le rapport de l'hygiène ; la nature des aliments et des boissons ; les logements, les temps d'exercice et de repos ; les marches ; les campements ; les manœuvres ; la guerre, enfin ! Tracer cette histoire serait faire un traité d'hygiène militaire, ce qui n'est pas possible dans un ouvrage élémentaire.

Les préceptes hygiéniques qu'il est nécessaire de suivre pour modifier les influences diverses qui peuvent agir sur les soldats, ne sont que des applications spéciales des règles qui ont été tracées dans le cours de cet ouvrage. Nous n'y insisterons pas davantage.

Bibliographie. — VÉGÈCE, *De re militari*, lib. I, nº 9. — GALERI, *Epistola de mutandâ victûs ratione iis qui castra sequuntur.* Coloniæ, 1544, in-4º. — S*., *De bonâ militum valetudine conservandâ, liber ex veteribus*, etc. Cracoviæ, 1554, in-8. — MINDERER (R.), *Medicina militaris; das ist gemeines Handstücklein zur Kriegsarznei gehörig, mit wohl gegründeten Experimenten*, etc. Augsburg, 1620, in-8. — BEHRENS (C. B.), *Gutachten wie ein Soldat im Felde vor Krankheit sich hüten kann.* Hidelsheim, 1689, in-8. — MURALTO (J.), *Kriegs und Soldaten Diät.* Zürich, 1712, in-8. — JUCH (H. P.), *De morbis castrensibus* (def. WAGNER). Erfordiæ, 1747, in-4º. — PRINGLE (J.), *Obs. on the diseases of the army in camp and garrison.* London, 1752, in-8, trad. franç. Paris, 1755, in-12. — POISSONIER (P. J.), *Mém. pour servir d'instruction sur les moyens de conserver la santé des troupes pendant les quartiers d'hiver.* Halberstadt, 1757, in-8. — BÜCHNER (A. E. de), *De hubendâ climatis ratione in conservandâ militum valetudine.* Halæ, 1753, in-4º. — MONRO (D.), *An account of the diseases which were more frequent in the British military hospitals in Germany*, etc., *to which is added an Essay on the means of preserving the health of soldiers*, etc. London, 1764, in-4º. — COLOMBIER, *Préceptes sur la santé des gens de guerre, ou Hygiène militaire.* Paris, 1775, in-8. — LECOINTE (J.), *La santé de Mars, ou Moyens de conserver la santé des troupes.* Paris, 1790, in-12. — *Instruction relative à la santé des camps* (Cons. de santé du dép. de la guerre). Paris, an V, in-8. — TESSIER (P.), *Hygiène militaire, ou Règles diététiques pour conserver la santé des militaires tant de terre que de mer.* Bordeaux, an VII, in-12. — DESGENETTES (R.), *Histoire médicale de l'armée d'Orient.* Paris, 1802, in-8. — RENOULT (A. J.), *Essai sur les maladies des gens de cheval.* Th. de Paris, 1803, nº 283, in-8.— JACKSON (R.), *Remarks on the constitution of the medical department of the British army, with a detail*, etc. London, 1803, in-8. — REVOLAT (C. D.), *Nouvelle Hygiène militaire, ou Préceptes sur la santé de l'homme de guerre considérée*, etc. Lyon, 1803, in-8. — COSTE et PERCY, *De la santé des troupes à la grande armée.* Strasbourg, 1807, in-8. — PION (A.), *Dissert. sur quelques préceptes d'hygiène relatifs aux troupes à cheval.* Th. de Strasbourg, 1808 (t. XIII, nº 230). — ANDERSON (J.), *De militum sanitate tuendâ.* Edimb., 1810, in-8. — BROUSSAIS (F. J. V.), *Lettre sur le service de santé intérieur des armées.* Xerès de Frontera, 1811, in-4º. ARAN, *Essais sur l'Hématurie, ou pissement de sang, considérée particulièrement dans les militaires à cheval.* Th. de Paris, 1811, nº 76, in-4º. — CLÉMENT (S. F.), *Essai sur l'hygiène militaire.* Th. de Strasbourg, 1813, t. XVIII, nº 361. — LUSCUMBE (Ed.), *Practical Observ. on the means of preserving the health of soldiers in camp and quarters; with notes*, etc. Edinburg, 1820. — VAIDY, art. *Hygiène militaire*, in *Dict. des sc. méd.*, t. XXIII, 1818. — MILLINGEN (J. G. V.), *The army* *medical officer's Manual upon active service, or Precepts for his Guidance*, etc. London, 1819, in-8. — *Militär-Sanitäts-Reglement für das Grossherzogthum Hessen*, in *Henke's Zeitschr.*, t. II, p. 359; 1821; t. III, p. 102, 450; t. IV, p. 176, 418; 1822. — HEMPEL (C. A. L.), *Handbuch der Kriegshygiene. Vorrede von Langenbeck.* Gottingen, 1822, in-8. — KIRCKHOFF (J. R. L. de), *Hygiène militaire à l'usage des armées de terre*, 2e édit. Anvers, 1823, in-8. — ISFORDINK (J. N.), *Militärische Gesundheitspolizei mit besonderer Beziehung auf die K. K. oesterreische Armee*, 2e édit. Wien, 2 vol. in-8. — JOSEPHI, *Grundriss der Militärstaatsarzneikunde.* Berlin, 1829, in-8. — *A series of reports exhibiting the result of disease in the different European regiments serving under the Madras presidency*, etc. Madras, 1826. — Nombreux Rapports statistiques sur l'armée anglaise, analysés dans les différents journaux de cette nation; mais surtout dans le *British and foreing review.* — BONINO, *Essai statistique sur la mortalité dans les anciennes troupes du roi de Sardaigne en temps de paix*, in *Ann. d'hyg.*, 1re sér., t. VI, p. 223; 1831. — MARSHALL (H.), *On the enlisting, the discharging and the pensionning of soldiers, with official documents*, etc. London, 1832, in-8. — DU MÊME, *The military miscellany, comprehending an History of recruiting of the army. Military punishment*, etc. London, 1846, in-8. — BENOISTON DE CHATEAUNEUF, *Essai sur la mortalité dans l'infanterie française*, in *Ann. d'hyg.*, 1re sér., t. X, p. 239; 1833. — LEURET (L.), *Considérations sur l'hygiène de la cavalerie légère en temps de paix.* Th. de Paris, 1834, in-4°. — BEGIN (L. J.), *Quels sont les moyens de rendre en temps de paix les loisirs du soldat français plus utiles à lui-même, à l'État et à l'armée, sans porter atteinte à son caractère national ni à l'esprit militaire.* Paris, 1843, in-8. — MUTEL, *Éléments d'hygiène militaire.* Paris, 1843, in-12. — BALFOUR, *Observ. on the means of preserving the health of troops.* London, 1845, in-8. — TULLOCH, *Statistical Reports on the sickness, mortality and invaliding among the troops.* London, 1838-41. — ROBERTS (Fr.), *On military hygiene*, in *Lond. med. Gaz.*, t. XXXVI, p. 1459; 1845; t. XXXVII, p. 28; 1846. — BOUDIN (J. Ch. M.), *Statistique de l'état sanitaire et de la mortalité des armées anglaises de terre et de mer en Angleterre et dans les colonies*, etc. Paris, 1846, in-8. — DU MÊME, *Études sur le recrutement de l'armée*, in *Ann. d'hyg.*, 1re sér., t. XLI, p. 268; 1849. — DU MÊME, *Études sur l'état sanitaire et la mortalité de l'armée*, ibid., t. XLII, p. 319; 1849. — DU MÊME, *Système des ambulances des armées française et anglaise*, in ibid., 2e sér., t. III, p. 60, 464; 1855. — DU MÊME, *Histoire médicale du recrutement et de quelques autres institutions militaires chez divers peuples anciens et modernes*, ibid., 2e sér., t. XX, p. 5; 1863, etc. — DESJOBERT (A.), *État sanitaire de l'armée. Discours à la chambre des députés, lettre au Moniteur des armées*, etc. Paris, 1848, in-8. — VINCENT, *Études d'hygiène militaire. Des habitudes dans l'armée; conseils aux militaires et aux jeunes gens.* Lyon, 1857, in-8. — ROSSIGNOL (J.), *Traité élémentaire d'hygiène militaire.* Paris, 1857, in-8. — MORIN, *Le camp de Châlons en 1858; hygiène des camps en général.* Paris, 1858, in-8. — LARREY (H.), *Rapport sur l'état sanitaire du camp de Châlons.* Paris, 1858, in-8. — SCRIVE, *Relation médico-chirurgicale de la campagne d'Orient.* Paris, 1858, in-8. — BAUDENS, *La guerre de Crimée, les campements, les abris, les ambulances, les hôpitaux,* etc. Paris, 1858, in-12. — THOLOZAN, *De l'excès de mortalité dû à la profession militaire; nature et cause de la phthisie endémique de l'armée; moyen,* etc., in *Gaz. méd. de Paris,* 1859, p. 346, 360, 410. — LAVERAN, *Recherches statistiques sur les causes de mortalité de l'armée servant à l'intérieur,* in *Ann. d'hyg.,* 2e sér., t. XIII, p. 233; 1860. — DU MÊME, *De la mortalité des armées en campagne au point de vue de l'étiologie, ibid.,* t. XIX, p. 241; 1863. — DIDIOT, *Code sanitaire du soldat,* ou *Traité d'administration et d'hygiène militaire, complété,* etc. Paris, 1863, in-8. — V. les traités de médecine et de chirurgie militaire; les journaux spéciaux (*Recueil d'obs. de méd. des hôpit. milit.* Paris, 1766-1772, 2 vol. in-4°. — *Journ. de méd. milit.,* 1782-1789, 8 vol. grand in-8. — *Journ. de méd., de chir.,* etc., ou *Recueil de mém.,* etc., de 1815 à ce jour, 3 séries); et un très-grand nombre de dissertations soutenues sur ces questions dans les diverses Facultés.

CHAPITRE III

Profession maritime.

L'influence de la profession maritime sur l'homme est des plus complexes, et son étude comprend des points fort différents. Pour les apprécier d'une manière suffisante, il est utile de passer d'abord en revue les causes spéciales des maladies qui peuvent atteindre les marins.

1° *Atmosphère maritime.* — L'influence de l'atmosphère maritime sur l'homme a déjà été exposée. Rappelons seulement ici, que son action est plutôt favorable que nuisible; que l'air y est plus pur que celui de l'atmosphère terrestre; qu'il existe, suspendues dans l'air, des particules salines que l'homme absorbe en respirant; enfin, que la saturation de l'air, par l'humidité, est la seule modification capable de jouer un rôle, et d'altérer la santé de l'homme.

2° *Changement de climat.* — Les marins, qui naviguent aussi bien dans les glaces polaires que dans les contrées intertropicales, et qui passent souvent, dans un temps assez court, des unes dans les autres, changent continuellement de climat, et sont, par conséquent, exposés à toutes les chances défavorables d'un acclimatement rapide. Il y a toutefois, à cet égard, une circonstance spéciale à considérer, c'est la suivante.

La durée de la traversée. — Les voyages de long cours ont une influence spéciale ; ils habituent davantage le marin à l'action de l'atmosphère maritime. De plus, ils l'obligent à se contenter, dans certaines circonstances, d'une alimentation composée de salaisons, de biscuits et de légumes secs, et à faire usage d'eau croupie pour boisson.

3° *La destination du navire.* — Elle exerce une influence variable, suivant la nature des bâtiments. Ainsi, un bâtiment de commerce chargé de marchandises, ou bien un paquebot de transport, souvent encombré de passagers, sera moins bon pour la santé des individus qui y sont placés qu'un bâtiment de l'État, dans lequel les conditions hygiéniques sont beaucoup meilleures.

4° *La construction du navire.* — La marine militaire offre des garanties de salubrité beaucoup plus grandes que n'en présentent les autres bâtiments, tels que ceux du commerce ou de transport. — Il est, sous ce rapport, plusieurs observations importantes à faire. Un navire est construit récemment, ou bien il est ancien ; dans le premier cas, il présente réunies les conditions hygiéniques les plus favorables. Dans le second cas, on peut avoir à redouter un certain nombre d'inconvénients, dont voici les principaux : l'infection du navire par des substances volatiles et dangereuses, ou bien par des matières fétides, comme cela a lieu sur les bâtiments employés à la pêche de la baleine ; — l'altération du navire par une maladie épidémique ou contagieuse qui règne sur son bord ; — l'imprégnation des bois qui ont été employés à la construction du navire par l'humidité ; leur altération par les vers.

5° Les différentes parties d'un navire ne sont pas sans influence sur la santé des marins qui le montent ; et il est, sous ce rapport, plusieurs points à considérer. Ces points sont les suivants :

A. *La cale.* — C'est la partie la plus basse, la plus obscure et la plus humide des bâtiments ; l'air et l'eau y stagnent sans cesse. L'eau, suintant à travers les pores du bois, l'altérant lui-même et agissant sur les objets de nature diverse, et en particulier sur les immondices qui peuvent s'y trouver, il en résulte une odeur souvent insupportable, qui est due à des exhalaisons végétales abondantes, mêlées à une certaine quantité d'acide

4 6

carbonique. Ces altérations diverses sont encore favorisées par la température de l'atmosphère de la cale, qui est, en général, de 3 à 4 degrés plus élevée que celle du reste du bâtiment. Les moyens employés pour purifier l'air contenu dans cette partie du navire sont les suivants : 1° les blanchiments fréquents et réguliers à la chaux ; 2° l'ouverture d'un robinet qui laisse accès à volonté à l'eau de la mer, et permet des lavages complets ; 3° la construction en fer des caisses d'arrimage ; 4° enfin, une ventilation suffisante, effectuée même, en cas de besoin, avec une machine soufflante.

B. *Le faux pont.* — Le faux pont vient immédiatement après la cale. On a à y redouter presque également l'humidité, la stagnation de l'air, la chaleur et l'absence de lumière.

C'est cependant le lieu où couche l'équipage, et où il se réunit et s'abrite, la sûreté de l'équipage exigeant que le faux pont soit fermé la nuit, on doit voir combien la présence de tant d'hommes, couchés dans un lieu fermé peut être pernicieuse, et combien on doit redouter les accidents qui se développent ordinairement sous l'influence de l'encombrement. L'insalubrité du faux pont est encore augmentée par la présence des cuisines, du four, de la cambuse, de l'hôpital et des parcs à volailles.

Sur les bâtiments de guerre, les batteries remplacent les faux ponts. Elles sont bien plus saines, et la ventilation y est beaucoup mieux organisée.

Le pont du vaisseau est exposé à toutes les intempéries des saisons. Les manœuvres s'y exécutent en plein air, et quels que soient la température, l'humidité, le vent, etc. ; il est cependant salubre.

Il est d'autres circonstances de la vie maritime qui ne sont pas sans influence sur la santé, et qui tiennent aux marins eux-mêmes. Nous citons en particulier les suivantes :

6° *Les équipages.* — Les matelots sont en général choisis avec plus de soin que les soldats de terre à la révision militaire. Les marins ont presque toujours déjà navigué depuis longtemps, et sont familiarisés et acclimatés avec l'atmosphère maritime. C'est pour cette raison qu'ils sont beaucoup moins exposés aux maladies que les passagers ou les troupes que l'on transporte.

7° Les conditions hygiéniques varient encore suivant la destination que les matelots ont sur un bâtiment. C'est ainsi que ceux qui sont employés au service de la cale sont plus exposés aux diverses influences morbides que les gabiers, qui s'occupent du gréement dans les hunes, ou que les timoniers.

8° La nature du travail exerce encore une influence. Ainsi, la manœuvre du vaisseau exige surtout l'exercice des parties supérieures. De plus, il faut que le travail soit exécuté le jour et la nuit, ce qui nécessite le partage de l'équipage en deux parties. M. Keraudren a proposé de le partager en trois quarts au lieu de deux. On aurait toujours un nombre d'hommes suffisant, et la fatigue serait moindre. J'ignore si cet essai a été tenté.

9° L'alimentation doit être prise en sérieuse considération. A bord, elle se compose de biscuit de mer, sorte de pain à demi levé et desséché par une cuisson prolongée ; de salaisons et de légumes secs. Le peu de variété nuit à la digestibilité des aliments ; il est vrai que l'emploi des condiments, tels que le vinaigre, l'alcool, le citron, contribue à augmenter leur salubrité et à faciliter leur dissolution dans le suc gastrique.

10° La conservation de l'eau nous a déjà occupé; nous rappellerons seulement qu'il est préférable de la conserver dans des vases en fonte, et qu'il est nécessaire d'avoir des appareils distillatoires à bord de chaque navire, dans le cas où l'eau potable viendrait à manquer.

11° Les affections morales sont capables d'exercer une influence sur le navigateur. Chez les uns, c'est la nostalgie qui est plus forte ; chez d'autres, c'est la vue des orages et des tempêtes, l'effroi qu'ils inspirent, ainsi que l'impossibilité de secours en cas de naufrage, qui agissent sur le moral des marins.

Les diverses influences qui viennent d'être passées en revue peuvent causer des maladies spéciales, aggraver celles qui existaient déjà et qui étaient dues à de tout autres causes, enfin augmenter le chiffre de la mortalité des marins. C'est ce que nous allons maintenant examiner.

Maladies qui sévissent sur les marins.

Un certain nombre des maladies qui se développent chez les gens de mer, sont d'une nature analogue à celles qu'on voit chez les soldats de l'armée de terre. L'énumération qui suit le prouve suffisamment.

1° *La dysenterie.* — Dans les voyages dans les mers équatoriales, on voit fréquemment la dysenterie se développer chez les marins qui s'exposent à l'humidité et au froid, ou bien qui dorment sur le pont, exposés à la pluie et aux intempéries des saisons.

2° *Typhus*. — Le typhus ne fait pas moins de ravages sur les bâtiments que dans les armées de terre ; l'encombrement, la malpropreté, le découragement, la présence de prisonniers nombreux ou d'esclaves accumulés, contribuent singulièrement à sa production.

Voici un exemple des ravages que ces deux maladies peuvent exercer ; c'est ce qui eut lieu en 1780 sur la flotte anglaise du Channel (Motard). En peu de temps, elle envoya à l'hôpital Haslar 11,732 malades, et dans le nombre il y avait 1,457 cas de scorbut, 240 cas de dysenterie et 5,539 cas de fièvre continue (typhus). Pringle rend compte de désastres analogues. Tel est, par exemple, ce qui eut lieu au retour des troupes anglaises dans la Grande-Bretagne après la fameuse bataille de Culloden.

3° *Nostalgie*. — La nostalgie s'observe aussi bien chez le marin que chez le soldat de terre.

4° *Mal de mer*. — Le mal de mer, qui atteint presque inévitablement les nouveaux embarqués, et qui n'épargne pas les vieux marins dans les mers très-grosses et pendant les tempêtes, a été décrit plus haut (v. p. 287), il n'est pas besoin d'y revenir.

5° *Constipation*. — La constipation est un des états pathologiques qui s'observent le plus fréquemment chez les marins.

6° *Scorbut*. — Le scorbut est une des maladies qui étaient les plus communes chez les hommes de mer, et qui peut-être en a fait périr le plus grand nombre. A l'époque actuelle, cette fréquence est bien diminuée, et cette maladie peut être considérée comme beaucoup plus rare.

Quelques détails sont indispensables pour expliquer son mode de production.

Le scorbut ne se développe pas seulement sur les bâtiments, on l'observe également sur les côtes habituellement entourées de brumes épaisses et humides. Il paraît endémique dans tous les pays situés au-dessus de 60° de latitude, sur les bords de la Baltique, sur les côtes de l'Islande et du Groënland. Les salaisons dont les habitants de ces contrées font un si fréquent usage ne sont probablement pas sans influence sur son développement.

Autrefois les épidémies de scorbut n'étaient pas rares dans les climats tempérés de l'Europe ; mais depuis plus d'un siècle, elles ont disparu complétement devant les progrès de l'hygiène et de la civilisation.

Sur mer, le scorbut, qui était autrefois si fréquent et si terrible, et qui a fait périr tant d'équipages, ne se montre plus que d'une manière exceptionnelle. Malgré cette rareté, il est encore un certain nombre d'influences capables de le déterminer. Parmi ces influences, les unes sont prédisposantes, les autres efficientes. Les circonstances qui peuvent particulièrement déterminer la production du scorbut sont les suivantes : l'humidité, la stagnation de l'air, la privation de la lumière, la mauvaise alimentation, l'ennui, la tristesse, l'encombrement, l'usage d'une proportion un peu trop forte de sel marin, et, surtout, des viandes sèches et salées, la privation de végétaux frais, les viandes corrompues, l'eau croupie.

Le scorbut consiste non pas, comme on l'a cru longtemps, dans une diminution de proportion de la fibrine, ce qui peut avoir lieu, il est vrai, dans les scorbuts très-avancés ou très-graves, mais dans la diminution de la coagulabilité de ce principe. Cette diminution de coagulabilité de la fibrine, qui jouit de la propriété de rendre le sang plus liquide, est la conséquence d'une augmentation de la proportion de soude contenue dans le sang. Or, cette alcalinité plus grande du sang s'explique facilement par l'usage exclusif et prolongé des salaisons. Les viandes salées exigent une grande quantité de suc gastrique pour être digérées. Or, l'acide chlorhydrique contenu dans ce liquide provient du chlorure de sodium qui existe dans le sang ou qui s'y est introduit par absorption. Si donc il se sépare de ce liquide une quantité anormale de ce suc (acide chlorhydrique), il y aura une proportion équivalente de soude devenue libre, qui restera dans le sang, et le scorbut prendra naissance. Tout en admettant cette explication, ce n'est pas une raison pour n'accorder aucune influence à l'encombrement, à l'humidité, aux privations de tout genre dont l'influence prédisposante est si puissante.

On réussit souvent à faire disparaître le scorbut en faisant usage de végétaux frais, de fruits acides, du suc de citron, d'orange, et même simplement de boissons alcooliques. Quelquefois le débarquement sur une plage saine suffit pour faire cesser cette affection parmi les hommes d'un équipage, et leur permettre de se rétablir facilement.

La peste, la fièvre jaune, le choléra, sont des maladies qui exercent souvent de grands ravages sur les vaisseaux ; mais, lorsqu'il en est ainsi, c'est que ces affections y ont été transportées par des miasmes spéciaux, car elles ne sont en aucune manière la conséquence directe de la vie maritime.

46.

Mortalité. — Pour se faire une idée des progrès que l'hygiène navale a réalisés, voici deux tableaux extraits du Mémoire de M. Boudin, qui les a empruntés à Gilbert Blane.

En 1741, l'amiral Anson quittait les ports d'Angleterre sur le *Centurion*, portant 400 hommes d'équipage. Dès son arrivée à Juan-Fernandès, c'est-à-dire quelques semaines après, 200 marins avaient succombé au typhus et au scorbut, et, sur les 200 restants, 8 hommes à peine étaient capables de faire un service actif. Voici les résultats obtenus depuis cette époque :

		MARINS.	MORTS.
1772 capitaine Cook (1er voyage)....		112	5
1775 — Cook 2e voyage		192	11
1819 — Parry		94	1
1821 — Id................		118	5
1824 — Id.....		122	1
1832 — Ross		130	2

ÉTAT DE LA MORTALITÉ DE LA MARINE ANGLAISE (G. BLANE).

ANNÉES.	EFFECTIF.	MALADES.	MORTS.	RAPPORT A L'EFFECTIF.
1772	70.000	18.592	1,658	1 sur 42
1782	100.000	31.617	2,242	1 — 45
1794	85.000	21.373	990	1 — 86
1804	100.000	11,978	1,606	1 — 62,25
1813	140,000	13.071	977	1 — 143

Les documents publiés il y a quelques années, et relatifs à la mortalité de la marine anglaise, de 1830 à 1839, établissent la proportion de décès de 13,8 sur 1,000 hommes d'effectif, si on y réunit les maladies chirurgicales. Mais, si on ne considère que les maladies internes, ce n'est que 11,8 sur 1,000 hommes d'effectif.

La comparaison de la mortalité des marins de toute la marine anglaise avec tous les militaires de l'armée de terre, donne, déduction faite des blessures et accidents, sur 1,000 hommes d'effectif,

MARINS.		ARMÉE DE TERRE.	
Maladies.	Morts.	Maladies.	Morts.
984	8,8	795,9	13,8

Résultat d'où on peut déduire que la mortalité est plus grande dans l'armée de terre que dans la marine. En France, l'administration n'a publié aucun document qui permette d'asseoir des calculs positifs.

RÈGLES HYGIÉNIQUES. — Pour établir les règles hygiéniques relatives à la profession maritime, il faudrait envisager successivement la construction et la disposition des vaisseaux, les conditions de ventilation, d'aération et de chauffage, établir les règles relatives à l'alimentation, aux boissons, indiquer le choix des vêtements, et enfin tracer une hygiène navale. La plupart des principes qu'il faudrait suivre pour obtenir ces résultats ont été tracés dans le cours de ce travail; il s'agit seulement de les appliquer à la profession maritime.

Bibliographie. — CHIRAC (de), *Observ. générales sur les maladies auxquelles sont sujets les équipages des vaisseaux.* Paris, 1724, in-8. — BÜCHNER (A. E. de), *De tuendâ et restituendâ navigantium sanitate.* Erfordiæ, 1735, in-4. — LIND, *An essay on the most effectual means of preserving the health of seamen in the royal navy.* London, 1757, in-8. — PRINGLE (J.), *Discourse upon some late improvement of the means for preserving the health of mariners.* London, 1776, in-4. — POISSONNIER-DESPERRIÈRES, *Traité sur les maladies des gens de mer.* Paris, 1780, in-8. — PINGRENON, *Manuel des gens de mer ou Recueil d'observations sur les moyens de conserver leur santé pendant les voyages de long cours.* Paris, 1780, 2 vol. in-12. — BLANE (sir G.), *Obs. on the diseases incident to seamen,* London, 1785, in-8. — DU MÊME, *A brief statement of the progressive improvement in the health of the royal navy, at the end of the eighteenth and beginning of the nineteenth century.* London, 1830, in-8. — MAURAN (G.), *Avis aux gens de mer sur leur santé.* Marseille, 1786, in-12. — ARMSTRONG, *De nautarum sanitate tuendâ.* Edimburgi, 1789, in 8. — RENWICK (W.), *An inquiry into the nature and causes of sickness in ships of war.* London, 1792, in-8. — TROTTER (Th.), *Medicina nautica.* London, 1793-1803. GILLEPSIE (L.), *Obs. on the diseases which prevailed on board a part of His Majesty's Squadron,* etc. London, 1800, in-8. — PALLOIS (F. V.), *Essai sur l'hygiène navale ou l'hygiène appliquée à préserver du scorbut les équipages des vaisseaux pendant les voyages de long cours.* Paris, 1801, in-8. — PÉRON (F.), *Notice sur quelques applications utiles des observations météorologiques à l'hygiène navale.* Paris, 1808, in-8. — DELIVET (J. B. C.), *Précis d'hygiène navale ou l'homme de mer considéré,* etc. Gènes, 1808, in-8. — KERAUDREN, art. *Hydrographie médicale,* in *Dict. des sc. méd.,* t. XXII; 1818; et *Navigation,* t. XXXV; 1819. — DU MÊME, *Mém. sur les causes des maladies des marins et sur les soins à prendre pour conserver leur santé dans les ports et à la mer.* Paris, 1817, in-8. — DU MÊME, *De la nourriture des équipages et de l'amélioration des salaisons dans la marine française,* in *Ann. d'hyg.,* t. I, p. 303;

1829 ; et série de notes dans le même recueil. — DAOLMI, *Précis d'hygiène navale, suivi d'un recueil analytique*, etc. Paris, 1827, in-8. — *Healthfulness of Iron ships*, in *Dublin Jour. of med. sc.*, t. XII, p. 166 ; 1838. — FORGET, *Médec. navale ou Nouveaux Éléments*, etc. Paris, 1832, 2 vol. in-8. — FLEURY (J.), *Quelques observations et considérations pratiques d'hygiène et de médecine navale*. Montpellier, 1847, in-8. — HORNER, *Diseases and Injuries of seamen, with remarks on their enlistment : Naval hygiene*. Philadelphia, 1854, in-12. — TROMPEO, *Cenni sull'igiene della gente marina*. Torino, 1854, in-8. — FONSSAGRIVES (J. B.), *Traité d'hygiène navale, ou de l'influence des conditions physiques ou morales dans lesquelles*, etc. ; fig. Paris, 1856, in-8. — ARMSTRONG (A.), *Obs. on naval hygiene and scurvy more particularly as the latter appeared during a polar voyage*. London, 1858, in-8. — HOLSBEECK (H. van), *Précis d'hygiène et de médecine navales à l'usage des gens de mer*. Bruxelles, 1860, in-8. — QUERMELEUC, *Considérations sur l'hygiène des diverses professions à bord des navires*. Th. de Paris, 1860, n° 20, in-4. — REY, *Les mécaniciens et les chauffeurs à bord des navires de l'État*. Th. de Montpellier, 1862, n° 69, in-8. — MARROIN, *Histoire médicale de la flotte française à la mer Noire pendant la guerre de Crimée*. Paris, 1861, in-8. — Nous avons surtout donné ici les ouvrages français. Voir comme complément une notice de M. Tholozan sur la bibliographie anglaise, in *Gaz. méd.*, 3e sér., t. XI, p. 183 ; 1856 ; — l'analyse des excellents rapports statistiques sur la marine anglaise dans les différents recueils scientifiques de cette nation, et surtout dans le *British and for. med. Rev.*, documents dont nous n'avons pas les équivalents chez nous ; enfin, une multitude de dissertations soutenues dans nos facultés.

CHAPITRE IV

Professions agricoles.

Les travaux agricoles sont ceux auxquels se livre la plus grande partie des habitants de la France. En effet, sur un nombre de 718,850 conscrits, qui ont été admis sous les drapeaux de 1834 à 1842, la population agricole en a fourni 562,720 ; la population industrielle, 157,207 ; les professions non classées, 152,050 ; les écrivains ou commis, 15,809 ; enfin, les individus sans profession, et vivant de leur revenu, 31,104.

Il est donc intéressant de rechercher quelle est la condition hygiénique des individus livrés aux travaux des champs.

La profession agricole comprend, du reste, des classes bien différentes. On y trouve les cultivateurs propriétaires, les fermiers et les domestiques, les bouviers, bergers, voituriers, garçons d'écurie, les terrassiers, les bûcherons, les meuniers, les vignerons, enfin, tous les individus livrés aux travaux de la campagne.

A priori, on doit penser que, vivant et travaillant au milieu d'un air pur (1), soustraite au danger de la corruption des villes et des tentations inspirées par les mauvais conseils et la mauvaise compagnie, la population agricole se trouve placée dans de meilleures conditions hygiéniques ; c'est, en effet, ce que viennent prouver les résultats de la statistique.

Longévité. — Dans les campagnes, la vie semble plus longue, et on y trouve les plus nombreux exemples de longévité (Casper).

Mortalité. — La mortalité des villes et des campagnes, comparée à la mortalité générale, présente de grandes différences. Dans les districts manufacturiers de l'Angleterre, la mortalité est de 1 sur 53 ; tandis que dans les districts agricoles elle est de 1 sur 67 (Motard).

Le même auteur donne les résultats suivants : en Angleterre, la mortalité générale est de 1 sur 54 ; dans la ville manufacturière de Bristol, elle est de 1 sur 45 ; et dans celle de Worcester, de 1 sur 48.

Dans les départements essentiellement agricoles de la France, comme l'Aisne, le Calvados, Indre-et-Loire, la Sarthe, Seine-et-Marne, l'Yonne, la mortalité est proportionnellement plus faible que la mortalité générale, ou que celle des départements de la Seine, du Nord, du Rhône, du Haut et du Bas-Rhin.

Un autre document anglais donne encore les renseignements suivants : sur 3,500,000 habitants des villes, il est mort 47,953 individus, tandis que sur le même nombre d'habitants des campagnes, c'est-à-dire 3,500,000, il en est mort 29,693.

Sur ces mêmes nombres, il en était mort 1,564 de fièvres typhoïdes dans les comtés, et 3,456 dans les villes, et 5,857 phthisiques dans les comtés, et 8,125 dans les villes.

Ces résultats sont d'autant plus remarquables que les habitants des campagnes ont, en général, une nourriture moins bonne, des vêtements moins chauds, des logements moins salubres et un salaire moins élevé que les artisans des villes.

Dans les campagnes, quelques documents statistiques semblent démontrer que la puberté est moins hâtive et la fécondité moins grande que dans les villes. D'après M. Quételet, la

____

(1) On fait ici abstraction de l'influence paludéenne.

fécondité est représentée dans les villes par 1 naissance sur 29 habitants, et dans les campagnes par 1 naissance sur 34 habitants.

M. Villermé, dans l'analyse qu'il a faite de 13,500,000 naissances, est arrivé à des résultats analogues.

En résumé, il y a dans les campagnes fécondité moindre, mais mortalité beaucoup moindre encore, de sorte que la conséquence est l'accroissement de la population.

Ces résultats statistiques s'expliquent très-bien par les avantages suivants que les habitants des campagnes ont sur ceux des villes.

Ils respirent un air plus pur, se livrent à un exercice musculaire énergique, qui ne peut qu'être utile à leur santé. De plus, les paysans ne sont pas exposés à respirer un air confiné. Ils sont moins souvent atteints par les maladies qui prennent leur source dans la corruption des villes, et, en particulier, par la syphilis. Les passions de tout genre y sont beaucoup plus rares. Les excès vénériens n'ont pas le temps de se produire, et les campagnards y sont peu disposés, à la suite des violentes fatigues d'une journée de travail. Il y a moins de misère, plus de contentement; la vie de famille s'y organise d'une manière plus complète, et, chez la plupart des fermiers, les domestiques mêmes semblent en faire partie; enfin, les maladies mentales sont beaucoup plus rares chez les paysans.

A côté de ces avantages, il y a des inconvénients qui peuvent être le point de départ d'un certain nombre d'états morbides. Parmi eux, nous citerons les suivants : l'alimentation n'est pas toujours aussi substantielle, aussi azotée, que l'exigerait l'exercice musculaire qu'ils sont obligés d'accomplir. Dans d'autres cas, leur nourriture est même insuffisante. L'exercice est souvent trop fort, trop pénible. Les villageois sont, de plus, exposés à toutes les intempéries des saisons et à toutes les vicissitudes atmosphériques, telles que la chaleur, la pluie, le froid, etc., et cette circonstance a pour conséquence le développement de phlegmasies aiguës franches, telles que bronchites, pneumonies, pleurésies, etc. Il est singulier toutefois que les rhumatismes articulaires aigus ne soient pas très-communs dans les campagnes. Quelquefois, l'influence du froid et de l'humidité produit un de ses résultats habituels, la maladie de Bright.

L'influence pathogénique qui agit le plus énergiquement sur les habitants des campagnes consiste dans les effluves marécageux. Ce sont eux qui produisent le plus grand nombre des maladies qui sévissent sur la plupart des populations agricoles du globe.

La fièvre typhoïde et la phthisie pulmonaire, ainsi que cela a été démontré plus haut, sont moins fréquentes dans les campagnes que dans les villes. Les excès de boissons y semblent également moins communs. Cependant, il n'est pas rare non plus de les observer et d'en constater les fâcheux effets.

Toutes ces influences morbides agissent avec une énergie plus grande chez les domestiques que chez les maîtres, et dans les pays naturellement pauvres, que dans les localités aisées.

Les améliorations qu'il serait à désirer de voir introduire dans les conditions hygiéniques des populations agricoles sont les suivantes :

1° L'aisance des ménages, l'abondance de toutes les productions ;

2° L'usage du froment chez les paysans de toutes les provinces qui en sont encore privées, ou au moins le mélange de froment et de seigle ;

3° Des habitations plus commodes, plus grandes et mieux closes ; l'éloignement des fumiers de leur voisinage immédiat ;

4° Des vêtements suffisants pour prémunir contre les vicissitudes atmosphériques ;

5° Une nourriture plus substantielle ;

6° Un sommeil suffisant ;

7° L'éloignement des influences paludéennes.

Toutes ces améliorations sont subordonnées à trois grandes modifications dans l'organisation administrative, et sans lesquelles on ne peut s'attendre à les voir réaliser :

1° Le dégrèvement raisonnable de l'impôt foncier ;

2° La libre circulation des grains à l'intérieur, empêchée plutôt par la routine que par des obstacles prohibitifs ;

3° L'établissement de banques locales et d'un système nouveau et convenable d'hypothèques.

Bibliographie.—Fuchs (D.), *De affectibus rusticorum.* Duisburg, 1714. — *Directions for the cure of the diseases incident on agriculture Life*, in *Univers. Magaz.*, nov. 1788. — Falconet (W.), *Essay on the preservation of health of persons employed in agriculture, and on the cure of incident*, etc. Bath, 1789, in-8. — *Einige Worte über die Krankheit der hiesiger Bauern*. Milan, 1793, in-8. — Beaunier, *Conseils d'hygiène aux cultivateurs*. Th. de Paris, 1822, n° 255, in-4. — Amussat (J. Z.), *Quelques considérations sur l'hygiène du peuple des campagnes*, in *Richesse du culti-*

vateur. — EBRARD, *Avis aux habitants des campagnes sur les moyens de conserver la santé*. Bourg en Bresse, 1849, in-12. — REMY, *Conseils hygiéniques aux cultivateurs*. Th. de Paris, 1849, n° 109, in-4. — GIANELLI (G. L.), *Di miglioramenti sociali, efficaci e possibili a vantaggio degli agricoltori*. Analyse, in *Gaz. méd. de Paris*, 1re sér., t. V, p. 680, 1850. — CHENENAILLE (L. L.), *De l'hygiène des campagnes*. Th. de Paris, 1850, n° 159, in-4. — COUVERCHEL, *Conseils hygiéniques aux cultivateurs*, par un maire de campagne. Paris, 1850, in-12. — NOEL (E. J. L.), *Quelques considérations générales sur l'hygiène dans les campagnes des Vosges*. Th. de Paris, 1851, n° 79, in-4. — COMBES (A. et H.), *Les paysans français considérés sous le rapport historique, économique, agricole, médical et administratif*. Paris, 1853, in-8. — BLACK (J.), *The comparative mortality of a manufacturing and an agricultural district*, in *J. of public Health*, déc. 1855. — TRASTOUR (E.), *Deux observations de méningo-encéphalite chez des moissonneurs*, in *Bull. de la Soc. acad. de la Loire-Inf.*, t. XXX, p. 142, 1853. — DUCLAUX (M.), *Histoire de la congestion rachidienne, maladie des moissonneurs en 1859*, in *Compt. rend. de l'Acad. des sc.*, t. L, p. 543; 1860. — NAUDET (S. V. O.), *Essai sur l'hygiène du laboureur*. Th. de Paris, 1861, n° 90, in-4. — ROUGET, *Hygiène forestière; note sur les ouvriers employés à l'exploitation des forêts de sapins*. Poligny, 1861, in-8. — V. un très-grand nombre de dissertations et de brochures sur l'hygiène et la topographie de diverses localités.

CHAPITRE V

Professions des mineurs.

On doit comprendre exclusivement, sous ce titre, les professions exercées par les individus qui travaillent dans le sein de la terre et aux divers minerais qui s'y rencontrent. Il y a, dans l'exercice de ces professions, des circonstances communes à toutes, et d'autres qui sont spéciales et la conséquence du travail de certains minerais.

Les circonstances communes à tous les ouvriers mineurs sont les suivantes : 1° le travail dans un lieu souterrain où la lumière naturelle ne pénètre pas, et dans lequel il faut séjourner dans une demi-obscurité, ou bien éclairé par une lumière artificielle peu intense; 2° la température constante et presque invariable des galeries de mines, quelles que soient les vicissitudes atmosphériques extérieures; 3° l'augmentation légère de la pression de l'air atmosphérique; 4° un certain degré habituel d'humidité; 5° un renouvellement difficile de l'air altéré par la respiration des travailleurs, les lampes destinées à les éclairer, et les émanations gazeuses des mines elles-mêmes ;

[6° Enfin, les dangers des chutes, des éboulements, de l'invasion des mines par les eaux souterraines, etc.]

L'influence de ces causes diverses sur la santé de l'homme qui y est exposé, est importante à considérer. Cette influence se résume dans le mot étiolement ; la description qu'a faite Hallé de l'affection des mineurs d'Anzin est le type le plus caractéristique de cet état morbide. La nature de l'étiolement a été éclairée par les travaux modernes. Il consiste, ainsi que nous avons déjà eu occasion de le dire, dans la diminution simultanée de la proportion des trois principaux éléments du sang, et dans l'augmentation de la quantité d'eau que renferme ce liquide.

Le chiffre des globules s'abaisse le premier, celui de l'albumine du sérum décroît ensuite. Quant à celui de la fibrine, il ne s'abaisse que plus tard, et sa diminution est loin d'être constante. Il est même rare qu'elle soit portée au point de déterminer des hémorrhagies. Un autre état morbide assez fréquent chez les mineurs, c'est le rhumatisme, avec toutes ses conséquences. Les ouvriers, exposés sans cesse à la même influence, qui a déterminé une première fois cette affection, la voient se renouveler et passer fréquemment, et avec une grande facilité, à l'état chronique. Ces deux maladies sont les seules qui soient communes aux diverses classes de mineurs.

L'hygiène peut contribuer à modifier ces influences, et, sous ce rapport, beaucoup de progrès ont déjà été accomplis depuis le commencement de ce siècle ; mais il reste encore des améliorations importantes à réaliser. Parmi ces dernières, on doit désirer voir s'établir, dans la plupart des mines, des appareils de ventilation mus par des machines soufflantes, et destinés à remplacer l'air vicié de l'intérieur des galeries, par de l'air pur puisé au dehors. L'épuisement complet des eaux est un résultat que l'on doit toujours chercher à réaliser dans les mines, si l'on ne veut voir se développer les états morbides qui sont la conséquence habituelle de l'action de l'humidité. Un autre genre d'amélioration, qu'on doit encore chercher à obtenir, est l'établissement d'escouades d'ouvriers, occupés alternativement dans le travail des galeries et dans les opérations qui s'établissent au dehors. Ce résultat est possible à réaliser dans un certain nombre d'établissements de ce genre, et il est un des meilleurs moyens que l'on puisse conseiller pour s'opposer à l'ap-

pauvrissement du sang, ainsi qu'aux conséquences de la priva-
tion de la lumière (étiolement).

Quant au régime convenable, aux vêtements suffisamment
chauds, ce sont des préceptes hygiéniques communs à tous les
hommes, et sur lesquels il est inutile d'insister.

L'exploitation de certaines mines produit quelquefois des ac-
cidents particuliers. Les plus communs sont les suivants :

1° *Mines de houille et d'anthracite.* — Les accidents qu'on peut
avoir à redouter dans ces mines sont ceux qui résultent du dé-
gagement d'une certaine quantité de gaz hydrogène, proto et
bicarboné, unis à une petite quantité d'oxyde de carbone et
quelquefois même d'acide carbonique. Les conséquences du
dégagement de ce mélange gazeux et de son expansion dans l'at-
mosphère de la mine, ne sont pas toujours les mêmes. Lorsqu'il
se trouve en contact avec un corps en ignition, il en résulte une
combustion instantanée, accompagnée d'une déflagration. C'est
là le cas le plus commun, et en pareille circonstance, on a ob-
servé les accidents graves et quelquefois même la mort d'un ou
de plusieurs mineurs. Dans d'autres cas, mais cela est beau-
coup plus rare, le dégagement de ces gaz est assez considérable
pour produire l'asphyxie. La combustion et la déflagration des
mélanges gazeux détonants sont devenues beaucoup plus rares
depuis une trentaine d'années. C'est à la lampe de Davy qu'on
en est redevable, et cet instrument a sauvé de la mort un grand
nombre d'ouvriers mineurs; son usage est maintenant général
dans toutes les mines de houille.

Les troubles de la respiration et l'asphyxie, qui peuvent
résulter du mélange, à l'atmosphère des mines, de gaz im-
propres à la respiration, ne peuvent être prévenus que
par une ventilation active et bien entendue, ainsi que par
une hauteur et une largeur convenables données aux gale-
ries.

[Que faut-il penser de cette affection, que les auteurs ont dé-
signée sous les noms divers de *pseudo-mélanose*, d'*antrhacose des
mineurs*, de *phthisie mélanique*, *phthisie noire*, etc., et qui con-
siste dans l'accumulation de matières noires et pulvérulentes
dans les bronches ? Suivant les uns, cette matière que l'on ren-
contre si souvent dans les poumons des houilleurs et des char-
bonniers est de la poussière de charbon inhalée pendant l'in-
spiration; suivant les autres, elle ne serait autre chose que du
pigment noir formé dans les poumons pendant la vie. Des ob-
servations microscopiques rigoureuses, des analyses chimiques

faites par les hommes les plus distingués, ont démontré que, dans beaucoup de cas, la substance noire est véritablement du charbon ; seulement, cette accumulation serait moins commune qu'on ne l'avait dit. Elle exige pour son développement une prédisposition particulière, et, le plus souvent, un état pathologique antérieur (catarrhe, asthme) des voies aériennes. Au total, elle constitue, dans ces cas, une complication fâcheuse, bien que, le plus ordinairement, elle soit sans gravité. Cependant, il peut arriver que la poussière, s'accumulant dans les bronches, trouble l'hématose, et irrite la muqueuse (toux, dyspnée, palpitations) ; puis, les petits amas globuleux se ramollissent et se séparent ; il y succède des cavités plus ou moins considérables, qui peuvent se réunir et former des cavernes anfractueuses, et le malade finit par succomber avec des symptômes analogues à ceux de la phthisie, ou bien avec une dyspnée très-intense. Au total, c'est un catarrhe avec emphysème compliqué d'encombrement charbonneux. Quant à la phthisie tuberculeuse proprement dite, de l'aveu de la plupart des observateurs spéciaux, elle serait assez rare chez les mineurs.]

Mines de plomb, de galène, etc., etc. — Les ouvriers employés à l'extraction des minerais de plomb ne sont pas exposés aussi fréquemment qu'on pourrait le croire aux affections saturnines. Les auteurs, du moins, ne font pas mention d'intoxications plombiques déterminées par le travail même de l'extraction de la mine du sein de la terre. On ne peut dire la même chose du grillage et des opérations ultérieures ; mais ce n'est plus l'affaire des mineurs, et c'est en dehors des galeries qu'elles s'effectuent.

Ce qui vient d'être dit des mines plombifères s'applique aussi à celles de cuivre, de zinc, d'or, d'argent, d'antimoine et de bismuth, et la simple extraction de tous ces métaux ne cause aucun accident spécial et qui leur soit propre.

Mines de mercure. — La plus grande partie du mercure livré au commerce du globe et consacré, soit à l'extraction de l'or et de l'argent, soit aux divers usages industriels, provient des mines d'Almaden en Espagne. On possède peu de renseignements sur la santé des ouvriers mineurs qui y travaillent ; il est donc assez difficile de connaître quelles sont les affections spéciales auxquelles ils sont exposés. On dit cependant qu'ils sont atteints bien souvent par les accidents déterminés habituellement par l'inspiration des vapeurs mercurielles, et dont il sera question plus bas.

Bibliographie. — HOFFMANN (Fr.), *De metallurgiâ morbiferâ*. Halæ, 1695, in-4. — JUSSIEU (de), *Obs. sur ce qui se pratique aux mines d'Almaden, en Espagne, pour en tirer le mercure, et sur le caractère des maladies de ceux qui y travaillent*, pl. 2, in *Mém. de l'Acad. des sc.* 1719, p. 349. — MOLLER (G.), *De aere fodinarum noxio*. Halæ Magdeb., 1730, in-4. — WILSON, *Description de la colique de plomb à laquelle sont exposés les ouvriers qui travaillent aux mines de plomb de Lead-Hills*, in *Journ. de méd.*, t. VIII, p. 133; 1758. — HALLÉ (J. N.), *Obs. sommaires sur une maladie qu'on peut nommer anémie ou privation du sang, qui a attaqué tous les ouvriers d'une galerie dans une mine d'anthracite, etc.* Paris, 1802, in-4, et in *Biblioth. de méd.*, t. VI, p. 195. — DU MÊME, *Obs. additionnelle sur l'anémie, etc. Ibid.*, p. 342; 1803. — JACOBS (J. C.), *Considérations sur la maladie qui a régné parmi les ouvriers des mines de charbon de terre situées près de Valenciennes*, in *J. gén. de méd.*, t. XXIV, p. 129; 1805. — PERCIVAL (Th.), *Narrative of the suffering of a collier, who was confined more than seven days without sustenance, etc.*, in *Mem. of the Soc. J. Manchester*, t. II, p. 483. — *Relation des événements mémorables arrivés dans l'exploitation de houille de Beaujonc le 28 février 1812*, pl. 1. Liége, 1812, in-8. — SALMADE, *Instruction sur le caractère des accidents auxquels les ouvriers mineurs sont exposés et sur la nature des secours, etc.* Paris, 1813, in-8. — *Instruction pratique sur l'emploi des lampes de sûreté dans les mines et sur les moyens de pénétrer sans danger, etc.* Paris, 1824, in-8. — VALAT, *Coup d'œil thérapeutique sur les caractères généraux des maladies des ouvriers des mines*, in *Bullet. de thérap.*, t. VII, p. 185; 1834. — DU MÊME, *Histoire médicale et statistique des ouvriers mineurs de la houillère de Decize*, in *Rev. méd.* 1835, t. I, II. — CORDIER, *Rapport sur un lit de mines inventé par M. Valat*, in *Compt. rend. de l'Acad. des sc.*, t. I, p. 42; 1836; et t. VII, p. 223; 1836. — SOVICHE (J.), *Rapport sur les huit mineurs renfermés pendant 136 heures dans la houillère de Bois-Monzil*, in *Ann. d'hyg.*, 1re sér., t. XVI, p. 206; 1836. — COMBES, *Mem. sur le mouvement de l'air dans les conduites et sur la ventilation des mines*, in *Compt. rend. de l'Acad. des sc.*, t. IV, p. 945; 1837. — LOWE, *Ueber die Schädlichkeiten, die in Steinkohlenbergwerken herrschen, und die dadurch veranlasten Krankheiten der Bergleute*, in *Hufeland's J.* t. LXXXVI, p. st. 6, 12; 1838. — VANDENBROECK (V.), *Réflexions sur l'hygiène des mineurs et des ouvriers d'usines métallurgiques*. Mons, 1840, in-8. — ALISON (S. Scott), *On the diseases, condition and habits of collier population of east Lothian*, in *The Lancet.* 1841-42, t. I, p. 800, 854; t. II p. 90, 161. — REGNAULT, *Rapp. sur un appareil présenté par M. Chuard et ayant pour objet de prévenir les explosions du gaz dans les appartements et dans les mines de houille*, in *Compt. rend. de l'Acad. des sc.*, t. XVI, p. 890; 1843. — TANQUEREL DES PLANCHES, *Note sur l'anémie* *d'Anzin*, in[*J. de méd. de Beau*, 1843, p. 109. — Ducpétiaux, *Du travail des enfants dans les mines et houillères de la Belgique ; de son influence sur leur santé*, in *Ann. d'hyg.*, 1re sér., t. XXIX, p. 241 ; 1843. — Villermé, *Quelques considérations sur la taille, la conformation et la santé des enfants et des adolescents employés dans les mines de houille de la Grande-Bretagne. Ibid.*, t. XXX, p. 28 ; 1843. — Boussingault, *Application de la lumière électrique à l'éclairage des mines*, in *Compt. rend. de l'Acad. des sc.*, t. XXI, p. 515 ; 1845. — Kuepper, *Krankheiten und Gefahren welche den Bergmann in Steinkohlengruben bedrohen*, in *Rhein und Westf. Corresp. Bl.*, 1845, nos 17, 22. — *Sur l'emploi de la lampe de Davy*, in *Ann. d'hyg.*, 1re sér., t. XXXV, p. 58 ; et t. XXXVI, p. 339 ; 1846. — Bages (J.), *Affections saturnines dans les mines de la Sierra de Gador comparées*, etc., in *Gaz. méd. de Madrid*, 1851 ; et *Schmidt's Jahrbb.*, t. LXXV, p. 171 ; 1852. — Dumas, *Parachute pour le service des mines* (rapp. sur les prix, etc.), in *Compt. rend. de l'Acad. des sc.*, t. XXXVIII, p. 199 ; 1854. — *Zur Statistik der Unglücksfälle durch Bergwerksbetrieb*, in *Allg. Ctrl. Ztg.*, et *Canstatt's Jahresb.*, 1855, t. VII, p. 67. — Schirmer, *Die Krankheiten der Bergleute in den Grünberger Braunkohlengruben*, in *Casper's Vjschr.*, t. X, p. 300 ; 1856. Ext. par E. Beaugrand, in *Ann. d'hyg.*, 2e sér., t. XI, p. 210 ; 1859. — Webb (W.), *The lead miners of Derbyshire and their Diseases*, in *British med. journ.*, 1857, no 33. — François, *Note sur la phthisie pulmonaire parmi les ouvriers houilleurs*, in *Bullet. de l'Acad. de Belgique*, t. XVI, p. 553 ; 1857.— Du même, *Résumé et conclusions d'un mémoire sur l'anémie des mineurs*, in *Ibid.*, 2e sér., t. IV, p. 464 ; 1861. — Cox (W.), *Diseases of colliers in South Lancashire*, in *British med. J.* 1857, nos 21, 24, 26. — Hezsey (J. A. von), *Die vorzüglichsten Krankheiten der Bergleute beobachtet zu Hodritsch im Jahre 1856*, in *Ungar. Ztschr.*, t. IX ; 1858. — Jackson (Th. Hy.), *Diseases of miners of Arkendale and Swaledale*, in *British med. J.* 1857, no 30.— *Mortality among miners*, in *The Lancet*, 1858, t. II, p. 587. — Jeandel (F.), *Emploi de l'étincelle électrique à l'effet de prévenir les accidents occasionnés par le feu grisou dans les mines de houille*, in *l'Ami des sc.*, 15 mars 1857. — Delacoux, *Coup d'œil sur l'état médical des mines argentifères du Mexique*, in *Journ. des conn. méd. prat.*, 2e sér., t. XI, p. 413, 467 ; 1857-58. — Housselle, *Erstickungen in Grubengas.— Ober. Gutachten*. etc., in *Casper's Vjschr.*, t. XVI, p. 161 ; 1859. — Reissacher (C.), *Ueber den Einfluss der Thermalstollenbetriebes auf die dabei verwendeten Arbeiter*, in *Balneol. Ztg*, t. VII, no 2 ; 1858 ; et *Schmidt's Jahrbb.*, t. CII, p. 71 ; 1859. — Demarquette, *Essai sur les maladies des ouvriers des mines houillères de Carrières et de Dourges*, in *Monit. des sc.*; 1861. — Du même, *De l'action cicatrisante de la houille et de son influence salutaire sur la phthisie pulmonaire. Ibid.* — Marten, *Die Schädlichkeiten und Krankheiten denen die Kohlengrubenarbeiter unterworfen sind*, in *Casper's Vjschr.*, t. XVI, p. 264 ; 1859. — Du même, *Das Arbeitskleid der Eisenhütten, und Bergleute vom sanitäts polizeilichen Standpunkte*, in *Casper's Vjschr.*, t. XVII, p. 117 ; 1860. — Riembault (A.), *Hygiène des ouvriers mineurs dans l'exploitation des houillères*. Paris, 1861, in-8. — Fossion, *Rapport de la commission chargée d'examiner les mémoires envoyés au concours ouvert sur les maladies propres aux ouvriers employés aux travaux des exploitations houillères du royaume*, in *Bullet. de l'Acad. de méd. de Belgique*, 2e sér., t. IV, p. 541; 1861. — Boens-Doissau, *Traité pratique des maladies, des accidents et des difformités des houilleurs*. Bruxelles, 1862, in-8.

Question de la pseudo-mélanose des poumons. — Descamps (L.), *Dissertation sur l'asthme des charbonniers*. Th. de Strasbourg, 1813, t. XVIII, no 386. — Pearson (G.), *On the colouring matter of the black bronchial glands and of the black spots of the lungs*, in *Phil. Transact. of the R. Society*, t. CIII, p. 159; 1813. — Gregory, *Case of peculiar black infiltration of the whole lungs, resembling melanosis*, in *Edinb. med. chir. J.*, t. XXXVI, p. 389; 1831. — Marshall, *Cases of spurious melanosis of the lungs*, in *The Lancet*, 1833-34, t. II, p. 271, 926. — Gibson, *On the phthisis melanotica. Ibid.*, 1833-34, t. II, p. 83ᵏ. — Graham, *On existence of the charcoal in the lungs*, in *Edinb. med. and chir. J.*, t. XLII, p. 323; 1834. — Behier, *Observ. de pseudo-mélanose chez un charbonnier*, in Laennec, *Traité de l'auscult.* (Éd. Andral, t. III, p. 565; 1837).— Stratton, *Case of anthracosis or black infiltration of the lungs*, in *Edinb. med. and chir. J.*, t. LVIII, p. 490; 1837. — Carswell, *Spurious melanosis*, in *Patholog. Anatomy*. London, 1838, in-fol. — Thomson (W.), *On the black expectoration and the deposit of black matter in the lungs, particularly occurring*, etc., in *Med. chir. Transact.*, t. XX; 1837; t. XXI; 1838. — Rilliet, *Mém. sur la pseudo-mélanose du poumon*, in *Arch. gén. de méd.*, 3e sér., t. II, p. 163; 1838. — Quevenne (T. A.), *Charbon retiré des poumons d'un charbonnier, Journ. des conn. méd. prat.*, t. VIII, p. 311; 1841. — Brockmann, *Ueber die Lungenmelanose der Bergarbeiter*, in *Hannov. Ann.*, t. IV, nos 4, 5; et *Schmidt's Jahrbb.*, t XLVI, p. 34; 1845. — Makellar, *Black phthisis or ulceration induced by carbonaceous accumulation of the lungs of coal-miners*, in *Lond. and Edinb. monthly Jour.*, t. V, p. 645, 818; 1845. Piorry, *Accidents causés par l'inspiration de la poussière de charbon*, in *Gaz. des hôpit.* 1847, p. 351. — *Bronchite mélanique des charbonniers ou phthisie noire des ouvriers des mines de charbon de terre* (obs. de M. Cruveilhier), in *Ann. de thérap.*, t. V, p. 289; 1847. — Tardieu (A.), *Étude hygiénique sur la profession de mouleur en cuivre pour servir*, etc., in *Ann. d'hyg.*, 2e sér., t. II, p. 5, 308, 1854. — Hervieux, *Action nuisible des poussières sur l'économie, et dicussion*, in *Bulletin de la Soc. des hôpitaux de Paris;* 1855 — Thomson (J. B.). *The melanosis of miners; or spurious melanosis*, in *Edinb. med. Jour.*, t. IV, p. 226; 1858. — Wirchow (R.), *The pathology of miners lungs from notes taken by* A. R. Simpson, in *Edinb. med. Jour.*, t. IV, p. 204; 1858. — Verncis (M.), *De l'action des poussières sur la santé des ouvriers charbonniers et mouleurs en bronze*, in *Ann. d'hyg.*, 2e sér., t. IX, p 344; 1858. — Bouillaud (J.), *Cas de pseudo-mélanose chez un mouleur*, in *Bull. de l'Acad. de méd.*, t. XXVI, p. 372; 1860-61.— Traube, *On the effects of inhalation of carbonaceous matter into the lungs*, in *Med. Times and Gaz*, 1861, t. I, p. 427. — BEAUGRAND, *De la pseudo-mélanose ou anthracose des houilleurs*, in *Ann. d'hyg.*, 2e sér., t. XVII, p. 214; 1862. — ROBERT, *De la phthisie charbonneuse et de quelques considérations sur la pénétration des corps pulvérulents*, etc. Th. de Paris, 1862, n° 98, in-4.

CHAPITRE VI

Professions mécaniques exigeant un grand déploiement de forces musculaires

Cette classe renferme un grand nombre de professions bien différentes, et dans lesquelles la seule circonstance commune est celle des efforts musculaires énergiques qu'il faut accomplir. Les principales professions qu'on peut y ranger sont les suivantes : maçons, charpentiers, menuisiers, serruriers, constructeurs de machines, mécaniciens, tourneurs, charrons, carrossiers, et beaucoup d'autres employés à des travaux analogues.

Il est certains avantages inhérents à ces diverses professions, lorsqu'elles sont exercées avec modération et sans excès. Le déploiement des forces physiques, l'exercice musculaire énergique, le renouvellement naturel de l'air, produit par le déplacement, augmentent l'appétit, favorisent le développement du système musculaire, lui donnent de l'énergie, contribuent, enfin, à la conservation et au maintien de la santé. A côté de ces avantages, il y a parfois des causes spéciales de maladies à redouter. Ce sont celles qui dépendent de l'exercice forcé, des efforts trop considérables qu'il faut faire pour accomplir des travaux très-pénibles. Les accidents qu'on observe en pareil cas, ne sont autres que ceux qui sont la conséquence ordinaire des efforts : ce sont, en particulier, les hernies, le lumbago, les ruptures de quelques fibres musculaires, et, plus rarement, des fractures ou des luxations. Ce sont là des lésions traumatiques de tout genre pour lesquelles l'hygiène n'a d'autres conseils à donner que de les éviter.

Nous allons dire quelques mots d'un certain nombre de ces professions dans lesquelles on a pensé observer des accidents spéciaux.

Ouvriers carriers. — Le travail des carriers est des plus dangereux ; ce n'est pas tant en raison de l'humidité au sein de laquelle ils vivent et de la poussière qu'ils respirent, que par suite des accidents dont ils peuvent être les victimes. Nous citerons, en particulier, les blocs qui se détachent pendant l'ascension, les éboulements qui surviennent, les échelles qui se brisent ou les cordes qui se rompent. — Signaler ces accidents, c'est indiquer les moyens d'y remédier.

Caillouteurs. — Ce sont les ouvriers chargés de casser en morceaux, au moyen d'une masse de fer, les cailloux destinés à former les chaussées des routes. Ce travail est très-fatigant. Le corps est courbé en avant, les extrémités inférieures immobiles, les extrémités supérieures activement occupées. Ces ouvriers sont exposés à recevoir les fragments de silex, qui sautent souvent avec une grande force sous la masse qui les brise. Il en résulte souvent des blessures graves, et, quand ces fragments atteignent les yeux, des plaies, des ophthalmies intenses, et même la perforation de la cornée. Le seul conseil à leur donner, s'ils voulaient le suivre, serait d'employer de larges lunettes, offrant, au lieu de verre, un grillage à mailles serrées.

[Quant aux conséquences de l'inspiration de poussières siliceuses, il en sera question à propos des aiguilleurs et des aiguiseurs.]

Tourneurs. — M. Tardieu a étudié avec soin la forme des doigts et des membres inférieurs chez les tourneurs ; il en résulte des déformations qui deviennent permanentes, et qui consistent dans un durillon sur le bord cubital de l'index ; un calus, très-gros, dur et saillant, sur le pouce, au niveau de l'articulation métacarpo-phalangienne ; un autre calus sur le bord cubital de la main et enfin un sur le petit doigt de la main gauche ; en même temps, tous les doigts de cette main sont fortement serrés. M. Tardieu signale encore ce fait, que le côté droit du thorax est porté en avant et rétréci par la flexion des côtes, qui proéminent fortement et sont comme renversées en avant, de même que tout ce côté du squelette. Enfin, les pieds sont tous deux très-larges à leur extrémité phalangienne, et le gauche plus que le droit. On ne saurait tirer aucune indication hygiénique de ces déformations.

Bibliographie. — V. les professions en général, les professions agricoles, les aiguiseurs, les usines métallurgiques.

CHAPITRE VII

Professions sédentaires des villes

Cette classe renferme la partie la plus nombreuse de la population des villes ; on doit y ranger les tailleurs, les couturières, les cordonniers, les ouvriers de tout genre, et tout le petit commerce. Chez tous ces individus, la circonstance de la profession joue un rôle peu important ; si on met de côté la fréquence des hémorrhoïdes chez les tailleurs, qui travaillent accroupis, et la dépression du sternum, ainsi que les gastralgies, qui sont plus communes chez les cordonniers, qui appuient sur cette région l'objet de leur travail, ce sont toutes les circonstances générales de l'hygiène ordinaire qui règlent la santé de ceux qui exercent ces professions diverses. Leur état sanitaire dépend de l'habitation qu'ils occupent, des vêtements dont ils sont couverts, de l'alimentation dont ils font usage, ainsi que des exercices qu'ils accomplissent. Quant aux facultés intellectuelles, il n'y a aucun excès à craindre sous ce rapport, et ce n'est pas l'usage immodéré qu'ils pourraient en faire, qui peut être une source de maladies pour les individus qui exercent les professions sédentaires manuelles des villes.

Un mot sur deux ou trois de ces professions est indispensable pour faire connaître quelques particularités.

Tailleurs. — Les tailleurs sont sujets à toutes les infirmités et à tous les accidents produits par un travail sédentaire.

Par suite de l'attitude particulière qu'ils gardent constamment assis, les jambes croisées et le corps penché en avant, on observe :

1º Une tumeur rouge, de volume variable et très-molle, sur les malléoles externes ;

2º Une seconde tumeur analogue, mais moins grosse, sur le bord externe du pied, au niveau de l'extrémité tarsienne du cinquième métatarsien ;

3º Une callosité rougeâtre sur le cinquième orteil.

On observe encore, dans la partie inférieure du thorax des tailleurs, une dépression considérable, causée par la voussure de la poitrine.

47.

[De nombreux relevés statistiques ont fait voir que la phthisie fait de grands ravages chez les tailleurs.]

Cordonniers. — Cette profession est une des plus pénibles ; elle exige une position et des mouvements qui laissent sur les différentes parties du corps des traces indélébiles.

M. Tardieu a décrit avec soin les altérations qui surviennent dans les deux mains ; nous y renvoyons le lecteur. De plus, la pression de la forme sur la poitrine détermine un enfoncement du thorax, immédiatement au-dessus de l'appendice xiphoïde ; le sternum offre dans ce point un creux profond, régulier, circulaire, très-nettement circonscrit, et sans déformation générale du thorax.

Les maladies communes aux ouvriers cordonniers, qui viennent s'ajouter aux déformations physiques que nous venons de signaler, sont les scrofules et le rachitisme ; le cancer de l'estomac, d'après Corvisart et Mérat ; les hémorrhagies pulmonaires, suivant Stahl ; les troubles très-variés de la digestion et de la circulation, et un notable appauvrissement du sang, d'après Turner-Thackrah. La profession de cordonnier est une des moins avancées en France, où il serait à désirer qu'on introduisît les divers perfectionnements adoptés en Angleterre.

Bibiographie. — DASSONNEVILLE, *Des professions sédentaires*. Th. de Paris, 1820, no 232, in-4°. — DAMOUR, *Maladies des professions sédentaires*. Th. de Paris, 1822, no 118, in-4°. — SANSON (Alph.), *De l'hygiène des professions sédentaires*. Th. de conc., Paris, 1838, in-4°. — BALME (C. D.), *Recherches diététiques du médecin patriote sur la santé et les maladies observées dans les séminaires, dans les pensionnats et chez les ouvrières en dentelles*. Le Puy, 1791, in-12. — GÜNTHER (R. B.), *Die erzgebirgische Weisswaaren Industrie* in *Monatschr. f. Sanitätspolizei*, t. I, p. 37 ; 1859. — GARDNER (A. K.), *The hygiene of the sewing machine*, in *Amer. med. Times*, 1860, et *Ranking's Abstr.*, t. XXXIII, 1861 ; et *Ann. d'hyg.*, 2e sér., t. XVI, p. 437 ; 1861. — PAASCH, *Ueber die grosse Sterblichkeit an Lungenschwindsucht unter den Schneidern*, in *Med. Vztg.* et *Graevell's Notiz. Ne Fe*, t. IV, p. 723 ; 1861.

CHAPITRE VIII

Professions exposant à une température élevée

Ces professions sont assez différentes les unes des autres, et cependant elles ont un caractère commun, celui de l'exposition des individus qui les exercent à un feu ardent.

Les principaux artisans qu'on peut faire rentrer dans cette classe sont les suivants : les fondeurs, les forgerons, les verriers, les boulangers, les chauffeurs de machines à vapeur, etc.

L'influence qui résulte de l'exercice de ces professions n'est pas toujours de même nature. Tantôt on voit se développer des maladies cutanées chroniques, dues à l'irritation habituelle de la peau, produite par le rayonnement que le foyer ardent exerce sans cesse sur cette membrane ; quelquefois, ce sont des érythèmes ou des brûlures au premier degré ; c'est ce qui arrive lorsque le foyer est momentanément plus ardent, ou que l'ouvrier est obligé de s'en approcher davantage.

Parmi les influences pathogéniques, on doit citer le passage rapide et continuel d'une température élevée à une chaleur beaucoup moins forte, et même au froid et à l'humidité, et *vice versâ*. Ces brusques variations amènent un certain nombre de maladies aiguës, et, en particulier, des érysipèles, des pneumonies, des pleurésies, des bronchites, et même des rhumatismes articulaires aigus ; le développement de la maladie de Bright, également à l'état aigu, est beaucoup plus rare ; cependant on l'observe quelquefois. Une autre conséquence de l'exposition à une chaleur ardente, c'est la soif habituelle qu'elle occasionne chez ceux qui y sont soumis. Il en résulte une disposition à boire qui les engage à faire usage des alcooliques, et les conduit rapidement à l'abus des liqueurs fermentées et distillées, puis à tous les maux qui en sont la conséquence.

Plusieurs de ces professions exigent, en même temps, un déploiement considérable de force, et un exercice musculaire énergique. Ces conditions sont encore une cause de maladie de plus. Les préceptes hygiéniques qu'on doit observer, peuvent être rattachés aux deux règles suivantes :

1° Éviter les variations brusques de température, et se couvrir de vêtements plus chauds, de tissus de laine, par exemple, à l'instant où l'on cesse d'être exposé au foyer ardent devant lequel on travaille ;

2° Éviter surtout de satisfaire la soif qui accompagne le travail exécuté sous l'influence d'une haute température. Cette précaution est difficile à obtenir des classes peu éclairées, et c'est de ces classes que sortent, ainsi qu'on le sait, les ouvriers qui exercent les métiers dont nous nous occupons ici.

Nous aurons cependant quelques observations à faire relativement à la profession de boulanger.

Boulangers. — Il y a trois espèces de garçons boulangers : le brigadier, qui façonne et enfourne ; le geindre, qui pétrit, et l'aide qui chauffe et assiste les autres ouvriers. De ces ouvriers, les uns sont exposés à une excessive chaleur, les autres au travail fatigant de la pâte et à la poussière que donne la farine. De plus, le travail de la boulangerie se fait pendant la nuit. Il résulte de tout ceci, que, ce que les ouvriers boulangers ont le plus à redouter, ce sont les brusques variations de température et l'influence du froid sur le corps en sueur. — Ramazzini a démontré, en effet, que les boulangers étaient surtout exposés au rhumatisme aigu et aux phlegmasies aiguës du thorax. — M. Tardieu signale la pâleur caractéristique des garçons boulangers, et il l'attribue à une anémie particulière, propre à tous les artisans qui vivent dans une atmosphère très-chaude ; il signale également la dyspepsie comme commune chez les boulangers. — La poussière de la farine ne paraît pas avoir d'influence bien sensible sur les voies aériennes. Enfin, on observe fréquemment chez les boulangers, une éruption squammeuse, qui est due, soit aux matières irritantes mêlées à la farine, soit aux pellicules diverses, soit peut-être enfin au contact du levain.

Bibliographie. Voy. celles des usines, fonderies, fours à chaux.

CHAPITRE IX

Professions dites hygrométriques

Le caractère principal des professions qui peuvent être classées sous ce titre, c'est l'exposition habituelle et permanente des ouvriers à l'action de l'eau ou de l'humidité, pendant le travail de chaque jour. On peut y ranger les débardeurs, les conducteurs de bateaux et de trains de bois, les flotteurs, les balayeurs des rues, les égouttiers. Les ouvriers des marais salants, ainsi que les terrassiers occupés aux travaux des canaux ou des bords des cours d'eau, peuvent également prendre place dans cette catégorie.

L'influence déterminée par l'action constante de l'humidité ou de l'eau, peut se traduire par le développement d'un certain nombre de maladies; celles qu'on observe le plus ordinairement sont la bronchite chronique et les affections rhumatismales, également chroniques.

La maladie de Bright est plus rare; cependant elle peut être la conséquence de l'exercice de ces professions. On doit citer encore les ulcères variqueux des membres inférieurs. Enfin, si la prédisposition existe chez quelques-uns de ces ouvriers, c'est, ainsi que nous avons déjà eu l'occasion de le dire, le développement des scrofules ou de tubercules qui est à redouter.

Pour résister à cette influence de l'humidité, il faut beaucoup de précautions hygiéniques. Il est nécessaire de faire usage de vêtements suffisamment chauds et isolants, en grosse laine, par exemple; il faut surveiller avec le plus grand soin le développement des accidents qu'on peut attribuer à l'influence de l'humidité, afin de les combattre dès qu'ils paraissent; enfin, il est souvent nécessaire de donner aux ouvriers occupés à ce genre de travaux quelques alcooliques, mais en petite quantité, et destinés seulement à les aider à résister à la température basse et humide de l'atmosphère extérieure.

Nous ferons quelques observations particulières touchant les blanchisseuses et les débardeurs.

Blanchisseuses. — La profession de blanchisseuses, en raison de l'humidité dans laquelle elles doivent être plongées, de la position fatigante qu'elles conservent, du contact des liquides plus ou moins âcres et des matières sordides, est une des plus pénibles. Les accidents auxquels elles sont sujettes sont : les rhumatismes, les affections catarrhales, l'aménorrhée, l'œdème des membres inférieurs, les varices et les ulcères aux jambes.

L'âcreté de la lessive occasionne souvent aux mains des gerçures qui peuvent amener, plus tard. des accidents sérieux; les callosités des mains et des bras sont encore fréquentes chez les blanchisseuses.

M. Tardieu n'est pas éloigné de croire qu'en recevant ou en

triant le linge à blanchir, les blanchisseuses ne puissent con-tracter le germe de maladies transmissibles. Elliotson a cité l'exemple d'une blanchisseuse qui aurait contracté la morve en lavant des linges souillés par un malade atteint de cette affection.

Débardeurs. — Les débardeurs sont les ouvriers employés à retirer le bois de l'eau. On les considère comme les ouvriers les plus robustes de Paris, après les forts de la halle. La na-ture de leur travail les expose d'une manière particulière aux maladies suivantes : les fièvres intermittentes, les affections catarrhales, la pneumonie, le rhumatisme aigu et chronique, les ulcères aux jambes, enfin les conséquences du froid et de l'humidité habituelle. Il faut aussi tenir compte des efforts mus-culaires considérables qu'ils sont obligés de faire. Parent-Duchâ-telet a étudié cette question avec soin, et il est arrivé à un ré-sultat tout à fait opposé. J'avoue que je ne puis admettre ses conclusions, et il faudrait, pour moi, de nouveaux travaux pour me convaincre que ces hommes, passant une partie de leur existence dans l'eau, n'en subissent pas l'influence funeste. Nous devons dire, toutefois, que Parent-Duchâtelet décrit comme propre aux débardeurs une affection du derme qui est le résul-tat d'une véritable macération de la peau dans l'eau, et qu'on appelle la grenouille.

Cette maladie est caractérisée par un ramollissement, des gerçures, et souvent une usure, une véritable destruction des parties qui sont en contact avec l'eau. Elle siége de préférence entre les orteils, où elle détermine de vastes fentes ou crevasses, dont la profondeur est quelquefois de plusieurs lignes ; on l'ob-serve aussi au talon. Dans son état d'acuïté, elle détermine une douleur et une cuisson très-vives lorsque les parties, étant hors de l'eau, commencent à se dessécher. Cette maladie n'a aucune gravité, et le repos suffit pour la guérison.

Bibliographie. — ADRIEN, *Hygiène des professions qui exposent à l'influence de l'eau.* Th. de Paris, 1818, n° 64, in-4°. — PARENT-DU-CHATELET, *Mém. sur les débardeurs de la ville de Paris,* in *Ann. d'hyg.,* 1re sér , t. III, p. 241 ; 1830. — *De l'art des plongeurs de nos jours et des accidents auxquels ils sont exposés,* in *Gaz. méd. de Paris,* 2e sér., t. IX, p. 769 ; 1842. — LECADRE, *Etudes sociales, hygiéniques et médi-cales sur les ouvriers employés aux travaux du port du Havre.* Le Havre, 1857, in-8. — WILLIAM (J. O.), *The health of waterguard and waterside officers of curtones in London,* etc., in *British med. Jour.,* 1858, n° 43. — LÉVY (M.), *Recherches sur les effets de l'immersion prolongée dans l'eau de mer,* in *Ann. d'hyg.,* 2e sér., t. XV, p. 251 ; 1861.

CHAPITRE X

Professions dans lesquelles on travaille les matiéres végétales

Ces professions comprennent spécialement la manipulation du coton et celle du tabac. Quant aux droguistes, qui respirent au milieu d'une atmosphère presque continuellement remplie de poussières médicamenteuses, ce n'est que pour mémoire qu'il en est ici question.

1° *Industrie cotonnière*. — On a attribué à l'inspiration des molécules de coton, répandues dans l'atmosphère des ateliers où on travaille cette matière, la faculté de développer la phthisie pulmonaire. C'est une erreur que rien ne vient justifier, et dont il est peut-être possible de se rendre compte de la manière suivante. L'inspiration des molécules de coton peut donner naissance à une irritation bronchique et à un peu de toux. Or, supposons que ces irritations bronchiques viennent à se répéter sans cesse, pendant un espace de temps assez long, chez des sujets prédisposés par hérédité aux tubercules, et placés d'ailleurs dans de mauvaises conditions hygiéniques, par suite de salaire insuffisant, de mauvaise conduite, d'excès de tout genre, etc., la phthisie pulmonaire pourra se déclarer, et l'irritation bronchique due aux molécules de coton n'aura joué que le rôle très-secondaire de cause occasionnelle. Ce n'est pas une raison, du reste, pour qu'on ne tienne pas compte de cette influence; et il est peut-être utile que les individus qui présentent une semblable disposition, soient éloignés des professions où le battage et le cardage du coton les exposent à recevoir l'impression des molécules suspendues dans l'atmosphère.

L'industrie cotonnière emploie aujourd'hui, en France, plus d'un million d'individus, parmi lesquels 150,000 de huit à seize ans. Le coton apporté brut dans les manufactures est d'abord soumis au battage, qui se fait, en général, à la mécanique; il en résulte, toutefois, dans les ateliers des nuages de poussière irritante et de duvet cotonneux qui pénètrent dans la bouche, les narines, la gorge et les voies profondes de la respiration.

La seconde opération est le cardage.

La troisième, le filage.

On doit à M. Villermé une étude approfondie de l'influence de l'industrie cotonnière sur la santé.

D'après lui, les filatures dans lesquelles on opère une ventilation convenable sont parfaitement innocentes. Il n'en est pas de même des opérations suivantes :

Du battage. — Le battage à la main est excessivement fatigant. Le battage mécanique, sans présenter cet inconvénient, donne lieu, comme le précédent, à cette poussière que j'ai signalée plus haut, et qui produit des toux opiniâtres et des affections de poitrine très-graves, que les médecins du pays désignent sous les noms expressifs de pneumonie cotonneuse ou de phthisie cotonneuse.

On a inventé, en Suisse, des machines appelées batteurs-ventilateurs, qui ne développent qu'une petite quantité de duvet ou de poussière. Il est à désirer que leur usage se généralise. M. Villermé a signalé encore comme cause d'insalubrité, la température élevée qu'il est nécessaire d'entretenir dans plusieurs ateliers. Les ouvriers, bras, jambes et pieds nus, y sont continuellement dans une abondante transpiration, et, par conséquent, exposés à toutes les brusques variations de température.

2° *Tabac.* — Les ouvriers qui travaillent dans les manufactures de tabac sont-ils disposés à des maladies spéciales ? Il règne, à cet égard, dans la science, les opinions les plus divergentes. D'après Ramazzini et M. Patissier, rien de plus dangereux que cette fabrication, et elle détermine de graves maladies. D'après Parent-Duchâtelet, rien, au contraire, de plus complétement innocent.

D'après un rapport adressé à l'administration par M. Siméon, alors directeur des tabacs, cette plante ne produit que fort rarement des effets sensibles, même sur les ouvriers qui se livrent pour la première fois à sa manipulation. Ces effets, d'ailleurs, sont passagers, et les ouvriers finissent toujours par s'y habituer. Bien plus, d'après ce même rapport, les ouvriers des manufactures de tabac seraient exempts des maladies qui règnent dans les localités où se trouvent ces manufactures, ou bien ces affections seraient moins graves, moins intenses, et le nombre des individus atteints proportionnellement moins considérable. Parmi ces maladies, on cite la dysenterie, les affections typhoïdes, la suette et même la phthisie pulmonaire. Plusieurs des médecins attachés aux manufactures de tabac regardent, en effet, le travail de la fabrication de cette substance comme pouvant empêcher le développement des tubercules.

M. Mélier, dans un rapport lu à l'Académie de médecine, a cherché à élucider toutes ces questions.

Un des faits qui ressortent de son travail, c'est que la première impression éprouvée par les ouvriers qui débutent dans la fabrique, est toujours plus ou moins pénible, et qu'ils ont tous une difficulté plus ou moins grande à s'y habituer. Plusieurs même sont obligés d'y renoncer. Les phénomènes qu'on observe en pareil cas sont une céphalalgie plus ou moins intense, accompagnée de nausées, quelquefois de vomissements; en même temps, ils perdent l'appétit, le sommeil, et souvent il s'y joint de la diarrhée. Ces premiers effets, qu'on ne saurait nier, durent de huit à quinze jours, et cette période constitue, pour les ouvriers, une espèce d'acclimatement. Au bout de ce temps, ces accidents disparaissent, et les ouvriers, désormais habitués au travail du tabac, finissent par ne plus s'en plaindre. Plus tard, les individus employés à la manutention du tabac, semblent éprouver des effets consécutifs plus profonds, qui se manifestent à la longue, et dont les caractères spéciaux paraissent indiquer une action sur le sang. — Suivant M. Heurtaux, les modifications de ce liquide consisteraient dans une diminution de la fibrine et dans une tendance aux congestions sanguines sur divers points de l'organisme; malheureusement, aucune expérience positive n'a démontré encore la réalité de cette hypothèse.

Il est encore d'autres accidents signalés par M. Mélier dans son rapport; ce sont ceux qui se montrent chez les ouvriers qui défont les masses et qui, indépendamment d'un travail pénible, sont exposés directement à l'inspiration des produits de la fermentation de ces masses. Ces accidents consistent dans des diarrhées séreuses abondantes, auxquelles se joignent l'insomnie, une agitation fatigante, la perte de l'appétit, les nausées, l'amaigrissement, et, finalement, un teint gris caractéristique.

On pensait autrefois que les ouvriers attachés aux manufactures de tabac, vivaient moins longtemps que les autres. Cela n'est pas probable; il n'existe, toutefois, aucun document qui permette d'avoir une opinion positive à cet égard. On peut dire la même chose de l'influence du travail de la fabrication du tabac sur le développement de la phthisie pulmonaire. Le rapport de M. Mélier laisse, à cet égard, la question dans une incertitude qu'on aurait pu désirer lui voir lever.

Préparation des oranges amères. — Ces fruits sont employés comme on le sait, à l'état de conserves, et on leur fait subir une préparation particulière de confiserie. M. le docteur Imbert, de Clermont-Ferrand, a fait connaître les accidents auxquels sont exposées les ouvrières occupées au pelage des oranges amères. Ces accidents sont les suivants : une céphalalgie générale, tantôt partielle, souvent oppressive et frontale ; quelquefois une espèce d'enivrement accompagné de vertige, ou bien encore une hémicrânie.

Souvent la céphalalgie s'accompagne de nausées et de vomissements.

M. Imbert signale aussi de véritables névralgies, de véritables odontalgies accompagnées de carie des dents ; ou bien des bourdonnements dans les oreilles, mais sans surdité.

On signale encore des convulsions épileptiformes d'un des côtés de la face ; quelquefois de l'oppression, un sentiment douloureux de la partie supérieure du sternum, sensation d'étranglement à la gorge ; toutes les variétés de la gastralgie, de l'insomnie, des réveils en sursaut ; parfois, il y a une courbature générale, des crampes, des douleurs aux poignets ; enfin, une excitation générale et des mouvements brusques et rapides. Nous signalerons encore les éruptions, les démangeaisons et les enflures de la peau. Ces légers accidents ont presque toujours disparu par la suspension de l'ouvrage ; plus graves, ils ont persisté plusieurs mois.

Fabriques de sulfate de quinine. — On doit à M. Chevallier quelques recherches curieuses sur les maladies des ouvriers qui travaillent au sulfate de quinine. D'après lui, ces ouvriers sont exposés à être atteints d'une maladie cutanée qui les force de suspendre leurs travaux pendant quinze jours, un mois, et plusieurs même sont obligés d'y renoncer complétement.

D'après M. Zimmer, fabricant de sulfate de quinine à Francfort, les ouvriers occupés à la pulvérisation du sulfate de quinine sont sujets à une fièvre particulière, qu'ils désignent sous le nom de fièvre de quinquina ; elle n'a pas été observée en France.

Il est important que de nouvelles observations viennent fixer l'opinion sur la maladie cutanée dont parle M. Chevallier, et sur la fièvre quinique de M. Zimmer.

Bonbons (fabrication des). — Elle ne nous intéresse ici que sous le rapport des couleurs qu'on peut employer dans le pastillage et dans certains bonbons.

Voici les couleurs qui sont permises :

1° Couleurs bleues. — L'indigo qui se dissout dans l'acide sulfurique, le bleu de Prusse et l'outremer pur.

2° Couleurs rouges. — La cochenille, le carmin, la laque carminée, la laque du Brésil, l'orseille.

3° Couleurs jaunes. — Le safran, la graine d'Avignon, le quercitron, le curcuma, le fustet, les laques alumineuses de ces substances.

4° Couleurs vertes. — Elles sont produites par le mélange des couleurs bleues et jaunes. On préfère généralement celle qui provient du mélange du bleu de Prusse et de la graine de Perse.

5° Couleurs violettes.— Le bois d'Inde mêlé au bleu de Berlin.

6° Couleur pensée. — Le carmin mêlé au bleu de Prusse ou de Berlin.

Substances dont il est défendu de faire usage pour colorer les bonbons.

Toutes les substances minérales, l'outremer pur et le bleu de Prusse exceptés, et particulièrement les oxydes de cuivre, les cendres bleues, les oxydes de plomb, le massicot, le minium, le sulfure de mercure, le vermillon, le jaune de chrome (chromate de plomb), le vert de Schweinfurt ou le vert de Scheele, le blanc de plomb.

Les papiers servant à envelopper les bonbons doivent être choisis avec soin, et on ne doit employer que les papiers colorés avec des laques végétales. Il est inutile d'insister sur l'importance d'observer les prescriptions de la police à cet égard ; car ce n'est que grâce à elles que l'on évite maintenant tous les empoisonnements qui avaient lieu autrefois.

Cardeurs. — On appelle ainsi les ouvriers occupés à faire subir à certaines matières filamenteuses, telles que le lin, le chanvre, la laine, la soie, une opération destinée à les rendre propres à être filés, ou bien à les débarrasser des corps étrangers. On fait le cardage, soit à la main avec deux cardes à manche, soit avec des baguettes, soit au moyen d'un appareil mécanique. Ces ouvriers sont exposés à certains accidents, sans parler ici de la position constamment assise ou debout, de l'exercice forcé ou continuel des parties supérieures, il faut surtout tenir compte de la respiration continuelle de vapeur ou de molécules animales. Voici les accidents qui ont été signalés comme en étant les conséquences : l'affaiblissement et l'œdème des parties inférieures, des douleurs obtuses des bras, des épaules et du thorax, des ophthalmies opiniâtres, et, chez le plus grand nombre, des toux longues et fatigantes, l'asthme, l'hémoptysie et la phthisie. Ajoutons enfin les maladies cutanées, dues au contact irritant des substances qui remplissent l'atmosphère des ateliers. Ce tableau est probablement un peu exagéré, et les conditions hygiéniques des ateliers, le mauvais régime des cardeurs, entrent, sans doute, pour quelque chose dans la production de ces diverses maladies. Ajoutons encore que, dans beaucoup de localités, le cardage n'est exercé que pendant trois ou quatre mois, et alterne avec les autres travaux de la campagne. Pour éviter tous ces inconvénients, nous recommandons l'assainissement et la ventilation convenable des ateliers, et pour les ouvriers, les soins de propreté.

Charbonniers. — On appelle ainsi, soit les ouvriers qui font le charbon, soit ceux qui le mesurent et le portent en ville. Les uns et les autres sont exposés à respirer sans cesse un air chargé de molécules de charbon; elles colorent en noir la peau, les muqueuses du nez et de la bouche; enfin, on les retrouve souvent à l'autopsie dans les ganglions des bronches et dans le tissu pulmonaire. Malgré cela, les auteurs ne signalent pas les accidents bronchiques particuliers comme étant le résultat de l'exercice de cette profession. Parent-Duchâtelet assure même que les charbonniers ne sont aucunement sensibles à la poussière du charbon.

[Nous avons parlé, à l'occasion des houilleurs, de l'encombrement charbonneux des poumons; nous n'avons pas à y revenir ici.]

Bibliographie. — Pour le Coton, V. plus bas Manufactures. — Tabac. — Pointe (J. B.), *Observations sur les maladies auxquelles sont sujets les ouvriers employés dans la manufacture royale des tabacs à Lyon.* Lyon, 1828, in-8. — Parent-Duchatelet et Darcet, *Mém. sur les véritables influences que le tabac peut avoir sur la santé des ouvriers occupés aux différentes préparations que l'on fait subir au tabac,* in *Ann. d'hyg.,* 1re sér., t. I, p. 169; 1829. — *Note sur l'innocuité des fabriques de tabac* (Extr. des trav. de la Soc. de méd. de Rio-Janeiro). *Ibid.,* t. X, p. 191; 1833. — Siméon, *Rapport sur la santé des ouvriers employés dans les manufactures de tabac,* in *ibid.,* t. XXX, p. 343; 1843. — Mêlier, *Rapp. sur la santé des ouvriers employés dans les manufactures de tabac,* in *Bull. de l'Acad. de méd.,* t. X, p. 569; 1844-45. — Ruef (M.), *De l'influence de la salubrité du tabac sur la santé des ouvriers,* in *ibid.,* p. 677. — Chevallier (A.), *Note sur les ouvriers qui travaillent le tabac en Belgique,* in *Ann. d'hyg.,* 1re sér., t. XXXIV, p. 300; 1845. — Innhauser, *Ueber Cigarrenfabrikation in ihrer Beziehung* *zu der dabei Gesundheit der beschäftigten Arbeiterinnen,* in *Zeitschr. Aerzte,* t. VII, n° 4; 1850.

Oranges, sulfate de quinine. — Imbert-Gourbeyre (A.), *Mém. sur l'action physiologique de l'huile essentielle d'oranges amères. Maladies des ouvrières qui préparent les chinois.* Clermont, 1853, in-8. — Chevallier (A.), *Essai sur la santé des ouvriers qui préparent le sulfate de quinine, et sur les moyens de prévenir leurs maladies,* in *Ann. d'hyg.,* 1ʳᵉ sér., t. XLVIII, p. 5; 1852 et quelques autres observations in *J, de chimie méd.* — Pour les charbonniers, voir plus haut, p. 834.

CHAPITRE XI

Des professions dans lesquelles on travaille les matières animales

Les professions dans lesquelles les hommes sont en rapport presque continuel avec les substances animales sont assez nombreuses. Ce sont, en particulier, les suivantes : les bouchers, les savonniers, les chandeliers, les tanneurs, les corroyeurs, les matelots employés à la pêche de la baleine, les fossoyeurs, les vidangeurs, etc.

Le docteur Warren est un des premiers qui aient rassemblé les faits les plus nombreux, destinés à démontrer que ces professions diverses sont sans résultat fâcheux pour ceux qui les exercent.

Ainsi, les *bouchers* jouissent, en général, d'une santé meilleure que les individus des autres professions ; ils sont plus frais et plus robustes. Dans les épidémies de fièvre jaune de Boston (1798) et de Philadelphie (1795), les bouchers, bien que placés au centre des quartiers infectés, n'eurent qu'un seul cas dans la première de ces villes, et trois dans la seconde. Ces deux cités, ainsi qu'on le sait, furent presque dépeuplées par ces épidémies. Warren cite d'autres exemples analogues.

Malgré l'état de putréfaction très-avancée dans lequel se trouve la graisse dont se servent les *chandeliers* et les *savonniers,* ces ouvriers jouissent d'une santé parfaite et ne sont sujets ni aux fièvres, ni aux affections épidémiques (Bancroft).

Les *tanneurs, corroyeurs, chamoiseurs,* ne sont ni plus fréquemment, ni plus gravement malades que les autres hommes. On doit en excepter, toutefois, les maladies charbonneuses qu'ils peuvent très-bien s'inoculer, si les peaux qu'ils travaillent ont appartenu à des animaux atteints de ces maladies. La putréfaction des peaux ne produit pas, par elle-même, d'affections particulières.

— [Des recherches auxquelles nous nous sommes livré sur la profession des tanneurs, mégissiers, etc., il résulte que, chez eux, les seules maladies qui se présentent avec une certaine fréquence sont les rhumatismes et les inflammations des voies respiratoires, ce qui résulte de cette partie de leur travail qu'on appelle travail de rivière.]

Les *vidangeurs* sont exposés à deux maladies spéciales. L'une est l'asphyxie, qui est la conséquence de l'inspiration des gaz dégagés par les matières fécales concentrées dans un espace peu étendu. L'autre est l'ophthalmie, due aux sels ammoniacaux qui se trouvent parmi les gaz qui remplissent l'atmosphère provenant des fosses d'aisances.

Quant aux *matelots* qui forment l'équipage des navires baleiniers, c'est une opinion généralement admise parmi les gens de mer, qu'ils sont tous d'une santé plus vigoureuse que les marins des autres bâtiments ; or, leurs navires sont toujours, ainsi qu'on le sait, imprégnés d'émanations de matières animales d'une extrême fétidité.

On peut en dire autant des *fabricants de colle forte*.

Parent-Duchâtelet, qui, comme Warren, a examiné la plupart de ces questions, est arrivé aux mêmes conséquences, c'est-à-dire à soutenir l'innocuité des émanations provenant des matières animales. Ce sujet a été longuement discuté plus haut ; les opinions émises sur les détails qui précèdent sont uniquement destinées à résumer leur influence.

Il est utile maintenant que nous entrions dans les détails de quelques-unes de ces professions.

Bougies. — La bougie peut se fabriquer avec la cire, le blanc de baleine et l'acide stéarique. Nous n'avons rien à dire des deux premières substances, qui sont des produits naturels et dont la manipulation est sans danger.

La confection des bougies stéariques s'opère en soumettant d'abord la graisse à l'action de la chaux vive, qui transforme en acides gras les deux principaux éléments, la stéarine et l'oléine ; une seconde opération consiste à décomposer le stéarate et l'oléate de chaux formés à l'aide de l'acide chlorhydrique ou de l'acide sulfurique. Il n'y a de danger que dans le maniement de ces acides, mais on ajoute souvent un peu d'acide arsénieux pour rendre, dit-on, les graisses plus combustibles. On a pu trouver jusqu'à 0ᵍʳ,30 de cet acide. On conçoit que ce principe, venant à se volatiliser dans la combustion, a pu déterminer des accidents chez les personnes qui faisaient usage des bougies. L'emploi de l'acide arsénieux est interdit maintenant par l'autorité.

Chandelles. — La fabrication des chandelles, en mettant de côté le danger d'incendie, développe une odeur fade et nauséabonde, extrêmement désagréable ; on n'a cependant pas à signaler d'accidents particuliers aux ouvriers qui les travaillent.

Fabriques de savon. — Ces fabriques ne sont pas, par elles-mêmes, insalubres, mais elles dégagent une fumée et une odeur tellement désagréables, qu'elles ont été classées dans les établissements insalubres. De plus, la nature des résidus solides et liquides qui en proviennent et qui sont facilement décomposables, pourraient, si on les abandonnait sur la voie publique, donner lieu à un dégagement considérable de vapeurs infectes et de gaz sulfhydriques, essentiellement nuisible à la santé.

Pour éviter ces inconvénients, les résidus solides provenant de la saponification, doivent être provisoirement placés sous des hangars, afin que les eaux pluviales ne puissent les délayer et les répandre sur la voie publique. Les résidus liquides doivent être recueillis avec soin dans une fosse ou dans un récipient parfaitement étanche, pour être enlevés ultérieurement avec les résidus solides.

Quant aux fumées épaisses et nauséabondes qui se dégagent de ces fabriques, il faut éviter leur dissémination, ce qu'on obtient à l'aide de la combustion des vapeurs, ou bien en les expulsant au moyen de cheminées d'appel très-élevées.

On a pu craindre, dans quelques fabriques, que les ouvriers ne fussent précipités dans les chaudières de lessive bouillante où s'opère la cuisson. Darcet a proposé l'emploi d'une sangle et d'une corde de suspension fixée à une barre de fer solide, qui retiendront l'ouvrier.

Os. — Nous avons étudié plus haut le parti qu'on pouvait tirer des os. Nous avons démontré qu'on en extrayait de la graisse, de la gélatine, qu'on pouvait les distiller et les transformer en noir animal. Nous ne pouvons revenir sur tous ces détails, et nous considérons, avec M. Tardieu, les nombreux usages auxquels on destine maintenant les os, comme étant un des moyens les plus précieux d'assainissement pour les voiries et les équarrissages. On ne doit pas, toutefois, se dissimuler que le voisinage de telles fabriques ne soit essentiellement désagréable, en raison des émanations de matières animales, plutôt qu'en raison des dangers réels auxquels elles pourraient exposer.

10. *Boyauderies.* — On comprend sous ce nom la fabrication à l'aide des intestins des bœufs, des moutons et des chevaux, de divers produits employés dans les arts.

La préparation des boyaux consiste d'abord dans une putréfaction assez avancée, qu'on doit préalablement leur faire subir. Cette opération donne naissance à une horrible puanteur; mais, d'après Parent-Duchâtelet, il n'en résulte pour les ouvriers aucun inconvénient. Cependant, d'après MM. Chevallier et Guérard, les ouvriers, au début de leur travail dans ces établissements, ressentent souvent de la fièvre et un trouble plus ou moins profond dans les voies digestives. On doit à Labarraque d'avoir appliqué à l'art de la boyauderie les propriétés désinfectantes des chlorures, et d'avoir permis d'éviter ainsi les inconvénients sans nombre inséparables jusque-là de la préparation des boyaux.

Asticots. — On appelle ainsi des vers qui proviennent des œufs que plusieurs espèces de mouches déposent dans les viandes en putréfaction. On les emploie pour la pêche à la ligne, et la nourriture des faisans et de la volaille. C'est dans un coin du clos d'équarrissage de Montfaucon qu'on les récolte. Nous ne pouvons en dire qu'une chose, c'est que cette fabrication répand l'odeur la plus infecte, car rien ne peut être comparé à celle des matières animales décomposées et aux asticots eux-mêmes. Il faut donc les reléguer aussi loin que possible des habitations.

Nourrisseurs. — Les établissements destinés à l'élève des vaches laitières, des chèvres, des ânesses, et parfois même des porcs, des lapins et des oiseaux de basse-cour, sont considérés comme des établissements incommodes pour des villes ayant une population qui dépasse 5,000 âmes. Un grand nombre de ces établissements laissent, en effet, beaucoup à désirer pour la bonne tenue des étables, l'écoulement facile des eaux, l'entassement des animaux.

Des vaches placées dans un tel cloaque, ne respirant qu'un air impur, mal nourries et mal soignées, ne peuvent fournir qu'un lait de mauvaise qualité. De plus, elles sont exposées à mourir de phthisie pulmonaire, d'inflammation aiguë de poitrine. Le Conseil de salubrité a prescrit des mesures de précaution, destinées à prévenir ces inconvénients sérieux, et à faire disparaître ces causes d'insalubrité.

On conçoit qu'il s'agit des règles relatives à la situation des étables, à leur spécialité et à leur bonne tenue.

Tannerie. — Mégisserie. — Corroierie. — Les tanneries sont des foyers d'émanations plus ou moins désagréables, mais qui ne sont peut-être pas très-insalubres ; tout consiste dans une disposition convenable et dans une hygiène bien entendue de ces sortes d'établissements.

M. Armieux a signalé, chez les mégissiers d'Annonay en particulier, deux maladies des doigts assez curieuses : la première est une ecchymose qui envahit la partie interne des doigts, là où l'épiderme est très-mince ; elle est noirâtre, dure souvent longtemps sans être douloureuse, et finit souvent par s'ulcérer, ce qui cause à l'ouvrier des souffrances atroces. Le repos et les corps gras les guérissent, mais elles récidivent facilement.

La seconde maladie, appelée par les ouvriers rossignol, consiste en un petit trou qui se forme à l'extrémité de la pulpe des doigts ; il est dû à l'amincissement de la peau, corrodée par la chaux. Il y a sortie de quelques gouttelettes de sang et des douleurs atroces par suite de l'action de l'air sur les papilles nerveuses. Pour remédier à ces deux sortes d'accidents, M. Armieux conseille l'emploi des gants huilés.

Chiffonniers. — M. Benoiston de Châteauneuf les classe parmi les professions qui exposent les poumons à l'action d'un air chargé de molécules végétales et disposent à la phthisie.

M. Tardieu pense que c'est presque uniquement par la saleté dans laquelle croupissent ceux qui l'exercent, et par les habitudes abjectes et les excès de toute sorte auxquels ils s'abandonnent, que cette profession peut être nuisible à la santé. Il est certain néanmoins qu'ils sont exposés à gagner des maladies contagieuses, et en particulier la gale, et à être atteints de toutes sortes de maladies de la peau. Ils ne pourraient éviter tout cela que par des soins de propreté et une hygiène bien entendue.

Criniers. — Cette profession est insalubre sous plusieurs rapports que voici : d'abord, les ouvriers respirent une poussière animale très-ténue, qui irrite les bronches et détermine de la toux ; ensuite les matières employées sont souvent imprégnées de sang et de matières fécales, ou bien elles proviennent d'animaux affectés de maladies contagieuses. Dans l'un et l'autre cas,

48

elles donnent naissance à des émanations développées ou accrues par la fermentation et douées de propriétés délétères.

Le déballage des crins provenant des pays étrangers est surtout l'opération dans laquelle ces dangers sont à redouter. Les accidents qu'on remarque chez les criniers sont, en particulier, les éruptions furonculeuses, les anthrax, le charbon, la pustule maligne et peut-être même la morve. Les seuls conseils qu'on puisse donner consistent à n'ouvrir les ballots de crin qu'au grand air et avec de grands soins de propreté de la part des ouvriers qui exécutent ce travail.

Colle forte. — On appelle ainsi les colles préparées avec les matières animales plus ou moins riches en gélatine, tels que membranes, peaux, aponévroses, tendons, cartilages et os. On emploie les raclures de peau des mégissiers, les peaux d'emballage et les rognures de peau venant du Brésil, le résidu de fabrication des buffles, les gros tendons de bœufs, les rognures des parchemineries, les oreilles de mouton, les pieds de veau, les queues rejetées par les tanneurs, enfin les os. Nous ne pouvons entrer dans tous les détails de la fabrication de la colle forte et, en particulier, du dégraissage ; nous dirons seulement qu'elle donne lieu à une odeur infecte, qui empêche d'établir de semblables usines dans le voisinage des lieux habités, bien qu'on n'ait pas remarqué que les ouvriers qui y travaillent soient sujets à des maladies spéciales. Ajoutons encore, que les eaux qui s'écoulent de ces fabriques sont chargées de matières animales, qu'elles exhalent une odeur désagréable, qu'elles sont susceptibles d'une putréfaction rapide. Il faut donc les recevoir aussitôt que possible dans des citernes ou dans des tonneaux que l'on ira vider dans une voirie voisine ou dans un égout.

Industrie de la soie. — Nous ne pouvons entrer dans tous les détails de cette industrie, nous nous contenterons de dire que l'élève des vers à soie et l'entretien des magnaneries, exigent les conditions de salubrité et d'aération les plus parfaites.

Le dévidage des cocons plongés dans une bassine remplie d'eau bouillante est une opération qui n'est pas sans inconvénients. Le contact prolongé avec l'eau chaude détermine, dans les premiers temps surtout, un gonflement et un ramollissement, et parfois même des crevasses et des abcès de l'extrémité des doigts.

Il est une autre affection décrite par M. le docteur Potton, de Lyon, sous le nom de mal de ver ou mal de bassine, et consistant dans une éruption vésiculo-pustuleuse, qui se développe à la naissance et dans l'intervalle des doigts, ou sur le dos et dans les plis de la main ; elle est parfois bénigne et ne dure que cinq ou six jours, mais, plus souvent, elle est accompagnée de vives douleurs, d'une inflammation très-aiguë, et se prolonge pendant une quinzaine de jours ; elle se complique, enfin, dans quelques cas, de phlegmons très-graves.

L'emploi de la vapeur, récemment appliquée au dévidage des cocons, doit apporter une grande amélioration dans cette industrie.

Une autre cause d'insalubrité consiste dans les matières organiques essentiellement putrescibles qui se trouvent dans l'eau qui a servi à échauder les cocons ; de là une odeur fétide et très-désagréable, qui se répand autour des filatures, et qui est principalement due à la prompte décomposition des chrysalides qui restent au fond des bassines. On doit donc procurer à ces eaux un écoulement facile.

Bibliographie. — BRICHETEAU, CHEVALLIER et FURNARI, *Note sur les vidangeurs*, in *Ann. d'hyg.*, 1re sér., t. XXVIII, p. 46 ; 1842. V. la bibliographie *des fosses d'aisances*, p. 383. — CIRILLO (D), *Riflessioni intorno alla qualità delle acque nella concia de' cuoi*, Neapoli, 1785. — LORENZ (V.), *Etwas über die Krankheiten der Lohgerber*. Rostock, 1788, in-8. — DODD A. , *An Essay on the exemption of operative tanners from phthisis pulmonalis*, in *Lond. med. Gaz.*, t. III, p. 497 ; 1829. — SCHLEGEL, *Ueber die Schädlichkeit der Gerberwerkstätten innerhalb einer Stadt*, in *Henke's Ztschr.*, t. XXXV, p. 88 ; 1838. — BECH (E.), *Sind die in Lohgerberwerkstätten sich entwickelnden Emanationen dem in der Nachbarschaft wohnenden Menschen wirklich, und durchgehend nachtheilig?* in *Mag. f. St. Arznk.*, et *Schmidt's Jahrbb.*, t. XLVI, p. 228. 1845 — NASSE, *Die Gerberei-Geschäfte in ihrer Wirkung gegen die Tuberkelschwindsucht*, in *Rein. Monatschr.*, t. I, n° 5 ; 1847, et *Schmidt's Jahrbb.*, t. LVII, p. 19 ; 1848. — WEBER, *Die Gerberei-Geschäfte in ihrer Wirkung gegen die Tuberkelschwindsucht*, in *Rein. Monatschr.*, 1851, et *Schmidt's Jahrbb.*, t. LXXVI, p. 18 ; 1852. — RICHTER, *Ueber den Nachtheil der Gerbereien auf die menschliche Gesundheit*, in *Casper's Vjschr.*, t. IX, p. 217 ; 1856. — ARMIEUX, *Du rossignol et du choléra des doigts chez les mégissiers*, in *Comp. rend. de la Soc. de méd. de Toulouse*, et *Gaz. des hôpit.*, 1853, p. 420. — SCHMAUSS (A.), *Die Finger cholera und die Nachtigall der Gerber*, in *Bayer. aerztl. Intell. Bl.*, et *Canstatt's Jahresb.*, 1861, t. VII, p. 67. — BEAUGRAND (E.), *Recherches historiques et statistiques sur les maladies des ouvriers qui préparent les peaux en général et sur celles des tanneurs en particulier*, in *Ann. d'hyg.*, 2e sér., t. XVIII, p. 311 ; 1862. —

Labarraque (A. G.), *L'art du boyaudier* (Mém. couronné, etc.). Paris, 1822, in-8. — *Gutachtliche Aeusserung der K. Wissensch. Deput., etc., betreffend die Anlage einer Darmsaitenfabrik*, in *Casper's Vjschr.*, t. XII, p. 311 ; 1857. — *Gutacht., etc., betreffend die Leimfabrikation.* Ibid., t. VI, p. 105 ; 1854. — Becker, *Sind Leimsiedereien der Gesundheit der Arbeiter und Anwohner nachtheilig? Ibid.*, t. XI, p. 234 ; 1857. — Darcet, *Hygiène des ouvriers savonniers. Description d'un appareil pour leur sécurité*, in *Ann. d'hyg.*, t. XXI, p. 123 ; 1839. — Foucou (F.), *Note sur un travail d'assainissement exécuté dans la savonnerie de MM. Arlot et C*[ie] *à La Villette*, in *Bullet. de la Soc. d'encouragement*, t. LIX, p. 520 ; 1860. — Pappenheim (L.), *Experimentelle Studien über das Assainissement der Talgschmelzereien, Knochenkochereien und Firniss siedereien*, in *Beiträge z. exakt. Forsch.* Hft. III, p. 65 ; 1862. — Ibrelisle, *Sur les accidents qui peuvent résulter de la manipulation des crins*, in *Ann. d'hyg.*, 1re sér., t. XXX, p. 339 ; 1844. — Pappenheim (L.), *Zur Hygieine der Hasenhaarschneider*, in *Archiv der deutsch., etc.*, et *Schmidt's Jahrbb.*, t. C, p. 326 ; 1858. — Vernois (M.), *Note sur la préparation des soies de porc et de sanglier*, in *Ann. d'hyg.*, 2e sér., t. XVI, p. 289 ; 1861. — Transon et Dublanc, *Obs. sur quelques industries et en particulier sur le commerce des chiffons dans le* 12e *arrondissement de Paris*, in *Ann. d'hyg.*, 2e sér., t. I, p. 59 ; 1854. — Krügelstein, *Von dem Handel mit Matratzen, Betten und Bettfedern in gesundheitspolizeilicher Hinsicht*, in *Henke's Ztschr.*, et *Canstatt's Jahresb.*, 1858, t. VII, p. 61. — Potton, *Recherches et observations sur le mal de vers ou de bassine*, in *Ann. d'hyg.*, t. XLIX, p. 245, 1853.

CHAPITRE XII

Professions où l'on travaille les matières minérales.

Ces professions sont nombreuses, et plusieurs d'entre elles sont tout à fait inoffensives. Nous nous bornerons ici à étudier l'influence exercée sur l'homme par les professions dans lesquelles on travaille les métaux suivants : 1° le plomb ; 2° le cuivre ; 3° le mercure.

1° *Professions où l'on travaille le plomb.* — Toute profession dans laquelle on fait usage, soit du blanc de céruse, soit du minium, peut déterminer la série d'accidents à laquelle on donne le nom d'affection saturnine, et il n'est pas toujours nécessaire que la manipulation des préparations de plomb ait été très-prolongée, pour que des accidents réels viennent à se développer. Il est trois professions qui donnent presque exclusivement naissance à l'affection saturnine; ce sont, par ordre de fréquence : les fabriques de blanc de céruse, la peinture en bâtiments, et les usines où l'on travaille le minium.

La cause la plus fréquente et la plus énergique des maladies saturnines est la présence, dans l'atmosphère, de molécules de plomb métallique, oxydé ou carbonaté, qui s'introduisent dans l'économie par la surface cutanée, les organes digestifs ou l'appareil respiratoire. M. Tanquerel, auteur d'un bon ouvrage sur les maladies de plomb, ne croit pas que ce métal puisse être introduit dans l'économie par l'absorption cutanée, lorsque la peau est revêtue de son épiderme.

Parmi les préparations de plomb, le blanc de céruse est celle qui produit de la manière la plus certaine l'affection saturnine (1).

Il est quelques influences qui paraissent favoriser le développement de la maladie; ce sont les suivantes : la faible constitution des ouvriers, la délicatesse habituelle de leur santé, les privations auxquelles ils ont pu être exposés avant de se décider à aller travailler dans les fabriques où l'on manie le plomb, la malpropreté, les excès alcooliques ou vénériens habituels, enfin, l'existence antérieure d'une ou plusieurs attaques de l'affection saturnine.

Il n'est pas dans notre sujet d'indiquer ici la nature des accidents qui constituent cette maladie; il suffit de rappeler que la colique de plomb en est la forme la plus fréquente. Après, viennent l'arthralgie saturnine, les paralysies, puis l'encéphalopathie.

L'empoisonnement en lui-même, c'est-à-dire l'introduction du plomb dans l'organisme par la surface des membranes muqueuses, respiratoire ou digestive, se présente sous deux formes. L'une a reçu le nom d'intoxication saturnine primitive ; et l'autre, celui d'intoxication saturnine chronique.

---

(1) Des observations récentes, dues particulièrement à MM. Ladreit de Lacharière et Archambault, ont démontré, que des matières pulvérulentes insolubles, dans lesquelles le plomb entre à l'état de combinaison intime, peuvent déterminer des accidents saturnins. C'est ce qu'ils ont vu sur des femmes, employées à recouvrir les crochets de fer employés dans la télégraphie électrique, d'une couche de cristal pulvérisé que l'on y fixe au moyen de la chaleur. Le silicate de plomb contenu dans cette poudre est, comme l'a démontré directement M. Archambault, décomposé par l'acide du suc gastrique, et le plomb est absorbé ; d'où les accidents de l'intoxication saturnine. L'usage, mais surtout l'abus du vin, du cidre, etc., hâtent et aggravent l'intoxication. Nous avons publié, nous-mêmes, des faits analogues observés chez les ouvriers qui travaillent à la vitrification des étiquettes en émail appliquées sur les flacons, bocaux, etc., usités dans la chimie.   BGD.

Les maladies saturnines peuvent être considérées comme les plus pernicieuses et les plus funestes de toutes les maladies professionnelles. On est même en droit d'être surpris qu'on puisse encore trouver des ouvriers qui consentent à exposer ainsi leur vie avec des chances aussi certaines de maladies.

L'hygiène a dû intervenir depuis longtemps, et, cependant, les progrès effectués sous son influence n'ont pas encore été très-grands.

Dans les fabriques, on surveille l'aération des salles; on fait pratiquer des lavages fréquents; on établit des cheminées d'appel.

Pour les ouvriers, on a successivement conseillé l'intermittence du travail, les soins extrêmes de propreté, la bonne nourriture, la vie régulière : ce sont là des précautions qui ne nuisent jamais, et qui s'opposent peut-être à ce que les accidents saturnins se développent avec une facilité aussi grande.

Peut-on dire la même chose de la limonade sulfurique, dont on a conseillé l'usage habituel aux ouvriers des fabriques de minium et de céruse, comme moyen prophylactique de l'intoxication ? Il n'existe pas encore de faits suffisants pour juger la valeur de cette méthode, au succès de laquelle il est cependant difficile de croire.

[Il y a plus, d'après les observations directes de MM. Grisolle et Tanquerel des Planches, la limonade sulfurique non-seulement n'aurait aucune valeur prophylactique, mais encore serait très-nuisible pour l'estomac et les intestins.]

Les bains sulfureux fréquemment répétés peuvent, jusqu'à un certain point, atténuer la facilité avec laquelle se produisent les accidents saturnins.

Quels que soient les moyens auxquels on ait recours, tant que le commerce demandera à l'industrie la quantité de minium et surtout celle de céruse qu'elle lui fournit, il y aura de nombreuses affections saturnines. La substitution du blanc de zinc au blanc de plomb est destinée à jouer un grand rôle dans la diminution future du nombre des maladies de plomb; c'est le résultat qu'elle amènera en enlevant la possibilité de leur production chez les cérusiers et les peintres en bâtiments, et en réduisant à quelques rares fabriques de minium les établissements où les ouvriers seront exposés aux émanations de plomb.

Bibliographie. — STOCKHUSEN, *De lithargyrii fumo noxio, morbifico, ejusque metallico frequentiori morbo vulgo dicto Hütten-Katze.*

Goslar, 1656; trad. du latin et commenté par J. J. Gardane. Paris, 1776, in-12. — Ilsmann, *De colicá saturniná metallurgorum*. Gottingæ, 1725. in-4. — Tronchin (Th.), *De colicá Pictonum*. Genevæ, 1756, in-8. — Bouvard (C.), *Examen d'un livre qui a pour titre : E. Tronchin, De colicá Pictonum*, etc. Paris, 1758, in-8. — Combalusier (Fr. de P.), *Obs. et réflex. sur la colique de Poitou ou des peintres, où l'on examine*, etc. Paris, 1761, in-12. — Verlow (H.), *De morbis opificum cerussariorum*. Traject.-Batav., 1799, in-4. — Mérat, *Diss. sur la colique métallique vulgairement appelée colique des peintres, des plombiers, du plomb*, etc. Th. de Paris, 1803, in-8, 2e édit. très augmentée. Paris, 1812, in-8. — Canuet, *Essai sur le plomb considéré dans ses effets sur l'économie animale, et, en particulier, sur la colique de plomb ou saturnine*. Th. de Paris, 1825, no 202, in-4. — Palais (B.), *Traité pratique sur la colique métallique*. Paris, 1825, in-8. — Brechot, *Sur les accidents résultant de la fabrication de la céruse*, in *Ann. d'hyg.*, 1re sér., t. XII, p. 72; 1834. — Grisolle (A.), *Essai sur la colique de plomb*. Th. de Paris, 1835, no 189, in-4. — Chevallier (A.), *Recherches sur les causes de la maladie dite colique de plomb, chez les ouvriers qui préparent la céruse*, in *Ann. d'hyg.*, t. XV, p. 5; 1836. — Du même et Adelon, *Rapp. sur les maladies que contractent les ouvriers cérusiers*. *Ibid.*, t. XIX, p. 5; 1836. — Du même, *Notes statistiques sur les ouvriers atteints de coliques de plomb traités dans les hôpitaux de Paris en 1840*, in *Ann. d'hyg.*, 1re sér., t. XXVI, p. 451; 1841. — Du même, *Sur l'emploi du carbonate de plomb dans la préparation des dentelles dites de Bruxelles et sur les inconvénients de ce procédé*. *Ibid.*, t. XXXVII, p. 111; 1847. — Du même, *De la fabrication du blanc de céruse*. *Ibid.*, t. XLVII, p. 314; 1852. — Du même, *Sur l'hygiène des ouvriers en général et sur celle des cérusiers en particulier*. *Ibid.*, t. XLVIII, p. 331; 1852. — Du même, *Note sur les accidents saturnins observés chez les ouvriers qui travaillent à l'émaillage des crochets en fer destinés à supporter les fils télégraphiques*. *Ibid.*, 2e sér., t. XV, p. 70; 1861. — Brockmann, *Pathologisch-therapeutische Bemerkungen über die Bleikrankheiten der Hüttenarbeiter*, in *Holscher. Ann.*, t. II; et *Schmidt's Jahrbb.*, t. XVII, p. 45; 1838. — Dalmenesche, *Obs. sur les causes de la colique de plomb chez les tisserands à la Jacquard; moyens d'y remédier*, in *Ann. d'hyg.*, 1re sér., t. XXII, p. 205, 1839. — Tanquerel des Planches, *Traité des maladies de plomb ou saturnines*. Paris, 1839, 2 vol. in-8. — Ruolz, *Recherches sur les moyens d'obtenir une substance ne renfermant pas de plomb et remplaçant la céruse dans les usages industriels*, in *Compt. rend. de l'Acad. des sc.*, t. XVII, p. 1115; 1843. — Miahle (L.), *Mém. sur les émanations du plomb et sur l'action physiologique des divers composés fournis par ce métal*, in *J. des conn. méd. prat.* Janv. 1844 (Bull. de pharm.). — Gaultier de Claubry (H.), *De la substitution des composés de zinc aux composés de plomb dans la peinture*, in *Ann. d'hyg.*, 1re sér., t. XL, p. 121; 1848. — Combes, *Rapp. sur la fabrication de la céruse en France au point de vue de la santé des ouvriers*, in *Compt. rend. de l'Acad. des sc.*, t. XXIX, p. 575; 1849. — Brachet (J. L.), *Traité pratique de la colique de plomb.*

Paris, 1850, in-8. — Bouchut (M. E.), *Mém. sur l'hygiène et sur l'industrie de la peinture au blanc de zinc*, in *Ann. d'hyg. publ.*, 1re sér., t. XLVII, p. 5 ; 1852. — Richelot (G.), *De la substitution du blanc de zinc au blanc de plomb*, in *Union méd.* 1852. — Coulier, *Question de la céruse et du blanc de zinc envisagée*, etc. Paris, 1852, in-8. — Soudée, *Question de la céruse et du blanc de zinc*. Paris, 1852, in-8. — Tardieu (A.), *Rapp. sur la question de la suppression de la fabrication et de l'emploi du blanc de plomb*, in *Monit. des hôp.*, t. 1, p. 372 ; 1853. — Bierbaum (J.), *Welche Fabrikarbeiter sind der Vergiftung durch Bleiverbindungen besonders ausgesetzt, und,* etc., in *Henke's Ztschr.*, et *Canstatt's Jahresb.*, 1854, t. VII, p. 38. — Parseval (L. de), *Essai sur l'hygiène des usines à plomb argentifère*. Th. de Paris, 1855, n° 249, in-4. — Behrend, *Ueber die bei Seidenwirkern und Damastwebern vorkommende Bleivergiftung*, in *Henke's Ztschr.*, et *Canstatt's Jahresb.*, 1856, t. VII, p. 61. — Thibault (V.), *Note sur le développement des affections saturnines chez les dessinateurs en broderie sur étoffes, les ouvrières en dentelles*, etc., in *Ann. d'hyg.*, 2e sér., t. VI, p. 55 ; 1856. — Freytag, *Ueber die Wirkungen der Bleiverbindungen auf den menschlichen Körper*, in *Deutsche Ztschr. f. d. Staatsarznk.*, t. LXVI, Hft 1, et *Canstatt's Jahresb.*, 1861, t. VII, p. 68. — Paul, *Considérations sur certaines maladies saturnines*. Th. de Paris, 1861, n° 23, in-4. — Archambault, *Intoxication saturnine par la poussière de cristal chez les ouvrières travaillant à la contre-oxydation du fer*, in *Archiv. gén. de méd.*, 5e sér., t. XVIII, p. 129 ; 1861. — Duchesne (E.), *De la colique de plomb chez les ouvriers émailleurs en fer et des moyens proposés pour les préserver de cette maladie*, in *Ann. d'hyg.*, 2e sér., t. XVI, p. 298 ; 1861. — Beaugrand (C.), *Accidents saturnins observés chez des ouvriers employés à la vitrification des étiquettes en émail sur les vases destinés à la chimie et à la pharmacie*, in *Gaz. des hôpit.* ; 1862.

2° Cuivre. — Les professions, dans lesquelles les ouvriers sont exposés à manier le cuivre, sont assez nombreuses : on peut y ranger les fondeurs, les fabricants de bronze, les chaudronniers, les poêliers, etc. Les ouvriers de ces diverses professions sont-ils sujets à des accidents particuliers ? Jusqu'à présent cela a été admis sans contestation, et tous les auteurs décrivent des accidents dus à l'inspiration des vapeurs cupriques, ainsi qu'à la manipulation des objets de cuivre, capable de produire des particules qui s'attachent aux mains, aux cheveux et aux vêtements des ouvriers qui travaillent ce métal. Ces accidents, toutefois, ne constituent pas, ainsi qu'on l'a cru longtemps, une maladie spéciale à laquelle on pourrait donner le nom de colique de cuivre, mais une véritable entérite caractérisée par les symptômes suivants : langue normale ou rouge et un peu sèche, soif augmentée, vomissements, diarrhée, abdomen douloureux au toucher, fièvre.

Dans ces derniers temps, M. Blandet, dans un travail intéressant, a peut-être un peu exagéré la fréquence de cette affection, et son travail a été le point de départ d'un mémoire très-étendu de MM. Chevallier et Boys de Loury (*Annales d'hygiène*), qui ont cherché à détruire les assertions de M. Blandet. Ces deux auteurs ont cru pouvoir déduire de leurs nombreuses recherches que le maniement du cuivre ne pouvait déterminer aucun accident spécial, et que rien n'était plus innocent que le travail de ce métal. Après une lecture attentive de leur mémoire, je ne crois pas que les documents médicaux recueillis par ces auteurs soient suffisants pour leur permettre de nier d'une manière aussi positive l'influence nuisible du cuivre. S'ils ont combattu l'existence d'une colique spéciale, à laquelle on donnerait le nom de colique de cuivre, ils ont eu raison, mais cela était déjà admis avant eux; s'ils ont prétendu nier la possibilité d'une entérite avec fièvre, suite de l'introduction dans les voies digestives de molécules cuivreuses, je crois qu'ils ont eu tort. La description de ces entérites, donnée par divers auteurs, est trop semblable et trop analogue à ce qu'on voit fréquemment dans les hôpitaux, pour qu'on puisse nier l'existence de cette affection. J'ai observé, pour ma part, trois cas bien incontestables d'entérites développées sous l'influence du cuivre.

Les moyens prophylactiques qu'il faut employer pour prévenir ces accidents consistent dans des lavages fréquents, et dans de grands soins de propreté, tant de la peau que des cheveux et des vêtements.

Bibliographie. — Dubois, in *Non ergo colicis figulis venæ sectio.* Th. de Paris, 1751, in-4. — Bordeu, in *Recherches sur l'opinion de M. Dubois au sujet de la colique de Poitiers*, etc., in J. de méd., t. XVII, p. 207, 1762; et t. XVIII, p. 20; 1763. — Gurney Turner, *Singular effects of printing in gold*, in Lond. med. Gaz., XXIII, p. 195; 1839. — Du même, *On the effects of certain preparations of copper on the health of persons employed in imitative golding. Ibid.*, p. 697. — Chevallier (A.), *Note sur la santé des ouvriers qui travaillent le cuivre*, in Ann. d'hyg., 1ʳᵉ sér., t. XXX, p. 258; 1843. — Du même, *Note sur les ouvriers qui préparent le vert de gris. Ibid.*, t. XXXVII, p. 392; 1847. — Du même. — *Note sur les ouvriers qui travaillent le cuivre dans le département du Tarn. Ibid.*, p. 395. — Du même et Boys de Loury, *Essai sur les accidents qui peuvent survenir aux ouvriers qui passent le cuivre à l'acide nitrique ou dérochage. Ibid.*, t. XXXVIII, p. 322; 1847. — Des

MÊMES, *Mém. sur les ouvriers qui travaillent le cuivre et ses alliages.* *Ibid.*, t. XLIII, p. 337 ; 1850. — BLANDET, *Mém. sur la colique de cuivre,* in *Journ. de méd. de Beau,* t. III, p. 58 ; 1845. — MARTIN-SOLON, *Rapport sur un mémoire de M. Millon intitulé : Quelques remarques sur la colique de cuivre, la colique de plomb et leurs caractères différentiels,* in *Bull. de l'Acad. de méd.,* t. XII, p. 561 ; 1846-47. — PLASELLER, *Das Staubfieber der Messinghämmer,* in *Oesterr. Wchnschr.* 1844, n° 46. — PAASCH, *Ueber vermeintliche Kupfervergiftung,* in *Casper's Vjschr.,* t. I., p. 79 ; 1852. — CORRIGAN, *Cases of slow copper poisoning with observation,* in *Dublin hosp. Gaz.,* t. I, p. 229 ; 1854. — OPPOLZER, *Fall von kronischer Kupferintoxication,* in *Deutsche Klinik,* t. XI, p. 193 ; 1859. — PIETRA-SANTA (P. de), *De la non-existence de la colique de cuivre,* in *Ann. d'hyg.,* 2ᵉ sér., t. IX, p 328 ; 1858. — PERRON, *Des maladies des horlogers produites par le cuivre et l'absorption des molécules cuivreuses,* in *Bullet. de la Soc. méd. de Besançon ;* 1860, n° 10.

3° *Mercure.* — Tous les individus qui manient le mercure d'une manière quelconque, ou bien qui respirent dans une atmosphère chargée de vapeurs de ce métal, sont exposés à des accidents particuliers. Les professions dans lesquelles on voit se développer ces phénomènes morbides spéciaux sont les suivantes : les doreurs sur métaux, les argenteurs, les miroitiers, les constructeurs de baromètres, les chapeliers, les ouvriers employés au sécrétage des poils. Tels sont encore les ouvriers qui exploitent les mines de mercure, surtout s'il est vierge. D'après Fallope, ils ne peuvent pas travailler plus de trois ans, et souvent, au bout de quatre ou cinq mois, ils sont obligés d'y renoncer.

Les accidents qu'on doit redouter à la suite de l'action du mercure se résument dans la production de deux maladies :

1° La salivation mercurielle accompagnée, suivant son intensité, de gonflement des gencives, de stomatite et de la chute des dents ;

2° Le tremblement mercuriel, qui est le symptôme d'une véritable paralysie générale, dont le résultat final est souvent la mort.

Plusieurs circonstances favorisent la production de ces accidents. Telles sont la malpropreté, la température élevée des ateliers ou de la saison, l'air confiné dans les salles de travail, et la difficulté de son renouvellement et de son remplacement par un air plus pur.

L'hygiène indique les moyens suivants pour les éviter : 1° choisir des ateliers vastes, aérés, percés de plusieurs fenêtres ; 2° construire des fourneaux d'appel, au moyen desquels on établit un courant d'air qui pousse avec force dans la cheminée, et, par conséquent, à l'extérieur, toutes les vapeurs mercurielles qui se dégagent.

Pour les ouvriers : 1° avoir souvent recours aux bains ; 2° changer les vêtements qui ont servi pendant le travail, et ne s'y livrer qu'avec des gants de vessie ou de taffetas ciré.

Ces moyens sont bons à mettre en usage pour les professions dans lesquelles il faut, de toute nécessité, employer du mercure. Une découverte récente a permis, très-heureusement, de s'en passer dans un grand nombre de cas : c'est la dorure et l'argenture à l'aide des procédés électro-chimiques et des dissolutions de ces métaux dans des liquides contenant des cyanures alcalins. Le mercure n'est plus employé dans ces opérations, et par conséquent les accidents qu'il produit ne sont plus à redouter pour les ouvriers qui s'y livrent.

Nous devons encore examiner quelques-unes des professions dans lesquelles les ouvriers manient des substances minérales.

Bibliographie. — BARTHOLDI, *De morbis artificum et opificum imprimis metallu deaurantium.* Erlangæ, 1783, in-4. — MARTIN de GIMARD, *Tremblement produit chez les doreurs de métaux par l'effet des vapeurs mercurielles.* Th. de Paris, 1818, n° 12, in-4. — MERAT (F. V.), *Mém. sur le tremblement des doreurs sur métaux,* in *Traité de la colique métallique.* 2ᵉ édit. Paris, 1812, in-8. — *Die Einrichtung einer Spiegelfabrik zu N., in sanitäts-polizeilicher Beziehung. Gutachten,* etc., in *Casper's Vjschr.,* t. VII, p. 153 ; 1855. — BURTON (D.), *Mercury in the liver of workers in mirror-manufactories,* in *Med. Times and Gaz.* 1858, t. II, p. 34. — ETTMÜLLER (G.), *Die Krankheiten der Silberhüttenarbeiter in den Freiberger Hüttenwerken,* in *Archiv der deutsch. Med. Gesetzgeb.* 1858, t. II ; et *Schmidt's Jahrbb.,* t. CII, p. 69 ; 1859. — KELLER (J.), *Ueber die Erkrankungen in den Spiegelfabriken zu Sophienhütte, Friedrichsthal und Elisenthal in Böhmen,* in *Wien. med. Wchnschr.,* et *Canstatt's Jahresb.* 1861, t. VII, p. 66. — LIZÉ (A.), *Influence de l'intoxication mercurielle sur le produit de la conception,* in *J. de c'im. méd.,* 4ᵉ sér., t. VIII, p. 482 ; 1862. — Pour les chapeliers, voir à la fin du chapitre.

Arsenic. — M. Blandet a fait connaître, dans un travail spécial, les accidents qui résultent de l'empoisonnement externe produit par le vert de Schweinfurt, ou vert arsenical.

D'après lui les ouvriers qui travaillent dans les manufactures de papiers peints, et qui s'occupent : 1° de la fabrication du vert arsenical ; 2° de l'impression des fonds avec ce vert ; 3° du brossage et du satinage des fonds imprimés avec ce vert, sont affectés d'accidents toxiques graves, qui consistent spécialement dans un œdème des bourses, la bouffissure du visage et une éruption papuleuse ou pustuleuse de la peau.

M. Guérard d'abord, et plus tard M. Chevallier, ont contesté la plupart des allégations de M. Blandet.

Ajoutons que l'on commence à substituer le vert de chrome au vert de Schweinfurt, dans la fabrication du papier peint.

Bibliographie. — BRÜMER (E.), *Arsenikausschlag*, in *Casper's Wchnschr.* 1840, n° 25, et *Schmidt's Jahrbb.*, t. XXXI, p. 290; 1841. — BLANDET, *Mém. sur l'empoisonnement externe produit par le vert de Schweinfurt, ou de l'œdème, de l'éruption professionnels des ouvriers en papiers peints*, in *Journ. de méd. de Beau*; t. III, p. 112, 1845. — CHE-VALLIER (A.), *Essai sur les maladies qui atteignent les ouvriers en pa-piers peints, qui emploient, dans la préparation de ces papiers, le vert de Schweinfurt*, etc., in *Ann. d'hyg.*, 1re sér., t. XXXVIII, p. 56; 1847. — DU MÊME, *Recherches sur les dangers que présentent le vert de Schwein-furt, le vert arsenical, l'arsénite de cuivre. Ibid.*, 2e sér., t. XII, p. 49; 1859. — BROCKMANN, *Des accidents occasionnés par l'arsenic chez les ou-vriers qui travaillent ce métal dans les mines du Harz*, in *Die metall. Krankh.*, etc. Nordhausen, 1851; trad. et extrait par E. BEAUGRAND, in *Monit. des hôpit.* 1858. — *Die Anfertigung arsenikhaltiger Farben, in einer Farbenfabrik*, in *Casper's Vjschr.*, t. VII, p. 229; 1857. — FOLLIN, *Sur l'éruption papulo-ulcéreuse qu'on observe chez les ouvriers qui manient le vert de Schweinfurt*, in *Arch. gén. de méd.*, 5e sér., t. X, p. 683; 1857. — PIETRA-SANTA (P. de), *Existe-t-il une affection propre aux ouvriers en papiers peints qui manient le vert de Schweinfurt*, in *Ann. d'hyg.*, 2e sér., t. X, p. 339; 1858. — BEAUGRAND (E.), *Des différentes sortes d'accidents causés par les verts arsenicaux employés dans l'industrie*, in *Gaz. des hôpit.* 1859, nos 25, 28. — VERNOIS (M.) *Mém. sur les accidents pro-duits par l'emploi des verts arsenicaux chez les ouvriers fleuristes en général et chez les apprêteurs d'étoffes*, etc.; fig., in *Ann. d'hyg.*, 2e sér., t. XII, p. 319; 1859. — *Ueber Arsenikfarben und deren Anwendung in sanitäts-polizeilicher Beziehung*, in *Casper's Vjschr.*, t. XVI, p. 18; 1859. — VANDENBROECK, *Des dangers que présentent la fabrication, le travail e*   *ҫage des feuilles et des fleurs artificielles*, etc., in *Bullet. de l'A-cad. roy. de Belgique*, 2e sér., t. IV, p. 34; 1861. — HASSALL (A. HILL), *Observations on the employment in the arts of Scheele's Green or arse-nite of copper*, in *The Lancet.* 1863, t. I, p. 204.

Bleu de Prusse. — On sait que l'on fabrique du bleu de Prusse à l'aide de substances organiques azotées, et en particulier du sang desséché, des cornes, des sabots de chevaux, du cuir, que l'on fait chauffer dans un creuset avec 1/8 de potasse et un peu de limaille de fer.

Les accidents que l'on peut redouter dans cette opération et dans les mélanges subséquents sont :

1° Les détonations ;

2° Le dégagement d'une grande quantité d'hydrogène sulfuré.

M. Darcet a indiqué la construction de cheminées partielles destinées à chaque chaudière, et venant aboutir à la cheminée centrale. Ce moyen paraît excellent.

Bibliographie. — DARCET, *Description d'un appareil salubre pour fabriquer le bleu de Prusse*, in *Ann. de chim.*, 1ʳᵉ sér. t. LXXXII ; p. 165 ; 1812, et les traités de toxicologie.

Allumettes. — On doit à M. Théophile Roussel des recherches fort importantes sur ce sujet.

Sans entrer dans les détails de la fabrication, nous signalerons, comme étant à craindre : les incendies, les explosions produites dans la fabrication ou dans le transport des allumettes, les brûlures nombreuses qui peuvent résulter de leur usage. Mais ce qu'il est le plus important d'étudier, ce sont les maladies des ouvriers employés à fabriquer les allumettes.

Ces maladies sont le résultat des émanations phosphorées. Il y en a deux espèces :

1° Des bronchites plus ou moins graves, ou, pour le moins, une toux opiniâtre, que l'on remarque chez presque tous les ouvriers employés à ce genre de travail. On doit ajouter, cependant, que bien souvent cette toux n'est accompagnée ni de douleur, ni d'expectoration.

2° Des altérations des dents et des nécroses des os maxillaires. Les neuf observations recueillies par M. Roussel, et bien d'autres faits observés depuis, ne laissent aucun doute sur l'origine, sur l'existence et sur la gravité de ces lésions. C'est dans la construction et la disposition des ateliers de fabrication, qu'on trouvera les mesures hygiéniques capables d'empêcher de pareils accidents. On trouvera tous les détails nécessaires dans le dictionnaire de M. Tardieu.

Bibliographie. — HEYFELDER, *Ueber Nekrose der Kieferknochen, durch Einwirkung von Phosphordämpfen*, in *Archiv für physiol. Heilk,*

t. IV, p. 400; 1845; et *Arch. gén. de méd.*, 4e sér., t. IX, p. 204; 1845. — LORINSER, *Necrose der Kieferknochen in Folge der Einwirkung von Phosphordämpfen*, in *Med. Jahrbb. des Oesterr. Staates*, t. LI, p. 257; 1845. — DU MÊME, *Ueber die durch Phosphordämpfe erzeugten krankhaften Veränderungen an den Kieferknochen*, in *Wien. Ztschr.*, t. VII, n° 1; 1861.— STROHL, *Note sur une nécrose particulière des maxillaires développée dans les fabriques d'allumettes chimiques*, in *Gaz. méd. de Strasbourg*; 1845, p. 360. — NEUMANN, *Die Nekrosis der Kieferknochen durch Phosphordämpfe*, in *Bayer. Corresp. Bl.*, et *Canstatt's Jahresb.* 1847, t. IV, p. 312. — ROUSSEL, *Recherches sur la maladie des ouvriers employés à la fabrication des allumettes chimiques*, in *Rev. méd.* 1846. t. I, II. — BRICHETEAU (J.), *De l'influence de la fabrication des allumettes chimiques sur la santé*, in *J. de méd.* 1845, p. 75. — DUPASQUIER (A.), *Mém. relatif aux effets des émanations phosphorées sur les ouvriers employés dans les fabriques de phosphore et les ateliers*, etc., in *J. de méd. de Lyon*, t. XI, p. 241; 1846. — PLUSKAL, *Einfall von Nekrose der Kieferknochen in Folge der Einwirkung von Phosphordämpfe*, in *Oesterr. Med. Wchnschr.* 1846, p. 900. — SÉDILLOT, *Nécrose des os de la face produite par le phosphore*, in *Compt. rend. de l'Acad. des sc.*, t. XXII, p. 437; 1847. — BIBRA (E. de) und GEIST, *Die Krankheiten der Arbeiter in den Phosphorzündholzfabriken insbesondere das Leiden der Kieferknochen durch Phosphordämpfe vom chemisch-pathologischen, medicinisch-chirurgischen und medicinisch-polizeilichen Standpunkte bearbeitet mit Taf.* Erlangen, 1847, in-8. — BRICHETEAU, BOYS DE LOURYET CHEVALLIER (A.), *Mém. sur la fabrication des allumettes chimiques*, in *Compt. rend. de l'Acad. des sc.*, t. XXIV, p. 618; 1847.— HERVIEUX (E.), *De la nécrose des mâchoires produite par l'influence des vapeurs de phosphore dans la fabrication des allumettes chimiques*, in *Union méd.* 1848, p. 200. — MASCHKA, *Die Fabrikation der Frictionszündhölzchen, in medic. poliz. Beziehung*, in *Henke's Ztschr.*, et *Canstatt's Jahresb.* 1852, t. VII, p. 15. — EBEL, *Einfluss der Phosphorzündholzfabrikation auf die Gesundheit der Arbeiter*, in *Casper's Wchnschr.* 1851, n°s 10, 11. — CHEVALLIER (A.), *Série de recherches sur le phosphore amorphe substitué au phosphore ordinaire*, in *Ann. d'hyg.*, 2e sér., t. III, p. 124; 1855. *ibid.*, t. V, p. 374. — CHEVALLIER fils et CAUSSÉ, *ibid.*, t. III, p. 134; 1855. — TARDIEU (A.), *Étude historique et médico-légale sur la fabrication et l'emploi des allumettes chimiques*, in *ibid.*, 2e sér., t. VI, p. 5; 1856. — GLENARD (A.), *Sur la fabrication du phosphore et des allumettes phosphorées à Lyon*, in *Gaz. méd. de Lyon*, 1856, p. 95. — TRÉLAT (V.), *De la nécrose causée par le phosphore* (renferme une très-bonne bibliographie à laquelle nous renvoyons comme complément, surtout pour les observations particulières). Th. de conc., 1857, in-8.— LEUDET (E.), *Recherches cliniques sur l'empoisonnement par la matière phosphorée des allumettes chimiques*, in *Arch. gén. de méd.*, 2e sér., t. IX, p. 308; 1857. — GAULTIER DE CLAUBRY, *Des allumettes chimiques avec et sans phosphore*, in *Ann. d'hyg.*, 2e sér., t. XII, p. 260; 1859. — CHAUMIER, *Études chimiques, hygiéniques*

et médico-légales sur le phosphore. Th. de Paris, 1859, n° 167, in-4.
— POGGIALE, *Rapp. sur la fabrication et l'emploi des allumettes chimiques, et discussion,* in *Bull. de l'Acad. de méd.,* t. XXV, p. 246; 1860. — BOUVIER, *De la nécrose phosphorée et de la prohibition des allumettes chimiques. Rapport fait à l'Acad.,* etc. *Ibid.,* p. 1031; 1860. — HORNEMANN, *Ueber den Handel und die Verarbeitung des Phosphor's in hygienischer und forensicher Hinsicht,* in *Henke's Ztschr.,* et *Canstatt's Jahresb.* 1861, t. VII, p. 61. — CHEVALLIER (A.), *Mém. sur les allumettes chimiques préparées avec le phosphore ordinaire et les dangers qu'elles présentent sous le rapport de la santé des ouvriers, de l'empoisonnement et de l'incendie,* in *Ann. d'hyg.,* 2e sér., t. XV, p. 254; 1861.

Nacre de perle. — Cette profession a été étudiée avec soin par M. Chevallier; c'est une industrie très-répandue en Angleterre, en Allemagne, en Hollande et dans quelques départements de la France, et, en particulier, dans l'Oise. Elle sert à la fabrication d'une foule d'objets d'utilité ou de luxe, tels que boutons doubles et simples, éventails, objets de tabletterie fine, etc.

Dans cette profession, il y a deux causes d'insalubrité, qui sont le dégagement de la poussière et le travail à la meule.

Cette poussière, d'un blanc jaunâtre, est extrêmement abondante; elle est composée de grains excessivement ténus, qui donnent une sensation rude au toucher. Elle dégage de plus une légère odeur de substance animale. C'est cette dernière circonstance qui explique pourquoi l'eau, dans laquelle baignent les meules, devient si promptement infecte. D'après M. Chevallier, les maladies qui attaquent surtout les ouvriers nacriers sont les suivantes : les toux opiniâtres, les bronchites chroniques, l'emphysème pulmonaire, les hémoptysies, les ophthalmies et les gerçures aux mains. Pour remédier à tous ces inconvénients, on ne peut que conseiller l'assainissement des ateliers, une ventilation convenable, des courants d'air disposés de manière à entraîner la poussière, le renouvellement fréquent de l'eau dans laquelle baignent les meules.

Bibliographie. — CHEVALLIER (A.) et MAHIER, *Mém. sur les ouvriers qui travaillent les coquilles de nacre de perle,* in *Ann. d'hyg.,* 1re sér., t. XLVIII, p. 241; 1852.

Poudre et amorces fulminantes. — On emploie à peu près seul aujourd'hui le fulminate de mercure, qui est une combinaison de protoxyde de mercure avec l'acide fulminique, formé lui-même de cyanogène et d'oxygène. Nous ne pouvons entrer dans les détails de la fabrication de ce composé, dont les effets ont été étudiés avec soin par M. Théophile Roussel, et dont on trouve les détails dans le dictionnaire de M. Tardieu.

Les accidents à redouter sont : les explosions et les détonations. Pour les prévenir, il faut conseiller d'isoler les ateliers, de les construire en matériaux très-légers, tels que des toiles et des planches, afin d'éviter, en cas d'explosion, la projection de masses très-lourdes ; enfin, de les chauffer par une circulation d'eau chaude. Parmi les opérations, il en est une, la charge des capsules, qui est des plus dangereuses ; il est important de préserver les mains des ouvriers qui exécutent ce travail à l'aide d'un bouclier de tôle, qui les protége contre les explosions.

Bibliographie. — BARRUEL et GAULTIER DE CLAUBRY, *Rapport sur la préparation des poudres fulminantes*, in *Ann. d'hyg.*, 1re sér., t. XIX, p. 241 ; 1833. — CHEVALLIER, *Sur la santé des ouvriers qui manipulent le fulminate de mercure dans les fabriques d'amorce, pour les fusils à percussion. Ibid.*, t. XXXVII, p. 322 ; 1844. — DU MÊME, *Descript. d'un appareil destiné à éviter les dangers d'empoisonnement dans la fabrication du fulminate de mercure*, imaginé par M. CHANDELON (analyse avec fig.), in *Ann. d'hyg.*, 1re sér., t. XXXVII, p. 215 ; 1847. — ROUSSEL (Th.), *Nouveau Manuel complet pour la fabrication des allumettes chimiques, des poudres et amorces fulminantes*. Paris, 1847, in-18. — GAULTIER DE CLAUBRY, *Des améliorations apportées dans la fabrication des amorces fulminantes*, in *Ann. d'hyg.*, 1re sér., t. XL, p. 333 ; 1848.

Four à chaux. — Les fabriques de chaux entraînent certains inconvénients, que M. Chevallier définit ainsi :

1° Odeur désagréable et incommode de la fumée de charbon de terre, odeur qui varie selon la nature des charbons employés ;

2° Production d'une certaine quantité d'acide sulfureux, résultant de la combustion des sulfures qui existent dans les houilles ;

3° Dégagement d'une très-grande quantité de buée (vapeur d'eau), qui entraîne avec elle les produits de la décomposition des matières organiques, qui se trouvent en petites quantités dans le carbonate calcaire destiné à la fabrication de la chaux vive ;

4° Dégagement d'une grande quantité d'acide carbonique ;

5° Enfin, continuité obligée du travail, qui aggrave toutes ces mauvaises conditions.

Voilà certes bien des inconvénients qui doivent être pris en grande considération lorsqu'on veut établir des fours à chaux dans le voisinage des habitations. Nous ne connaissons pas d'accidents propres aux ouvriers qui se livrent à ce travail.

Bibliographie. — CHEVALLIER, *Note sur les fours à chaux, le combustible à employer pour la calcination de la pierre à chaux et à plâtre*, in *Ann. d'hyg.*, 1re sér., t. XXXI, p. 94; 1844. DU MÊME, *Influence sur les produits des vignes* in *J. de chim.* 4e sér. t. VII. p. 107; 1861. — *Ueber die Zulässigkeit der Anlage von Kalköfen*, in *Sanitätspolizeilicher Beziehung; Gutachten*, etc., in *Casper's Vjschr.*, t. III, p. 327; 1853; et *idem*, in *ibid.*, t. V, p. 103; 1854.

Cloutiers. — On doit à M. le docteur Masson une étude intéressante sur l'industrie des cloutiers, dans les Ardennes. Voici ce qui a été remarqué chez ces ouvriers : la jambe gauche est plus élevée que la droite ; le tronc est penché de ce côté, et le poids du corps, s'inclinant dans ce sens, courbe la jambe correspondante ; ils boitent donc presque toujours. Les mains sont déformées ; la droite surtout est disposée de telle manière que les doigts sont déviés en dedans, de manière à former un angle avec le métacarpe, et à ne pas permettre d'opposer l'un à l'autre l'indicateur et le pouce.

Une autre infirmité fort commune, c'est une contraction des doigts, et même de la main, qui ne permet pas de les étendre ni de les ouvrir.

A tous ces inconvénients on doit joindre l'âge peu avancé des ouvriers que l'on y fait travailler, l'odeur infecte, l'humidité, l'absence de renouvellement de l'air des ateliers ; on aura l'explication des autres maladies qu'ils peuvent avoir, et qui sont les suivantes : l'ophthalmie, causée par la lumière ardente du feu de forge ; le coryza et les affections rhumatismales et catarrhales dues aux brusques variations de température ; l'amaurose et la surdité.

On voit qu'il y a beaucoup à faire pour assainir la profession de cloutier. Nous renvoyons au Mémoire que M. Masson a publié dans les *Annales d'hygiène*.

Bibliographie. — MASSON, *Des conditions hygiéniques des ouvriers cloutiers et ferronniers dans l'Ardenne française* (anal. par TARDIEU), in *Ann. d'hyg.*, 1re sér., t. XLIII, p. 217; 1850.

Fabrication du fer. — Les hauts-fourneaux emploient en France un très-grand nombre d'ouvriers; nous avons visité nous-même quelques-uns des établissements les plus considérables. Voici ce que nous y avons observé : les ouvriers sont divisés en deux escouades, l'une qui travaille pendant douze heures de jour, et l'autre douze heures de nuit; on intervertit l'ordre chaque semaine. Le travail exige un déploiement de forces très-considérable, et les ouvriers sont dans un état de transpiration continuelle. Les accidents qu'on y observe sont : 1° les efforts et toutes leurs conséquences; 2° les brûlures; 3° l'effet des brusques variations de température sur des sujets continuellement en transpiration. Ce n'est que dans une hygiène bien entendue et dans la rigoureuse observation de précautions attentives qu'on peut trouver un remède à ces inconvénients.

Bibliographie. — Henkel, *Pyretologia*, etc. Leipzig, 1725, in-8. Trad. fr., Paris, 1760, 2 vol. in-4. — Jolieu (J. B.), *Essai sur la topographie de la vallée de Vic-Dessos, sur les mines de fer qui lui sont particulières et sur les maladies des mineurs et des forgeurs de cette contrée*. Th. de Montpellier, 1824, n° 67, in-4°. — Wagner, *Ueber Rösten der Erze in Sanitätspolizeilicher Rücksicht*, in *Oesterr. med. Wchnschr.*, 1843, p. 337. — Blandet, *Mém. sur les effets du zinc*, in *Journ. de méd. de Beau*, 1845, p. 68. — Etmüller, *Gutachten über die beabsichtigte Anlegung von flammenöfen zu Helsbrücke*, in *Ver. Deutsch. Ztschr.*, etc., t. VIII, Hft. I; 1848; et *Canstatt's Jahresb.*, 1850, t. VII, p. 51. — Langendorff, *Ueber die Gesundheitsrücksichten bei Anlage und Unterhaltung von Hüttenwerken*, in *Henke's Ztschr.*, 1857, Hft. II, et *Schmidt's Jahrbb.*, t. CII, p. 63; 1859. — Günther (R. B.), *Ueber die Sanitätspolizeiliche Zulässigkeit der Errichtung einer Argentenfabrik*, in *Arch. der Deutsch. med. Gesetzgeb.*, 1859, t. III, n° 11, et *Schmidt's Jahrbb.*, t. CIII, p. 71; 1859. — Marten, *Zur medicinisch-statistischen Geschichte der Hermannshütte zu Hörde*, in *Pappenheim's Beiträge zur exakt. Forsch.*, etc., Hft. I, p. 1; 1860. — Weiker, *Ueber die Krankheiten der Hüttenarbeiter im Allgemeinen und über die im Jahre 1861, in's besondere*, in *Varges Ztschr. Pe Fc*, t. I, 7, p. 365; et 8, p. 414. — Greenhow, *Brassfounder Ague*, in *Med. Times and Gaz.*, 1862, t. I, p. 227.

Aiguilleurs. — Dans la fabrication des aiguilles, l'empointage est la seule opération qui passe pour dangereuse.

La pointe se fait à l'aide de meules de grès quartzeux, et, de peur de la rouille, entièrement à sec. Les molécules de fer soulevées par le frottement s'enflamment et s'oxydent au contact de l'air; en même temps, les ouvriers respirent une poussière de grès qui, d'après Johnson de Knight, Lombard de Genève, et Villermé fils, est capable de développer la phthisie. On doit à l'Anglais Georges Prior un appareil ventilateur qui entoure la meule et chasse la poussière hors de l'atelier.

Aiguiseurs. — On doit y comprendre les affûteurs, les couteliers, les ciseliers, les canifiers, les émouleurs, les armuriers et les quincailliers qui tous ont un travail assez analogue, qui les expose aux mêmes inconvénients et aux mêmes dangers.

D'après M. Tardieu, tous ces ouvriers sont très-exposés aux affections des organes respiratoires, et succombent en grand nombre, à un âge peu avancé, à la phthisie pulmonaire.

Indépendamment de cela, les dangers auxquels les ouvriers sont exposés sont les suivantes :

1° L'éclatement des meules, dont les débris, lancés à distance, peuvent déterminer des blessures plus ou moins graves, et même la mort ;

2° L'aspiration de la poussière siliceuse qui s'échappe des meules, lorsqu'on aiguise à sec, peut déterminer des accidents sérieux dans les voies aériennes.

Il en est de même des pailles de fer ou d'acier, de petits grains de sable ou d'émeri, qui peuvent pénétrer dans les yeux, et déterminer des accidents plus ou moins graves.

3° Lorsqu'on fait mouvoir la meule dans une auge remplie d'un liquide, on évite les mouvements précédents. Mais il en résulte un éclaboussage continuel, qui imprègne d'une humidité constante les vêtements de l'aiguiseur; de là les maladies, qui sont les conséquences de l'humidité.

4° Les coupures, d'après M. Chevallier, sont plus rares chez les aiguiseurs qu'on ne le croit généralement. Il n'y a rien à en dire.

5° Enfin, suivant le même observateur, la position de l'ouvrier amènerait des ulcères aux jambes et une déformation du corps d'autant plus marquée.

Bibliographie. — Bubbe (J.), *De spadone hippocratico lapicidarum serbergentium, hæmoptysin et phthisin pulmonalem præcedente.* Halæ Magdeb., 1721, in-4°. — *Maladie de Saint-Roch à laquelle sont sujets les ouvriers qui travaillent les grès,* in *Mém. de l'Acad. de Dijon* (Hist.), t. II, p. 59; 1774. — Johnstone, *Some account of a species of phthisis pulmonalis peculiar to persons employed in pointing needles in the needle manufactures,* in *Mem. of the med. Soc. of Lond.,* t. IV,

p. 89; 1799. — CHEVALLIER (A.), *Des accidents auxquels sont exposés les couteliers émouleurs et aiguiseurs*, in *Ann. d'hyg.*, 1re sér., t. XV, p. 243; 1836. — HOLLAND (G. C.), *Diseases of the lungs, from mechanical causes, and inquiries into the conditions of the artisans exposed to the inhalation of the dust.* London, 1843, in-8. — DU MÊME, *The vital statistics of Sheffield.* London, 1843, in-8. — FAVELL (C. F.), *On grinder's asthma*, in *Edinb. med. and surg J.*, t. LXVIII, p. 410; 1847. — MORIN (A.), *Sur les moyens proposés par M. Peugeot pour préserver les ouvriers des dangers qu'offre l'emploi des meules de grès*, in *Compt. rendus de l'Acad. des sc.*, t. XXV, p. 1; 1847. — VILLERMÉ (fils), *Note sur la santé de certains ouvriers en aiguilles, et, à cette occasion, etc.*, in *Ann. d'hyg.*, t. XLIII, p. 82; 1850.—*Amtliche Verfügung betreffend die Einführung des Pastor'schen Schutzapparats in den Nadel Schleifereien*, in *Casper's Vjschr.*, t. IV, p. 148; 1853. — *Id., Betreff der Einrichtung der Nähnadelschleifwerkstätten.* — *Ibid.*, t. VI, p. 183; 1854; t. VII, p. 83; 1855; t. XIII, p. 180; 1856. — DESAYVRE, *Études sur les maladies des ouvriers de la manufacture d'armes de Châtellerault*, in *Ann. d'hyg.*, 2e sér., t. V, p. 69, 282; 1856. — HALL (J. C.), *The Sheffield grinders, the Sheffield fils-cutters*, in *British med. J.*, 1857; n° 14, 19. — PUTEGNAT, *Quelques mots sur les maladies des verriers et des tailleurs de cristal*, in *J. de la Soc. des sc. nat. de Bruxelles.* — DU MÊME, *Des maladies des tailleurs de cristal de verre; description d'une gingivite particulière, etc.* (rapp. par M. LONDE), in *Bullet. de l'Acad. de méd.*, t. XXV, p. 31; 1859-60. — PEACOCK, *On French millstone-makers phthisis*, in *British and for. med. Rev.*, 2e sér., t. XXV, p. 214; 1860, et *Ann. d'hyg.*, 2e sér., p. 199; 1861. — EULENBERG (H.), *Zum Schutze der Steinmetze und Steinhauer*, in *Pappenheim's Beitr. z. exact. Forsch.*, 4 Hft., p. 56; 1862, et *ibid.*, t. XIX, p. 213; 1863. — BELTZ (L.), *Sur les causes de la mortalité des tailleurs de pierre et sur les moyens de la prévenir.* Th. de Strasbourg, 1862, n° 600, in-4°.

Chapeliers. — Les préparations des poils qu'on veut soumettre à l'opération du feutrage sont assez compliquées ; ce sont les suivantes : le ségallage, qui consiste à peigner avec une petite carde et à battre les toisons ; l'ébarbage et l'éjarrage, qui consistent à couper ou à arracher les poils trop longs ; le sécrétage, dans lequel on brosse les peaux avec une brosse trempée dans une solution étendue de nitrate de mercure ; là est une des opérations les plus dangereuses de la chapellerie ; les ouvriers qui en sont chargés se trouvent exposés à tous les accidents mercuriels, et il n'est pas rare d'en rencontrer dans les hôpitaux. On a proposé de remplacer le nitrate de mercure par l'acide sulfurique, ou par un mélange de soufre d'Alicante et de chaux vive ; mais on a été obligé d'y renoncer.

On sépare ensuite les poils, et on les livre à l'arçonneur, qui les fait passer sous les cardes d'un instrument appelé violon, destiné à former ce qu'on appelle l'étoffe. Enfin, la dernière opération pour arriver au feutrage est la foule. L'étoffe feutrée, trempée dans un bain de lie de vin ou d'eau aiguisée d'acide sulfurique, est pressée et foulée en tous sens avec un rouleau de bois, puis avec les mains.

Nous n'avons pas besoin de nous occuper du dressage, de la teinture et de l'apprêt, qui sont des opérations ultérieures.

Parmi ces diverses opérations, on a signalé l'arçonnage et la coupe des poils comme insalubres, en raison des poussières qui se dégagent dans les ateliers où on les exécute. Parent-Duchâtelet les regarde comme parfaitement innocents. C'est une question à décider.

Bibliographie. — Reiz (J.), *Ueber die giftigen Hutmacherbeizen und deren Nachtheile auf die Gesundheit,* in *Henke's Ztschr.,* t. XVII, p. 381. — Rehmann (J.), *Ueber die giftigen Bestandtheile der bei den Hutmachern gebräuchlichsten Beizen und deren nachtheiligen Einfluss auf die Gesundheit. Ibid. Ergh.,* t. XXIV, et *Schmidt's Jahrbb. Splmt.,* t. II, p. 249; 1848. — Pappenheim (L.), *Zur Hygiene der Hasenhaarschneider,* in *Arch. der deutsch. med. Gesetzg.,* t. II; 1858; et *Schmidt's Jahrbb.,* t. C, p. 326; 1858. — Chevallier, *De l'intoxication par l'emploi du nitrate acide de mercure chez les chapeliers.* Th. de Paris, 1860, n° 194, in-4°. — *Häufigkeit der Mercurialvergiftungen verzüglich unter Hutmachern. Ztschr. der KK. Gesellsch. d. Aerzte zu Wien,* t. III, p. 398, 792; 1860.

CHAPITRE XIII

Professions dans lesquelles il est nécessaire de mettre en jeu les poumons, le larynx ou les yeux

1° *Professions dans lequelles on met en jeu les poumons.* — Ces professions comprennent les joueurs d'instruments à vent, les souffleurs de verre et les états analogues. Elles exposent toutes aux conséquences de l'effort, c'est-à-dire aux hernies, aux congestions cérébrales, aux hémoptysies et à l'emphysème pulmonaire.

Lorsque les efforts auxquels on se livre sont exagérés, on doit redouter les accidents qui sont les conséquences ordinaires de cette exagération. Elle peut, dans le cas de prédisposition spéciale, aller plus loin, et être la cause occasionnelle de ruptures du cœur, d'apoplexie pulmonaire, de tubercules du poumon, enfin d'hémorrhagies cérébrales.

Les règles hygiéniques les plus positives applicables à ces professions se réduisent à deux : 1° éviter l'excès dans l'exercice ; 2° en cas de prédisposition, changer de profession.

2° *Professions dans lesquelles la voix est mise en jeu.* — L'exercice de la voix a déjà été l'objet de développements suffisants ; il est seulement utile de rappeler que les professions qui s'y rattachent sont les suivantes : les chanteurs, les professeurs, les orateurs, et, dans un rang moins élevé, les crieurs publics, les chanteurs des rues, etc.

Les maladies que l'influence de ces professions peut déterminer tiennent, soit à l'exagération des efforts de la voix, soit aux prédispositions spéciales des sujets.

Parmi les premières, on doit d'abord placer toutes les conséquences habituelles des efforts violents, et elles sont analogues à celles qu'on peut observer chez les joueurs d'instruments à vent. De plus, on doit y ajouter l'enrouement, l'aphonie symptomatique ou essentielle, et la laryngite chronique, qui suivent bien plus communément encore tous les efforts exagérés de la voix.

Parmi les maladies que les prédispositions spéciales peuvent amener chez les individus qui font abus de l'organe vocal, on doit placer l'hémoptysie, la bronchite chronique, les tubercules, les affections du cœur. Des maladies aussi graves ne sont à redouter, que lorsqu'on néglige les premiers accidents déterminés par la fatigue de la voix, et qu'on persiste à en faire abus. En pareil cas, du reste, les affections les plus communes et les plus redoutables sont, d'abord la phthisie laryngée, et plus tard, dans quelques cas, la phthisie pulmonaire.

3° *Professions dans lesquelles on exerce la vue.* — Ces professions sont nombreuses, et conduisent presque toutes aux mêmes résultats. On doit y placer les observateurs au microscope, les horlogers, les graveurs, les bijoutiers, les joailliers, les dessinateurs, les peintres, les coloristes, les ouvriers travaillant à fabriquer les pointes d'aiguilles, etc.

Les maladies que l'exercice de leur profession est capable de déterminer chez ces individus, présentent entre elles la plus grande analogie ; ce sont les diverses maladies des yeux, les ophthalmies chroniques, les cataractes, l'amaurose, la myopie, la faiblesse de la vue sans paralysie.

RÈGLES HYGIÉNIQUES. — Elles sont simples à établir, mais non pas toujours à observer ; ce sont les suivantes :

1° Régler l'exercice de la vue de telle manière qu'il soit mélangé de temps de repos suffisants. Lorsque la nuit est arrivée, travailler le moins possible, attendu que la lumière artificielle, en raison de son intensité moindre et de sa nuance, qui se rapproche beaucoup du jaune ou du rouge, fatigue beaucoup plus les yeux que la lumière blanche naturelle. 2° Employer les abat-jour, et faire usage de simples conserves de verre légèrement coloré en bleu ou en vert, et à surfaces parallèles. Si le travail est très-fin, il ne faut pas craindre d'avoir recours aux grandes loupes grossissantes. 3° Renoncer enfin à l'exercice de la profession, si l'organe de la vue venait à être sérieusement compromis.

Bibliographie. — SALMUTH (J. H.), *De morbis concionatorum.* Jenæ, 1707, in-4. — HILDEBRAND (J. T.), *De frequenti mystarum sermocinatione egregio sanitatis præsidio.* Halæ Magd., 1733, in-4. — HUNNIUS (F. W. C.), *Der Artz für Schauspieler und Sänger.* Weymar, 1779. — BROUC, *Hygiène philosophique des artistes dramatiques, ou Traité des causes physiques*, etc. Paris, 1836 ; 2 vol. in-8. — Voy. aussi la bibliographie de l'*Exercice de la voix*, p. 687. — *Ueber Entwickelung von Augenkrankheiten in Folge des Gewerbebetriebes*, in *Vjschr. der prakt. Hlk.* etc. in Prag., t. XLVII, p. 135 ; 1855.

CHAPITRE XIV

Travail dans les manufactures (1)

La civilisation, qui se répand de plus en plus en Europe, n'est pas toujours marquée par des progrès réels dans la santé des peuples, et si l'on a déjà beaucoup obtenu sous ce rapport par les perfectionnements de l'hygiène, il est certaines parties qui

(1) Consulter sur ce sujet trois excellents mémoires de M. Thouvenin de Lille, auxquels nous avons emprunté un certain nombre de renseignements, et l'ouvrage si remarquable de M. Villermé sur le même sujet.

présentent encore à l'observateur sérieux de bien fâcheux résultats. Ce triste côté de la civilisation, c'est le travail dans les manufactures, et on ne s'avance pas trop en affirmant qu'il dégrade, sous le double rapport physique et moral, les populations qui s'y livrent.

Le dépérissement de la classe ouvrière dans les grands centres manufacturiers est un fait qu'on ne saurait nier, et c'est surtout par le peu d'aptitude de cette classe au service militaire, par sa débilité et sa petite taille, qu'il se fait reconnaître. Ainsi, à Lille, il faut annuellement 300 hommes pour en avoir 100 propres au service. En 1829, pour la France entière, il a fallu 186 hommes pour avoir 100 soldats valides ; à Rouen, il en fallait 266 ; à Mulhouse, 210 ; à Elbeuf, 268 ; à Nîmes, 247. C'est donc une question qui intéresse au plus haut point l'hygiène, que de rechercher les causes de pareils résultats.

En France, les deux tiers de la population s'occupent des travaux de la campagne, et un tiers seulement, ou 11 millions des deux sexes, compose la classe industrielle. Le nombre réel des ouvriers industriels proprement dits n'est pas de plus de 5 millions ; il est curieux de rechercher comment sont répartis ces cinq millions.

Industrie cotonnière. — Elle occupe actuellement plus d'un million d'individus, parmi lesquels plus de 150,000 enfants. Cette industrie est exercée dans de grandes manufactures (filatures), dans lesquelles les salles de travail sont en général vastes, bien aérées, et présentent presque toujours, d'après les mesures de M. Villermé, 20 mètres cubes d'air pour chaque individu. Les ouvriers trouvent dans ces usines une quantité d'air suffisante, et toutes les autres conditions hygiéniques que les progrès modernes y ont introduites. Ce n'est donc pas dans les conditions matérielles de ces établissements que les ouvriers, qui travaillent depuis longtemps dans les fabriques, prennent cet aspect pâle de la face, ce teint plombé, cet étiolement véritable qu'ils présentent presque tous ; mais dans les chambres basses, froides, noires, sales et humides de leurs demeures. Cette dégradation physique est encore favorisée par l'habitude de se renfermer, la plus grande partie des jours de fête et jusque bien avant dans la nuit, dans des cabarets enfumés, d'où ils ne sortent jamais qu'ivres, et après avoir dépensé la somme nécessaire pour la subsistance de leur famille, pendant toute la semaine.

Industrie lainière. — L'industrie de la laine emploie en France plus de 300,000 ouvriers, répartis dans beaucoup de départements.

Les ateliers de filature de laine sont aussi vastes que ceux de coton, moins chauds que ces derniers, parce que la laine n'a pas besoin de chaleur pour être filée, et que trop de calorique en détériore les qualités. L'air y est plus pur, moins chargé de poussière, et les fenêtres peuvent rester ouvertes sans nuire au travail.

Ce n'est donc pas encore dans les établissements eux-mêmes que les ouvriers puisent les causes d'insalubrité, mais dans les circonstances générales que nous étudierons plus loin.

La ville de Sedan, qui compte 11 à 12,000 ouvriers employés aux manufactures de drap, présente un contraste frappant avec la plupart des autres cités manufacturières. Les usines offrent les meilleures conditions d'hygiène. Le salaire des ouvriers y est assez élevé, puisqu'il est, en général, de 2 fr. à 2 fr. 50 c. La misère, la débauche, le libertinage ne sont que l'exception ; les vieillards trouvent dans les manufactures une occupation appropriée à leur débilité, et des secours donnés par leurs enfants ou par les caisses organisées à cet effet. M. Villermé, qui signale ces résultats, les attribue avec raison à l'influence des chefs de fabrique, qui ont eu la pensée de se concerter entre eux pour les obtenir. L'exemple de Sedan a trouvé peu d'imitateurs dans les autres villes manufacturières.

Industrie linière. — Une partie des opérations qui se font sur le chanvre ont lieu dans des ateliers situés au rez-de-chaussée et humides. Les pieds des ouvriers, leurs vêtements sont souvent imprégnés d'humidité, ce qui les expose aux affections catarrhales et rhumatismales. Dans les étages supérieurs, où on file du lin plus fin, il n'y a plus la même humidité, mais il y règne de la poussière.

Les ouvriers qui travaillent dans ces manufactures sont essentiellement débiles, rachitiques, et même contrefaits. Leur taille est peu élevée, leur teint pâle. Cette industrie n'est cependant pas de nature à produire de pareils résultats, mais plusieurs causes les expliquent. Le peu de force nécessaire pour les travaux qu'on y fait, engage à s'y livrer beaucoup de sujets faibles et mal constitués, qui n'ont pu trouver place ailleurs. Il en est de même des sujets trop jeunes, que l'on y place en grand nombre. Joignez à cela le séjour de ces ouvriers durant toute une journée, même à l'instant des repas, dans ces ateliers humides ou remplis de poussière, et le soir ou les jours de fête, quand ils restent chez eux, la malpropreté et l'insalubrité de leurs demeures. Un travail de trop longue durée, surtout chez les enfants, vient encore contribuer à les abâtardir, et la mauvaise position que prennent les jeunes sujets dans les opérations du dévidage et du bobinage, en faisant porter habituellement tout le poids de leur corps sur la jambe droite, détermine, à la longue, la déviation des membres inférieurs.

On voit que dans ces manufactures, comme dans les précédentes, les plus grands inconvénients proviennent entièrement de l'incurie et de l'imprévoyance de l'ouvrier.

Dentelles, blondes, tulles, broderie. — L'industrie de la dentelle est bien diminuée. En 1790, il y avait à Lille 14,000 dentellières ; aujourd'hui, il n'y en a plus que 5 ou 6,000. Maintenant la fabrication des blondes est concentrée à Caen et à Chantilly. D'après M. Thouvenin, rien n'est plus triste que la position des dentellières ; et sur 100 jeunes filles de cinq à six ans, à qui on fait apprendre, pendant quatre ans, selon l'usage, ce métier, 50 au moins, avant cinquante ans, sont bossues, atteintes d'engorgement des paupières, d'amaurose, de myopie, et même de cécité, résultats dus à l'extrême fatigue de la vue ; chez d'autres, ce sont des symptômes de scrofules, une taille beaucoup au-dessous de la moyenne, avec courbure du dos, la pâleur et la maigreur de la figure ; et enfin, à mesure qu'elles avancent en âge, de nombreuses infirmités. Voilà quel est le sort des ouvrières occupées à ce genre de travaux.

Le travail n'est pas la seule cause de ces accidents ; il faut placer sur le même rang la position constamment inclinée du corps pendant toute la durée du jour, l'immobilité presque absolue des extrémités inférieures, l'application continuelle des yeux sur un travail fin et fatigant, l'habitation dans des caves ou dans des chambres humides et obscures, la malpropreté, la mauvaise nourriture. Il paraît que c'est à Lille surtout que ces mauvaises conditions hygiéniques déterminent les résultats dont nous venons de parler ; car, d'après M. Thouvenin, la position des dentellières est loin d'être aussi triste à Bruxelles, où les conditions de vêtements, d'habitation et de nourriture sont meilleures.

Le travail de la broderie se trouve dans les mêmes conditions que celui de la dentelle. Il y a vingt ans, il occupait 50,000 ouvrières dans le département de la Meurthe. Le nombre en est beaucoup diminué maintenant. Il paraît qu'à Lunéville, les conditions hygiéniques dans lesquelles elles sont placées sont favorables ; aussi n'a-t-on à y redouter que la fatigue de la vue.

Industrie de la soie. — Elle occupe en France 300,000 ouvriers au moins. Les sujets qui s'y livrent sont, en général, de constitution débile. Leur faiblesse n'est pas la conséquence de leur métier ; mais c'est précisément parce que ce métier est peu fatigant que ces individus, naturellement faibles, ont été conduits à le choisir.

Dans l'industrie de la soie, il y a une partie des opérations qui est évidemment très-insalubre : c'est celle qui consiste dans le traitement qu'on fait subir au résidu des cocons pour en obtenir la filoselle. Le cardage et le battage, qui se font dans des galeries souterraines, et sans autre ouverture que la porte, chargent l'air d'une poussière épaisse, et exposent les ouvriers à des catarrhes, des ophthalmies chroniques, des emphysèmes, des hémoptysies ; on regarde même cette poussière comme pouvant développer la phthisie pulmonaire chez ceux qui y sont prédisposés.

A Lyon, il existe un grand nombre de manufactures de soieries, et les ouvriers travaillent également chez eux sur des métiers. Dans cette population industrielle, s'il est un grand nombre d'ouvriers qui participent à la misère et à l'abjection qui paraît frapper, en France, une partie des individus qui travaillent dans les manufactures, il en est aussi un bon nombre qui sont plus laborieux, plus sobres, plus intelligents et non moins moraux que les autres ouvriers des grandes villes manufacturières pris en masse. M. Villermé a contribué, par la publication de ses recherches, à réhabiliter une partie de la population des ouvriers en soie de Lyon, que l'on avait coutume de représenter comme des êtres dégradés au physique et au moral.

Tissage. — Le tissage occupe 400,000 ouvriers en France. La plupart d'entre eux sont disséminés dans des localités bien différentes. Ils travaillent à bras quatorze à seize heures par jour, occupés à faire des toiles de coton, de lin ou de chanvre, dans des rez-de-chaussée humides, ou même dans des caves où le jour et l'air pénètrent difficilement. Aussi les tisserands sont-ils généralement pâles, chétifs, délicats. L'habitation et le travail dans un endroit humide sont malheureusement nécessaires pour l'opération même du tissage. Il y a donc là, pour ces ouvriers, une cause incessante d'insalubrité qui amène des rhumatismes, des bronchites chroniques et la maladie de Bright. Les tumeurs blanches sont généralement regardées comme assez fréquentes chez les tisserands.

Le tissage des étoffes de soie ne présente rien d'insalubre pour la santé.

Manufactures d'indiennes, teintureries. — Ces manufactures se trouvent surtout à Mulhouse et à Rouen. Il y règne habituellement une température humide de 35 à 40 degrés, température qui produit chez beaucoup d'ouvriers des transpirations abondantes. Il n'y a pas cependant de maladies spéciales propres aux ouvriers de ces fabriques, à moins que leurs fonctions ne les obligent à passer alternativement de ces ateliers chauds dans des courants d'eau froide, avec laquelle ils doivent se mettre en contact pour le lavage des étoffes ; c'est là ce qui est surtout à redouter l'hiver.

Ateliers de construction. — Il en existe en France plus de cent cinquante, dans lesquels on fabrique les machines à vapeur et l'outillage nécessaire aux manufactures. Ces usines sont saines, vastes, aérées ; les ouvriers gagnent de forts salaires ; mais aussi il faut qu'ils déploient beaucoup de force. Aucune maladie spéciale n'est la conséquence de ce travail.

Raffineries de sucre. — Elles occupent, pendant le cours de l'année, un certain nombre d'hommes robustes. La chaleur humide des ateliers ne paraît pas avoir une influence fâcheuse sur la santé des ouvriers.

J'ai déjà présenté quelques résultats statistiques destinés à prouver d'une manière positive le dépérissement des populations industrielles, c'est le nombre de conscrits réformés dans les villes manufacturières. Il restait un autre résultat important à donner, c'est la durée de la vie moyenne dans les villes de manufactures, comparée à ce qu'elle est ailleurs. Ces calculs n'ont pas été faits d'une manière complète, et ils ne portent pas sur des nombres assez considérables : en voici cependant quelques-uns extraits du travail de M. Panat, professeur de chimie à Mulhouse, et relatifs à la durée probable et à la durée moyenne de la vie humaine dans cette ville. D'après cet auteur :

1° A Mulhouse, la moitié des enfants n'atteint pas la dixième année ;

2° La durée de la vie moyenne a beaucoup diminué à Mulhouse pendant la période des observations ; or, c'est pendant cette période que sont nées la plupart des manufactures de cette ville. La durée de la vie moyenne a été trouvée :

En 1812.	25 ans	9 mois	12 jours.
1815	25	6	12
1821	24	10	18
1824	23	10	20
1827	21	9	—

Si l'on prend la moyenne des seize années de 1812 à 1827, on a pour durée de la vie moyenne :

```
Hommes................     22 ans 11 mois  4 jours.
Femmes...... ..........    27      1       2
Deux sexes réunis........  25      0       13
```

Ces résultats sont loin de ceux que l'on a pour la France entière, dans laquelle la durée moyenne de la vie est plus élevée de près de dix années.

Dans un tableau donné par M. Villermé, et touchant la mortalité suivant les professions, dans la même ville, de 1823 à 1834, ce sont toujours les manufacturiers, les fabricants, les négociants, qui, avec les boulangers, les meuniers et les imprimeurs d'indienne, offrent, à tous les âges, la plus faible mortalité; ce sont les simples tisserands, et surtout les simples ouvriers des filatures, qui offrent la plus forte.

L'influence directe des manufactures sur la santé des ouvriers qui y sont employés vient d'être examinée avec soin. Or, on a pu voir qu'à un petit nombre d'exceptions près, ce n'est pas ce travail qui est la cause de la dégradation et de l'abâtardissement des populations industrielles : il faut donc en chercher la source ailleurs. Or cette source est dans la corruption qui existe dans la plupart des centres de population industrielle, et provient aussi de quelques abus, tels que le travail des enfants dans les manufactures. Ces questions méritent un examen spécial.

Les causes de la dégradation des ouvriers des manufactures se trouvent dans les circonstances suivantes :

1° Les *habitations*. Elles sont, dans presque toutes les villes manufacturières, petites, malsaines, insalubres, obscures et humides. Souvent une famille entière est entassée dans un bouge ou dans une de ces caves comme on en voit encore un si grand nombre à Lille (Villermé, Thouvenin). Dans beaucoup de villes manufacturières, comme à Mulhouse (1) par exemple, la cherté des loyers oblige les ouvriers à se loger dans les villages environnants, souvent éloignés d'une lieue, une lieue et demie des

---

(1) Depuis quelques années, Mulhouse est entrée dans une excellente voie, en construisant des cités ouvrières formant de véritables villages, et composées de maisons de petites dimensions avec jardins, etc., dont les ouvriers, moyennant une redevance annuelle, peuvent, en dix ans, devenir propriétaires. Cette entreprise, si essentiellement humanitaire, qui devrait servir de modèle aux cités industrielles, a donné d'excellents résultats et amené de grands changements dans les mœurs et la conduite des ouvriers.   BGD.

manufactures où ils travaillent ; il en résulte pour eux, pour leurs femmes et leurs enfants, l'obligation d'ajouter à leur travail, déjà si pénible, deux ou trois lieues à pied par jour, et cela par tous les temps et malgré toutes les intempéries de l'atmosphère (1).

2° Les *vêtements* insuffisants, trop froids en hiver, et que les ouvriers gardent souvent alors qu'ils sont imprégnés d'humidité ; l'absence de lits, de couvertures suffisantes, viennent encore contribuer à augmenter cette insalubrité.

3° La *nourriture*. Partout elle est insuffisante et malsaine. Les détails nombreux consignés dans les mémoires de MM. Villermé et Thouvenin ne peuvent laisser aucun doute à cet égard. La nourriture se compose communément de pommes de terre qui en font la base, de soupes maigres, d'un peu de mauvais laitage, de mauvaise pâte et de pain ; ce dernier est heureusement d'assez bonne qualité. On ne mange de viande et l'on ne boit de vin que le jour ou le lendemain de la paye, c'est-à-dire deux fois par mois. Les ouvriers dont la profession est plus lucrative, ou qui, n'ayant aucune charge, gagnent par jour 1 fr. à 1 fr. 75 cent., ajoutent des légumes à ce régime et parfois un peu de viande. Ceux dont le salaire journalier est au moins de 2 fr., et qui ne sont point obérés, mangent presque tous les jours de la viande avec des légumes ; beaucoup d'entre eux, surtout les femmes, déjeunent de café au lait.

4° La *malpropreté*, si révoltante surtout chez les ouvriers des deux sexes parvenus à un certain âge.

5° Le *travail* imposé aux *enfants* trop jeunes, trop débiles, et dont le développement n'est pas encore achevé ; or, chez ces jeunes sujets soumis à un travail trop rude, en même temps qu'ils sont mal nourris, mal vêtus, mal logés, on ne tarde pas à voir la constitution se détériorer et le germe de bien des maladies se développer.

6° La *journée* des ouvriers, souvent trop longue, et qui va quelquefois jusqu'à se composer d'un travail de 15 et 16 heures, séparé par deux repas d'une heure, est une des causes qui influent notablement sur la détérioration de la santé des ouvriers des manufactures.

7° Le *salaire*, dans un grand nombre d'établissements industriels, est insuffisant pour l'ouvrier, lorsqu'il est chargé de famille ; de là les privations sans nombre qui lui sont imposées. Voici quelques résultats indiqués par M. Villermé. Dans les ateliers de filature du Haut-Rhin, le salaire moyen a été, en 1832, de

1 fr. 2 c., et, en 1836, de 1 fr. 11 c. Dans le même département, la moyenne du gain des tisserands est de 138 fr. par an, ou 46 c. par jour ; mais ils ne tissent que pendant la saison où l'agriculture ne les occupe pas. Dans une grande manufacture du Haut-Rhin, le salaire moyen des ouvriers a été, en 1832, de 73 c., et, en 1835, de 94 c. Les journées de paye des ouvriers employés à l'impression des étoffes sont un peu plus fortes. Elles sont, en moyenne, de 1 fr. 50 c. à 2 fr. Pour les ouvriers employés à la construction et à la réparation des métiers, elles sont plus considérables. On peut les estimer de 2 à 3 fr., et quelquefois de 6 à 10 fr.

Indépendamment de toutes ces causes qui contribuent à la misère des classes industrielles, il en est une autre non moins puissante, et qui ne frappe pas seulement sur l'ouvrier qui gagne le plus, mais encore sur ceux dont le salaire est le plus faible. Cette cause dépend de lui seul ; elle est dans ses vices et ses défauts.

C'est d'abord l'*ivrognerie*. C'est à la satisfaction de cette passion brutale que l'ouvrier consacre la plus grande partie de son gain. Il en résulte que non-seulement cet abus des alcooliques altère sa santé, mais encore qu'il lui ôte les moyens de satisfaire à ses besoins les plus urgents, ainsi qu'à ceux de sa famille. Presque tout son argent étant dépensé le dimanche et le lundi, il ne lui reste plus rien pour se procurer un logement convenable, des vêtements suffisants, une nourriture saine et en rapport avec le travail qu'il exécute.

C'est également cette misère incessante, dans laquelle il reste plongé jusqu'à la fin de sa vie, qui entraîne l'ouvrier à faire travailler prématurément ses jeunes enfants, afin de profiter de leur gain pour se donner un peu plus d'aisance, quelquefois même pour assouvir plus facilement son goût pour les boissons alcooliques.

Il est, enfin, un autre ordre de circonstances fâcheuses, telles que le *libertinage*, la corruption prématurée des jeunes sujets des deux sexes ; les grossesses et les accouchements dans un âge encore peu avancé, et, par conséquent, la procréation d'enfants faibles, débiles et délicats. Ces tristes résultats se produisent surtout dans les établissements où les deux sexes sont mélangés, comme dans les filatures de coton, de laine, les manufactures d'indiennes. Le libertinage est, au contraire, beaucoup moins fréquent dans ceux où on n'emploie que l'un des deux sexes.

Dans les filatures de coton, les ouvrières, vêtues très-légèrement pendant l'été, en contact continuel avec les hommes, entendant fréquemment des discours licencieux, entraînées par les conseils, se laissent très-souvent séduire, et dès l'âge de treize à quatorze ans, ainsi qu'on le voit fréquemment à Lille, Rouen, Amiens et Reims, la plupart ont déjà perdu leur virginité.

En France, où il naît à peu près annuellement 920,000 enfants, il y en a environ 75,000 naturels. Paris en fournit 9 à 10,000. Les villes où on en compte le plus, proportionnellement au nombre des naissances, sont les villes manufacturières, telles que Lyon, Montbrison, Rouen, Lille, Avignon, Saint-Quentin, Reims, Mulhouse.

L'imprévoyance et le défaut d'amour-propre sont le caractère du plus grand nombre des ouvriers des manufactures. Travailler et s'amuser, voilà leur unique pensée ; et quel que soit leur gain, ils ne sont pas plus riches à la fin de l'année.

L'ouvrier malade ou blessé est bientôt ruiné, et le moindre chômage le réduit rapidement à la misère.

Comment remédier à des désordres aussi nombreux, et relever les ouvriers des manufactures, de l'état de dégradation physique et morale, dans lequel ils sont tombés depuis le commencement de ce siècle ? Ce n'est qu'à l'aide des moyens suivants qu'on peut tenter :

1° *La disparition de l'ivrognerie.* — On ne peut se dissimuler que ce ne soit là le plus difficile, car cette amélioration de l'ouvrier dépend de sa propre volonté, soutenue peut-être par de bons conseils. Quant aux sociétés de tempérance, avec l'esprit français il n'y a aucune chance de les voir s'établir et exercer quelque influence sur les habitudes des ouvriers.

2° *La disparition du libertinage.* — Les meilleurs moyens à employer sont l'éducation morale et religieuse, dès le bas âge ; la séparation des sexes dans les ateliers, et le mariage, qui, bien souvent, exerce une heureuse influence dans les classes populaires.

3° *La cessation de la malpropreté.* — Les établissements multipliés de bains publics y aideront puissamment.

4° Les chefs de fabrique, par une surveillance attentive, par les conseils incessants qu'ils sont capables de faire entendre aux ouvriers, par les encouragements qu'ils donneront aux caisses de secours, sont surtout capables d'améliorer les ouvriers des manufactures. Leur influence bienveillante et active peut seule les ramener à des conditions physiques et morales meilleures.

Le zèle des chefs de fabrique devrait surtout encourager la création des établissements suivants :

A. Les *salles d'asiles* et les *écoles* destinées aux enfants des ouvriers, et dans lesquelles on devra s'efforcer de développer à la fois l'éducation physique et intellectuelle des jeunes sujets. Ce n'est pas seulement à la lecture, à l'écriture et aux éléments du calcul qu'il serait nécessaire d'étendre leur instruction ; il faudrait insister sur l'éducation morale et religieuse, bien plus importante encore, et qui contribuerait à leur enseigner la probité, la charité, la bienveillance envers leurs semblables, l'obéissance envers les supérieurs. Plus tard, cette même éducation les rendra de bons, honnêtes et laborieux pères de famille.

B. Les *caisses d'épargne* et de *prévoyance*, ainsi que les *sociétés de secours mutuels* en cas de maladie, sont les meilleurs moyens pour moraliser les ouvriers et assurer l'avenir de la population industrielle.

Travail des enfants dans les manufactures

Les circonstances qui ont provoqué la loi relative au travail des enfants dans les manufactures sont nombreuses et assez complexes : parmi elles, on doit signaler le dépérissement graduel des populations industrielles ; l'excès de production, qui, faute de débouchés, pouvait laisser un grand nombre d'ouvriers sans travail ; enfin, l'exploitation des enfants qui, souvent dès l'âge de six ou sept ans, mal vêtus, mal nourris, travaillaient, dans certaines usines, quelquefois jusqu'à treize ou quatorze heures, et passaient une partie de la nuit du samedi au dimanche.

Promulguée en 1841, la loi établit ce qui suit :

Art. 2. Les enfants, pour être admis, devront avoir au moins huit ans ; de huit à douze ans, ils ne pourront être employés plus de huit heures sur vingt-quatre, divisées par un repos ; et de douze à seize ans, ils ne pourront être employés au travail effectif plus de douze heures sur vingt-quatre, divisées par des repos.

Ce travail ne pourra avoir lieu que de cinq heures du matin à neuf heures du soir.

Art. 5. Nul enfant âgé de moins de douze ans ne pourra être admis qu'autant que ses parents ou tuteurs justifieraient qu'il fréquente actuellement une des écoles publiques ou privées existant dans la localité, Tout enfant admis devra, jusqu'à l'âge de douze ans, suivre une école. Les enfants âgés de plus de douze ans seront dispensés de suivre une école, lorsqu'un certificat délivré par le maire de leur résidence attestera qu'ils ont reçu l'instruction primaire élémentaire.

On peut faire quelques observations sur cette loi. D'abord l'âge de huit ans est trop bas; il faudrait au moins dix ans, et mieux encore douze, comme minimum.

Le reproche le plus grave que l'on puisse adresser à cette loi, c'est son inexécution. Rien, en effet, n'est plus illusoire, et chaque jour elle est éludée. S'il en est ainsi, c'est que l'inspection du travail dans les manufactures est gratuite, et qu'elle est confiée à d'anciens fabricants, à des propriétaires, à des médecins, peu disposés à agir avec rigueur contre des manufacturiers avec lesquels ils sont, la plupart du temps, liés de parenté ou d'amitié. Pour en assurer l'exécution, il faut, de toute nécessité, en arriver aux inspecteurs spéciaux rétribués par l'État, les départements, les communes, ou même les particuliers, et qui seraient chargés de veiller à la stricte exécution de cette loi, qui importe tant à l'avenir et à la prospérité des populations industrielles.

Bibliographie. — Manufactures au point de vue de la santé des ouvriers. — JONAS, *Ueber die Krankheiten derjenigen Personen die in Tuchmanufacturen arbeiten*, in *Hufeland's Journ.*, t. V, p. 438; 1798. —Du même, *Id.*, in *Archiv von Horn*; 1814, p. 231. — GUBIAN, *Mém. sur l'hygiène de l'ouvrier en soie*, in *J. de méd. de Lyon*, t. X, p. 55. — GERSPACH, *Influence des filatures de coton et du tissage sur la santé des ouvriers*. Th. de Paris, 1827, n° 270, in-4°. — VILLERMÉ, *Sur la population de la Grande-Bretagne considérée principalement dans les districts agricoles et manufacturiers, et dans les grandes villes*, in *Ann. d'hyg.*, 1re sér., t. XII, p. 217; 1834. — Du même, *Nouveaux détails concernant l'influence du développement excessif des manufactures sur la population en Angleterre. Ibid.*, t. XIII, p. 333; 1835. — Du même, *De la santé des ouvriers employés dans les fabriques de soie, de coton et de laine. Ibid.*, t. XX, p. 338; 1838. — Du même, *De l'ivrognerie, principalement chez les ouvriers des manufactures. Ibid.*, t. XXII, p. 98; 1839. — Du même, *Tableau de l'état physique et moral des ouvriers employés dans les manufactures de coton, de laine et de soie*. Paris, 1840, 2 vol. in-8. — URE (A.), *The philosophy of manufactures or exposition of the scientific, moral*, etc. London, 1835, in-8. — SADLER (M. T.), *Factory statistic. The official tables appended to the report of select committee, on the ten-hour Factory-Bill*, etc. Hatchard, 1836. — BOILEAU DE CASTELNAU, *De l'influence du cardage des prisons sur la santé des détenus de la maison de Nîmes*, in *Ann. d'hyg.*, 1re sér., t. XXIII, p. 471; 1840. — THOMSON (J. B.), *The influence of wollen manufactures on health*, in *Lond.*

med. Gaz., t. XXVI, p. 462 ; 1840. — Du même, *Même titre*, in *Edinb. med. Journ.*, 1858, p. 1083.— Analyse de ces deux Mém., par E. Beaugrand, in *Ann. d'hyg.*, 2ᵉ sér., t. XII, p. 282 ; 1859. — Bourgeois (J.), *Hygiène publique et administrative, et celle des manufactures.* Th. de Paris, 1841, nº 169, in-4º. — Taylor (W. Cooke), *Notes of a tour in the manufacturing districts of Lancashire ;* in *A series of letters*, etc. London, 1842, in-8. — Chadwick (Ed.), *Report to her M's principal secretary*, etc., *on an inquiry into the sanitary condition of the labouring population of Great-Britain*, etc. London, 1842, in-8. — *Ueber die Beschützung der Arbeiter in den Fabriken gegen die in diesen der Gesundheit schädlichen Einflusse*, in *Med. Corresp. Bl. Rhein und Westf.*, t. I, nº 1, 1842, et *Canstatt's Jahresb.*, 1843, t. VII, p. 60. — *Améliorations qui ont été proposées pour l'hygiène des ateliers de travail*, etc., in *Ann. de la Soc. méd. de Bruges*, 1842, part. III, p. 1. — Noble (D.), *facts and observat. relative to the influence of manufactures upon health and life.* London, 1843, in-8. — Melchiori (G.), *Osservazioni igienische sulla trattura della seta in Novi. —* Analyse, in *Canstatt's Jahresb.* 1846, t. VII, p. 54.— Du même, *Sull' insalubrità della filatura di seta* (Mem. private nel governo), in *Ann. univ. di med.*, t. CLXXV, p. 59 ; 1861. — Thouvenin, *Influence de l'industrie sur la santé des populations dans les grands centres manufacturiers*, in *Ann. d'hyg.*, 1ʳᵉ sér., t. XXXVI, p. 16, 277 ; 1846, et t. XXXVII, p. 83 ; 1847. — Toulmonde, *Quelques considérations sur les ouvriers employés dans les manufactures de draps*, in *Un. méd.*, 1849. — Bredow, *Ueber die Gesundheitsverhältnisse der in Baumwollspinnereien beschäftigten Individuen im Allgemeinen, und über*, etc. *Med. Ztg. Russl.*, 1851, nᵒˢ 35-38, et *Schmidt's Jahrbb.*, t. LXXIV, p. 253 ; 1852.— Godfrain (J. J.), *Quelques mots sur l'hygiène des ouvriers des manufactures.* Th. de Paris, 1852, nº 89, in-4º. — Black (J.), *The comparative mortality of a manufacturing and agricultural districts*, in *J. of public health*, déc. 1855. — Behrend (F. J.), *Ueber die Seidenwirken und Damastwebern vorkommende Bleivergiftung*, in *Henke's Ztschr.*, 1856, et *Schmidt's Jahrbb.*, t. XCII, p. 334 ; 1856. — Blümlein, *Die Sammt-und Seidenstoffwerberei in ihrem Einfluss auf den Körper und Geistes-Zustand der Weber*, in *Casper's Vjschr.*, t. XV, p. 32, 201 ; 1859. — Reybaud (L.), *Rapport fait à l'Acad. des sc. mor. et polit. sur une mission relative à la condition morale et intellectuelle des ouvriers qui vivent du travail de la soie*, in *Ann. d'hyg.*, 2ᵉ sér., t. IX, p. 447 ; et t. X, p. 226, 461 ; 1858. — Du même, *Études sur le régime des manufactures. Condition des ouvriers en soie.* Paris, 1859, in-8. — Seemann (H.), *Ueber die kronischen Krankheiten der Stuhlarbeiter (Weber und Posementirer)*, in *Henke's Ztschr.*, et *Canstatt's Jahresb.*, 1862, t. VII, p. 48. — Beddoe (J.), *On the public health of the cotton districts*, in *Med. Times and Gaz.*, 1863, t. I, p. 59. — Picard (S.), *De l'hygiène des ouvriers employés dans les filatures.* (Mém. cour.) Amiens, 1863, in-8, et *Ann. d'hyg.*, 2ᵉ sér., t. XX, 1863.

Travail des enfants dans les manufactures. — *Report from the committee on the Bill to regulate the labour of children in the mills and*

factories of the United Kingdom, with the minutes, etc. London, 1822.
— Sadler, *Souffrances des enfants dans les filatures et fabriques d'Angleterre* (discours, etc.), trad. in *Ann. d'hyg.*, 1ʳᵉ sér., t. XII, p. 272 ; 1834. — Villermé, *Sur la durée trop longue du travail dans beaucoup de manufactures. Ibid.*, t. XVIII, p. 164 ; 1837. — Dupin (Ch.), *Du travail des enfants qu'emploient les usines, les manufactures, considérés dans les intérêts mutuels de la société, des familles et de l'industrie.* Paris, 1840, in-8. — Gillet, *Quelques réflexions sur l'emploi des enfants dans les fabriques et sur les moyens d'en prévenir les abus.* Paris, 1840, in-8. — Knolz (J. J.), *Darstellung der Verfassung und Einrichtung der Baumwoll-spinnerei-fabriken, mit besonderer Beziehung auf die moralisch-intellectuelle,* etc. Wien, 1843. — *Reports on the employment of children in the manufactories,* in *Edinb. med. sc., Journ.,* t. XLI, p. 198 ; 1834.— Harrison, *On the state of the Health of children in the different factories, Ibid.,* t. XLIV, p. 425. 1835. — Matthyssens, *Rapport sur le travail des enfants et la condition des ouvriers dans la province d'Anvers.* Anvers, 1844. — Bodeau (C.), *Du travail des enfants dans les manufactures considéré au point de vue de l'hygiène publique.* Th. de Paris, 1845, n° 122, in-4. — Krug, *Ueber die Gesundheitsverhältnisse der Schuljugend in Sächs. Fabriken,* in Siebenhaar's *Magaz* , t. V, n° 1 ; 1846, et *Schmidt's Jahrbb.,* t. LVI, p. 96 ; 1847. — Behrend, Hammer u. Rohblank, *Bericht der Polizeibezirksärzte von Berlin, über die Beschäftigung der Kinder in den jetzt daselbst bestehenden Fabriken und industriellen Anstalten,* in Henke's *Ztschr.,* et *Canstatt's Jahresb.* 1852, t. VII, p. 16. —Mauthner, *Ueber einige gesundeitsschädliche Einflüsse, welchen ältere Kinder bei Verwendung zu verschiedenen Gewerben ausgesetzt sind,* in *Journ. für Kinderkrankh.* ; 1854, p. 295.

FIN.

TABLE ALPHABÉTIQUE

FIN DE LA TABLE ALPHABÉTIQUE.

PUBLICATIONS DE LA LIBRAIRIE DE P. ASSELIN

ARCHIVES GÉNÉRALES DE MÉDECINE, publiées par MM. Follin et Ch. Lasègue, professeurs agrégés à la Faculté de médecine de Paris, chirurgien et médecin des hôpitaux.

MODE DE PUBLICATION. Les *Archives générales de médecine* paraissent le *premier jour* de chaque mois, par numéros de 8 feuilles in-8, grande justification, contenant la matière de 12 à 14 feuilles in-8 ordinaire. L'abonnement est annuel et part du 1er janvier. Prix: 20 fr. pour Paris; fr., 25. franc de port, pour les départements. Pour l'étranger, suivant les conventions postales.

BARTH et Henri **ROGER**, professeurs agrégés à la Faculté de médecine de Paris, et médecins des hôpitaux. — **Traité pratique d'Auscultation,** ou Exposé méthodique des diverses applications de ce mode d'examen à l'état physiologique et morbide de l'économie, suivi d'un **Précis de Percussion.** — 6e édition. 1 fort vol. in-18 grand raisin. Paris, 1864. Prix, broché.................. 6 fr.

Relié en demi-veau ou mouton chagrin.................... 7 fr.

BÉHIER et **HARDY**, médecins des hôpitaux, agrégés de la Faculté de médecine de Paris, etc. — **Traité élémentaire de Pathologie interne.** L'ouvrage formera 4 forts vol. in-8. Les trois premiers ont paru :

TOME I. *Pathologie générale et Séméiologie.* 2e édition. 1858. 8 fr.

TOME II. *Inflammation du tube digestif et de l'appareil respiratoire et circulatoire.* 2e édition, considérablement augmentée. 1 très-fort vol. in-8, en 2 parties. 1864.

TOME III. *Inflammations de l'appareil génito-urinaire ; — De la Peau et de l'Appareil locomoteur ; — Des Gangrènes ; — Des Hémorrhagies ; des Congestions ; — Des Hydropisies ; — Des Névroses.* 2e édition, revue et augmentée. 1 fort vol. in-8. 1864. — Chaque volume se vend séparément.

BÉHIER, agrégé de la Faculté de médecine de Paris, médecin de l'hôpital de la Pitié. **Clinique médicale,** leçons faites à l'hôpital de la Pitié.

1er SEMESTRE de 1862. — Rétrécissement de l'œsophage. — Erysipèle de la face. — Pneumo-Thorax. — Pneumonie. — Maladie des femmes en couches. 1 v. in-8, 1864. 1er SEMESTRE de 1863. — PHTHISIE PULMONAIRE. 1 vol. in-8, 1864.

BROCA (Paul), professeur agrégé à la Faculté de médecine de Paris, chirurgien des hôpitaux, etc. — **Des anévrysmes et de leur traitement.** 1 très-fort vol. in-8, de 940 pages, avec des figures intercalées dans le texte. 1856. Prix...................... 10 fr.

BROCA (Paul). — **Traité des Tumeurs**. 1 fort vol. in-8, avec figures. 1864.

CAZENAVE, médecin de l'hôpital Saint-Louis. — **Leçons pratiques sur les maladies de la peau,** professées à l'École de médecine de Paris, et publiées par fascicules avec planches gravées et coloriées. L'ouvrage est entièrement achevé ; il se compose de 59 feuilles de texte in-folio, de 60 planches du même format gravées et coloriées avec beaucoup de soin. 1856. Prix en feuilles ou livraisons..... 144 fr.
En demi-reliure, avec dos en maroquin................ 160 fr.
Le texte se vend sans les planches 30 fr.

Cet ouvrage constitue un ensemble complet de pathologie cutanée, un musée de la plus grande richesse, d'un prix relativement peu élevé, et qui a sa place marquée, non-seulement dans toutes les bibliothèques publiques, mais encore dans celles des praticiens des grandes villes et de la province privée d'hôpitaux spéciaux consacrés au traitement de ces affections.

COMPENDIUM DE CHIRURGIE PRATIQUE, ou Traité complet des maladies chirurgicales et des opérations que ces maladies réclament ; commencé par MM. les professeurs A. BÉRARD et C. DENONVILLIERS, continué depuis la 8e livraison par MM. les professeurs C. DENONVILLIERS et L. GOSSELIN, et, à compter de la 16e livraison, avec la collaboration de MM. FOUCHER, F. GUYON, LÉON LE FORT, RICHET et VELNEUIL, professeurs agrégés à la Faculté de Paris et chirurgien des hôpitaux, P. TILLAUX, chirurgien des hôpitaux.

Le *Compendium de chirurgie pratique* se publie par livraisons de 160 pages de texte, format grand in-8, équivalent à 500 pages imprimées en caractères ordinaires et de format in-8.

Le prix de chaque livraison est fixé à 3 fr. 50. Les quinze premières livraisons sont en vente. La seizième livraison est sous presse paraîtra prochainement.

COURTY, professeur à la Faculté de médecine de Montpellier. — **Traité pratique des maladies de l'utérus et de ses annexes,** particulièrement considérées au point de vue du Diagnostic et du traitement médical et chirurgical, avec un appendice sur les maladies de la vulve et du vagin. 1 fort vol. in-8, avec des figures intercalées dans le texte. 1864.

DENONVILLIERS, professeur à la Faculté de médecine de Paris, chirurgien de l'hôpital de la Charité, et **L. GOSSELIN,** professeur à la Faculté de médecine de Paris, chirurgien de l'hôpital de la Pitié. — **Traité théorique et pratique des maladies des yeux.** 1 fort vol. in-18 de plus de 950 pages, 1855.......... 6 fr.

FLEURY (Louis). — **Cours d'hygiène** fait à la Faculté de médecine de Paris.

Mode de publication. — Le Cours d'hygiène est publié par livraisons de 8 feuilles chacune, imprimées en petit texte. Le prix de chaque livraison, contenant la matière d'un fort demi-volume in-8 en caractères ordinaires, est fixé à 2 fr.

Les douze premières livraisons sont en vente. La 13e livraison est sous presse, et l'ouvrage sera achevé dans le courant de 1863.

DICTIONNAIRE ENCYCLOPÉDIQUE

DES

SCIENCES MÉDICALES

PUBLIÉ SOUS LA DIRECTION DES DOCTEURS

RAIGE-DELORME ET A. DECHAMBRE

PAR

UNE RÉUNION DE MÉDECINS CIVILS ET MILITAIRES

MM. Axenfeld, — Baillarger, — Baillon, — Ball, — Barth, — Bazin, — Beau, — Beaugrand, — Béclard, — Béhier, — Bertillon, — Besnier, — Blache, — Boinet, — Bouchacourt, — Bouisson, — Bouley (H.), — Bouvier, — Broca, — Brochin, — Brown-Séquard, — Buchez, — Calmeil, — Campana, — Cerise, — Charcot, — Chassaignac, — Chauveau, — Cornil, — Coulier, — Courty, — Dally, — Davaine, — Debout, — Dechambre (A.), — Delioux, — Delpech, — Denonvilliers. — Depaul, — Diday, — Dolbeau, — Duplay (S.), — Dutrouleau, — Farlet (J.), — Follin, — Foussagrives, — Fritz, — Galtier Boissière, — Gavarret, — Giraud-Teulon, — Godelier, — Gratiolet, — Grisolle, — Gubler, — Guérard, — Guyon (F.), — Isambert, — Jacquemier, — Labbé (Léon), — Laboulbène, — Lagneau (Gustave), — Lancereaux, — Laveran, — Lefort (Léon), — Legouest, — Leroy de Méricout, — Lévy (Michel), — Liégeois, — Linas, — Lutz, — Magitot (E.), — Malaguti, — Malgaigne, — Marey, — Martins, — Millard, — Morel (B.-A.), — Ollier, — Orfila (L.), — Pajot, — Parchappe, — Parrot, — Pasteur, — Perrin (Maurice), — Peter (M.), — Potain, — Raige-Delorme, — Rayer, — Regnauld, — Réveil (O.), — Robin (Ch.), — Roger (H.), — Rollet, — Rotureau, — Rouget, — Schutzenberger (Ch.), — Schutzenberger (P.), — Sédillot, — Sée (Marc), — Tartivel, — Testelein, — Tillaux, (P.), — Tourdes, — Trélat (U.), — Velpeau, — Verneuil, — Vidal (E.), — Voillemier, — Vulpian, — Worms (J.), — Wurtz.

CONDITIONS DE LA PUBLICATION

LE DICTIONAIRE ENCYCLOPÉDIQUE DES SCIENCES MÉDICALES comprendra environ vingt volumes grand in-8, chacun de 800 pages (format et justification de la *Pathologie interne* de M. le professeur GRISOLLE).

Des figures seront intercalées dans le texte aussi souvent qu'elles seront jugées nécessaires.

L'ouvrage sera publié par demi-volumes. Le premier demi-volume paraîtra au commencement de l'année 1864, et les autres se succèderont rapidement.

Le demi-volume renfermant, en 400 pages, plus de matière que chacun des volumes complets du *Dictionnaire en trente*, PRIX : **6** FRANCS.

MM. les Souscripteurs habitant la France recevront l'ouvrage *franco* par la poste, sans augmentation de prix, mais ils devront en envoyer le montant en un mandat ou en timbres.

Les souscriptions sont reçues dès maintenant à la librairie de VICTOR MASSON et FILS, et à celle de P. ASSELIN, gendre et successeur de M. LABÉ, ainsi que chez tous les libraires de la France et de l'étranger.

CORBEIL. — Typ. et stér. de CRÉTÉ.